Essentials of Spinal Cord Injury
Basic Research to Clinical Practice

脊髓损伤精要
——从基础研究到临床实践

主 编　[加] Michael G. Fehlings
　　　　[美] Alexander R. Vaccaro
　　　　[美] Maxwell Boakye
　　　　[加] Serge Rossignol
　　　　[美] John F. Ditunno，Jr.
　　　　[加] Anthony S. Burns

主 译　刘　楠　　周谋望
　　　　陈仲强　　周　方

山东科学技术出版社

图书在版编目（CIP）数据

脊髓损伤精要：从基础研究到临床实践 /（加）迈克尔·G. 菲林斯（Michael G. Fehlings）等主编；刘楠等主译 . —济南：山东科学技术出版社，2019.2

ISBN 978-7-5331-9758-2

Ⅰ . ①脊… Ⅱ . ①迈… ②刘… Ⅲ . ①脊髓疾病—损伤 Ⅳ . ① R651.2

中国版本图书馆 CIP 数据核字（2019）第 006915 号

脊髓损伤精要：从基础研究到临床实践

JISUI SUNSHANG JINGYAO CONG JICHU
YANJIU DAO LINCHUANG SHIJIAN

责任编辑：李志坚

装帧设计：孙非羽

主管单位：山东出版传媒股份有限公司

出 版 者：山东科学技术出版社

　　　　　地址：济南市市中区英雄山路 189 号

　　　　　邮编：250002　电话：（0531）82098088

　　　　　网址：www.lkj.com.cn

　　　　　电子邮件：sdkj@sdpress.com.cn

发 行 者：山东科学技术出版社

　　　　　地址：济南市市中区英雄山路 189 号

　　　　　邮编：250002　电话：（0531）82098071

印 刷 者：山东临沂新华印刷物流集团有限责任公司

　　　　　地址：山东省临沂市高新技术产业开发区新华路东段

　　　　　邮编：276017　电话：（0539）2925659

规格：16 开（184mm×260mm）

印张：45　彩页：12　字数：880 千

版次：2019 年 2 月第 1 版　　2019 年 2 月第 1 次印刷

定价：198.00 元

主　编

Michael G. Fehlings, MD, PhD, FRCSC, FACS

Professor of Neurosurgery

Gerald and Tootsie Halbert Chair in Neural Repair and Regeneration

Director, Neuroscience Program

Co-Chairman, Spinal Program

University of Toronto

Medical Director

Krembil Neuroscience Centre

Toronto Western Hospital

University Health Network

Toronto. Ontario, Canada

Maxwell Boakye, MD, MPH, FACS

Ole A., Mabel Wise, and Wilma Wise Nelson Endowed Research Chair

Associate Professor of Neurosurgery

Center for Advanced Neurosurgery

University of Louisville

Attending Neurosurgeon

Robley Rex VA Hospital

Louisville, Kentucky

John F. Ditunno Jr., MD

Professor

Department of Rehabilitation Medicine

Emeritus Director

The Regional Spinal Cord Injury Center of the Delaware Valley

Thomas Jefferson University

Philadelphia, Pennsylvania

Alexander R. Vaccaro, MD, PhD

The Everrett J. and Marion Gordon Professor of Orthopaedic Surgery

Professor of Neurosurgery

Co-Director, The Regional Spinal Cord Injury Center of the Delaware Valley

Co-Chief, Spine Surgery

Co-Director, Spine Fellowship Program

Thomas Jefferson University

The Rothman Institute

Philadelphia, Pennsylvania

Serge Rossignol, MD, PhD

Department of Physiology

Groupe de Recherche sur le Système Nerveux Central (FRSQ)

Canada Research Chair on the Spinal Cord

Université de Montréal

SensoriMotor Rehabiltation Research Team of the CIHR

Montreal, Quebec, Canada

Anthony S. Burns, MD, MSc

Associate Professor

Division of Physiatry

Department of Medicine

University of Toronto

Toronto Rehabilitation Institute

University Health Network

Toronto, Ontario, Canada

编　者

Todd J. Albert, MD
Richard H Rothman Professor and Chairman
Department of Orthopaedic Surgery
Professor of Neurosurgery
Thomas Jefferson University Hospitals
President
The Rothman Institute
Philadelphia, Pennsylvania

Aileen J. Anderson, PhD
Associate Professor
Department of Physical Medicine and Rehabilitation
Department of Anatomy and Neurobiology
Sue and Bill Gross Stem Cell Center
Institute for Memory Impairments and
　Neurological Disorders
University of California–Irvine
Irvine, California

James W. Austin, PhD
Genetics and Development
Toronto Western Research Institute
Toronto, Ontario, Canada

Martin Baggenstos, MD
Microneurosurgical Consultants PC
Portland, Oregon

Michael S. Beattie, PhD
Professor and Director of Research
Brain and Spinal Injury Center
Department of Neurological Surgery
University of California–San Francisco
San Francisco, California

David M. Benglis Jr., MD
Associate
Department of Neuroscience
Atlanta Brain and Spine Care
Piedmont Hospital
Atlanta, Georgia

Mahmoud Benour, MD
Neurosurgery Resident
University of Calgary
Calgary, Alberta, Canada

Maxwell Boakye, MD, MPH, FACS
Ole A., Mabel Wise, and Wilma Wise Nelson
　Endowed Research Chair
Associate Professor of Neurosurgery
Center for Advanced Neurosurgery
University of Louisville
Attending Neurosurgeon
Robley Rex VA Hospital
Louisville, Kentucky

Kath Bogie, DPhil
Department of Orthopaedics
Case Western Reserve University
Louis Stokes Department of Veterans Affairs
　Medical Center
Cleveland, Ohio

Jacqueline C. Bresnahan, PhD
Professor
Brain and Spinal Injury Center
Department of Neurological Surgery
University of California–San Francisco
San Francisco, California

Keith D. Burau, PhD
Associate Professor
Division of Biostatistics
University of Texas School of Public Health
Houston, Texas

Anthony S. Burns, MD, MSc
Associate Professor
Division of Physiatry
Department of Medicine
University of Toronto
Toronto Rehabilitation Institute
University Health Network
Toronto, Ontario, Canada

Terry C. Burns, MD, PhD
Resident
Department of Neurosurgery
Stanford University
Stanford, California

David W. Cadotte, MD, MSc
Post-Doctoral Research Fellow
Neurosurgery Resident
Division of Neurosurgery
Toronto Western Hospital University Health
    Network
University of Toronto
Toronto, Ontario, Canada

Aleksa Cenic, MD, FRCSC, MSc
Assistant Professor
Neurosurgery
McMaster University
Hamilton, Ontario, Canada

Kevin Chao, MD
Resident
Neurosurgery
Stanford University
Stanford, California

Luis Enrique Chaparro, MD
Clinical and Research Fellow
Department of Anesthesiology and Perioperative
    Medicine
Queen's University
Kingston, Ontario, Canada

Yuying Chen, MD, PhD
Associate Professor
Department of Physical Medicine and
    Rehabilitation
University of Alabama–Birmingham
Birmingham, Alabama

**B. Catharine Craven, MD, MSc, FRCPC,
    CCD**
Assistant Professor
Department of Medicine
Toronto Rehabilitation Institute
University Health Network
University of Toronto
Toronto, Ontario, Canada

Graham H. Creasey, BSc, MB, ChB, FRCSEd
Professor of Spinal Cord Injury Medicine
Department of Neurosurgery
Stanford University
Stanford, California

3

Armin Curt, MD
Professor and Chairman
Spinal Cord Injury Center
University of Zurich
University Hospital Balgrist
Zurich, Switzerland

Scott D. Daffner, MD
Assistant Professor
Department of Orthopaedics
West Virginia University School of Medicine
Morgantown, West Virginia

Andrew T. Dailey, MD
Associate Professor
Departments of Neurosurgery and Orthopedics
University of Utah
Salt Lake City, Utah

Derry Dance, MD, BSc, JD
Resident
Department of Medicine
Division of Physiatry
University of Toronto
Toronto, Ontario, Canada

Michael Daubs, MD
Department of Orthopaedics
University of Utah School of Medicine
Salt Lake City, Utah

W. Dalton Dietrich, PhD
Scientific Director
The Miami Project to Cure Paralysis
University of Miami Miller School of Medicine
Miami, Florida

Volker Dietz, MD, FRCP
Professor Emeritus
Spinal Cord Injury Center
Balgrist University Hospital
Zurich, Switzerland

John F. Ditunno Jr., MD
Professor
Department of Rehabilitation Medicine
Emeritus Director
The Regional Spinal Cord Injury Center of the
    Delaware Valley
Thomas Jefferson University
Philadelphia, Pennsylvania

Thomas M. Dixon, PhD
Psychologist
Spinal Cord Injury Unit
Louis Stokes Department of Veterans Affairs
    Medical Center
Cleveland, Ohio

Doniel Drazin, MD, MA
Resident
Department of Neurosurgery
Cedars-Sinai Medical Center
Los Angeles, California

Marcel F. Dvorak, MD, FRCSC
Professor of Orthopaedics
Head
Division of Spine
Vancouver General Hospital
University of British Columbia
Vancouver, British Columbia, Canada

James M. Ecklund, MD, FACS

Medical Director

Neurosciences, Inova Health System

Chairman

Department of Neurosciences, Inova Fairfax
 Hospital

Professor of Surgery

Uniformed Services University

Professor of Neurosurgery

George Washington University

Professor of Neurosurgery

Virginia Commonwealth University School of
 Medicine–Inova

Inova Fairfax Hospital

Department of Neurosciences

Falls Church, Virginia

Peter H. Ellaway, PhD

Emeritus Professor of Physiology

Division of Experimental Medicine

Imperial College London

London, England

Stacy L. Elliott, MD

Medical Director

British Columbia Center, Sexual Medicine

Clinical Professor

Departments of Psychiatry and Urological
 Sciences

University of British Columbia

Principle Investigator

International Collaboration On Repair Discoveries

Vancouver, British Columbia, Canada

Aria Fallah, MD

Resident

Division of Neurosurgery

Department of Surgery

University of Toronto

Toronto, Ontario, Canada

H. Francis Farhadi, MD, PhD, FRCS(C)

Assistant Professor

Department of Neurological Surgery

Ohio State University Wexner Medical Center

Columbus, Ohio

**Michael G. Fehlings, MD, PhD, FRCSC,
 FACS**

Professor of Neurosurgery

Gerald and Tootsie Halbert Chair in Neural
 Repair and Regeneration

Director, Neuroscience Program

Co-Chairman, Spinal Program

University of Toronto

Medical Director

Krembil Neuroscience Centre

Toronto Western Hospital

University Health Network

Toronto, Ontario, Canada

Sharon Foster-Geeter, BSN, CWCN

SCI Wound Care Coordinator

Spinal Cord Injury Service

Louis Stokes Department of Veterans Affairs
 Medical Center

Cleveland, Ohio

Alyson Fournier, PhD
Associate Professor
Department of Neurology and Neurosurgery
McGill University
Montreal, Quebec, Canada

Ralph F. Frankowski, PhD
Professor
Division of Biostatistics
University of Texas Health Science Center
Houston School of Public Health
Houston, Texas

Christine C. Frick, PsyD
Clinical Psychologist
Psychology Service
VA New England Healthcare System
West Haven, Connecticut

Alain Frigon, PhD, MSc
Assistant Professor
Physiology and Biophysics
Université de Sherbrooke
Sherbrooke, Quebec, Canada

David Gendelberg, BS
Spine Research Fellow
Department of Orthopaedics
Thomas Jefferson University Hospitals
The Rothman Institute
Philadelphia, Pennsylvania

George Ghobrial, MD
Resident
Department of Neurological Surgery
Thomas Jefferson University Hospitals
Philadelphia, Pennsylania

Robert G. Grossman, MD
Chairman
Department of Neurosurgery
The Methodist Hospital
Houston, Texas

Joy D. Guingab-Cagmat, PhD
Postdoctoral Associate
Department of Psychiatry
University of Florida
Gainesville, Florida

Susan Harkema, PhD
Professor
Department of Neurological Surgery
University of Louisville
Owsley B. Frazier Chair in Neurological
    Rehabilitation
Rehabilitation Research Director
Kentucky Spinal Cord Injury Research Center
Research Director
Frazier Rehab Institute
Director of the NeuroRecovery Network
Frazier Rehab Institute
Louisville, Kentucky

James S. Harrop, MD
Associate Professor
Chief, Division of Spine and Peripheral Nerve
    Surgery
Department of Orthopedic and Neurological
    Surgery
Thomas Jefferson University
Philadelphia, Pennsylvania

Gregory W. J. Hawryluk, MD, PhD
Senior Resident
Division of Neurosurgery
University of Toronto
Toronto, Ontario, Canada

Jessica Hillyer, PhD
Program Director
Department of Psychology
South University
Austin, Texas

Chester Ho, MD
Associate Professor and Head
Division of Physical Medicine and Rehabilitation
Department of Clinical Neurosciences
Foothills Hospital
Calgary, Alberta, Canada

Susan P. Howley, BA
Executive Vice President Research
Christopher and Dana Reeve Foundation
Short Hills, New Jersey

R. John Hurlbert, MD, PhD, FRCSC, FACS
Associate Professor
Division of Neurosurgery
Spine Program
University of Calgary
Calgary, Alberta, Canada

Catherine E. Kang, PhD
Postdoctoral Fellow
Department of Neurology
Feinberg School of Medicine
Northwestern University
Chicago, Illinois

Rose Katz, MD
Praticien Attaché Assistant
Directrice de l' Er 6 UPMC
Physiologie et physiopathologie de la motricité
    chez l'Homme
Service de Médecine Physique et Rédaptation
Groupe Hospitalier Pitié-Salpêtrière
Paris, France

Paul Kennedy, DPhil
Professor of Clinical Psychology
Director, Academic and Research
Oxford Institute of Clinical Psychology Training
University of Oxford
Oxford, England

Martin J. Kilbane, PT, OCS
Supervisor of Rehabilitation Therapies
Spinal Cord Injury Center
Louis Stokes Department of Veterans Affairs
    Medical Center
Cleveland, Ohio

Howard Kim, PhD
Institute of Medical Science
University of Toronto
Toronto, Ontario, Canada

Firas H. Kobeissy, PhD
Assistant Research Professor
Associate Scientific Director for the Psycho-
    proteomics Research Center
Department of Psychiatry
The Evelyn F. and William L. McKnight Brain
    Institute
University of Florida
Gainesville Florida

John L. Kipling Kramer, PhD
Postdoctoral Fellow
Spinal Cord Injury Center
University Hospital Balgrist
University of Zurich
Zurich, Switzerland

Andrei Krassioukov, MD, PHD, FRCPC
Professor
Department of Medicine
Division of Physical Medicine. and Rehabilitation
Associate Director and Scientist
International Collaboration on Repair
    Discoveries
University of British Columbia
Vancouver, British Columbia, Canada

Kay Harris Kriegsman, PhD
Psychologist in Private Practice
Bethesda, Maryland

Gina L. D. Kubec, OTD
Occupational Therapist
Spinal Cord Injury and Disorders
Louis Stokes Department of Veterans Affairs
    Medical Center
Cleveland, Ohio

Jean-Charles Lamy, PhD
Research Associate
Université Paris Descartes
Sorbonne Paris Cité
Paris, France

Joon Y. Lee, MD
Associate Professor of Orthopaedic Surgery
Spine Division
University of Pittsburgh Medical Center
Pittsburgh, Pennsylvania

**Brian Lenehan, MB, MCh, BAO, FRCS Tr.
    and Orth.**
Consultant Orthopaedic and Spine Surgeon
Department of Trauma and Orthopaedics
Mid-Western Regional Hospitals
Limerick, Ireland

Allan D. Levi, MD, PhD, FACS
Professor of Neurosurgery
University of Miami Miller School of Medicine
Chief of Neurosurgery
University of Miami Hospital
Miami, Florida

Geoffrey Ling, MD, PhD, FAAN
Colonel, Medical Corps, United States Army
Professor and Interim Chair of Neurology
Director of Critical Care Medicine for
    Anesthesiology and Neurology
Uniformed Services University of the Health
    Sciences
Bethesda, Maryland

Daniel C. Lu, MD, PhD
Assistant Professor
Department of Neurosurgery
University of California–Los Angeles
Los Angeles, California

Angela Mailis, MD, MSc, FRCPC (Phys Med)
Director, Comprehensive Pain Program
Senior Investigator
Krembil Neuroscience Centre
Professor
Department of Medicine
University of Toronto
Toronto Western Hospital
Toronto, Ontario, Canada

Geoffrey T. Manley, MD, PhD
Professor and Vice Chairman of Neurological
    Surgery
University of California–San Francisco
Chief of Neurosurgery
San Francisco General Hospital
Co-Director
Brain and Spinal Injury Center
San Francisco, California

Edward M. Marchan, MD
Physician Resident
Department of Radiation Oncology
Emory University School of Medicine
Atlanta, Georgia

Catherine A. McGuinness, BSc
Consultant
Health Information
Vancouver, British Columbia, Canada

Lisa McKerracher, PhD
Adjunct Professor
Department of Neurology and Neurosurgery
McGill University
Montreal, Québec, Canada
CEO
BioAxone Biosciences Inc.
Fort Lauderdale, Florida

David J. Mikulis, MD
Professor and Director
Functional Brain Imaging Lab
Department of Medical Imaging
The University of Toronto
The University Health Network
Toronto Western Hospital
Toronto, Ontario, Canada

Steven J. Mitchell, OTR/L, ATP
Clinical Specialist, Seating/Wheeled Mobility
    and Assistive Technology
Spinal Cord Injury/Disorders Service
Louis Stokes Department of Veterans Affairs
    Medical Center
Cleveland, Ohio

Toba N. Niazi, MD
Neurological Surgery
University of Utah School of Medicine
Salt Lake City, Utah

Jens Bo Nielsen, MD, PhD
Professor
Department of Exercise and Sport Sciences
Department of Neuroscience and Pharmacology
University of Copenhagen
Copenhagen, Denmark

Vanessa K. Noonan, PhD, PT
Researcher
Department of Orthopaedics
University of British Columbia
Vancouver, British Columbia, Canada

Jeffrey B. Palmer, MD
Lawrence Cardinal Shehan Professor of
    Physical Medicine and Rehabilitation
Director and Physiatrist-in-Chief
Department of Physical Medicine and Reh-
    abilitation
Johns Hopkins University School of Medicine
Baltimore, Maryland

Sara Palmer, PhD
Assistant Professor
Department of Physical Medicine and
    Rehabilitation
Johns Hopkins University School of Medicine
Baltimore, Maryland

Alpesh A. Patel, MD, FACS
Associate Professor
Department of Orthopaedic Surgery and
    Rehabilitation
Loyola University Medical Center
Chicago Illinois

Sheri L. Peterson, BS
Doctoral Candidate
Department of Anatomy and Neurobiology
Sue and Bill Gross Stem Cell Center
Institute for Memory Impairments and
    Neurological Disorders
University of California–Irvine
Irvine, California

Nicolas Phan, MDCM, FRCSC, FACS
Assistant Professor
Department of Surgery
Sunnybrook Health Sciences Centre
University of Toronto
Toronto, Ontario, Canada

Avraam Ploumis, MD, PhD
Assistant Professor
Orthopaedic Spine Surgeon
Department of Orthopaedics and Rehabilitation
University of Ioannina
Ioannina, Greece

Kris E. Radcliff, MD
Assistant Professor
Department of Orthopedic Surgery
Thomas Jefferson University
Philadelphia, Pennsylvania

Mary V. Ratliff, BS
OMS-III
Kentucky College of Osteopathic Medicine
University of Pikeville
Pikeville, Kentucky

Serge Rossignol, MD, PhD
Department of Physiology
Groupe de Recherche sur le Système Nerveux
    Central (FRSQ)
Canada Research Chair on the Spinal Cord
SensoriMotor Rehabiltation Research Team of
    the CIHR
Université de Montréal
Montreal, Quebec, Canada

James W. Rowland, BSc
Graduate Student
Spinal Program
University of Toronto
Toronto, Ontario, Canada

Michal Schwartz, MD
Professor
Ilze and Maurice Professorial Chair of
 Neuroimmunology
Department of Neurobiology
The Weizmann Institute of Science
Rehovot, Israel

J. C. Seton, MSN, RN, ACNS-BC
Louis Stokes Department of Veterans Affairs
 Medical Center
Cleveland, Ohio

Kimberly Sexton, MS, RD, LD
Supervisory Dietitian–Clinical Section
Home Based Primary Care and Weight
 Management/Health Promotion and Disease
 Prevention Nutrition Coordinator
Louis Stokes Department of Veterans Affairs
 Medical Center
Cleveland, Ohio

Mohammed Farid Shamji, MD, PhD, FRCSC
Adult Spine Surgery Fellow
Division of Neurosurgery
University of Calgary
Calgary, Alberta, Canada

Ashwini D. Sharan, MD, FACS
Associate Professor
Department of Neurosurgery
Thomas Jefferson University
Philadelphia, Pennsylvania

Ravid Shechter, PhD
Postdoctoral
Neurobiology Department
The Weizmann Institute of Science
Rehovot, Israel

Peng Shi, MD, PhD
Research Associate Professor
Department of Physiology and Functional
 Genomics
College of Medicine
University of Florida
Gainesville, Florida

Molly Sandra Shoichet, PhD
Professor
Department of Chemical Engineering and
 Applied Chemistry
Institute of Biomaterials and Biomedical
 Engineering, Chemistry
University of Toronto
Toronto, Ontario, Canada

Gurusukhman D. S. Sidhu, MBBS
Research Fellow
Department of Orthopedic Surgery
Thomas Jefferson University Hospitals
The Rothman Institute
Philadelphia, Pennsylvania

Harvey E. Smith, MD

Assistant Clinical Professor

Department of Orthopaedic Surgery

Tufts University School of Medicine

New England Baptist Hospital

Boston, Massachusetts

Emilie F. Smithson, MD

Buckinhamshire Hospitals

NSIC, Stoke Mandeville Hospital

Aylesbury, England

Christopher J. Sontag, BS

Doctoral Candidate

Department of Anatomy and Neurobiology

Sue and Bill Gross Stem Cell Center

Insitute for Memory Impairments and
Neurological Disorders

University of California–Irvine

Irvine, California

John D. Steeves, PhD

Peter Wall Institute Distinguished Scholar in
Residence

Professor of International Collaboration on
Repair Discoveries

University of British Columbia

Vancouver Coastal Health

Vancouver, British Columbia, Canada

Patrick Stroman, PhD

Associate Professor

Centre for Neuroscience Studies

Queen's University

Kingston, Ontario, Canada

Ishaq Y. Syed, MS, MD

Assistant Professor

Department of Orthopaedic Surgery

Wake Forest Baptist University Medical Center

Winston-Salem, North Carolina

Violeta Talpag, MSc

Ultrasound Department

BSA Diagnostics Medical Imaging

Toronto, Ontario, Canada

Charles H. Tator, MD, PhD, FRCSC

Professor of Neurosurgery

University of Toronto

Founder, Think First Foundation

Toronto Western Hospital

Toronto, Ontario, Canada

Wolfram Tetzlaff, MD, PhD

Professor and Assoc. Director

International Collaboration on Repair
Discoveries

University of British Columbia

Man in Motion Chair in Spinal Cord Injury
Research

Blusson Spinal Cord Centre

Vancouver, British Columbia, Canada

Sonia Teufack, MD

Resident

Department of Neurological Surgery

Thomas Jefferson University Hospitals

Philadelphia, Pennsylvania

Aiko K. Thompson, PhD
Research Scientist
Translational Neurological Research Program
Helen Hayes Hospital and the Wadsworth
  Center
New York State Department of Health
West Haverstraw, New York
Associate Professor
Department of Biomedical Sciences
State University of New York–Albany
Albany, New York
Assistant Professor
Department of Neurology
Neurological Institute
Columbia University
New York, New York

Stephan Ong Tone, PhD
MD-PhD Candidate
Department of Neurology and Neurosurgery
McGill University
Montreal Neurological Institute
Montreal, Quebec, Canada

Elizabeth G. Toups, MS, RN, CCRP
Clinical Trials Manager
Department of Neurosurgery
Methodist Neurological Institute
The Methodist Hospital
Houston, Texas

Eve C. Tsai, MD, PhD, FRCS(C)
Assistant Professor
Department of Surgery
The Ottawa Hospital
Ottawa Hospital Research Institute
University of Ottawa
Ottawa, Ontario, Canada

Alexander R. Vaccaro, MD, PhD
The Everrett J. and Marion Gordon Professor
  of Orthopaedic Surgery
Professor of Neurosurgery
Co-Director, The Regional Spinal Cord Injury
  Center of the Delaware Valley
Co-Chief, Spine Surgery
Co-Director, Spine Fellowship Program
Thomas Jefferson University
The Rothman Institute
Philadelphia, Pennsylvania

Kevin K. W. Wang, PhD
Director, Center for Neuroproteomics and
  Biomarkers Research
Associate Director, Center for Traumatic Brain
  Injury Studies
Associate Professor, Psychiatry and Neuroscience
Evelyn F. and William L. McKnight Brain
  Institute
University of Florida
Gainesville, Florida

Michael Y. Wang, MD, FACS
Professor
Departments of Neurological Surgery and
  Rehabilitation Medicine
University of Miami Miller School of Medicine
Miami, Florida

Shelly Wang, MD
Resident
Department of Neurosurgery
University of Toronto
Toronto, Ontario, Canada

Monique Washington, RN, MS

Management of Information and Outcomes
  Coordinator

Spinal Cord Injury

Louis Stokes Department of Veterans Affairs
  Medical Center

Cleveland, Ohio

Jefferson R. Wilson, MD

Postdoctoral Research Fellow

Neurosurgery Resident

Division of Neurosurgery and Spinal Program

University of Toronto

Toronto, Ontario, Canada

Joshua L. White, PsyD

Psychologist, Team Leader

Veterans Addiction Recovery Center

Louis Stokes Cleveland Veterans Affairs
  Medical Center

Cleveland, Ohio

Jonathan R. Wolpaw, MD

Laboratory Chief and Professor

Laboratory of Neural Injury and Repair

Wadsworth Center

New York State Department of Health

State University of New York

Albany, New York

James Xie, BS

Stanford University School of Medicine

Stanford, California

Sung-Joo Yuh, MD, BSC

Neurosurgical Chief Resident

Department of Neurosurgery

University of Ottawa

The Ottawa Hospital

Ottawa, Ontario, Canada

Zhiqun Zhang, PhD

Adjunct Assistant Professor

Department of Psychiatry

Evelyn F. and William L. McKnight Brain
  Institute

Gainesville, Florida

Benjamin M. Zussman, BS

Medical Student

Department of Neurosurgery

Thomas Jefferson University

Philadelphia, Pennsylvania

主　译　刘　楠　北京大学第三医院

　　　　周谋望　北京大学第三医院

　　　　陈仲强　北京大学第三医院

　　　　周　方　北京大学第三医院

译　者（按姓氏笔画排序）

　　　　王文婷　北京市海淀医院，北京大学第三医院海淀院区

　　　　卢　瑶　北京大学第三医院

　　　　邢华医　北京大学第三医院

　　　　刘小燮　北京大学第三医院

　　　　刘　捷　加拿大不列颠哥伦比亚大学 ICORD 研究所

　　　　祁文静　北京大学第三医院

　　　　李筱雯　北京大学第三医院

　　　　李　凝　天津市天津医院

　　　　佟　帅　北京市海淀医院，北京大学第三医院海淀院区

　　　　张　娜　北京大学第三医院

我想把这本书献给我的家人、同事、学生和患者。

Michael G. Fehlings

感谢过去多年来我所遇到的所有脊髓损伤患者,在他们治疗和康复的过程中我获得了许多知识。

Alexander R. Vaccaro

献给我的妻子 Petrina,感谢她的爱意、仁慈、耐心、理解和支持,如果没有她这本书将不可能完成。献给我的孩子 Kwame 和 Amie,他们为我带来了欢乐,使我感到所做的都是值得的。感谢我的父母为我做出的所有牺牲:已故的父亲 Kwaku 是最伟大的父亲和我心目中的英雄;我的母亲 Alice 是最伟大的母亲,给了我鼓励和不懈的支持。

Maxwell Boakye

献给我的学生和同事,他们不断激起我对脊髓相关研究的兴趣。献给我的家庭,感谢家人对我繁忙的工作计划给予的包容和忍耐。同时感谢提供资助的组织,如加拿大卫生研究院(Canadian Institute for Health Research, CIHR),在过去这些年中对我的研究给予无尽的支持。

Serge Rossignol

能够在这样一个有趣而刺激的领域中进行研究并继续研究下去是一种荣幸。我们敬佩那些有机会让我们参与其医疗护理过程的脊髓损伤患者。我们感谢这些年来有幸在一起工作的所有同事、老师和导师。

Anthony S. Burns, John F. Ditunno Jr.

序 言

　　《脊髓损伤精要——从基础研究到临床实践》即将出版，编者组织了一批世界一流的作者共同编写了这本"脊髓损伤圣经"。将这些作者们对本书的贡献与《圣经》相提并论是有若干理由的：首先这是一本综合性著作，内容涵盖了脊髓损伤的各个研究领域，用清晰而简洁的方式提供了非常详细的信息；其次这本书易于阅读，同时为获取有价值的信息提供了极为便捷的途径。因此，本书既是一部参考文献索引，又是一部教科书。本书在这两个方面均如此出色，以至于我们值得对实现这一成功的过程进行解释说明。

　　首先，本书的编者和作者均为世界一流专家——无论是在他们的学识和已经取得的工作成就方面，还是在众所周知的他们每个人的实事求是精神方面。其次，这本书涵盖了整个脊髓损伤领域的内容，其范围从流行病学、评定、治疗到最新的研究突破均有涉及。本书既包括手术和非手术治疗策略，也包括与二者相关的基本理论和原理；既包括尚有争议的观点，也包括已经明确的结论。用"综合性"一词来形容本书，其实仍不足以充分体现其内容的丰富。再次，各章节和全书的布局设计也出色得令人难以置信。此处篇幅不足以充分赞扬出版方的卓越成效，他们的工作值得更多称颂。

　　每章起始处均有本章重点，为整章内容做出概括并提供快速记忆的信息。其提供了即将讲述的内容的缩略版本，并为该章需要精读或深入阅读的方向定下了基调。插图均为彩色，绘图精致，增加了本书的清晰性和美观性。大部分章节对文献进行了归纳（除了每章末尾的参考文献列表以外），以表格形式提供了被恰当引用的出版物、研究设计类型和研究信息、观察指标、结果和结论。这种方式为读者提供了非常有价值的"快速浏览"这些文献的途径，提取了每一篇文献的精华。我认为这个细节具有非常特殊的价值。

每个章节设有要点和难点部分，作为章节结尾处的总结。这是一种非常有效的策略，可以浓缩章节内容，并再次指出重点。因此如果读者有需要，可以通过多种方式略读这一章节，即从本章重点开始，直接跳至文献总结，然后以阅读要点和难点结束。为了进一步方便阅读，在书的每一页侧边都分别用彩色间隔印刷了所在部分和章节的题目。这对于将本书作为参考文献索引的读者来说是非常友好和令人愉快的。

神经外科医师、脊柱外科医师、护士、危重医学医师、康复医师、研究人员和医学生均应阅读本书。我的语言已无法充分描述本书的价值。所有对脊髓损伤领域内任何方面感兴趣的临床医师或科学家均应阅读本书。本书的确是一部宝贵的佳作！

Edward Benzel, MD

Chairman

Department of Neurosurgery

Neurological Institute

Cleveland Clinic

Cleveland, Ohio

前　言

　　脊髓损伤的管理需要有多个学科的坚实基础，包括神经科学、重症监护、神经生理学、神经影像学、外科学和神经康复学等。而且，脊髓损伤医疗护理的未来进步需要对转化研究的机遇有具体深入的认识。掌握所有这些不同领域的知识仍然是一项具有挑战性的任务。因为其涉及的知识面很广，目前尚未汇集总结在一本书中。这种挑战正是编写本书的动力所在。为了使读者便于获得脊髓医学、外科学及转化研究的专门知识，我们将相关的重要概念以一种易于理解的形式呈现在书中。我们的目的是为临床一线的脊柱外科医师、神经外科医师、骨科医师、危重医学医师、康复医师、相关卫生工作人员、脊髓损伤研究者、研究生、医学生和博士后人员提供脊髓损伤相关知识的综合资源。

　　本书将临床医学和外科学中出现的概念与神经解剖学、神经生理学、神经影像学、神经重塑和细胞移植途径进行概括与整合。脊髓损伤领域仍存在若干挑战——我们需要更好的损伤初期治疗，更好的损伤严重程度评估方法，改善预后，提高药物、手术、社会心理和康复医学的治疗水平，加深对脊髓损伤科学与艺术的理解。我们的希望是这本书能够鼓励和吸引聪明而积极的学生进入这一研究领域，同时使经验丰富的专家和临床工作者对自身知识结构进行调整和拓宽。此外，我们认为本书可以帮助对脊髓损伤有兴趣的基础科学家更好地理解这一难题深层潜在的关键临床概念。

　　首要的目标是便于读者获取这一领域的知识精髓。因此，每个章节篇幅较短，内容集中，并归纳了本章重点、要点和难点。各章之间进行了交叉引用以强化和凸显不同领域之间的相互联系。本书囊括的部分包括：①流行病学、评定和临床治疗；②神经解剖学、神经生理学和影像学；③神经重塑、神经保

1

护与神经再生；④治疗中的争议；⑤近二十年来取得的突破和涌现的新领域，如基因组学和蛋白质组学。

本书汇聚了作者们对脊髓损伤进行探索和尝试的精髓。我们选择这些作者共同编写了这些章节，在各个部分中分别就相应主题浓缩了最精华的知识。临床医师可以从中学到更多不同领域内令人兴奋的研究进展，研究人员则可以从脊髓损伤循证医学治疗的相关内容中获益。我们的目的是激发读者对该领域研究的热情，提高脊髓损伤的医疗服务水平，改善患者的预后。

目　录

第一篇　脊髓损伤临床实践的基本知识

第五篇　重塑与恢复

第六篇　资源

第七篇　已经取得的成绩

1

第一篇

脊髓损伤临床实践的基本知识

第1章 脊髓的解剖和生理

Serge Rossignol

本章重点

1. 脊髓与中枢神经系统的其他部分一样，接收脑部和身体不同部位感觉信息的输入，存在中间处理单元，并将信号向脑部和身体不同部位输出。

2. 脊髓长度比椎管短，因此在根据损伤部位描述（通常指的是脊椎节段而不是脊髓节段）推断神经症状时，应牢记二者的对应关系。

3. 上行至端脑或间脑的感觉传导束普遍发生交叉，但不发生在同一个节段。身体一侧的本体感觉/触觉输入信号在脑干水平交叉至对侧，而痛觉/温度觉输入信号在脊髓水平交叉。这一感觉分离现象对判定脊髓损伤的部位和理解如 Brown-Séquard（脊髓半切）综合征的损伤机制具有重要意义。

4. 下行的皮质脊髓束纤维大部分在延髓水平交叉，由中脑红核发出的传导束投射至身体对侧，由前庭神经核发出的传导束投射至身体同侧，而网状结构则投射至脊髓一侧或双侧。

5. 反射检查表明不同脊髓节段特定脊髓通路（运动神经元和中间神经元）的兴奋状态，反射不对称有助于对脊髓损伤进行定位。

许多教科书往往将脊髓描述为椎管内的纵行神经结构，分别通过上行感觉传导束向脊髓上结构传递信号和通过下行运动传导束传递来自脊髓上结构的信号。脊髓为节段性结构，到达脊髓的信号经由所在节段的背侧神经根传入，自脊髓发出的信号经由所在节段的腹侧神经根传出。因此，单纯从解剖学观点来看，脊髓可以被视为供不同脊髓象限内长传导束走行的通路，或不同脊髓节段相互连接而成的结构。在

脊髓损伤（spinal cord injury，SCI）中，不同大小的损伤可损害位于脊髓背侧、外侧或腹侧区的运动或感觉通路，症状在很大程度上与受损的通路和节段相关。这一点在损伤后有重要的临床意义，因为可以按照身体表面感觉运动损害的分布分区绘图，根据美国脊柱损伤协会（American Spinal Injury Association，ASIA）评分，对患者的损伤进行分类。

此外，脊髓与其他任何中枢神经系统

（central nervous system，CNS）结构一样，接收和处理输入信号，并产生输出信号。具体而言，灰质神经元（运动神经元和中间神经元）通过不同的节段通路接收下行传导通路、节段内脊髓固有通路和外周感觉传入通路的输入信号。中间神经元投射至其他中间神经元，或通过上行/下行传导束投射至其轴突。

在脊髓前角内，运动神经元整合多种类型的输入信号，负责运动的执行（形成最后共同通路）。此外，来自躯体大部分部位的所有感觉传入均集中于脊髓神经元。因此，脊髓实际上在中枢神经系统和所有其他身体结构的相互作用中处于独特的中心位置。这也是为何脊髓损伤的破坏性巨大，其中断了外周感觉输入、中枢神经系统和运动器官之间的必要连接。

将脊髓解剖结构和生理特点视为系统发育中相对古老的部分，有助于更好地理解中枢神经系统内各处发生的输入—输出进程，也可以为人类脊髓损伤提供新的治疗途径。例如，认识到脊髓具有能够产生复杂运动的内在回路，可为脊髓损伤患者的治疗提供框架，这一框架将脊髓的内源性能力考虑在内[1]。

■ 解剖

脊髓的大体解剖

人类脊髓长约 45 cm，被脊柱包绕，脊柱是由多个关节构成的可屈伸的骨性结构。如图 1.1 所示，脊髓起自脑干下端，从该处穿出颅底的枕骨大孔，向下延伸至第 1 腰椎（L1）水平。脊髓大致呈圆柱状（前后向略扁），遵循脊柱的曲度，并在不同的脊椎节段具有不同的直径。例如，在颈胸节段的 C4~T2 和腰骶节段的 L3~S3，脊髓较粗大，分别对应颈膨大和腰膨大，此两处存在与上肢和下肢肌肉相关的运动神经元。图 1.1（左，亦见书后彩图）显示这两个节段的前角增大。脊髓的末端成为脊髓圆锥。

应该注意的是，在胚胎学上脊髓的不同节段源自外胚层，并与源自中胚层的最终发育为肌肉和骨骼的节段邻近结构相连接。脊柱的长度较脊髓长，为了保持已建立的连接，脊神经根必须在胸腰部延长，并通过椎间孔穿出到达靶器官。其结果是在下胸椎和腰椎水平，脊髓节段比同名的脊柱节段更靠近身体近端（头端）。作为参照，T4 脊椎棘突约位于 T6 脊髓节段水平，脊髓腰膨大对应 T10~T12 棘突水平，L1 脊椎对应脊髓末端（脊髓圆锥）。

理解脊椎节段和脊髓节段的不一致非常重要，因为临床往往使用脊椎节段确定创伤或肿瘤位置而不是脊髓节段，尽管神经症状显然是由相应脊髓节段受损造成的。L1 脊椎的损伤可导致脊髓圆锥综合征，特征为括约肌瘫痪、膀胱功能障碍和肛周麻木。L1 脊椎以下的马尾损伤将产生双下肢感觉运动障碍，因为马尾包含不同腰骶节段的神经根（见第 26 章）。

脊膜

脊髓不仅被外层的脊柱骨性结构所包绕，还被三层不同的脊膜所包绕（图 1.2，亦见书后彩图）。最外层最厚，称为硬（脊）膜。硬脊膜不附着于椎骨，与硬脑膜不同。硬脑膜具有附着于颅骨的表面骨膜层，并在不同位置被静脉窦分隔。与之相反，硬脊膜表面之外是硬膜外腔，包含不同数量的脂肪和血管，在磁共振成像（magnetic resonance imaging, MRI）中显示最为明显。硬膜外腔通常是手术或分娩时注射局部麻醉药的位置。硬脊膜向下延伸至 S1~S2 水平，形成硬膜囊（图 1.1）。

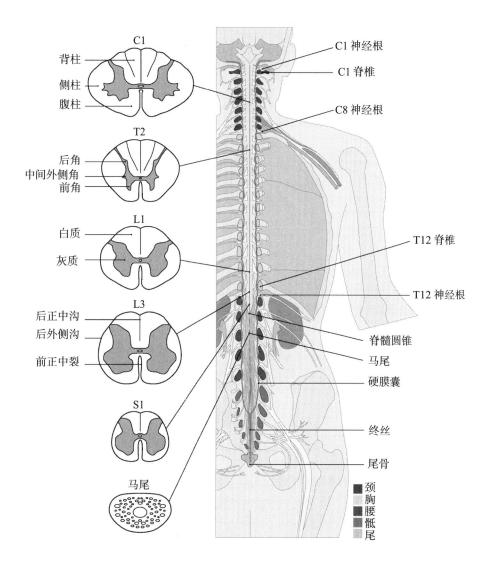

图 1.1 脊髓的大体解剖，显示骨性结构和身体其他部分的关系。左侧的脊髓轴位断面显示不同脊髓节段白质和灰质的分布。右侧的椎体按颜色标记，帮助识别不同的节段（此图受 Netter[2] 启发）

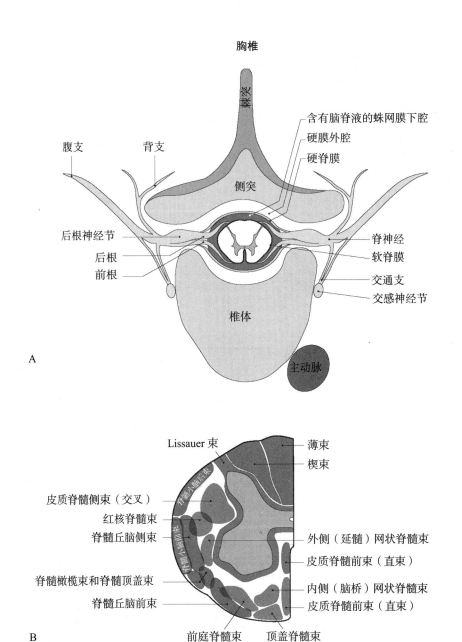

图 1.2 节段解剖。A. 典型胸椎的脊髓节段、脊膜、后根、前根和骨性结构之间的主要解剖关系。B. 具有代表性的上行和下行传导束。感觉通路为蓝色，运动通路为红色。所有的通路显示在脊髓一侧，以表明脊髓损伤通常累及感觉和下行运动通路。脊髓的另一侧存在同样的传导束，但没有在图中显示（此图受 Netter[2]启发）

硬膜下方的蛛网膜腔含有脑脊液，在 MRI 的 T2 加权像上呈高信号（图 1.3，亦见书后彩图）。蛛网膜腔也向下延伸至硬膜囊，因为脊髓较脊柱短，下腰椎水平（L3–4 或 L4–5）的蛛网膜腔是进行腰椎穿刺，获得脑脊液而不损伤脊髓的理想位置。在这一水平仅存在由神经根形成的马尾，可以被采集脑脊液的穿刺针推开。

脊膜的第三层是软（脊）膜，按照脊髓和脊髓动静脉的轮廓走行。软脊膜通过 22 对齿状韧带紧密贴附在硬脊膜上。软脊膜止于终丝，并且在与硬脊膜重合的部位形成附着于尾骨的尾骨韧带。

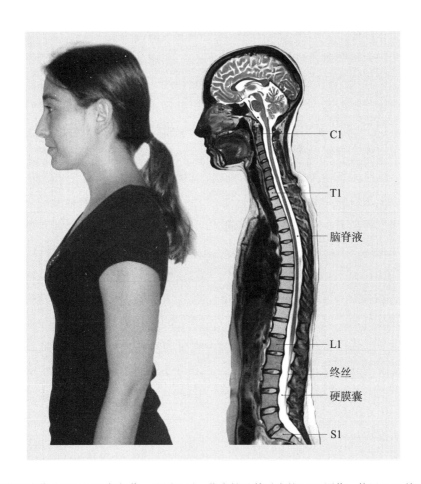

图 1.3　磁共振成像（MRI）T2 加权像。此图显示一位女性及其对应的 MRI 图像，使用 3.0T 快速自旋回波 T2 加权序列（TR/TE =3500/111 ms，平面分辨率为 0.68 mm^2 × 0.68 mm^2）获得。在这一解剖 MRI 上，我们可以清晰识别脊柱的各个节段：颈椎（蓝色）、胸椎（绿色）、腰椎（红色）和大部分骶椎（青靛色）。由于弛豫特性的不同，脑和脊髓呈深灰色，脑脊液呈高亮信号。MRI 对描绘脊髓内及其周围组织的形态非常有用。与其他类型的影像学技术不同，脑脊液和脊髓之间可见相对的高对比度（此图像由 Dr. Julien Cohen-Adad 在蒙特利尔老年医学研究所研究中心的功能性神经影像单元获得。我们还要感谢同意作为受试者的 Claudine Gauthier）

脊神经和脊神经根

节段解剖

脊神经（由腹根和背根组成，共31对）：颈神经8对，胸神经12对，腰神经5对，骶神经5对，尾神经1对。但是在颈椎节段只有7节脊椎。第1颈神经从第1颈椎体上方穿出椎间孔，而其他7对颈神经根从同名椎体下方的椎间孔穿出。这一命名模式向下延续至其他椎管节段，因此其他神经根都是从相应椎体的下方发出的（图1.1）。脊神经包含腹根和背根。在腹侧灰质，经前外侧沟发出一系列细丝，相互融合形成腹根。这些轴突起自运动神经元，支配骨骼肌。其他传出神经（节前交感神经纤维）源自胸髓和上腰髓的中间灰质，支配自主神经节。这些传出神经通过交通支离开腹根，到达靠近椎体的神经节链（图1.2A）。

背根传递感觉传入信号，其单极细胞体位于背根神经节内。感觉传入纤维及其细胞体和中枢突成为初级神经元。中枢突在后外侧沟水平进入脊髓，而周围突到达外周组织中不同类型的感觉感受器（如皮肤、肌肉和关节），形成不同的感觉模态。腹根和背根由软脊膜包绕，并在一定程度上由蛛网膜包绕。腹根和背根在外侧合并，形成脊神经，之后在其穿出椎间孔时由硬脊膜包绕。因此，每个脊髓节段含有相应脊神经的背根和腹根。这些神经根进入和发出的部位称为腹外侧沟和后外侧沟。此外，腹侧和背侧还存在更深的裂隙（后正中沟和腹侧沟）（图1.1）。这些标志共同界定脊髓的后柱、侧柱和前柱，其中存

在各种下行和上行传导束。

脊髓横断面观察到的熟知的形状是H形，由灰质内神经细胞的细胞体分布所致。灰质依次分为背侧角和腹侧角，在某些节段还存在中间（外侧）角。脊髓分区往往指的是由Rexed[3]描述的10层结构，以确定不同节段特定类型神经元的定位。这一编号方案往往用于确定灰质中下行传导束的投射部位。

灰质的前角和后角包含不同类别的功能神经元。位于后角的二级中间神经元负责处理来自脊神经背根初级感觉传入神经的感觉信息。这些神经元可能来自双突触、三突触或多突触通路，将在后文中讨论。其轴突可能保留在脊髓节段内，也可通过脊髓固有通路到达其他节段水平。前角包含不同类型的运动神经元（到达骨骼肌纤维的α运动神经元和在肌梭内支配肌梭内运动纤维的γ运动神经元）。前角在颈膨大和腰膨大节段所占范围较大，因为此处的运动神经元支配四肢肌肉。运动神经元也存在空间分布，因此支配中轴肌肉和近端肌肉的运动神经元更靠近内侧，支配控制手足活动的远端肌肉的运动神经元更靠近外侧。运动神经元的头尾向分布还遵循身体结构规律，靠近头端的节段支配关节近端肌肉，靠近尾端的节段支配关节远端肌肉。此外，支配屈肌的运动神经元比支配伸肌的运动神经元更靠近背侧。近年来通过Jessell和Sanes[4]的工作，人们已经更加清晰地认识了运动神经元的胚胎发育过程和神经元间的局部结构关系，确认不同遗传决定因素可能决定不同类型神经元的分化结局。这一局部结构关系对脊

髓损伤很重要，因为不同的损伤（原发或继发）可损害脊髓的特定部分，因而对某些特定运动神经元功能核团的影响大于其他功能核团。例如，当损伤发生于脊髓背内侧时，支配近端屈肌的运动神经元将比支配远端伸肌的运动神经元受累更严重。

脊髓侧角（仅在胸髓和上腰髓节段）包含节前交感神经元，其轴突通过腹侧脊神经根的白交通支延伸至邻近椎体的交感神经节。节前副交感神经元以相似的情况存在于 S2~S4 节段，支配内脏。

脊髓白质

脊髓损伤可累及脊髓的不同部位，对构成脊髓传入和传出的下行和上行长束有明确的认识很重要。因此，本节将描述标准脊髓节段（图 1.2B）中传导束的分布。

白质通过各种有髓鞘神经纤维（因有髓鞘包绕而得名）和无髓鞘神经纤维包绕灰质，连续走行并连接各个脊髓节段，向脊髓上中枢传递感觉信息，接收脊髓上中枢的传出信息。根据脊髓节段（图 1.1 左），灰质和白质的构成有很大的不同。靠近远端的节段下行传导束较细，因为越来越多的分支到达脊髓内的靶点。感觉传导束也是如此，因为越来越多的轴突进入脊髓，传导束在头端较大。

感觉通路
后索

位于后正中沟和后外侧沟之间，脊神经背根在此处进入脊髓。后索由楔束（上肢）和薄束（下肢，T6 节段以下）构成，所含的纤维主要负责由身体同侧支配肌梭和高尔基腱器的较大传入神经传递的精细触觉和本体感觉传入信号。两条传导束分别止于脑干的楔束核和薄束核，随后其轴突投射至对侧，构成连接丘脑的内侧丘系的一部分。在脊髓损伤的情况下，重要的是应记住两条传导束中的纤维分布与躯体部位有关，因此源自下肢的纤维比源自上肢的纤维更靠内侧。

脊髓小脑束

脊髓小脑束传递肢体和脊柱内源性本体感觉和外界刺激感受信息。脊髓小脑背束（dorsal spinocerebellar tract，DSCT）源自位于背侧角基底部（Ⅵ区）Clarke 柱的细胞。这些细胞接收来自部分肌肉感受器（提供长度和应力反馈）的本体感觉输入，以及来自皮肤感受器的外界刺激感受输入。DSCT 沿身体同侧的背后外侧束上行，通过小脑下脚延伸至小脑。楔束前庭通路起自外侧的楔束核，接受来自双侧上肢的传入信号。脊髓小脑前束（ventral spinocerebellar tract，VSCT）主要起自腹侧角的边缘细胞，与 Clarke 柱的神经元不同，其轴突向对侧投射。VSCT 及其前支等同于位于头侧的脊髓小脑束，通过小脑上脚延伸至小脑。VSCT 传递外周感受器和脊柱内的信息。例如，在想象的运动中（对去大脑瘫痪的猫进行唤起试验），DSCT 中的细胞可能没有反应，但 VSCT 中的细胞可继续规律放电，为小脑提供持续性的脊柱内活动的监控[5, 6]。

脊髓丘脑前束和脊髓丘脑侧束位于外侧，通过经脊髓前联合的交叉通路传递身体对侧的痛觉和温度觉输入信号。因此，应该认识到在躯体感觉系统中，同侧后索传递本体感觉/触觉信息，并在脑干交叉至对侧；而痛觉/温度觉信息在脊髓水平交叉至对侧。所以在脊髓半切损伤（如Brown-Séquard综合征）后会出现本体感觉/感受外界刺激信息与痛觉/温度觉分离的现象，半切损伤侧的本体感觉/触觉障碍，而对侧的痛觉/温度觉障碍。

运动通路

习惯上主要根据对双手和双足精细运动的控制或对姿势性肌肉的控制，将下行通路分为背外侧束和内侧束[7, 8]。

皮质脊髓侧束在延髓水平交叉后，沿脊髓全长在后外侧索走行。其具有躯体皮层定位构造，因此定位颈段的纤维（占纤维比例的55%）位于最内侧，定位腰膨大的纤维位于最外侧。应该记住的是，后柱也具有躯体皮层定位构造，但顺序与皮质脊髓侧束相反。皮质脊髓侧束包含的轴突主要源自运动皮质V层和运动前区皮质的细胞，但是初级感觉皮质和顶叶皮质也参与构成约20%的传导束。小部分纤维未交叉，沿前内侧走行（皮质脊髓前束），仅支配双上肢。

除了这一至脊髓运动神经元和中间神经元的直接通路，皮质还可通过皮质网状结构通路间接到达脊髓，参与随意运动前和随意运动中的姿势调整。重要的是要认识到皮质脊髓束中的神经细胞不仅参与肌群的控制，还参与涉及感觉处理的不同神经元间通路兴奋性的调节。因此，在随意运动中会输出可预测的感觉信息。

脊髓背外侧索中的第二大传导束是红核脊髓束，起自对侧红核尾侧的较大细胞（大细胞部分）。此束也参与远端肌肉（主要为屈肌）的控制，对皮质脊髓束起辅助作用。在人类，此束不发达，仅延伸至胸髓节段。

脊髓腹侧—腹外侧通路包括前庭和网状结构通路。前庭通路起自前庭外侧核，沿外侧索的前部走行，投射至肢体和椎旁肌的伸肌运动神经元，以维持平衡。

网状结构通路起自多个脑干网状核，投射至身体同侧（通过脑桥）或双侧（通过延髓）的脊髓腹侧。网状结构通路参与颈部、肢体间的协调和平衡。因为网状结构起始的细胞接受皮质输入信号，因此认为在皮质脊髓束损伤后其有可能提供到达脊髓的间接通路[9]。

脊髓固有通路

各个脊髓节段通过邻近两侧脊髓灰质走行的脊髓固有通路相互连接。Lissauer束位于脊神经背根进入区，发出传入信号至不同脊髓节段。其他相互连接可通过脊髓中间神经元（后角固有核）建立，可将其轴突放射至短行或长行通路，以连接更远端的节段。这些通路十分重要，因为已证实大鼠皮质脊髓束损伤后，通过颈髓固有通路可与腰骶髓建立新的连接[10]。此外，还证实成年大鼠脊髓部分损伤后脊髓固有通路可能对运动功能的恢复很重要[11]，或足以激活新生大鼠的运动模式[12, 13]。

自主神经通路

支配T1~L2和S2~S4侧柱节前神经元的脊髓上通路位于侧柱，起自下丘脑，通过网状结构投射。根据损伤平面的不同，脊髓损伤可产生不同的症状，包括 Horner 综合征、自主神经反射异常（见第 16 章）、膀胱功能障碍或影响勃起 / 射精的性功能障碍。

脊髓损伤还会损害传递重要神经调质（如血清素和去甲肾上腺素）的通路。血清素能通路起自脑干内中缝核，去甲肾上腺素能通路起自脑干内蓝斑，投射至脊髓的范围广泛。神经递质可在特定的突触释放或通过容量输送机制在脊髓周围释放，此种情况下神经元受到的影响并无特异性。

这些通路在脊髓的不同节段释放神经递质，同时考虑到不同节段受体亚型分布的差别[14]，可以预计作用于这些受体的药物可影响不同的功能。如在第 33 章中，使用神经递质前体、激动剂或拮抗剂，可在脊髓损伤后提供重要的治疗手段[15]，再激活神经回路或减少其他部位异常的活动。

脊髓血管

脊髓主要由一条脊髓前动脉、两条脊髓后动脉和起自不同节段的数条根动脉供血。脊髓血管分布的知识非常重要，因为创伤性或动脉硬化性疾病可使特定供血区域的动脉闭塞，造成感觉和运动通路及灰质的损害。

脊髓前动脉起自两侧椎动脉的汇合点，位于前正中沟并发出中央支，负责脊髓前 2/3 的血供。脊髓前动脉及其不同分支闭塞所致的缺血，将引起前索综合征，最初的特征为不同下行传导束中断所致的弛缓性瘫痪；由于背侧角和后索未受损，本体感觉 / 外部感觉得以保留。脊髓后动脉负责脊髓后 1/3 的血供，因此该动脉闭塞造成的缺血主要影响后索传导通路。根动脉负责脊神经前根和后根的血供，也为部分脊髓前动脉和脊髓后动脉供血区域供血。

■ 生理学

如前所述，脊髓与神经系统中其他中枢结构相似，是真正的神经中枢，具有复杂的信号输入、处理和输出功能。信号处理功能通过灰质中多种类型的中间神经元来完成。到达灰质的信号输入不仅来自通过脊神经背根达到脊髓的外周感觉传入，还包括直接或间接经由脊髓固有通路从脑干和端脑结构下行的传导通路传入的信号。因为存在来自外周和其他中枢神经系统非常广泛的信号输入，所以脊髓灰质内的细胞必须将所有输入信号进行整合，以产生适当的输出信号。灰质的信号输出至外周器官（如骨骼肌或交感神经系统和副交感神经系统神经节），同时也通过不同上行通路传至脑干、间脑和端脑。因此，对于脊髓损伤，需要考虑的不仅是如何处理感觉信息和下行输入信号，还有脊髓如何控制外周器官及其如何与其他中枢神经系统结构进行相互作用的问题。

记住这一情况，在脊髓损伤中留意各种感觉运动输入—输出功能可能很有意思。通过对外周或中枢输入信号的反应，可对各种简单或复杂环路的兴奋程度或对诱发反应分布的改变情况进行评定。因此，知晓这些通路的主要组成非常重要，可以更好地评估所观察到的改变的本质。第 46

章和第 47 章将介绍使用经颅磁刺激或电刺激技术对下行通路进行评估的方法。本章下文中考虑的是由外周传入信号输入激活的脊髓通路。图 1.4（亦见书后彩图）是脊髓反射通路的概述，尽管表面上看很复杂，但其实非常简明[16]。

单突触反射

脊髓中建立的单突触环路源于初级肌梭内感受器的信号输入，初级肌梭内的感受器测量肌肉长度变化的速率和幅度。源自这些感受器的纤维均是粗大的传入纤维（Ia），这些纤维进入脊髓并与运动神经元建立单突触连接。当肌肉被牵伸时，Ia 传入纤维产生数个动作电位，触发兴奋性神经递质（谷氨酸盐）在运动神经元细胞膜的释放，随后运动神经元去极化。如果信号输入足够强，运动神经元将在运动轴突内产生动作电位，并通过在神经肌肉接头释放乙酰胆碱引起肌肉收缩。因此，单突触反射被认为是一种简单的负反馈系统，由肌肉牵伸诱发的肌肉收缩来对抗牵伸。

多种方式可检测该通路，既可对特定肌肉（如肌腱叩击）施加力学牵伸，又可对肌肉神经进行电刺激（见图 1.4 中右侧部分的刺激符号），这被称为 H- 反射。肌梭的状态在不同情况下可能有差别，因其受 γ 运动神经元支配，γ 运动神经元的细胞体也位于脊髓腹侧。根据下行输入信号的状态，这些 γ 运动神经元的兴奋性可能有高有低。γ 运动神经元兴奋性的不同导致肌梭所处的状态不同，同样的肌肉牵伸所引起的肌肉反应幅度不同[17]。

因此，不能认为 H- 反射等同于牵张反射，因为其直接通过电流激活肌肉神经内的感觉轴突，绕过了肌梭。这样的话，就不受肌梭运动纤维驱动（γ 运动神经元），改变了在特定的牵伸下的肌梭敏感性。

因此，牵张反射可以告诉临床医生肌梭的状态、感觉传入纤维至运动神经元的传递情况，以及运动神经元自身的状态。作为对肌腱叩击的反应，不同水平兴奋性的变化将会改变肌肉收缩的幅度。改变 α 运动神经元兴奋性的中枢性疾病当然会直接表现在肌肉反应的幅度中。脊髓损伤后，α 运动神经元可能丧失兴奋性，因为来自下行通路的兴奋性输入减弱或消失。这在急性期被称为脊髓休克，此期间所有反射均暂时消失，即使单突触反射也消失。随着兴奋性恢复，这些反射重新出现或变得更加明显，同在痉挛中所出现的情况一样。另一方面，γ 运动神经元的兴奋性状态也可判断反应性和某些膜特性（参见后述的平台电位）恢复的程度。最后，单突触反射的不对称性可用于判断脊髓的不对称性损伤，因为到达脊髓的输入信号将会不平衡。

如前所述，H- 反射检测单突触通路，但是忽略了肌梭兴奋性的改变。因此 H- 反射幅度的变化可用于测定 α 运动神经元兴奋性的变化，也可用于测定突触前成分兴奋性的变化。这些均可被其他感觉传入纤维和 / 或下行输入信号改变（见第 48 章）。因此，在诱发 H- 反射前兴奋其他神经或不同的结构可用于探查突触前兴奋性的变化，此种方式称为预处理。突触前兴奋性的变化将使 H- 反射增强或减弱。

临床上对发生于突触前（运动神经元前）和突触后（运动神经元后）部位的变化进行区分非常重要。

双突触、三突触和多突触反射

前述的单突触反射可被视为提供简单的负反馈环路以调节肌肉长度，多数反射通路包含一个或多个中间神经元（图 1.4）。当一个中间神经元介于初级传入纤维和运动神经元之间时，称为双突触通路。三突触通路存在两个插入的中间神经元。如果存在两个以上的中间神经元，被称为多突触通路[18]。

这些通路对特定输入信号做出的反应更具多样性。例如，感觉传入纤维可投射至某些兴奋性中间神经元，将会兴奋运动神经元；其也同时投射至抑制性中间神经元，将会抑制其他运动神经元。例如，肌梭被牵伸时会对传入纤维起源的运动神经元（同一神经元）和邻近的协同神经元（非同一神经元）给予单突触兴奋；但同一传入纤维也将投射至抑制性中间神经元（称为 Ia 抑制性中间神经元），再投射至拮抗性运动神经元（图 1.4）。因此，牵伸肌肉引起肌肉和邻近协同肌的收缩，还会抑制主要作用于同一关节的拮抗肌，这被称为交互抑制。这些 Ia 中间神经元反过来受润绍细胞和大量下行输入信号的调控，因此脊髓损伤后交互抑制可能会出现缺陷，导致更多的共同收缩（见第 42 章）。

近年来的一项重要发现是不同情况下对特定输入信号的反射反应可能有很大的不同，因此不能认为所有的反射反应都是一致的，确实存在替代通路。例如，已证

实在可以步行的动物中，同样的皮肤刺激可能会在步行的某一阶段引起屈曲反应，而在步行的另一阶段则会抑制或兴奋伸肌[18]。时相依赖性调节的另一个明显实例来自对肌肉中压力感受器（即高尔基腱器）的刺激。静息时刺激源自高尔基腱器的 Ib 纤维对肌肉产生抑制反应，但是在运动过程中对同一肌肉则会产生兴奋反应，这是运动相关神经元间通路开放所致（图 1.4）。

这种替代反射通路还与 Babinski 征的出现相关。Babinski 征的表现包括刺激足底时足趾分开和蹈趾背屈（皮质脊髓束损伤），这与同样刺激引起的正常跖屈反应不同。替代反射通路存在，并且在特定情况下的偏倚可能对某个方向有利。这些偏倚可见于病理情况下，如脊髓损伤后（见第 48 章）。

灰质至外周的输出信号

从灰质至周围神经系统有三条输出通路：α 运动神经元、γ 运动神经元和神经节前轴突。

α 运动神经元的细胞体位于脊髓腹侧角，其轴突支配骨骼肌。这些运动神经元将不同来源的输入信号进行整合，包括来自脊髓中间神经元和下行传导通路的信号。运动神经元会生成至肌肉的最终输出信号，并且往往被认为是最后共同传导通路。运动神经元有若干存在快速离子通道的受体，可兴奋［谷氨酸盐通过 N- 甲基 -D- 天冬氨酸（N-methyl-D-aspartate，NMDA）起作用］或抑制［γ 氨基丁酸（γ -aminobutyric acid，GABA）通过

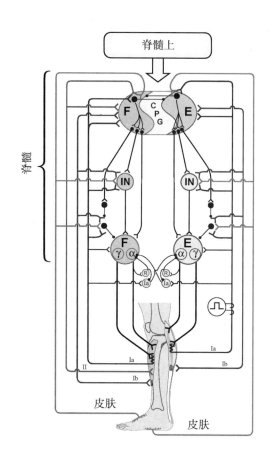

图 1.4　反射通路和脊髓运动控制线路图。此图分为三部分。脊髓上水平包括多种源自端脑和脑干的下行传导束，具有激活、抑制或调节脊髓运动中枢模式发生器（central pattern generator，CPG）的特性。尽管此图显示的脊髓上通路仅作用于 CPG，但这些结构也对中间神经元（IN）和运动神经元（FG 和 E）起作用，并且对运动神经元和运动神经元前（突触前和 / 或神经间）水平反射通路中的兴奋传递起作用。标记于脊髓上水平的较大箭头包括了所有这些功能，其中的部分细节在正文中有所讨论。脊髓水平包括通过抑制性中间神经元在屈肌（F）和伸肌（E）通常呈交互活动的 CPG。这两个 CPG 环路的拮抗周期是分离的，表明每个部分都会对其他脊髓机制（由 CPG 每部分发出的 3 个输出神经元表示）起作用，并且与其他部分（F 和 E之间的抑制性连接）相互作用。中间神经元由两个较大的粉色和蓝色中间神经元（IN）表示，介于传入神经和运动神经元之间的双突触传导通路（Ia IN），以及代表双突触抑制性传导通路（如 Ib 抑制性 IN）的其他更特异的抑制性中间神经元（黑色）之间。这些抑制性中间神经元在特定的任务（如运动）中也可被其他中间神经元所抑制。最后，运动神经元池包括投射至梭外肌纤维的 α 运动神经元和投射至梭内肌纤维的 γ 运动神经元。通过润绍细胞的返回抑制作用对 α 运动神经元（显示）和 γ 运动神经元（未显示）产生抑制，Ia 中间神经元负责 α 运动神经元间的交互抑制。在外周部分，显示的踝关节屈肌（粉色）和伸肌（蓝色）均呈梭形。Ia 和 II 表示源自肌梭的感觉纤维，分别负责传导肌肉伸展的速度和程度信息。源自伸肌的 Ia 纤维兴奋符号表示在进行 H– 反射检查中对 Ia 传入纤维的直接刺激。Ib 纤维源自高尔基腱器，可衡量肌肉产生的肌力。图中所示的源自足背侧和跖侧的皮肤感觉传入，投射至屈肌和伸肌运动神经元。各种传入纤维之间的连接仅显示了一部分，并且在很大程度上基于已发表的文献[17]。本图描绘的环路呈现多种备选的反应方式，可解释生理或病理生理情况下不同反应之间的动态改变

GABA 受体起作用] 其细胞膜。运动神经元还存在亲代谢受体，兴奋时会产生持续时间更长的改变。运动神经元实际上表现为非线性特性，因此特定的输入信号可产生持续很长时间的细胞膜去极化，称为持续性内向电流（persistent inward current，PIC）。在脊髓损伤情况下，需要特别注意的是运动神经元丧失产生 PIC 的能力，并且这可能部分是由于缺乏神经递质，如去甲肾上腺素和 5- 羟色胺。这些神经递质在脑干合成，因此损伤平面以下极度缺乏。在切断猫脊髓后的急性期使用这些神经递质的激动剂可恢复运动神经元的兴奋性。从长期看会出现 PIC 的恢复，并且这一兴奋性的异常下行控制可导致痉挛和其他运动功能障碍的发生[19]。

γ 运动神经元支配肌梭的梭内肌纤维，其较细的轴突也经由腹侧脊神经根走行。γ 运动神经元接受多种脊髓上输入信号，并因此可通过改变肌梭敏感性间接调整肌张力。作为结果，γ 运动神经元兴奋性的急剧增加可增加肌梭的敏感性，以致很小的牵伸可产生较大的肌肉收缩。因此，牵伸肌梭导致更多 Ia 传入纤维的释放，并在靶运动神经元产生更大的反应。多种情况可改变 γ 运动神经元的兴奋状态[20]。

最后，中间外侧柱内的节前神经元发出轴突，通过腹侧脊神经根和白交通支到达自主神经节链。这些节前神经轴突还接受多种输入信号，其放电将引起神经节细胞释放增加或减少，最终导致外周去甲肾上腺素的增加或减少。

复杂感觉运动模式

尽管一般认为脊髓是产生相对简单反射的结构，但是很明确的是脊髓自身还具有产生更复杂运动的能力，通过更复杂的遗传决定的环路对这些运动进行规划[15, 21, 22]。例如，在成年猫下胸髓完全横断后，有可能诱发复杂的运动（如快速挥动脚爪或行走），这是具有频率和结构特异性的两种节律[23]。多项研究已证实，在七鳃鳗（一种已存在 6 亿年的原始脊椎动物）和大型哺乳动物中，通过保存完好的机制可在离断脊髓诱发基本的行走模式[24]。已在大鼠、小鼠、猫和某些灵长类动物中明确证实这一脊髓固有节律构造基本模式。产生行走模式的环路被称为中枢模式发生器（central pattern generator，CPG）。与其他物种（如七鳃鳗）不同，在哺乳动物中这一环路有许多细节尚不清楚。人们可能会质疑人类是否具有这样的环路，以及在脊髓损伤后其是否可被刺激以实现某些运动功能。部分研究明确表明在人类中也存在这样的脊髓机制[1, 25, 26]。其他章节在步行康复治疗中会涉及这些重要概念（第 44 章及第 45 章）。

致谢

加拿大卫生研究院（Canadian Institute of Health Research，CIHR）自 1975 年来持续资助作者的工作，资助的方式包括单独资助、集体资助、团队资助（步行康复治疗多学科小组）以及加拿大脊髓研究主席资助。

要 点

- 脊髓比椎管更短这一特点，使得可以在不损害脊髓的情况下通过硬脊膜囊穿刺采集脑脊液，因为在硬脊膜囊内只存在脊神经根。
- 灰质（分为前角、后角、侧角）位于脊髓中央，包含层状分布的神经元，每层在处理信息过程中具有某些功能。
- 白质呈柱状分布，包含按躯体定位分布的下行和上行神经传导束纤维，可以在特定部位的脊髓损伤后解释不同身体部分的进行性功能障碍。脊髓血管构造使多个不同功能的传导通路可在脊髓缺血性疾病中遭受损伤。
- 存在多个替代反射通路，因此根据某些神经元间传导通路的兴奋状态，一些外周输入信号可产生不同类型的反应。由于病理过程而不是产生新的传导通路，有些病理反射表现为替代神经元间脊髓通路的偏倚。
- 脊髓不仅可产生简单的反射反应，还可产生复杂的原始运动模式，如在基本运动中所需的模式。

难 点

- 脊髓不仅仅是将信息从大脑传递至身体和将信息从身体传递至大脑的传导通路。
- 脊髓与中枢神经系统的其他中枢一样，接受脑部结构和身体不同部位感觉信息的输入，存在处理单元，并将信号向脑部和身体不同部位输出。
- 脊髓较椎管短，因此根据损伤部位描述（通常指的是脊椎节段而不是脊髓节段）推断神经症状时，应牢记二者的对应关系。
- 上行（感觉）和下行（运动）传导束普遍在端脑或脑干发生交叉，但不发生在同一个节段。身体一侧的本体感觉/触觉输入信号在脑干水平交叉至对侧，而痛觉/温度觉输入信号在脊髓水平交叉。这一感觉分离现象对判定脊髓损伤非常重要。
- 反射检查表明特定脊髓通路（运动神经元和中间神经元）的兴奋状态，反射不对称有助于对脊髓损伤进行定位。

（刘 楠 译，邢华医 校）

参考文献

1. Nadeau S, Jacquemin G, Fournier C, Lamarre Y, Rossignol S. Spontaneous motor rhythms of the back and legs in a patient with a complete spinal cord transection. Neurorehabil Neural Repair 2010;24(4):377–383

2. Netter FH. Nervous system: anatomy and physiology. In: Brass A, Dingle RV, eds. The Ciba Collection of Medical Illustrations, vol 1. 1983:1–239

3. Rexed B. The cytoarchitectonic organization of the spinal cord in the cat. J Comp Neurol 1952;96(3):414–495

4. Jessell TM, Sanes JR. Development: the decade of the developing brain. Curr Opin Neurobiol 2000;10(5):599–611

5. Arshavsky YI, Berkinblit MB, Fukson OI, Gelfand IM, Orlovsky GN. Recordings of neurones of the dorsal spinocerebellar tract during evoked locomotion. Brain Res 1972;43(1):272–275

6. Arshavsky YI, Berkinblit MB, Gelfand IM, Orlovsky GN, Fukson OI. Activity of the neurones of the ventral spino-cerebellar tract during locomotion. Biophysics (Oxf) 1972; 17:926–935

7. Lawrence DG, Kuypers HGJM. The functional organization of the motor system in the monkey, II: The effects of lesions of the descending brainstem pathways. Brain 1968;91(1):15–36

8. Lawrence DG, Kuypers HGJM. The functional organization of the motor system in the monkey, I: The effects of bilateral pyramidal lesions. Brain 1968;91(1):1–14

9. Ballermann M, Fouad K. Spontaneous locomotor recovery in spinal cord injured rats is accompanied by anatomical plasticity of reticulospinal fibers. Eur J Neurosci 2006;23(8):1988–1996

10. Bareyre FM, Kerschensteiner M, Raineteau O, Mettenleiter TC, Weinmann O, Schwab ME. The injured spinal cord spontaneously forms a new intraspinal circuit in adult rats. Nat Neurosci 2004;7(3):269–277

11. Courtine G, Song B, Roy RR, et al. Recovery of supraspinal control of stepping via indirect propriospinal relay connections after spinal cord injury. Nat Med 2008;14(1):69–74

12. Cowley KC, Zaporozhets E, Schmidt BJ. Propriospinal neurons are sufficient for bulbospinal transmission of the locomotor command signal in the neonatal rat spinal cord. J Physiol 2008;586(6):1623–1635

13. Zaporozhets E, Cowley KC, Schmidt BJ. Propriospinal neurons contribute to bulbospinal transmission of the locomotor command signal in the neonatal rat spinal cord. J Physiol 2006;572(Pt 2):443–458

14. Schmidt BJ, Jordan LM. The role of serotonin in reflex modulation and locomotor rhythm production in the mammalian spinal cord. Brain Res Bull 2000;53(5):689–710

15. Rossignol S. Neural control of stereotypic limb movements. In: Rowell LB, Sheperd JT, eds. Handbook of Physiology, Section 12. Exercise: Regulation and Integration of Multiple Systems. New York: Oxford University Press; 1996:173–216

16. Frigon A, Rossignol S. Functional plasticity following spinal cord lesions. Prog Brain Res 2006; 157(16):231–260

17. Prochazka A. Proprioceptive feedback and movement regulation. In: Rowell LB, Sheperd JT, eds. Handbook of Physiology. Section 12. Exercise: Regulation and Integration of Multiple Systems. New York: American Physiological Society; 1996:89–127

18. Rossignol S, Dubuc R, Gossard JP. Dynamic sensorimotor interactions in locomotion. Physiol Rev 2006;86(1):89–154

19. Murray KC, Nakae A, Stephens MJ, et al. Recovery of motoneuron and locomotor function after spinal cord injury depends on constitutive activity in 5-HT2C receptors. Nat Med 2010;16(6): 694–700

20. Prochazka A, Hulliger M, Zangger P, Appenteng K. 'Fusimotor set': new evidence for alpha-independent control of gamma-motoneurones during movement in the awake cat. Brain Res 1985; 339(1):136–140

21. Sherrington CS. Flexion-reflex of the limb, crossed extension-reflex, and reflex stepping and standing. J Physiol 1910;40(1-2):28–121

22. Grillner S. Control of locomotion in bipeds, tetrapods, and fish. In: Brookhart JM, Mountcastle VB, eds. Handbook of Physiology: The Nervous System II. Bethesda, MD: American Physiological Society; 1981:1179–1236

23. Langlet C, Leblond H, Rossignol S. Mid-lumbar segments are needed for the expression of locomotion in chronic spinal cats. J Neurophysiol 2005;93(5):2474–2488

24. Grillner S, Wallén P. Cellular bases of a vertebrate locomotor system-steering, intersegmental and segmental co-ordination and sensory control. Brain Res Rev 2002;40(1-3): 92–106

25. Calancie B. Spinal myoclonus after spinal cord injury. J Spinal Cord Med 2006;29(4):413–424

26. Bussel BC, Roby-Brami A, Yakovleff A, Bennis N. Evidences for the presence of a spinal stepping generator in patients with a spinal cord section. In: Amblard B, Berthoz A, Clarac F, eds. Posture and Gait: Development, Adaptation and Modulation. North Holland: Elsevier; 1988:273–278

第 2 章 脊髓损伤患者评估

Mahmoud Benour，Aleksa Cenic，R. John Hurlbert，Charles Tator

本章重点

1. 对罹患脊髓损伤的多发创伤患者进行的最初检查，应该着重于除外即刻危及生命的全身性损伤。
2. 必须在患者就诊时根据 ASIA 评分进行全面深入的神经系统评定，这不仅

可指导治疗，还可预测恢复情况。
3. 在评定脊髓损伤对患者生活质量的影响时，功能评定量表（如 FIM、SCIM、WISCI 和 MBI）可提供有价值的信息。

全世界脊髓损伤的年发病率为（15~40）例 / 百万人口[1, 2]。脊髓损伤最常见的原因为机动车交通事故，其后依次为跌倒、体育运动和暴力相关损伤[1, 3]。脊髓损伤通常累及年轻人群体，平均年龄为 38 岁[1, 3]。脊髓损伤不仅对患者本人，还对其家庭造成破坏性的影响（见第 5 章）。

脊髓损伤的功能结局有赖于最初损伤的严重程度，因此有很大程度的不同。最初的神经系统临床表现已被明确认为是功能结局最重要的预测因素之一。本章将以指导治疗和预测结局为目的，探讨在脊髓损伤急性期对患者进行评估的方式（详见第 7 章）。

■ 患者评估

病史

脊髓损伤的病史有特殊的重要意义，因其可为判断损伤机制和严重程度提供线索。应该记录从患者以及急救人员和目击者处获得的病史，还应该记录既往史、过敏史和手术史。急救医疗人员在受伤现场报告的最初临床表现，可为可能存在的神经系统功能丧失提供相关信息。

下述临床因素表明存在脊髓损伤的风险较高：沿脊柱纵轴的疼痛或触痛、肢体麻木或感觉异常、肢体无力、意识丧失或意识水平减退、大小便失禁，以及存在药物或酒精中毒。

在对脊柱进行评估时，有多种损伤机制需要特别注意，包括从很高的位置跌落和涉及高速、翻转和从车中弹出的机动车交通事故。

体格检查

导致脊髓损伤的外力往往足以引起其他器官的损伤，因此脊髓损伤往往伴有多发创伤[4]。常见的合并伤包括长骨骨折、累及胸腹腔内脏器的损伤、骨盆骨折和头部损伤。在脊髓损伤患者，由于痛觉丧失，很难诊断长骨骨折和其他损伤[5]。对疑有脊髓损伤的多发创伤患者，最初的评估应包括对气道、呼吸和循环的评估。遵循高级创伤生命支持（Advanced Trauma Life Support，ATLS）指南，可以系统地发现危及生命和累及肢体的损伤[6]。

在完成 ATLS 指南方案后，可开始进行神经系统体格检查，重点关注上肢和下肢的运动和感觉功能。无论脊髓损伤患者清醒或意识丧失，随后应该沿脊柱纵轴（从颈椎至骶骨）进行触诊，记录任何局部压痛和损伤体征（如擦伤、裂伤或阶梯样畸形）。

全身体格检查和脊髓损伤所致的全身效应

最初的临床表现存在低血压时，可能很难鉴别是由于大量失血所致的低血容量性休克还是因为神经源性休克所致的低血压[7]。低血压、心动过缓和肢体发热是由颈髓损伤（神经源性休克）而不是低血容量性休克所致的。低血容量性休克引起低血压、心动过速和肢体发冷。尽管感染

性休克可出现外周血管舒张（肢体发热），但是其伴随的是心动过速而不是心动过缓，并且在创伤情况下感染性休克通常并不作为鉴别诊断。

脊髓休克和神经源性休克（详见第6章）

自主神经系统的交感神经和副交感神经部分通过其对心率、每搏输出量和外周血管阻力的调节，维持血压和心输出量。

交感神经节前神经纤维从 T1~T5 的前根自脊髓发出，支配心脏。该水平或该水平以上的脊髓损伤阻断了下行交感神经传出信号，导致心脏副交感神经调控占绝对优势。心脏的副交感支配通过走行于迷走神经的心脏副交感神经传出纤维介导，因此在脊髓损伤中未受累。相似的机制引起外周自主神经张力的失衡，同样在副交感神经调控占绝对优势下导致血管舒张。终末器官的表现为低血压，以及反常的心动过缓和心输出量急剧降低。

静脉大量输液复苏可导致液体过量和肺水肿。神经源性休克患者的血压最好经过输血恢复，以增加循环血量，并且在体液容量置换后应适时使用血管升压药（如多巴胺）。

脊髓休克这一名词由 Atkinson 提出，定义为"适用于生理性或解剖性脊髓横断相关的所有现象，脊髓横断导致损伤平面以下全部或多数脊髓反射活动暂时丧失或受抑制"[8]。第6章将对其进行深入探讨，此处只简要介绍。

脊髓休克是神经源性休克的类型之一，是暂时性、生理性的脊髓功能紊乱，

起于损伤后数分钟，可持续至伤后6周或6周以上。最典型的表现为上运动神经元损伤情况下出现肌张力降低和反射减弱。确切的病理生理机制不明，但可能与继发于离子浓度失衡所致的受损脊髓内冲动传导的暂时性抑制相关[9~12]。脊髓休克通常会有较明显的血流动力学改变，肢体肌张力弛缓可加重这一改变，因为其增加静脉容量并导致相对的低血容量状态。

从脊髓休克中恢复的标志是深反射和其他反射的恢复。通常最先恢复的是球海绵体反射[13, 14]。球海绵体反射是挤压男性龟头时引起的肛门括约肌收缩，在女性可通过牵拉经尿道留置的Foley导尿管或挤压阴蒂获得。球海绵体反射在以往受到关注，而在现代脊髓损伤评定和治疗中所起的作用很小。以前，球海绵体反射的早期恢复被认为是神经系统恢复预后差的征象。

自主神经反射异常

自主神经反射异常（见第16章）定义为"收缩压升高至少20%，与心率变化相关，并且至少伴随下列症状或体征之一：出汗、竖毛、面部潮红、头痛、视物模糊及鼻塞"[15~17]。

自主神经反射异常是由脊髓损伤后仍保持完整的脊髓反射机制所致，其不出现于急性（脊髓休克）期，而是出现于反射恢复和痉挛开始后。自主神经反射异常的特征为由神经损伤平面以下伤害性刺激（在非脊髓损伤患者将引起疼痛或不适感）所致的不可控的过度交感神经输出[18]，这一反应反过来导致损伤平面以下的外周

血管收缩。对T6及T6以上的损伤，内脏血管床受累，内脏血管与外周血管收缩共同对血管紧张度的增加起作用，导致全身血压升高[16, 18]。临床表现各异，可包括：轻度的症状，如最初皮肤苍白，继而出现面部和颈部潮红，损伤平面以上部位出汗，外周部位发冷和损伤平面以下竖毛；也可出现危及生命的情况，如心肌梗死和脑出血[16]。

神经源性肺水肿

神经源性肺水肿源于"肺毛细血管中富含蛋白质的液体进入肺间质组织，最可能是由与损伤相关的交感神经活性短暂急剧增加所致"[19]。这将引起严重的呼吸窘迫（如呼吸急促），需要机械通气辅助呼吸。

脊髓损伤患者发生神经源性肺水肿的病理生理机制目前还不清楚，但被认为是血压迅速升高，导致体循环和肺循环血管压力升高的结果。血压升高导致血液由高阻力的体循环系统转移到低阻力的肺循环系统。因为肺毛细血管压力增加的流体静力学效应，肺血管压力增加与肺血流量增加（由于液体复苏时体液容量的过度负荷）共同对神经源性肺水肿的形成起作用。"已有神经源性肺水肿发生于自主神经反射异常患者的报道，这支持了其是由于大量交感神经冲动释放所致的理论"[19, 20]。

心动过缓

心率和心律均受自主神经系统的调控。窦房结受交感神经系统和副交感神经系统的直接影响。交感神经输入信号会增

加动作电位的产生，而副交感神经输入信号会减少动作电位的产生[20, 21]。高位脊髓损伤急性期患者由于交感神经输入信号的中断，迷走神经兴奋占绝对优势，更易于出现缓慢型心律失常，包括心动过缓和房室传导阻滞。尽管心动过缓是最常见的心律失常，也有观察到室上性心动过速和室性心动过速的情况[18]。心动过缓最常出现于伤后 10~14 天，并且严重程度与脊髓损伤的严重程度相关[22, 23]。增加迷走神经活性的操作可诱发反射性心动过缓，如气管内吸痰和喉镜检查。在进行这些操作的过程中，推荐预防性使用阿托品。

体位性低血压

在近期出现高位颈髓损伤的患者仰卧位平均动脉压为 57 mmHg；而没有脊髓损伤的人群为 82 mmHg[20]。美国自主神经学会和美国神经病学学会将体位性低血压定义为：直立体位或 60° 倾斜直立位至少 3 min，收缩压下降超过 20 mmHg 或舒张压下降超过 10 mmHg[24]。体位性低血压的症状包括：头晕、恶心、轻度头痛和意识丧失，这些症状可用脑血流灌注不足解释[15, 25-27]。存在下述一项或多项因素，将会增加体位性低血压的发生概率：①交感神经系统功能障碍，②压力感受器反射功能受损，③骨骼肌缺乏肌肉泵活动，④长时间卧床所致的心血管功能失调，⑤低血容量和低钠血症[15, 25-27]。

神经系统评定

在全世界范围内，最常用的脊髓损伤患者神经功能评定系统是美国脊柱损伤协会（American Spinal Injury Association，ASIA）系统[12]。该系统是 ASIA 与国际截瘫医学会，即现在的国际脊髓学会（International Spinal Cord Society，ISCoS）共同制定的，具体内容详见第 6 章。

■ 急性脊髓损伤综合征

急性脊髓损伤有两种主要类型：完全性损伤和不完全性损伤（表 2.1）。区别完全性损伤和不完全性损伤，是规划治疗方案和预测功能结局的首要步骤[9, 12, 28]。

表 2.1　急性脊髓损伤综合征（图 2.1~5，亦见书后彩图）

完全性脊髓损伤
不完全性脊髓损伤
● 颈髓延髓综合征
● 中央索综合征
● 前索综合征
● 后索综合征
● 脊髓半切综合征
● 脊髓圆锥综合征
马尾综合征
可逆性或短暂性综合征

本章将讨论颈髓延髓综合征和可逆性（短暂性）综合征。其他综合征的具体内容详见第 6 章。

颈髓延髓综合征

颈髓延髓综合征是由较高节段颈髓和较低节段脑干（延髓）的损伤所致。损伤范围最远端可至 C4 节段，近端至脑桥。颈髓延髓综合征可由寰枢关节严重脱位引起的牵拉损伤所致，也可由于上颈椎爆裂

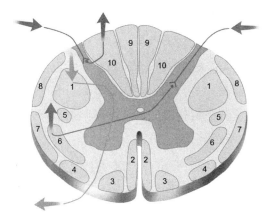

图 2.1 脊髓横断面,示:①皮质脊髓侧束,②皮质脊髓前束,③前庭脊髓内侧束、网状脊髓束、顶盖脊髓束,④前庭脊髓外侧束,⑤红核脊髓束,⑥脊髓丘脑前外侧束,⑦脊髓小脑前束,⑧脊髓小脑后束,⑨薄束,⑩楔束

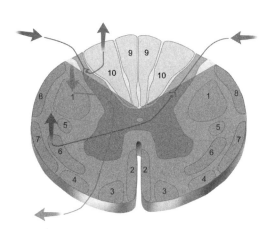

图 2.2 脊髓前索综合征

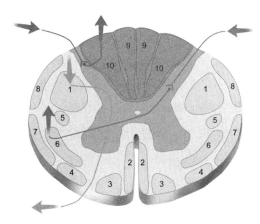

图 2.3 脊髓后索综合征

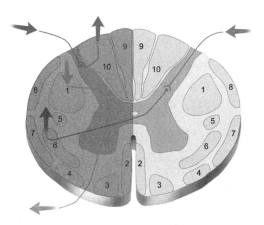

图 2.4 脊髓半切综合征

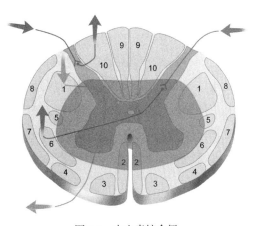

图 2.5 中央索综合征

骨折或破裂引起的压迫损伤所致，还可由椎动脉损伤（如动脉夹层）引起的缺血性疾病或颈椎创伤（如颈椎关节突关节脱位）所致[11]。

颈髓延髓综合征的临床特征包括双上肢无力，而双下肢受累较轻或未受累（类似中央索综合征）[23]。颈髓延髓综合征最严重的类型表现为呼吸停止、低血压、运动功能障碍（四肢轻瘫或四肢瘫），以及 C1~C4 皮节感觉消失[11, 29]。

三叉神经涉及 3 个感觉核，即主核、脊束核和中脑核，形成从头端的中脑向尾端延伸至约 C3 节段的连续细胞柱。三叉神经脊束核受累引起面部感觉消失，表现为"洋葱皮"样或 Dejerine 模式，即面中部感觉不受损[10, 11, 29]。Dejerine 模式体现了三叉神经脊束核局部解剖的特点。面部最中央部分（鼻和嘴）的感觉神经支配靠近头端，而面侧方部分的感觉神经支配靠近尾端[10, 11, 29]。

25% 的患者出现呼吸功能不全，通常较轻。残留的功能障碍通常较轻[29]。

可逆性或短暂性综合征

Obersteiner 在 1879 年首次引入"脊髓震荡"这一名词，并将其描述为"脊髓损伤的一种形式，伤后 24~48 小时神经功能完全恢复"[30]。脊髓震荡的病理生理机制不详。假设的理论之一认为脊髓震荡是由轴突细胞膜的功能障碍所致，而轴突细胞膜结构完整性没破坏[31]。

Maroon 于 1977 年最早描述了常见于运动员的灼痛手综合征。特征为双上肢特别是双手短暂的感觉异常和感觉迟钝。

灼痛手综合征最常见于运动员，多为橄榄球运动员，并且最可能是由颈椎过伸性损伤所致。该综合征通常持续长达 48 小时，多自发缓解且没有任何明显功能缺陷残留[9]。

■ 功能结局评定评分

脊髓损伤后，最初的神经损伤平面和是否为完全性损伤，是神经功能恢复和功能结局的重要预测因素。不完全性损伤的患者比完全性损伤的患者更有可能获得功能独立性。运动完全性损伤后，患者通常将会在首次神经系统评定中记录的最低运动节段的远端一个节段恢复运动功能。脊髓损伤后的神经功能恢复通常很早就开始了[32, 33]。多数神经功能恢复发生于第一年，随后进展很少[32, 34]。神经功能恢复似乎与脊髓损伤后最初表现的损伤严重程度相关[32, 35]。

多种功能评定评分已被用于评估脊髓损伤后的功能独立性。下述是在脊髓损伤相关文献中最常用的评定。

功能独立性评定和脊髓独立性评定

功能独立性评定（Functional Independence Measure，FIM）是使用 18 项评定项目的评分系统。每项的评分为 1~7 分。FIM 中的 7 分表示无须适应性改变而安全地完成所有任务（完全独立）；1 分表示"完全辅助"，可完成的任务小于 25%；6~2 分表示需要他人辅助或监督[29, 36, 37]。FIM 评分的最新版本之一针对脊髓损伤患者进行了特别修订，因此更能代表脊髓损伤患者的情况，称为脊髓独立性评定（Spinal Cord Independence Measure，SCIM）[38]。SCIM包括自我照护、移动、呼吸和括约肌管理等内容。SCIM最近已经进行更新，并且被认可作为对脊髓损伤后功能情况的有效、特异性的评定工具[39]。

改良巴氏指数

改良巴氏指数（Modified Barthel Index，MBI）是5分制的评分系统，评定患者完成10项日常生活活动（如个人卫生、沐浴、进食、爬楼梯等）的情况。MBI基于所需的身体辅助程度进行评分。MBI总分分为5个类别。类别5是最低依赖水平，而类别1是最大依赖水平[40]。

脊髓损伤步行指数

脊髓损伤步行指数（Walking Index for Spinal Cord Injury，WISCI）是基于身体辅助程度（如需要支具或辅助装置）对患者的步行能力进行评分的评分系统。如果患者不能步行，评分为最低分0分。如果患者无须辅助步行至少10 m，评分为最高分20分。评分为19分及19分以下的患者，在步行时需要某种形式的身体辅助[41, 42]。

■ 基于ASIA评定系统的神经功能恢复

最近由Vazquez等进行的研究结果显示，35.4%的脊髓损伤患者较其最初的神经功能状况有所改善，多为不完全性脊髓损伤患者。入院时为AIS A级的患者有94%在出院时仍为AIS A级，而少数患者表现出早期改善，但功能恢复不明显。在AIS B级患者中，63%表现出神经功能恢复，其中的33%为功能性恢复。AIS C级患者中有76%出现神经功能改善，并且获得功能上的独立；而所有的AIS D级患者在出院时均可获得功能上的独立[32]。这将在第7章中进行进一步的讨论。Fawcett等的报告是基于ASIA评定系统最全面的神经功能恢复分析之一[43]。ASIA评定系统是目前脊髓损伤临床试验最有效的评定系统[44]。

■ 小结

总之，脊髓损伤始终是主要累及年轻人群的破坏性疾病，而这一群体本该参与和享受生活中的各种活动。损伤严重的患者通常存在显著的永久性神经系统和心理功能障碍，这些障碍必将伴其终生。脊髓损伤患者最初的体格检查应该遵照ASIA评定标准进行，可为预后情况提供很多信息。为了将功能障碍减至最小，治疗必须包括消除脊髓损伤对身体其他系统继发效应的措施，这些系统包括肺、心脏和血管系统。可以使用标准化的结果评定措施，不仅评估神经系统功能，还应评估功能独立性。我们希望将来的脊髓损伤研究能够开发出更好的治疗方法。

要 点

- 入院时的 ASIA 评分对脊髓损伤患者临床治疗和预后很重要。
- 神经源性休克的识别和早期治疗非常

重要，可优化脊髓损伤的治疗，并预防或减轻继发损伤。

难 点

- 脊髓休克可持续数周，通常随着痉挛和反射亢进的出现而终止。
- 球海绵体反射以往受到关注，而在

现代脊髓损伤评定和治疗中的价值很小。

（刘　楠　译，邢华医　校）

参考文献

1. National Spinal Cord Injury Statistical Center (University of Alabama at Birmingham): Spinal cord injury facts and figures, April 2009

2. Sekhon LH, Fehlings MG. Epidemiology, demographics, and pathophysiology of acute spinal cord injury. Spine 2001;26(24, Suppl):S2–S12

3. Jackson AB, Dijkers M, Devivo MJ, Poczatek RB. A demographic profile of new traumatic spinal cord injuries: change and stability over 30 years. Arch Phys Med Rehabil 2004;85(11):1740–1748

4. Meguro K, Tator CH. Effect of multiple trauma on mortality and neurological recovery after spinal cord or cauda equina injury. Neurol Med Chir (Tokyo) 1988;28(1):34–41

5. Wang CM, Chen Y, DeVivo MJ, Huang CT. Epidemiology of extraspinal fractures associated with acute spinal cord injury. Spinal Cord 2001;39(11):589–594

6. Harris MB, Sethi RK. The initial assessment and management of the multiple-trauma patient with an associated spine injury. Spine 2006;31(11, Suppl):S9–S15, discussion S36

7. Kiss Z, Tator C. Neurogenic shock. In: Geller ER, ed. Shock and Resuscitation. New York: McGrawHill; 1993:421–440

8. Atkinson PP, Atkinson JL. Spinal shock. Mayo Clin Proc 1996;71(4):384–389

9. Tator CH. Clinical manifestations of acute spinal cord injury. In: Tator CH, Benzel EC, eds. Contemporary Management of Spinal Cord Injury: From Impact to Rehabilitation. Park Ridge, IL: American Association of Neurological Surgery; 2000:21–32

10. Green BA, Eismont FJ. Acute spinal cord injury: a systems approach. Cent Nerv Syst Trauma 1984;1(2):173–195

11. Fehlings MG, Dandie GDC, Ng WP. Clinical syndromes of spinal cord disease. In: Batjer HH, Loftus CM, eds. Textbook of Neurological Surgery, Principles and Practice. Philadelphia: Lippincott, Williams and Wilkins; 2003:1577–1583

12. Tator CH. Neurologic examination: grading scales. In: Benzel EC, ed. The Cervical Spine. 4th ed. Baltimore: Lippincott, Williams and Williams; 2000:184–195

13. Ditunno JF, Little JW, Tessler A, Burns AS.

Spinal shock revisited: a four-phase model. Spinal Cord 2004;42(7):383–395

14. Ko HY, Ditunno JF Jr, Graziani V, Little JW. The pattern of reflex recovery during spinal shock. Spinal Cord 1999;37(6):402–409

15. Furlan JC, Fehlings MG. Cardiovascular omplications after acute spinal cord injury: pathophysiology, diagnosis, and management. Neurosurg Focus 2008;25(5):E13

16. Teasell RW, Arnold JM, Krassioukov A, Delaney GA. Cardiovascular consequences of loss of supraspinal control of the sympathetic nervous system after spinal cord injury. Arch Phys Med Rehabil 2000;81(4):506–516

17. Krassioukov AV, Furlan JC, Fehlings MG. Autonomic dysreflexia in acute spinal cord injury: an under-recognized clinical entity. J Neurotrauma 2003;20(8):707–716

18. Blackmer J. Rehabilitation medicine, I: Autonomic dysreflexia. CMAJ 2003; 169 (9):931–935

19. Urdaneta F, Layon AJ. Respiratory complications in patients with traumatic cervical spine injuries: case report and review of the literature. J Clin Anesth 2003;15(5):398–405

20. Garstang SV, Miller-Smith SA. Autonomic nervous system dysfunction after spinal cord injury. Phys Med Rehabil Clin N Am 2007;18(2):275–296, vi–vii

21. Collins HL, Rodenbaugh DW, DiCarlo SE. Spinal cord injury alters cardiac electrophysiology and increases the susceptibility to ventricular arrhythmias. Prog Brain Res 2006;152:275–288

22. Piepmeier JM, Lehmann KB, Lane JG. ardiovascular instability following acute cervical spinal cord trauma. Cent Nerv Syst Trauma 1985;2(3): 153–160

23. Lehmann KG, Lane JG, Piepmeier JM, Batsford WP. Cardiovascular abnormalities accompanying acute spinal cord injury in humans: incidence, time course and severity. J Am Coll Cardiol 1987;10(1):46–52

24. The Consensus Committee of the American Autonomic Society and the American Academy of Neurology. Consensus statement on the definition of orthostatic hypotension, pure autonomic failure, and multiple system atrophy. Neurology 1996;46(5):1470

25. Sidorov EV, Townson AF, Dvorak MF, Kwon BK, Steeves J, Krassioukov A. Orthostatic hypotension in the first month following acute spinal cord injury. Spinal Cord 2008;46(1):65–69

26. Claydon VE, Steeves JD, Krassioukov A. Orthostatic hypotension following spinal cord injury: understanding clinical pathophysiology. Spinal Cord 2006;44(6):341–351

27. Shatz O, Willner D, Hasharoni A, et al. Acute spinal cord injury, I: Cardiovascular and pulmonary effects and complications. Contemp Crit Care. 2005;3:1

28. Maynard FM Jr, Bracken MB, Creasey G, et al., American Spinal Injury Association. International Standards for Neurological and Functional Classification of Spinal Cord Injury. Spinal Cord 1997;35(5):266–274

29. Dickman CA, Hadley MN, Pappas CT, Sonntag VK, Geisler FH. Cruciate paralysis: a clinical and radiographic analysis of injuries to the cervicomedullary junction. J Neurosurg 1990;73(6): 850–858

30. Zwimpfer TJ, Bernstein M. Spinal cord oncussion. J Neurosurg 1990;72(6):894–900

31. Schneider RC, Cherry G, Pantek H. The ndrome of acute central cervical spinal cord injury: with special reference to the mechanisms involved in hyperextension injuries of cervical spine. J Neurosurg 1954;11(6):546–577

32. Vazquez XM, Rodriguez MS, Peñaranda JM, Concheiro L, Barus JI. Determining prognosis after spinal cord injury. J Forensic Leg Med 2008;15(1):20–23

33. Cifu DX, Wehman P, McKinley WO. etermining impairment following spinal cord injury. Phys Med Rehabil Clin North Am 2001;12(3):603–612

34. Kirshblum SC, O'Connor KC. Levels of spinal cord injury and predictors for neurologic recovery. Phys Med Rehabil Clin North Am 2000;11(1):1–27

35. Tator CH. Epidemiology and general haracteristics of the spinal cord-injured patient. In: Tator CH, Benzel EC, eds. Contemporary Management of Spinal Cord Injury: From

Impact to Rehabilitation. Park Ridge, IL: American Association of Neurological Surgery; 2000:15–20

36. O'Sullivan SB, Schmitz TJ. Physical Rehabilitation Assessment and Treatment. 4th ed. Philadelphia: FA Davis; 2001:1–18

37. Hall KM, Cohen ME, Wright J, Call M, Werner P. Characteristics of the Functional Independence Measure in traumatic spinal cord injury. Arch Phys Med Rehabil 1999;80(11):1471–1476

38. Catz A, Itzkovich M, Agranov E, Ring H, Tamir A. SCIM—Spinal Cord Independence Measure: a new disability scale for patients with spinal cord lesions. Spinal Cord 1997;35(12):850–856

39. Anderson K, Aito S, Atkins M, et al., Functional Recovery Outcome Measures Work Group. Functional recovery measures for spinal cord injury: an evidence-based review for clinical practice and research. J Spinal Cord Med 2008;31(2): 133–144

40. Shah S, Vanclay F, Cooper B. Improving the sensitivity of the Barthel Index for stroke rehabilitation. J Clin Epidemiol 1989;42(8):703–709

41. Morganti B, Scivoletto G, Ditunno P, Ditunno JF, Molinari M. Walking Index for Spinal Cord Injury (WISCI): criterion validation. Spinal Cord 2005;43(1):27–33

42. Ditunno JF Jr, Ditunno PL, Graziani V, et al. Walking Index for Spinal Cord Injury (WISCI): an international multicenter validity and reliability study. Spinal Cord 2000;38(4):234–243

43. Fawcett JW, Curt A, Steeves JD, et al. Guidelines for the conduct of clinical trials for spinal cord injury as developed by the ICCP panel: spontaneous recovery after spinal cord injury and statistical power needed for therapeutic clinical trials. Spinal Cord 2007;45(3):190–205

44. Tator CH. Review of treatment trials in human spinal cord injury: issues, difficulties, and recommendations. Neurosurgery 2006;59(5):957–982, discussion 982–987

第 3 章 脊髓急性创伤和脊髓损伤影像学

David W. Cadotte, David J. Mikulis, Patrick Stroman, Michael G. Fehlings

本章重点

1. 系统呈现脊柱骨性结构的影像学评估方式。

2. 讲述脊柱不稳的测量方法。

3. 回顾使用 MRI 进行韧带损伤检查。

4. 概述对受损脊髓内 MRI 信号变化的判读，并概述脊髓受压的定量测量方法。

5. 讨论受损脊髓影像学的未来发展趋势。

罹患创伤性脊髓损伤（spinal cord injury，SCI）患者的影像学检查，必须在完成抢救生命的措施后尽快进行。低血压和组织缺氧是导致脊髓损伤后继发损伤的两个重要因素（将在本书其他章节中进行讨论），必须在进行任何脊柱影像学检查前予以适当的处理。

本章的内容与脊髓损伤患者临床处理中影像学检查相关的内容相对应。本章将对怀疑存在急性创伤性脊髓损伤患者的影像学检查提供全面的、易于理解的概述，为急诊科医生、社区家庭医生，以及专业的创伤科、神经外科或骨科医生提供参考。本章中没有对损伤的生物力学和脊柱骨折分类系统进行过多的赘述，因为其可能使未在该领域接受过培训的读者望而生畏。但是，理解脊柱生物力学的重要性无论怎样强调都不过分，因为其可以使医生具有训练有素的阅片能力，以对损伤模式

进行判断，并提供更为详尽的诊断。例如，如果发现胸腰椎前方楔形骨折，审慎的临床医生将会预测到后纵韧带完整性可能受损，应该进行 MRI 检查。本章描述了这些特征，并且邀请对脊柱骨折进行治疗的临床医生进行了全面的审阅（对这些特征的描述超出了本章的范围）。

以下各部分将概述怀疑患者存在脊髓损伤时应该进行的影像学检查。在适当的情况下，将使用决策流程图描述接诊医生面临的特定临床情况。在这些方面，本章提供了关于最佳治疗对策的最新信息。其后，本章提供了从各种影像学检查中可以获得的不同测量方法的概述。这一信息非常重要并有多种用途，包括与同事交流患者的情况、病历记录和科学研究。本章通过综述脊髓损伤影像学领域的展望进行总结。最后这一部分重点讲述了在脊髓损伤后可以提供更详细的脊髓状态信息的有前

景的研究领域。这些信息最终可能有助于对患者进行分类并指导治疗。

脊髓损伤患者的影像学检查

脊柱创伤后评定

X 线平片和 CT 扫描的作用

损伤机制与临床体格检查表现相结合，将决定最初进行脊柱评定的方式。接诊医生可通过 X 线平片和 CT 扫描评估脊柱骨性结构，并且必须通过这一方式明确或除外脊柱损伤。例如，在较轻的创伤后出现颈痛而神经系统体格检查正常的患者，进行颈椎 X 线检查是恰当的。而另一方面，高速机动车碰撞后意识水平下降、可自主活动上肢但不能活动下肢的患者，更适合进行脊柱 CT 扫描。使用 X 线检查脊柱骨性结构的目的是快速观察局部骨骼解剖，并指导进一步进行 CT 或 MRI 检查。然后将这一影像学信息告知接诊的脊柱外科医生，随后用于外科手术团队制订治疗计划。下文将对 X 线检查和 CT 适用于创伤患者的情况进行比较。尽管本章着重于急性期影像，但考虑如何随时间进展对患者进行随访也很重要，因为基线影像学检查可在治疗过程中提供有价值的信息。

如果接诊医生决定仅使用 X 线平片作为检查方式，那么必须提出一点忠告。一些作者已报告在 X 线平片上未能发现骨折，而在随后的 CT 扫描中显示存在骨折[1, 2]。与 CT 相比，X 线平片的好处是在少量放射线下可显示更多的解剖区域。因此，在选择影像学检查方式时，必须经过临床判断衡量存在损伤的可能性。

在脊柱创伤最初评定时，X 线平片是提供局部解剖观察的快速方式，特别是在低收入国家，其他检查设备可能不易获得。CT 扫描已成为多数医疗机构和大型创伤中心最经常使用的评估手段。CT 较 X 线平片占优势的方面包括：更好的颅颈交界部和颈胸交界部显像；可以更好地发现骨折；具有三维图像重建能力，可用于指导制订手术计划。此外，重建图像能够检查出因 CT 扫描层面重叠而难以发现的骨折。

CT 检查应该按照 1 mm 层厚进行，以获得高分辨率的重建图像。然后以阅读 X 线平片的方式对矢状面和冠状面重建图像进行阅片。之后对轴位和重建图像的骨窗和软组织窗分别进行阅片，评估骨折和软组织损伤，包括硬膜外血肿和椎间盘突出。

颈椎的标准 X 线平片包括正位、侧位、齿突开口位。如果在侧位片中不能充分评估 C7 和 T1，可能还需要拍摄侧位游泳者体位片检查颈胸交界处的情况。动态屈伸位影像在急性外伤情况下的作用有限，因为肌肉痉挛及其他非脊柱损伤往往会妨碍进行充分的检查[3]。动态检查在随访过程中有价值，可评估损伤恢复过程中潜在的韧带性不稳。正位和侧位影像均适用于胸椎和腰椎。超重患者的图像质量可能较差，临床医生可使用 CT 作为主要的影像学检查方式。胸椎和腰椎屈伸位 X 线平片也可评估稳定性。

下面将概述 X 线平片和 CT 的影像学检查结果，见图 3.1 和图 3.2。图 3.1 包括颈椎 X 线平片（上）和颈椎 CT 扫描（下）。图 3.2 为胸腰椎 CT 扫描重建图像。观察这些图像时应该与下列信息相结合。

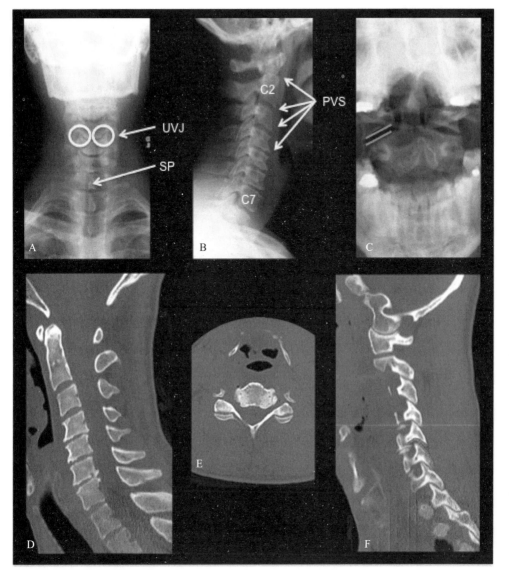

图3.1　颈椎正位（A）、侧位（B）和齿突开口位（C）X线平片，正中矢状位CT重建（D）和CT轴位（E）及相应的左侧关节突关节旁矢状位重建影像（F）。本例患者为44岁女性，在楼梯上跌倒，至医院就诊时表现为颈部疼痛。神经系统体格检查正常。侧位X线平片无法显示T1椎体，所以接诊医生进行CT扫描以确保未发生骨折。严谨的临床医生应该在正位X线平片和CT重建图像（未显示）中检查钩椎关节（uncovertebral joints，UVJ）和棘突（spinous processes，SP）的中线对线情况。侧位X线平片（或CT）用于检查椎前软组织肿胀情况（prevertebral soft tissue swelling，PVS），应该能够良好显示从颅骨至T1节段，还应用于检查椎体前、后缘及棘突椎板线的对线情况，以及寰椎齿突间的距离。齿突开口位X线平片或CT冠状位重建影像用于寰枢关节的检查（蓝色线）。旁矢状位CT重建用于检查每个节段关节突关节的对线情况（图F中红色轮廓线）

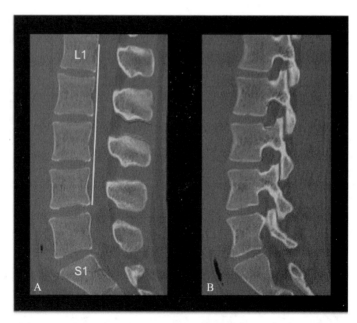

图3.2 侧位CT重建图像。患者为39岁男性，运动中遭受中等程度撞击后突发背部疼痛。临床体格检查正常。A. 腰椎正中矢状位 CT 扫描，显示 L1~S1 节段。B. 右侧旁矢状位图像显示每个节段的关节突关节。应该检查椎体、棘突间隙和椎弓根间隙（红色线）的对线情况，可提示韧带断裂。还应该检查是否存在椎体后缘连线（黄色线）中断。此外，如果发现椎体骨折，应该测量椎体高度丢失的百分比，参见正文

颈椎

正常脊柱正位 X 线平片应该显示棘突位于每个节段的中线；椎体应该等高，并且皮质骨表面平滑；钩椎关节（C3~6）应该对称，并且在各个节段垂直对齐（图3.1）。

在用侧位 X 线平片进行评估时，应该按照下述项目依序进行：

1. X 线平片应显示从枕骨至T1节段。

2. 各个椎体前、后缘的连线和棘突椎板线（棘突和椎板间关节的前缘）应该构成平缓的没有阶梯或中断的凸状曲线。

3. 椎板间隙（颈椎侧块至棘突椎板线的距离）在颈椎各个节段应该是一致的。

4. 检查椎前软组织肿胀情况，提示可能存在的韧带损伤。

5. 椎板内间隙（两侧椎板之间的间隙）不应增宽。

6. 侧位观察寰齿间距，在成人不应超过 3 mm。

7. 检查每个节段上、下关节突关节之间的对线关系是否正常。

齿突开口位 X 线平片显示寰枢关节，必须检查枕骨髁、C1 侧块、齿突和 C2 侧块，在枕骨髁、C1 侧块和 C2 侧块之间不应该出现偏移。

胸椎和腰椎

在阅读胸椎和腰椎 X 线平片时，必须将损伤机制与对线、骨骼完整性（通过检查皮质骨的中断情况可获得最佳评估）

和关节间隙中断的基本评估相结合进行考虑。如果对损伤机制或神经系统情况的评估需要进行 X 线平片以外的检查，应该进行 CT 扫描。应该将正、侧位 X 线平片一起阅读，并且通过参照点确定确切的节段，参照点可使用骶骨或枕骨。应该对每个节段依序进行检查，以发现不稳的证据。尽管对构成不稳的因素的判断存在差异，但下述由 Daffner 等[4] 提出的清单，为检查提供了若干需要注意的特征：

1. 椎体移位或平移 > 2 mm，提示韧带支持结构断裂。

2. 棘突间隙、关节突关节或椎弓根间隙增宽，与邻近的上、下节段进行比较，可提示韧带断裂。

3. 椎体后缘连线中断，提示前柱或后柱断裂。

4. 正位片上椎管增宽，提示前后向创伤。

5. 椎体高度丢失 > 50%，或椎体楔形变。

6. 单节段脊柱后凸 > 20°。

使用 MRI 评估脊髓和周围软组织情况

尽管新型多排 CT 扫描装置的软组织窗可以对软组织损伤或脊髓受压提供适当的显像，但是其图像质量和诊断能力均不能和现代的 MRI 设备相媲美。MRI 的图像采集时间比 CT 扫描长。根据所需的成像程度，时间范围从 10 分钟至超过 45 分钟不等。临床医生应该预估可能获得的关于韧带和神经结构损伤的有价值的信息。因此，在预约脊柱 MRI 检查前必须对这两种情况有较高的预测概率。如存在高度

怀疑，应该在创伤后尽快进行 MRI 检查，最好在伤后数小时内进行，除非临床医生接诊时颈髓损伤患者表现为关节突关节顶立或交锁，下一段中将对这种情况专门进行讨论。在急性脊髓损伤患者进行 MRI 检查时需要考虑的其他重要情况，包括：发现引起神经功能障碍的可逆因素，以及通过对脊髓内信号改变的情况进行判读，估计损伤的范围。本章将对这些方面进行讨论。

特殊情况：存在关节突关节顶立或交锁的颈髓损伤患者进行 MRI 检查的时机

近年来，脊髓损伤治疗中的争论之一是关于手术减压的时机。近来的趋势是更倾向于早期手术减压，因为大量动物实验研究的证据及新出现的临床证据均表明早期手术减压患者预后更好。近期进行的多项临床试验似乎得到相似的结果，尽管证据强度有限，但是均支持早期手术减压。这场争论还远没有结束，但多数接诊的外科医生都会同意几个要点，其中之一针对的即是双侧颈椎关节突关节交锁的患者。这种损伤导致严重的脊髓受压，并且可以通过闭合复位矫正。在近期的一篇综述中，Fehlings 和 Perrin[5] 概述了支持和反对复位操作的证据，其结论为在双侧关节突关节交锁的患者，如果患者为不完全性四肢瘫或出现神经功能恶化，应该尽快尝试进行复位操作。当然，这只能在意识清醒并且能够配合的患者中进行。

仅有少数脊髓损伤患者会出现上述情况。但是，近来关于 MRI 在此种情况

下所起的作用受到了质疑：患者应该进行MRI扫描还是在X线平片上发现双侧关节突关节交锁后直接进行复位？支持早期进行MRI检查者倾向于关注其他原因造成的脊髓压迫（如椎间盘突出），这些压迫可能会因闭合复位而加重，并认为切开复位手术治疗可能会避免这一额外的风险。正如Fehlings和Perrin所进行的综述[5]，支持在没有进行MRI扫描的情况下进行早期闭合复位的证据更充分。一项研究特别涉及了这一关注点，并验证了在事先没有进行MRI情况下进行这一操作的安全性[6]。最终必须由接诊医生考虑到每个病例的具体情况来做出决定。

在MRI上发现引起神经功能障碍的可逆因素

脊髓损伤急性期进行MRI检查最大的价值可能是发现引起神经功能障碍的潜在的可逆因素。这些因素包括：可以通过手术解除的硬膜外压迫应力（如椎间盘突出或硬膜外血肿）和如果不手术固定脊柱可能会导致动态压迫的韧带不稳定。

脊柱韧带或颈椎间盘的创伤性损伤在T2加权像中呈现明显的高信号。尽管在MRI中比在X线平片或CT中更容易发现这些损伤，但检查者必须注意，因为其特异性相对较低。事实上，一项研究在14例手术证实韧带断裂的患者中仅发现了其中的8例有影像学改变[7]。检查者必须仔细检查每个节段的前纵韧带、后纵韧带、棘间韧带、项韧带、黄韧带，以及颅颈交界处的韧带：顶盖膜、横韧带和翼状韧带。然后应该将任何韧带断裂与CT扫

描上的骨骼影像进行关联，以确保没有遗漏隐匿性骨折。此外，骨水肿（通过MRI观察）提示骨折，也应该将该部位的情况与CT结果进行关联。下文中将给出利用MRI信号特征进行解释的具体信息。

急性创伤性损伤中对MRI信号改变的解释

脊髓内MRI信号异常可以揭示急性神经功能缺陷的原因，并且是预后的提示因素。多位作者进行了尸检分析，比较了髓内信号改变的大体解剖和组织病理学分析结果[8-10]，将影像学检查结果与出血、水肿、空洞形成和横断进行关联。尽管回顾所有MRI信号的解释说明超出了本章的范围，但是读者必须牢记生理过程并尝试将两者进行关联。因此，检查者应该检查韧带撕裂的证据。如果在图像采集过程中进行充分的脂肪抑制，在T2加权像上应该显示为高信号。否则，脂肪和损伤韧带的信号特征相似。骨折急性期表现为T1加权像上信号减低，而相对应的背景为骨髓脂肪的高信号；如果使用脂肪抑制，骨折急性期在T2加权像上也表现为高信号。脊髓的病理谱系从轻微的脊髓水肿（T2加权像高信号）到脊髓出血（T2加权像高信号或低信号，根据血红蛋白的状态，可能显示T1加权像低信号）均有可能。

MRI中标准的血肿演化过程见图3.3。通常情况下，脊髓内的血肿是不均质的，因此在T1和T2加权像上均存在信号改变。专门的铁序列有助于确定是否存在血液。髓内信号特征为临床医生提供了重要信息，因为其不仅可解释神经功能缺陷（在

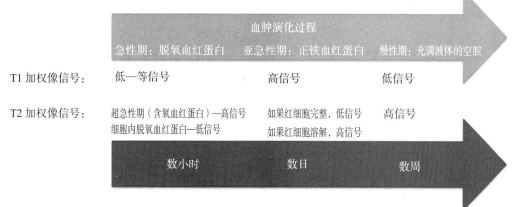

图 3.3　血肿（红色箭头）随时间（蓝色箭头）的演化过程。在两个箭头之间显示的是随着血液降解的进程在 T1 加权像和 T2 加权像上应该预期出现的信号特征

没有髓外压迫性损害的情况下），还可提供关于预后的信息。脊髓实质内出血的预后更差（这一点将在本章后面部分详细讨论）。

在脊髓损伤中使用 MRI，显著提高了我们准确诊断损伤和规划最佳治疗方案的能力。近年来对信号特征相关病理生理过程的认识，提高了我们对脊髓损害本质进行观察的能力。这些新的发展有望为临床医生提供测定特定损伤特征所需的工具（如脊髓内血肿），并可提供准确的预后信息。下一部分将进一步讨论这些测定方法的作用。

脊髓损伤中的 MRI 测定方法

在多数先进的医疗机构，对脊髓损伤患者使用 MRI 已经司空见惯，并且部分医疗机构已将其作为标准检查。随着这一技术使用的增加，制定适当的测定工具就显得非常重要，这样才可以与其他专家沟通损伤的程度。这一信息可用于了解个体

患者损伤的本质和程度，也可为临床试验提供数据。Fehlings 等[11]已经通过描绘脊髓损伤中两项重要的特征设定了目前的测定方法标准。首先是最大椎管受侵（maximal canal compromise，MCC）程度，其次是最大脊髓受压（maximal spinal cord compression，MSCC）程度。图 3.4 中描绘了这两项特征，后面将对其进行简要介绍。

最大椎管受侵 (MCC)

使用 CT 重建（或 MRI 扫描）正中矢状位和相应的轴向层面，检查者应该能够识别 MCC 的水平，并将其与损伤上、下椎体中线水平的正常椎管管径进行比较。使用图 3.4 中显示的公式进行定量，其中 d_i 为损伤最严重水平的椎管前后径，d_a 为损伤平面以上距离最近的正常水平的椎管前后径，d_b 为损伤平面以下距离最近的正常水平的椎管前后径。

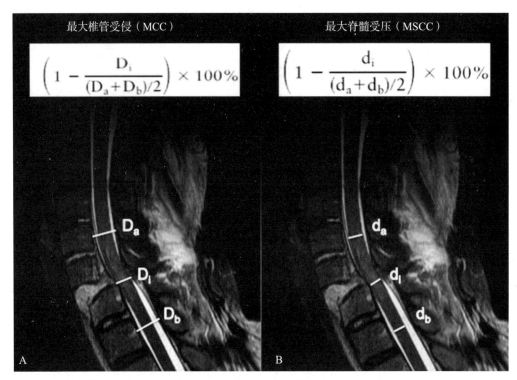

图 3.4　A. 正中矢状位 T2 加权 MRI 和公式，描述 MCC 的计算方法。D_i 为损伤最严重水平的椎管前后径，D_a 为损伤平面以上距离最近的正常水平的椎管前后径，D_b 为损伤平面以下距离最近的正常水平的椎管前后径。B. 正中矢状位 T2 加权 MRI 和公式，描述 MSCC 的计算方法。d_i 为损伤最严重水平的脊髓前后径，d_a 为损伤平面以上距离最近的正常水平的脊髓前后径，d_b 为损伤平面以下距离最近的正常水平的脊髓前后径

最大脊髓受压（MSCC）

　　将 T2 加权 MRI 受压最严重水平的脊髓前后径与紧邻损伤平面上、下正常水平的脊髓前后径进行比较。如果存在脊髓水肿，应该在椎体中线水平距离脊髓水肿范围最近的头、尾端正常脊髓水平测量正常的脊髓前后径。使用图 3.4 中描述的公式对这些数值进行定量，其中 d_i 为损伤最严重水平的脊髓前后径，d_a 为损伤平面以上距离最近的正常水平的脊髓前后径，d_b 为损伤平面以下距离最近的正常水平的脊髓前后径。

　　重要的是要牢记这些测定方法的目的，是促使我们去了解创伤如何对脊柱或脊髓产生影响。随着影像学技术的持续发展，如脊髓弥散成像、弥散张量成像和脊髓功能 MRI（functional MRI，fMRI），将会对受损的组织有更深入的了解。下一部分将探讨部分新的影像学技术。

■ 脊髓损伤影像学的未来前景

MRI 作为创伤后的预测工具：现状和前景

　　脊柱创伤性损伤后发生的神经功能缺陷是神经结构直接受损的结果，或者是损

伤继发效应的结果。这些继发效应包括但不限于缺氧、缺血，或自由基介导的损伤。作为这些级联反应的结果，运动神经元、感觉神经元或中间神经元的损害远非固定的状态，而是具有改善或恶化的潜能。在最好的情况下，遭受脊髓损伤并出现神经功能缺陷的患者的运动、感觉、自主神经或性功能将会获得一定程度的恢复。另一种可能是将不会出现功能恢复，或局部神经回路的变化导致痉挛或慢性神经病理性疼痛的发生。脊髓影像学近来的发展趋势之一是发现与预后相关的因素。从标准MRI方案到先进的新型脉冲序列和数据分析技术，目前正在发现创伤性事件的确切性质和判断预后方面取得进展。

标准 MRI

过去的几十年中，标准MRI方案为研究人员提供了有关脊髓的信息。T1和T2加权像髓内信号特征很快成为以前无法获得的信息源。多个研究组对这些信号特征的本质进行了研究，并通过开展将信号特征与标准组织病理技术进行关联的动物实验，试图阐明其意义。研究的结果超出了本章的范围，但需要说明的是，在脊髓损伤程度和标准MRI序列上观察到的信号改变之间存在相关性。信号特征谱包括从正常至完全性脊髓横断。正如我们所预期的，这一特征谱正常端的预后是非常可喜的。目前正在研究标准MRI预测的敏感性和特异性。下面将重点讨论近期在这方面开展的一些研究。

Tewari 等[12]证实，无论最初的神经功能情况如何，MRI上脊髓信号改变轻微的患者均可能获得神经功能改善。仅T2加权像上信号增高，表示脊髓水肿，被认为可预示神经功能有望恢复[12~14]；而T1和T2加权像上呈混合信号改变的患者，神经功能往往无法恢复[13]。实质性出血和挫伤的患者，神经功能很少或不能得到恢复[12, 14, 15]。信号改变的轴向长度与恢复程度相关联。例如，Shin 等[13]报告，如果信号改变在2个脊椎节段或以内，患者更有可能获得恢复（与超过2个节段者相比）。与之相似，Boldin 等[16]证实，如果脊髓内信号改变的长度为4 cm或以内，则更有可能出现神经功能恢复。Miyanji 等[15]使用定量方法（如前所述）测定MSCC，证实受压程度越严重，神经功能恢复越差。此外，他们还证实脊髓水肿与脊髓出血相关，两者的神经功能恢复都很差。

与上述的正性相关相反，近期的一项研究发现影像学表现与神经功能恢复缺乏关联，另一项研究则未能得出明确结论[17, 18]。Tsuchiya 等[17]获得了脊髓损伤患者的弥散成像和表观弥散系数（apparent diffusion coefficient，ADC）成像数据，结论为弥散成像上信号增高（即表观水自弥散率减低）伴有弥散受限可能与功能预后差相关，但是他们未能在统计学上证实这一点。Miranda 等[18]证实T2加权像信号强度增高或信号改变的长度与运动功能障碍的程度无相关性。

上述研究证实MRI具有提示脊髓损伤后功能恢复的能力。但不幸的是，测定方法较粗糙，并且预测恢复的能力仅在极端情况下有效：信号改变轻微可能获得恢复，广泛受压或出血不能获得恢复。

脊髓功能成像

　　脊髓功能成像旨在发现对特定神经输入信号做出神经活性改变反应的脊髓区域。例如，对皮肤进行热刺激将会通过背根神经节传递神经输入信号，并与脊髓背侧角形成突触。然后神经信号传递至脑干，并且通过中间神经元投射至同一脊髓节段及其邻近节段内的局部区域。该网络与来自脑干的调节性输入信号一起，在一定程度上构成局部处理单元，以产生净感觉。最近已使用新型的 fMRI 检测到这一活性，并且其具有能更准确地描绘损伤本质的潜力[19~22]。因此，脊髓 fMRI 可

以在预后判断方面对解剖 MRI 提供补充和提高。该技术还具有在观察到临床变化前监测新的治疗策略效果的能力。最后，脊髓 fMRI 可发现脊髓损伤后重构的异常回路，该回路可导致神经病理性疼痛。迄今为止，研究人员尚不清楚这一疼痛的确切性质，但动物实验似乎将其指向感觉输入信号处理过程的改变。如果在人类脊髓损伤中也是如此，脊髓 fMRI 将可提供特异性诊断，并为新的治疗策略开启新的篇章。

　　其他新的脊髓影像学检查方法包括磁共振波谱分析和弥散加权成像，这些技术将在本书第 41 章中予以评述。

要　点

- 脊髓受压的严重程度、存在实质内出血和脊髓内信号改变的长度，是创伤性脊髓损伤后功能结果差的预后指示因素。
- 在脊柱任意节段存在骨折时，均需要对全脊柱进行仔细的 X 线检查，以排

除非相邻多节段脊柱骨折（可发生于15% 的病例中）。
- 在急性创伤情况下，使用脂肪抑制MRI 鉴别韧带损伤与正常脂肪信号是必需的。

难　点

- 注意存在强直性脊柱炎或弥漫性特发性骨肥厚症（diffuse idiopathic skeletal hyperostosis，DISH）的脊柱创伤患者。这些患者需要使用 CT 或 MRI 进行仔细的评定，以排除无移位的经椎间盘

骨折。
- MRI 上软组织内 T2 加权像信号改变可能仅表示挫伤，而不是真正的韧带断裂。应该将这些信号改变与畸形或半脱位的证据相关联。

（刘　楠　译，邢华医校）

参考文献

1. Woodring JH, Lee C. Limitations of cervical radiography in the evaluation of acute cervical trauma. J Trauma 1993;34(1):32–39

2. Platzer P, Jaindl M, Thalhammer G, et al. Clearing the cervical spine in critically injured patients: a comprehensive C-spine protocol to avoid unnecessary delays in diagnosis. Eur Spine J 2006;15(12):1801–1810

3. Insko EK, Gracias VH, Gupta R, Goettler CE, Gaieski DF, Dalinka MK. Utility of flexion and extension radiographs of the cervical spine in the acute evaluation of blunt trauma. J Trauma 2002;53(3):426–429

4. Daffner RH, Deeb ZL, Goldberg AL, Kandabarow A, Rothfus WE. The radiologic assessment of post-traumatic vertebral stability. Skeletal Radiol 1990;19(2):103–108

5. Fehlings MG, Perrin RG. The timing of surgical intervention in the treatment of spinal cord injury: a systematic review of recent clinical evidence. Spine 2006;31(11, Suppl):S28–S35, discussion S36

6. Vaccaro AR, Falatyn SP, Flanders AE, Balderston RA, Northrup BE, Cotler JM. Magnetic resonance evaluation of the intervertebral disc, spinal ligaments, and spinal cord before and after closed traction reduction of cervical spine dislocations. Spine 1999;24(12):1210–1217

7. Weisskopf M, Bail H, Mack M, Stöckle U, Hoffmann R. Value of MRI in traumatic disco-ligament instability of the lower cervical spine [in German]. Unfallchirurg 1999;102(12):942–948

8. Becerra JL, Puckett WR, Hiester ED, et al. Rpathologic comparisons of Wallerian degeneration in spinal cord injury. AJNR Am J Neuroradiol 1995;16(1):125–133

9. Quencer RM, Bunge RP, Egnor M, et al. Acute traumatic central cord syndrome: MRI-pathological correlations. Neuroradiology 1992;34(2): 85–94

10. Quencer RM, Bunge RP. The injured spinal cord: imaging, histopathologic clinical correlates, and basic science approaches to enhancing neural function after spinal cord injury. Spine 1996;21(18):2064–2066

11. Fehlings MG, Rao SC, Tator CH, et al. The ptimal radiologic method for assessing spinal canal compromise and cord compression in patients with cervical spinal cord injury, II: Results of a multicenter study. Spine 1999;24(6):605–613

12. Tewari MK, Gifti DS, Singh P, et al. Diagnosis and prognostication of adult spinal cord injury without radiographic abnormality using magnetic resonance imaging: analysis of 40 patients. Surg Neurol 2005;63(3):204–209, discussion 209

13. Shin JC, Kim DY, Park CI, Kim YW, Ohn SH. Neurologic recovery according to early magnetic resonance imaging findings in traumatic cervical spinal cord injuries. Yonsei Med J 2005;46(3):379–387

14. Andreoli C, Colaiacomo MC, Rojas Beccaglia M, Di Biasi C, Casciani E, Gualdi G. MRI in the acute phase of spinal cord traumatic lesions: relationship between MRI findings and neurological outcome. Radiol Med (Torino) 2005;110(5-6):636–645

15. Miyanji F, Furlan JC, Aarabi B, Arnold PM, Fehlings MG. Acute cervical traumatic spinal cord injury: MR imaging findings correlated with neurologic outcome–prospective study with 100 consecutive patients. Radiology 2007;243(3): 820–827

16. Boldin C, Raith J, Fankhauser F, Haunschmid C, Schwantzer G, Schweighofer F. Predicting neurologic recovery in cervical spinal cord injury with postoperative MR imaging. Spine 2006;31(5):554–559

17. Tsuchiya K, Fujikawa A, Honya K, Tateishi H, Nitatori T. Value of diffusion-weighted MR imaging in acute cervical cord injury as a predictor of outcome. Neuroradiology 2006;48(11): 803–808

18. Miranda P, Gomez P, Alday R, Kaen A, Ramos A. Brown-Sequard syndrome after blunt cervical spine trauma: clinical and radiological correlations. Eur Spine J 2007;16(8):1165–1170

19. Stroman PW. Spinal fMRI investigation of uman spinal cord function over a range of innocuous

thermal sensory stimuli and study-related emotional influences. Magn Reson Imaging 2009;27(10):1333–1346

20. Ghazni NF, Cahill CM, Stroman PW. Tactile sensory and pain networks in the human spinal cord and brain stem mapped by means of functional MR imaging. AJNR Am J Neuroradiol 2010;31(4):661–667

21. Kornelsen J, Stroman PW. Detection of the neuronal activity occurring caudal to the site of spinal cord injury that is elicited during lower limb movement tasks. Spinal Cord 2007;45(7):485–490

22. Stroman PW. Magnetic resonance imaging of neuronal function in the spinal cord: spinal FMRI. Clin Med Res 2005;3(3):146–156

第4章　脊髓损伤的病理生理学

James W. Austin，James W. Rowland，Michael G. Fehlings

本章重点

1. 脊髓损伤呈双阶段性，初始损伤导致伤害作用级联反应（"继发损伤"），包括缺血、谷氨酸能兴奋毒性、炎症和细胞凋亡。

2. 早期干预以防止继发性损害的扩散，是有前景的治疗途径。

3. 更好地理解可能有益的内源性反应（如祖细胞增殖、轴突发芽、髓鞘再生和血管发生），可能会提示新的治

疗干预措施。

4. 脊髓损伤转化研究的概念需要严格的临床前动物研究方案配合稳健的临床研究路径，从实验室到床旁的"前向转化"概念应该与"逆向转化"研究相结合。在"逆向转化"中，通过相关临床前研究处理临床中观察到的情况和问题。

脊髓损伤（spinal cord injury，SCI）本质上呈双阶段性，是叠加在初始原发损伤上的一系列复杂的局部和全身继发反应。尽管内源性反应促进损伤愈合和神经再生，但病理生理过程的继发损伤阶段仍会加重初始损伤。这些继发介质的时空动力学是脊髓损伤病理生理学的核心，并且是贯穿本章并反复出现的主题。通过临床观察已证实脊髓损伤具有高度异质性，这使每例患者的损伤在原因、受损伤的结构和结局方面都各不相同。与此相一致的是需要多种不同的动物模型来解释人类损伤的变化，特别是考虑到有前景的临床前研究结果在转化至临床后很少能够证实相似

的疗效。目前没有对脊髓损伤患者有效的治疗选择。开发成功的治疗范本，必须基于对脊髓损伤的病理生理学，以及原发损伤和继发损伤的不同构成部分如何在患者特有的损伤进程中起作用的深刻理解。

■ 原发损伤

脊髓位于椎管内，如果正常情况下起保护作用的脊柱在外力下发生位置和结构完整性的改变，将使脊髓易于受到损伤。创伤性外力，如遭受机动车交通事故、潜入水浅的地方或体育运动相关损伤，可导致与脊髓损伤相关的各种类型的脊柱损

伤，见表 4.1。尽管多数脊髓损伤是由钝性损伤所致，但是由刀伤或枪伤造成的穿透性创伤也占相当的比例[1]。多数脊髓损伤（约 55%）发生于颈椎（C1~T1），而发生于胸椎（T1~T11）、胸腰段（T11~L2）和腰骶段（L2~S5）的损伤各占 15%[2]。

表 4.1　与脊髓损伤相关的脊柱损伤

骨骼损伤类型	发生率（%）
轻微骨折（包括压缩骨折）	10
骨折脱位	40
脱位	5
爆裂骨折	30
SCIWORA	5
SCIWORET（包括颈椎病）	10

缩写：SCIWORA，无明显放射学异常的脊髓损伤（spinal cord injury without obvious radiological abno-rmality）；SCIWORET，无明显放射学创伤证据的脊髓损伤（spinal cord injury without obvious radiologic evidence of trauma）

改编引自 Sekhon LH, Fehlings MG. Epidemiology, demographics, and pathophysiology of acute spinal cord injury. Spine 2001; 26(24 Suppl):S2-S12.2

脊髓损伤很少为横断性损伤，即使是导致严重神经功能障碍的病例[2]。脊髓损伤可涉及剪切应力、拉伸应力，但挫伤和压缩应力更常见。此外，在少数病例中可观察到由于脊柱骨骼碎片或武器所致的暴力损伤引起的脊髓撕裂伤[3]。由于损伤本质上的异质性，已开发了许多动物模型来模仿人类的情况，并以此揭示损伤机制和损伤进展情况。动物模型包括应用于小鼠、大鼠和其他小型哺乳动物的各种重物坠落装置，通过镊子或改造的动脉瘤夹进行脊髓压迫，气囊压迫及半切或全

切损伤模型（见第 31 章）。相关大鼠研究已证实，神经损伤的严重程度随创伤应力和加压时间的增加而增加[4]。由于压缩和剪切应力的作用，在损伤后急性期出现通透性改变[5, 6]，导致细胞（特别是神经元及其轴突）即刻出现功能障碍和死亡。最初的外力创伤还会损伤局部的血管结构，在血供丰富的灰质引起导致水肿和出血，而对白质的损伤程度较轻。动物实验研究还已证实，血—脊髓屏障（blood–spinal cord barrier，BSCB）的破坏可导致脊髓损伤后 5 min 内即出现相对分子量约为 730 k 大小至红细胞大小（直径为 5 mm）的标记物的外渗[7]。脊膜和脊神经根的损伤及硬膜下和蛛网膜下腔出血也很常见[8]。

急性神经损伤包括在损伤平面参与运动、感觉和自主神经功能的神经元的瘫痪。此外，损伤平面的轴突损伤导致向损伤部位以外传递信号的白质传入和传出传导束的联系出现障碍。以不同脱髓鞘状态通过损伤部位的存活轴突通常会在软脊膜下形成界限。脊髓损伤可以是完全性或不完全性损伤，分别指的是损伤部位以下运动和感觉功能的完全或部分丧失。为了规避这一定义的歧义，美国脊柱损伤协会（American Spinal Injury Association，ASIA）创建了更具描述性的评定工具，称为 ASIA 损伤分级[9]。

运动功能

脊髓损伤后的运动功能障碍是上运动神经元和下运动神经元损伤的结果。前角 / 腹侧角下运动神经元丧失导致损伤平面的

肌肉瘫痪。此外，穿过损伤平面的上运动神经元轴突传导束（如皮质脊髓束）也受到损伤，导致损伤平面以下丧失对肌肉的传出信号。因为多数损伤发生于颈段，双上肢（在高位颈髓损伤中）、躯干和双下肢肌群的控制常同时受累。

感觉功能

传递痛觉和温度觉信息的感觉输入信号通过脊髓丘脑束由外周的特殊感受器传递至大脑。这些初级神经元上升或下降1或2个脊椎节段进入中枢神经系统（central nervous system，CNS），并在背侧角/后角与次级感觉神经元形成突触，随后发生交叉，上行至脑部。与之不同的是，传递精细触觉和振动觉信号的后柱—内侧丘系通路的初级神经元，进入脊髓并向头端走行，在延髓内进行交叉。初级和次级脊髓丘脑神经元/轴突或初级后柱通路轴突的损伤，中断了损伤平面及损伤平面以下皮节向大脑的感觉信息传递。

自主神经功能

下丘脑和边缘系统高级中枢与自主神经系统各个效应器官之间的联系障碍，可能比急性运动或感觉丧失更具破坏性。在T1~L2灰质的中间外侧角中发现交感神经系统节前神经元（中枢神经系统内调节交感神经输出信号的终末神经元）。副交感神经系统节前神经元位于脑干和骶髓。损伤对自主神经系统的影响与损伤平面有关。T1~T4节段负责对血管收缩、心输出量和呼吸进行调控；而对胃肠道及其相关

器官和性器官的输入位于T5~L2节段。研究表明，在未受损的正常脊髓中，相对静止的脊髓交感神经中间神经元在损伤后会发生活化，导致自主神经功能障碍，通常被称为自主神经反射异常[10]。实验研究证实，交感神经节前神经元在没有兴奋性输入信号的情况下几乎不具有自发活动；而脊髓横断损伤动物模型中所有来自脑干的交感神经输入信号均丧失，但是动物仍存在交感神经活动[11]，从而证实了此类脊髓中间神经元的存在及其在脊髓损伤后所起的作用。对呼吸、心血管和消化起作用的副交感神经分支位于脑神经（起源于颈髓以上），所以仍保持完整。相反，对肾脏、膀胱和性器官的副交感神经输入，由于位于骶部骨盆神经，在脊髓损伤中易受影响。

■ 继发损伤

原发损伤的应力、严重程度和部位决定了继发损伤事件的特性，并共同决定了组织和功能损失的程度，以及患者的最终结局。初始创伤触发一系列全身性细胞和分子级联反应，将初始损伤部位的损害扩展至邻近的白质和灰质，加重组织损失的程度。同时出现内源性保护反应，其作用是限制损害的扩展并试图使损坏的信号通路再生并重新连接。一般情况下，损伤应力决定随之而来的出血情况，而出血反过来决定缺血和继发损伤的程度。

继发损伤进展概述

在人类和大鼠等哺乳动物中，损伤中心形成充满液体的囊腔，并随时间推移从损伤部位向四周/头尾端扩展，导致广泛的功能和形态学改变。囊内有巨噬细胞、淋巴细胞和活化的小胶质细胞浸润，以及颗粒状的髓鞘碎片和发生不同程度脱髓鞘的轴突[12]。存活组织通常在损伤周围软脊膜下形成边界，其中还有同样处于不同髓鞘形成状态的轴突[13]。星形胶质细胞增殖并包绕囊，试图阻止损伤的扩散，形成神经胶质瘢痕[14]。星形胶质细胞增生还代表着轴突再生的物理和化学边界。含有胶原和各种抑制性细胞外基质（extracellular matrix，ECM）分子的纤维瘢痕沉积在损伤部位内和损伤周围。朝向胞体且远离损伤中心的轴突沃勒变性是断裂轴突的常见结局[15]。损伤部位远端断裂轴突的末端与断裂的髓鞘一起发生退化和分解，最终被巨噬细胞吞噬。慢性期损伤部位的病理学图像证实囊内含有血管/神经胶质束[16]、再生的神经根、胶原纤维和星形胶质细胞。表4.2和图4.1（亦见书后彩图）总结了继发损伤事件在时空结构上的表现。

表 4.2　时空结构上的继发病理生理学事件

		即刻 （≤2h）	急性期 （≤2d）	亚急性期 （≤2w）	中间期 （≤6m）	慢性期 （>6m）
损伤中心	血管	– 血管破裂 – 灰质出血 – 少量白质出血 – 血—脊髓屏障受损 – 水肿	– 低血压 – 缺血/灌注不足 – 出血 – 血—脊髓屏障通透性最大 – 水肿	– 出血和水肿消散 – 血管发生 – 血—脊髓屏障修复	血管发生	静止
	炎症	– 小胶质细胞活化 • 分泌细胞因子	– 小胶质细胞活化 • 细胞因子 • 中性粒细胞浸润 • MPO、ROS、MMP9	– 小胶质细胞活化 – 巨噬细胞浸润 • 吞噬作用 • 分泌营养因子 – 中性粒细胞减少 – 淋巴细胞募集	存在活化的巨噬细胞/小胶质细胞	静止
	细胞外基质	– 细胞外基质内坏死产物 • DNA、ATP、K⁺	– 细胞外基质降解 – HA	下列物质增加 • Ⅳ型胶原 • 纤粘连蛋白 • 层粘连蛋白 • 硫酸软骨素蛋白多糖 – 髓鞘破碎产物 • Nogo、MAG、OMgp		静止

	即刻 (≤2 h)	急性期 (≤2 d)	亚急性期 (≤2 w)	中间期 (≤6 m)	慢性期 (>6 m)
化学/生物化学	谷氨酸 • ↑[Ca²⁺]i, ROS, 能量失衡 • ↓ATP, ↑lac/pyr 比例 离子内稳态丧失 • ↑[Na⁺], [Ca²⁺], ↓[K⁺]i		脂质过氧化		静止
其他细胞/轴突	– 轴突断裂 – 灰质坏死	– 少突胶质细胞减少所致的脱髓鞘 – 轴突 A-β 聚集 – 轴突末端杆体小球形成 – 星形胶质细胞增生	– 星形胶质细胞增生 • 损伤边缘"变态反应" – 髓鞘形成 – 祖细胞增殖	– 神经胶质瘢痕 – 轴突出芽 – 髓鞘形成	仍有神经胶质瘢痕和纤维瘢痕
血管			血管发生	血管发生	静止
炎症		小胶质细胞活化			静止
细胞外基质					静止
损伤周围 化学/生物化学			白质谷氨酸兴奋毒性		
损伤周围 其他细胞/轴突		– 星形胶质细胞增生 – 轴突肿胀	– 远距离部位"同型星形胶质细胞增生" – 祖细胞增殖		– 沃勒变性 – 空洞形成 – 黄韧带骨化（脊髓型颈椎病）

化学/生物化学（前两行左侧标签）

缩写：BSCB, 血—脊髓屏障；CSM, 脊髓型颈椎病；ECM, 细胞外基质；HA, 透明质酸；MPO, 髓过氧化物酶；ROS, 活性氧

注意：时间窗很大程度上基于临床前研究

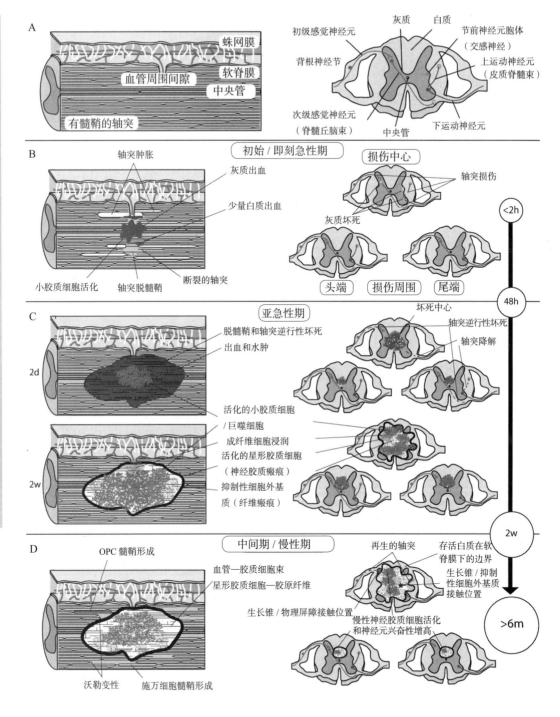

图 4.1 脊髓损伤后不同阶段的脊髓纵向和横断面示意图。A. 正常脊髓。B. 损伤即刻 / 急性期。本阶段的特征为由原发损伤所致的损伤中心轴突断裂和脱髓鞘。灰质出血和少量白质出血常见。灰质神经胶质和感觉（红色）、自主神经（绿色）和运动神经元（蓝色）发生坏死，并伴有轴突肿胀和 A-β 蛋白聚集（提示轴突运输障碍）。小胶质细胞被坏死副产物激活，并分泌炎症因子和一氧化氮，进一步对组织造成损伤并募集全身炎症细胞。交感节前神经元（绿色）的坏死导致自主神经功能障碍。C. 损伤亚急性期。继续出现出血和水肿，导致灌注不足 / 缺血区扩大（红色区域），使坏死继续进展并开始出现细胞凋亡。巨噬细胞（绿色）浸润，

脊髓损伤急性期

最初的物理损害和神经细胞死亡后，开始进入急性损伤的第二个阶段。急性期通常为损伤后的最初 24~48 小时。本阶段的特征为血管功能障碍，包括缺血、能量和离子失衡、兴奋毒性、早期炎症反应，导致细胞坏死或较轻程度的凋亡。

急性即刻损伤往往指的是损伤后最初 2 小时内[17]。损伤部位以下的功能丧失，表现为脊髓休克这一尚未被很好理解的现象[18]。在这段时间，最初损伤后存活但受到机械损害/透化作用的神经元和神经胶质发生坏死。数分钟内，发生与损伤程度相关的水肿和出血[19]，在损伤部位及其邻近部位形成缺血区，导致进一步的细胞坏死[20]。坏死副产物（如 DNA，ATP，K+）引起小胶质细胞活化并分泌炎

症因子，其作用是募集全身炎症细胞。多数情况下，大体组织学没有显著改变，MRI 可能表现正常[21]。

血管和血流量的改变

损伤后立即可观察到血管痉挛和自动调节受损，以及出血和微循环丧失，导致总体上表现为缺血的病理改变。损伤后脊髓局部血压的自动调节丧失，导致血流量减少，而全身性低血压会使其进一步加重[22, 23]。脊髓损伤后血管痉挛明显，可由损伤本身引起，或由作用于血管的因子引起，如组胺或一氧化氮（NO）[24]。

能量、离子和谷氨酸失衡

已有详细的研究表明，脊髓损伤后的 Na+、K+、Ca2+、谷氨酸代谢和内稳态障碍引起组织损害和细胞死亡。由于离子泵障碍、离子通道失活、离子交换功能倒转

（接上页图下字）

导致局部损害。在损伤中心，下运动神经元胞体的急性坏死导致残余轴突降解（蓝色虚线）。初级感觉神经轴突断裂引起朝向胞体（背根神经节，dorsal root ganglion，DRG）的逆行性坏死。损伤中心上运动神经元轴突断裂引起远端末端降解（尾侧横断面中的蓝色虚线）。在损伤中心，感觉纤维的断裂引起损伤部位尾端的轴突逆行性坏死（尾侧断面中的红色虚线）。随着损伤在数周内的进展，出血和水肿消退，小胶质细胞/巨噬细胞吞噬细胞和出血组织碎片。少突胶质细胞由于炎症和白质兴奋毒性造成的脱髓鞘而出现细胞凋亡。根据脊膜损伤的程度，成纤维细胞（橙色）增殖并浸润脊髓，造成细胞外基质重塑。对损伤起封闭作用的星形胶质细胞增殖，形成神经胶质瘢痕（黑色腔隙轮廓）。巨噬细胞继续浸润并吞噬组织碎片。在损伤平面，多数感觉和运动神经元损坏。断裂的运动、感觉和自主神经神经元轴突向损伤部位上方和下方移动，其远端（相对于胞体）发生降解，近端回缩。还可出现血管发生（未显示）。D. 中间期/慢性期。剩余的组织碎片从损伤部位被清除，小胶质细胞/巨噬细胞仍保持活化，引起神经病理性疼痛。再生感觉和运动神经元（虚线）的生长锥接触神经胶质瘢痕中的物理屏障或纤维瘢痕中的抑制性化学信号（由于硫酸软骨素蛋白多糖和髓鞘相关蛋白质所致）。注意以不同脱髓鞘状态存在的存活组织在软脊膜下形成边界，有可能成为新的治疗靶点。在损伤部位，可以发现巨噬细胞、血管—神经胶质细胞束和星形胶质细胞、胶原纤维。髓鞘再生可能由施万细胞或少突胶质前体细胞完成。上述时间窗在很大程度上是基于啮齿类动物模型中的临床前研究。据估计，人类损伤的急性期持续至 2 周，亚急性期从 2 周至 6 个月，损伤慢性期为 6 个月以后

和细胞膜去极化，损伤导致轴突内 Na^+、Ca^{2+} 增加[25, 26]。L 型和 N 型 Ca^{2+} 通道和谷氨酸信号通路的过度激活（经由代谢型和离子型受体），使星形胶质细胞和少突胶质细胞的细胞内 Ca^{2+} 增加，也对白质损伤起作用[27]。由于谷氨酸转运体功能障碍、细胞死亡所致的星形胶质细胞重吸收谷氨酸能力受损，以及 Na^+ 依赖的谷氨酸转运倒转所致的神经元、轴突和神经胶质释放谷氨酸，均导致细胞外谷氨酸增加[28]。损伤后 3 小时内可观察到细胞外谷氨酸浓度增高，导致神经胶质和轴突功能改变及灰质神经元细胞死亡[29, 30]。尚未见谷氨酸对轴突有直接作用的报道。

脊髓损伤后急性能量代谢变化的特征为三磷腺苷（adenosine triphosphate，ATP）耗竭、最初葡萄糖减少和乳酸 / 丙酮酸比值（表示缺氧）增高[31, 32]。能量代谢中所产生的功能障碍，无疑是由血流灌注不足 / 缺血介导的氧和葡萄糖向细胞输送减少及随后的再灌注所致的。

细胞内急性钙浓度过高的后果

细胞内 Ca^{2+} 过量通过引起蛋白激酶和蛋白酶活化以及线粒体功能障碍，导致神经元细胞死亡和轴突降解。脊髓损伤后由于细胞内 Ca^{2+} 增加，导致钙蛋白酶急剧活化，并使细胞骨架蛋白质（如神经纤丝和微管）降解，轴突完整性和功能破坏[33]。过高的细胞内 Ca^{2+} 水平对线粒体有害，使神经元和神经胶质中的活性氧（reactive oxygen species，ROS）产物增加。

氧化应激

脊髓损伤后由于代谢失衡和细胞内 Ca^{2+} 过量，导致活性氧产物增加[34, 35]。

在两种情况下，线粒体出现功能紊乱，并且产生的活性氧量也会增加[36]。活性氧检测实验已证实活性氧产物峰值出现于伤后 12 小时，随后其水平保持升高，直至 4~5 周时恢复基线水平[37]。除了细胞坏死，短暂的氧化应激可引起少突胶质细胞[38]和神经元[39]的凋亡。线粒体产生的活性氧包括过氧化物（O_2^-）和过氧化氢（H_2O_2）。如果不被中和，O_2^- 可以与 NO 起化学反应，形成过氧亚硝酸盐（-ONOO），这是已知的最具活性和有害作用的自由基。当产生的活性氧增加超过细胞抗氧化能力时，如线粒体功能紊乱的情况，这些活性分子可损害蛋白质、DNA 和脂类。中性粒细胞浸润及伴随的突发性氧化作用，也已被视为中枢神经系统组织损伤后活性氧的有害来源[40]。

炎症

脊髓损伤后的炎症反应是局部和全身介质的复杂交互作用的结果。炎症的不同方面导致继发损害或其他反应，如去除细胞碎片、帮助组织修复等。脊髓损伤炎症研究中的混杂因素是不同物种[37]（甚至不同品系[41]）动物模型中炎症反应的显著差异、相互间的差异及与人类之间的差异。

中枢神经系统损伤后数小时内，由于血管受损、组织稳态丧失和坏死副产物（如 ATP、DNA、细胞外 K^+）的产生，引起小胶质细胞活化。活化的小胶质细胞由分枝状转化为阿米巴样，并释放细胞因子，包括肿瘤坏死因子 α（tumor necrosis factor-α，TNF-α）、干扰素

γ（interferon-γ，INF-γ）、白介素（interleukin，IL）6、IL-1β 和 NO。这些细胞因子用于募集全身炎症细胞、调节神经元和神经胶质内的蛋白质表达，并引起神经毒性和髓鞘损伤[40~43]。首先浸润至受损脊髓的免疫细胞是中性粒细胞，其在损伤后数小时到达损伤部位，在 1~2 天内达到峰值[37, 40, 43]。中性粒细胞还释放作为活性氧来源的基质金属蛋白酶（matrix metalloproteinases，MMPs）和髓过氧化物酶，可导致脂质过氧化。脊髓损伤部位存在中性粒细胞是有益还是有害目前尚无定论[44~46]。

血—脊髓屏障受损

在最初局部血管结构的原发机械性损伤后的很长时间内，由于炎症介质对内皮细胞的作用和星形胶质细胞的丧失，血—脊髓屏障仍然呈受损状态。大鼠示踪研究显示血—脊髓屏障的通透性在损伤后 24 小时达到峰值，并保持受损状态直至伤后约 2 周[47]。炎性细胞因子 IL-1β 和 TNF-α 对血管通透性的急性增加起作用[48]。活性氧、NO、组胺和基质金属蛋白酶的表达增加对长时间的通透性改变起作用。

细胞凋亡与细胞坏死

尽管存在明确的纯细胞坏死原因和纯凋亡原因，某些研究表明根据死亡细胞的损伤程度，坏死和凋亡均可能由脊髓损伤所致[49]。几乎没有支持人类脊髓损伤中神经元发生凋亡的证据[50]，尽管在动物模型中有支持证据[51, 52]。另一方面，脊髓损伤后少突胶质细胞发生凋亡[53]，导致轴突脱髓鞘[54]。一般情况下，脊髓损伤急性期细胞死亡以坏死为主。

脊髓损伤亚急性期

动物脊髓损伤模型中，亚急性期为伤后 2 天至伤后 2 周。在人类，亚急性期可能从 2 周持续至 6 个月。此期的特征为大量免疫细胞浸润，反应性星形胶质细胞增生，细胞外基质重塑，迟发性细胞死亡和持续的轴突脱髓鞘 / 变性。本阶段机体保护反应包括：内源性祖细胞增殖，细胞碎片清除，星形胶质细胞包围损伤部位。

炎症

损伤后 2~3 天，单核细胞 / 巨噬细胞得到募集，可持续存在并活化数周[41, 55~57]。巨噬细胞一旦活化，在形态上与固有的小胶质细胞难以分辨，并具有相似的细胞因子表达谱。炎症具有多面性，其在脊髓损伤中起有益还是有害的作用尚不清楚[58~60]。这些研究的差异可能是由防止浸润的干预时间点不同所致。在第一周内出现于脊髓内的活化巨噬细胞可能是有害的，而第一周后其在恢复过程中则是必不可少的。这些细胞分泌生长因子和神经营养因子，并具有吞噬坏死组织和碎片的能力，似乎是伤口愈合和再生过程不可或缺的一部分[61]。

伤后 3~7 天，作为对活化小胶质细胞和巨噬细胞产生的细胞因子 / 趋化因子信号的反应，T 淋巴细胞进入脊髓并达到峰值[37, 43]。T 淋巴细胞主要通过控制促炎细胞因子和抗炎细胞因子的分泌，调控巨

噬细胞 / 小胶质细胞活性。通过细胞因子信号通路，中枢神经系统特异性 T 细胞将不依赖抗原的 T 淋巴细胞募集至损伤部位。这些细胞分泌多种对再生和生长起重要作用的营养因子，如胰岛素样生长因子 –1（insulin-like growth factor–1，IGF–1）和脑源性神经营养因子（brain derived neurotrophic factor，BDNF）[62, 63]。

亚急性期细胞死亡和轴索变性

此阶段发生多个细胞外或细胞内事件，包括营养因子清除、炎性介质增加、细胞凋亡受体活化和 DNA 损伤。这些事件均可导致亚急性期细胞凋亡[64]。细胞凋亡的破坏作用所涉及的特定组成部分，因起始因素的本质和细胞类型的不同而不同。

1998 年，Emery 等通过末端脱氧核苷酸转移酶介导的 dUTP 切口末端标记（terminal deoxynucleotidyl transferase dUTP nick end labelin，TUNEL） 和 Caspase–3 活化的检测，发现了人类脊髓组织的创伤后细胞凋亡[50]。与临床相关的脊髓损伤动物模型也发现细胞凋亡是损伤病理生理学的重要事件，其中神经元和少突胶质细胞尤其是后者更易发生细胞凋亡[65-69]。实验动物最早从脊髓损伤后 4 小时到伤后 8 天，在损伤中心及其头尾两端的神经元和少突胶质细胞均可观察到 Caspase–3 的活化[66, 67, 70]。此外，已有研究发现脊髓损伤后数小时神经元内，和伤后数天少突胶质细胞胞质区存在细胞色素 C[66]。已证实少突胶质细胞发生迟发性细胞凋亡与轴索变性有关，提示两种现象存在关联[67, 71]。

细胞凋亡受体

肿瘤坏死因子受体家族是细胞凋亡受体的原型。与脊髓损伤相关的受体家族成员包括肿瘤坏死因子受体（tumor necrosis factor receptor，TNFR）、Fas 受体（Fas receptor，FasR）和肿瘤坏死因子相关细胞凋亡诱导配体（tumor necrosis factor-related apoptosis-inducing ligand，TRAIL）受体。已在实验动物脊髓损伤模型中证实去除 TNFR 将加重损害并抑制功能恢复。TRAIL 受体与脊髓损伤有关[72]。脊髓损伤情况下 FasR 表达上调，损伤后阻断其活化是有益的[67, 73, 74]。此外，p75 神经营养因子受体可诱导凋亡性细胞死亡[75, 76]，这一现象与实验动物脊髓损伤后少突胶质细胞发生的凋亡相关[67]。损伤可激活内源性或外源性细胞凋亡受体通路，并且均可活化 Caspase–3。细胞内 Ca^{2+} 增加可导致线粒体释放细胞色素 C。被剪切活化的 Caspase–3 转移至细胞核，并可进一步分裂为 40 种以上的不同蛋白质。在没有 Caspase 活化的情况下，如通过线粒体释放凋亡诱导因子（apoptosis-inducing factor，AIF）[78] 发生的细胞凋亡也已得到公认[77]。

线粒体和细胞凋亡

在依赖和不依赖细胞凋亡蛋白酶的细胞凋亡信号通路中，线粒体均是关键的调节器。不同情况下，线粒体膜间隙可释放多种凋亡前蛋白和细胞色素 C（如 AIF）。AIF 释放后转移至细胞核，通过触发染色质凝聚和大分子（相对分子量为 50 k）碎裂，诱发细胞死亡。AIF 的核酸内切酶活性不是自身固有的，因此其作用不是直接分裂 DNA，而是通过募集或活化核酸内切酶起作用[79]。文献中关于这些凋亡前分子如何能够从线粒体中逸出仍存在较多的争议。更具体地说，尚不明确是何种情况改变了线粒体外膜通透性（mitochondrial outer membrane permeability，MOMP），允许这些分子转移至细胞质[80]。损伤后存活神经胶质细胞几乎即刻发生 Ca^{2+} 内流，这一现象随时间进展从损伤中心逐渐向外发展[81]。细胞内 Ca^{2+} 浓度增加所致的线粒体内 Ca^{2+} 聚集，已被证实可引起 MOMP 的开放[82]。

脱髓鞘

动物研究已证实在脱髓鞘状态下可发现存活的轴突[83]。这一发现推动了多项干细胞移植研究，希望能够使这些轴突的髓鞘再生[84]。虽然已经明确干细胞具有其他非髓鞘再生的作用，如分泌神经营养因子[85]，但是，在人类脊髓损伤的研究中未能验证这些结果，表明轴突脱髓鞘在人类脊髓损伤病理改变中并不十分常见[8,86]。其他研究在 7 例脊髓损伤患者尸体解剖中的 4 例检测到轴突脱髓鞘[87]。技术因素或采集标本时距损伤后的时间，可以解释这些差异。

神经胶质瘢痕和纤维瘢痕

损伤脊髓的瘢痕形成与损伤的严重程度和类型高度相关。横断损伤模型产生的瘢痕模式与挫伤或挤压伤非常不同[88]。人类挫伤 / 挤压伤（最常见）可造成硬膜囊撕裂，蛛网膜下腔出血或蛛网膜层完全消失。由于脊膜成纤维细胞受累更严重，将会出现非常不同的分子构成和瘢痕范围。人类脊髓损伤后，施万细胞也参与瘢痕相关细胞外基质分子的产生过程[89]。

在大鼠和人类中，初始损伤和急性继发损伤阶段存活的星形胶质细胞所起的作用为：活化 / 增殖并包绕囊腔，阻止囊腔扩散。这一现象通常指的是星形胶质细胞增生或神经胶质瘢痕形成，星形胶质细胞产生"变形的网状结构"[8]。尽管通过限制损伤的扩散可获得部分获益，这些瘢痕物质的存在会阻碍轴突再生，无论再生是内源性的还是治疗所触发的。星形胶质细胞还表达和分泌硫酸软骨素蛋白多 糖（chondroitin sulfate proteoglycans，CSPGs）及其他抑制性分子，可导致神经元内生长锥破坏和营养障碍性杆体小球形成[89~92]。尽管大鼠和小鼠脊髓损伤后星形胶质细胞增生普遍存在，但是在人类脊髓损伤中并不明确[93]，这可能对研发特定针对神经胶质瘢痕的脊髓损伤治疗方法有重要影响[94]，如软骨素酶 ABC（chondroitinase ABC，ChABC）。

在损伤部位内部和边界（纤维瘢痕），由于清除坏死组织和髓鞘碎片、活化神经胶质和免疫细胞，以及可能出现的成纤维细胞浸润，细胞外基质会因损伤而发生显著改变。正常细胞外基质的透明质酸成分被透明质酸酶和活性氧降解[95]，导致损伤后星形胶质细胞增殖[96]。纤维瘢痕含有Ⅳ型胶原的主体结构，不会对自身构成抑制，但是具有"黏性"并与其他细胞外基质分子相结合[88]。损伤后Ⅳ型胶原和层粘连蛋白表达上调，并且可能与大鼠的瘢痕形成相关[97]，在人类与纤粘连蛋白一起与瘢痕形成相关[89]。在慢性期，大鼠的层粘连蛋白表达仍保持上调，而Ⅳ型胶原减少，但仍高于基线水平。动物实验研究中，纤维瘢痕中含有抑制轴突生长的分子成分，包括硫酸软骨素蛋白多糖，如NG2、软骨聚集蛋白聚糖、神经蛋白聚糖、短蛋白聚糖、磷酸聚糖、多功能蛋白聚糖，以及其他分子包括腱糖蛋白和髓鞘抑制性分子，如髓鞘相关糖蛋白（myelin-associated glycoprotein，MAG）、少突胶质细胞髓鞘糖蛋白（oligodendrocyte myelin glycoprotein，OMgp），以及Nogo A、Nogo B和Nogo C[91, 98~102]。在人类研究中，在损伤后瘢痕区域发现硫酸软骨素蛋白多醣NG2和磷酸聚糖，未发现神经蛋白聚糖和多功能蛋白聚糖[103]。

星形胶质细胞是负责产生硫酸软骨素蛋白多糖的细胞类型之一[98, 104, 105]，硫酸软骨素蛋白多糖是细胞外基质分子，分为膜型和分泌型。分泌型是常见的形式，与层粘连蛋白/Ⅳ型胶原构成复合体。动物模型在脊髓损伤后硫酸软骨素蛋白多糖表达上调，通常在伤后1周左右达到峰值[91, 106, 107]。其他负责产生硫酸软骨素蛋白多糖的细胞类型包括成纤维细胞和免疫细胞，如巨噬细胞和小胶质细胞。

抑制性分子如何妨碍神经再生

髓鞘相关抑制分子与神经元上的Nogo受体（Nogo receptor，NgR）相结合，激活Rho/Rock通路，导致生长锥移动减慢和破坏。硫酸软骨素蛋白多糖的受体直到最近才被发现。已发现神经元表达的磷酸酪氨酸磷酸酶σ可作为硫酸软骨素蛋白多糖

受体，是一种跨膜酪氨酸磷酸酯酶[108]。硫酸软骨素蛋白多糖受体还通过Rho/Rock通路进行信号转导。肌动蛋白细胞骨架是这一信号级联反应的下游靶点。

血管发生

内源性血管发生始于亚急性期，在成年大鼠伤后7天的脊髓灰质内可检测到，但随着囊腔的扩大而减少[97]。在距离损伤中心更远的部位，仍存在明显的血管发生，与再生的神经纤维相关[109]。

祖细胞增殖

在成年哺乳动物的脊髓中已发现干细胞/祖细胞[110~112]，并在脊髓损伤后广泛增殖[133]。这些细胞分化成神经胶质细胞，因为在脊髓内通常不会出现内源性神经再生。NG2是一种损伤后表达于祖细胞亚群和巨噬细胞[91]的硫酸软骨素蛋白多糖[91, 114]。有人提出在伤后微环境改变引起祖细胞分化的情况下，NG2+祖细胞在创伤后可分化为星形胶质细胞和少突胶质细胞[115]。已发现脊髓中央管周围的细胞是祖细胞来源的，并在损伤后增殖，主要生成星形胶质细胞[116, 117]。

中间期

脊髓损伤中间期为伤后2周至6个月，继续形成神经胶质瘢痕和纤维瘢痕，仍然存在巨噬细胞并在损伤部位保持活化。损伤周围区域内断裂的轴突继续退化，出现轴突出芽，并可观察到内源性髓鞘再生。胞体远端断裂的轴突部分退化，髓鞘分解。巨噬细胞继续吞噬退化轴突/髓鞘分解小

体的碎片。在大鼠中已观察到皮质脊髓束和网状脊髓束中的轴突出芽再生[118]。已发现人类脊髓损伤后外周施万细胞的髓鞘再生[119]。少突胶质前体细胞（Oligodendrocyte precursor cells, OPCs）也对脊髓损伤后的髓鞘再生起作用[110]。

脊髓损伤慢性期

脊髓损伤慢性期通常被认为是损伤6个月以后。在此阶段继续发生朝向胞体的断裂轴突沃勒变性，并可出现神经病理性疼痛。损伤部位保留的结构被描述为有血管—神经胶质束及再生神经根走行的多分隔囊[8, 120]。此外，星形胶质细胞和胶原纤维穿过并包绕损伤部位。在1~2年内，损伤被认为将不再进展，持续的功能障碍得以稳定。

创伤后脊髓空洞症

多达21%~28%的脊髓损伤患者将会在持续至伤后30年的时间内形成充满液体的腔隙（脊髓空洞）[121~124]，这一现象称为创伤后脊髓空洞症（posttraumatic syringomyelia，PTS），并且其所指的空洞与中央管在解剖上有明显区别。约1/3的病例有症状，常见症状包括由损伤平面及平面以上脊髓丘脑通路受压/压迫性损伤所致的节段性疼痛和感觉丧失[125~127]、进行性非对称性无力[125, 126]或痉挛加重[121]。动物实验研究表明，创伤后脊髓空洞症是由于蛛网膜损伤或脊髓受压引起的脑脊液（cerebrospinal fluid，CSF）压力增高，导致的脑脊液流入增加

所致[128]。事实上，人类创伤后脊髓空洞症与蛛网膜瘢痕形成相关[124, 129]。

神经病理性疼痛

神经病理性疼痛的发生部位与损伤平面无关。通常的分类包括"损伤平面以上"、"损伤平面"和"损伤平面以下"。之前无害的刺激在脊髓损伤患者成为有害的刺激，导致机械性和/或热性异常疼痛。在大鼠中，伤后4周可观察到神经病理性疼痛，并且与损伤强度相关[130]。人类研究已证实，某些患者群体出现神经病理性疼痛的比例高达58%[131~133]。小胶质细胞和星形胶质细胞的长时间活化产生了导致远离损伤中心部位后角神经元兴奋性增高的因素[134~136]。事实上，在动物模型中已证实，针对星形胶质细胞和小胶质细胞/巨噬细胞活化的治疗可降低神经病理性疼痛的发生率[137, 138]。

■ 小结

脊髓损伤随时间的进展出现显著的形态学和功能改变。炎症、瘢痕形成、持续发生的轴索变性和试图进行内源性再生/髓鞘再生，这些凸显了局部和全身反应的复杂交互关系。

脊髓损伤的病理生理学特征近年来已经历了漫长的探索之路，但是仍有许多未明机制有待阐明，需要更深入地理解人类脊髓损伤，也应对逐渐增加的各种动物脊髓损伤模型有更好的了解，以更好地模拟具有异质性的人类损伤。进一步界定损伤后炎症和神经胶质反应的时间轴，可更好

地确定应该允许何种反应继续进行，以及应该抑制何种反应，以提高患者的生活质量和促进功能恢复，从而达到治疗目的。

要 点

- 脊髓损伤在本质上呈双阶段性，表现为初始损伤及其引发的继发损伤级联反应。
- 创伤后缺血通常将决定脊髓损伤后继发组织损失和可观察到的功能损害的程度。
- 自主神经功能障碍和神经病理性疼痛对脊髓损伤患者的生活质量具有严重的负面效应。为了减少或预防这些情况，通过研究阐明其病理生理发生机制是必不可少的。因此，病理生理研究与专注于改善损伤后运动功能的研究具有同样的重要性。
- 只有教育和安全防护可预防初始脊髓损伤。早期干预中，限制继发损伤事件的扩散是至关重要的。此外，由于一些进程持续存在，亚急性期的干预也是有益的。
- 身体引发内源性保护反应，包括祖细胞增殖、轴突出芽、髓鞘再生、血管发生和免疫反应的某些方面，可对损伤后的恢复提供帮助。理解这些过程非常重要，以使干预措施可以借助这些潜能并将其最大化。
- 由于脊髓损伤的复杂本质，成功的治疗模式应针对有害的继发损害过程，同时促进修复过程，可使用或不使用细胞移植策略。此外，选择进行治疗的时机是关键。

难 点

- 到目前为止，人类脊髓损伤中的脱髓鞘/髓鞘再生似乎没有在动物脊髓损伤实验研究中普遍。但是，应用被认为具有髓鞘再生能力的祖细胞的临床试验（如由 Geron 启动但随后因经费原因终止的研究），可能会进一步阐明这一问题。
- 迄今为止，存在希望的临床前治疗方法尚未获得同样的临床疗效。考虑到人类脊髓损伤的异质性，如果启动临床试验前可以在多种动物模型中显示临床前治疗方法的有效性，将会有所帮助。
- 小动物模型是我们研究脊髓损伤病理生理学的最好来源。但是，因为这些模型和人类在某些方面存在差异，有意义的研究结果应该在非人类灵长类动物中进行验证，或在人类尸体解剖组织中进行研究，以准确体现人类脊髓损伤的进程。治疗方法的开发和进行治疗的时机选择就可以基于临床相关的病理生理事件来进行。

■ 炎症反应和神经胶质反应均具有有益作用和有害作用。

  □ 早期星形胶质细胞反应对封闭损伤部位和减少继发损伤的扩散至关重要。在慢性期，神经胶质瘢痕会抑制神经重塑和再生。

□ 早期炎症反应是有害的，而更加协调的慢性期事件可帮助组织修复和恢复。

□ 更好地理解这些反应中重要介质的本质、来源和时相表达，将会明确治疗的靶点，并且更重要的是认清损伤后给予干预的恰当时机。

（刘　楠　译，邢华医　校）

参考文献

1. Burney RE, Maio RF, Maynard F, Karunas R. Incidence, characteristics, and outcome of spinal cord injury at trauma centers in North America. Arch Surg 1993;128(5):596–599

2. Sekhon LH, Fehlings MG. Epidemiology, emographics, and pathophysiology of acute spinal cord injury. Spine 2001;26(24, Suppl):S2–S12

3. Tator CH. Update on the pathophysiology and athology of acute spinal cord injury. Brain Pathol 1995;5(4):407–413

4. Nyström B, Berglund JE. Spinal cord restitution following compression injuries in rats. Acta Neurol Scand 1988;78(6):467–472

5. LaPlaca MC, Simon CM, Prado GR, Cullen DK. CNS injury biomechanics and experimental models. Prog Brain Res 2007;161:13–26

6. Choo AM, Liu J, Lam CK, Dvorak M, Tetzlaff W, Oxland TR. Contusion, dislocation, and distraction: primary hemorrhage and membrane permeability in distinct mechanisms of spinal cord injury. J Neurosurg Spine 2007;6(3):255–266

7. Maikos JT, Shreiber DI. Immediate damage to the blood-spinal cord barrier due to mechanical trauma. J Neurotrauma 2007;24(3):492–507

8. Kakulas BA. Neuropathology: the foundation for new treatments in spinal cord injury. Spinal Cord 2004;42(10):549–563

9. Ditunno JF Jr, Young W, Donovan WH, Creasey G; American Spinal Injury Association. The international standards booklet for neurological and functional classification of spinal cord injury. Paraplegia 1994;32(2):70–80

10. Schramm LP. Spinal sympathetic interneurons: their identification and roles after spinal cord injury. Prog Brain Res 2006;152:27–37

11. Hong Y, Cechetto DF, Weaver LC. Spinal cord regulation of sympathetic activity in intact and spinal rats. Am J Physiol 1994;266(4 Pt 2):H1485–H1493

12. Waxman SG. Demyelination in spinal cord injury. J Neurol Sci 1989;91(1-2):1–14

13. Nashmi R, Fehlings MG. Changes in axonal physiology and morphology after chronic compressive injury of the rat thoracic spinal cord. Neuroscience 2001;104(1):235–251

14. Faulkner JR, Herrmann JE, Woo MJ, Tansey KE, Doan NB, Sofroniew MV. Reactive astrocytes protect tissue and preserve function after spinal cord injury. J Neurosci 2004;24(9):2143–2155

15. Ehlers MD. Deconstructing the axon: Wallerian degeneration and the ubiquitin-proteasome system. Trends Neurosci 2004;27(1):3–6

16. Popovich PG, Horner PJ, Mullin BB, Stokes BT. quantitative spatial analysis of the blood-spinal cord barrier, I: Permeability changes

after experimental spinal contusion injury. Exp Neurol 1996;142(2):258–275

17. Rowland JW, Hawryluk GW, Kwon B, Fehlings MG. Current status of acute spinal cord injury pathophysiology and emerging therapies: promise on the horizon. Neurosurg Focus 2008;25(5):E2

18. Ditunno JF, Little JW, Tessler A, Burns AS. Spinal shock revisited: a four-phase model. Spinal Cord 2004;42(7):383–395

19. Fehlings MG, Tator CH, Linden RD. The relationships among the severity of spinal cord injury, motor and somatosensory evoked potentials and spinal cord blood flow. Electroencephalogr Clin Neurophysiol 1989; 74(4):241–259

20. Tator CH, Fehlings MG. Review of the secondary injury theory of acute spinal cord trauma with emphasis on vascular mechanisms. J Neurosurg 1991;75(1):15–26

21. Aoyama T, Hida K, Akino M, Yano S, Iwasaki Y, Saito H. Ultra-early MRI showing no abnormality in a fall victim presenting with tetraparesis. Spinal Cord 2007;45(10):695–699

22. Guha A, Tator CH, Rochon J. Spinal cord blood flow and systemic blood pressure after experimental spinal cord injury in rats. Stroke 1989;20(3): 372–377

23. Guha A, Tator CH. Acute cardiovascular effects of experimental spinal cord injury. J Trauma 1988;28(4):481–490

24. Anthes DL, Theriault E, Tator CH. Ultrastructural evidence for arteriolar vasospasm after spinal cord trauma. Neurosurgery 1996;39(4):804–814

25. Stys PK, Lopachin RM. Mechanisms of calcium and sodium fluxes in anoxic myelinated central nervous system axons. Neuroscience 1998;82(1): 21–32

26. Agrawal SK, Fehlings MG. Mechanisms of secondary injury to spinal cord axons in vitro: role of Na^+, $Na^{(+)}$–$K^{(+)}$–ATPase, the $Na^{(+)}$–H^+ exchanger, and the $Na^{(+)}$–Ca^{2+} exchanger. J Neurosci 1996;16(2): 545–552

27. Li S, Stys PK. Mechanisms of ionotropic glutamate receptor-mediated excitotoxicity in isolated spinal cord white matter. J Neurosci 2000;20(3):1190–1198

28. Li S, Mealing GA, Morley P, Stys PK. Novel injury mechanism in anoxia and trauma of spinal cord white matter: glutamate release via reverse Na+-dependent glutamate transport. J Neurosci 1999;19(14):RC16

29. McAdoo DJ, Xu GY, Robak G, Hughes MG. Changes in amino acid concentrations over time and space around an impact injury and their diffusion through the rat spinal cord. Exp Neurol 1999;159(2):538–544

30. Liu D, Xu GY, Pan E, McAdoo DJ. Neurotoxicity of glutamate at the concentration released upon spinal cord injury. Neuroscience 1999;93(4): 1383–1389

31. Anderson DK, Means ED, Waters TR, Spears CJ. Spinal cord energy metabolism following compression trauma to the feline spinal cord. J Neurosurg 1980;53(3):375–380

32. Braughler JM, Hall ED. Effects of multi-dose methylprednisolone sodium succinate administration on injured cat spinal cord neurofilament degradation and energy metabolism. J Neurosurg 1984;61(2):290–295

33. Banik NL, Matzelle DC, Gantt-Wilford G, Osborne A, Hogan EL. Increased calpain content and progressive degradation of neurofilament protein in spinal cord injury. Brain Res 1997;752(1-2): 301–306

34. Hall ED. Free radicals and CNS injury. Crit Care Clin 1989;5(4):793–805

35. Lewén A, Matz P, Chan PH. Free radical pathways in CNS injury. J Neurotrauma 2000;17(10): 871–890

36. Azbill RD, Mu X, Bruce-Keller AJ, Mattson MP, Springer JE. Impaired mitochondrial function, oxidative stress and altered antioxidant enzyme activities following traumatic spinal cord injury. Brain Res 1997;765(2):283–290

37. Donnelly DJ, Popovich PG. Inflammation and its role in neuroprotection, axonal regeneration and functional recovery after spinal cord injury. Exp Neurol 2008;209(2):378–388

38. Mronga T, Stahnke T, Goldbaum O, Richter-Landsberg C. Mitochondrial pathway is involved in hydrogenperoxideinduced apoptotic cell death of oligodendrocytes. Glia 2004;46(4):446–455

39. Bao F, Liu D. Peroxynitrite generated in the rat

spinal cord induces apoptotic cell death and activates caspase-3. Neuroscience 2003;116(1): 59–70

40. Carlson SL, Parrish ME, Springer JE, Doty K, Dossett L. Acute inflammatory response in spinal cord following impact injury. Exp Neurol 1998;151(1):77–88

41. Popovich PG, Wei P, Stokes BT. Cellular nflammatory response after spinal cord injury in SpragueDawley and Lewis rats. J Comp Neurol 1997; 377(3):443–464

42. Hausmann ON. Post-traumatic inflammation following spinal cord injury. Spinal Cord 2003;41(7):369–378

43. Fleming JC, Norenberg MD, Ramsay DA, et al. The cellular inflammatory response in human spinal cords after injury. Brain 2006;129(Pt 12): 3249–3269

44. Saville LR, Pospisil CH, Mawhinney LA, et al. A monoclonal antibody to CD11d reduces the inflammatory infiltrate into the injured spinal cord: a potential neuroprotective treatment. J Neuroimmunol 2004;156(1-2):42–57

45. Bao F, Chen Y, Dekaban GA, Weaver LC. An antiCD11d integrin antibody reduces cyclooxygenase 2 expression and protein and DNA oxidation after spinal cord injury in rats. J Neurochem 2004;90(5):1194–1204

46. Stirling DP, Liu S, Kubes P, Yong VW. Depletion of Ly6G/Gr-1 leukocytes after spinal cord injury in mice alters wound healing and worsens neurological outcome. J Neurosci 2009;29(3): 753–764

47. Noble LJ, Wrathall JR. Distribution and time course of protein extravasation in the rat spinal cord after contusive injury. Brain Res 1989;482(1): 57–66

48. Schnell L, Fearn S, Schwab ME, Perry VH, Anthony DC. Cytokine-induced acute inflammation in the brain and spinal cord. J Neuropathol Exp Neurol 1999;58(3):245–254

49. Bonfoco E, Krainc D, Ankarcrona M, Nicotera P, Lipton SA. Apoptosis and necrosis: two distinct events induced, respectively, by mild and intense insults with N-methyl-D-aspartate or nitric oxide/superoxide in cortical cell cultures. Proc Natl Acad Sci U S A 1995;92(16):7162–7166

50. Emery E, Aldana P, Bunge MB, et al. Apoptosis after traumatic human spinal cord injury. J Neurosurg 1998;89(6):911–920

51. Lou J, Lenke LG, Ludwig FJ, O'Brien MF. Apoptosis as a mechanism of neuronal cell death following acute experimental spinal cord injury. Spinal Cord 1998;36(10):683–690

52. Yong C, Arnold PM, Zoubine MN, et al. poptosis in cellular compartments of rat spinal cord after severe contusion injury. J Neurotrauma 1998; 15(7):459–472

53. Crowe MJ, Bresnahan JC, Shuman SL, Masters JN, Beattie MS. Apoptosis and delayed degeneration after spinal cord injury in rats and monkeys. Nat Med 1997;3(1):73–76

54. Totoiu MO, Keirstead HS. Spinal cord injury is accompanied by chronic progressive demyelination. J Comp Neurol 2005; 486(4):373–383

55. Sroga JM, Jones TB, Kigerl KA, McGaughy VM, Popovich PG. Rats and mice exhibit distinct inflammatory reactions after spinal cord injury. J Comp Neurol 2003;462(2):223–240

56. Blight AR. Delayed demyelination and macrophage invasion: a candidate for secondary cell damage in spinal cord injury. Cent Nerv Syst Trauma 1985;2(4):299–315

57. Blight AR. Macrophages and inflammatory damage in spinal cord injury. J Neurotrauma 1992;9(Suppl 1):S83–S91

58. Kigerl KA, Gensel JC, Ankeny DP, Alexander JK, Donnelly DJ, Popovich PG. Identification of two distinct macrophage subsets with divergent effects causing either neurotoxicity or regeneration in the injured mouse spinal cord. J Neurosci 2009;29(43):13435–13444

59. Popovich PG, Guan Z, Wei P, Huitinga I, van Rooijen N, Stokes BT. Depletion of hematogenous macrophages promotes partial hindlimb recovery and neuroanatomical repair after experimental spinal cord injury. Exp Neurol 1999;158(2): 351–365

60. Shechter R, London A, Varol C, et al. Infiltrating blood-derived macrophages are vital cells playing an anti-inflammatory role in recovery from spinal cord injury in mice. PLoS Med 2009;6(7):e1000113

61. Jones TB, McDaniel EE, Popovich PG. Inflammatorymediated injury and repair in the traumatically injured spinal cord. Curr Pharm Des 2005;11(10):1223–1236

62. Moalem G, Gdalyahu A, Shani Y, et al. Production of neurotrophins by activated T cells: implications for neuroprotective autoimmunity. J Autoimmun 2000;15(3):331–345

63. Schwartz M, Moalem G, Leibowitz-Amit R, Cohen IR. Innate and adaptive immune responses can be beneficial for CNS repair. Trends Neurosci 1999;22(7):295–299

64. Ellis RE, Yuan JY, Horvitz HR. Mechanisms and functions of cell death. Annu Rev Cell Biol 1991;7:663–698

65. Liu XZ, Xu XM, Hu R, et al. Neuronal and glial apoptosis after traumatic spinal cord injury. J Neurosci 1997;17(14):5395–5406

66. Springer JE, Azbill RD, Knapp PE. Activation of the caspase-3 apoptotic cascade in traumatic spinal cord injury. Nat Med 1999;5(8):943–946

67. Casha S, Yu WR, Fehlings MG. Oligodendroglial apoptosis occurs along degenerating axons and is associated with FAS and p75 expression following spinal cord injury in the rat. Neuroscience 2001;103(1):203–218

68. Grossman SD, Rosenberg LJ, Wrathall JR. Temporalspatial pattern of acute neuronal and glial loss after spinal cord contusion. Exp Neurol 2001;168(2):273–282

69. Abe Y, Yamamoto T, Sugiyama Y, et al. Apoptotic cells associated with Wallerian degeneration after experimental spinal cord injury: a possible mechanism of oligodendroglial death. J Neurotrauma 1999;16(10):945–952

70. McEwen ML, Springer JE. A mapping study of caspase-3 activation following acute spinal cord contusion in rats. J Histochem Cytochem 2005;53(7):809–819

71. Barres BA, Jacobson MD, Schmid R, Sendtner M, Raff MC. Does oligodendrocyte survival depend on axons? Curr Biol 1993;3(8):489–497

72. Plunkett JA, Yu CG, Easton JM, Bethea JR, Yezierski RP. Effects of interleukin-10 (IL-10) on pain behavior and gene expression following excitotoxic spinal cord injury in the rat. Exp Neurol 2001;168(1):144–154

73. Demjen D, Klussmann S, Kleber S, et al. eutralization of CD95 ligand promotes regeneration and functional recovery after spinal cord injury. Nat Med 2004;10(4):389–395

74. Ackery A, Robins S, Fehlings MG. Inhibition of Fas-mediated apoptosis through administration of soluble Fas receptor improves functional outcome and reduces posttraumatic axonal degeneration after acute spinal cord injury. J Neurotrauma 2006;23(5):604–616

75. Frade JM, Rodríguez-Tébar A, Barde YA. Induction of cell death by endogenous nerve growth factor through its p75 receptor. Nature 1996; 383(6596):166–168

76. Casaccia-Bonnefil P, Carter BD, Dobrowsky RT, Chao MV. Death of oligodendrocytes mediated by the interaction of nerve growth factor with its receptor p75. Nature 1996;383(6602):716–719

77. Kitanaka C, Kuchino Y. Caspase-independent programmed cell death with necrotic morphology. Cell Death Differ 1999;6(6):508–515

78. Lorenzo HK, Susin SA, Penninger J, Kroemer G. Apoptosis inducing factor (AIF): a phylogenetically old, caspase-independent effector of cell death. Cell Death Differ 1999;6(6):516–524

79. Ye H, Cande C, Stephanou NC, et al. DNA binding is required for the apoptogenic action of apoptosis inducing factor. Nat Struct Biol 2002;9(9): 680–684

80. Cregan SP, Dawson VL, Slack RS. Role of AIF in caspase-dependent and caspase-independent cell death. Oncogene 2004;23(16):2785–2796

81. Mills LR, Velumian AA, Agrawal SK, Theriault E, Fehlings MG. Confocal imaging of changes in glial calcium dynamics and homeostasis after mechanical injury in rat spinal cord white matter. Neuroimage 2004;21(3):1069–1082

82. Ankarcrona M, Dypbukt JM, Bonfoco E, et al. Glutamate-induced neuronal death: a succession of necrosis or apoptosis depending on mitochondrial function. Neuron 1995;15(4): 961–973

83. Karimi-Abdolrezaee S, Eftekharpour E, Wang J, Morshead CM, Fehlings MG. Delayed trans plantation of adult neural precursor

cells promotes remyelination and functional neurological recovery after spinal cord injury. J Neurosci 2006;26(13):3377–3389

84. Keirstead HS, Nistor G, Bernal G, et al. Human embryonic stem cell-derived oligodendrocyte progenitor cell transplants remyelinate and restore locomotion after spinal cord injury. J Neurosci 2005;25(19):4694–4705

85. Xiao M, Klueber KM, Lu C, et al. Human adult olfactory neural progenitors rescue axotomized rodent rubrospinal neurons and promote functional recovery. Exp Neurol 2005;194(1):12–30

86. Norenberg MD, Smith J, Marcillo A. The pathology of human spinal cord injury: defining the problems. J Neurotrauma 2004;21(4):429–440

87. Guest JD, Hiester ED, Bunge RP. Demyelination and Schwann cell responses adjacent to injury epicenter cavities following chronic human spinal cord injury. Exp Neurol 2005;192(2):384–393

88. Brazda N, Müller HW. Pharmacological modification of the extracellular matrix to promote regeneration of the injured brain and spinal cord. Prog Brain Res 2009;175:269–281

89. Buss A, Pech K, Kakulas BA, et al. Growth-modulating molecules are associated with invading Schwann cells and not astrocytes in human traumatic spinal cord injury. Brain 2007;130(Pt 4):940–953

90. Jones LL, Margolis RU, Tuszynski MH. The chondroitin sulfate proteoglycans neurocan, brevican, phosphacan, and versican are differentially regulated following spinal cord injury. Exp Neurol 2003;182(2):399–411

91. Jones LL, Yamaguchi Y, Stallcup WB, Tuszynski MH. NG2 is a major chondroitin sulfate proteoglycan produced after spinal cord injury and is expressed by macrophages and oligodendrocyte progenitors. J Neurosci 2002;22(7):2792–2803

92. Monnier PP, Sierra A, Schwab JM, Henke-Fahle S, Mueller BK. The Rho/ROCK pathway mediates neurite growth-inhibitory activity associated with the chondroitin sulfate proteoglycans of the CNS glial scar. Mol Cell Neurosci 2003;22(3):319–330

93. Hagg T, Oudega M. Degenerative and spontaneous regenerative processes after spinal cord injury. J Neurotrauma 2006;23(3-4):264–280

94. Bradbury EJ, Moon LD, Popat RJ, et al. Chondroitinase ABC promotes functional recovery after spinal cord injury. Nature 2002;416(6881):636–640

95. Noble PW. Hyaluronan and its catabolic products in tissue injury and repair. Matrix Biol 2002;21(1):25–29

96. Struve J, Maher PC, Li YQ, et al. Disruption of the hyaluronan-based extracellular matrix in spinal cord promotes astrocyte proliferation. Glia 2005;52(1):16–24

97. Loy DN, Crawford CH, Darnall JB, Burke DA, Onifer SM, Whittemore SR. Temporal progression of angiogenesis and basal lamina deposition after contusive spinal cord injury in the adult rat. J Comp Neurol 2002;445(4):308–324

98. Asher RA, Morgenstern DA, Fidler PS, et al. Neurocan is upregulated in injured brain and in cytokinetreated astrocytes. J Neurosci 2000;20(7):2427–2438

99. Ughrin YM, Chen ZJ, Levine JM. Multiple regions of the NG2 proteoglycan inhibit neurite growth and induce growth cone collapse. J Neurosci 2003;23(1):175–186

100. McKeon RJ, Schreiber RC, Rudge JS, Silver J. Reduction of neurite outgrowth in a model of glial scarring following CNS injury is correlated with the expression of inhibitory molecules on reactive astrocytes. J Neurosci 1991;11(11):3398–3411

101. Becker CG, Becker T, Meyer RL, Schachner M. Tenascin-R inhibits the growth of optic fibers in vitro but is rapidly eliminated during nerve regeneration in the salamander Pleurodeles waltl. J Neurosci 1999;19(2):813–827

102. Sandvig A, Berry M, Barrett LB, Butt A, Logan A. Myelin-, reactive glia-, and scar-derived CNS axon growth inhibitors: expression, receptor signaling, and correlation with axon regeneration. Glia 2004;46(3):225–251

103. Buss A, Pech K, Kakulas BA, et al. NG2 and

phosphacan are present in the astroglial scar after human traumatic spinal cord injury. BMC Neurol 2009;9:32

104. Rudge JS, Silver J. Inhibition of neurite outgrowth on astroglial scars in vitro. J Neurosci 1990;10(11):3594–3603

105. Höke A, Silver J. Proteoglycans and other repulsive molecules in glial boundaries during development and regeneration of the nervous system. Prog Brain Res 1996;108:149–163

106. Fitch MT, Silver J. Activated macrophages and the blood-brain barrier: inflammation after CNS injury leads to increases in putative inhibitory molecules. Exp Neurol 1997;148(2):587–603

107. Tang X, Davies JE, Davies SJ. Changes in distribution, cell associations, and protein expression levels of NG2, neurocan, phosphacan, brevican, versican V2, and tenascin-C during acute to chronic maturation of spinal cord scar tissue. J Neurosci Res 2003; 71(3):427–444

108. Shen Y, Tenney AP, Busch SA, et al. PTPsigma is a receptor for chondroitin sulfate proteoglycan, an inhibitor of neural regeneration. Science 2009;326(5952):592–596

109. Zhang Z, Guth L. Experimental spinal cord injury: Wallerian degeneration in the dorsal column is followed by revascularization, glial proliferation, and nerve regeneration. Exp Neurol 1997;147(1):159–171

110. Horner PJ, Power AE, Kempermann G, et al. Proliferation and differentiation of progenitor cells throughout the intact adult rat spinal cord. J Neurosci 2000;20(6):2218–2228

111. Johansson CB, Momma S, Clarke DL, Risling M, Lendahl U, Frisén J. Identification of a neural stem cell in the adult mammalian central nervous system. Cell 1999;96(1):25–34

112. Weiss S, Dunne C, Hewson J, et al. Multipotent CNS stem cells are present in the adult mammalian spinal cord and ventricular neuroaxis. J Neurosci 1996;16(23):7599–7609

113. Yamamoto S, Yamamoto N, Kitamura T, Nakamura K, Nakafuku M. Proliferation of parenchymal neural progenitors in response to injury in the adult rat spinal cord. Exp Neurol 2001;172(1): 115–127

114. McTigue DM, Wei P, Stokes BT. Proliferation of NG2-positive cells and altered oligodendrocyte numbers in the contused rat spinal cord. J Neurosci 2001;21(10):3392–3400

115. Sellers DL, Maris DO, Horner PJ. Postinjury niches induce temporal shifts in progenitor fates to direct lesion repair after spinal cord injury. J Neurosci 2009;29(20):6722–6733

116. Takahashi M, Arai Y, Kurosawa H, Sueyoshi N, Shirai S. Ependymal cell reactions in spinal cord segments after compression injury in adult rat. J Neuropathol Exp Neurol 2003;62(2):185–194

117. Mothe AJ, Tator CH. Proliferation, migration, and differentiation of endogenous ependymal region stem/progenitor cells following minimal spinal cord injury in the adult rat. Neuroscience 2005;131(1):177–187

118. Hill CE, Beattie MS, Bresnahan JC. Degeneration and sprouting of identified descending supraspinal axons after contusive spinal cord injury in the rat. Exp Neurol 2001; 171(1):153–169

119. Hayes KC, Kakulas BA. Neuropathology of human spinal cord injury sustained in sports-related activities. J Neurotrauma 1997;14(4):235–248

120. Kakulas BA. Pathology of spinal injuries. Cent Nerv Syst Trauma 1984;1(2):117–129

121. Backe HA, Betz RR, Mesgarzadeh M, Beck T, Clancy M. Post-traumatic spinal cord cysts evaluated by magnetic resonance imaging. Paraplegia 1991;29(9):607–612

122. Williams B. Pathogenesis of post-traumatic syringomyelia. Br J Neurosurg 1992;6(6):517–520

123. Wang D, Bodley R, Sett P, Gardner B, Frankel H. A clinical magnetic resonance imaging study of the traumatised spinal cord more than 20 years following injury. Paraplegia 1996;34(2):65–81

124. Klekamp J, Batzdorf U, Samii M, Bothe HW. Treatment of syringomyelia associated with arachnoid scarring caused by arachnoiditis or trauma. J Neurosurg 1997;86(2):233–240

125. Edgar R, Quail P. Progressive post-traumatic cystic and non-cystic myelopathy. Br J Neurosurg 1994;8(1):7–22

126. Rossier AB, Foo D, Shillito J, Dyro FM. Posttraumatic cervical syringomyelia. Incidence, clinical presentation, electrophysiological studies, syrinx protein and results of conservative and operative treatment. Brain 1985;108(Pt 2):439–461

127. Schurch B, Wichmann W, Rossier AB. Posttraumatic syringomyelia (cystic myelopathy): a prospective study of 449 patients with spinal cord injury. J Neurol Neurosurg Psychiatry 1996;60(1):61–67

128. Stoodley MA. Pathophysiology of syringomyelia. J Neurosurg 2000;92(6):1069–1070; author reply 1071–1073

129. Schwartz ED, Falcone SF, Quencer RM, Green BA. Posttraumatic syringomyelia: pathogenesis, imaging, and treatment. AJR Am J Roentgenol 1999;173(2):487–492

130. Bruce JC, Oatway MA, Weaver LC. Chronic pain after clip-compression injury of the rat spinal cord. Exp Neurol 2002;178(1):33–48

131. Siddall PJ, Taylor DA, McClelland JM, Rutkowski SB, Cousins MJ. Pain report and the relationship of pain to physical factors in the first 6 months following spinal cord injury. Pain 1999;81(1-2):187–197

132. Finnerup NB, Johannesen IL, Sindrup SH, Bach FW, Jensen TS. Pain and dysesthesia in patients with spinal cord injury: a postal survey. Spinal Cord 2001;39(5):256–262

133. Werhagen L, Budh CN, Hultling C, Molander C. Neuropathic pain after traumatic spinal cord injury—relations to gender, spinal level, completeness, and age at the time of injury. Spinal Cord 2004;42(12):665–673

134. Hulsebosch CE, Hains BC, Crown ED, Carlton SM. Mechanisms of chronic central neuropathic pain after spinal cord injury. Brain Res Brain Res Rev 2009;60(1):202–213

135. Detloff MR, Fisher LC, McGaughy V, Longbrake EE, Popovich PG, Basso DM. Remote activation of microglia and pro-inflammatory cytokines predict the onset and severity of below-level neuropathic pain after spinal cord injury in rats. Exp Neurol 2008;212(2):337–347

136. Gwak YS, Hulsebosch CE. Remote astrocytic and microglial activation modulates neuronal hyperexcitability and below-level neuropathic pain after spinal injury in rat. Neuroscience 2009;161(3):895–903

137. Bao F, Chen Y, Schneider KA, Weaver LC. An integrin inhibiting molecule decreases oxidative damage and improves neurological function after spinal cord injury. Exp Neurol 2008;214(2): 160–167

138. Gwak YS, Crown ED, Unabia GC, Hulsebosch CE. Propentofylline attenuates allodynia, glial activation and modulates GABAergic tone after spinal cord injury in the rat. Pain 2008;138(2): 410–422

第 5 章　创伤性脊髓损伤的流行病学

Yuying Chen

本章重点

1. 脊髓损伤相关的流行病学统计数据喜忧参半：发病率相对较低，多数患者为年轻人，残疾通常伴随终生，医疗卫生花费较高，多数是可以预防的。

2. 本章将回顾脊髓损伤的基本事实和数据，包括发病率、患病率、预期寿命、病因、危险因素、神经功能障碍、合并损伤和在美国随时间进展的变化趋势。

3. 我们希望通过对脊髓损伤流行病学更好的理解，可以使脊髓损伤的预防和控制，以及对贯穿患者终身的医疗护理服务的计划和协调得到显著改善。

脊髓损伤（spinal cord injury，SCI）通常定义为脊髓的急性创伤性损伤，导致短暂的或永久性的不同程度的感觉 / 运动功能障碍和 / 或膀胱 / 肠道功能障碍[1]，仅占各类损伤的很小一部分，但是其伴随的各种功能障碍和生活的改变使其成为最具灾难性的损伤之一。因为功能障碍通常是永久性的，而许多脊髓损伤是有可能预防的，因此理解脊髓损伤的流行病学谱，在不同地区和国家进行相关预防和控制，以及进行临床和支持性服务的战略规划至关重要。本章将利用来自美国人口监控系统、国家脊髓损伤数据统计中心（National SCI Statistical Center，NSCISC）和多项基于人群的研究数据，对脊髓损伤进行定量和定性特点的总结。

■ 发病率

为了更好地估计脊髓损伤的影响，美国多个州在 20 世纪 80 年代早期创建了基于人群的监控系统，并且以法律规定的形式强制要求向州卫生部门报告新发脊髓损伤病例[1]。医院是信息的主要来源，但有些州还要求公立 / 私立卫生和社会机构、医生、急救人员和首席法医报告相关情况。基于各州脊髓损伤登记[2~13]以及之前地方[14~17]和全国[18~20]发病率研究发表的报告，美国脊髓损伤的年发病率范围从西弗吉尼亚州 1985~1988 年的 25 例新发病例 /

百万人口[2]到阿拉斯加州1991~1993年的83例新发病例/百万人口[13]。将所有的估计情况相结合，除在事故现场死亡的病例以外，每年平均新发脊髓损伤病例为40例/百万人口。鉴于当前美国的人口规模，这将导致每年约12 000例新发脊髓损伤病例。多项研究[11，12，16，17]已对脊髓损伤患者院前死亡的发生率进行了估计，发生率范围从犹他州1989~1991年的4例/百万人口至北加利福尼亚州1970~1971年的21例/百万人口。

脊髓损伤的危险因素

通常报告的脊髓损伤发病率在儿童群体中最低，在十八九岁和二十多岁青年人群体中最高，在其后的年龄段中发病率逐渐下降。之前所有关于发病率的研究几乎均支持这一结果。在各个年龄组中，脊髓损伤均主要发生于男性，男、女发病率

比值约为4 : 1，并因年龄而各异[2，8，10~12]。黑人发病率较白人高，尤其是在男性和暴力相关的脊髓损伤中。白人和黑人的总体发病率之比为1.4 : 2.0[8，10，11，14，17，18]，但是在暴力相关的脊髓损伤中发病率之比为6.3 : 17.8[5，8，10，11]。以密西西比州为例，图5.1描述了各个年龄组中男性和女性之间、黑人和白人之间脊髓损伤的相对发病率[11]。

22%~50%的新发脊髓损伤病例有饮酒史或损伤时血液酒精测试为阳性[2，8，10~14，20，21]。与饮酒的相关性在美洲土著人中特别常见，损伤常发生于10 pm至4 am，损伤者多为步行者，并且常为颈髓损伤[10，13，21]。脊髓损伤最常发生于周末，约占全部损伤的55%[8，22]。脊髓损伤的发病率还在气候温暖的月份期间升高，5~8月发生的脊髓损伤占全部损伤的38%~44%[8，22]，这在很大程度上归因于

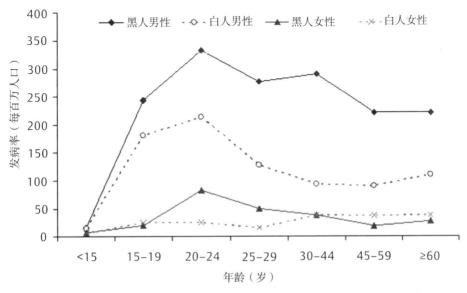

图5.1　1992~1994年美国密西西比州脊髓损伤年发病率（每百万人口）[11]

夏季潜水及其他休闲体育活动事故的发生率更高。

损伤外因

脊髓损伤的外因通常分为5组：机动车交通事故、暴力、体育运动/娱乐活动、跌落/跌倒和其他原因。机动车交通事故主要是汽车事故，是美国各州脊髓损伤的最主要原因，并且是除黑人外各个性别和人种中最主要的原因。对于黑人，暴力损伤也是常见的原因。例如，在俄克拉荷马州，黑人群体中暴力与机动车交通事故所致的脊髓损伤年发病率相当，均为21例新发病例/百万人口。约74%的暴力相关脊髓损伤为枪伤[10]。跌落/跌倒通常为脊髓损伤第二常见原因，其后为体育运动/娱乐活动。约72%的跌落/跌倒为从高处跌落，而潜水事故占休闲体育活动所致脊髓损伤的46%~75%[8, 10, 22]。暴力行为通常被报告为白人脊髓损伤中第四常见的病因。

损伤病因的构成比例也因年龄组而各异[8, 10, 23]。休闲体育活动事故在年龄小于15岁的人群中常见，而跌落/跌倒在年龄大于65岁的人群中位列第一。成为高发损伤原因的活动，可能提示其在特定的年龄组中存在风险，但也可能是因为在这一特定年龄组中该种活动的参与率相对较高。

国际差异

为理解脊髓损伤全球发病率所进行的工作成果颇丰。该项工作中最重要的成果是近来由国际脊髓学会制定的实时数据存储结构，可提供世界各地脊髓损伤统计数据的记录和分布绘图[24]（http://www.iscos.org.uk/page.php?content=57）。例如，北美记录的发病率比澳大利亚（15例/百万人口）和西欧（16例/百万人口）高出超过1倍。各个国家和地区间的损伤原因也各不相同（图5.2，亦见书后彩图）。国际差异是可以解释的，在很大程度上由基本人口特征（年龄、种族、性别）和外部因素（城市化、道路条件、政策措施如执行佩戴安全带法律等）的差异所致，还可能由报告流程、诊断标准和病例认定完整性的差异所致。

■ 变化趋势

自20世纪90年代初期以来，在美国没有任何基于人群的脊髓损伤发病率研究。因此，尚不清楚近年来发病率是否发生改变。但是，脊髓损伤模式系统的数据提供了随时间推移每种因素对发生脊髓损伤相对所起作用的资料。区域性脊髓损伤模式系统计划创建于20世纪70年代早期，资助来自于现在的（美国）国家残疾和康复研究所。模式系统的各个中心需要采集患者的数据并提交至由NSCISC管理的全国数据库[24]。截至2009年4月，该数据库包含来自26个脊髓损伤模式中心的发生于1973~2009年的37 489例脊髓损伤患者的数据。

通过对NSCISC数据库中数据的分析，我们注意到随时间推移，患者损伤时的年龄逐渐增长，从1973~1979年的平均28.9岁增长至2000~2009年的平均38.1

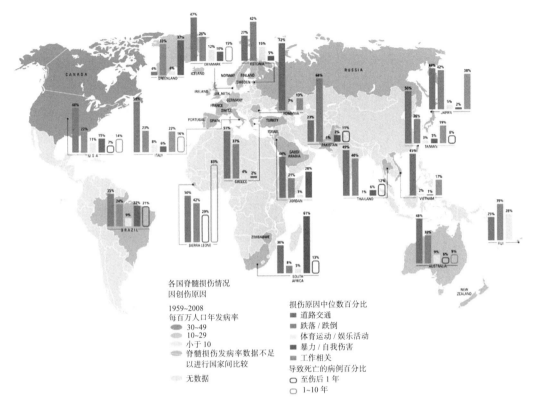

图 5.2 1959~2008 年不同国家创伤性脊髓损伤的全球分布绘图（引自 Cripps RA, Lee BB, Wing P, Weerts E, Mackay J, Brown D. A global map for traumatic spinal cord injury epidemiology: towards a living data repository for injury prevention. Spinal Cord 2011; 49:493-501）

岁（表 5.1）。在相同的时期内，65 岁及 65 岁以上患者的百分比也从 3.1% 增长至 8.8%，男、女比例从 1973~1979 年的 4.5 变化为 2000~2009 年的 3.7。此外，我们还在 NSCISC 数据库登记的患者中观察到种族分布的重要变化趋势。在过去 30 年里，随时间推移，西班牙裔人的百分比从 6.0% 增长至 11.9%。

在新发脊髓损伤病例人口统计学概况中所观察到的变化趋势，似乎可以反映美国一般人群中的变化（即老龄化和种族多样性增加），但也可能归因于参与脊髓损伤模式系统中心的身份和位置的周期性改变、向模式系统中心转诊模式的改变，以

及 NSCISC 数据库纳入标准的改变，还可能与过去数十年间年龄、性别和种族特异性发病率的潜在增长或减少相关。

机动车交通事故始终是 NSCISC 数据库纳入患者中最主要的损伤原因（表 5.1）。跌落/跌倒所致的脊髓损伤百分比随时间推移逐渐增加，从 1973~1979 年的 16.5% 增加至 2000~2009 年的 24.0%。暴力原因所占的百分比在 1973~1999 年间明显增加，但是 2000 年后显著降低。体育运动所致的损伤在过去大约 25 年中持续减少，并在过去 10 年间保持稳定。这些统计数据只能反映这些外部因素在导致脊髓损伤中所起作用的相对重要程度，而不能呈现

表 5.1　新发损伤的人口统计学和损伤特征分布：过去 35 年的变化趋势

特征	损伤年份			
	1973~1979	1980~1989	1990~1999	2000~2009
脊髓损伤病例总数	4 563	10 271	12 585	10 070
损伤时年龄				
均值（岁）	28.9	31.5	35.3	38.1
≥65 岁百分比(%)	3.1	4.9	7.8	8.8
性别：女性百分比	18.2	17.6	19.8	21.2
种族（%）				
非西班牙裔白人	76.8	68.2	59.8	64.7
非西班牙裔黑人	14.2	20.4	24.3	20.0
西班牙裔人	6.0	8.4	12.3	11.9
其他	3.0	3.0	3.6	3.4
病因分组（%）				
机动车交通事故	46.9	44.4	40.8	46.5
跌落 / 跌倒	16.5	18.5	20.6	24.0
暴力	13.3	16.9	21.8	12.2
体育运动	14.3	12.3	8.5	9.5
其他	9.0	7.9	8.3	7.8
神经系统损伤（%）				
完全性四肢瘫	25.6	21.8	24.6	22.2
不完全性四肢瘫	28.5	32.8	29.5	35.6
完全性截瘫	28.1	25.0	26.8	24.6
不完全性截瘫	17.8	20.4	19.1	17.6

随时间推移特定病因发病率的根本变化。因此，需要通过人群研究进一步了解这些损伤外部因素的变化趋势，以及脊髓损伤的人口统计学概况。

■ 损伤平面和损伤程度

　　由脊髓损伤神经学分类国际标准[25]界定的脊髓损伤平面，在 NSCISC 数据库的患者中主要为颈髓节段（53.2%），随后为胸髓节段（35.6%）和腰骶髓节段（11.2%）。最常见的节段为 C5（15.4%）和 C4（14.4%），其次为 C6（10.9%）、T12（6.7%）和 L1（5.1%）[26]。康复出院时，47.5% 的患者根据美国脊柱损伤学会（American Spinal Injury Association，ASIA）损伤分级为神经学完全性损伤（AIS A 级），10.7% 为有感觉残留的不完全性损伤（AIS B 级），12.0% 为损伤平面以下存在非功能性运动能力的不完全性损伤

（AIS C 级），29.1% 为损伤平面以下存在功能性运动能力的不完全性损伤（AIS D 级），0.7% 基本上神经功能完全恢复（AIS E 级）[26]。

损伤外因对判定保留的神经功能起重要作用[8, 23, 26]。约 3/4 的暴力相关脊髓损伤导致截瘫，完全性损伤是不完全性损伤的 1.5 倍（42.5% 比 25.6%）[23]。相反，88.0% 的休闲体育运动相关脊髓损伤导致四肢瘫，且完全性损伤和不完全性损伤的比例几乎相同（43.5% 比 44.5%）。机动车交通事故和跌落/跌倒通常导致四肢瘫，比例分别为 54.9% 和 57.7%，并且跌落/跌倒所致不完全性四肢瘫较机动车交通事故所致不完全性四肢瘫更常见（37.2% 比 32.3%）[23]。

过去 30 年间似乎存在不完全性颈髓损伤发生概率增高的趋势（表 5.1）。由于暴力相关脊髓损伤的减少，截瘫所占百分比在过去 20 年间似乎出现减少。

■ 预期寿命

脊髓损伤患者的预期寿命在过去数十年间显著延长，但仍低于正常水平[27]。NSCISC 的数据显示，伤后第 1 年的总体死亡率约为 4.5%，伤后第 2 年约为 2.1%，其后为每年 1.3%~2.5%[26]。预期寿命中位数约为伤后 33 年，但因损伤平面、损伤程度、呼吸机使用情况、年龄、性别和其他因素而差别很大[27, 28]。根据 NSCISC 数据库按照受伤时年龄、呼吸机依赖情况、损伤平面和损伤程度估计的预期寿命见表 5.2。

表 5.2 脊髓损伤患者的预期寿命（年）

损伤时年龄（岁）	2004 年美国人群	预期寿命（年）				
		非呼吸机依赖				呼吸机依赖
		AIS D 级	AIS A，B，C 级			
		任何平面	截瘫	C5–8	C1–4	任何平面
10	68.5	62.2	54.2	48.9	44.2	25.2
20	58.8	52.6	44.8	39.8	35.3	18.1
30	49.3	43.3	36.1	31.4	27.5	13.3
40	39.9	34.1	27.3	23.1	19.6	8.0
50	30.9	25.5	19.5	15.9	13.0	4.2
60	22.5	17.7	12.7	9.8	7.6	1.8
70	15.1	11.2	7.3	5.3	3.8	0.3
80	9.1	6.0	3.4	2.2	1.3	<0.1

表中所统计的为损伤后存活超过 24 小时的患者
缩写：AIS，美国脊柱损伤学会损伤分级

■ 患病率

患病率反映的是目前存活的脊髓损伤患者数，基本上为由发病率（每年新发病例数）和死亡率（每年死亡病例数）构成的函数。多项研究对脊髓损伤的患病率进行了估计，方法包括基于发病率、生存率和患病率之间的数学关系[29,30]；从区域性残疾调查获得的数据进行推断[31]；来自国民健康访问调查的数据[32]以及涉及全国多个小地理区域和机构的概率抽样研究[33]。报道的患病率范围从 1975 年的525 例 / 百万人口至 1981 年的 1 124 例 /百万人口。使用包括年龄性别特异性发病率、生存率和基线患病率等的复杂数学模型，最新的研究估计美国 2004 年约有250 000 例存活的脊髓损伤患者，并预计由于预期寿命延长，到 2014 年会增加到270 000 例[34]。

患病病例的人口统计学概况

使用这一计算方法，美国 1998 年所有存活脊髓损伤患者（包括新发病例和已存在病例）的平均年龄估算为 41 岁，比同期 NSCISC 中新发病例的平均年龄大 10岁。在 Berkowitz 等于 1998 年发表的报告中，脊髓损伤患者中年龄小于 25 岁的占5.4%，25~44 岁的占 54.2%，45~64 岁的占 27.8%，65 岁及以上的占 12%[35]。因为女性的预期寿命通常比男性长，男、女患病率比值（2.6）通常低于在新发脊髓损伤病例中观察到的比值（4.0）。在 1998年存活的脊髓损伤患者中，白人、非白人

的比值为 1.5，与新发病例的比值相近[35]。

■ 合并损伤

脊髓损伤往往合并其他损伤，严重影响临床处理决策和治疗结果[36]。国际脊髓损伤标准和数据库建议在临床和科研数据库中记录下列与脊髓损伤同时发生的严重损伤：①中度至重度颅脑损伤（traumatic brain injury，TBI），格拉斯哥昏迷量表 ≤ 12 分；②需要手术的非脊柱骨折；③累及感觉器官的严重面部损伤；④需要胸腔插管引流或者机械通气的较严重胸部外伤；⑤上肢或下肢的创伤性截肢（或者损伤严重，需要手术截肢）；⑥严重出血；⑦任何需要手术的内脏器官损伤[37]。在 2006~2009 年纳入 NSCISC数据库的患者中，42.7% 的患者在脊髓损伤的同时还存在上述一项或多项损伤。在暴力（61.8%）和机动车交通事故（50.8%）损伤的患者中，这些损伤非常常见。与之不同的是，在休闲体育运动事故和跌落 /跌倒的脊髓损伤患者中，分别有 26.6% 和29.1% 存在上述一项或多项损伤。

对于急性脊髓损伤伴发的非脊柱骨折和颅脑损伤，已进行过详细的研究[38~40]。总体来说，非脊柱骨折见于 28% 的新发脊髓损伤病例，其中肋骨 / 胸骨骨折最常见，然后是上肢、下肢和颅骨骨折。非脊柱骨折在机动车交通事故造成的脊髓损伤患者中最常见。在一项基于院内 198 例脊髓损伤患者的研究中，60% 同时存在颅脑损伤（34% 为轻度，10% 为轻度复杂，6%为中度，10% 为重度）。在机动车交通事

故和跌落／跌倒所致的脊髓损伤和颈髓损伤患者中，颅脑损伤最常见。

■ 小结

综合之前报道的所有统计数据，美国脊髓损伤的总体年发病率为约40例／百万人口或每年约12 000例新发病例。据估计，2004年美国存活的脊髓损伤患者约为250 000例，2014年约为270 000例。脊髓损伤患者的预期寿命在过去数十年间得到显著延长，但仍低于正常水平。

15~24岁人群、男性和黑人发生脊髓损伤的风险通常较高。不同年龄组、种族和性别的脊髓损伤外因各异。总体来说，机动车交通事故是损伤的最主要原因。暴力原因在黑人男性患者中也很常见。跌落／跌倒在65岁以上患者中更常见，而休闲体育活动事故在15岁及15岁以下患者中更常见。

损伤外因对神经功能保留的平面和程度有较大影响，还对是否存在其他严重损伤有影响。具备脊髓损伤流行病学的知识，可以通过策略规划和政策措施预防脊柱损伤，也可更好地组织和协调对脊髓损伤患者的临床医疗服务和其他终生支持服务。

要　点

- 由于与年龄、种族和性别相关的病因变化，对脊髓损伤的预防必须是多方面的。例如，在美国，针对黑人的预防方案必须解决暴力问题，而针对美洲土著人的方案则应该着眼于酒精滥用和机动车交通事故相关问题。对较年长的青少年和年轻成人的预防方案，应针对机动车交通事故和冒险行为，如潜水。而对老年人的预防方案应主要针对跌倒。
- 新发损伤人口统计概况中的最新变化趋势显示，损伤时年龄增长，西班牙裔人患者百分比增加及女性患者百分比增加，强烈建议提高临床工作人员的多样性，进行文化能力培训，并且应掌握老年学、老年医学和妇女保健的专业知识。

难　点

- 自20世纪90年代初期以来，在美国没有任何基于人群的脊髓损伤发病率研究。因此，我们并不知道近年来每年新发损伤人数是否增加、减少或保持不变。
- 比较不同研究中的脊髓损伤事实和数据具有挑战性，特别是在不同国家之间，因为在诊断标准、病因分类和其他方法学参数上存在差异。因此可能观察到的是假性差异，而遗漏真正的差异。

（刘　楠　译，邢华　医　校）

参考文献

1. Harrison CL, Dijkers M. Spinal cord injury surveillance in the United States: an overview. Paraplegia 1991;29(4):233–246

2. Woodruff BA, Baron RC. A description of nonfatal spinal cord injury using a hospital-based registry. Am J Prev Med 1994;10(1):10–14

3. Colorado Department of Public Health and Environment, Disease Control and Environmental Epidemiology Division. 1996 Annual Report of the Traumatic Spinal Cord Injury Early Notification System. Denver: Colorado Department of Transportation Printing Office; 1997

4. Relethford JH, Standfast SJ, Morse DL; Centers for Disease Control (CDC). Trends in traumatic spinal cord injury—New York, 1982-1988. MMWR Morb Mortal Wkly Rep 1991;40(31):535–537, 543

5. Bayakly AR, Lawrence DW. Spinal Cord Injury in Louisiana 1991 Annual Report. New Orleans: Louisiana Office of Public Health; 1992

6. Virginia Department of Rehabilitation Services. Spinal Cord Injury in Virginia: A Statistical Fact Sheet. Fishersville: Virginia Spinal Cord Injury System; 1993

7. Johnson SC. Georgia Central Registry: Spinal Cord Disabilities and Traumatic Brain Injury. Warm Springs, GA: Roosevelt Warm Springs Institute for Rehabilitation; 1992

8. Acton PA, Farley T, Freni LW, Ilegbodu VA, Sniezek JE, Wohlleb JC. Traumatic spinal cord injury in Arkansas, 1980 to 1989. Arch Phys Med Rehabil 1993;74(10):1035–1040

9. Buechner JS, Speare MC, Fontes J. Hospitalizations for spinal cord injuries, 1994-1998. Med Health R I 2000;83(3):92–93

10. Price C, Makintubee S, Herndon W, Istre GR. Epidemiology of traumatic spinal cord injury and acute hospitalization and rehabilitation charges for spinal cord injuries in Oklahoma, 1988-1990. Am J Epidemiol 1994;139(1):37–47

11. Surkin J, Gilbert BJ, Harkey HL III, Sniezek J, Currier M. Spinal cord injury in Mississippi. Findings and evaluation, 1992-1994. Spine 2000;25(6): 716–721

12. Thurman DJ, Burnett CL, Jeppson L, Beaudoin DE, Sniezek JE. Surveillance of spinal cord injuries in Utah, USA. Paraplegia 1994;32(10): 665–669

13. Warren S, Moore M, Johnson MS. Traumatic head and spinal cord injuries in Alaska (1991-1993). Alaska Med 1995;37(1):11–19

14. Burke DA, Linden RD, Zhang YP, Maiste AC, Shields CB. Incidence rates and populations at risk for spinal cord injury: a regional study. Spinal Cord 2001;39(5):274–278

15. Clifton GL. Spinal cord injury in the Houston-Galveston area. Tex Med 1983;79(9):55–57

16. Griffin MR, Opitz JL, Kurland LT, Ebersold MJ, O'Fallon WM. Traumatic spinal cord injury in Olmsted County, Minnesota, 1935-1981. Am J Epidemiol 1985;121(6):884–895

17. Kraus JF, Franti CE, Riggins RS, Richards D, Borhani NO. Incidence of traumatic spinal cord lesions. J Chronic Dis 1975;28(9):471–492

18. Bracken MB, Freeman DH Jr, Hellenbrand K. Incidence of acute traumatic hospitalized spinal cord injury in the United States, 1970-1977. Am J Epidemiol 1981;113(6):615–622

19. Kalsbeek WD, McLaurin RL, Harris BS III, Miller JD. The National Head and Spinal Cord Injury Survey: major findings. J Neurosurg 1980;(Suppl): S19–S31

20. Vitale MG, Goss JM, Matsumoto H, Roye DP Jr. Epidemiology of pediatric spinal cord injury in the United States: years 1997 and 2000. J Pediatr Orthop 2006;26(6):745–749

21. Garrison A, Clifford K, Gleason SF, Tun CG, Brown R, Garshick E. Alcohol use associated with cervical spinal cord injury. J Spinal Cord Med 2004; 27(2):111–115

22. Nobunaga AI, Go BK, Karunas RB. Recent demographic and injury trends in people served by the Model Spinal Cord Injury Care Systems. Arch Phys Med Rehabil 1999;80(11):1372–1382

23. Jackson AB, Dijkers M, Devivo MJ, Poczatek RB. A demographic profile of new traumatic spinal cord injuries: change and stability over 30 years. Arch Phys Med Rehabil 2004; 85(11):1740–1748

24. Stover SL, DeVivo MJ, Go BK. History, implementation, and current status of the National Spinal Cord Injury Database. Arch Phys Med Rehabil 1999;80(11):1365–1371

25. Marino RJ, Barros T, Biering-Sorensen F, et al; ASIA Neurological Standards Committee 2002. International standards for neurological classification of spinal cord injury. J Spinal Cord Med 2003;26(Suppl 1):S50–S56

26. National Spinal Cord Injury Statistical Center. 2008 Annual Report for the Spinal Cord Injury Model Systems. Birmingham, AL: National Spinal Cord Injury Statistical Center; 2009

27. DeVivo MJ, Krause JS, Lammertse DP. Recent trends in mortality and causes of death among persons with spinal cord injury. Arch Phys Med Rehabil 1999;80(11):1411–1419

28. Krause JS, Devivo MJ, Jackson AB. Health status, community integration, and economic risk factors for mortality after spinal cord injury. Arch Phys Med Rehabil 2004;85(11):1764–1773

29. DeVivo MJ, Fine PR, Maetz HM, Stover SL. Prevalence of spinal cord injury: a reestimation employing life table techniques. Arch Neurol 1980; 37(11):707–708

30. Kurtzke JF. Epidemiology of spinal cord injury. Exp Neurol 1975;48(3 pt. 2):163–236

31. Ergas Z. Spinal cord injury in the United States: a statistical update. Cent Nerv Syst Trauma 1985;2(1):19–32

32. Collins JG. Types of injuries and impairments due to injuries. Vital Health Stat 10 1986;(159):87–1587

33. Harvey C, Rothschild BB, Asmann AJ, Stripling T. New estimates of traumatic SCI prevalence: a survey-based approach. Paraplegia 1990;28(9):537–544

34. Lasfargues JE, Custis D, Morrone F, Carswell J, Nguyen T. A model for estimating spinal cord injury prevalence in the United States. Paraplegia 1995;33(2):62–68

35. Berkowitz M, Harvey C, Greene C, Wilson SE. The Economic Consequences of Traumatic pinal Cord Injury. New York, NY: Demos; 1992

36. Fine PR, Stover SL, DeVivo MJ. A methodology for predicting lengths of stay for spinal cord injury patients. Inquiry 1987;24(2):147–156

37. DeVivo M, Biering-Sørensen F, Charlifue S, et al; Executive Committee for the International SCI Data Sets Committees. International Spinal Cord Injury Core Data Set. Spinal Cord 2006;44(9): 535–540

38. Chen Y, DeVivo MJ. Epidemiology of extraspinal fractures in acute spinal cord injury: data from the model spinal cord injury care systems 1973–1999. Top Spinal Cord Inj Rehabil 2005; 11:18–29

39. Macciocchi S, Seel RT, Thompson N, Byams R, Bowman B. Spinal cord injury and co-occurring traumatic brain injury: assessment and incidence. Arch Phys Med Rehabil 2008;89(7):1350–1357

40. Wang CM, Chen Y, DeVivo MJ, Huang CT. Epidemiology of extraspinal fractures associated with acute spinal cord injury. Spinal Cord 2001; 39(11):589–594

第 6 章　脊髓损伤分类

Sonia Teufack，James S. Harrop，Ashwini D. Sharan

本章重点

1. 脊髓损伤的结局在很大程度上与神经损伤和最初功能障碍的程度相关。

2. 最简单实用的急性脊髓损伤分类方式是分为完全性损伤和不完全性损伤。ASIA 分级是使用最广泛的记录脊髓损伤后感觉和运动障碍的国际标准。

3. 部分保留区（zone of partial preservation，ZPP）适用于完全性脊髓损伤（AIS A 级），指的是神经损伤平面以下的所有节段中有部分节段保留运动或感觉功能。随时间推移，部分患者可在 ZPP 内自发恢复可产生功能性运动的肌力。

脊髓损伤（spinal cord injury，SCI）会对当今社会造成严重的社会和经济负担。作为创伤的直接结果，每年超过 12 000 例美国人遭受脊髓损伤[1]。在过去的数十年间，在脊髓损伤患者的评定和治疗方面已经取得重大进展。此外，多数脊髓损伤专业临床医生和研究人员仍保持研究的理念，不断推动脊髓损伤评定和治疗的进一步改进。

对脊髓损伤患者最初的评定至关重要，因为其可指导急性期治疗并判断长期预后。确定脊髓损伤的平面和程度非常重要。根据美国脊柱损伤协会/国际截瘫医学会（American Spinal Injury Association/International Medical Society of Paraplegia，ASIA/IMSOP）制定的标准，损伤平面定义为运动和感觉功能正常的最远端节段[2]。最简单实用的急性脊髓损伤分类方式是分为完全性损伤和不完全性损伤。

因为脊髓损伤患者的结局在很大程度上与神经损伤和最初功能障碍的程度相关，使用可靠的、可重复的脊髓损伤分类方式非常重要，多年来已产生了多个分级系统。

■ 脊髓损伤分类的历史

首个分类系统：Frankel 分级

　　临床医生使用了各种量表来对脊髓损

伤后的神经功能障碍进行分级。1969 年，Frankel 等[3] 根据在 Stoke Mandeville 医院进行的为期 10 年的研究，发表了首个急性脊髓损伤分级系统。他们回顾性地评定了 682 例脊髓损伤患者，并根据这些患者的神经功能设计了五级系统：A 级指患者损伤平面以下运动和感觉功能完全丧失，包括骶部功能丧失；B 级指患者运动功能完全丧失，但是有包括骶残留在内的感觉保留；C 级和 D 级指患者保留某些运动功能，但是 C 级患者被判定为无用的运动功能，而 D 级患者为有用的运动功能；E 级指患者神经功能完好。文章发表后，Frankel 分级得到了广泛应用。其易于应用，独到之处是根据患者大体运动和感觉进行评定。但是，Frankel 分级也存在明显的局限。例如，其不能明确区分 C 级和 D 级的患者。Frankel 分级对将有明显运动功能改善的患者分入更高分级的反应度也不够敏感[4, 5]。随后数年发表了多个 Frankel 分级的修订版本，但均缺乏敏感性[6~9]。

分类系统的发展

自 Frankel 分级系统创建以来，其他研究人员也随后开发了一些系统。Bracken 等[10] 于 1978 年基于耶鲁大学医学院 133 例脊髓损伤患者的前瞻性研究，设计了一种分级系统。他们将运动和感觉神经功能障碍分别分为五级和七级。运动量表包括下述类别：①所有肌节抗重力运动；②和③一个肌节的某些肌肉存在轻微收缩；④髂腰肌或其以下的肌节无收缩；⑤手掌第一骨间肌或其以上的肌节无收

缩。感觉量表基于针刺觉评定分为 7 个类别：①正常；②某些皮节感觉减退；③某些皮节感觉消失；④半身感觉减退；⑤全身感觉减退；⑥半身感觉消失；⑦全身感觉消失。这一量表证明了运动和感觉评分改变与患者出院时情况间的高度相关性。但是，其在运动和感觉量表中存在交叉分级，这种不一致性构成了该量表的重大缺陷。该系统因为难以记忆并且难以在床旁进行而未被广泛接受。此外，其未能将运动和感觉检查进行整合，并且没有考虑骶部神经功能。

20 世纪 70 年代晚期，马里兰急救医疗服务研究所的 Lucas 和 Ducker[11] 也提出了一种运动分级系统。他们对 436 例单节段脊柱创伤的脊髓损伤患者进行了回顾分析，提出了基于初始运动指数（motor index initial，MIi）的分级。MIi 定义为每个被检查肌群运动功能的总和，除以被检查肌群的数目（最多 14 个）。运动功能为 0~5 级：5 级为正常，4 级为功能性，3 级为中等，2 级为差，1 级为轻微，0 级为丧失。在他们的病例系列中，MIi 与恢复率直接相关。这一分级系统从未广泛使用，但是其提出了运动检查的标准化方法，为后续的分级量表的设计提供了灵感[8]。

20 世纪 80 年代早期，又提出了其他几个分类系统。Klose 等[12] 发表了综合感觉和运动量表的迈阿密大学神经脊柱指数（University of Miami Neuro-spinal Index，UMNI）。通过检查 44 个肌群记录运动功能：0 分为无功能，1 分为收缩时颤动，2 分为解除重力下运动，3 分为

抗重力下运动，4分为抗阻力运动，5分为正常肌力，总分为0~220分。通过评定身体两侧全部30个脊髓节段的针刺觉和振动觉，检查感觉功能：0分为感觉缺失，1分为存在异常的感觉，2分为正常。因此总分为0~240分。由于该系统具有良好的观察者间信度，因此被认为是有用的系统，可用于密切观察患者的进展情况。但是，该系统难于实施和计算，并且未评估骶部神经功能。

Chehrazi等[13]于1981年制定的分级量表也称为耶鲁量表。该量表包含数字化的运动和感觉量表，并且能够评定脊髓损伤的严重程度和预后恢复情况。通过将损伤平面以下肌群的肌力进行平均，计算运动量表。肌力按照英国皇家医学研究委员会的描述分为0~5级（表6.1）。感觉量表是针刺觉、位置觉和深部痛觉的平均值。在损伤平面以下的皮节，针刺觉和位置觉评分为0~2分。深部痛觉通过按压跟腱或足趾进行评定，定位正确为1分，不能定位为0分。总共可以获得0~10分，0分表示运动和感觉功能完全丧失，10分表示运动和感觉功能未受损。该分级系统

表6.1 依据英国医学研究委员会的肌力分级量表

分级	肌力
0级	完全瘫痪
1级	颤动
2级	解除重力下运动
3级	重力但无阻力下运动
4级	重力及阻力下运动
5级	完全的肌力

具有良好的信度，方便记忆并易于在患者床旁进行检查。但是，同大多数前述量表一样，其未能评定骶部神经功能。

美国脊柱损伤协会/国际截瘫医学会标准

1984年，ASIA在芝加哥召开会议，定义脊髓损伤患者神经学分类的标准。神经功能评定的重点是10个肌群（上肢和下肢各5个）的体格检查，评分为0~5分。感觉评定仅记录感觉正常的最近端节段，并使用Frankel分级对患者的功能状态进行分级。1989年对ASIA标准进行了修订，通过评定轻触觉和针刺觉，使其能够提供更好的感觉体格检查[5]。1991年，Priebe和Waring[14]对1984版和1989版ASIA分级系统的观察者间信度进行了评定，发现1989年版ASIA标准的准确性更高，但是仍小于最佳可靠系数（k=0.67）。

1992年，与IMSOP共同对ASIA脊髓损伤患者神经学分类标准进行了第2次修订[15]（图6.1，表6.2）。除了前述的运动功能、感觉平面和Frankel功能障碍评定外，新标准还纳入了功能独立性评定（Functional Independence Measure，FIM）。开发FIM的目的是对脊髓损伤患者的功能障碍提供统一的评估[7, 16]。FIM基于患者进行日常生活活动的能力对患者的功能状态进行评定。这些日常生活活动包括自我照护、肠道和膀胱功能控制，步行和社会交往。随着时间的推移，使用FIM的优点是可以记录脊髓损伤患

者在社会经济方面上有意义的神经功能改善情况。对 ASIA/IMSOP 量表随后进行的研究发现，其可对脊髓损伤严重程度和预测脊髓损伤结局提供良好的鉴别能力[17, 18]。但是，也发现其观察者间信度较差，主要出现在对不完全性脊髓损伤进行评级时[19, 20]。1996 年对 ASIA/IMSOP 标准进行了再次修订，使其包括 ASIA 损伤分级、ASIA 运动指数评分、ASIA 感觉量表和 FIM。这些更新进一步细化了急性脊髓损伤的评定和分级，获得了广泛的认可和使用。

表 6.2　美国脊柱损伤协会损伤分级

A 级	完全性损伤：包括骶髓节段在内无感觉和运动功能
B 级	不完全性损伤：神经损伤平面以下，包括骶髓节段保留感觉功能，但无运动功能
C 级	不完全性损伤：神经损伤平面以下保留运动功能，并且神经损伤平面以下多数关键肌的肌力小于 3 级
D 级	不完全性损伤：神经损伤平面以下保留运动功能，并且神经损伤平面以下多数关键肌的肌力大于或等于 3 级
E 级	正常：运动和感觉功能正常

引自 The American Spinal Injury Association: International Standards for Neurological Classification of Spinal Cord Injury, Reprint 2008. Chicago, IL. Reprinted with permission.

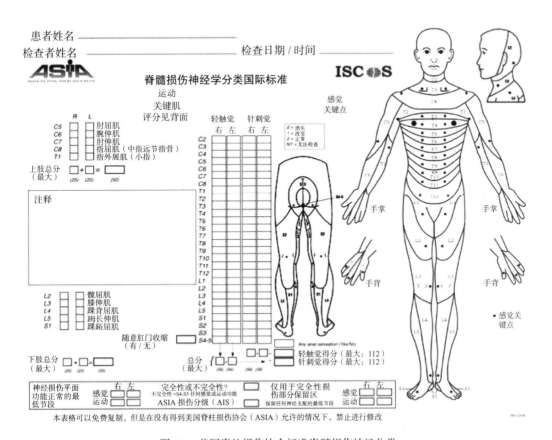

图 6.1　美国脊柱损伤协会标准脊髓损伤神经分类

■ 脊髓损伤功能和解剖分类

损伤平面：骨骼平面与神经平面

骨性脊柱和脊髓实质组织编号或排序标记的相互关系可能会造成混淆。随着人类从婴儿期发育至成人期，脊柱比脊髓向头尾两端的生长更多，导致脊髓远端被从骶骨拉升至约骨性脊柱 L1 水平，因此脊髓实质组织水平（神经平面）不同于其最初的骨骼水平，导致患者的骨骼损伤平面与神经损伤平面不同。在上颈椎，椎体对应相同序号的脊髓节段。但是随着脊柱向尾端的胸椎部位延伸，椎体对应其序号远端 1~2 个节段的脊髓节段。最终，T11 椎体对应 L1 脊髓节段，脊髓圆锥位于 L1 和 L2 椎体之间。例如，T11 爆裂骨折患者的神经损伤平面往往为 L1。

骨骼损伤平面指的是 X 线影像上最高的脊柱损伤平面。神经损伤平面是运动和感觉功能均未受损的最远端脊髓节段。根据损伤的部位，骨骼平面可能与神经平面相符，但也可能对应的神经平面为其远端 1~2 个节段。在对急性脊髓损伤进行评定时，记录感觉平面和运动平面非常重要。感觉平面是轻触觉和针刺觉评分均为 2 分的最远端皮节。运动平面是肌力为 3 级或 3 级以上的最远端关键肌，并且其近端关键肌肌力均为正常（或 5 级）。身体两侧分别记录。

完全性脊髓损伤（AIS A 级）

完全性脊髓损伤的患者在损伤平面以下（包括骶髓节段）没有运动或感觉功能保留。这些患者被评定为 AIS A 级。C3 平面以上完全性脊髓损伤患者如果不立即进行心肺复苏（cardiopulmonary resuscitation，CPR），会因为呼吸衰竭而导致死亡。完全性脊髓损伤患者还可能出现自主神经功能丧失和脊髓休克。此外，患者在创伤后急性期可能存在大、小便失禁等肠道和膀胱功能障碍。在后期，患者会出现反射亢进，并且与不完全性脊髓损伤患者不同，完全性脊髓损伤患者很少能够恢复有意义的神经功能[21, 22]。

部分保留区

部分保留区（zone of partial preservation，ZPP）适用于完全性脊髓损伤或 AIS A 级患者，指的是神经损伤平面以下保留某些运动或感觉功能的所有节段。多数完全性脊髓损伤患者存在神经平面以下数个节段不同大小的部分保留区。随着损伤后时间的推移，部分患者可在部分保留区自发恢复功能性运动的肌力。

这一概念在对脊髓损伤患者的疗效评价中至关重要，因为应该明确区分部分保留区内的自发恢复和通过医疗干预措施引起的进一步神经功能恢复[23]。

不完全性脊髓损伤（AIS B 级，C 级，D 级）

损伤平面以下距离超过 3 个节段保留运动或感觉功能，被认为是不完全性脊髓损伤。保留长束功能的体征如双下肢的感觉或随意运动，保留肛周感觉和随意肛门括约肌收缩的骶残留。根据脊髓解剖和所表现症状的相关性，可将不完全性脊髓损伤患者分类为不同的综合征。

中央索综合征

中央索综合征（central cord syndrome，CCS）是不完全性脊髓损伤综合征最常见的类型。其发生呈双模式：在年轻患者中可能发生于严重的高能量、高速脊柱创伤后；与之相反，老年人更常发生于向前跌倒或其他轻微的过伸伤后[24, 25]。无论损伤是否导致脊柱骨折或脱位，均可发生中央索综合征[26, 27]。在老年人中，常见于继发于颈椎病的颈椎管狭窄（导致椎管直径变小）者。

中央索综合征的体格检查特点是双上肢运动功能丧失程度与双下肢不相称。因为颈部中央索综合征通常导致严重的手部瘫痪，与近端肌群肌力相比，远端肢体通常可观察到更多的功能丧失。感觉障碍各异，中央索综合征的早期表现之一可为损伤平面呈披肩样分布的痛觉和温度觉丧失。这是由交叉的脊髓丘脑束纤维损伤所致，因为后柱纤维得以保留，轻触觉保持未受损。在部分病例中，患者双上肢近端可出现急性或迟发性感觉过敏或疼痛。

对于中央索综合征中上肢无力重于下肢这一体格检查结果，没有神经解剖学证据可以解释。已提出多种假说，其中一个是脊髓中央部分更易遭受脊髓受压和水肿所致的损伤[28]，并且长束纤维按照躯体皮层定位排列，支配上肢的纤维比支配下肢的纤维更靠近中央。对中央索综合征患者的评估应包括颈椎 X 线片和 CT，以评估椎管狭窄、颈椎病和骨折情况，以及

MRI 以发现外伤性椎间盘突出、韧带损伤和脊髓水肿或血肿。多项研究已证实，脊髓水肿头端至尾端的长度和神经功能障碍之间存在关联，并且随时间推移脊髓水肿减轻，功能逐渐恢复[29, 30]。存在脊髓血肿者预后差[31]。

中央索综合征的最佳治疗方式仍存在争议。目前由 AANS 和 CNS 发布的诊疗选择包括升高血压维持脊髓灌注、骨折脱位早期复位，以及对持续性脊髓受压和功能恶化的患者进行手术减压[32]。几乎所有的中央索综合征患者都会获得一定程度的神经功能恢复，通常起自双下肢，然后是膀胱、双上肢近端，最后是受限最严重或完全丧失的手部精细运动[33]。年轻患者较老年患者的恢复率显著提高，步行能力恢复率分别为 97% 和 41%[25]。

脊髓半切综合征

脊髓半切综合征是指脊髓的半切损伤。脊髓侧方半切最常见的机制是枪弹伤或刀伤所致的穿透性创伤。功能性脊髓半切的其他机制包括放射性脊髓病和较大的椎间盘突出所致的半侧脊髓受压[34, 35]、硬膜外血肿 / 积液、肿瘤或动静脉畸形。

典型的临床表现为下行皮质脊髓束受损所致的身体同侧运动麻痹，以及分离性感觉丧失，即上行后柱传导束受损所致的身体同侧本体感觉和振动觉丧失，以及交叉走行的脊髓丘脑束受损所致的对侧损伤平面以下 1~2 个节段痛觉和温度觉丧失。此外，同侧侧柱受损可导致自主神经调节异常，表现为皮肤充血和无汗。随时间推移，身体同侧下行皮质脊髓束的损伤可导

致损伤平面下痉挛性瘫痪，以及反射亢进和 Babinski 征阳性，而对侧未受损。导致脊髓半切综合征的损伤还可损害前角细胞和相应的神经根。在这些情况下，患者可出现弛缓性瘫痪、反射减弱和肌肉萎缩，以及相应节段的感觉缺失或痛觉缺失。

在所有不完全性脊髓损伤中，脊髓半切综合征的预后最好[36]，约 90% 的患者将恢复功能性运动肌力并能够独立步行[37]。

前索综合征

前索综合征（anterior cord syndrome，ACS）也称为脊髓前动脉综合征，被认为是由于脊髓前动脉供血区脊髓缺血所致。前索综合征是不完全性脊髓损伤中第二常见的类型。损伤机制被认为是脊髓前动脉闭塞、创伤性椎间盘突出[38]或颈椎屈伸损伤中移位的骨片直接压迫脊髓前部所致。

临床表现为下行皮质脊髓束、红核脊髓束和前庭脊髓束受损所致的截瘫或四肢瘫（C7 以上损伤）。感觉障碍呈分离性，脊髓丘脑束纤维受损导致损伤平面以下双侧痛觉和温度觉丧失，但是后柱未受损使本体感觉和振动觉得以保留。

在对前索综合征进行评估的过程中，判断其是脊髓前动脉闭塞还是脊髓前部直接受压非常重要，因为后者可能需要进行手术减压。必要时应该立即对患者行 X 线、CT、MRI 或脊髓造影等检查，以进行评估。前索综合征患者神经功能恢复的预后最差，需要更长时间的康复治疗[36]。

后索综合征

后索综合征（posterior cord syndrome，PCS）是不完全性脊髓损伤中罕见的类型，其理论上的损伤形式特征为后柱的选择性损伤。创伤性后索综合征可归因于颈椎管后部膨胀性的硬膜外损伤或存在颈椎病情况下出现黄韧带迂曲。但是，在对后索综合征进行最初评估的过程中，鉴别诊断还应包括脊髓痨和脱髓鞘疾病（如多发性硬化）。

患者表现为特有的损伤平面远端本体感觉和振动觉丧失，有时伴有疼痛和烧灼样感觉异常。患者往往将会出现感觉性共济失调和 Romberg 试验中的平衡丧失，并且闭眼时将会加重。

脊髓圆锥综合征

脊髓终止于逐渐变细的末端，称为脊髓圆锥，在成人最常位于 L1 椎体或 L1–2 椎间隙水平[39]。该部分脊髓包含腰部和骶部神经根，由于其位于相对固定的胸椎和更具活动性的腰椎之间的过渡区，易受到损伤[40]。

椎间盘突出或骨折所致的脊髓圆锥损伤通常导致对称性的上、下运动神经元功能障碍。急性期症状包括双侧下肢弛缓性瘫痪、鞍区感觉消失、肛门括约肌张力和随意收缩丧失，以及尿潴留。随时间推移，患者可能出现肌肉萎缩或痉挛、Babinski 征阳性和反射亢进。总体上，脊髓圆锥综合征患者的肠道和膀胱功能恢复的预后相对较差。

马尾综合征

马尾综合征（cauda equina syndrome，CES）发生于 L2 或 L2 以下节段，是由于

脊髓圆锥发出的神经根损伤所致。这其实并不是脊髓损伤的类型之一。常见的病因包括较大的椎间盘突出、爆裂骨折、硬膜外血肿、外压性肿瘤和强直性脊柱炎。与脊髓圆锥综合征不同，马尾综合征倾向于不对称性，并且仅表现为下运动神经元症状。

在马尾综合征急性期，患者可出现神经根痛、片状麻痹、鞍区感觉消失和多条受累神经根的反射消失。在最初评估过程中，评估患者的括约肌功能障碍非常重要，特别是尿潴留及尿便失禁[41]。在评估过程的任何时间出现尿潴留，对诊断马尾综合征的敏感性为 90%。马尾综合征的手术减压时机仍存在争议。部分研究未能显示早期手术干预的获益[42, 43]，但仍推荐在症状出现 48 小时内进行手术减压，以提高肠道和膀胱功能改善的可能[44]。

脊髓休克

脊髓休克（参见第 2 章）用于描述脊髓损伤后两种非常不同的现象。例如，其被不正确地用于描述创伤患者丧失交感神经张力所致的神经源性休克、心动过缓和低血压。神经源性休克与低血容量性休克不同，在有内出血或外出血证据的患者始终应该明确鉴别。治疗包括在判断正确的情况下使用液体复苏、升压药和抬高患者的双下肢。

真正的脊髓休克指的是损伤平面以下全部或多数脊髓反射活动暂时丧失或受到抑制。在完全性脊髓损伤患者，脊髓休克期过后将逐渐出现肌张力增高、反射亢进和痉挛。Ditunno 等[45]提出了描述脊髓休克随时间推移的四阶段模式。第一阶段出现于最初的 24 小时，特征为损伤平面以下全部反射完全丧失或完全受到抑制。这一现象被认为是大脑和脊髓神经元间的信号中断所致。第二阶段发生于伤后 24~72 小时，特征为多突触反射（如球海绵体反射）的恢复。球海绵体反射可通过进行直肠检查时捏按阴茎头或牵拉 Foley 尿管观察肛门括约肌非随意收缩进行监测。其后的第三阶段和第四阶段的标志是中间神经元和下运动神经元的出芽。第三阶段可出现于伤后 4 周内，由轴突支持的突触生长过程介导。而第四阶段出现于随后数周至数月，存在胞体支持的突触生长过程。上述阶段的特点是逐渐出现反射亢进和痉挛。

■ 小结

多年来为对脊髓损伤进行评估创建了多种分类系统。ASIA 分级系统是目前使用最广泛的系统，其对患者的神经系统检查以运动、感觉和骶部功能的形式进行评估，并且还评估了患者的功能状态。ASIA 系统具有良好的观察者间效度和信度，并且是脊髓损伤患者功能结局的良好预测工具。

要　点

■ 脊髓损伤患者最初的神经系统评定非常重要，因为其可指导急性期治疗并

判断长期预后。
■ ASIA/IMSOP 标准详见图 6.1，通常用

于对脊髓损伤进行描述。
- 本章描述了不完全性脊髓损伤综合征的常见类型，包括中央索综合征、脊

髓半切综合征、前索综合征、后索综合征、脊髓圆锥综合征和马尾综合征。

难　点

- 脊髓损伤是灾难性事件，目前尚未找到治愈的方法。多年来已采用多种治疗方法，以尽可能减轻后续的神经损伤并促进功能恢复。但是，目前尚没有逆转损伤或替换受损神经元的方法。

- 脊髓损伤需要终生进行康复治疗和对获得性残疾进行适应。
- 脊髓损伤对当今社会造成严重的社会和经济负担，因为其通常累及年轻人群并可导致终身残疾。

（刘　楠　译，邢华医　校）

参考文献

1. National Spinal Cord Injury Statistical Center. Spinal cord injury: facts and figures at a glance. J Spinal Cord Med 2005;28(4):379–380
2. American Spinal Injury Association, International Spinal Cord Society. International Standards for Neurological Classification of Spinal Cord Injury. 6th ed. Chicago, IL: American Spinal Injury Association; International Spinal Cord Society; 2006
3. Frankel HL, Hancock DO, Hyslop G, et al. The value of postural reduction in the initial management of closed injuries of the spine with paraplegia and tetraplegia, I: Paraplegia 1969;7(3):179–192
4. American Spinal Injury Association. Standards for Neurological Classification of Spinal Injury Patients. Chicago, IL: American Spinal Injury Association; 1984
5. American Spinal Injury Association. Standards for Neurological Classification of Spinal Injury Patients. Chicago, IL: American Spinal Injury Association; 1989
6. Benzel EC, Larson SJ. Functional recovery after decompressive spine operation for cervical spine fractures. Neurosurgery 1987;20(5):742–746
7. Ditunno JF Jr. New spinal cord injury standards, 1992. Paraplegia 1992;30(2):90–91
8. Maynard FM Jr, Bracken MB, Creasey G, et al; American Spinal Injury Association. International standards for neurological and functional classification of spinal cord injury. American Spinal Injury Association. Spinal Cord 1997;35(5): 266–274
9. Wells JD, Nicosia S. Scoring acute spinal cord injury: a study of the utility and limitations of five different grading systems. J Spinal Cord Med 1995;18(1):33–41
10. Bracken MB, Webb SB Jr, Wagner FC. lassification of the severity of acute spinal cord injury: implications for management. Paraplegia 1978;15(4):319–326
11. Lucas JT, Ducker TB. Motor classification of spinal cord injuries with mobility, morbidity and recovery indices. Am Surg 1979;45(3):151–158
12. Klose KJ, Green BA, Smith RS, Adkins RH, Mac-Donald AM. University of Miami Neuro-Spinal Index (UMNI): a quantitative method for determining spinal cord function. Paraplegia

1980; 18(5):331–336

13. Chehrazi B, Wagner FC Jr, Collins WF Jr, Freeman DH Jr. A scale for evaluation of spinal cord injury. J Neurosurg 1981;54(3):310–315

14. Priebe MM, Waring WP. The interobserver reliability of the revised American Spinal Injury Association standards for neurological classification of spinal injury patients. Am J Phys Med Rehabil 1991;70(5):268–270

15. American Spinal Injury Association, International Medical Society of Paraplegia. Standards for Neurological and Functional Classification of Spinal Cord Injury Patients. Chicago, IL: American Spinal Injury Association and International Medical Society of Paraplegia; 1992

16. Keith RA, Granger CV, Hamilton BB, Sherwin FS. The functional independence measure: a new tool for rehabilitation. Adv Clin Rehabil 1987;1:6–18

17. Bednarczyk JH, Sanderson DJ. Comparison of functional and medical assessment in the classification of persons with spinal cord injury. J Rehabil Res Dev 1993;30(4):405–411

18. Waters RL, Adkins R, Yakura J, Vigil D. Prediction of ambulatory performance based on motor scores derived from standards of the American Spinal Injury Association. Arch Phys Med Rehabil 1994;75(7):756–760

19. Cohen ME, Ditunno JF Jr, Donovan WH, Maynard FM Jr. A test of the 1992 international standards for neurological and functional classification of spinal cord injury. Spinal Cord 1998;36(8): 554–560

20. Jonsson M, Tollbäck A, Gonzales H, Borg J. Inter-rater reliability of the 1992 international standards for neurological and functional classification of incomplete spinal cord injury. Spinal Cord 2000;38(11):675–679

21. La Rosa G, Conti A, Cardali S, Cacciola F, Tomasello F. Does early decompression improve neurological outcome of spinal cord injured patients? Appraisal of the literature using a meta-analytical approach. Spinal Cord 2004;42(9):503–512

22. Sapkas GS, Papadakis SA. Neurological outcome following early versus delayed lower cervical spine surgery. J Orthop Surg (Hong Kong) 2007; 15(2):183–186

23. Fawcett JW, Curt A, Steeves JD, et al. Guidelines for the conduct of clinical trials for spinal cord injury as developed by the ICCP panel: spontaneous recovery after spinal cord injury and statistical power needed for therapeutic clinical trials. Spinal Cord 2007;45(3):190–205

24. Ishida Y, Tominaga T. Predictors of neurologic recovery in acute central cervical cord injury with only upper extremity impairment. Spine 2002;27(15):1652–1658, discussion 1658

25. Penrod LE, Hegde SK, Ditunno JF Jr. Age effect on prognosis for functional recovery in acute, traumatic central cord syndrome. Arch Phys Med Rehabil 1990;71(12):963–968

26. Epstein N, Epstein JA, Benjamin V, Ransohoff J. Traumatic myelopathy in patients with cervical spinal stenosis without fracture or dislocation: methods of diagnosis, management, and prognosis. Spine 1980;5(6):489–496

27. Miranda P, Gomez P, Alday R. Acute traumatic central cord syndrome: analysis of clinical and radiological correlations. J Neurosurg Sci 2008;52(4):107–112, discussion 112

28. Turnbull IM. Chapter 5. Blood supply of the spinal cord: normal and pathological considerations. Clin Neurosurg 1973;20:56–84

29. Selden NR, Quint DJ, Patel N, d'Arcy HS, Papadopoulos SM. Emergency magnetic resonance imaging of cervical spinal cord injuries: clinical correlation and prognosis. Neurosurgery 1999;44(4):785– 792, discussion 792–793

30. Schaefer DM, Flanders A, Northrup BE, Doan HT, Osterholm JL. Magnetic resonance imaging of acute cervical spine trauma. Correlation with severity of neurologic injury. Spine 1989;14(10):1090–1095

31. Flanders AE, Spettell CM, Tartaglino LM, Friedman DP, Herbison GJ. Forecasting motor recovery after cervical spinal cord injury: value of MR imaging. Radiology 1996;201(3):649–655

32. Management of acute central cervical spinal cord injuries. Neurosurgery 2002;50(3, Suppl): S166–S172

33. Harrop JS, Sharan A, Ratliff J. Central cord

injury: pathophysiology, management, and outcomes. Spine J 2006;6(6, Suppl):198S–206S

34. Sayer FT, Vitali AM, Low HL, Paquette S, Honey CR. Brown-Sèquard syndrome produced by C3-C4 cervical disc herniation: a case report and review of the literature. Spine 2008;33(9):E279–E282

35. Groen RJ, Middel B, Meilof JF, et al. Operative treatment of anterior thoracic spinal cord herniation: three new cases and an individual patient data meta-analysis of 126 case reports. Neurosurgery 2009;64(3, Suppl):145–159, discussion 159–160

36. McKinley W, Santos K, Meade M, Brooke K. Incidence and outcomes of spinal cord injury clinical syndromes. J Spinal Cord Med 2007;30(3): 215–224

37. Roth EJ, Park T, Pang T, Yarkony GM, Lee MY. Traumatic cervical Brown-Sequard and Brown-Sequard-plus syndromes: the spectrum of presentations and outcomes. Paraplegia 1991;29(9): 582–589

38. Schaefer DM, Flanders AE, Osterholm JL, Northrup BE. Prognostic significance of magnetic resonance imaging in the acute phase of cervical spine injury. J Neurosurg 1992;76(2): 218–223

39. Malas MA, Salbacak A, Büyükmumcu M, Seker M, Köylüoğlu B, Karabulut AK. An investigation of the conus medullaris termination level during the period of fetal development to adulthood. Kaibogaku Zasshi 2001;76(5):453–459

40. Gray H, ed. Anatomy, Descriptive and Surgical. New York: Bounty Books; 1977. Pick T. P. and Howden R., eds.

41. Shapiro S. Cauda equina syndrome secondary to lumbar disc herniation. Neurosurgery 1993; 32(5):743–746, discussion 746–747

42. O'Laoire SA, Crockard HA, Thomas DG. Prognosis for sphincter recovery after operation for cauda equina compression owing to lumbar disc prolapse. Br Med J (Clin Res Ed) 1981; 282(6279):1852–1854

43. Kostuik JP, Harrington I, Alexander D, Rand W, Evans D. Cauda equina syndrome and lumbar disc herniation. J Bone Joint Surg Am 1986;68(3): 386–391

44. Ahn UM, Ahn NU, Buchowski JM, Garrett ES, Sieber AN, Kostuik JP. Cauda equina syndrome secondary to lumbar disc herniation: a metaanalysis of surgical outcomes. Spine 2000;25(12): 1515–1522

45. Ditunno JF, Little JW, Tessler A, Burns AS. Spinal shock revisited: a four-phase model. Spinal Cord 2004;42(7):383–395

第7章 脊髓损伤后的自然恢复模式和预后

Doniel Drazin，Maxwell Boakye

本章重点

1. 损伤后72小时进行的神经系统体格检查，可提供更准确的评定，对治疗措施和临床试验都是非常重要的。

2. 运动功能在最初3个月恢复最明显，多数恢复结束于伤后9个月，但在脊髓损伤后12~18个月也可能出现额外的恢复。

3. ASIA损伤分级（ASIA Impairment Scale，AIS）和ASIA运动评分被认为是自然恢复的最佳预测因子。

　　医生和患者同样都在寻求有关脊髓损伤预后恢复的最新的准确信息。了解自然恢复模式有助于医生为脊髓损伤患者权衡风险与获益，并制定治疗决策。准确判定损伤严重程度和预后，对适当规划康复治疗和合理的配置资源非常重要。近期研究表明，相当数量的脊髓损伤患者在根本没有治疗的情况下也将会自然恢复[1]。美国脊柱损伤协会（The American Spinal Injury Association，ASIA）损伤分级（ASIA Impairment Scale，AIS）和ASIA运动评分（见本篇第6章）被认为是自然恢复情况的最佳预测因素[2, 3]。在最近进行的脊髓损伤临床试验中，对照组ASIA评分的分析可为脊髓损伤后的自然恢复模式提供证据[1]。从多个数据库中可获得额外的信息，包括脊髓损伤模式系统（Model Spinal Cord Injury System，MSCIS）数据库和回顾性队列研究。Ditunno、Waters和Kirshblum已经撰写了许多关于脊髓损伤后预测神经功能恢复的论文，应该对他们的工作进行回顾，以便更详细地考察这一主题[2, 4-16]。

■ 神经损伤平面

　　神经损伤平面（neurological level of injury，NLI）定义为双侧感觉和运动功能均正常的最低脊髓节段。人们认识到，功能正常的最低节段可能因检查方式（运动功能还是感觉功能）和身体两侧（右侧还是左侧）的不同而不同。因此，可分为4个不同的平面：右侧运动、右侧感觉、左侧运动和左侧感觉。但是，患者的神经损伤平面往往指定为单一的运动平面和感觉平面。部分保留区指的是完全性损伤患者神经损伤平面以下保留部分运动或感觉功

83

能的节段。

■ 体格检查的时间点

由于患者经历"脊髓休克"和可能处于镇静状态，以及其他各种原因，损伤后即刻进行准确的神经系统体格检查往往存在困难。普遍认为在损伤后 72 小时进行神经系统体格检查可提供更准确的评定，并且可能对治疗措施和临床试验非常重要[11]。先前的许多研究使用 72 小时至 1 周或 30 天作为初始体格检查的时间点[11, 12]。体格检查的时间点非常重要，因为连续进行的神经系统体格检查中运动和感觉评分的变化是患者预期恢复（或病情加重）的预测因素。

■ 运动恢复的一般情况

多项回顾性队列研究均已揭示预测运动自然恢复的关键因素。其中最为重要的是：损伤是完全性还是不完全性的，损伤平面，损伤平面以下 1 个节段的初始肌力和骶髓节段是否存在针刺觉。本章将患者分为完全性四肢瘫、完全性截瘫、不完全性四肢瘫和不完全性截瘫，讨论这些实证研究结果。脊髓损伤后的其他自然恢复预测因素包括：运动诱发电位，躯体感觉诱发电位，常规及弥散张量 MRI。这些均在其他章节中（见第 43 章及第 36 章）进行讨论，本章不再涉及。

运动功能的最大恢复出现于脊髓损伤后最初的 3 个月，多数恢复持续至伤后 9 个月，但直至伤后 12~18 个月也可能出现额外的恢复[1]。初始 ASIA 损伤分级更高（提示损伤更轻）的患者，将

会出现更大程度和更快速的运动功能恢复。多数运动功能恢复发生于运动平面以下的 1 个节段内。初始神经损伤平面以下超过 2 个脊髓节段，很少或不会出现运动功能恢复[1, 12]。多项研究表明，保留一定程度随意运动功能的肌肉恢复更快、更完全，部分保留区内没有功能活动的肌肉预后差。

Kirshblum 等回顾了 5 年间 16 家脊髓损伤模式系统医院 987 例患者的数据，显示 94.4% 的初始评级为 AIS A 级的患者在伤后 5 年仍然为 AIS A 级[3]。此外，3.5% 的患者从 AIS A 级改善至 AIS B 级，从 AIS A 级改善至 AIS C 级和 AIS D 级的患者各有 1.05%[3]（表 7.1）。

表 7.1　运动功能恢复良好的预测因素

不完全性损伤
损伤平面、部分保留区或骶髓节段存在针刺觉
损伤平面以下 1 个节段肌力 ≥ 3 级
伤后 1 个月内出现某种程度的恢复
伤后 1 周至 1 个月恢复速度快
脊髓半切综合征和中央索综合征的预后较前索综合征好

数据显示，初始评级为 AIS A 级（完全性脊髓损伤）的患者中仅有 20% 在第一年内经历一定程度的自然恢复[1]。15%~40% 的初始评级为 AIS B 级的患者转化为 AIS C 级，高达 40% 的初始评级为 AIS B 级的患者转化为 AIS D 级，60%~80% 的初始评级为 AIS C 级的患者转化为 AIS D 级[1]（图 7.1 A~C）。初始评级为 AIS A 级的患者在第 1 年内评分约可提高 5 分，而初始评级为 AIS B 级的患者评分约可提高 31 分[1]。

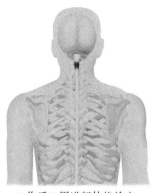

* 伤后 2 周进行体格检查

AIS A 级
*94.4% 仍为 AIS A 级
*3.5% 改善至 AIS B 级
*1.05% 改善至 AIS C 级，1.05% 改善至 AIS D 级

A

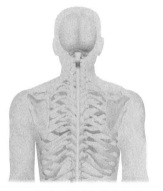

* 伤后 2 周进行体格检查

AIS B 级
* 高达 40% 转化为 AIS C 级和 D 级

B

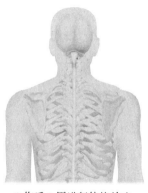

* 伤后 2 周进行体格检查

AIS C 级
*60%~80% 转化为 AIS D 级

C

运动和感觉不完全性损伤患者（AIS C 级和 D 级），据报告伤后 1 年恢复步行的可能性平均为 84%

据 Burns 等和 Scivoletto 的报告，80%~100% 的 AIS D 级患者可恢复步行

Waters 报告神经损伤平面在 T12 或 T12 以下的患者，达到充分的髋关节和膝关节肌力并在使用辅助装置的情况下步行的可能性仅有 5%

没有颈髓损伤 AIS A 级（伤后 2 周）患者出现功能性步行

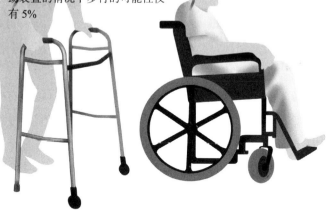

D

图 7.1 （A~C）基于伤后 2 周 ASIA 损伤分级的神经功能自然恢复率。约 20% 的 AIS A 级（完全性脊髓损伤）患者在第一年内经历一定程度的自然恢复。15%~40% 的初始评级为 AIS B 级的患者转化为 AIS C 级或 AIS D 级，60%~80% 的初始评级为 AIS C 级的患者转化为 AIS D 级[14]。（D）损伤严重程度和损伤平面对步行功能的影响。颈髓损伤 AIS A 级恢复步行的预后最差。损伤平面为 T12 或 T12 以下的患者使用辅助装置步行的可能性为 5%[4, 5, 11, 22, 29, 35]

■ 完全性四肢瘫患者的恢复

多数完全性四肢瘫患者（66%~90%）可自然恢复一个神经节段的功能[4]。与神经损伤平面为 C5 的患者的 C6 节段功能恢复相比，C4 节段损伤患者的双侧肱二头肌恢复率似乎更低。在一项研究中，有 33% 的 C4 完全性损伤四肢瘫患者肱二头肌肌力在伤后 6 个月时从 0 级恢复至可抗重力的 3 级，1 年时该比例为 38%，2 年时为 53%[4]。与之相比，有 40% 的 C5 完全性损伤四肢瘫患者腕伸肌肌力在 6 个月时从 0 级恢复至可抗重力的 3 级，1 年时为 51%，2 年时为 64%[4]。为了不低估恢复的范围，在评定 C4 四肢瘫患者损伤平面以下一个节段的功能恢复时，检查 C5 节段的肌力而不是 C6 节段的肌力非常重要[2]。

初始的肌力情况是达到抗重力肌力可能性的另一个重要预测因素。完全性四肢瘫损伤平面以下一个节段初始肌力为 0 级的患者，在伤后 1 个月随访时有 27% 能够恢复至可抗重力的肌力；而初始存在一定肌力（1~2 级）的患者，在伤后 1 年随访时有 97% 能够恢复至可抗重力的肌力[2]。此外，初始肌力为 0 级的肌肉恢复到具有一定肌力（>0 级）的速度越快，其恢复的预后越好[15]。Wu 等观察到肌力出现里程碑式改善（伤后 1 月肌力 1 级，伤后 2 个月肌力 2 级）的患者，在伤后 1 年恢复到可抗重力或以上肌力的可能性更大（86%）[15]。

总的来说，Waters 等发现 C4~C7 完全性损伤患者的运动评分平均改善 8.6 分 ± 4.7 分，而对照组 AIS A 级患者（源自国家急性脊髓损伤研究 II 期数据库）在伤后 1 年改善 4.6 分[1, 12]。

■ 完全性截瘫患者的恢复

完全性截瘫患者下肢功能恢复的程度似乎与神经损伤平面相关。在一项研究中（N=148），神经损伤平面在 T9 以上的患者在伤后 1 年未能恢复任何下肢功能，而有 38% 的神经损伤平面在 T9 以下的患者恢复一定的下肢功能[9]。在入院时为完全性截瘫的患者中，仅有 4% 康复至不完全性损伤状态，其中一半（2%）的患者恢复了肠道和膀胱控制[9]。

■ 不完全性四肢瘫患者的恢复

不完全性损伤患者的神经恢复程度差异性更大[7]。完全性损伤患者可恢复 1 个节段，有时也可能是 2 个节段的功能；而不完全性损伤患者往往在神经损伤平面以下有多个节段的恢复。不完全性损伤患者在 9~12 个月内将比完全性损伤患者更快地达到损伤平面以下一个节段恢复的平台期。与完全性损伤患者相比，运动不完全性损伤患者的运动评分平均增加 10.6 分 ± 6.9 分[10]。国家急性脊髓损伤研究 II 期对照组中，最初为 AIS B 级和 C/D 级的患者运动评分改善分别 31.3 分和 12.9 分[1]。但是，运动评分的改善受限于"天花板效应"，因为 AIS D 级的患者恢复至正常肌力仅能提高少许得分。已在文献中对这一

"天花板效应"进行过描述，并且在试图对不完全性四肢瘫患者评估不同治疗方法或设计临床试验时，必须考虑到这一点的影响[8]。

早期（伤后1个月内）出现一定的运动功能，已被认为是良好功能结果的预测因素。Waters等报告了从伤后1个月至伤后1年恢复为可抗重力肌力的情况，其中最初为0级的患者有20%恢复，最初为1级的患者有73%恢复，而最初为2级的患者100%恢复[10]。Ditunno等报告如果患者在伤后1周肘屈肌、肘伸肌和腕伸肌存在随意运动，那么更有可能至少恢复3级的肌力[4]。已发现双下肢存在肌肉颤动能够很好地预测肌力恢复（86%）[17]。Ditunno等还报告患者初始的肘屈肌肌力可预测其腕伸肌肌力的恢复情况[7]。

在不完全性四肢瘫患者中，有三种独立的不完全性损伤综合征：中央索综合征、脊髓半切综合征和前索综合征，每种的运动和感觉丧失模式均不相同。中央索综合征往往见于老年患者由于颈部过伸所致的损伤，双上肢运动丧失较双下肢更严重。这些患者的总体运动功能恢复往往与其他不完全性四肢瘫患者相当，但这些患者获得步行能力的比例相对较低[2, 18]。在一项研究中，ASIA运动评分从损伤时的平均58.7分增加至长期随访（平均70个月）时的平均92.3分[19]。尽管运动评分获得很大改善，但是患者仍存在严重的残疾和功能丧失。双上肢持续存在的肌肉无力，可能降低患者使用步行辅助装置的能力[2]。

脊髓半切综合征起因于脊髓一侧的半切损伤，导致同侧的偏瘫、本体感觉丧失，对侧的偏身痛觉缺失。这类患者的预后通常较好，75%的患者可恢复步行能力，在一项研究的长期随访中ASIA运动评分增加了30分[2, 20]。

前索综合征包括运动功能和针刺觉丧失，而轻触觉和关节位置觉予以保留[3]。前索综合征患者较其他不完全性损伤综合征患者的预后差，仅有10%~20%的患者出现运动功能恢复[2]。在一项研究中，前索综合征患者的运动评分改善了22分（最终运动评分为38分），中央索综合征患者改善了29分（最终运动评分为76分），脊髓半切综合征患者改善了30分（最终运动评分为73分）[21]。

■ 不完全性截瘫患者的恢复

根据Waters等的报告，不完全性截瘫患者在伤后1年可出现平均12分的下肢运动评分自发恢复。此外，在他们评估的54例不完全性截瘫患者中，76%的患者在伤后1年能够步行[22]。

■ 感觉恢复

ASIA量表中的感觉功能分级为0~2分，其中0分为感觉丧失，2分为正常。有研究证实了感觉恢复和运动恢复之间的关联[14]。实际上，可以通过脊髓损伤后保留的针刺觉预测运动恢复情况[23]。感觉恢复和运动恢复可能发生于同一时间框架内。感觉恢复的范围可能与运动恢复无关，部分是由于其依赖患者的主观感知觉评定（与之相反，运动评定更加客观）[1]。但是，感觉自然恢复通常遵循与运动功能自然恢复相似的时间过程模式。

对于 AIS A 级患者（感觉完全性损伤、运动完全性损伤），在损伤平面存在一定的感觉功能将会增加其恢复的可能[24]，特别是已观察到存在双侧针刺觉残留是运动功能恢复的有利预测因素。对于 AIS B 级患者（感觉不完全性、运动完全性），如果双侧骶部针刺觉未受损，那么至少下肢一块肌肉恢复可抗重力肌力的可能性就会增加（37%）[17, 25]。Poynton 等[26]也证实了针刺觉和自然恢复之间的关联。在他们的研究中，92% 的肌力为 0 级但同一节段保留针刺觉的不完全性损伤患者在伤后 1 年时恢复了可抗重力肌力，完全性损伤患者为 77%。与之相反，如果没有保留针刺觉，只有 1.3% 的完全性损伤患者在伤后 1 年时恢复可抗重力肌力或以上，不完全性损伤患者为 3.9%。在与感觉相关的特定运动功能恢复方面，Browne 等发现最初 C6 肌力为 0 级，但 C5 存在针刺觉的患者中有 5/6 恢复可抗重力肌力；而在 C5 没有针刺觉的患者中，仅有 2/9 恢复可抗重力肌力[24]。综上所述，C5 针刺觉未受损是 C6 恢复可抗重力运动功能或以上的重要预测因素。

Sygen 的研究（GM-1 神经节苷脂或单唾液酸四己糖神经节苷脂）结果显示，存在骶部针刺觉的患者更有可能恢复步行功能（结果在统计学上无显著差异）[1, 27]。

保留针刺觉是比保留轻触觉更重要的运动功能恢复预测因素，因为脊髓内负责传导针刺觉的纤维更接近负责传导运动的纤维[2]。脊髓丘脑侧束含有针刺觉纤维，刚好位于含有运动纤维的皮质脊髓侧束的前方。保留针刺觉表明脊髓丘脑侧束可能未受损伤，因此皮质脊髓侧束也可能未受损伤。

■ 步行

恢复步行功能是脊髓损伤患者的重要目标，同时也是康复治疗中的重要里程碑。部分研究人员将实现步行所需要的运动功能要求确定为一侧髋屈肌肌力可抗重力（ASIA 运动评分 >3 分），同时对侧股四头肌肌力可抗重力。颈髓 AIS A 级损伤的患者中没有人能够恢复功能性步行，而胸髓和腰髓 AIS A 级损伤的患者中有 8.5% 可恢复功能性步行[28, 29]。Waters 报告，神经损伤平面在 T12 及 T12 以下的患者中，仅 5% 有可能具有充分的髋、膝肌力以使用辅助装置步行[30]。完全性四肢瘫患者中没有人具有步行能力[28, 29]。完全性截瘫患者中，在伤后 1 年和 2 年的随访时，仅有 5% 能够达到社区步行水平。所有恢复步行能力患者的神经损伤平面均在 T12 或 T12 以下[9]。AIS B 级患者中报告的恢复步行能力的比例为 0~89%，很大程度上取决于针刺觉是否保留[25]。如前所述，针刺觉保留提示预后更好。Crozier 等发现 AIS B 级患者中恢复步行的概率为 11%，而 Waters 等报告为 0[25, 31]。针刺觉保留患者恢复步行的概率为 33%~89%[25, 31]。

对于运动和感觉均为不完全性损伤

（AIS C 级和 AIS D 级）的患者，实践证明多数患者可自然恢复步行功能[20, 25, 31-33]。具体而言，Crozier 等和 Maynard 等报告，该类患者在伤后 1 年恢复步行的可能性平均为 84%[25, 33]。但是，临床医生应该考虑患者的年龄、运动恢复的时间点和下肢 / 上肢肌力等影响此类患者步行可能的因素。例如，在年龄超过 50 岁的 AIS C 级患者中，Scivoletto 和 Di Donna 发现其恢复步行的可能为 25%，Burns 等则发现为 42%；而在年龄小于 50 岁的患者中，步行的可能性分别为 71% 和 91%[29, 32]。Scivoletto、Di Donna 和 Burns 报告的 AIS D 级患者在康复出院时恢复步行的可能性为 80%~100%[29, 32]。伤后 2 个月时至少一侧股四头肌早期恢复至少可抗重力的肌力，被证明是步行功能恢复良好的预测因素[34]。

最近，Zörner 等确定了步行能力的预测因素[35]。在年龄、性别、感觉、运动评分和躯体感觉诱发电位等预测因素中，下肢运动评分被认定为步行能力的单一最佳预测因素。躯体感觉诱发电位和 ASIA 损伤分级与下肢运动评分相结合，可以分别将四肢瘫患者的步行结果预测提高至 92% 和 100%。但是这一模型在预测截瘫患者的步行结果时并不太成功[35]。

之前的研究也证实了下肢运动评分在预测步行能力时的重要性[10]。在不完全性四肢瘫患者中，初始下肢运动评分为 20 分或以上的患者可能在伤后 1 年达到社区步行。总体上来说，不完全性截瘫患者在伤后 1 年社区步行的可能性为 46%，下肢运动评分在 10~19 分的患者步行的可能性

为 63%，下肢运动评分为 20 分或以上的患者社区步行的可能性达到 100%[10]。相反，下肢运动评分为 1~9 分的患者中仅有 21% 达到社区步行。成功步行也同时有赖于上肢运动评分，不能步行患者平均为 16.1 分，而社区步行患者平均为 30.3 分。在不完全性截瘫患者中，所有在伤后 1 个月时下肢运动评分大于 10 分的患者均在伤后 1 年随访时恢复步行；下肢运动评分在 1~9 分的患者中，有 70% 在 1 年随访时恢复步行[22]（表 7.2）。

表 7.2　步行功能的有利预测因素

年龄 <50 岁
损伤平面低于 T9
保留针刺觉
AIS 分级 C 级或 C 级以上
伤后 2 个月至少一侧股四头肌肌力可抗重力
伤后 1 个月，下肢运动评分 > 10
初始下肢运动评分 30 分或 30 分以上（社区步行）

■ 可能影响恢复的人口统计学因素

性　别

少数研究对性别对脊髓损伤的影响进行了调查。Sipski 等回顾了脊髓损伤模式系统中 14 433 例患者的数据，发现女性伤后 1 年 ASIA 运动评分的改变较男性更大[30]。但是，在进行功能结果的比较中，除 C1~4 和 C6 神经损伤平面的患者外，男性 AIS A 或 B 级患者在功能独立性评定（functional independence measure，FIM）中产生的运

动评分更高。应该注意到的是，入院时男性比女性患者的损伤更严重（即更可能为完全性损伤）。有意思的是，在这项研究中，除了男性患者发生肺栓塞的风险增加外，性别对其他并发症的发生没有影响。与之相似，Furlan 等发现急性创伤性脊髓损伤住院患者的死亡率没有性别差异[36]。

年　龄

多项研究已对年龄和脊髓损伤结局之间的关系进行了调查。Scivoletto 等回顾分析了 284 例年龄超过 50 岁的脊髓损伤患者，发现年龄较小的患者在其 ASIA 损伤平面和 ASIA 运动评分增加方面的恢复更好[37]。年龄较大的患者并发症更多，但是住院时间更短，并且在某些日常生活活动方面的功能恢复更好。年龄较小的患者在步行和膀胱 / 肠道独立性方面的结果可能更好。在另一项 Fisher 等的研究中观察了 70 例 AIS A 级患者，年龄小于 24 岁患者的神经功能存在更好的恢复趋势[38]。Van Hedel 和 Curt 回顾分析了 98 例 AIS A 级或 AIS B 级患者的病历，发现由脊髓独立性评定测定的功能结果随年龄增加而显著下降[39]，年龄较大的患者被推测将有更高的并发症发生率和死亡率。Boakye 等对全国住院患者进行抽样调查，发现急性脊髓损伤后年龄超过 45 岁患者的住院死亡风险更高[40]。

■ 合并症

合并症影响损伤后的并发症发生率和死亡率，因此可能直接或间接影响患者的恢复。Boakye 等发现与没有合并症的患者相比，存在 3 种或 3 种以上合并症的患者死亡率风险为 1.8 倍，出院去向为其他医疗机构而不是回家的可能性为 1.45 倍[40]。在一项急性创伤性脊髓损伤患者的回顾性队列研究中（N=297），Furlan 等发现合并症会对急性创伤性脊髓损伤后最初住院期间年龄相关的死亡率差异造成影响[36]。此外，该研究还证实 Charlson 合并症指数（Charlson Comorbidity Index，CCI）是可靠且有效的合并症评定方式，在控制年龄后可用于预测急性创伤性脊髓损伤患者的住院死亡率。因此，在对脊髓损伤后死亡率下结论时，（使用 CCI）对合并症进行评定似乎是重要的因素之一。

■ 小结

对于医务人员而言，了解脊髓损伤患者的自然恢复模式以及脊髓损伤治疗后影响恢复的因素非常重要。这些信息将有助于临床医生确切地告知患者其可能的预后，解释治疗措施的风险与获益，并且最重要的是制定治疗决策。

要　点

- 损伤平面以下初始没有运动或感觉功能的患者，仍可能实现良好的恢复。

- 最重要的因素是是否为完全性损伤、损伤平面以下一个节段的初始肌力和神经损伤平面。

■ 损伤后最初 6 个月的恢复速度和程度最大，但其后恢复可持续数月，直至 2 年。

■ 损伤平面、部分保留区或骶髓节段保留针刺觉，是运动功能恢复和将来恢复步行功能的良好预测因素。

难 点

■ 避免使用伤后 24 小时进行的 ASIA 检查结果作为预后的预测因素，应使用伤后 72 小时的检查结果。

■ 损伤平面为 C4 的患者，进行 C5 节段检查时往往会受到 C6 节段的影响。

■ 如果未能诊断出不完全性损伤（骶髓节段保留感觉），将导致预后评定不准确。

（刘 楠 译，邢华医 校）

参考文献

1. Fawcett JW, Curt A, Steeves JD, et al. Guidelines for the conduct of clinical trials for spinal cord injury as developed by the ICCP panel: spontaneous recovery after spinal cord injury and statistical power needed for therapeutic clinical trials. Spinal Cord 2007;45(3):190–205

2. Kirshblum SC, O'Connor KC. Predicting neurologic recovery in traumatic cervical spinal cord injury. Arch Phys Med Rehabil 1998;79(11): 1456–1466

3. Maynard FM Jr, Bracken MB, Creasey G, et al; American Spinal Injury Association. International Standards for Neurological and Functional Classification of Spinal Cord Injury. Spinal Cord 1997;35(5):266–274

4. Ditunno JF Jr, Stover SL, Freed MM, Ahn JH. Motor recovery of the upper extremities in traumatic quadriplegia: a multicenter study. Arch Phys Med Rehabil 1992;73(5):431–436

5. Ditunno JF Jr, Formal CS. Chronic spinal cord injury. N Engl J Med 1994;330(8):550–556

6. Ditunno JF Jr, Cohen ME, Hauck WW, Jackson AB, Sipski ML. Recovery of upper-extremity strength in complete and incomplete tetraplegia: a multicenter study. Arch Phys Med Rehabil 2000;81(4):389–393

7. Ditunno JF Jr, Sipski ML, Posuniak EA, Chen YT, Staas WE Jr, Herbison GJ. Wrist extensor recovery in traumatic quadriplegia. Arch Phys Med Rehabil 1987;68(5 Pt 1):287–290

8. Kirshblum SC, O'Connor KC. Levels of spinal cord injury and predictors of neurologic recovery. Phys Med Rehabil Clin N Am 2000;11(1):1–27, vii

9. Waters RL, Yakura JS, Adkins RH, Sie I. Recovery following complete paraplegia. Arch Phys Med Rehabil 1992;73(9):784–789

10. Waters RL, Adkins RH, Yakura JS, Sie I. Motor and sensory recovery following incomplete tetraplegia. Arch Phys Med Rehabil 1994;75(3): 306–311

11. Brown PJ, Marino RJ, Herbison GJ, Ditunno JF Jr. The 72-hour examination as a predictor of recovery in motor complete quadriplegia. Arch

Phys Med Rehabil 1991;72(8):546–548

12. Waters RL, Adkins RH, Yakura JS, Sie I. Motor and sensory recovery following complete tetraplegia. Arch Phys Med Rehabil 1993; 74(3):242–247

13. Kirshblum S, Millis S, McKinley W, Tulsky D. Late neurologic recovery after traumatic spinal cord injury. Arch Phys Med Rehabil 2004; 85(11): 1811–1817

14. Stauffer ES, Ditunno JF Jr, Waters RL, irshbaum S. Neurologic recovery following injuries to the cervical spinal cord and nerve roots. Spine 1984; 9(5):532–534

15. Wu L, Marino RJ, Herbison GJ, Ditunno JF Jr. Recovery of zero-grade muscles in the zone of partial preservation in motor complete quadriplegia. Arch Phys Med Rehabil 1992;73(1):40–43

16. Ditunno JF, Cohen ME, Fomral C, Whiteneck G. Functional outcomes. In: Stover SL, Delisa JA, Whiteneck GG, eds. Spinal Cord Injury. Clinical Outcomes from the Model Systems. Gaithersburg, MD: Aspen; 1995:170–184

17. Folman Y, el Masri W. Spinal cord injury: prognostic indicators. Injury 1989;20(2):92–93

18. Waters RL, Adkins RH, Sie IH, Yakura JS. Motor recovery following spinal cord injury associated with cervical spondylosis: a collaborative study. Spinal Cord 1996;34(12):711–715

19. Dvorak MF, Fisher CG, Hoekema J, et al. Factors predicting motor recovery and functional outcome after traumatic central cord syndrome: a long-term follow-up. Spine 2005;30(20): 2303–2311

20. McKinley W, Santos K, Meade M, Brooke K. Incidence and outcomes of spinal cord injury clinical syndromes. J Spinal Cord Med 2007;30(3): 215–224

21. Pollard ME, Apple DF. Factors associated with improved neurologic outcomes in patients with incomplete tetraplegia. Spine 2003;28(1): 33–39

22. Waters RL, Adkins RH, Yakura JS, Sie I. Motor and sensory recovery following incomplete paraplegia. Arch Phys Med Rehabil 1994;75(1): 67–72

23. Oleson CV, Burns AS, Ditunno JF, Geisler FH, Coleman WP. Prognostic value of pinprick preservation in motor complete, sensory incomplete spinal cord injury. Arch Phys Med Rehabil 2005;86(5):988–992

24. Browne BJ, Jacobs SR, Herbison GJ, Ditunno JF Jr. Pin sensation as a predictor of extensor carpi radialis recovery in spinal cord injury. Arch Phys Med Rehabil 1993;74(1):14–18

25. Crozier KS, Graziani V, Ditunno JF Jr, Herbison GJ. Spinal cord injury: prognosis for ambulation based on sensory examination in patients who are initially motor complete. Arch Phys Med Rehabil 1991;72(2):119–121

26. Poynton AR, O'Farrell DA, Shannon F, Murray P, McManus F, Walsh MG. Sparing of sensation to pin prick predicts recovery of a motor segment after injury to the spinal cord. J Bone Joint Surg Br 1997;79(6):952–954

27. Geisler FH, Dorsey FC, Coleman WP. Recovery of motor function after spinal-cord injury—a randomized, placebo-controlled trial with GM-1 ganglioside. N Engl J Med 1991;324(26):1829–1838

28. Ditunno JF, Scivoletto G, Patrick M, Biering-Sorensen F, Abel R, Marino R. Validation of the walking index for spinal cord injury in a US and European clinical population. Spinal Cord 2008; 46(3):181–188

29. Scivoletto G, Di Donna V. Prediction of walking recovery after spinal cord injury. Brain Res Bull 2009;78(1):43–51

30. Sipski ML, Jackson AB, Gómez-Marín O, Estores I, Stein A. Effects of gender on neurologic and functional recovery after spinal cord injury. Arch Phys Med Rehabil 2004;85(11):1826–1836

31. Waters RL, Adkins R, Yakura J, Vigil D. rediction of ambulatory performance based on motor scores derived from standards of the American Spinal Injury Association. Arch Phys Med Rehabil 1994;75(7):756–760

32. Burns SP, Golding DG, Rolle WA Jr, Graziani V, Ditunno JF Jr. Recovery of ambulation in motorincomplete tetraplegia. Arch Phys Med Rehabil 1997;78(11):1169–1172

33. Maynard FM, Reynolds GG, Fountain S, Wilmot C, Hamilton R. Neurological prognosis after traumatic quadriplegia. Three-year experience

of California Regional Spinal Cord Injury Care System. J Neurosurg 1979;50(5):611–616

34. Crozier KS, Cheng LL, Graziani V, Zorn G, Herbison G, Ditunno JF Jr. Spinal cord injury: prognosis for ambulation based on quadriceps recovery. Paraplegia 1992;30(11):762–767

35. Zörner B, Blanckenhorn WU, Dietz V, Curt A; EMSCI Study Group. Clinical algorithm for improved prediction of ambulation and patient stratification after incomplete spinal cord injury. J Neurotrauma 2010;27(1):241–252

36. Furlan JC, Kattail D, Fehlings MG. The impact of co-morbidities on age-related differences in mortality after acute traumatic spinal cord injury. J Neurotrauma 2009;26(8):1361–1367

37. Scivoletto G, Morganti B, Ditunno P, Ditunno JF, Molinari M. Effects on age on spinal cord lesion patients' rehabilitation. Spinal Cord 2003;41(8): 457–464

38. Fisher CG, Noonan VK, Smith DE, Wing PC, Dvorak MF, Kwon BK. Motor recovery, functional status, and health-related quality of life in patients with complete spinal cord injuries. Spine 2005;30(19):2200–2207

39. van Hedel HJ, Curt A. Fighting for each segment: estimating the clinical value of cervical and thoracic segments in SCI. J Neurotrauma 2006;23(11):1621–1631

40. Boakye M, Patil CG, Santarelli J, Ho C, Tian W, Lad SP. Laminectomy and fusion after spinal cord injury: national inpatient complications and outcomes. J Neurotrauma 2008;25(3):173–183

第 8 章 脊髓损伤患者的重症监护病房管理

Nicolas Phan

本章重点

1. 脊髓损伤患者在重症监护病房临床处理的核心是发现、预防和治疗继发性损伤，并且应特别强调使受损神经组织保持充分的血流灌注和氧合作用。

2. 脊髓损伤后血流动力学不稳定和通气障碍常见，特别是在颈髓和高位胸髓损伤患者，并且可表现为迟发的形式。

3. 重症监护病房是早期发现和治疗脊髓损伤患者的心血管系统不稳定和呼吸衰竭的最佳场所，并且可能减少脊髓损伤后的并发症，改善预后。

脊髓损伤的治疗在过去数十年间已发生显著的改变。在重症监护病房（intensive care unit，ICU）对脊髓损伤急性期的治疗（图 8.1）可提供多种获益，如监测和处理心肺功能障碍。尽管部分医疗中心已经建立了专门治疗脊髓损伤患者的医疗单元[1-4]，但是这种专门的医疗护理模式尚未被普遍接受。在不同地区，甚至在同一所的医疗机构内，仍然有多种不同的治疗策略存在。特别是关于脊髓损伤急性期患者是否能够从 ICU 医疗护理中获益的问题仍未能彻底予以回答。本章将讲述 ICU 处理脊髓损伤的理论基础，以及在重症监护条件下可以解决的脊髓损伤特有的主要问题。

■ICU 处理脊髓损伤的理论基础

脊髓损伤的病理生理过程通常分为原发性损伤和继发性损伤两种机制。原发性损伤发生于创伤时，常见的损伤机制包括机械压迫、撕裂伤、剪切伤和穿透伤。尽管这些属于不同类型的损伤，但都是由外部的机械应力传递至脊髓所致。原发性损伤事故开启继发性损伤机制的级联反应，包括：①血管损伤和可能导致自身调节丧失、血管痉挛、血栓形成及出血的损害；②电解质紊乱、细胞完整性破坏、能量代谢障碍和水肿；③神经递质蓄积和毒性作用、自由基聚集和脂质过氧化作用；④迟

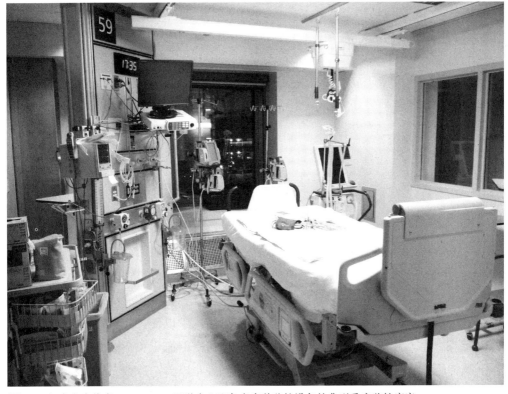

图 8.1 加拿大多伦多 Sunnybrook 医学中心配备有多种监护设备的典型重症监护病房

发性细胞死亡或细胞凋亡[5~7]。

继发性损伤级联反应中涉及的分子机制与其他类型神经损伤（如颅脑损伤和急性缺血性脑卒中）类似。这些不同的细胞损伤途径一直是大量针对脊髓损伤神经保护的临床前研究工作关注的重点领域。但是，目前针对继发性损伤的临床研究在患者中仅能显示有限的获益。

脊髓损伤后继发性损伤的另一个重要方面是避免二次创伤。二次创伤是本应能够耐受良好的临床情况，但是对于已经在初次损伤中"有过损伤"的脆弱组织会加重其损伤。往往在脊髓损伤后早期出现，并且可以在重症监护病房得以发现和处理的二次创伤包括低血压、缺氧、发热和高血糖。低血压和缺氧导致向损伤脊髓提供

的氧气和葡萄糖减少，而发热可能会进一步增加代谢需求，高血糖可能会加重进行性损伤的机制。

对于确诊或怀疑脊髓损伤的创伤患者，不能过分强调"ABCs"的重要性。对损伤的神经组织保持充分的灌注和氧合作用，对于促进最佳的恢复是必不可少的。即使很短暂的血流灌注减少和缺氧时段也可能会触发继发性损伤级联反应，增加并发症发生率和死亡率，降低神经系统恢复的可能性[7]。

目前，临床上在重症监护病房处理脊髓损伤的方式均围绕这些原发性和继发性脊髓损伤的概念展开。同样，发现、预防和治疗二次创伤是脊髓损伤急性期患者神经重症监护处理的重点。

第 1 篇 脊髓损伤临床实践的基本知识

95

■ 血流动力学不稳定

脊髓损伤动物模型研究表明，缺血是原发性损伤后持续性神经功能损害的共同点或最终结果[8]。在脊髓水平，对微循环的直接损伤引起血管痉挛和自身调节丧失，导致脊髓血流量的改变[6]。在全身水平，急性脊髓损伤往往与血流动力学不稳定相关，在颈髓损伤和完全性脊髓损伤中更常见，也更显著。脊髓损伤和创伤情况下出现的低血压可能存在多种病因：①交感性血管紧张性丧失导致全身血管阻力降低，血液存储在外周血管系统中。②交感神经至胸髓的输入信号中断导致副交感神经至心脏纤维的输出信号占绝对优势，引起心律失常。最常见的心律失常是心动过缓，但也可出现室上性或室性心动过速[9]。心律失常在伤后最初 2 周往往更常见，并且损伤越严重心律失常越严重[9]。③因为很大比例的脊髓损伤患者还存在多系统损伤，内出血所致的血容量不足也是低血压的重要因素之一。由于血容量不足所致的低血压通常伴随心动过速，而严重脊髓损伤患者中观察到的低血压往往伴随心动过缓。

脊髓损伤情况下出现的全身性低血压，以及同时出现的微循环自身调节功能丧失，进一步损害脊髓局部的灌注，加重脊髓缺血[6,8]。首选治疗是使用 1 000~2 000 mL 晶体溶液进行容量复苏。如果静脉回心血量增加而心输出量未能相应增加，仅进行容量扩张可能不足以恢复正常血压，可能需要加用血管加

压药物。首选的血管加压药物应该兼具 α 和 β 肾上腺素能药物的作用，如多巴胺或去甲肾上腺素。多巴酚丁胺可有助于增加心输出量，但也会导致全身血管阻力的降低，这可与脊髓损伤后的血流动力学效应相混合，因此作用较小。去氧肾上腺素为单纯 α 肾上腺素能药物，在使用时应该注意，因为其增加心脏后负荷并缺少 β 肾上腺素能效应。特别是在颈髓损伤患者，可导致反射性心动过缓[10, 11]。

恢复正常血流动力学参数是治疗的首要目标，可通过足够的尿量、全身酸中毒得到纠正和在神志清醒的患者恢复正常的心理活动予以证实。不同患者中达到这一标准所需的血压和心输出量的绝对值各不相同，难以界定达到充足脊髓灌注和血流量所需的适当的终末点。动物实验中所获得的良好的证据表明，损伤后低血压引起脊髓缺血，可加重最初的损伤，并降低神经功能恢复的可能性[12]。在人类脊髓损伤中缺乏相似的证据。对人类颅脑损伤后低血压的效应，已经进行了充分的研究，从颅脑损伤文献中得出的推论似乎是合理的[13]。从创伤性昏迷数据库中前瞻性采集的数据证实，低血压（定义为收缩压小于 90 mmHg）和缺氧（定义为 PaO_2 低于 60 mmHg）是严重颅脑损伤后并发症发生率和死亡率显著增高的独立危险因素[13]，单独发生低血压可使死亡率增加 50%。尽管在人类脊髓损伤中缺乏相似研究，但是纠正低血压和维持平均动脉压（mean arterial pressure，MAP）阈值水平，以改善脊髓灌注的治疗措施仍然是具有希望和潜力的干预措施。多个病例系列报告提出，

急性创伤性脊髓损伤后治疗低血压和容量复苏时，维持 MAP 在正常稍高水平（即 85~90 mmHg），可改善神经功能预后[1-4, 14, 15]。

1997 年，Vale 等[3] 报告了一项非随机前瞻性初步研究的结果，对 77 例脊髓损伤急性期患者进行积极的容量复苏和血压管理。所有患者均在 ICU 接受治疗，使用的有创监测包括肺动脉导管和动脉测压管，伤后 7 天血压保持的最佳状态为 MAP 高于 85 mmHg。入院时完全性颈髓损伤患者 MAP 的平均值为 66 mmHg。10 例完全性颈髓损伤患者中的 9 例（90%）在容量置换后需要使用升压药物。与之相比，25 例不完全性颈髓损伤患者中的 13 例（52%）、29 例胸髓损伤患者中的 9 例（31%）在容量置换后需要使用升压药物。在 1 年随访时，10 例完全性颈髓损伤患者中的 3 例恢复了步行能力，2 例患者恢复了膀胱功能。不完全性颈髓损伤患者的恢复更好。在伤后 12 个月进行随访时，23 例患者恢复了步行功能，其中仅有 4 例患者最初的体格检查评分与能够步行相符。25 例患者中有 22 例（88%）恢复了膀胱控制。35 例颈髓损伤患者中的 31 例（89%）和 29 例胸髓损伤患者中的 27 例（93%）接受了手术治疗。这些结果均与入院和手术时的神经功能不相关。作者的结论为，在其病例系列中证实的急性脊髓损伤后神经功能预后得到改善是早期积极进行容量复苏和升高血压的结果，并且与手术提供的潜在获益相叠加和 / 或独立于手术提供的获益。

由于在急性脊髓损伤患者中不太可能获得来源于随机对照研究的 I 级证据[10]，根据上述研究和其他 5 项病例系列研究[1, 2, 4, 14, 15]结果所表明的类似趋势，使得对血压治疗的指南得以制定。纠正低血压（收缩压 <90 mmHg）被推荐为强烈治疗建议[10]，而来自文献的三级证据表明急性脊髓损伤后维持 MAP 于 85~90 mmHg 持续 7 天是安全的，可改善脊髓灌注，并最终改善神经功能预后[3, 10]。

■ 呼吸系统及其并发症

呼吸系统并发症是导致脊髓损伤患者死亡和并发症发生的主要原因[16]。脊髓损伤患者呼吸衰竭常见，颈髓损伤患者和完全性脊髓损伤患者尤为如此[17]。呼吸的两个时相为吸气相和呼气相，在脊髓损伤后均受累。呼气过程需要膈肌和肋间内肌收缩，使胸廓扩张。呼吸辅助肌可被募集，以增强呼吸活动。C3~C5 脊髓节段及相应的神经根支配膈肌，C3 节段以上的损伤导致呼吸暂停，需要立即给予机械通气支持。在急性期，肋间内肌弛缓性瘫痪导致膈肌收缩时胸腔整体容量减小，导致用力肺活量显著减少至正常值的约 70%[18]。呼气主要为被动的过程，但腹肌收缩时可增强呼气运动。脊髓损伤患者腹壁功能丧失同样导致呼气力量减弱，并伴随咳嗽和清除呼吸道分泌物的能力受损[18]。随着时间进展，呼吸肌痉挛加重，胸壁僵硬加重，导致呼吸功能改善。这一改善主要体现在吸气过程中，用力肺活量和最大吸气力恢复至基线水平的约 60%[18]。急性期交感紧张性的丧失也导致支气管紧张度增加，这是由胆碱能支配的支气管收缩占绝对优势所致[18]。此外，纤毛活性减弱时呼吸道黏性分泌物产生增加。

所有这些呼吸系统改变可导致相对的低氧血症，并加重急性脊髓损伤后的脊髓缺血。因此，发现存在呼吸衰竭和呼吸系统并发症风险的患者是至关重要的。呼吸力学的改变引起呼吸变浅，最初可通过提高呼吸频率予以代偿。然而，浅快呼吸不能将不参与气体交换的生理无效腔内的空气充分移出，也会促进肺不张的出现。总体结果为呼吸功更高、气体交换减少，并与吸气力量减弱相叠加。约 1/3 的颈髓损伤患者将会需要气管内插管和机械通气支持[19]。仔细予以监测并进行识别，对在呼吸失代偿发生前发现患者的异常是必不可少的。肺活量降至 1 L 以下，呼吸频率和动脉 PCO_2 增加是将要发生呼吸衰竭的良好指示因子。在患者的病情出现紧急状况之前，最好使用积极的方式在可控的情况下早期进行气管插管，以避免发生破坏性的后果，如可加重脊髓继发性损伤的长时间缺氧。在颈髓损伤情况下，有经验的医师通过手动线性牵引，可以安全地进行经口气管插管[20]。Hassid 等在对 186 例下颈髓（C5~T1）损伤的患者进行的回顾性研究中报告，58% 的患者为完全性脊髓损伤，其中总体气管插管比率为 68%，气管造口率为 69%，死亡率为 15%。不完全性脊髓损伤患者较少需要气管插管（38%），但是气管造口比例仍较高（50%），见于难治性的肺功能衰竭[16]。这些研究数据强调了对所有脊髓损伤患者都应该快速全面地进行呼吸状况的评估，特别是对颈髓损伤患者。Lu 等报告了 8 例中下段颈髓损伤患者因出现迟发性呼吸暂停而导致了灾难性后果[17]。相关发现包括存在弥漫性的广泛脊髓损害、呼吸窘迫，以及伴或不伴低血压的心动过缓，即使是短暂的、自限性的。此外，还发现 8 例患者中的 5 例在睡眠时也处于危险期。动物模型的证据将这一类型的迟发性临床情况恶化和呼吸衰竭归因于进行性扩展的脊髓损害[6]。总之，颈髓损伤患者往往最初不表现出任何呼吸受损的证据，但在进展的过程中仍存在很高的发生呼吸衰竭的风险。

胸髓损伤患者同样比损伤节段更低的患者更常处于呼吸系统并发症的风险之中。Cotton 等对 11 080 例胸腰椎脊柱损伤的患者进行了回顾分析，其中 596 例为胸髓损伤。高位胸髓损伤（T1~T6）患者的呼吸系统并发症发生率（51%）比低位胸髓损伤患者（T7~T12，34.5%）和有胸椎骨折但没有脊髓损伤的患者（27.5%）均升高[21]。需要进行气管插管、发生肺炎的风险和死亡率均在高位胸髓损伤患者中更高。除了与上胸髓节段失神经支配相关的呼吸力学改变以外，该组患者呼吸系统并发症风险增高的另一个可能因素是其创伤严重程度评分（Injury Severity Score，ISS）更高。由于胸廓和肋横突关节及韧带的支撑结构所提供的刚度较强，对胸椎造成较大的损伤通常需要更大的应力。这导致对胸腔的损伤风险更大，如连枷胸、肺挫伤、气胸、血胸和心脏损伤。

脊髓损伤患者呼吸系统并发症发生率和死亡率的很大一部分是由于肺炎所致。呼吸机相关性肺炎（ventilator-associated pneumonia，VAP）是气管插管和长时间机械通气的直接结果。每使用气管插管 1 天，发生 VAP 的风险就增加 1%~3%[22]。肺炎链球菌和流感嗜血杆菌是早期（<4 天）特征性的病原微生物，而革兰阴性菌和金黄色葡萄球菌是后期常见的病原微生物。VAP 的总体死亡率据报道为 27%，而由铜绿假单胞菌所致时可高达 43%[23]。VAP 的诊断具有挑战性，因为多数相关的 X 线检查结果均不具有特异性，并且实验室检查异常结果在危重患者中也很常见。呼吸道分泌物增加可能是早期肺炎的指示因子，但是许多患者出现大量呼吸道分泌物而没有肺炎。在没有明确实际感染证据的情况下根据经验进行治疗，可导致耐药微生物的出现，而延迟治疗则可出现严重的后果。美国胸科医师学会对 VAP 的诊断建议包括：体温 > 38℃或 < 36℃，白细胞增多或白细胞减少，呼吸道脓性分泌物及低氧血症。这一标准结合显示空气支气管征或肺泡浸润的胸部 X 线影像异常，可作为开始使用敏感抗生素进行治疗的依据。抗生素种类应根据气管痰液抽吸培养出的细菌进行选择[11]。

急性期后呼吸力学稳步改善，患者可以脱离机械通气支持，特别是对于损伤平面在 C4 或 C4 以下者[24]。依赖机械通气的平均时间与损伤平面高度相关：C1~C4 平面的患者为 65 天，C5~C8 的患者为 22 天，胸髓损伤患者为 12 天[25]。提示患者已经准备好脱机的参数包括：用力肺活量增加，所需的 FiO_2< 50%，每分通气量 <10 L，以及任何呼吸道并发症（如肺炎）好转[11]。多数患者需要 2 周或 2 周以上才能准备好脱机[19]。尽早活动可对多数

患者的脱机过程有所帮助。但是，已证实四肢瘫患者在仰卧位的呼吸力学比直立位更好[26]。腹肌无力使腹腔内容物在直立位下移，这使膈肌过度膨胀并降低其收缩效能。使用腹带可能对这种情况有帮助[27]。改变呼吸模式也可对脱机过程有所帮助，可包括 T 型管试验、持续正压气道支持和压力支持模式[28]。每种模式都有特定优点，但是尚不清楚何种最具优势。压力支持通气已经越来越普及，因为其允许缓慢减少通气支持的容量[28]。需要长期机械通气的患者应用气管造口术可明确获益：①生理无效腔容量减少，小气道阻力降低；②更容易进行呼吸道分泌物抽吸（肺部清洗）操作；③可以允许周期性的自主呼吸，在无须气道处理的情况下与机械通气支持交替进行；④患者更舒适；⑤降低发生肺炎的风险。对需要进行颈前路手术固定的患者，通常建议两项手术操作之间间隔 1~2 周，以避免呼吸道分泌物污染手术切口。Cameron 等最近报告了对气管造口术脊髓损伤患者实行多学科团队模式管理前后的经验对比[29]，发现实行该管理模式后住院时间中位数显著降低，套管留置时间中位数降低，讲话瓣膜使用增加，进行瓣膜试验的时间缩短，并且未出现气管造口术相关的紧急情况，而在实行前的时期内发生过 2 起紧急情况。

■ 意识丧失患者除外脊柱损伤诊断的流程

多发伤患者颈椎损伤的发生率相对较低，为 1%~3%。即使如此，漏诊相关的

神经系统损害可能会导致灾难性的后果，因此需要对所有创伤患者按照存在脊柱损伤的原则进行处理。这意味着在住院期间需要"排除"颈椎、胸椎和腰椎损伤的诊断。长期仰卧位卧床会显著增加并发症的发生率，包括压疮、颅内压（intracranial pressure，ICP）升高、气道和呼吸道并发症、中心静脉通路维持困难、胃反流和误吸，以及进行物理治疗时受限。多数此类并发症可在入院后迅速发生，并可在48~72小时后快速进展。此外，有证据表明硬质围领不能防止颈椎不稳定损伤的移位[30]。

存在严重颅脑损伤与颈椎损伤风险增加相关联。已证实格拉斯哥昏迷量表得分<8分，颈椎损伤发生率增加50%[31]。此外，在处理许多多发伤患者时需要因为其他原因使用镇静剂，如机械通气护理或需要再次/多次手术，因此可能在较长的时间内都无法进行临床评定。对于意识丧失或无法进行检查的患者，影像学检查在脊柱损伤除外诊断中处于重要地位。与长期卧床和硬质围领相关的并发症并不少见，必须与影像学检查未发现或漏诊的不稳定韧带损伤所带来的较小风险进行权衡。目前对意识丧失和气管插管患者进行颈椎损伤除外诊断并没有标准方式[31]，反映了这一问题对重症监护病房所带来的困境。

多种影像学检查已被用于进行颈椎外伤的除外诊断。交叉侧位X线平片需要能够显示整个颈椎，包括颅颈连接部和颈胸连接部。在能够充分显示解剖影像的技术条件下，其发现颈椎损伤的灵敏度约为80%[31]。据估计，单独行侧位X线平片检查将会漏诊约15%的损伤，并且通常这些摄片中的50%是不够充分的[31]。增加开口位X线平片显示齿突和正位X线平片，以更好地评估关节突关节及旋转异常，可将灵敏度增加至约90%。由于气管插管和胃管及颈托的伪影，意识丧失患者的齿突位X线平片往往是模糊的，25%~50%的影像不足以用于进行适当的判读。

近些年来CT技术得到广泛应用，并且已经很难解释旧有研究在脊柱损伤筛查中的有效性。轴向薄层影像采集（1.5~2 mm）、矢状位和冠状位重建及数字显影方面的进展，可能都有助于将CT作为脊柱损伤除外诊断的首选影像学检查方式。定向CT扫描是仅对X线平片中不显像或X线平片中发现的可疑部位进行扫描。多项研究显示，增加定向CT检查可额外发现10%的X线平片中未观察到的损伤[31]。全颈椎CT扫描比X线平片或定向扫描可显著提高发现损伤的概率。研究已证实全脊柱CT的灵敏度接近100%，并可增加10%的检出率[31]。

磁共振成像（magnetic resonance imaging，MRI）是脊髓损伤后对脊髓进行评估的首选检查，但是其在脊柱损伤除外诊断中的作用尚不十分清楚。MRI理论上在发现韧带损伤方面比CT具有优势，其对软组织损伤极其敏感，但许多观察到的异常情况的意义尚不清楚。多数需要手术融合的异常情况都可以通过CT发现[32]。

动态X线透视检查包括在实时成像下被动活动颈椎的操作，具有证实是否存在应力不稳定的优点。此方法的主要缺陷是不能充分获得解剖上的观察，特别是在颈胸连接部，约会漏诊40%的病例。对意识丧失患者进行颈椎活动操作的合法性也值得关切。Morris 和 McCoy 在关于颈椎损伤除外诊断的全面综述中，发现 10 项有关动态 X 线透视检查的独立研究[31]。在总共 887 例患者中，仅 10 例（0.9%）通过动态 X 线透视检查发现颈椎损伤，其中 5 例（0.6%）需要手术，而总共需要治疗的患者为 177 例[31]。没有一项研究将全颈椎高分辨率 CT 纳入研究内容。Spiteri 等对其超过 10 年的脊柱损伤除外诊断流程进行了一项回顾性研究，发现 87 例患者有不稳定损伤，其中 85 例是由 CT 发现的，灵敏度为 97.7%，特异度为 100%[33]。在 2 例漏诊的患者中，动态影像筛查发现 1 例（灵敏度为 98.8%，特异度为 100%），漏诊 1 例。对漏诊病例的回顾确诊其为寰枕关节脱位，在 CT 上可发现异常情况。作者的结论为仅进行高分辨率 CT 用于除外颈椎损伤是可靠的，表明可将动态影像筛查从常规的除外诊断流程中移除。

■ 重症监护病房在脊髓损伤患者处理中的作用

脊髓损伤急性期患者经常会出现低血压、心律失常、低氧血症、气道受损和呼吸功能障碍[3, 16, 17, 28, 34]。血流动力学不稳定和呼吸衰竭可在损伤后早期病情稳定的患者中以迟发的方式发生。通常的一致意见是：以低血压或缺氧为表现的继发性创伤可进一步损害已经受损的脊髓，这点与伴发的多系统损害的高发生率相结合，为急性期在重症监护病房收治、监测和治疗脊髓损伤患者提供了坚实的基础。

少数临床病例系列研究试图判定脊髓损伤急性期患者在重症监护病房的医疗护理中是否能够获益。Tator 等在 1984 年报告了 1974~1979 年其在 Sunnybrook 医学中心脊髓损伤急性期病房治疗的 144 例患者的经验，并将结果与之前发表的 1948~1973 年在同一地点进行治疗的患者的队列研究进行比较[2]。他们采用的核心原则包括早期转诊、缩短转运时间、尽早收治到其专门的脊髓损伤单元，以及积极治疗低血压和呼吸衰竭。从受伤到入院的间隔时间中位数为 4.9 小时，而之前的研究为 12 小时。95 例患者进行了神经系统状况的评定，其中 41 例（43%）获得神经功能改善，52 例（55%）没有改变，仅有 2 例患者神经功能恶化。死亡率显著降低至 6.9%，之前的研究为 14%。作者将这一点主要归功于改良的呼吸系统医疗护理。对完全性和不完全性脊髓损伤患者，重症监护病房住院时间也减少约 50%。

Levi 等根据一项积极的治疗方案对 50 例颈脊髓损伤急性期患者进行了治疗，方案包括使用动脉测压管和肺动脉导管进行有创血流动力学监测、使用容量补充和升压药物维持充分的心输出量及 MAP > 90 mmHg[1]。8 例患者入院时出现 SBP < 90 mmHg；82% 的患者在容量补充之外，需要使用升压药物以达到目标 MAP。需要使用升压药物的完全性损伤患者是不完全性损伤患者的 5.5 倍。作者报告 40% 的患者出现神经功能改善，而 42% 保持没有变化，总体死亡率为 18%。使用有创血流动力学监测的并发症发生率极低。作者的结论为重症监护情况下进行

血流动力学监测，可为早期识别心功能不全和血流动力学不稳定提供帮助，并可降低脊髓损伤后的死亡率和并发症发生率。

上文中已经描述过 Vale 等[3] 的研究。与之前发表的研究相比，他们的研究小组还报告了脊髓损伤患者需要使用升压药物的概率更高；在重症监护病房使用有创监测和积极治疗血压异常，患者的神经功能结果将获得改善。作者依据先前在颅脑损伤患者中的经验，有意选择了较高的目标 MAP（85 mmHg）。治疗持续时间为 7 天，因为脊髓损伤实验研究的数据显示，脊髓水肿最严重的时期持续 3~5 天。没有有创血流动力学监测相关并发症的报告。

Casha 和 Christie 近期发表了一项脊髓损伤后心肺治疗的全面文献综述[35]。他们的研究结果证实：①急性脊髓损伤后心肺并发症的发生率高，需要在专门的监护病房进行医疗护理；②血流动力学不稳定最危险的时期为伤后 1~2 周，而呼吸衰竭需要机械通气的时间可持续数周；③建议急性脊髓损伤后第一周的目标 MAP 设定为大于 85 mmHg，尽管循证医学证据尚不充分；④高位颈髓损伤和完全性脊髓损伤是心肺并发症最强的预测危险因素；⑤肺不张和大量呼吸道分泌物是脱离机械通气时最常见的妨碍因素。但是支持通过肺部物理治疗和积极吸痰帮助进一步预防呼吸系统并发症的循证医学证据尚不充分。

■ 脊髓损伤患者多模式联合监测

对于血流动力学、呼吸和代谢参数，难以找到客观、绝对的目标值和治疗阈值，以更好地促进神经功能康复并预防继发性损伤，这仍是脊髓损伤领域特有的挑战。在颅脑损伤的治疗中，已成功使用新的技术作为重症监护病房中标准监测方式的补充。这些技术可提供与氧输送、脑血流量和代谢相关的脑部生理和代谢参数，目的是促进继发性脑损伤的发现和处理。这些技术包括颈静脉球血氧测定、脑实质内组织氧压监测、大脑微量透析和脑实质内脑血流量（cerebral blood flow，CBF）监测。最初的观察数据表明，这些监测工具提供的特有信息有助于对重度颅脑损伤患者进行个体化处理[36]。颅脑损伤患者通常通过置于脑实质内的探针进行多模式联合神经监测。此种类型的监测不适合脊髓损伤患者，因为将实质内电极放置在受损的脊髓组织中，或即使是邻近的正常组织中，都会带来过大的进一步损伤的风险。无创技术（如影像学）、微创髓外和硬膜外监测或表面监测可为这一问题提供替代选择。

我们对人类脊髓损伤后早期脊髓内发生的生理改变知之甚少。深入理解这些变化将获益良多，特别是在重症监护病房患者临床状况变化迅速的情况下，或者在基于预防继发损伤的情况下，可按照个体化定制的方式改变治疗方式。从颅脑损伤领域获得的概念可扩展至脊髓损伤领域。

椎管内压

颅内压监测对处理头部严重损伤的患者至关重要。颅内压升高患者的死亡率增高，预后更差[37]。尽管缺乏大型随机对照研究考察颅内压监测对预后的影响，颅内压治疗仍是重度颅脑损伤处理指南中的核心部分。脊髓实质内直接压力监测在人类中不可行。在颅脑损伤患者中，脑室导管可提供廉价、可靠的颅内压监测方式，并且可通过脑脊液引流以治疗颅内压升高，从而带来额外获益。相似的技术可适用于脊髓损伤患者。可在腰部蛛网膜下腔置入导管，读取硬膜内压力，而这一读数与局部组织压力紧密关联[38]。神经外科和脊柱外科手术中常规使用腰部导管治疗脑脊液漏，并发症很少。可使用标准换能器获得压力读数，读数将会依据导管和患者位置的不同而不同。读数也可能因为脊髓肿胀妨碍脑脊液沿神经轴的正常流动而受到限制。理论上，脊髓压力监测有助于判定和监测脑脊液引流是否对神经功能恢复有帮助，或是否在脊柱手术减压后发生改变。

脊髓灌注压和血流量

在平均动脉血压波动范围很大的情况下，正常的脑血管通过自身调节可维持脑部适当的血流量。脊髓和颅内微循环结构相似，包括其进行压力自身调节的能力。脊髓损伤后局部血管改变和全身性低血压可能会导致脊髓的缺血性损伤。与之相似，诱发的全身性高血压可能会加重脊髓出血性坏死的程度。因此，全身血压和脊髓血流量之间的关系对处理脊髓损伤患者至关重要。

达到最佳的脑血流量是颅脑损伤治疗的基础[37]。不幸的是，很难在床旁获

得脑血流量的测量结果，也未被广泛使用。已经使用脑灌注压（cerebral perfusion pressure，CPP）这一更易于获得的概念作为替代，其定义为平均动脉压和颅内压之间的差值，即CPP=MAP-ICP。脑灌注压是CBF克服脑血管阻力的驱动力。因为间断发作的低血压和升高的ICP都与颅脑损伤患者的预后差相关，所以不难发现间断发作的低CPP同样与预后变差相关[39]。脊髓灌注压的概念也已通过类似的方式得以应用。通过脊髓微循环传递的压力是脊动脉流入压力和静脉流出压力之间的压力梯度。流入压力与MAP直接相关。静脉流出压力更难以测定，但是，与脑室相似，静脉压力应接近或略高于周围的硬膜内压力以防止静脉系统塌陷，可据此进行估算[38]。在这种情况下，腰部导管同样可提供脑脊液压力的直接测定和静脉流出压力的估算。脊髓灌注压可通过MAP–硬膜内压来算出。

如果可以获得适当的测定结果，可在重症监护病房实施旨在增加脊髓灌注压和血流量的治疗。在颅脑损伤患者，最初主张使用扩容和升压药物诱导血压升高至目标CPP>70 mmHg将改善患者的预后。现在越来越多的证据表明常规人工维持CPP高于这一水平可能不会带来获益，并会带来严重脑外并发症的风险，如急性呼吸窘迫综合征（acute respiratory distress syndrome，ARDS）。因此，指南建议CPP阈值以CPP于60~70 mmHg之间，并避免低于50 mmHg为目标[37]。这些指南尚不适用于脊髓损伤，主要是因为尚未建立正常和病理情况下的参数。目前建议

的维持 MAP 于 85 mmHg 7 天的治疗方法，是基于一项未设置对照组的先导性研究[3, 10]。在病理状态下，血压自身调节发生改变，仅基于灌注压的治疗可能会导致灌注穿透，并表现为出血和水肿的继发性损伤。

了解了有关脊髓局部血流量和血管阻力的知识，就可通过判断血压自身调节未受损还是受损来确定治疗决策。假定情况下，血压自身调节未受损的患者可以从更高的 MAP 中获益，而自身调节受损的患者设置 MAP 应该更谨慎。最后，通过降低硬膜内压而不是增加 MAP 来增加脊髓灌注压，可能对改善脊髓血流量具有更重要的意义。在胸腹动脉瘤修复术中已经很好地确立了脑脊液引流以预防脊髓缺血的概念，因为术中的节段动脉分支和主动脉交叉钳夹可将脊髓置于梗死的危险之中[40]。所涉及的机制尚未完全阐明，但是可能与脑脊液引流的静脉压力相对降低有关，导致增加的动静脉压力梯度（灌注压）超出自身调节机制的范围。脊髓静脉压同样对脊髓灌注非常重要，其与中心静脉压密切相关，因为脑脊髓静脉系统没有瓣膜。Etz 等最近报告了一项 20 例胸腹主动脉瘤术后截瘫病例的回顾性分析，发现与对照组相比，术后早期平均中心静脉压显著升高[41]。同样的情况也出现在颅脑损伤中，中心静脉压升高往往伴有颅内压的升高。对静脉流出压力的水平，可通过测定硬膜内压力估算，同时脊髓局部血流量对个体化的脊髓损伤优化治疗将是至关重要的。过去已在脊髓损伤动物模型中使用有创技术获得脊髓血流量测定结果。近来使用动脉自旋标记的磁共振技术成功对

小鼠脊髓中的局部血流量进行显像，空间分辨率相对较好[42]。这一技术应用于人类脊髓损伤应该是可行的，将会对脊髓损伤后微循环的改变产生新的见解，并可能有助于指导治疗。重症监护病房为此种类型的多模式联合监测和血流量靶向治疗提供了理想的场所。

脑组织氧压（$PbtO_2$）监测目前常规应用于专门治疗颅脑损伤的神经重症监护中心。将脑实质内氧探测电极放置于白质时，可测定 $PbtO_2$。尽管这一新技术的临床应用越来越多，但仍未能很好地确定重度颅脑损伤后低 $PbtO_2$ 的具体决定因素。部分迹象表明与氧输送和代谢相比较，$PbtO_2$ 与脑血流量和动静脉氧压差的关系更密切[43]。正常的 $PbtO_2>20$ mmHg，$PbtO_2$ 低于 15 mmHg 的持续时间越长、程度越严重，预后越差[44]。目前尚不存在无创组织氧含量监测技术。近红外线谱已用于测定脑组织的氧饱和度，但该技术尚未应用于脊髓损伤。同样尚不清楚的是，组织氧压监测和氧饱和度监测检测是否为中枢神经系统损伤中的同一个生理学和病理生理学改变。

■ 小结

脊髓损伤患者血流动力学、呼吸系统和全身情况恶化的风险增加，可能危及生命，并触发继发损伤机制。多项小规模的未设置对照的研究表明，在重症监护病房进行有创监测和积极的治疗二次创伤可降低死亡率、改善神经功能恢复、缩短住院时间、降低并发症发生率。严格避免和迅

速治疗低血压和缺氧，对促进脊髓损伤后最佳的神经功能恢复至关重要。专门的神经重症监护病房为脊髓损伤患者的治疗和监测提供了理想的场所。基于指南的多模式联合监测的标准化方案为脊髓损伤的处理提供了有潜力的新方法，并可在新技术和专门治疗设施的帮助下顺利实施。

要 点

- 重症监护病房处理脊髓损伤的核心原则是预防继发损伤和破坏。
- 建议对患者使用升压药治疗，维持 SBP > 85 mmHg 至伤后 1 周。
- 建议在可控的环境下积极、及早进行气管插管，以避免缺氧和继发性损伤。
- 使用薄层轴向断层和矢状位、冠状位重建的全颈椎 CT 扫描对发现损伤高度敏感，并且是意识丧失患者进行颈椎损伤除外诊断的首选检查。
- 在重症监护病房进行监测，早期发现和治疗心血管系统不稳定和呼吸衰竭，可能会减少脊髓损伤后的并发症并改善预后。
- （表 8.1）

表 8.1　重症监护病房处理脊髓损伤：要点

1. 重症监护病房在脊髓损伤治疗中的主要作用是预防继发性损伤
2. 指南建议使用升压药治疗脊髓损伤患者至伤后 1 周，维持 SBP > 85 mmHg
3. 有呼吸衰竭风险的患者应尽早气管插管
4. 全颈椎 CT 扫描是意识丧失患者进行颈椎损伤除外诊断的首选工具
5. 在专门的监护中心收治患者，使用有创监测并治疗血流动力学不稳定和呼吸衰竭，可减少脊髓损伤后的并发症，改善预后

难 点

- 脊髓损伤患者发生血流动力学不稳定和呼吸受损的风险高。
- 颈髓损伤和完全性损伤更常引起血流动力学不稳定和呼吸系统并发症。
- 急性脊髓损伤后血流动力学不稳定常见，完全性颈髓损伤患者的发生率高达 90%。
- 呼吸系统并发症是脊髓损伤后死亡和并发症发生的主要原因。
- 约 1/3 的颈髓损伤患者需要气管插管和辅助通气支持。

■ 仔细监测并做出一定程度的判断，对在呼吸失代偿前发现患者的情况是必不可少的。肺活量下降至 <1 L、呼吸频率增加和动脉 PCO_2 升高，是即将发生呼吸衰竭的良好指示因素。

■ 对意识丧失和重症监护病房中镇静患者进行颈椎损伤除外诊断存在挑战。

■ （表8.2）

表8.2　重症监护病房处理脊髓损伤：难点

1. 脊髓损伤患者发生血流动力学不稳定和呼吸受损的风险高
2. 颈髓损伤和完全性损伤更常引起血流动力学不稳定和呼吸系统并发症
3. 急性脊髓损伤后血流动力学不稳定常见，完全性颈髓损伤中高达90%
4. 呼吸系统并发症是脊髓损伤后死亡和并发症发生的主要原因
5. 约1/3 的颈髓损伤患者需要气管插管和辅助通气支持
6. 应及早发现存在呼吸失代偿风险的患者，即将发生呼吸衰竭的指示因素包括肺活量 <1 L、呼吸频率增加和动脉 PCO_2 升高
7. 对意识丧失和重症监护病房中镇静患者进行颈椎损伤除外诊断存在挑战

（刘　楠　译，邢华医　校）

参考文献

1. Levi L, Wolf A, Belzberg H. Hemodynamic parameters in patients with acute cervical cord trauma: description, intervention, and prediction of outcome. Neurosurgery 1993;33(6):1007–1016, discussion 1016–1017

2. Tator CH, Rowed DW, Schwartz ML, et al. Management of acute spinal cord injuries. Can J Surg 1984;27(3):289–293, 296

3. Vale FL, Burns J, Jackson AB, Hadley MN. Combined medical and surgical treatment after acute spinal cord injury: results of a prospective pilot study to assess the merits of aggressive medical resuscitation and blood pressure management. J Neurosurg 1997;87(2):239–246

4. Wolf A, Levi L, Mirvis S, et al. Operative anagement of bilateral facet dislocation. J Neurosurg 1991;75(6):883–890

5. Hall ED, Wolf DL. A pharmacological analysis of the pathophysiological mechanisms of posttraumatic spinal cord ischemia. J Neurosurg 1986;64(6):951–961

6. Tator CH, Fehlings MG. Review of the secondary injury theory of acute spinal cord trauma with emphasis on vascular mechanisms. J Neurosurg 1991;75(1):15–26

7. Fehlings MG, Phan N. Spinal cord and related injuries. In: Brinker MR, ed. Orthopaedic Trauma. Philadelphia: Saunders; 2001

8. Tator CH. Experimental and clinical studies of the pathophysiology and management of acute spinal cord injury. J Spinal Cord Med 1996;19(4):206–214

9. Lehmann KG, Lane JG, Piepmeier JM, Batsford WP. Cardiovascular abnormalities accompanying acute spinal cord injury in humans: incidence, time course and severity. J Am Coll Cardiol

1987;10(1):46–52

10. Hadley MN. Blood pressure management after acute spinal cord injury. Neurosurgery 2002; 50(3, Suppl):S58–S62

11. Ball PA. Critical care of spinal cord injury. Spine 2001;26(24, Suppl):S27–S30

12. Guha A, Tator CH, Rochon J. Spinal cord blood flow and systemic blood pressure after experimental spinal cord injury in rats. Stroke 1989;20(3): 372–377

13. Chesnut RM, Marshall LF, Klauber MR, et al. The role of secondary brain injury in determining outcome from severe head injury. J Trauma 1993;34(2):216–222

14. Levi L, Wolf A, Rigamonti D, Ragheb J, Mirvis S, Robinson WL. Anterior decompression in cervical spine trauma: does the timing of surgery affect the outcome? Neurosurgery 1991;29(2): 216–222

15. Zäch GA, Seiler W, Dollfus P. Treatment results of spinal cord injuries in the Swiss Paraplegic Centre of Basle. Paraplegia 1976;14(1):58–65

16. Hassid VJ, Schinco MA, Tepas JJ, et al. Definitive establishment of airway control is critical for optimal outcome in lower cervical spinal cord injury. J Trauma 2008;65(6):1328–1332

17. Lu K, Lee TC, Liang CL, Chen HJ. Delayed apnea in patients with mid- to lower cervical spinal cord injury. Spine 2000;25(11):1332–1338

18. McMichan JC, Michel L, Westbrook PR. Pulmonary dysfunction following traumatic quadriplegia: recognition, prevention, and treatment. JAMA 1980;243(6):528–531

19. Gardner BP, Watt JW, Krishnan KR. The artificial ventilation of acute spinal cord damaged patients: a retrospective study of forty-four patients. Paraplegia 1986;24(4):208–220

20. Shatney CH, Brunner RD, Nguyen TQ. The safety of orotracheal intubation in patients with unstable cervical spine fracture or high spinal cord injury. Am J Surg 1995;170(6):676–679, discussion 679–680

21. Cotton BA, Pryor JP, Chinwalla I, Wiebe DJ, Reilly PM, Schwab CW. Respiratory complications and mortality risk associated with thoracic spine injury. J Trauma 2005;59(6):1400–1407, discussion 1407–1409

22. Craven DE. Epidemiology of ventilator-associated pneumonia. Chest 2000;117(4, Suppl 2): 186S–187S

23. Fagon JY, Chastre J, Hance AJ, Montravers P, Novara A, Gibert C. Nosocomial pneumonia in ventilated patients: a cohort study evaluating attributable mortality and hospital stay. Am J Med 1993;94(3):281–288

24. Wicks AB, Menter RR. Long-term outlook in quadriplegic patients with initial ventilator dependency. Chest 1986;90(3):406–410

25. Jackson AB, Groomes TE. Incidence of respiratory complications following spinal cord injury. Arch Phys Med Rehabil 1994;75(3):270–275

26. Estenne M, De Troyer A. Mechanism of the postural dependence of vital capacity in tetraplegic subjects. Am Rev Respir Dis 1987;135(2): 367–371

27. Goldman JM, Rose LS, Williams SJ, Silver JR, Denison DM. Effect of abdominal binders on breathing in tetraplegic patients. Thorax 1986;41(12): 940–945

28. Mansel JK, Norman JR. Respiratory complications and management of spinal cord injuries. Chest 1990;97(6):1446–1452

29. Cameron TS, McKinstry A, Burt SK, et al. Outcomes of patients with spinal cord injury before and after introduction of an interdisciplinary tracheostomy team. Crit Care Resusc 2009;11(1): 14–19

30. Hughes SJ. How effective is the Newport/Aspen collar? A prospective radiographic evaluation in healthy adult volunteers. J Trauma 1998; 45(2):374–378

31. Morris CG, McCoy E. Clearing the cervical spine in unconscious polytrauma victims, balancing risks and effective screening. Anaesthesia 2004; 59(5):464–482

32. Benzel EC, Hart BL, Ball PA, Baldwin NG, Orrison WW, Espinosa MC. Magnetic resonance imaging for the evaluation of patients with occult cervical spine injury. J Neurosurg 1996;85(5): 824–829

33. Spiteri V, Kotnis R, Singh P, et al. Cervical

dynamic screening in spinal clearance: now redundant. J Trauma 2006;61(5):1171–1177, discussion 1177

34. Hadley MN. Management of acute spinal cord injuries in an intensive care unit or other monitored setting. Neurosurgery 2002;50(3, Suppl): S51–S57

35. Casha S, Christie S. A systematic review of intensive cardiopulmonary management after spinal cord injury. J Neurotrauma 2011;28(8): 1479–1495

36. Rosenthal G, Hemphill JC, Sorani M, et al. The role of lung function in brain tissue oxygenation following traumatic brain injury. J Neurosurg 2008;108(1):59–65

37. Brain Trauma Foundation AAoNSA. Congress of Neurological Surgeons (CNS), AANS/CNS Joint Section on Neurotrauma and Critical Care Guidelines for the management of severe traumatic brain injury. J Neurotrauma 2007;24(Suppl 1):S1–S106

38. Greitz D. Unraveling the riddle of syringomyelia. Neurosurg Rev 2006;29(4):251–263, discussion 264

39. Andrews PJ, Sleeman DH, Statham PF, et al. Predicting recovery in patients suffering from traumatic brain injury by using admission variables and physiological data: a comparison between decision tree analysis and logistic regression. J Neurosurg 2002;97(2):326–336

40. Coselli JS, Lemaire SA, Köksoy C, Schmittling ZC, Curling PE. Cerebrospinal fluid drainage reduces paraplegia after thoracoabdominal aortic aneurysm repair: results of a randomized clinical trial. J Vasc Surg 2002;35(4):631–639

41. Etz CD, Luehr M, Kari FA, et al. Paraplegia after extensive thoracic and thoracoabdominal aortic aneurysm repair: does critical spinal cord ischemia occur postoperatively? J Thorac Cardiovasc Surg 2008;135(2):324–330

42. Duhamel G, Callot V, Decherchi P, et al. Mouse lumbar and cervical spinal cord blood flow measurements by arterial spin labeling: sensitivity optimization and first application. Magn Reson Med 2009;62(2):430–439

43. Rosenthal G, Hemphill JC III, Sorani M, et al. Brain tissue oxygen tension is more indicative of oxygen diffusion than oxygen delivery and metabolism in patients with traumatic brain injury. Crit Care Med 2008;36(6):1917–1924

44. Valadka AB, Gopinath SP, Contant CF, Uzura M, Robertson CS. Relationship of brain tissue PO_2 to outcome after severe head injury. Crit Care Med 1998;26(9):1576–1581

第9章 创伤性脊髓损伤合并颅脑损伤

Daniel C. Lu, Nicolas Phan, Michael S. Beattie, Geoffrey T. Manley

本章重点

1. 许多脊髓损伤病例，特别是颈髓损伤患者，会合并颅脑损伤。

2. 伴有轻度或中度颅脑损伤的脊髓损伤患者，预期比单纯脊髓损伤患者的功能恢复差。

3. 对脊髓损伤合并颅脑损伤诊断的认识仍不足，仍欠缺研究。对脊髓损伤的这一并发症需要给予更多的关注，以改进急性期治疗和康复治疗。

创伤性脊髓损伤，特别是颈髓损伤，往往伴随颅脑损伤，但是不同研究报道的同时发生率差异很大。近期的一篇关于伊拉克军人颅脑损伤并发症的报告显示，脊髓损伤与其他多发创伤共同发生的发病率很高（9.8%）[1]。根据脊髓损伤模式系统数据库的数据，28.2%的脊髓损伤患者至少存在伴有意识丧失的轻度脑损伤，11.5%存在严重到可引起认知或行为改变的颅脑损伤[2]。在康复治疗过程中，与"双重诊断"相关的并发症众所周知[3]，但是实际诊断可能不足[4]。Macciocchi等近期进行了一项研究，估计60%的脊髓损伤患者至少存在轻度颅脑损伤[5]；而该中心此前进行的一项回顾性研究显示，双重诊断患者比仅存在脊髓损伤患者的功能恢复明显更差[6]。

在评估多系统钝性创伤性损伤的患者时，识别潜在的脊柱损伤至关重要。根据损伤机制，多数颅脑损伤与脊髓损伤双重诊断的患者存在颈椎损伤。但是，对创伤患者进行颈椎评估时存在特别的挑战：其他系统的损伤可掩盖颈椎疼痛不适；闭合性颅脑损伤或镇静所致的反应迟钝，限制了患者充分配合临床体格检查的能力。未能发现颈椎损伤可导致灾难性的后果。颈髓损伤四肢瘫是极具灾难性的情况，因此，在治疗创伤患者时及早诊断和紧急处理明确的或潜在的颈椎损伤和脊髓损伤极其重要。

对脊髓损伤的流行病学研究比对脊柱损伤的流行病学研究更深入。因钝性创伤进行影像学检查的患者中，颈椎损伤的发生率为2%~3%[7]。美国脊髓损伤的发病率据估计为每年40~50例/百万人口，每年出现约12 000例新发病例[8]。

对脊髓损伤的全球发病率尚未进行过确切研究，但是估计其范围在每年 10~83 例 / 百万人口[9]。颈髓损伤较胸髓和腰髓损伤更常见。此外，颈髓损伤的比例已从 1973~1979 年的 54.5% 略升高至 2000~2003 年的 56.5%[10]。

同时遭受轻度或中度颅脑损伤的脊髓损伤患者，较仅存在脊髓损伤患者的功能恢复更差。这一假说既基于临床专家共识，也基于有限的临床实践和流行病学证据。具体而言，除脊髓损伤外还遭受确诊或未确诊的轻度至中度颅脑损伤的患者，在入院时将存在更明显的认知功能损害，在康复治疗过程中将获得更少的功能恢复，并且比仅遭受脊髓损伤的患者需要更长的康复治疗时间。颅脑损伤的认知和情绪后遗症对学习和获取技能的潜能产生不利的影响，因此应该与其他影响康复治疗过程的因素一起进行评估。一项单中心的回顾性研究[6]已证实，合并存在颅脑损伤的脊髓损伤患者，通过康复治疗获得的功能恢复更少。这些结果意味着在脊髓损伤合并颅脑损伤情况下准确、及时做出诊断和治疗的重要性。本章将回顾双重诊断这一临床现象，重点放在颈髓，并讨论诊断和治疗中存在的各种挑战。

■ 双重损伤定义

颅脑损伤定义为由外部机械应力所致的脑组织损伤，医疗记录中有脑损伤所致意识丧失或创伤后遗忘（posttraumatic amnesia，PTA）的证据，或者在体格检查、精神状态检查中存在可以用颅脑损伤解释

的神经系统检查结果。颅脑损伤存在一系列的病理过程（即脑震荡、硬膜外血肿、硬膜下血肿、脑挫裂伤、弥漫性轴索损伤等）。

与之类似，脊髓损伤定义为由外力所致的脊髓损害。脊髓损伤表现为损伤平面以下感觉或运动功能丧失。创伤事件所造成的初始急性损伤可导致脊髓挫伤、血肿形成或脊髓持续受压。多种机制均可导致脊髓损伤，不同的专家小组已对其进行过详尽描述，如 AO 骨折分类系统（www.aofoundation.org）。

如果患者同时遭受上述两种损伤，则将其诊断为双重损伤。着眼于世界上最大的脊髓损伤和颅脑损伤数据库（脊髓损伤医疗护理模式系统和颅脑损伤医疗护理模式系统，www.nscisc.uab.edu）时，这两类患者群体存在着许多共同的特征：平均年龄均为 30~40 岁，多数为男性，机动车交通事故和跌倒是主要的损伤原因。在脊髓损伤患者群体中，多数患者为颈髓损伤（50.7%），随后为胸髓（35.1%）和腰骶髓（11%）。图 9.1 和图 9.2 列举了两个脊髓损伤合并颅脑损伤的典型临床病例。

■ 临床评定

对双重诊断患者进行完整详尽的初始体格检查非常重要，因为神经系统功能障碍的进一步进展或改善将决定处理的流程（即手术还是保守治疗）及预后。疑有头部损伤的患者，入院时行头部 CT 扫描评估病灶非常重要。尽管有将损伤重点放在

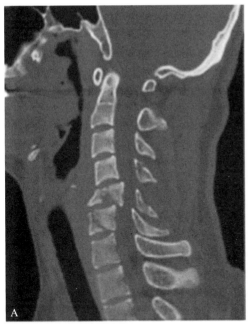

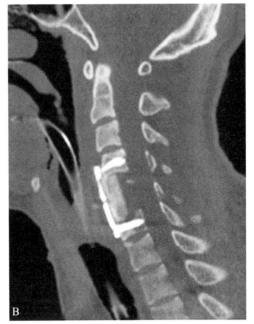

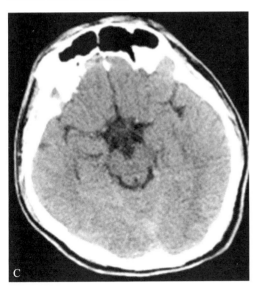

图 9.1　一位 22 岁男性患者在户外被广告牌砸到头后部，导致意识丧失和颈椎过屈。在事故现场对其进行了气管插管、心肺复苏后意识水平有所改善，但发现存在 C5 水平完全性脊髓损伤。（A）入院正中矢状位 CT 扫描显示 C5 和 C6 椎体及后方正结构骨折。C5 椎体后部向后移位进入椎管内。（B）入院 48 小时的术后正中矢状位 CT 扫描显示骨折畸形复位及融合。（C）入院大脑基底池水平脑部 CT 扫描未显示任何异常，符合严重脑震荡

头部的倾向，也不应该忽略可能存在的脊髓损伤。在这些患者中，必须假定存在颈椎损伤，应该进行适当的颈椎 X 线影像学检查。影像应该显示从枕骨至 T1 的各个节段。如果 X 线平片不能获得这一影像，应该进行 CT 扫描及矢状位和冠状位重建。

尽管这可以除外骨折或脱位，仍需要 MRI 或动态 X 线透视检查除外韧带损伤。对于清醒的患者，应该详细评定运动、感觉、反射和自主神经功能，并记录损伤平面。应该对每个脊柱节段进行触诊，记录任何压痛、"台阶"样畸形或肿胀。

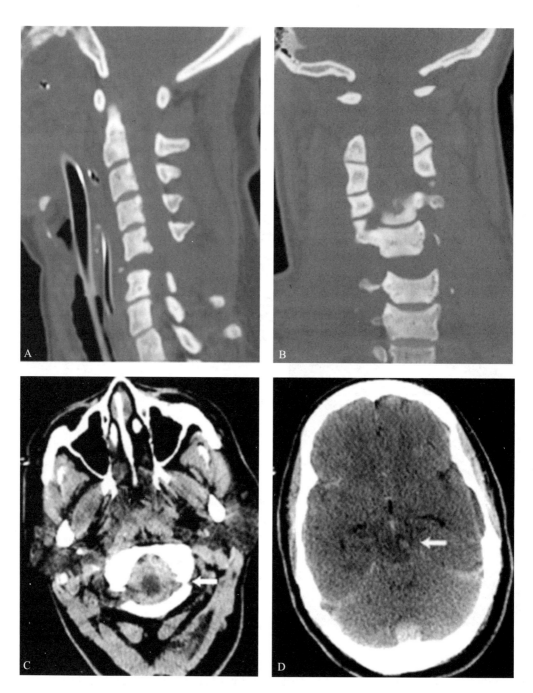

图 9.2　一位 42 岁女性患者，步行时被 SUV 高速撞倒。事故现场的 Glasgow 昏迷评分为 3 分，并且生命体征消失。事故旁观者和急救医疗团队对其进行了心肺复苏。心肺复苏后没有任何神经系统功能恢复，并且需要正性肌力药物支持来治疗神经源性休克。（A，B）颈椎矢状位和冠状位 CT 扫描显示 C5-6 严重骨折脱位和分离。（C）脑部 CT 扫描显示颅颈连接部高密度的蛛网膜下腔出血（subarachnoid hemorrhage，SAH）（箭头标记）。（D）脑部 CT 扫描显示大脑基底池致密影和脑干内出血（箭头标记）。因为患者神经系统状态差，并且有脑干损伤的证据，没有对其进行积极治疗。在与患者家属讨论后，撤除了生命支持治疗

完全性与不完全性脊髓损伤

脊髓损伤可导致完全性或不完全性神经功能障碍。在完全性脊髓损伤患者，损伤平面以下直至最低骶髓节段（S4和S5）的运动和感觉功能均丧失，表现为感觉丧失、肌肉瘫痪、肌肉弛缓。但是，完全性损伤神经损伤平面以下的远端节段可保留部分运动或感觉功能。急性期反射消失，但随时间进展可能出现反射亢进，患者出现尿潴留、直肠张力丧失，男性患者可出现阴茎异常勃起。交感神经紧张性丧失可导致神经源性休克，在损伤平面为T6以上的脊髓损伤患者中更常见。损伤平面为C3~C5以上的完全性损伤还可能导致膈神经麻痹和呼吸衰竭。在不完全性脊髓损伤患者，损伤平面以下的运动或感觉功能可部分保留。不完全性脊髓损伤患者功能恢复的预后更好，而完全性脊髓损伤患者中仅有1%~2%可以出现远端脊髓功能的显著恢复。

脊髓休克

脊髓休克指的是脊髓损伤后躯体运动、感觉和交感神经功能的丧失。尽管其机制尚不清楚，但被认为是由电解质和神经递质水平紊乱造成的神经传导丧失所致。出现脊髓休克可能会在最初的神经系统评定中造成很大的混淆。双重诊断患者如果不积极治疗低血压，可能也会导致继发性脑损伤。脊髓休克对自主神经功能障碍方面的影响，如球海绵体反射和反射障碍可能会在脊髓损伤后持续存在数日至数周。但是，临床医生应该假定其对躯体运动和感觉体格检查的影响已在初始损伤后1小时消退。

ASIA/IMSOP临床评定表

已开发多种临床评定量表用于对脊髓损伤患者的评定。所有这些量表均是评定患者的神经功能或功能能力，在观察者间信度一致的情况下可估计随时间进展的功能丧失或恢复情况。尽管对于颅脑损伤患者已常规进行Glasgow昏迷评分并予以记录，但目前尚没有按照一致的方式进行标准化的脊髓损伤评定。最常使用的量表是由美国脊柱损伤协会（American Spinal Injury Association，ASIA）和国际截瘫医学会（International Medical Society of Paraplegia，IMSOP）联合制定的。量表将患者的神经功能障碍分为5个等级。A级表示完全性损伤，没有运动或感觉功能。B~D级表示解剖学上的损伤平面以下为不完全性损伤。B级表示有感觉功能，但没有运动功能；C级表示保留运动功能肌肉的肌力小于3级；D级表示保留运动功能肌肉的肌力大于或等于3级。E级表示正常的运动和感觉功能。此外，已开发了功能评定量表，如功能独立性评定（Functional Independence Measure，FIM）[11]。FIM对患者进行日常生活活动的能力（如进食、修饰和如厕）进行评分，因此将ASIA/IMSOP量表与FIM相结合，可以同时测定随时间进展的神经功能和功能能力。将两种评定量表相结合，不仅可测定患者随时间进展的神经功能恢复情况，还可整合在没有神经功能恢复情况下出现的功能能力改善情况。

■ 处理

急性期干预措施

对每一例遭受严重损伤的患者都应怀疑存在脊髓损伤，直至证实除外这一诊断。由于颈椎的活动性相对较大且颈髓损伤的危害性相对更大，颈部损伤患者在转移时特别容易受到损伤。应该充分强调"ABCs"的绝对首要位置，特别是在脊髓损伤合并颅脑损伤的情况下。受损的脑部与脊髓充分的血流灌注和氧合是获得最佳恢复的关键。即使短暂的血流灌注过少和缺氧也可触发继发损伤机制，使死亡率和并发症发生率增高，降低神经功能恢复的可能[12]。从受伤开始就对整个脊柱进行完全固定，可预防已受损的脊柱或脊髓的进一步损伤，这点是必不可少的。如果需要气管内插管，应通过施加轻柔的线性牵引使颈椎保持在没有伸展的中立位。这些重要的举措均是高级创伤生命支持（Advanced Trauma Life Support，ATLS）方案中的实施准则，使得多系统损伤患者中四肢瘫与截瘫患者的比例下降[13]。

因为认识到损伤脊髓局部的微循环事件会造成血管受损，所以将全身性低血压恢复至正常血压，已是目前公认的脊髓损伤急救处理原则。最初的液体复苏包括使用晶体液和血制品（如果怀疑存在持续性出血）进行容量替代。创伤患者中神经源性休克所致的低血压比低血容量所致的低血压少见，即使在脊髓损伤患者也是如此。因此，只有在达到充分的容量替代和除外潜在的进行性出血后，才能考虑神经源性

休克。此种情况下低血压的治疗包括使用血管加压药物。

此外，在手术过程中预防低血流灌注和低血压尤其重要，特别是在其他非神经系统损伤患者中（如骨科损伤），术中可能出现大量失血。因此，我们建议将非急诊手术推迟至急性损伤后的最初1周内，以减少继发脑部和脊髓损伤的可能。如果必须进行急诊手术，应特别说明将平均动脉压维持在80 mmHg以上，或将脑灌注压维持在60~70 mmHg（有颅内压监测的情况下）。血红蛋白也应维持在10 g/dL，以确保充分的供氧。

建议对所有入院 Glasgow 昏迷评分低于8分的颅脑损伤患者进行颅内压监测。我们尝试对多数患者放置脑室造口导管，使脑脊液可以被抽出以降低颅内压。即使患者将要进行手术，脑脊液分流也可作为减压手术结束前的临时措施。此外，在非开颅手术（脊柱、骨科、血管等）中，此种监测可作为评定颅内压的方法。

在颅内压增高的颅脑损伤患者，已证实渗透性药物的疗效[14]。但是，在脊髓损伤治疗中使用甘露醇或高张生理盐水的疗效尚未得到证实。目前在处理脊髓损伤时使用渗透性药物的研究均未设立对照组，并且仅限于已发表的病例报告，涉及结果的数据也有限。但是，近期一项大鼠颈髓损伤模型研究显示，在损伤后8小时内给予5%高张生理盐水，可减轻 MRI 上的出血和水肿[15]。因为高张生理盐水具有治疗颅脑损伤的适应证[16]，该项研究可能是此种治疗对脊髓损伤合并颅脑损伤有帮助的例证之一。目前，我们建议在必要的

情况下使用渗透性药物治疗颅内压增高，而不是仅用于脊髓损伤。因为对于脊髓相关的治疗，没有可测量的终点指标。因此，尽管临床前基础研究提示高张生理盐水有用于治疗脊髓损伤的潜在可能，但是还需要更多相关的临床研究。

静脉皮质类固醇治疗是目前仅有的用于脊髓损伤急性期的药物治疗。分别发表于 1990 年和 1997 年的两项随机对照研究，NASCIS Ⅱ 和 NASCIS Ⅲ，已证实急性期使用甲泼尼龙治疗对患者有益[17, 18]。损伤 8 小时内给患者静脉推注甲泼尼龙 30 mg/kg；如果初次注射在损伤后 3 小时内，则持续静脉输注 5.4 mg/（kg·h）甲泼尼龙继续治疗 24 小时；而初次注射在损伤后 3~8 小时内的患者，须继续静脉输注 48 小时。使用皮质类固醇治疗脊髓损伤的方法，自其提出以来就受到批评[19]。部分批评意见指出，原始研究中声称的获益没有临床意义，并且大剂量皮质类固醇治疗的风险和并发症超过了可能带来的获益。但是，专家小组仍主张支持将这一治疗作为脊髓损伤治疗的建议，而不是指南[20]。对于颈髓损伤患者来说，最人的获益是功能水平得到提高，或损伤平面降低（即使只降低一个节段）。例如，保留或获得 C6 肌力可以极大改善四肢瘫患者的功能状况，使其可以进行床椅转移、驱动轮椅和独立生活。对于中胸段或下胸段脊髓损伤，获得或丧失一个功能节段对最终的功能恢复影响不大，因此可能不需要皮质类固醇治疗，特别是高危患者。

基于近期 CRASH 研究的结果[21]，对双重诊断患者使用皮质类固醇治疗脊髓损伤的问题更加突出。这一大型试验表明，接受甲泼尼龙治疗颅脑损伤的患者病情加重。本项研究中的颅脑损伤患者均为重度颅脑损伤（Glasgow 昏迷评分 ≤ 8 分）。研究没有涉及对轻度和中度颅脑损伤患者的效果。这对是否使用皮质类固醇治疗同时存在脊髓损伤和颅脑损伤的创伤患者提出了疑问。考虑到这两种损伤在人类中的复杂性和异质性，使用皮质类固醇治疗脊髓损伤合并颅脑损伤的小动物和大动物模型将可能提供信息以指导未来的临床试验。

手术的作用和时机

与脊髓病变相比，颅内病变的手术时机相对容易把握。对于颅内占位性病变（如血肿），当病变大小和 CT 表现符合手术标准或内科治疗不能解决颅内压升高时，即可进行手术减压。在开颅手术过程中，重要的是要意识到存在颈椎或脊髓损伤的可能性，并在脊柱保护措施下用颈托将头部保持于中立位。对已知存在脊柱骨折和不稳定的患者，透视有助于在手术体位摆放前、摆放过程中和摆放后对患者进行评估。

同样，如果患者被送至手术室处理脊柱病变，重要的是在手术过程中注意颅内压情况。如果因颅内病变而在手术过程中存在任何对于颅内压的担心，应该在手术过程中进行颅内压监测，并在其确实升高时采取措施降低颅内压（如头部抬高、渗透性药物治疗、过度通气等）。对于颈椎损伤，当损伤导致颈椎不稳定时需要进行融合手术。可以使用分类系统（如 SLIC

系统）判断是否需要融合手术[22]。使用SLIC系统，损伤评分在5分或5分以上均需要进行手术治疗，而损伤评分在3分或3分以下可行非手术治疗；4分被认为可进行手术，也可不进行手术。脊柱手术入路分为前路和后路两种类型。脊柱前面两柱结构发生力学破坏的情况下（如椎体爆裂骨折），或脊髓受到位于其前方结构的压迫时（如破裂突出的椎间盘），最适合进行前路手术。当前方不存在压迫脊髓的结构，或者后方结构严重破坏时，再或者前路手术不可行或已失败时，可进行后路手术。严重损伤（如移位/旋转损伤）或脊柱三柱结构均发生破坏时，有时需要同时进行前路和后路手术，称为360度手术。

胸腰椎损伤遵循相似的治疗流程。可使用TLICS分类判断是否需要手术固定[23]。在手术治疗预测方面，已证实TLICS和Magerl/AO分类存在良好的相关性[24]。使用TLICS系统，损伤评分在5分或5分以上应进行手术治疗，而损伤评分在3分或3分以下可进行非手术治疗；4分可进行手术，也可不进行手术。手术操作取决于下列一般原则：①对于不完全性脊髓损伤，如果存在来自前方脊柱结构的压迫，需要前路手术；②后方韧带复合体破坏，需要后路手术；③不完全性脊髓损伤合并后方韧带复合体破坏，通常需要脊柱周围固定手术。

由于缺乏良好的随机对照试验，脊髓损伤后手术减压的作用和时机仍是脊柱外科最具争议的议题之一[25]。早期减压和固定脊柱骨折，可使患者早期活动以预防

并发症，如肺部和泌尿系感染、压疮和深静脉血栓形成。由椎间盘、骨折碎片或脱位脊柱结构所致的持续性脊髓受压相关的神经系统功能恶化，已被广泛接受为早期手术的指征。尽管直观上看似脊髓损伤后早期减压可改善神经系统恢复，但大部分问题仍未得到解答。过去一直认为早期手术会增加脊髓损伤患者的死亡率和并发症发生率[26]，但是随着现代脊柱外科技术、神经重症医疗护理和神经麻醉学的进展，接受早期手术的患者的并发症并没有明显增加[27]。动物实验和影像学研究均已证实，力学因素（如持续性压迫）在脊髓损伤的发病机制和恢复中非常重要[28, 29]。此外，多个前瞻性病例系列报告指出早期减压是安全的，并且可能会改善治疗结果[27, 30, 31]。一项对截至2000年已发表的临床研究进行的Meta分析指出，与延迟减压和保守治疗相比，24小时内早期减压可带来更好的治疗结果[32]。基于上述假设，早期减压和固定可为脊髓损伤患者提供实现最佳的神经系统恢复、早期活动和康复治疗的时间窗。

亚急性期治疗措施

为了预防癫痫发作，颅脑损伤恢复过程中常规给予苯妥英，一种最常用的抗癫痫药物[33]。已证实该药物除了（或部分由于）减少癫痫发作和降低兴奋性外，还具有神经保护作用。之前的研究已证实使用苯妥英在预防长期癫痫发作方面缺乏疗效[34]。此外，抗癫痫药的副作用（包括运动和认知功能障碍）可能会延缓恢复和影响康复治疗。因此，建议短期使用苯妥

英。但是,由于临床前基础研究数据表明,苯妥英这类可降低钠通道通透性的药物可能在脊髓损伤[35]和颅脑损伤中具有神经保护作用,使得用药问题变得复杂。

神经病理性疼痛往往是脊髓损伤的并发症之一。在近期一项大鼠胸髓损伤模型的动物实验中,吗啡这一常用的止痛药物被发现会妨碍移动能力的恢复[36]。重要的是,要意识到用于减轻损伤后神经病理性疼痛的药物(如加巴喷丁和阿片类药物)可能会延缓恢复,并影响双重损伤后康复治疗所需的认知功能和重塑进程,应该仅在需要时才使用。但是,这些药物可能还具有神经保护作用。这说明需要良好的脊髓损伤合并颅脑损伤动物模型来解决这些问题。目前明显缺乏这种模型。

■ 小结

尽管在创伤患者中脊髓损伤合并颅脑损伤的双重诊断患病率很高,但是其在近期才被认为是一个独立的诊断。对闭合性颅脑损伤患者进行细致的脊柱(特别是颈椎)临床和影像学评估是至关重要的。在脊髓损伤情况下,早期诊断和治疗对于防止神经功能恶化是必不可少的。这在存在重度颅脑损伤和紧急神经重症医疗护理指征(如颅内压升高)的双重诊断患者中可能不容易做到。尽管对于脊髓损伤的最佳手术治疗时机和治疗仍存在疑问,不断发展的多学科团队方式很可能将会使脊髓损伤合并颅脑损伤患者的治疗、恢复和结果得到改善。

要 点

- 对每一位遭受重大损伤的创伤患者均应该怀疑存在脊髓损伤,直至证实除外该诊断。
- 早期脊柱减压(24小时内)可为脊髓损伤患者提供实现最佳的神经系统恢复、早期活动和康复治疗的时间窗。
- 脊髓损伤合并颅脑损伤的术中参数为平均动脉压在80 mmHg以上,脑灌注压在60~70 mmHg,血红蛋白也应在10 g/dL以上。

难 点

- 对处于昏迷状态的患者进行全脊柱检查是必不可少的,因为高达20%的患者存在相邻的或不相邻的脊柱损伤。
- 开颅减压术头部摆放过程中对颈椎的操作,可能会进一步加重脊柱损伤。
- 颅内病变(血肿、水肿)在脊柱手术过程中可能会进展。因此对存在颅内病变的患者进行脊柱手术时,颅内压监测是必不可少的。

(刘 楠 译,邢华医 张 娜 校)

参考文献

1. Bell RS, Vo AH, Neal CJ, et al. Military traumatic brain and spinal column injury: a 5-year study of the impact blast and other military grade weaponry on the central nervous system. J Trauma 2009;66(4, Suppl):S104–S111

2. Lin VW, Cardenas DD. Spinal Cord Medicine: Principles and Practice. NY, New York: Demos; 2002

3. Sommer JL, Witkiewicz PM. The therapeutic challenges of dual diagnosis: TBI/SCI. Brain Inj 2004;18(12):1297–1308

4. Tolonen A, Turkka J, Salonen O, Ahoniemi E, Alaranta H. Traumatic brain injury is under-diagnosed in patients with spinal cord injury. J Rehabil Med 2007;39(8):622–626

5. Macciocchi S, Seel RT, Thompson N, Byams R, Bowman B. Spinal cord injury and co-occurring traumatic brain injury: assessment and incidence. Arch Phys Med Rehabil 2008;89(7): 1350–1357

6. Macciocchi SN, Bowman B, Coker J, Apple D, Leslie D. Effect of co-morbid traumatic brain injury on functional outcome of persons with spinal cord injuries. Am J Phys Med Rehabil 2004;83(1): 22–26

7. Hoffman JR, Schriger DL, Mower W, Luo JS, Zucker M. Low-risk criteria for cervical-spine radiography in blunt trauma: a prospective study. Ann Emerg Med 1992;21(12):1454–1460

8. McDonald JW, Sadowsky C. Spinal-cord injury. Lancet 2002;359(9304):417–425

9. Wyndaele M, Wyndaele JJ. Incidence, prevalence and epidemiology of spinal cord injury: what learns a worldwide literature survey? Spinal Cord 2006;44(9):523–529

10. National Spinal Cord Injury Statistical Center. Spinal cord injury. Facts and figures at a glance. J Spinal Cord Med 2005;28(4):379–380

11. Ditunno JF Jr. Functional assessment measures in CNS trauma. J Neurotrauma 1992;9(Suppl 1):S301–S305

12. Tator CH, Fehlings MG. Review of the secondary injury theory of acute spinal cord trauma with emphasis on vascular mechanisms. J Neurosurg 1991;75(1):15–26

13. Vale FL, Burns J, Jackson AB, Hadley MN. Combined medical and surgical treatment after acute spinal cord injury: results of a prospective pilot study to assess the merits of aggressive medical resuscitation and blood pressure management. J Neurosurg 1997;87(2):239–246

14. Sorani MD, Manley GT. Dose-response relationship of mannitol and intracranial pressure: a metaanalysis. J Neurosurg 2008; 108(1):80–87

15. Nout YS, Mihai G, Tovar CA, Schmalbrock P, Bresnahan JC, Beattie MS. Hypertonic saline attenu ates cord swelling and edema in experimental spinal cord injury: a study utilizing magnetic resonance imaging. Crit Care Med 2009;37(7): 2160–2166

16. Ware ML, Nemani VM, Meeker M, Lee C, Morabito DJ, Manley GT. Effects of 23.4% sodium chloride solution in reducing intracranial pressure in patients with traumatic brain injury: a preliminary study. Neurosurgery 2005;57(4):727–736, discussion 727–736

17. Bracken MB, Shepard MJ, Collins WF, et al. A randomized, controlled trial of methylprednisolone or naloxone in the treatment of acute spinal-cord injury. Results of the Second National Acute Spinal Cord Injury Study. N Engl J Med 1990;322(20):1405–1411

18. Bracken MB, Shepard MJ, Holford TR, et al. Administration of methylprednisolone for 24 or 48 hours or tirilazad mesylate for 48 hours in the treatment of acute spinal cord injury. Results of the Third National Acute Spinal Cord Injury Randomized Controlled Trial. National Acute Spinal Cord Injury Study. JAMA 1997;277(20): 1597–1604

19. Hurlbert RJ. The role of steroids in acute spinal cord injury: an evidence-based analysis. Spine 2001;26(24, Suppl):S39–S46

20. Fehlings MG. Editorial: recommendations regarding the use of methylprednisolone in acute spinal cord injury: making sense out of the controversy. Spine 2001;26(24, Suppl):S56–S57

21. Edwards P, Arango M, Balica L, et al; CRASH trial collaborators. Final results of MRC CRASH, a randomised placebo-controlled

trial of intravenous corticosteroid in adults with head injuryoutcomes at 6 months. Lancet 2005;365(9475): 1957–1959

22. Vaccaro AR, Hulbert RJ, Patel AA, et al; Spine Trauma Study Group. The subaxial cervical spine injury classification system: a novel approach to recognize the importance of morphology, neurology, and integrity of the disco-ligamentous complex. Spine 2007; 32(21):2365–2374

23. Vaccaro AR, Lehman RA Jr, Hurlbert RJ, et al. A new classification of thoracolumbar injuries: the importance of injury morphology, the integrity of the posterior ligamentous complex, and neurologic status. Spine 2005;30(20):2325–2333

24. Joaquim AF, Fernandes YB, Cavalcante RA, Fragoso RM, Honorato DC, Patel AA. Evaluation of the thoracolumbar injury classification system in thoracic and lumbar spinal trauma. Spine 2011;36(1):33–36

25. Fehlings MG, Tator CH. An evidence-based review of decompressive surgery in acute spinal cord injury: rationale, indications, and timing based on experimental and clinical studies. J Neurosurg 1999;91(1, Suppl):1–11

26. Marshall LF, Knowlton S, Garfin SR, et al. Deterioration following spinal cord injury: a multicenter study. J Neurosurg 1987;66(3):400–404

27. Fehlings MG, Perrin RG. The role and timing of early decompression for cervical spinal cord injury: update with a review of recent clinical evidence. Injury 2005;36(Suppl 2):B13–B26

28. Guha A, Tator CH, Endrenyi L, Piper I. Decompression of the spinal cord improves recovery after acute experimental spinal cord compression injury. Paraplegia 1987;25(4):324–339

29. Delamarter RB, Sherman J, Carr JB. Pathophysiology of spinal cord injury. Recovery after immediate and delayed decompression. J Bone Joint Surg Am 1995;77(7):1042–1049

30. Tator CH, Duncan EG, Edmonds VE, Lapczak LI, Andrews DF. Comparison of surgical and conservative management in 208 patients with acute spinal cord injury. Can J Neurol Sci 1987;14(1): 60–69

31. Waters RL, Adkins RH, Yakura JS, Sie I. Effect of surgery on motor recovery following traumatic spinal cord injury. Spinal Cord 1996;34(4): 188–192

32. La Rosa G, Conti A, Cardali S, Cacciola F, Tomasello F. Does early decompression improve neurological outcome of spinal cord injured patients? Appraisal of the literature using a metaanalytical approach. Spinal Cord 2004;42(9): 503–512

33. Temkin NR, Dikmen SS, Wilensky AJ, Keihm J, Chabal S, Winn HR. A randomized, double-blind study of phenytoin for the prevention of posttraumatic seizures. N Engl J Med 1990;323(8): 497–502

34. Temkin NR. Antiepileptogenesis and seizure prevention trials with antiepileptic drugs: meta-analysis of controlled trials. Epilepsia 2001;42(4):515–524

35. Schwartz G, Fehlings MG. Evaluation of the neuroprotective effects of sodium channel blockers after spinal cord injury: improved behavioral and neuroanatomical recovery with riluzole. J Neurosurg 2001;94(2, Suppl): 245–256

36. Hook MA, Moreno G, Woller S, et al. Intrathecal morphine attenuates recovery of function after a spinal cord injury. J Neurotrauma 2009;26(5):741–752

第 10 章　脊髓损伤急性期的药物治疗：聚焦皮质类固醇

Edward M. Marchan，George Ghobrial，Benjamin M. Zussman，James S. Harrop，Alpesh A. Patel

本章重点

1. 脊髓损伤急性期常使用大剂量皮质类固醇进行治疗。

2. 动物实验和临床研究中，支持在脊髓损伤急性期使用皮质类固醇的文献存在很大局限。

3. 脊髓损伤急性期患者使用大剂量皮质类固醇，存在多种潜在的并发症。

4. 考虑到风险和获益情况，对脊髓损伤急性期患者使用大剂量皮质类固醇应该慎重并仔细观察。

■急性脊髓损伤发病率

尽管美国创伤性脊髓损伤的发病率据估计为每年新发 15~40 例 / 百万人口，或每年 12 000 例[1-3]，但对脊髓损伤基础生理学和神经生物学认识的进展，以及治疗策略的发展速度均相当缓慢。虽然由于年轻人群的影响造成发病率数字高，但美国的脊髓损伤患病率据估计为 183 000~230 000 例，或相当于 700~900 例 / 百万人口。脊髓损伤的直接花费据估计为每年超过 70 亿美元[1, 2]，并且还需要承担丧失生命或生产力、患者及家属情绪痛苦和生活质量下降等更大的损失[1-3]。

■药物治疗的历史

在过去 20 年间，随着多种有前景的治疗方法走向临床试验，脊髓损伤患者的治疗出现新的希望。这些建议的治疗方法包括甲磺酸替拉扎特、GM1 神经节苷酯、促甲状腺激素释放激素（thryotropin-releasing hormone，TRH）、加环利定、纳洛酮和尼莫地平。然而，这些治疗方法均未能在神经功能改善方面证明其疗效，因此未被医学界所接受[4-6]。

脊髓损伤急性期唯一被广泛使用的治疗措施是静脉输注大剂量甲泼尼龙（methylprednisolone，MPSS）。尽管其最初进入临床应用时备受青睐，并持续应用于临床，但甲泼尼龙的作用仍存在争议。

由于已经发现与使用大剂量甲泼尼龙相关的多种并发症，对甲泼尼龙的潜在获益已经引发了质疑。本章将回顾脊髓损伤急性期的药物治疗策略，聚焦于支持和反对使用大剂量甲泼尼龙的基础科学和临床研究数据。

■ 基础科学

皮质类固醇药理学

脊髓损伤急性期被认为包括两个阶段的损伤[2]。原发性损伤包括由于脊髓实质组织局部损坏和直接作用于脊髓实质组织上的能量所致的初始创伤性机械损伤。

继发性损伤包括由原发性损伤进程启动的生物化学和细胞进程级联反应，往往导致进一步的细胞损伤，并有可能导致细胞死亡（图 10.1，亦见书后彩图）[2]。脊髓损伤急性期的继发性损伤机制最早由 Allen 在 1911 年提出假说[7]，他在犬急性创伤性脊髓损伤模型中去除了脊髓出血后观察到了神经功能的改善。Demopoulos 等提出了自由基的作用[8]，被认为对损伤进程极其重要。近来研究的重点已转移到钙、阿片类受体和脂质过氧化效应所起的作用上。近年来，在介导继发性损伤机制的众多病理生理通路中，研究涉及细胞凋亡、细胞内蛋白质合成抑制和谷氨酸能机制（图 10.1）。

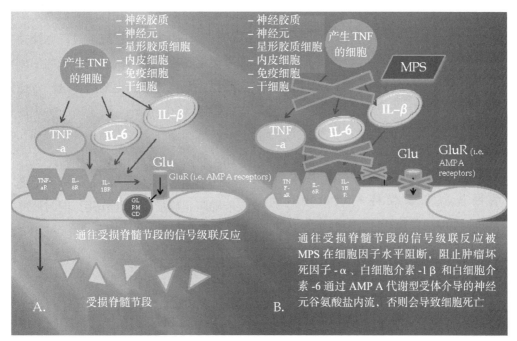

图 10.1　甲泼尼龙（MPS）在受损脊髓组织的细胞外环境中，借助产生 TNF 的细胞（即神经胶质、神经元、星形细胞、内皮细胞、免疫细胞）对细胞因子（肿瘤坏死因子 -α、白细胞介素 -6、白细胞介素 -1β）的形成和释放发挥潜在作用。（A）在脊髓损伤急性期，产生 TNF 的细胞释放 TNF-α、IL-6 和 IL-1β，这些细胞因子在神经元细胞膜与其各自的受体（TNF-α 受体、IL-6 受体和 IL-1 受体）相结合。随后，发出信号开放促代谢性谷氨酸受体（即 AMPA 受体），导致由细胞外向细胞内的谷氨酸盐内流，促进了谷氨酸受体介导的细胞死亡（glutamate receptor–mediated cell death，GLRMCD）。（B）损伤后最初的 8 小时内给予甲泼尼龙（最好在最初的 4 小时内），可以抑制细胞外环境中细胞因子的形成，从而阻断 GLRMCD 的进程

大量证据表明，原发性机械性损伤会启动多种继发性损伤机制，包括下列情况：①血管改变，包括缺血、自身调节受损和微循环障碍[9]；②离子紊乱[10]；③神经递质蓄积，包括 5- 羟色胺或儿茶酚胺类及细胞外谷氨酸盐，后者导致兴奋性毒性细胞损伤（图 10.1）[11]；④花生四烯酸释放和自由基产生[11]，以及脂质过氧化反应[12]；⑤内源性阿片类物质；⑥炎症反应；⑦丧失依赖三磷腺苷的细胞进程；⑧程序性细胞死亡或细胞凋亡[2]。

研究人员已经提出甲泼尼龙通过减少继发性损伤起作用，部分通过清除脂质过氧化氢自由基起作用[13]。因此，甲泼尼龙被认为能够抑制脂质过氧化（lipid peroxidation，LP）级联反应，并因而通过阻止自由基损伤起到保护神经元、轴突、髓鞘和细胞内细胞器（包括线粒体和细胞核）的作用。但是，更多新近的研究表明，甲泼尼龙主要作用于神经胶质细胞，而对神经元的效应较弱。

甲泼尼龙也已被证实能够通过激活糖皮质激素受体（glucocorticoid receptor，GR）（图 10.1）抑制少突胶质细胞的死亡。糖皮质激素受体与 STAT5 受体相结合，导致 blc-Xl 基因表达的上调[13]。在单核细胞、巨噬细胞和 T 淋巴细胞，激活糖皮质激素受体的效应是相反的，可导致细胞凋亡。这一抗细胞凋亡作用被认为是具有神经保护作用的细胞因子（促红细胞生成素）表达增加所致，因为在少突胶质细胞可观察到促红细胞生成素。

剂量方案

随着在 20 世纪 70 年代和 80 年代早期对创伤后脂质过氧化作用机制认识的逐渐增多，提示人们寻找一种具有神经保护作用的药物治疗方案，旨在以安全有效的方式对抗氧化自由基所致的脂质过氧化作用。人们注意到糖皮质激素可能是有效的抑制剂，这是基于糖皮质激素脂溶性高以及具有嵌入膜磷脂疏水性多不饱和脂肪酸之间的人工膜的能力，从而限制脂质过氧化作用连锁反应的进展[13]。

Hall 和 Braughler[14] 研究了大剂量甲泼尼龙（15~90 mg/kg，静脉注射）对脊髓电生理学的影响。在以猫为试验对象进行的一组实验中，观察到通过静脉快速推注甲泼尼龙确实能抑制脊髓组织内的创伤后脂质过氧化作用，但是获得这一效应所需的剂量（30 mg/kg）高于之前假定的剂量或按照经验在急性中枢神经系统损伤中使用的剂量。同样以猫为试验对象进行的进一步实验中，证实 30 mg/kg 甲泼尼龙不仅能够阻止脂质过氧化作用，同时还能抑制创伤后的脊髓缺血。Braughler 和 Hall[14] 发现，使用 30 mg/kg 剂量甲泼尼龙后 2 小时给予 15 mg/kg 剂量，比单次给予 30 mg/kg 剂量可提供明显更好的保护作用，防止损伤诱发的缺血和 Ca^{2+} 依赖的神经丝降解。在许多治疗参数（脂质过氧化作用、继发性缺血、有氧能量代谢）中，甲泼尼龙的剂量—反应曲线呈锋利的 U 型模式。15 mg/kg 可提供部分神经和血管保护作用，30 mg/kg 达到最佳，更高剂量（60 mg/kg）则减弱。

甲泼尼龙的抗氧化神经保护作用与药物在组织中的药代动力学密切相关[14]。例如，当静脉注射 30 mg/kg 剂量的甲泼尼龙后药物组织浓度达到峰值时，受损脊髓中的乳酸盐水平被抑制。随后在首次给药后药物水平下降 50% 时第二次给药（15 mg/kg，静脉注射），以保持对乳酸盐的最大限度的抑制，并更有效地保持三磷腺苷（adenosine triphosphate，ATP）的产生和能量生成[15, 16]。这些结果表明：与单次大剂量静脉注射的效应相比，长时间甲泼尼龙治疗可能会更好地抑制继发损伤过程，并可能带来更好的结果。在随后以猫为脊髓损伤模型的动物实验中，证实使用甲泼尼龙 48 小时抗氧化方案治疗的动物在 4 周后获得更好的运动功能恢复[13]。

动物脊髓损伤数据

已经反复证明糖皮质激素可在中枢神经系统内多个部位抑制轴突发芽和突触形成[17, 18]。尽管尚不知道这些作用是否与急性抗氧化神经保护作用同时发生，但是皮质类固醇削弱创伤后重塑机制则是一个严重的问题。因此，皮质类固醇的潜在副作用、对重塑机制的抑制作用，甚至可能导致的神经毒性作用，决定了仅使用甲泼尼龙这样的糖皮质激素类远不是处理创伤后氧化应激反应和脂质过氧化作用相关损害的理想方式，并且在最初的 24~48 小时后仍需要继续使用抗氧化药物。

尽管对甲泼尼龙潜在的抑制作用和神经毒性作用存在担忧，令人鼓舞的是据报道在大鼠脊髓横断损伤模型中大剂量甲泼尼龙实际上可以减少前庭脊髓束纤维的轴突逆行性坏死，并且促进其末端发芽[19]。因此，大剂量甲泼尼龙是具有神经保护作用还是神经毒性的问题，有赖于剂量的选择、时机和给药持续时间，尤其是所治疗的是何种神经元。

■ 临床研究

随机对照研究

NASCIS I

三项标志性的国家急性脊髓损伤研究（National Acute Spinal Cord Injury study，NASCIS）对在急性创伤性脊髓损伤中使用甲泼尼龙进行了验证。第一项 NASCIS 研究发表于 1984 年和 1985 年[20]，对大剂量和小剂量甲泼尼龙队列进行了比较（证据等级：Ⅲ级）。研究对象为 330 例脊髓损伤患者，分组为一组接受大剂量甲泼尼龙（1 000 mg/d，推注），另一组接受标准剂量（100 mg/d，推注），治疗 10 天。由于假定给予皮质类固醇会存在获益，因此使用安慰剂被认为不符合伦理而被排除[21]。根据 Bracken 评分，通过对身体两侧各 7 个肌群的体格检查在六分制的量表上进行评分，判定运动评分。作者仅报告了身体右侧的运动和感觉评分。

伤后 6 周和 6 个月，两个治疗组间在运动功能或针刺觉和轻触觉等神经功能恢复方面均未观察到差异（6 周时 $P=0.63$，6 个月时 $P=0.59$）。缺少独立于最初损伤严重程度或损伤至治疗开始时间的治疗效果。

相反，两个治疗组均报道有严重的并发症，大剂量甲泼尼龙组更常见。大剂量方案组的早期死亡率统计学上更高（伤后≤14天和15~28天的相对危险度分别为3.1和1.9）。伤口感染同样在大剂量方案组更常见（相对危险度分别为3.6）。NASCIS I 之后完成的动物实验表明，为达到神经保护作用所需要使用的剂量比NASCIS I 研究中所使用的剂量更大[15, 22]，因而影响了NASCIS II 试验的开展[23]。

NASCIS II

NASCIS II 研究被设计为前瞻性随机对照临床试验（证据等级：II 级）。研究对静脉注射大剂量甲泼尼龙[30 mg/kg 推注，然后5.4 mg/（kg·h）持续23小时]、阿片类拮抗剂纳洛酮（被提议的神经保护药物）和安慰剂的效果进行了验证。在伤后24小时内开始治疗。在对所有24小时内随机分组的487例纳入患者的最初分析中，伤后1年随访时甲泼尼龙治疗组或纳洛酮治疗组与对照组相比均无神经功能获益。尽管没有达到统计学差异，皮质类固醇组与纳洛酮组或安慰剂组相比，并发症发生率均更高。并发症包括伤口感染和肺栓塞。

多重分析证实，伤后8小时接受皮质类固醇治疗的患者存在显著的差异，6个月时报告有运动和感觉功能改善，但在1年随访时仅发现运动功能改善。对超过8小时的急性非穿通性脊髓损伤给予甲泼尼龙，未发现获益。尽管提出了这一有力的辩解，但是没有证据支持使用8小时进行

分层分析，因为其本身是在多重分析中发现显著差异的随意时间点。此外，计算出的运动评分差异（16.0与11.2）并不能转化为功能上的显著改善。

对这项研究的主要批评之一是NASCIS II 研究的所有主要结局指标均为阴性。有趣的是，没有显示数据的表格或图表作为时间函数，并且没有用数学算法建立关联。需要多重比较来发现这些差异，这些观察结果仍然很有可能仅反映了随机因素[21]。

NASCIS II 研究还因为未能包括对患者很重要的结局指标而受到广泛的批评。Hurlbert 对这一点进行了尖锐的批评[21]，提出了对8小时内接受治疗的患者神经功能恢复的临床意义提出了质疑。为了纠正这一疏漏，NASCIS III 研究方案中包括了美国脊柱损伤协会（American Spinal Injury Association，ASIA）功能独立性评定（Functional Independence Measure，FIM）量表。此外，Bracken 和 Holford[24] 还发表了一篇回顾性研究，根据NASCIS III 研究模型的结果，估计NASCIS II 研究的功能恢复。在文章中作者提出：在NASCIS II 研究中观察到的甲泼尼龙治疗相关的运动功能恢复，可以预测FIM中具有临床意义的恢复[24]。但是，因为缺乏稳定的统计学模型，限制了这一回顾性研究的价值。

NASCIS III

NASCIS III 试验中，对 NASCIS II 试验中使用的24小时输注甲泼尼龙与48小时大剂量甲泼尼龙输注及接受甲磺酸替拉

扎特的治疗组进行了比较。甲磺酸替拉扎特是一种 21- 氨基类固醇，是不具有已知糖皮质激素副作用的抗氧化剂[23~25]。所有患者均在脊髓损伤后 8 小时内开始治疗。NASCIS Ⅲ 没有包括安慰剂组，也是因为如果不给予初始大剂量的甲泼尼龙，被认为不符合伦理。NASCIS Ⅲ 试验在499 例随机分组的患者 1 年随访时未能证实继续大剂量甲泼尼龙在运动和感觉评分方面存在获益。多重分析再次发现，在伤后 3~8 小时给予甲泼尼龙，之后继续给药48 小时的患者比继续给药 24 小时的患者在 6 周和 6 个月时可证实存在神经功能改善，但在 1 年时未能证实存在神经功能改善。在脊髓损伤后 3 小时内进行治疗的患者，继续输注 24 小时和输注 48 小时未能证实存在差异。

给药时间

作为 NASCIS Ⅲ 研究的结果，Bracken等建议在伤后 3 小时内开始治疗，患者可接受 24 小时输注。而在伤后 3~8 小时开始治疗的患者，48 小时甲泼尼龙输注方案优于 NASCIS Ⅱ 研究方案中的 24 小时方案[25]。鉴于 NASCIS Ⅱ 研究多重分析的结果，此次研究着重探索了 8 小时内给药和甲泼尼龙的生理学等特定问题。

Hurlbert[21] 表示选择 8 小时作为决定皮质类固醇疗效的时间点没有生理学基础。作者提出 8 小时的时间窗在严格意义上来说是随意决定的，并且代表的是多重分析的结果。其在本质上存在纰漏，使一时间窗存在疑问。

使用甲泼尼龙的并发症

NASCIS Ⅱ 研究和 NASCIS Ⅲ 研究报告了由于给予大剂量皮质类固醇所致的潜在并发症，这些并发症可能对患者产生严重的负面影响。在 NASCIS Ⅱ 试验中，甲泼尼龙组患者与对照组相比，胃肠道出血发生率高 1.5 倍，伤口感染发生率高 2 倍，肺栓塞发生率高 3 倍。与之相似，在 NASCIS Ⅲ 试验中，48 小时方案组与 24 小时方案组相比，严重肺炎发生率高 2 倍，严重败血症发生率高 4 倍，死亡率高 6 倍[21]。

尽管这些差异并未达到统计学意义，但这一趋势仍值得关注，因为这些并发症的影响可能是灾难性的。此外，重要的是要注意到根据 NASCIS Ⅱ 研究数据，按照由原因推及结果的方式计算样本量，表明将需要超过 1 400 例患者（样本量用于二项分布比例，$b=0.8$）才能证实两组之间在伤口感染发生率上没有统计学差异[21]。

更值得关注的是，在 NASCIS Ⅲ 试验中观察到的 48 小时甲泼尼龙组比 24 小时甲泼尼龙组因呼吸系统并发症所致的死亡率高 6 倍（$P=0.056$），表明 48 小时方案组死亡率更高[21]。但是，48 小时大剂量甲泼尼龙治疗发生相关并发症的可能性必须与 NASCIS Ⅲ 研究的结果进行权衡。NASCIS Ⅲ 研究中，在伤后 3 小时开始治疗的患者，延长治疗至 48 小时比 24 小时方案组产生显著改善的神经系统结果。

CRASH 研究

上述 NASCIS Ⅲ 研究的并发症发生率，与近期 CRASH 试验中发现的令人担忧的并发症类似。CRASH 试验研究在脑损伤中使用皮质类固醇。在该研究中，Glasgow 昏迷评分为 14 分或以下的脑损伤患者在伤后 8 小时内接受起始剂量为 2 g 的甲泼尼龙，随后以 0.4 g/h 速度输注 48 小时，或者接受与之匹配的安慰剂治疗。这一随机对照研究被早期终止，因为在中期分析时发现皮质类固醇治疗患者的 2 周全因死亡率显著升高（21.1% 比 17.9%，P=0.000 1）[26]。随后的随访证实，皮质类固醇治疗患者 6 个月的死亡率也升高（25.7% 比 22.3%，P=0.000 1）。有意思的是，癫痫发作、胃肠道出血和感染等并发症在两组发生率相似。作者指出，他们不能确定皮质类固醇组死亡率增加的机制。但是，缺乏确切的病因并不能削弱结果的有效性或重要程度[26]。

穿通性创伤适应证

目前，从三项 NASCIS 研究中没有数据支持将甲泼尼龙用于穿通性创伤。作者的结论是脊柱枪弹伤或其他穿通性损伤所致脊髓损伤的患者，在皮质类固醇的疗效没有经过对照试验证实前不应用于治疗[27]。

■ 使用皮质类固醇的医学法学问题

急性脊髓损伤输注大剂量甲泼尼龙，尚未被医学文献予以明确的详细说明。目前在美国，甲泼尼龙用于脊髓损伤属于超说明书使用，因为这一使用没有获得美国食品与药物管理局（US Food and Drug Administration，FDA）批准[28]。尽管事实上后来的多项临床研究和尖锐的评论均对遵循多项 NASCIS 研究所得出建议的有效性提出了挑战，但是由于其可能具有"神经保护作用"，对急性脊髓损伤患者未能给予皮质类固醇导致了对临床医生的诉讼[28]。考虑到医学法学层面的后果，当对潜在的治疗获益与并发症进行对比存在疑问时，这对临床医生而言肯定是一种固有的矛盾。

■ 循证医学对数据的严格评价

甲泼尼龙治疗急性脊髓损伤的随机对照试验，证实在损伤后 8 小时内使用大剂量方案治疗后可在运动功能恢复方面获得显著改善。但是，就算存在改善其效果也不大，并且似乎不能引起显著的临床功能恢复。然而，即使是运动恢复上很小的变化（通常在甲泼尼龙临床试验中评定身体一侧），也确实可能被延伸为生活质量中有意义的改善[29]。

NASCIS Ⅱ 的试验结果确实提供了一些关于大剂量甲泼尼龙安全性的证据[23]。但是，其被 NASCIS Ⅲ 的结果所抵消。在 NASCIS Ⅲ 中，48 小时甲泼尼龙治疗组由于肺炎、呼吸窘迫综合征或呼吸衰竭（或几种情况组合）导致死亡率升高[24, 25]。这一结论的数据基础是：48 小时甲泼尼龙治疗组出现 6 例死亡病例，而 24 小时治疗组仅出现 1 例（RR = 6.0；95% CI 0.73~49.3）。

■ 小结

目前，尽管大剂量甲泼尼龙治疗急性脊髓损伤尚未被 FDA 批准，但是其仍然可作为最初的治疗选择之一。循证医学已对甲泼尼龙的潜在有害作用和任何轻微的神经功能获益进行了比较评估。

Bracken[29] 最近发表了一篇有关急性脊髓损伤使用甲泼尼龙 NASCIS 试验和非 NASCIS 试验的 Meta 分析，对各种批评意见和误解进行了论述。其结论为"急性脊髓损伤后 8 小时内给予大剂量甲泼尼龙，是安全和略有效的治疗，在部分患者可产生重要的临床恢复，但是仍需要进一步的试验以发现更好的药物治疗方式，并对可能持续影响伤后级联反应的药物进行测试"[29]。2001 年，脊柱专家小组[30, 31] 报告：尽管甲泼尼龙仅具有一定程度的神经保护作用，但是其明确适用于急性脊髓损伤，因为其具有良好的获益 / 风险比，并且缺乏替代治疗方式。但是，极少数专家的意见为支持在脊髓损伤患者使用皮质类固醇的证据不足，不赞成使用这一药物。脊柱专家小组认为：考虑到脊髓损伤的破坏性影响和甲泼尼龙的微弱疗效，迫切需要对其他治疗措施开展临床研究。

尽管对于给予甲泼尼龙已经很明确地形成了大量有充分根据的批评意见，但是

由于缺少可用的备选治疗，使得人们不得不重新考虑是否将甲泼尼龙从可供选择的名单中剔除。可以得出的结论是：作为 II 级推荐的证据，在非穿通性创伤患者中损伤后 3 小时内给予 30 mg/kg 的起始剂量，之后按照 5.4 mg/（kg·h）给药，对于脊髓损伤患者并非是不合理的选择[31]。如果在损伤后 3~8 小时，只有在患者及家属意识到长期给药可能出现各种并发症的情况下，才能将按照之前 48 小时方案的剂量使用甲泼尼龙作为可行的选项。对任何超过 8 小时的非穿通性创伤，应该避免使用。

尽管如此，其他组织（如 AANS/CNS）一直未对甲泼尼龙作为潜在的标准治疗持乐观的态度，即使在特殊的情况下也是如此。该联合委员会在 2002 年发布的指南中强调，现有的医学证据均未支持使用甲泼尼龙治疗脊髓损伤可使患者获得显著的临床收益，无论治疗持续时间为 24 小时或 48 小时[32]。他们指出："有人提出在急性脊髓损伤 8 小时内给予甲泼尼龙后神经恢复获益，但是未得到令人信服的证据[32]。"此外，甲泼尼龙治疗人类急性脊髓损伤中被公认的立场是，在开具处方时应该知道表明其危害的证据比其获益的证据具有更高的一致性[32]。

这一争论的另一方面可以消除许多上述矛盾，其基于甲泼尼龙尚未经过 FDA 审批这一事实。有必要探寻为何其未被提交给 FDA。如果证据不够充分到提交至 FDA，那么甲泼尼龙应该作为急性脊髓损伤的首选治疗是否有足够充分的依据[28]？

至少，使用大剂量甲泼尼龙的经验应

该可以塑造脊髓损伤研究的未来。乐观的是，我们作为科学家和临床医生的共同体已从这一持续20年的争论中获益良多，并可开展更好的研究。因此，随着新的化合物的开发，我们可以通过在方法学上缺陷较少的设计对其进行研究。

要 点

■ 仍然缺乏对急性脊髓损伤患者使用大剂量皮质类固醇的临床证据。

■ 急性脊髓损伤患者慎重使用大剂量皮质类固醇，可减少各种相关并发症。

■ 应该教育患者及家属在急性脊髓损伤使用大剂量皮质类固醇的风险及获益的循证医学证据。

难 点

■ 大剂量皮质类固醇在急性脊髓损伤患者中可能被过度使用。

■ 必须仔细管理使用大剂量皮质类固醇治疗方案的患者，避免出现各种并发症。

■ 支持急性脊髓损伤延长期（超过24小时）使用大剂量皮质类固醇的证据不充分。

（刘　楠　译，邢华医　校）

参考文献

1. DeVivo MJ. Causes and costs of spinal cord injury in the United States. Spinal Cord 1997;35(12): 809–813

2. Sekhon LH, Fehlings MG. Epidemiology, demographics, and pathophysiology of acute spinal cord injury. Spine 2001;26(24, Suppl):S2–S12

3. Kraus JF, Silberman TA, McArthur DL. Epidemiology of spinal cord injury. In: Benzel EC, Cahill DW, McCormack P. Principles of Spine Surgery. New York, NY: McGraw-Hill; 1996:41–58

4. Baptiste DC, Fehlings MG. Pharmacological approaches to repair the injured spinal cord. J Neurotrauma 2006;23(3-4):318–334

5. Kwon BK, Tetzlaff W, Grauer JN, Beiner J, Vaccaro AR. Pathophysiology and pharmacologic treatment of acute spinal cord injury. Spine J 2004;4(4):451–464

6. Lammertse DP. Update on pharmaceutical trials in acute spinal cord injury. J Spinal Cord Med 2004;27(4):319–325

7. Allen AR. Surgery of experimental lesions of spinal cord equivalent to crush injury of fracture dislocation of spinal column. A preliminary report. J Am Med Assoc 1911;57:878–880

8. Demopoulos HB, Flamm ES, Pietronigro DD, Seligman ML. The free radical pathology and the microcirculation in the major central nervous system disorders. Acta Physiol Scand Suppl

1980;492:91–119

9. Tator CH. Update on the pathophysiology and pathology of acute spinal cord injury. Brain Pathol 1995;5(4):407–413

10. Young W, Koreh I. Potassium and calcium changes in injured spinal cords. Brain Res 1986;365(1): 42–53

11. Faden AI, Simon RP. A potential role for excitotoxins in the pathophysiology of spinal cord injury. Ann Neurol 1988;23(6):623–626

12. Hall ED, Yonkers PA, Horan KL, Braughler JM. Correlation between attenuation of posttraumatic spinal cord ischemia and preservation of tissue vitamin E by the 21-aminosteroid U74006F: evidence for an in vivo antioxidant mechanism. J Neurotrauma 1989;6(3):169–176

13. Xu J, Chen S, Chen H, et al. STAT5 mediates antiapoptotic effects of methylprednisolone on oligodendrocytes. J Neurosci 2009;29(7):2022–2026

14. Hall ED, Braughler JM. Acute effects of intravenous glucocorticoid pretreatment on the in vitro peroxidation of cat spinal cord tissue. Exp Neurol 1981;73(1):321–324

15. Braughler JM, Hall ED. Effects of multi-dose methylprednisolone sodium succinate administration on injured cat spinal cord neurofilament degradation and energy metabolism. J Neurosurg 1984;61(2):290–295

16. Braughler JM, Hall ED. Lactate and pyruvate metabolism in injured cat spinal cord before and after a single large intravenous dose of methylprednisolone. J Neurosurg 1983;59(2): 256–261

17. Scheff SW, Benardo LS, Cotman CW. Hydrocortison administration retards axon sprouting in the rat dentate gyrus. Exp Neurol 1980;68(1): 195–201

18. Scheff SW, Cotman CW. Chronic glucocorticoid therapy alters axon sprouting in the hippocampal dentate gyrus. Exp Neurol 1982;76(3): 644–654

19. Oudega M, Vargas CG, Weber AB, Kleitman N, Bunge MB. Long-term effects of methylprednisolone following transection of adult rat spinal cord. Eur J Neurosci 1999; 11 (7):2453–2464

20. Bracken MB, Shepard MJ, Hellenbrand KG, et al. Methylprednisolone and neurological function 1 year after spinal cord injury. Results of the National Acute Spinal Cord Injury Study. J Neurosurg 1985;63(5):704–713

21. Hurlbert RJ. Methylprednisolone for acute spinal cord injury: an inappropriate standard of care. J Neurosurg 2000;93(1, Suppl):1–7

22. Hall ED, Braughler JM. Glucocorticoid mechanisms in acute spinal cord injury: a review and therapeutic rationale. Surg Neurol 1982; 18(5):320–327

23. Bracken MB, Shepard MJ, Collins WF, et al. A randomized, controlled trial of methylprednisolone or naloxone in the treatment of acute spinal-cord injury. Results of the Second National Acute Spinal Cord Injury Study. N Engl J Med 1990;322(20):1405–1411

24. Bracken MB, Holford TR. Neurological and functional status 1 year after acute spinal cord injury: estimates of functional recovery in National Acute Spinal Cord Injury Study II from results modeled in National Acute Spinal Cord Injury Study III. J Neurosurg 2002;96(3, Suppl):259–266

25. Bracken MB, Shepard MJ, Holford TR, et al. Administration of methylprednisolone for 24 or 48 hours or tirilazad mesylate for 48 hours in the treatment of acute spinal cord injury. Results of the Third National Acute Spinal Cord Injury Randomized Controlled Trial. National Acute Spinal Cord Injury Study. JAMA 1997;277(20):1597–1604

26. Roberts I, Yates D, Sandercock P, et al; CRASH trial collaborators. Effect of intravenous corticosteroids on death within 14 days in 10008 adults with clinically significant head injury (MRC CRASH trial): randomised placebo-controlled trial. Lancet 2004;364(9442):1321–1328

27. Heary RF, Vaccaro AR, Mesa JJ, et al. Steroids and gunshot wounds to the spine. Neurosurgery 1997; 41(3):576–583, discussion 583–584

28. Coleman WP, Benzel D, Cahill DW, et al. A critical appraisal of the reporting of the National Acute Spinal Cord Injury Studies (II and III) of methylprednisolone in acute spinal cord injury. J Spinal Disord 2000;13(3):185–199

29. Bracken MB. Methylprednisolone and acute spinal cord injury: an update of the randomized evidence. Spine 2001;26(24, Suppl):S47–S54

30. Fehlings MG; Spine Focus Panel. Summary statement: the use of methylprednisolone in acute spinal cord injury. Spine 2001;26(24, Suppl): S55

31. Fehlings MG. Editorial: recommendations regarding the use of methylprednisolone in acute spinal cord injury: making sense out of the controversy. Spine 2001;26(24, Suppl):S56–S57

32. Pharmacological therapy after acute cervical spinal cord injury. Neurosurgery 2002;50(3, Suppl):S63–S72

第 11 章　Halo 装置与颈椎脱位闭合复位

Scott D. Daffner

本章重点

1. 闭合牵引装置适用于颈椎骨折、半脱位或脱位导致对线不良和椎管受累的情况。患者应该神志清楚，能够在整个过程中进行可靠的神经系统体格检查。下列患者禁忌使用：神志不清，存在分离型损伤或颅骨骨折妨碍钳子或 Halo 装置的应用。

2. 大重量复位时应该使用不锈钢 Gardner-Wells 钳进行，仅在需要小重量复位时才使用 Halo 环进行。

3. 初始牵引重量应该低至 5 lb，以评估是否存在未被发现的寰枕分离。然后约每 10 分钟增加 10 lb（以允许韧带整复）。每次增加重量后连续进行侧位 X 线平片和神经系统体格检查。

4. 一旦复位，应该使用约 20 lb 的持续牵引或 Halo 背心保持颈椎稳定，直至最终进行手术固定。

作用于脊柱的屈曲—分离损伤机制导致颈椎关节突关节脱位，并且是由后部韧带结构（关节突关节囊、棘间韧带、棘上韧带）在拉伸应力下受到创伤性破坏所致。损伤在本质上可能仅为韧带结构的损伤，或者可能伴随关节突关节的骨折。由完全屈曲—分离应力引起双侧损伤，而屈曲—分离应力伴随旋转应力导致单侧损伤。在 X 线影像上可以区别单侧与双侧脱位，颈椎单侧脱位的正位 X 线平片显示棘突从中线偏移。在侧位 X 线平片上，损伤平面以上和以下的关节突关节出现相对旋转，表现为所谓的蝶形领结征。其中，该节段与未旋转的节段相比，可以清楚地显示双侧关节突关节，而未旋转节段的关节突关节是重叠的。损伤节段的向前滑脱通常小于椎体前后径的 25%。而双侧关节突关节脱位通常引起的前向移位至少可达 50%。双侧高位关节突关节（未完全脱位）表明脊椎终板相对较明显的后方分离和局部脊柱后凸。在 CT 扫描轴位上，脱位的关节突关节呈特征性表现，关节突关节的正常对线出现反转，关节突的圆形部分而不是扁平的关节面出现翻转（"翻转汉堡面包征"）。高位关节突关节在轴位 CT 影像上可表现为所谓的"裸关节面"征，显示其中一个关节突关节面时不能显示其对应的关节面。

颈椎关节突关节脱位往往出现完全性或不完全性脊髓损伤，并代表着需要紧急或急诊手术减压。多数病例一旦脱位获得复位，局部的脊髓受压将得到缓解。这一急诊复位通过闭合技术还是开放技术进行，MRI 检查在复位前或复位后进行，始终具有很大争议[1-4]。下面我们将叙述颈椎关节突关节脱位闭合牵引复位的操作技术。

多数情况下，可安全迅速地进行闭合复位。这需要将 Gardner-Wells 钳或 Halo 环放置于患者的颅骨，并连续使用逐渐增加的牵引力牵开脱位的节段并逐渐将其解锁，使得脱位复位。尽管对 Gardner-Wells 钳施加高达 140 lb 的重量可能也是安全的，多数制造厂家建议对 Halo 环不要施加超过 35~40 lb 的牵引力[5]。这其中的原因之一与固定钉的设计和放置有关。Gardner-Wells 钳的颅骨钉略向上成角，使其可以通过对纵向应力产生更大阻力的方式插入颅骨。而另一方面，Halo 环的设计是为了提供轴位、矢状位和冠状位的稳定性，而不是为了抵抗明显的纵向应力。Halo 环颅骨钉的插入角与颅骨表面垂直，因此其拔出强度下降。此外，更新式的 Halo 装置使用碳纤维环和钛钉，与不锈钢相比其对抗拔出的能力下降。近来，已开发出 MRI 兼容的碳纤维 Gardner-Wells 钳。不幸的是，碳纤维钳与钛钉联合使用具有一定程度的弹性或塑性形变，远大于不锈

钢钳的形变。因此，其仅可耐受较低的重量，否则应力会引起复位钳弯曲、颅骨钉部分脱出，并有可能会使患者头皮撕裂[6]。钛制碳纤维钳仅可支持 50~70 lb 的应力。应用任何 Halo 环或碳纤维钳，均需要查阅制造厂家对重量容许量的指南。

复位后必须保持颈椎稳定，直至最终进行手术固定。如果复位后立即进行手术固定，可以对患者保持轻度的牵引直至进行手术。如果要延迟进行手术或者要进行进一步的检查（如 MRI），可以临时将患者用 Halo 矫形器固定。对于轻度牵引易于复位的损伤（关节突关节骨折—脱位、高位关节突关节），最简单的方式是在一开始就应用 Halo 环，并使用 Halo 环进行复位，然后可将其锁定于背心。在需要更大的牵引力的其他病例（如关节突关节完全脱位），将需要使用复位钳。在这些病例中，应该在达到复位后再应用 Halo 环和背心。

闭合牵引复位适用于颈椎骨折、半脱位或脱位导致对线不良和椎管受累的情况[5, 7]。存在颅骨骨折的患者禁忌使用 Halo 环或 Gardner-Wells 钳。此外，应该仅对神志清楚、能够在整个过程中进行可靠神经系统体格检查的患者进行闭合复位。因此，神志不清或存在分离型损伤的患者禁忌进行闭合复位。

■ 应用 Halo 环

在颈椎脱位情况下应用 Halo 环的技术，与将其用于其他目的没有什么不同之处。在开始前，将所有材料准备于床旁，

包括用于备皮（剃刀、聚维酮碘等）、局部麻醉的材料，Halo 装置的各个组成部分（圆环、背心、支撑杆和连接装置）和用于组装的转矩扳手。应该准备多种尺寸的圆环和背心，因为不合适的背心无法提供稳定性。应该将患者置于坚实的床垫上（RotoRest 床，KCI，San Antonio，TX 或 Jackson 床，Mizuho OSI，Union City，CA）。小心地轴向翻动患者，保持使用颈椎保护措施，并在患者身体下方放置背心的后半部分及与其相连的垂直杆。复位过程中，在背心后面患者的双侧肩胛骨之间放置毛巾卷，有助于提供所需的颈椎后伸。确定固定针放置的大概位置，并进行备皮和准备。

将圆环置于颅骨中线的下方，在双耳上保留 1~1.5 cm 的距离。多数 Halo 装置包括塑料或橡胶垫，可以用放置于圆环上的螺钉孔帮助进行定位。前部固定针的位置在眼眉外侧，避免伤及更靠近内侧的眶上神经和滑车上神经，以及外侧的颞动脉（图 11.1）[7]。后部固定针的位置应在耳外侧，避免伤及乳突。使用局部麻醉药对下方的皮肤和皮下组织进行浸润麻醉。将固定针安装于圆环上选定的针孔，这是最容易的操作。对下方的骨膜也应该进行麻醉。将固定针插入选定的针孔，并穿过皮肤进针，直至用手指拧紧。在进针点建立小的穿刺切口，可能对皮肤异常坚硬的患者或在穿刺针头较钝时有帮助。然后，将固定针连续拧紧至所需的转矩。最佳的方式是通过同时拧紧对角线位置的固定针进行（如前部右侧和后部左侧，然后交换位置）。根据制造厂家的不同，所需的转矩各异，但通常为 6 或 8 英寸·磅。在安装前部固定针时，必须让患者紧闭双眼或外科医生将眼睑拉下。未能遵守这一原则，可能会使软组织被固定针阻挡，使眼睑不能完全闭合。

如果准备进行闭合复位，多数 Halo

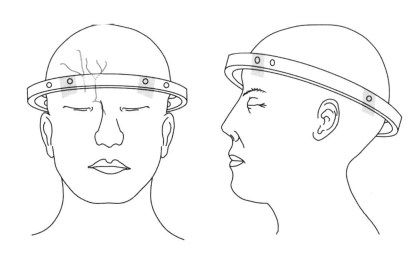

图 11.1　将 Halo 环置于颅骨中线的下方，在双耳上保留 1~1.5 cm 的距离。前部固定针的位置在眼眉外侧，避免伤及更靠近内侧的眶上神经和滑车上神经。后部固定针的位置在耳外侧，避免伤及乳突

系统有牵引组件，可能与圆环合为一体，也可能与圆环相连。牵引绳勾住牵引组件进行复位（详见下文）。复位后还要施加轻度的牵引力，可将后部的支撑杆连接于圆环。使用背心的前半部分，连接前部的支撑杆，并将所有的连接装置拧紧。安装后约 24 小时必须对所有的进针部位和连接装置进行再次施加转矩操作。

对儿童使用 Halo 装置，可以用基本相同的方式完成。主要区别是在施加较小转矩的情况下使用更多的固定针。这是因为在相对较薄的颅骨骨皮质上，固定针穿透的风险增加。通常使用 6~10 枚固定针，最大的转矩为 2 英寸·磅。

■ 应用 Gardner–Wells 钳

在准备闭合复位的过程中，应该将患者仰卧位放置于坚实的床垫上（RotoRest 床或 Jackson 床），双耳以上的部位进行消毒准备。将固定针置于颅骨中线下方，向下距离双耳约 1 cm。对于中立位对线的患者，固定针应该与耳屏平行。为了获得更大的伸展向量，可以将固定针置于更靠前的位置。如果为了获得屈曲向量（如关节突关节脱位复位时），可将固定针置于略靠后的位置。必须注意将两侧的固定针对齐，未能对齐将会导致牵引向量不对等。每个固定针均有一个"指示"按钮，当达到适当的转矩时按钮会突出。

如前所述，关节突关节脱位复位通常需要大重量牵引（超过 100 lb）。因此，首选不锈钢复位钳，因为可进行 MRI 检查的石墨复位钳在大重量牵引下可能会失效[6]。经常使用的复位钳应该定期进行重新校准或替换，以避免在小重量牵引下被拔出或失效[8]。

■ 大重量牵引闭合复位

颈椎关节突关节脱位闭合复位的适应证和禁忌证已在上文中进行过讲述。进行这一操作时，必须了解所使用设备的供应情况和局限性。至少，坚实的床垫和专用的便携式 X 线摄影或 X 线透视设备是必不可少的。作者的偏好是将患者置于安装有架空牵引架的 RotoRest 床上进行复位，这样在操作过程中可以很容易地对所需的牵引向量进行调整（图 11.2）。备选方案包括在可透射线的 Jackson 床上进行操作，取决于实际的空间条件，可在急诊室、放射科检查室或手术室进行操作。

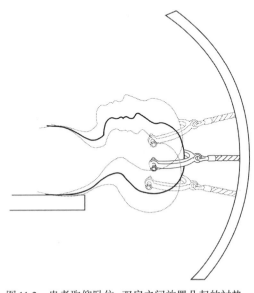

图 11.2　患者取仰卧位，双肩之间放置凸起的衬垫。牵引架可允许调整牵引向量。初始牵引为纵向并稍屈曲，以解锁关节突关节。一旦关节突关节高位或复位，将向量转换为稍伸展，并减少重量

在进行操作前，应该获得患者的知情同意。考虑到如果发生神经功能恶化并需要进行急诊切开复位手术，有可能需要终止操作，知情同意书还应该包含可能进行切开复位和固定的内容。操作可能仅能在没有分离型损伤的清醒患者中安全进行，因为可连续进行可靠的神经系统体格检查。使用轻度镇静药物、肌肉松弛药物和/或镇痛药，可以使患者更放松，对复位有帮助。但是，必须注意不要过多使用药物，否则患者无法提供反馈或者无法对患者进行体格检查。

患者仰卧于 RotoRest 床上，在患者的双肩胛骨之间垂直放置一个小的凸起的衬垫，使患者在复位完成后可进行轻度颈部伸展。将床置于 10°~15° 头高位，以抵抗牵引的牵拉力。RotoRest 床的肩部衬垫向下放置用以对抗牵引，有助于摄取颈椎X 线片。另外，踝关节周围的软约束带也可提供一定程度的对抗牵引作用。

将牵引设置为在中立位或稍屈曲位的牵拉。最初施加 5 lb 的牵引力。拍摄侧位 X线平片，以评估可能存在的寰枕分离。如果明确存在，则应立刻停止闭合复位。在初始的 X 线摄片后，约每 10 分钟增加 10 lb重量。每次重量增加后，询问患者是否存在疼痛或感觉异常，并进行完整的运动和感觉体格检查。每次重量增加后均拍摄颈椎侧位 X 线平片（图 11.3）。增加重量直至关节突关节显示为高位，头端的下关节突必

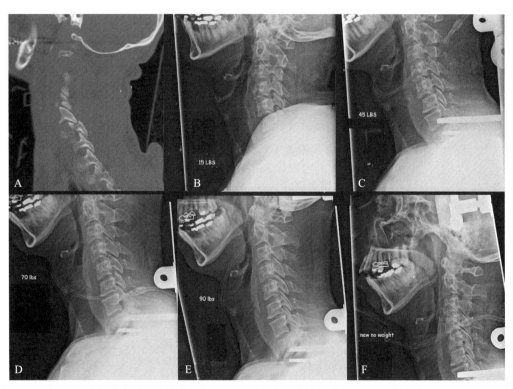

图 11.3 （A）48 岁男性患者，表现为右侧 C5–C6 关节突关节骨折脱位。（B~E）从使用 Gardner-Wells 钳进行大重量牵引复位中所选择的影像，显示连续增加的重量增大关节的分离程度，直至 C5–C6 关节突关节呈高位。（F）获得复位后，将牵引向量转换为稍伸展，并减少重量。此后的夜间保持对患者的轻度牵引，并在第二天进行颈椎后路融合术

须与尾端的上关节突脱离。此时，可将牵引向量更改为稍伸展，并减少重量。应该摄 X 线平片，以确定关节突关节已向后滑动至适当的对线位置。然后通过 Gardner-Wells 钳施加 20 lb 的牵引力，保持脊柱稳定。另一种情况下，可以随后将患者用 Halo 矫正器固定，直至最终进行手术固定。

真性关节突关节脱位可能需要高达 140 lb 的重量才能复位。骨折脱位（特别是上关节面骨折）复位通常需要较小的重量，但是复位后仍较不稳定。如果在复位过程中观察到任何神经功能状态的改变，应该立即停止操作，释放部分重量，并进行颈椎固定，随后急诊行 MRI 扫描并将患者送至手术室进行切开复位[9]。如果复位未能获得进展，可能提示存在椎间盘、骨折碎片或其他软组织的嵌压。这时需要进行MRI扫描，并可能需要进行切开复位。

■ 小结

闭合牵引复位可成功缓解由颈椎关节突关节脱位所致的脊髓受压。在能够进行可靠的体格检查并且不存在分离型损伤的患者，应该立即进行。成功进行复位的重要因素之一，是了解所在的医疗机构的资源，特别是床的类型、设备（Halo 环或 Gardner-Wells 钳、不锈钢或碳纤维）和可提供的影像学检查（便携式 X 线机或 C 臂机）。可通过使用 Halo 背心矫形器或使用复位钳维持轻度的牵引，以保持复位。如果患者在 24 小时内将要进行手术固定，那么使用复位钳维持轻度的牵引可能是更好的选择。最初就进行切开复位和固定可能适用于神志不清、不完全性脊髓损伤或者因其他原因不能耐受闭合复位的患者。未能成功闭合复位或在复位操作中出现新发神经功能障碍的患者，需要急诊行 MRI 扫描并考虑进行切开复位和固定。因为可能需要进行急诊手术治疗，颈椎关节突关节脱位的闭合复位在理想状态下应该仅在有条件进行任何可能需要的手术的医疗机构进行。

要 点

- 使用轻度镇静药物、肌肉松弛药物和/或镇痛药，有助于更容易地进行闭合复位。但是，必须注意避免过度镇静，否则患者不能提供可靠的神经系统体格检查或反馈。
- 如果在闭合复位后计划使用 Halo 固定，应该在进行复位前将 Halo 背心的后半部分置于患者身体下方。这对安装背心和支撑杆有帮助，可减少移动患者的需要，因而降低由患者活动所致的再脱位的风险。
- 在准备将 Halo 环安装到颅骨时，应该让患者紧闭双眼或由外科医生将患者眼睑闭合。否则，固定针可能会"钉住"颅骨上的皮肤，使眼睑不能完全闭合，导致眼睛干涩和其他问题。
- Halo 环的固定针在安装后 24 小时应该进行再次施加转矩操作，并在安装 10~14 天后再次进行。

难 点

- 当使用大重量牵引时，石墨制（放射线可穿透的）Gardner-Wells 钳和钛制颅骨固定针可能会变形及脱出。因此，只要条件允许，应该使用不锈钢复位钳和固定针。
- 在安装复位钳或 Halo 环前，应该仔细检查患者，除外颅骨骨折。颅骨骨折患者禁忌使用复位钳或 Halo 装置。
- 初始复位重量不应该超过 10 lb。在施加初始重量后，必须仔细观察侧位 X 线平片，以评估是否存在寰枕分离。如果存在，应该立即解除牵引，并准备对患者进行切开复位和固定。
- 每次增加重量后，必须对患者进行体格检查。在复位过程中，绝不应该让患者独处，因为神经系统症状可能需要数分钟才会出现。
- 如果闭合复位未能获得进展，或出现神经功能恶化，应准备对患者进行手术切开复位和固定。手术前应行 MRI 扫描，以评估任何有碍复位的机械性阻碍或任何可解释神经系统症状的压迫性损害。

（刘 楠 译，邢华医 校）

参考文献

1. Grauer JN, Vaccaro AR, Lee JY, et al. The timing and influence of MRI on the management of patients with cervical facet dislocations remains highly variable: a survey of members of the Spine Trauma Study Group. J Spinal Disord Tech 2009; 22(2):96–99

2. Star AM, Jones AA, Cotler JM, Balderston RA, Sinha R. Immediate closed reduction of cervical spine dislocations using traction. Spine 1990;15(10):1068–1072

3. Eismont FJ, Arena MJ, Green BA. Extrusion of an intervertebral disc associated with traumatic subluxation or dislocation of cervical facets. Case report. J Bone Joint Surg Am 1991;73(10): 1555–1560

4. Payer M. Immediate open anterior reduction and antero-posterior fixation/fusion for bilateral cervical locked facets. Acta Neurochir (Wien) 2005; 147(5):509–513, discussion 513–514

5. Cotler JM, Herbison GJ, Nasuti JF, Ditunno JF Jr, An H, Wolff BE. Closed reduction of traumatic cervical spine dislocation using traction weights up to 140 pounds. Spine 1993;18(3):386–390

6. Blumberg KD, Catalano JB, Cotler JM, Balderston RA. The pullout strength of titanium alloy MRIcompatible and stainless steel MRI-incompatible Gardner-Wells tongs. Spine 1993;18(13): 1895–1896

7. Bransford RJ, Stevens DW, Uyeji S, Bellabarba C, Chapman JR. Halo vest treatment of cervical spine injuries: a success and survivorship analysis. Spine 2009;34(15):1561–1566

8. Lerman JA, Haynes RJ, Koeneman EJ, Koeneman JB, Wong WB. A biomechanical comparison of Gardner-Wells tongs and halo device used for cervical spinetraction. Spine 1994;19(21):2403–2406

9. Wimberley DW, Vaccaro AR, Goyal N, et al. Acutequadriplegia following closed traction reduction of a cervical facet dislocation in the setting of ossification of the posterior longitudinal ligament: case report. Spine 2005;30(15):E433–E438

第 12 章 伴有脊髓损伤的脊柱创伤的外科处理原则

Toba N. Niazi，Michael Daubs，Andrew T. Dailey

本章重点

1. 手术具有多重目的，包括神经减压、建立脊柱稳定性以预防痛性畸形或神经功能恶化，以及实现患者的早期活动等。

2. 脊柱每个不同区域的损伤都有相应的分类系统，为临床医生之间的沟通提供了有效机制。

3. 仅对受损脊髓节段进行减压通常属于操作禁忌，必须同时进行固定或融合。

4. 不断增加的证据表明，早期减压（定义为伤后 24 小时以内）和固定可能会有效改善脊髓损伤患者的神经功能预后。

脊髓损伤（spinal cord injury，SCI）即伴有神经功能损害的脊柱损伤，现存最早的报道可追溯至公元前 2 500 年的埃德温史密斯外科纸草书[1]。当时人们将脊髓损伤视为"一种无法治疗的病痛"，这一看法一直持续了若干个世纪。1262 年，博洛尼亚的狄奥多里克在其撰写的外科学教科书《Chiurgica de Theodoric》[1]中讨论了脊柱疾病的外科治疗。书中强调了通过复位和固定来重建适当的脊柱序列在治疗这类损伤中的重要性。时至今日，脊柱外科医生仍一直坚持这一固定减压理念。

尽管人们很早就已认识到脊髓损伤的存在，但目前它仍是引起伤残与死亡的重要原因之一。美国每年有 10 000~12 000 例新发脊髓损伤[2-4]，其中多数患者为中青年[4]。脊髓损伤带来巨大的经济负担和社会负担，仅医疗花费一项就超过每年 70 亿美元[3]。如此庞大的数字表明，我们仍需要进一步明确哪些损伤需要进行外科手术以及何时进行手术。随着神经麻醉学领域的创新、抗生素的出现以及外科手术技术与器械的不断发展，当代脊柱外科医生比他们的前辈更有信心通过手术对脊柱创伤进行治疗和处理。由于引起脊柱损伤的因素多种多样，手术治疗的作用难以进行统一的定义，决定是否进行手术时也必须以个体化决策为原则。对脊髓损伤进行外科手术的具体目标应包括：①建立脊柱的平衡性及稳定性；②维持或改善神经功能；③使患者尽快恢复最佳功能状态[5]。外科医生应对每例患者的手术风险与潜在获益进行评估和权衡，从而判断手术治疗是否能够比非手术治疗更有效地实现上述目标。

过去许多临床医生认为，只有出现神经功能进行性恶化或脊柱严重不稳定的急性脊髓损伤患者才需要进行脊柱手术治疗。20世纪70年代以前，不使用器械固定的椎板切除术是唯一用于脊髓损伤手术治疗的术式。但由于其往往导致更高的神经并发症发生率和更差的临床预后，外科医生往往尽量避免进行这一手术[6, 7]。Guttman[8]提倡利用特定体位结合卧床休息来达到脊柱复位和自发融合的目的。Dall[9]、Harris等[10]及Bedbrook[7]则一致认为，无论脊柱手术还是脊柱的解剖复位，均无法改善急性脊髓损伤患者的神经功能预后，除非患者存在双侧关节突关节交锁。虽然很多研究结果支持上述非手术治疗的观点，但这些研究均为回顾性病例系列研究，仅能提供Ⅲ类证据。此外，非手术治疗也并非没有风险：高达10%的不完全性颈脊髓损伤患者在完全接受保守治疗时出现了神经功能恶化[11]。

随着外科护理水平的提高，脊柱创伤患者术后的预后得到了改善，脊髓损伤的手术治疗也成为一种具有可行性的选择。对于许多病例来说，有若干因素利于手术治疗的选择。例如，借助现代先进技术，手术治疗可以减少长期制动相关并发症的发生，加速康复进程，降低患者致残率，

从而间接减少了医疗花费。与之相似，利用器械进行脊柱的稳定和融合能够预防脊柱畸形，避免远期出现进行性疼痛、功能丧失和神经功能恶化。缩短住院天数、加快康复进程及尽早回归社会等，均是手术带来的明确获益[12, 13]。另外，手术还能够减轻神经受压，进而减少脊髓损伤相关的继发性损伤级联反应[14, 15]。

■ 脊髓损伤的原发机制与继发机制

急性脊髓损伤是原发和继发损伤机制共同作用的结果。原发损伤是对脊髓造成直接机械性创伤的初始损害，可以是挫伤、撕裂伤、切割伤、缺血事件或脊髓轴突的直接剪切损伤。原发损伤常导致椎体或椎间盘组织的破碎，对神经组织造成直接压迫[14-16]。随后发生的一系列生物化学事件则称为继发损伤机制，引起缺血、神经源性休克、出血、血管痉挛、水肿、电解质紊乱、神经递质堆积、自由基生成、炎症和凋亡等。继发损伤级联反应将在损伤发生后数小时内继续对神经组织造成损害[14-16]。Rabinowitz等[17]在犬类研究中发现，病理改变的严重程度和损伤后恢复程度与急性压迫的持续时间直接相关。实际上，脊髓受到的持续压迫是一种具有潜在可逆性的继发损伤形式。药物治疗、闭合复位和手术减压都可用于缩小由继发级联反应造成的损伤区域[14-16]。

已有Ⅲ类研究证据表明，在不同时间点进行手术治疗均能带来一定获益。Wagner和Chehrazi[18]在对早期减压的评

价研究中未能发现功能恢复方面的差异，但其中引用的一项 Hamel 等的研究回顾性地评价了外科手术对急性颈脊髓损伤神经功能预后的作用。这些作者发现，53%的接受手术减压融合的患者保留了步行能力，而在接受保守治疗患者中这一比例仅为 23%。手术治疗还能为脊髓长期持续受压的患者带来获益，而与发生损伤的时间长短无关。Bohlman 和 Anderson[19] 报道了一个病例系列，对受伤时间较长的 58 例创伤性不完全性颈脊髓损伤患者进行了前路减压融合，其中半数患者的功能状态得到了显著改善。Fehlings 等开展了一项大型多中心观察性研究（STASCIS），分别对颈髓损伤手术减压后 6 个月及 12 个月的预后情况进行了观察，目前已经得到初步结果。急性期减压（定义为损伤后 24 小时内进行减压）能够使伤后 6 个月和 12 个月时的美国脊柱损伤协会（American Spinal Injury Association，ASIA）运动功能分级得到明显改善。这一研究全部完成时，将为早期减压对运动功能远期预后的改善作用提供有力的 II 类证据[20]。

■ 脊柱的稳定性

White 和 Punjabi[21] 将脊柱稳定性定义为"脊柱在生理负荷下限制椎体移位以免损伤或刺激脊髓及神经根，并防止因结构改变而出现致残性畸形和疼痛的能力"。任何破坏脊柱生物力学稳定性的创伤性损伤，都将引起神经系统及骨骼肌肉的损伤，进而影响患者的功能状态。手术有助于重建脊柱的正常序列，恢复脊柱稳定性，防止神经系统进一步受损以及畸形与疼痛的发生[22]。

目前已有数种分类体系尝试对脊柱创伤后的不稳定程度进行预测，但没有任何一种体系在全球范围内被统一采用，也没有任何前瞻性研究对这些分类体系预测不稳定性的能力进行分析[23]。现行所有分类体系的固有观点是，骨性结构与韧带结构共同维持脊柱的稳定性，且两者的作用不是相互独立的，任何一部分的稳定性受损都会引起神经功能的恶化[23]。Kostuik[24] 的研究表明，不伴有骨性结构损伤的颈、胸、腰部韧带结构破坏，同样可以引起脊柱畸形和相关的神经功能障碍。这类情况中最严重的是枕颈关节脱位、双侧关节突关节断裂和寰椎横韧带损伤[25]。

创伤所致脊柱不稳的非手术治疗通常难以取得成功。Anderson 和 Bohlman[26] 对一系列接受头环背心和制动治疗的颈髓损伤患者进行了前瞻性研究。对比这些患者在仰卧位与立位时的影像学资料，可以发现椎体间发生了移位。作者还指出，即使佩戴了头环背心支具，体位的变换仍会对损伤节段产生压迫或牵拉作用。由于脊柱的长度较长及各部分发挥的生物学功能不同，因此每个节段都具有独特的生物力学特性。所以，我们将分别讨论外科手术对脊柱各个不同节段的作用。

■ 颈椎

颈椎的活动度是由这一节段韧带和骨性结构的独特解剖结构所决定的。不过，这种独特的解剖结构也使颈椎更容易发生较大的损伤并导致严重的神经损伤。发生创伤后，有必要同时对颈胸段连接处进行足够清晰的影像学检查，因为有17%的颈椎骨折发生在这一部位[27]。

颈椎通常又被分为两段，即上颈椎（枕骨至C2）和枢椎以下颈椎（下颈椎，C3~C7）。上颈椎主要负责枕骨与寰椎间的屈伸运动，并通过寰枢关节完成头部的旋转。这一区域的韧带结构至关重要，因为其稳定性主要依靠韧带结构的支持。由于此处椎管较宽，且C1和C2的骨性结构体积相对较小，许多上颈椎损伤并不伴有脊髓损伤。本章将重点讲述该区域脊髓损伤发生率相对较高的损伤类型。由于枕颈关节的解剖结构较为独特，且经前方入路难以到达上颈椎，因此这一区域的损伤多采用经后路进行固定融合的方法。枕颈关节脱位是较少见的韧带损伤类型，多由冲击钝挫伤引起的过屈和牵拉分离所致[28]。这一损伤极不稳定且容易引起致命性损伤，由于脊髓、脑干及脑神经受到牵拉、压迫或扭转而引起神经系统损害[29]。椎动脉损伤也是因这一区域损伤而致残或致死的重要原因之一。常规颈椎X线平片通常会延误对枕颈关节损伤的发现和诊断，对多发伤患者常规进行CT扫描有助于更及时地发现这一类型的损伤[30]。对这类损伤的初步处理要点是制动以避免损伤进一步加重（使用或不使用头环背心支具均可），严格避免局部牵拉。非手术治疗难以达到有效的治疗效果，因为即使长期使用外固定装置也难以使受到严重破坏的韧带结构充分愈合。手术治疗可以在恢复脊柱正常序列后通过坚强内固定对枕颈关节进行融合。

寰椎横韧带损伤也是可能导致脊髓损伤的不稳定损伤。有些情况下，韧带损伤可以孤立发生，但更常见的是与C1或C2骨折同时存在。这一韧带的完整性对于C1-2节段的稳定性至关重要[31]。侧位X线平片上发现寰齿间隙增宽、张口齿突位或CT冠状位重建发现C1侧块移位，均是这类损伤的诊断依据。根据影像学表现，寰椎横韧带损伤可以分为两种类型[31]：Ⅰ型包括中间部断裂（Ⅰa）和侧方骨膜插入（Ⅰb）；Ⅱ型损伤包括造成C1侧块结节与横韧带分离的粉碎骨折（Ⅱa）和撕脱骨折（Ⅱb）。Ⅰ型损伤为单纯的韧带损伤，仅凭制动处理通常难以修复，所以具备经后路C1~C2关节融合术的指征。Ⅱ型损伤经头环背心制动后有74%的概率可以愈合，因此如果患者愿意选择保守治疗，可以先不进行手术而尝试这一方法[31]。单纯枢椎和齿突骨折很少引起椎管狭窄和神经损伤，因而在此不再赘述。

在枢椎以下颈椎节段（C3~C7），骨性结构和韧带结构在维持稳定性方面所起的作用大致相当。这一节段的椎管直径较上颈椎对应的椎管窄，任何压缩或相对移位都更容易引发脊髓损伤。因此，存在先天性椎管狭窄的患者在遭受创伤时发生严重神经损伤的风险更高。1982年，Allen等对枢椎以下的颈椎创伤进行了机械学分类。这一分类方法按照作用力向量和组织受破坏程度递增的顺序，将中下段颈椎骨折分为六类。相邻椎体在矢状位上的排列异常说明存在韧带损伤，提示引起损伤的机制是剪切力，因为压缩力不会造成韧带损伤。三种最常见的损伤类型分别为压缩屈曲、压缩伸展和分离屈曲损伤，其次为垂直压缩损伤，最不常见的类型为分离伸展和侧屈损伤。神经损伤在这六类损伤中都很常见[32]。

压缩屈曲损伤是由自腹侧施加的强度不断增加的轴向负荷所致。不伴有半脱位和关节突关节面损伤的压缩骨折相对较稳定，而当腹侧骨性结构和背侧韧带损伤较重时则不稳定性增加。若脊柱在矢状面上排列尚可，经前路进行椎体切除与结构性植骨融合术就足以维持稳定。若需要对关节突关节进行直接复位或后部关节突关节面损伤严重，则应采取经后路手术以恢复稳定性。

压缩伸展损伤类型很广，从一侧椎弓骨折到双侧椎板骨折，再到椎弓骨折伴椎体向腹侧完全移位，均有可能发生。手术的一般原则是经后路复位固定，若椎体发生严重的粉碎性骨折和脱位，还应经前路进行椎体重建。

分离屈曲损伤即骨折脱位，通常损伤程度较严重（图12.1），是由伴或不伴旋转的屈曲分离暴力所致。这类损伤包括关节突关节的嵌顿、错位、交锁，有发生神经功能进行性恶化的潜在风险。单侧或双侧关节突关节脱位的患者多伴有后方韧带结构（包括黄韧带、关节突关节囊、棘间韧带等）的全层破坏[33]。这类损伤通常极不稳定，需要借助手术进行复位减压固定[32,33]。在进行开放或闭合复位前，MRI检查有助于发现疝入的椎间盘碎片，这对意识丧失或无法进行体格检查的患者尤为重要[33]。目前已经明确的关节突关

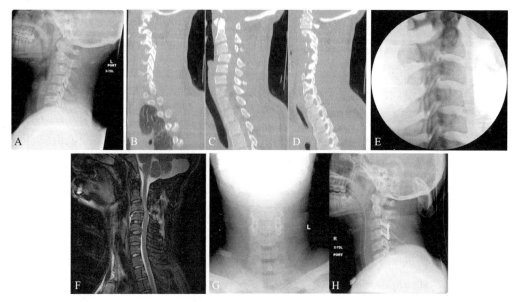

图12.1　（A）颈椎侧位X线片显示一例22岁男性患者C3-C4骨折移位。患者最初的ASIA运动评分为0分，有部分感觉功能残留。（B~D）颈椎CT扫描显示受累节段的关节嵌顿。（E）尽管应用了80 lb的牵引，骨折仍未能复位，并且患者出现了呼吸困难症状。（F）矢状面短时反转恢复序列MRI显示后方韧带的严重损伤，伴有脊髓受压和髓内信号改变。患者接受了后路脊柱融合术。术后双侧三角肌力量恢复至Ⅳ/Ⅴ级，但感觉检查较前无明显变化。（G）正位及（H）侧位X线片呈C3-C4后路融合术后改变

节损伤（单侧或双侧）的处理原则应从闭合复位开始，通过颅骨牵引尝试恢复脊柱的正常序列。如果脊柱序列能够恢复正常，可优先选择经腹侧减压固定的术式；如果脊柱排列仍存在异常，则需要经背侧进行减压固定。

垂直压缩损伤是轴向负荷引起的颈椎爆裂骨折。这一类型的损伤对骨性结构的破坏比韧带组织要严重。伴有不完全神经损伤的患者可以经腹侧进行减压固定。对于多数这类损伤，尽管外固定和制动也能起到一定的治疗效果，但我们更倾向于进行手术固定，以预防远期发生脊柱后凸和慢性疼痛。

分离伸展损伤通常见于老年人跌倒时头面部着地引起的前纵韧带撕裂和腹侧椎间隙增宽[33]。这类患者由于存在潜在的椎管狭窄，多表现为典型的中央索综合征，即上肢肌力下降程度重于下肢。在固定适当的前提下，中央索综合征出现自发恢复的情况很常见[32]。对于原先患有强直性脊柱炎及特发性弥漫性骨肥厚病的患者，由于骨折部位两端的骨质形成僵硬的力臂，这类损伤将变得非常危险[32]。不稳定损伤需要经腹侧进行手术重建，并利用接骨板固定以恢复腹侧或前方张力带。侧屈损伤是最少见的损伤类型，通常不会导致神经功能障碍，损伤一般较稳定，不需要进行手术干预[32]。

■ 胸椎及胸腰段

胸椎不同于颈椎之处在于其与肋骨和胸骨构成关节，并且活动度较小。胸椎同样具有冠状位的关节突关节，生理曲度为后凸，椎管/脊髓直径比值较小。由于胸椎稳定性较好，只有高速创伤才能破坏其稳定性。不过，此处椎管的相对狭窄导致胸椎脱位时发生脊髓损伤的概率更高。胸腰段（T10—L2）是较固定的胸椎与活动性较大的腰椎之间的移行节段，关节突关节面在此处逐渐过渡为矢状位方向，此处的关节突关节承受了约1/3的轴向负荷。正是由于这些原因，导致胸腰段易受损伤，约50%的椎体骨折和40%的脊髓损伤发生在这一区域[34]。爆裂骨折是最常见的损伤类型，其次是安全带骨折或称Chance骨折[33, 35]。Petitjean等[35]还发现，腹部脏器损伤和胸腰段骨折具有高度相关性。

对胸椎骨折进行评估时需要考虑多方面因素。首先是邻近结构的解剖稳定性，如肋骨和胸骨的情况。要对正常的脊柱后凸角度和由于韧带损伤而导致的创伤性脊柱后凸进行鉴别，因为老年患者的后凸角度可能大于青壮年患者[36]。对椎管狭窄程度和神经损伤程度的评估也非常重要，因为这些因素将决定治疗方式的选择。对于不存在神经损伤或椎管狭窄的患者，可以考虑保守治疗。

目前已有数种胸腰椎创伤分类系统，但尚无任何一种能够得到公认。这些系统多根据损伤的形态学或力学机制进行分类。Denis分类法是根据单中心经验在412例胸椎及胸腰段骨折形态学描述基础上建立的分类系统。该系统将脊柱分为三柱：前柱（前纵韧带及椎体的前2/3）、中柱（后纵韧带及椎体的后1/3）及后柱（关节突关节、椎弓及后方韧带结构）[37]。

根据这一分类体系，前柱损伤为较稳定的压缩骨折。爆裂骨折是由轴向负荷导致的前柱及中柱破坏。屈曲分离损伤（如安全带损伤）则是中柱及后柱的不稳定损伤。骨折脱位属于极不稳定且伴有神经损伤的三柱破坏。Denis[37]报道，发生严重爆裂骨折且骨折碎片进入椎管的患者，在接受支具外固定保守治疗后发生神经功能障碍的比例高达20%。

另一种由Magerl等提出的分类系统则是根据损伤机制而建立的，命名为AO分类[38]。该系统将损伤分为三大类，分别为A、B、C型，按脊髓损伤发生率由低到高排列：A型损伤由轴向负荷所致，即压缩损伤；B型损伤存在分离损伤；而C型损伤则为多方向暴力所致，或存在旋转不稳定性。每一型骨折分为三个亚型，每一亚型又分为2~3个亚组，每一亚组再进一步进行若干层分类，共53种损伤类型。由于这一系统的复杂性，在对损伤进行亚型以下层级的归类时往往令人困惑，并且观察者内及观察者间信度仅为低至中等水平[39]。为了克服这一缺陷，最近又出现一种新的分类方式，称为胸腰椎损伤分类系统（Thoracolumbar Injury Classification System，TLICS）[40-42]。该分类系统使用计分系统对损伤三个方面的特征进行评估。根据影像学表现对受伤机制进行评分：压缩损伤为1分，爆裂骨折2分，骨折移位或旋转3分，分离损伤4分。后方韧带复合体的完整性也根据影像学表现进行评估：韧带结构完整为0分，清晰可见的韧带完全断裂为3分，韧带结构模糊为2分。最后，该体系还对神经损伤进行直接评估：神经功能检查正常为0分，神经根损伤或完全性脊髓损伤为2分，不完全性脊髓损伤或马尾损伤为3分。三项得分的总和可以为决定患者是否需要外科手术提供指导：总分≤3分者可以行保守治疗；≥5分者需要进行手术干预；得分为4分的患者则可根据外科医生的倾向性选择治疗方案。

尽管分类系统众多，但胸腰椎骨折的治疗并无一致公认的方案。目前得到公认的胸椎损伤手术指征包括：不完全性神经损伤，椎体高度压缩超过50%并伴有后方韧带破坏，骨折脱位或三柱骨折（图12.2）[43]。不完全性神经损伤患者经手术减压固定后的神经功能恢复程度优于非手术治疗患者[44]。完全性神经损伤的患者，进行手术减压后并未发现神经功能方面的明显获益，但脊柱在矢状面及冠状面上的序列得到了恢复，疼痛缓解，制动时间缩短[45, 46]。此外，若患者的脊柱畸形未得到矫正，持续存在的硬膜外骨性压迫将引起脑脊液循环梗阻，使创伤后脊髓空洞形成的风险进一步增加。众所周知，脊髓空洞形成是脊髓损伤患者原始损伤平面以上出现迟发性神经功能恶化的主要原因之一[47]。

在器械固定融合之外进行经腹侧或背外侧入路手术，可以对神经结构进行减压并稳定脊柱。不应该仅进行单纯后路减压而不进行器械融合，因为在前柱及中柱已经遭到破坏的情况下，此项操作将移除后方韧带复合体，进一步降低脊柱稳定性[6, 7]。移除后方张力带结构将促使脊柱后凸畸形的发生，由于神经结构在创伤性后凸

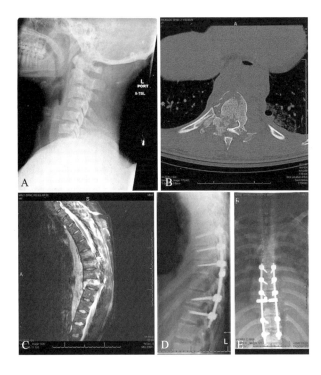

图12.2　T9骨折脱位的35岁男性患者。（A，B）矢状位及轴位CT扫描显示T9爆裂骨折伴脱位，椎管被完全侵占。骨折部位所在平面以下运动及感觉功能完全丧失。（C）矢状位短时反转恢复序列MRI可见前方及后方韧带的严重损伤和脊髓完全横断。患者接受了经后路T6~11椎体融合术。术后神经功能未见明显改善。（D）胸椎正位及（E）侧位X线片可见T6~11椎体融合及后方固定物影

畸形处形成褶皱，还有可能导致进一步的神经损伤[6，7]。经腹侧入路可以直接对脊髓进行减压。腹侧入路的主要局限性在于存在损伤腹腔脏器及大血管结构的风险。不过，不管是单纯经腹侧减压融合还是通过分期手术进行椎体重建（先经后路进行固定，再经前路进行植骨或Cage融合），都能够提供比单纯经后路短节段固定术更好的生物力学稳定性。

对于伴有骨折碎片向后方游离和椎体高度压缩的爆裂骨折，需要利用牵引力使脊柱恢复正常序列并重建椎管结构。对后方张力带结构完整的患者，利用后方整复牵引技术可以使向后方游离的骨折碎片向腹侧移出椎管。不过，过度牵引则会导致神经功能的进一步恶化。因此，整复技术必须在透视引导下小心操作。经过此方法复位后，需要严格评估前柱及中柱的完整

性和稳定性，因为仅靠这一技术进行复位重建的失败率较高[48，49]。

■ 下腰椎

下腰椎（L3~L5）由于椎体较大，有广泛的肌肉附着支持，呈倾斜角度的关节突关节面稳定性较好，因而在此处发生的骨折仅占所有脊柱骨折的4%[50]。正常人脊髓终止于L1~L2水平，因此下腰椎骨折时神经损伤的发生率也相对较低。由于椎体自身的稳定性加上骨盆及髂腰韧带结构的支持，在不伴神经损伤的情况下，这一区域的骨折仅佩戴腰围等支具即可获得良好疗效[51，52]。若是伴有神经损伤的骨折脱位或爆裂骨折，则需要进行手术治疗。节段性椎弓根钉内固定技术的出现使得经后路对这一区域进行减压和固定成为

可能。这一技术便于恢复腰椎的生理前凸，能够尽量减少需要融合的椎体节段[51]。但是，伴有椎体粉碎性破坏的严重压缩骨折仍需要经前路进行手术，才能达到有效的治疗效果[53]。经前路手术仅适用于顽固性椎管狭窄、神经功能障碍持续存在及生物力学结构严重异常的患者。

对不完全性神经损伤患者进行手术治疗已有较充分的证据和理由。但对于伴有完全性神经损伤的腰椎骨折患者，手术干预通常并不能改善神经功能预后。不过，尽管缺乏手术对神经功能改善的证据，我们仍然认为手术减压固定具有非常重要的意义：能够减少重症监护天数，降低卧床相关并发症的发生率，减轻疼痛，减少进行性畸形的发生，降低远期出现神经功能恶化的风险[53]。

■ 小结

综上所述，随着外科操作技术和器械的不断发展，手术治疗已经成为脊髓损伤的有效治疗选择之一。伤后立即对椎管进行手术减压可能会使神经功能得到有效改善。此外，手术进行坚强固定还有助于患者尽早恢复活动，更快重返日常生活。最后，对于较年轻的脊髓损伤患者，手术治疗还能够有效预防迟发性畸形和相关并发症（如疼痛、脊髓空洞等）的发生，应予以考虑。

要点和难点

- 脊髓损伤患者通常不适合仅通过单纯椎板切除减压手术进行治疗。
- 脊髓损伤后尽早进行手术减压固定具有良好的安全性，其改善神经功能预后的证据也正在不断积累。

- 用于描述脊柱创伤的力学分类系统和形态学分类系统都已建立。尽管尚无任何一种分类系统得到全球公认，但它们有助于临床医生描述损伤形式并推测脊髓损伤的稳定性。

（邢华医 译，刘 楠 周 方 校）

参考文献

1. Deshaies EM, DiRisio D, Popp AJ. Medieval management of spinal injuries: parallels between Theodoric of Bologna and contemporary spine surgeons. Neurosurg Focus 2004;16(1):E3

2. Kraus JF, Franti CE, Riggins RS, Richards D, Borhani NO. Incidence of traumatic spinal cord lesions. J Chronic Dis 1975;28(9):471–492

3. DeVivo MJ. Causes and costs of spinal cord injury in the United States. Spinal Cord 1997;35(12): 809–813

4. Sekhon LH, Fehlings MG. Epidemiology, demographics, and pathophysiology of acute spinal cord injury. Spine 2001;26(24, Suppl):S2–S12

5. Waters RL, Meyer PR Jr, Adkins RH, Felton D. Emergency, acute, and surgical management of spine trauma. Arch Phys Med Rehabil 1999; 80(11):1383–1390

6. Bedbrook GM. Spinal injuries with tetraplegia and paraplegia. J Bone Joint Surg Br 1979;61-B(3): 267–284

7. Bedbrook GM. Treatment of thoracolumbar dislocation and fractures with paraplegia. Clin Orthop Relat Res 1975;(112):27–43

8. Guttmann L. Surgical aspects of the treatment of traumatic paraplegia. J Bone Joint Surg Br 1949;31B(3):399–403

9. Dall DM. Injuries of the cervical spine, II: Does anatomical reduction of the bony injuries improve the prognosis for spinal cord recovery? S Afr Med J 1972;46(31):1083–1090

10. Harris P, Karmi MZ, McClemont E, Matlhoko D, Paul KS. The prognosis of patients sustaining severe cervical spine injury (C2-C7 inclusive). Paraplegia 1980;18(5):324–330

11. Katoh S, el Masry WS, Jaffray D, et al. Neurologic outcome in conservatively treated patients with incomplete closed traumatic cervical spinal cord injuries. Spine 1996; 21(20):2345–2351

12. Duh MS, Shepard MJ, Wilberger JE, Bracken MB. The effectiveness of surgery on the treatment of acute spinal cord injury and its relation to pharmacological treatment. Neurosurgery 1994;35(2): 240–248, discussion 248–249

13. McKinley W, Meade MA, Kirshblum S, Barnard B. Outcomes of early surgical management versus late or no surgical intervention after acute spinal cord injury. Arch Phys Med Rehabil 2004; 85(11):1818–1825

14. Bunge RP, Puckett WR, Becerra JL, Marcillo A, Quencer RM. Observations on the pathology of human spinal cord injury: a review and classification of 22 new cases with details from a case of chronic cord compression with extensive focal demyelination. Adv Neurol 1993;59:75–89

15. Kakulas BA. Pathology of spinal injuries. Cent Nerv Syst Trauma 1984;1(2):117–129

16. Dolan EJ, Tator CH, Endrenyi L. The value of decompression for acute experimental spinal cord compression injury. J Neurosurg 1980;53(6): 749–755

17. Rabinowitz RS, Eck JC, Harper CM Jr, et al. Urgent surgical decompression compared to methylprednisolone for the treatment of acute spinal cord injury: a randomized prospective study in beagle dogs. Spine 2008;33(21):2260–2268

18. Wagner FC Jr, Chehrazi B. Early decompression and neurological outcome in acute cervical spinal cord injuries. J Neurosurg 1982;56(5): 699–705

19. Bohlman HH, Anderson PA. Anterior decompression and arthrodesis of the cervical spine: longterm motor improvement, I: Improvement in incomplete traumatic quadriparesis. J Bone Joint Surg Am 1992;74(5):671–682

20. Fehlings MG, Vaccaro AR, Aarabi B, et al. One year outcomes of the STASCIS study: a prospective multicenter trial to evaluate the role and timing of decompression in patients with cervical spinal cord injury. J Neurosurg 2009;110(5):A1044

21. White AA, Panjabi MM. Kinematics of the spine. In: Clinical Biomechanics of the Spine. Philadelphia, PA: JB Lippincott; 1990:92–97

22. Mirza SK, Krengel WF III, Chapman JR, et al. Early versus delayed surgery for acute cervical spinal cord injury. Clin Orthop Relat Res 1999; (359):104–114

23. Sethi MK, Schoenfeld AJ, Bono CM, Harris MB. The evolution of thoracolumbar injury classification systems. Spine J 2009;9(9):780–788

24. Kostuik JP. Dysfunction of the spinal stability system and its restabilization. In: Holtzman R, Mc-Cormick PC, Farcy JC, eds. Spinal Instability. New York, NY: Springer-Verlag; 1993:39–44

25. Levine A, Eismont F, Garfin S, Zigler J. Spine Trauma. Philadelphia: WB Saunders; 1998

26. Anderson PA, Bohlman HH. Anterior decompression and arthrodesis of the cervical spine: longterm motor improvement, II: Improvement in complete traumatic quadriplegia. J Bone Joint Surg Am 1992;74(5):683–692

27. Kwon BK, Vaccaro AR, Grauer JN, Fisher CG, Dvorak MF. Subaxial cervical spine trauma. J Am Acad Orthop Surg 2006;14(2):78–89

28. Alker G. Computed Tomography with and without Myelography. Philadelphia, PA: JB

Lippincott; 1989

29. Bucholz RW, Burkhead WZ. The pathological anatomy of fatal atlanto-occipital dislocations. J Bone Joint Surg Am 1979;61(2):248–250

30. Bellabarba C, Mirza SK, West GA, et al. Diagnosis and treatment of craniocervical dislocation in a series of 17 consecutive survivors during an 8-year period. J Neurosurg Spine 2006;4(6):429–440

31. Dickman CA, Greene KA, Sonntag VK. Injuries involving the transverse atlantal ligament: classification and treatment guidelines based upon experience with 39 injuries. Neurosurgery 1996; 38(1):44–50

32. Allen BL Jr, Ferguson RL, Lehmann TR, O'Brien RP. A mechanistic classification of closed, indirect fractures and dislocations of the lower cervical spine. Spine 1982;7(1):1–27

33. Vaccaro AR, Madigan L, Schweitzer ME, Flanders AE, Hilibrand AS, Albert TJ. Magnetic resonance imaging analysis of soft tissue disruption after flexion-distraction injuries of the subaxial cervical spine. Spine 2001;26(17):1866–1872

34. Singh K, Erdos J, Sah A, Vaccaro AR, McLain RF. The value of surgical intervention in spinal trauma. In: Benzel EC, ed. Spine Surgery: Techniques, Complication Avoidance, and Management. Vol 2. Elsevier, Churchill, Livingstone; 1999:1367–1378

35. Petitjean ME, Mousselard H, Pointillart V, Lassie P, Senegas J, Dabadie P. Thoracic spinal trauma and associated injuries: should early spinal decompression be considered? J Trauma 1995; 39(2):368–372

36. Panjabi MM, Takata K, Goel V, et al. Thoracic human vertebrae: quantitative three-dimensional anatomy. Spine 1991;16(8):888–901

37. Denis F. The three column spine and its significance in the classification of acute thoracolumbar spinal injuries. Spine 1983; 8(8):817–831

38. Magerl F, Aebi M, Gertzbein SD, Harms J, Nazarian S. A comprehensive classification of thoracic and lumbar injuries. Eur Spine J 1994;3(4): 184–201

39. Wood KB, Khanna G, Vaccaro AR, Arnold PM, Harris MB, Mehbod AA. Assessment of two thoracolumbar fracture classification systems as used by multiple surgeons. J Bone Joint Surg Am 2005;87(7):1423–1429

40. Vaccaro AR, Lehman RA Jr, Hurlbert RJ, et al. A new classification of thoracolumbar injuries: the importance of injury morphology, the integrity of the posterior ligamentous complex, and neurologic status. Spine 2005;30(20):2325–2333

41. Vaccaro AR, Zeiller SC, Hulbert RJ, et al. The thoracolumbar injury severity score: a proposed treatment algorithm. J Spinal Disord Tech 2005;18(3):209–215

42. Harrop JS, Vaccaro AR, Hurlbert RJ, et al; Spine Trauma Study Group. Intrarater and interrater reliability and validity in the assessment of the mechanism of injury and integrity of the posterior ligamentous complex: a novel injury severity scoring system for thoracolumbar injuries. Invited submission from the Joint Section Meeting On Disorders of the Spine and Peripheral Nerves, March 2005. J Neurosurg Spine 2006;4(2):118–122

43. Cantor JB, Lebwohl NH, Garvey T, Eismont FJ. Nonoperative management of stable thoracolumbar burst fractures with early ambulation and bracing. Spine 1993;18(8):971–976

44. Mumford J, Weinstein JN, Spratt KF, Goel VK. Thoracolumbar burst fractures: the clinical efficacy and outcome of nonoperative management. Spine 1993;18(8):955–970

45. Fehlings MG, Perrin RG. The role and timing of early decompression for cervical spinal cord injury: update with a review of recent clinical evidence. Injury 2005;36(Suppl 2):B13–B26

46. Fehlings MG, Tator CH. An evidence-based review of decompressive surgery in acute spinal cord injury: rationale, indications, and timing based on experimental and clinical studies. J Neurosurg 1999;91(1, Suppl):1–11

47. Holly LT, Johnson JP, Masciopinto JE, Batzdorf U. Treatment of posttraumatic syringomyelia with extradural decompressive surgery. Neurosurg Focus 2000;8(3):E8

48. McLain RF, Sparling E, Benson DR. Early failure of short-segment pedicle instrumentation

for thoracolumbar fractures: a preliminary report. J Bone Joint Surg Am 1993;75(2):162–167

49. Sasso RC, Renkens K, Hanson D, Reilly T, McGuire RA Jr, Best NM. Unstable thoracolumbar burst fractures: anterior-only versus short-segment posterior fixation. J Spinal Disord Tech 2006; 19(4):242–248

50. Calenoff L, Chessare JW, Rogers LF, Toerge J, Rosen JS. Multiple level spinal injuries: importance of early recognition. AJR Am J Roentgenol 1978;130(4):665–669

51. Seybold EA, Sweeney CA, Fredrickson BE, Warhold LG, Bernini PM. Functional outcome of low lumbar burst fractures: a multicenter review of operative and nonoperative treatment of L3-L5. Spine 1999;24(20):2154–2161

52. An HS, Simpson JM, Ebraheim NA, Jackson WT, Moore J, O'Malley NP. Low lumbar burst fractures: comparison between conservative and surgical treatments. Orthopedics 1992;15(3):367–373

53. Dai LD. Low lumbar spinal fractures: management options. Injury 2002;33(7):579–582

第 13 章　静脉血栓栓塞症的预防

Avraam Ploumis

本章重点

1. 静脉血栓栓塞症对脊髓损伤患者具有严重影响。

2. 分析静脉血栓栓塞症的诊断及治疗。

3. 对几种形式的静脉血栓栓塞症进行展开讨论。

静脉血栓栓塞症（venous thrombo-embolism，VTE）包括深静脉血栓形成（deep venous thrombosis，DVT）和肺栓塞（pulmonary embolism，PE），是急性脊髓损伤（spinal cord injury，SCI）后致残和致死的首要因素之一，给患者带来很多痛苦，阻碍康复进程[1, 2]。

脊髓损伤是一项重要的全球卫生问题，据报道每年发生率为 15~40 例 / 百万人口，其中大多数患者为 16~30 岁的青年人[3]。在未经治疗的脊柱创伤（伴或不伴脊髓损伤的脊柱骨折）患者中，DVT 和 PE 的发生率报道为 67%~100%[4~8]。在伤后存活超过 24 小时的患者中，PE 是位居第三位的死亡原因[9, 10]。

美国胸科医师学会和脊髓医学联盟制定了专门适用于脊髓损伤患者的血栓预防指南建议[1, 11~14]。但是，由于不同个体危险因素的差异[14, 15]、医院依从性不佳[16]、对治疗效果存在质疑[17]、潜在的并发症，以及缺乏高质量（Ⅰ类证据）的循证医学推荐等诸多因素，血栓预防措施的常规应用仍然存在很大的差异。在脊髓损伤血栓栓塞风险评估（Spinal Cord Injury Risk Assessment for Thromboembolism，SPIRATE）研究中，推荐对高龄、肥胖、弛缓性瘫痪和患有肿瘤的患者进行积极的血栓预防[18]。另外，由于目前对于脊髓损伤后 DVT 筛查的作用尚有争议，尚不能确定血栓栓塞症预防措施的持续时间[19]。

■ 脊髓损伤患者发生静脉血栓栓塞症的危险因素

发生血栓栓塞症的风险水平取决于多种因素。创伤所致的制动和高凝状态使 DVT 和 PE 的发生风险大大增加[11]。发生 VTE 的风险高峰在伤后 12 周以内，因为在此期间肌肉弛缓、肢体瘫痪，患者以卧床制动为主。脊髓损伤后 VTE 的病理生理是在血小板功能异常和纤溶活动异常基础上发生的血液瘀滞、高凝状态和血管内皮损伤（Virchow 三联征）[20, 21]。

技术因素也可能对术后血栓栓塞事件的风险产生影响[24-26]。手术入路的选择有可能增加 DVT 和 PE 的风险。腰椎手术和经前路手术的血栓栓塞事件发生率最高，两种因素并存时风险还将进一步增高，原因可能是经前路的腰椎手术通常会对髂总静脉和下腔静脉进行牵拉[24-26]。经前路手术还会增加盆腔血凝块形成的风险[24]。其他可能增加 DVT 和 PE 风险的手术因素包括手术持续时间、术后长时间制动和俯卧体位手术等[25-27]。

患者的人口学特征也可能影响血栓栓塞症的发生风险。高龄、男性、吸烟史、肥胖，合并下肢骨折、慢性疾病（如高血压、心衰、糖尿病、肿瘤）等均会增加 DVT 和 PE 的发生风险[1, 25-27]。尽管目前认为痉挛可能会降低血栓栓塞症的发生率，但这一观点尚未得到充分证实[28]。最后，DVT 的发生和创伤性脊髓损伤后异位骨化也存在一定的相关性[29]。

■ 未进行／进行血栓预防措施情况下 DVT/PE 的自然病程

临床研究发现，在不采取预防措施的情况下，以静脉造影作为诊断工具，重大创伤和脊髓损伤患者小腿 DVT 发生率非常高（40%~80%）[5, 27, 30, 31]。在未采取预防措施的脊柱创伤患者中，DVT 发生率高达 62%，脊髓损伤和外科手术均为独立危险因素[5]。在未经治疗的 DVT 患者中，50% 发生了近端栓塞事件[32]。在未进行血栓栓塞症预防的脊髓损伤患者死亡原因中，PE 占 35%[33]。大部分 VTE 事件发生在脊髓损伤的急性康复期，慢性期 DVT/PE 的发生率分别仅为 11% 和 0.3%[1, 34]。

与之形成鲜明对比的是，应用低分子肝素进行血栓预防的脊髓损伤患者急性期 DVT 发生率为 9.4%[19]，发生 DVT/PE 患者的死亡率为 9.7%[19]。

对发生 DVT 的脊髓损伤患者进行连续 3 年的随访发现，血栓形成后综合征使 12% 的患者康复治疗时间延长[35]。反复发作的下肢肿胀、皮肤破溃、疼痛、DVT 脱落和肺部并发症是血栓形成后综合征的主要表现[33]。

■ 静脉血栓栓塞症的诊断

静脉造影是 DVT 诊断的金标准[19]。但是，由于这一检查属于有创操作且存在一定副作用和风险，在 DVT 的诊断中已经逐渐被血管超声多普勒检查所代替[19]。当然，临床怀疑 DVT、病史／体格检查（如下肢肿胀、腿围增加、沿深静脉系统走行部位局限性压痛）（图 13.1）以及危险因素评估都是正确诊断 DVT 的关键因素[36]。当轻度临床怀疑 DVT 或受血管超声技术所限不足以进行诊断时，D- 二聚体水平位于正常范围内可排除 DVT[36]。CT 或 MRI 静脉成像可以克服超声诊断 DVT 的技术局限性，但其诊断准确性仍有待进一

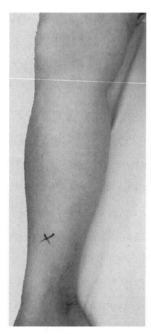

图 13.1　小腿肿胀，疑有深静脉血栓形成的临床表现

步临床研究的评价[37]。不过，尚不推荐对已经采取血栓预防措施的成人急性创伤性脊髓损伤患者开展常规 DVT 筛查[19]。

与 DVT 相似，PE 的诊断也应结合病史、临床表现及诊断试验（心电图、血气分析、血肌钙蛋白水平、D-二聚体水平、胸部影像学检查等）[38]。PE 的客观诊断试验为 CT 肺血管成像（CT pulmonary angiography，CTPA）、通气灌注（Ventilation perfusion，V/Q）扫描及肺动脉造影，其中 CTPA 为首选检查[38]。

■ 脊髓损伤患者进行血栓预防的起始时间

研究显示，高凝状态开始于脊髓损伤发生后数小时内，并将持续至少 2~3 周[8]。因此，血栓预防性药物治疗应在受伤后尽

早开始[39]，最佳起始时间为伤后 72 小时以内[1]。对于合并颅内出血、胸腔出血、腹腔出血或其他活动性出血灶的情况，在患者血流动力学及神经功能趋于稳定之前禁忌使用血栓预防药物[11]。预防血栓的机械性措施则不受限制，应在受伤后尽早应用[1, 11]。

■ 脊髓损伤患者进行血栓预防的持续时间

VTE 的发生风险在伤后 12 周以内最高，因为在此期间肌肉弛缓、肢体瘫痪，患者以卧床制动为主[40]。DVT 发生率最高的时间点为伤后最初 2 周内，随后将逐渐下降[30]。

多数血栓栓塞事件发生于伤后 2~3 个月[41~43]。在一项纳入了 16 240 例脊髓损伤患者的回顾性队列研究中，几乎所有（88%）的血栓栓塞事件均发生在伤后最初 3 个月内[44]。只有少数研究报道康复期或伤后超过 3 个月时发生 VTE 的病例[45~47]。最近的研究已经有连续 3 个月应用血栓预防措施的报道[39, 48~50]。在最近的一项 Meta 分析研究中[51]，推荐血栓预防措施的持续时间至少为脊髓损伤后 3 个月或住院康复期间持续应用[1]。极少数研究建议在不考虑肌张力的情况下连续 3 个月以上采取血栓预防措施[52]，更多的研究则认为当下肢出现随意运动时即可停止应用血栓预防药物[1, 6]。对于既往有 DVT 或 PE 病史的患者，口服抗凝药物的时间应根据个体危险因素延长至伤后 6 个月到 1 年[43]。

■ 脊髓损伤患者血栓预防措施及不同措施的比较

预防血栓的方法包括机械方法、药物方法或两者联合应用。目前尚未证实电刺激对预防 VTE 有效[30]。尽管间歇气囊压力治疗装置是目前广泛应用于预防脊髓损伤患者 VTE 的方法，但其疗效仍不确切[53, 54]。可供选择的药物包括普通肝素（unfractionated heparin，UFH）和低分子肝素（low-molecular-weight heparin，LMWH）。与二者单独应用相比，机械方法与药物联合应用能够起到更有效的预防作用。不过，这一观点尚未得到充分验证，并且两者联合应用也将带来依从性和费用相关的新问题[30, 55~64]。

单独应用机械方法和联合应用机械与药物方法在脊髓损伤患者预防血栓形成中的作用比较

多项研究表明，即使对于存在危险因素（表 13.1）的患者，单独应用机械预防措施也能够带来获益[54, 65]。一项 Meta 分析研究结果显示，在机械预防措施的基础上添加药物预防措施并未额外降低 VTE 的发生率[51]。单独应用机械方法就可以明显减少 VTE 的发生[65]，推荐尽早应用于所有患者，至少要在伤后 2 周内开始应用[1, 11]。至于是否增加药物预防措施，则需要对每位患者的风险和获益进行权衡后再决定。

表 13.1 脊髓损伤患者静脉血栓栓塞症的危险因素

患者因素	年龄（>70 岁） 性别（男性） 基础健康状况（肿瘤、糖尿病、肥胖、心肺疾病） 既往深静脉血栓形成/肺栓塞病史 吸烟
损伤特点	完全性脊髓损伤 （运动完全性与运动不完全性） 合并其他创伤 （头颅、胸腹、肢体骨折） 创伤的严重程度
手术因素	手术入路 （前路与后路） 椎管减压 （减压与融合） 椎体融合节段数量 （3 个或 3 个以上节段） 损伤平面 （颈椎与胸腰椎）

UFH 与 LMWH 在急性脊髓损伤患者中的作用比较

一项针对脊髓损伤的 Meta 分析研究显示，应用各种 LMWH 者 DVT 的发生次数明显少于应用 UFH 者，LWMH 和 UFH 在预防 PE 方面未显示出统计学差异[51]。这一结论与另一项针对所有骨科手术患者的 Meta 分析得出的结论相似[66]。LMWH 不同制剂之间的比较显示，依诺肝素与达肝素的药效无明显差异，而磺达肝癸钠的药效强于依诺肝素[49, 65]。

下腔静脉滤器置入在脊柱创伤后的应用

下腔静脉（inferior vena cava，IVC）滤器已经在包括脊髓损伤患者在内的创伤

153

患者中得到了较为广泛的应用。不过，其在脊髓损伤患者中应用的客观标准尚未得到明确规定。Johns 等[67] 在文献综述中提到，IVC 滤器植入能够有效预防脊髓损伤患者发生 PE，并发症发生率也很低。IVC 滤器置入的指征包括：充分抗凝后仍然发生 PE，PE 诊断明确但存在抗凝禁忌，脊髓损伤同时伴有长骨骨折，存在游离的髂 / 股静脉血栓[67, 68]。此外，IVC 滤器置入还可应用于高位颈椎损伤、心肺功能储备差或充分抗凝后仍有 IVC 血栓形成的患者[67]。不过，尽管存在这些支持证据，一项针对临床医生的调查研究显示，只有 20% 的被调查者愿意推荐患者接受 IVC 滤器置入[69]。

■ 脊髓损伤患者药物预防血栓措施的并发症

在已有的两项比较在一般人群和骨科术后患者中应用 LMWH 与普通肝素的 Meta 分析显示，出血发生率为 0.9%~11%[66, 70]。不过，纳入分析的研究对出血的定义具有异质性。目前对于 LMWH 和普通肝素在脊髓损伤患者中应用的安全性证据尚存在争议。

最近的一项 Meta 分析发现，应用 UFH 发生出血的可能性明显高于 LMWH，但是其他肝素相关并发症发生率很低，且 LMWH 与 UFH 之间无明显差异[51]。

■ 血栓预防的依从性和费用相关问题

尽管应用调整剂量的 UFH 能够比应

用 LMWH 节省花费[71]，但存在出血等并发症风险，且需要定期监测活化部分凝血酶原时间（activated partial thromboplastin time，aPTT）。因此，根据胸科医师、美国神经外科医生联合会 / 神经外科医生大会（American Association of Neurological Surgeons/Congress of Neurological Surgeons，AANS/CNS）及脊髓医学联盟制定的指南[1, 11, 13]，LMWH 已经应用于几乎所有的脊髓损伤患者。不过，医疗专业人员和患者对这些已经公布的循证医学指南的依从性仅为中等水平，未来仍有待提高[16, 72]。

用于脊髓损伤患者血栓栓塞症的医疗费用会对年均支出已经非常巨大的国家经济产生重大影响（美国经济为脊髓损伤患者支出的年花费为 72 亿美元，因血栓栓塞症而产生的附加花费为 1.78 亿美元，1995 年数据）[73]。这表示患者急性期住院时间将延长 1~2 周，费用增加 35%[74]。

■ 静脉血栓栓塞症的治疗

一旦明确静脉血栓栓塞症（DVT 或 PE）的诊断，除非存在严重的出血风险，否则应立即开始静脉应用普通肝素或皮下注射低分子肝素。当国际标准化比率（international normalized ratio，INR）达到疗效范围（2~3）时，可用口服华法林代替注射用药，并继续服用华法林 6 周至 6 个月，具体疗程需根据每位患者的潜在获益及风险进行评估[19]。

■ 小结

美国胸科医师学会和脊髓医学联盟为急性脊柱创伤最新制定的血栓预防指南，以及新近发表的针对同一问题的 Meta 分析研究[1, 11~13, 51]共同提供了以下循证医学结论/推荐（表 13.2）：

1. 至少应在急性脊髓损伤后的最初 2 周内应用双下肢机械预防措施（Ⅰ类证据）。

2. 在没有活动性出血和凝血障碍的情况下，伤后 72 小时内即开始叠加应用药物预防措施。

3. 在急性脊髓损伤患者的 DVT 预防方面，LMWH 比 UFH 更有效，但在 PE 预防上的疗效相当（Ⅰ类证据）。

4. 急性脊髓损伤患者应用 LMWH 的出血并发症发生比例较应用 UFH 者低（Ⅰ类证据）。

5. 对于运动完全性损伤的患者及运动不完全性损伤但伴有其他 VTE 危险因素的患者，应用血栓预防措施需至少持续至伤后 3 个月，或在住院康复期间持续进行。

6. IVC 滤器置入仅用于存在抗凝治疗禁忌或抗凝治疗无效的脊髓损伤患者。

表 13.2 脊髓损伤患者血栓预防指南

深静脉系统超声多普勒检查和临床体格检查是正确诊断深静脉血栓形成的关键
应至少在急性脊髓损伤后最初的 2 周内应用双下肢机械预防措施（至少是抗血栓弹力袜）
在没有活动性出血和凝血障碍的情况下，伤后 72 小时内即开始叠加应用药物预防措施
低分子肝素在预防急性脊髓损伤患者深静脉血栓形成方面的疗效和安全性均优于普通肝素
对于运动完全性损伤及运动不完全性损伤但伴有其他 VTE 危险因素的患者，应用血栓预防措施需持续至少 3 个月

要　点

- D-二聚体水平位于正常范围内可排除 DVT。
- 双下肢进行 DVT 机械预防措施，是对所有急性脊髓损伤患者应采取的首要关键措施。
- LMWH 对脊髓损伤患者 DVT 的预防效果优于 UFH。

难　点

- 下肢肌张力增加不会降低脊髓损伤患者发生静脉血栓栓塞症的风险。
- 血栓预防措施应至少持续至创伤性脊髓损伤发生后 3 个月。

155

（邢华医　译，刘　楠　校）

参考文献

1. Consortium for Spinal Cord Medicine. Prevention of thromboembolism in spinal cord injury. J Spinal Cord Med 1997;20(3):259–283

2. Green D, Hull RD, Mammen EF, Merli GJ, Weingarden SI, Yao JS. Deep vein thrombosis in spinal cord injury: summary and recommendations. Chest 1992;102(6, Suppl):633S–635S

3. Sekhon LH, Fehlings MG. Epidemiology, demographics, and pathophysiology of acute spinal cord injury. Spine 2001;26(24, Suppl):S2–S12

4. Brach BB, Moser KM, Cedar L, Minteer M, Convery R. Venous thrombosis in acute spinal cord paralysis. J Trauma 1977;17(4):289–292

5. Geerts WH, Code KI, Jay RM, Chen E, Szalai JP. A prospective study of venous thromboembolism after major trauma. N Engl J Med 1994; 331(24):1601–1606

6. Myllynen P, Kammonen M, Rokkanen P, Böstman O, Lalla M, Laasonen E. Deep venous thrombosis and pulmonary embolism in patients with acute spinal cord injury: a comparison with nonparalyzed patients immobilized due to spinal fractures. J Trauma 1985;25(6):541–543

7. Petäjä J, Myllynen P, Rokkanen P, Nokelainen M. Fibrinolysis and spinal injury. Relationship to post-traumatic deep vein thrombosis. Acta Chir Scand 1989;155(4-5):241–246

8. Rossi EC, Green D, Rosen JS, Spies SM, Jao JS. Sequential changes in factor VIII and platelets preceding deep vein thrombosis in patients with spinal cord injury. Br J Haematol 1980;45(1): 143–151

9. DeVivo MJ, Krause JS, Lammertse DP. Recent trends in mortality and causes of death among persons with spinal cord injury. Arch Phys Med Rehabil 1999;80(11):1411–1419

10. Waring WP, Karunas RS. Acute spinal cord injuries and the incidence of clinically occurring thromboembolic disease. Paraplegia 1991;29(1): 8–16

11. Geerts WH, Pineo GF, Heit JA, et al. Prevention of venous thromboembolism: the Seventh ACCP Conference on Antithrombotic and Thrombolytic Therapy. Chest 2004;126(3, Suppl):338S–400S

12. Geerts WH, Bergqvist D, Pineo GF, et al; American College of Chest Physicians. Prevention of venous thromboembolism: American College of Chest Physicians Evidence-Based Clinical Pracassocitice Guidelines (8th Edition). Chest 2008;133(6, Suppl):381S–453S

13. Early acute management of adults with acute spinal cord injury: a clinical practice guideline for health-care professionals. J Spinal Cord Med 2008;31(4):408–479

14. Colwell CW Jr; Annenberg Center for Health Sciences and Quadrant Medical Education. Thromboprophylaxis in orthopedic surgery. Am J Orthop 2006;(Suppl):1–9, quiz 10–11

15. Colwell CW. Evidence-based guidelines for venous thromboembolism prophylaxis in orthopedic surgery. Orthopedics 2007; 30(2):129–135, quiz 136–137

16. Yu HT, Dylan ML, Lin J, Dubois RW. Hospitals' compliance with prophylaxis guidelines for venous thromboembolism. Am J Health Syst Pharm 2007;64(1):69–76

17. Steier KJ, Singh G, Ullah A, Maneja J, Ha RS, Khan F. Venous thromboembolism: application and effectiveness of the American College of Chest Physicians 2001 guidelines for prophylaxis. J Am Osteopath Assoc 2006;106(7):388–395

18. Green D, Hartwig D, Chen D, Soltysik RC, Yarnold PR. Spinal Cord Injury Risk Assessment for Thromboembolism (SPIRATE Study). Am J Phys Med Rehabil 2003;82(12):950–956

19. Furlan JC, Fehlings MG. Role of screening tests for deep venous thrombosis in asymptomatic adults with acute spinal cord injury: an evidence-based analysis. Spine 2007;32(17):1908–1916

20. Merli GJ, Crabbe S, Paluzzi RG, Fritz D. Etiology, incidence, and prevention of deep vein thrombosis in acute spinal cord injury. Arch Phys Med Rehabil 1993;74(11):1199–1205

21. Anderson FA Jr, Spencer FA. Risk factors for venous thromboembolism. Circulation 2003;107(23, Suppl 1):I9–I16

22. Furlan JC, Fehlings MG. Cardiovascular

complications after acute spinal cord injury: pathophysiology, diagnosis, and management. Neurosurg Focus 2008;25(5):E13

23. Winther K, Gleerup G, Snorrason K, Biering-Sørensen F. Platelet function and fibrinolytic activity in cervical spinal cord injured patients. Thromb Res 1992;65(3):469–474

24. Dearborn JT, Hu SS, Tribus CB, Bradford DS. Thromboembolic complications after major thoracolumbar spine surgery. Spine 1999;24(14): 1471–1476

25. Oda T, Fuji T, Kato Y, Fujita S, Kanemitsu N. Deep venous thrombosis after posterior spinal surgery. Spine 2000;25(22):2962–2967

26. Platzer P, Thalhammer G, Jaindl M, et al. Thromboembolic complications after spinal surgery in trauma patients. Acta Orthop 2006;77(5):755–760

27. Brambilla S, Ruosi C, La Maida GA, Caserta S. Prevention of venous thromboembolism in spinal surgery. Eur Spine J 2004;13(1):1–8

28. Iversen PO, Groot PD, Hjeltnes N, Andersen TO, Mowinckel MC, Sandset PM. Impaired circadian variations of haemostatic and fibrinolytic parameters in tetraplegia. Br J Haematol 2002;119(4): 1011–1016

29. Colachis SC III, Clinchot DM. The association between deep venous thrombosis and heterotopic ossification in patients with acute traumatic spinal cord injury. Paraplegia 1993;31(8): 507–512

30. Merli GJ, Herbison GJ, Ditunno JF, et al. Deep vein thrombosis: prophylaxis in acute spinal cord injured patients. Arch Phys Med Rehabil 1988;69(9):661–664

31. Clagett GP, Anderson FA Jr, Heit J, Levine MN, Wheeler HB. Prevention of venous thromboembolism. Chest 1995;108(4, Suppl):312S–334S

32. Carabasi RA III, Moritz MJ, Jarrell BE. Complications encountered with the use of the Greenfield filter. Am J Surg 1987;154(2):163–168

33. Davies GC, Salzman EW. The pathogenesis of deep vein thrombosis. In: Joist JH, Sherman LA, eds. Venous and Arterial Thrombosis: Pathogenesis, Diagnosis, Prevention, and Therapy. New York, NY: Grune and Stratton; 1979:1–22

34. Kim SW, Charallel JT, Park KW, et al. Prevalence of deep venous thrombosis in patients with chronic spinal cord injury. Arch Phys Med Rehabil 1994;75(9):965–968

35. Monreal M, Martorell A, Callejas JM, et al. Venographic assessment of deep vein thrombosis and risk of developing post-thrombotic syndrome: a prospective study. J Intern Med 1993; 233(3):233–238

36. Zierler BK. Ultrasonography and diagnosis of venous thromboembolism. Circulation 2004; 109(12, Suppl 1):I9–I14

37. Orbell JH, Smith A, Burnand KG, Waltham M. Imaging of deep vein thrombosis. Br J Surg 2008;95(2):137–146

38. Tapson VF. Acute pulmonary embolism. N Engl J Med 2008;358(10):1037–1052

39. Silver JR. The prophylactic use of anticoagulant therapy in the prevention of pulmonary emboli in one hundred consecutive spinal injury patients. Paraplegia 1974;12(3):188–196

40. Watson N. Anticoagulant therapy in the treatment of venous thrombosis and pulmonary embolism in acute spinal injury. Paraplegia 1974;12(3):197–201

41. El Masri WS, Silver JR. Prophylactic anticoagulant therapy in patients with spinal cord injury. Paraplegia 1981;19(6):334–342

42. Naso F. Pulmonary embolism in acute spinal cord injury. Arch Phys Med Rehabil 1974;55(6): 275–278

43. Perkash A. Experience with the management of deep vein thrombosis in patients with spinal cord injury, II: A critical evaluation of the anticoagulant therapy. Paraplegia 1980;18(1): 2–14

44. Jones T, Ugalde V, Franks P, Zhou H, White RH. Venous thromboembolism after spinal cord injury: incidence, time course, and associated risk factors in 16,240 adults and children. Arch Phys Med Rehabil 2005;86(12):2240–2247

45. Investigators SCIT; Spinal Cord Injury Thromboprophylaxis Investigators. Prevention of venous thromboembolism in the rehabilitation phase after spinal cord injury: prophylaxis with

lowdose heparin or enoxaparin. J Trauma 2003; 54(6):1111–1115

46. Perkash A, Prakash V, Perkash I. Experience with the management of thromboembolism in patients with spinal cord injury, I: Incidence, diagnosis and role of some risk factors. Paraplegia 1978;16(3):322–331

47. Perkash A, Sullivan G, Toth L, Bradleigh LH, Linder SH, Perkash I. Persistent hypercoagulation associcite ated with heterotopic ossification in patients with spinal cord injury long after injury has occurred. Paraplegia 1993; 31(10):653–659

48. Investigators SCIT; Spinal Cord Injury Thromboprophylaxis Investigators. Prevention of venous thromboembolism in the acute treatment phase after spinal cord injury: a randomized, multicenter trial comparing low-dose heparin plus intermittent pneumatic compression with enoxaparin. J Trauma 2003;54(6):1116–1124, discussion 1125–1126

49. Chiou-Tan FY, Garza H, Chan KT, et al. Comparison of dalteparin and enoxaparin for deep venous thrombosis prophylaxis in patients with spinal cord injury. Am J Phys Med Rehabil 2003;82(9):678–685

50. Lohmann U, Gläser E, Braun BE, Bötel U. Prevention of thromboembolism in spinal fractures with spinal cord injuries. Standard heparin versus low-molecular-weight heparin in acute paraplegia [in German]. Zentralbl Chir 2001;126(5): 385–390

51. Ploumis A, Ponnappan RK, Maltenfort MG, et al. Thromboprophylaxis in patients with acute spinal injuries: an evidence-based analysis. J Bone Joint Surg Am 2009;91(11):2568–2576

52. Gaber TA. Significant reduction of the risk of venous thromboembolism in all long-term immobile patients a few months after the onset of immobility. Med Hypotheses 2005;64(6): 1173–1176

53. Comerota AJ, Katz ML, White JV. Why does prophylaxis with external pneumatic compression for deep vein thrombosis fail? Am J Surg 1992;164(3):265–268

54. Green D, Rossi EC, Yao JS, Flinn WR, Spies SM. Deep vein thrombosis in spinal cord injury:

effect of prophylaxis with calf compression, aspirin, and dipyridamole. Paraplegia 1982;20(4):227–234

55. Agnelli G, Piovella F, Buoncristiani P, et al. Enoxaparin plus compression stockings compared with compression stockings alone in the prevention of venous thromboembolism after elective neurosurgery. N Engl J Med 1998;339(2):80–85

56. Agu O, Hamilton G, Baker D. Graduated compression stockings in the prevention of venous thromboembolism. Br J Surg 1999;86(8): 992–1004

57. Amaragiri SV, Lees TA. Elastic compression stockings for prevention of deep vein thrombosis. Cochrane Database Syst Rev 2000; (3):CD001484

58. Lassen MR, Borris LC, Christiansen HM, et al. Prevention of thromboembolism in 190 hip arthroplasties: comparison of LMW heparin and placebo. Acta Orthop Scand 1991;62(1):33–38

59. Merli GJ, Crabbe S, Doyle L, Ditunno JF, Herbision GJ. Mechanical plus pharmacological prophylaxis for deep vein thrombosis in acute spinal cord injury. Paraplegia 1992;30(8):558–562

60. Nurmohamed MT, van Riel AM, Henkens CM, et al. Low molecular weight heparin and compression stockings in the prevention of venous thromboembolism in neurosurgery. Thromb Haemost 1996;75(2):233–238

61. Ramos R, Salem BI, De Pawlikowski MP, Coordes C, Eisenberg S, Leidenfrost R. The efficacy of pneumatic compression stockings in the prevention of pulmonary embolism after cardiac surgery. Chest 1996;109(1):82–85

62. Törngren S. Low dose heparin and compression stockings in the prevention of postoperative deep venous thrombosis. Br J Surg 1980;67(7): 482–484

63. Wille-Jørgensen P, Hauch O, Dimo B, Christensen SW, Jensen R, Hansen B. Prophylaxis of deep venous thrombosis after acute abdominal operation. Surg Gynecol Obstet 1991;172(1):44–48

64. Wille-Jørgensen P, Thorup J, Fischer A, Holst-Christensen J, Flamsholt R. Heparin with and

without graded compression stockings in the prevention of thromboembolic complications of major abdominal surgery: a randomized trial. Br J Surg 1985;72(7):579–581

65. Turpie AG, Bauer KA, Eriksson BI, Lassen MR. Fondaparinux vs enoxaparin for the prevention of venous thromboembolism in major orthopedic surgery: a meta-analysis of 4 randomized double-blind studies. Arch Intern Med 2002; 162(16):1833–1840

66. Nurmohamed MT, Rosendaal FR, Büller HR, et al. Low-molecular-weight heparin versus standard heparin in general and orthopaedic surgery: a metaanalysis. Lancet 1992; 340 (8812):152–156

67. Johns JS, Nguyen C, Sing RF. Vena cava filters in spinal cord injuries: evolving technology. J Spinal Cord Med 2006;29(3):183–190

68. Maxwell RA, Chavarria-Aguilar M, Cockerham WT, et al. Routine prophylactic vena cava filtration is not indicated after acute spinal cord injury. J Trauma 2002;52(5):902–906

69. Ploumis APR, Ponnappan RK, Sarbello J, et al. Thromboprophylaxis in traumatic and elective spinal surgery: analysis of questionnaire response and current practice of spine trauma surgeons. Spine 2010;35(3):323–329

70. Eriksson BI, Kälebo P, Anthymyr BA, Wadenvik H, Tengborn L, Risberg B. Prevention of deep-vein thrombosis and pulmonary embolism after total hip replacement. Comparison of low-molecularweight heparin and unfractionated heparin. J Bone Joint Surg Am 1991;73(4):484–493

71. Wade WE, Chisholm MA. Venous thrombosis after acute spinal cord injury: cost analysis of prophylaxis guidelines. Am J Phys Med Rehabil 2000;79(6):504–508

72. Burns SP, Nelson AL, Bosshart HT, et al. Implementation of clinical practice guidelines for prevention of thromboembolism in spinal cord injury. J Spinal Cord Med 2005;28(1):33–42

73. DeVivo MJ, Whiteneck GG, Charles ED Jr. The economic impact of spinal cord injury. In: Stover SL, DeLisa JA, Whiteneck GG, eds. Spinal Cord Injury: Clinical Outcomes from the Model Systems. Gaithersburg, MD: Aspen; 1995:234–271

74. Tator CH, Duncan EG, Edmonds VE, Lapczak LI, Andrews DF. Complications and costs of management of acute spinal cord injury. Paraplegia 1993;31(11):700–714

第 14 章　脊髓损伤后的性功能与生育功能

Stacy L. Elliott

本章重点

1. 无论对于男性还是女性脊髓损伤患者，性功能都应是一项需要重点考虑的问题。

2. 损伤平面和是否为完全性损伤，将决定心理性 / 反射性性唤起及射精的能力。

3. 40%~50% 的脊髓损伤男性和女性患者有可能获得性高潮。

4. 女性患者的妊娠和分娩过程会受到脊髓损伤的影响，但生育功能不受影响；对于男性患者，由于脊髓损伤导致勃起和射精困难以及精子质量改变，生育功能将受到影响。

5. 利用综合的性功能康复框架原则可以尽量将治疗效果最大化。

脊髓损伤（spinal cord injury，SCI）后的性功能状况对于患者来说意义重大。根据在脊髓损伤康复领域工作多年的体会，我们已经能够理解性功能和生育功能康复对于男性和女性脊髓损伤患者的重要性。美国作业治疗学会甚至将性活动视为一项日常生活活动，因此认为在康复治疗时应予以优先考虑。Anderson[1] 在最近的一项调查研究中证实了这一重要性。在向 681 例脊髓损伤患者（25% 为女性，65% 为男性，10% 未透露性别）询问获得哪项功能最能够提高生活质量时，多数截瘫患者将重获性功能作为首选项，四肢瘫患者则将性功能列为第二重要（仅次于手和上肢功能），可见重获性功能对于患者的重要性要高于感觉、步行和膀胱及肠道功能的恢复。此外，绝大多数脊髓损伤患者认为损伤使自身的性感觉发生了改变，改善性功能可以提高他们的生活质量[2,3]。

医务工作者通常羞于与患者讨论性功能相关的话题，或者在面对患者提出相关问题时感到缺乏足够的技巧和知识来应对。充分了解脊髓损伤后性功能将发生哪些变化，以及如何对这些变化进行评定和综合管理，将更有助于改善患者的远期恢复而不再只限于短期对症处理。由于性功能与脊髓损伤后的心理、生理、医疗及人际关系等多个方面的改变均相关，因此应用性功能康复框架原则可以对这一复杂问题进行综合管理，是一种切实有效的途径。

■ 心理—躯体相互作用

性功能远不只是进行性活动那样简单。性反应是一种依赖情感状态和生理机能，并可以受到即刻强化触发因素或负面干扰因素影响的反馈环路[4]。绝大多数男性和女性脊髓损伤患者会出现生理性性唤起困难，心理性性唤起困难则在女性（74.7%）比在男性（48.7%）中更多见[2, 3]。此外，感觉和 / 或运动能力的缺失使患者更倾向于进行"脑力性活动"。由大脑发起的性反应虽然失去了生殖意义，但仍然能够为患者带来非常满意的性体验。保留感觉功能的躯体部位可以作为性唤起的触发点（例如，四肢瘫患者受到颈部和耳部刺激可以出现"耳高潮"），即使这些部位在受伤前并不具有性唤起作用。也就是说，尽管脊髓损伤使"硬件"发生了改变，但大脑的"软件"会做出相应的适应性改变。这种性功能相关的神经重塑形式已经成为一门新的科学。温哥华（不列颠哥伦比亚省，加拿大）研究者已经开始进行"性感觉替代"方法的早期试验，尝试帮助受试对象重获损伤平面以下的性知觉[5]。

■ 性反应的神经生理学

性唤起由多种向大脑皮质的传入信号所触发，通过评估大脑的感觉传入和激素的影响，在边缘系统、下丘脑和其他中脑结构中生成协调的神经信号。脑下行通路包括兴奋性通路和抑制性通路：在非性活动状态下为强烈的抑制信号。当外周或中枢来源的性刺激达到足够的强度时，兴奋性信号增强而抑制性信号减弱，激活脊髓中枢从而触发生殖器官唤起和射精。也就是说，这些信号会受到大脑的抑制，只有在大脑允许其通过时才能向脊髓传出。当健康大脑认为"环境安全"时，才会解除抑制，脊髓反射才得以释放。

对于健康个体，性唤起需要以下三类神经的共同参与和协调：①骶髓副交感神经（骨盆神经），②胸腰髓交感神经（腹下神经及腰交感链），③躯体神经（阴部神经）[6]。这些神经从脊髓发出后走行在盆神经丛和海绵体神经中，彼此汇合并共同支配生殖器官（图 14.1，亦见书后彩图）。男性和女性生殖器官的唤起均表现为局部血流增加，神经肌肉紧张，勃起组织因平滑肌舒张而充血胀大。一氧化氮（nitric oxide，NO）是引起两性生殖器官平滑肌舒张的主要神经递质。神经型NO（neuronal NO，nNO）在性反应中起主导作用，而健康内皮细胞也可产生 NO（endothelium NO，eNO）。生殖器唤起在男性表现为阴茎勃起，女性表现为外阴肿胀、阴蒂充血，以及阴道湿润和顺应性增加。男性勃起组织（阴茎海绵体）周围包绕着一层袜状弹性结构（白膜），有静脉丛穿过这一结构引流海绵体内的血液。当膨胀的海绵体对白膜产生牵拉时，静脉丛发生弯曲，静脉回流受阻，使海绵体内压力增高，从而产生勃起(静脉闭塞机制)。盆底肌收缩使阴茎的硬度进一步增加。女性阴蒂体部周围的膜状结构更薄。

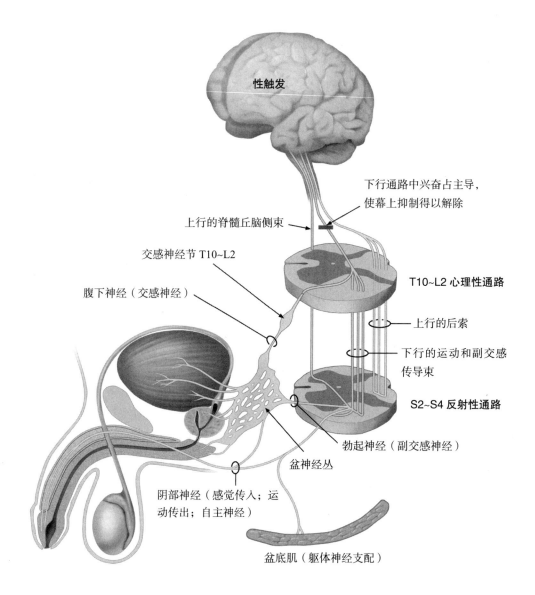

性触发

上行的脊髓丘脑侧束

下行通路中兴奋占主导，
使幕上抑制得以解除

交感神经节 T10~L2

腹下神经（交感神经）

T10~L2 心理性通路

上行的后索

下行的运动和副交感
传导束

S2~S4 反射性通路

勃起神经（副交感神经）

盆神经丛

阴部神经（感觉传入；运
动传出；自主神经）

盆底肌（躯体神经支配）

图 14.1　尽管脑部发出的兴奋性和抑制性下行信号并存，但只有在兴奋性信号占主导时才能解除幕上结构对脊髓性反射的抑制。这类信号可通过两种通路向生殖器官传导：起自脊髓 T10~L2 节段交感中枢的"心理性通路"和自 S2~S4 节段中间外侧核发出勃起神经的"反射性通路"。交感神经（腹下神经及神经丛）和副交感神经在盆神经丛汇合。盆神经丛包含副交感神经、交感神经及躯体传出纤维。男性的海绵体神经是由盆神经丛发出的最大的神经。勃起的实现需要副交感神经兴奋在阴茎组织水平占主导，从而通过释放一氧化氮促进平滑肌舒张。脊髓损伤后，如果心理性通路受损，反射性通路可以提供副交感神经支配。从心理性中枢发出的交感神经纤维（走行于腹下神经中）在正常情况下负责传导引起平滑肌收缩的信号（主要递质为去甲肾上腺素）。但已有研究显示，骶髓受损的脊髓损伤患者仍保留部分勃起功能，说明这些交感神经纤维中同样包含促勃起纤维。脊髓内的中间神经元负责心理性和反射性通路间的强化联系。当中间神经元受损时，即使两条通路均保持完好，勃起质量也可能受到影响。起自 S2~S4 的阴部神经同时包含运动传出纤维（神经元胞体位于 Onuf 核）和感觉传入纤维。反射性通路的反射弧由两部分组成：由生殖器通过阴部神经进入骶髓的感觉传入纤维，以及发送副交感信号（勃起神经）和躯体信号（阴部神经）的传出纤维。其中，躯体传出信号负责支配盆底及会阴部横纹肌的收缩，包括坐骨海绵体肌和球海绵体肌

生殖器局部唤起和血管充血主要受副交感神经支配，交感刺激将使生殖器官的勃起消退。当更高的唤起状态超过了性欲高潮生理阈值，就会出现性欲高潮释放体验（男性还通常伴有射精）[6]。射精反射主要由交感神经支配完成，过程包括泄精和精液排出两步，最终将精子和精液从尿道口射出。性欲高潮是性释放时的极度愉悦感，可以由刺激生殖器（生殖器高潮）或生殖器以外包括脑部在内的性敏感区（非生殖器高潮）所引发。不过，性体验的满意程度并不完全依赖产生性欲高潮的能力。

■ 脊髓损伤后的性功能

生殖器唤起由两条彼此独立的通路所控制，即起自脊髓 T10~L2 节段的心理性通路和起自骶髓（S2~4）的反射性通路。还有一些证据表明，迷走神经也参与女性脊髓损伤患者性欲高潮的产生[7]。研究显示，可以通过 T11~L2 皮节的针刺觉与轻触觉保留程度来预测男性和女性脊髓损伤患者获得心理性唤起相关的神经功能[8]。男性脊髓损伤患者在自然状态（不使用药物或辅助装置）下产生心理性或反射性勃起的能力取决于损伤平面及是否为完全性损伤。据报道，62% 的男性患者仍然具有勃起能力，但约 2/3 的男性脊髓损伤患者感到勃起无力或持续时间过短[9]。由于这一原因，至少 60% 的患者表示采取过不同形式的措施来增强勃起能力[9]。

与勃起类似，射精能力同样取决于损伤平面和是否为完全性损伤，但更可能出

现于保留膀胱和肠道控制能力、存在痉挛、存在获得心理性勃起能力、存在保持勃起的能力的男性患者，并且直接进行阴茎刺激比阴道性交更容易产生射精[6, 10]。除非在进行性刺激时出现了显著的血压升高，否则不太可能产生射精。口服促勃起药物[11]或拟交感药物（如米多君）[10]有可能在一定程度上增加脊髓损伤后产生射精和获得性欲高潮的可能。

40%~50% 的男性和女性脊髓损伤患者能够达到有自我感觉的或实验室检查能够记录到的性高潮，但达到性高潮所需的刺激时长和刺激强度均超过损伤之前[8]。无论哪种性别的患者，不完全性损伤（无论损伤平面高低）、骶反射弧完整和保留会阴区感觉的患者能够获得性高潮的可能性更大[6, 8]。对于男性患者，保留射精能力者更有可能获得性高潮，但也有部分患者可以达到性高潮而不伴有射精[8]。新近研究发现，部分男性脊髓损伤患者在射精时体验到的欣快感和高潮感会伴有自主神经反射异常（autonomic dysreflexia，AD）的发生。AD 对脊髓损伤患者具有潜在的巨大危害，是由损伤平面以下的伤害性或非伤害性传入刺激诱发的发作性血压升高[6]，并可能同时伴有各种不适症状（如剧烈头痛、恶心、呕吐等）。这些不适症状会使患者在性活动过程中产生不愉快的体验，甚至因此对性活动产生抵触。研究者发现，当性刺激未诱发 AD 发作时，高潮感也很少出现；极度愉悦感通常出现在轻至中度 AD 发作时，而严重 AD 发作则会带来不适感，甚至疼痛[12]。目前针对女性脊髓损伤患者的相关研究尚未完成，

但从男性脊髓损伤患者研究中得到的结论，鼓励进行性功能康复，以手淫、自我探索、认知重构等方式以尽可能获得性感觉和性高潮为重点，也有望在女性脊髓损伤患者中得到良好应用。

■ 脊髓损伤后生育功能的改变

男性脊髓损伤患者的生育问题

与女性脊髓损伤患者相比，男性患者的生育功能将受到严重影响，因为脊髓损伤后神经功能的改变对勃起功能、射精功能和精子质量均有影响。事实上，由于泄精和精液排出过程存在障碍，至少90%的男性患者无法通过正常性交活动使女性受孕[13, 14]。此外，脊髓损伤患者还有可能存在其他类型的射精功能障碍（如逆行性射精等）[14]。

取精方式

已为男性脊髓损伤患者设计了多种取精方式，可以通过多种方式诱发射精。应用震动器对脊髓进行强烈的传入刺激可以诱发射精反射（阴茎振动刺激，penile vibratory stimulation，PVS）。也可以使用"跨跃起动"法，即通过直肠电极对前列腺进行电刺激，直接激活射精反射的传出通路（电刺激取精术，electroejaculation，EEJ）。据报道，男性脊髓损伤患者通过PVS或EEJ实现射精的累积成功率约为86%[15]。近期研究则发现，若联合应用包括手术抽吸取精在内的所有现有取精方式，成功率可高达100%[10]。手指按摩

前列腺和精囊也能够使贮存的精液排出，可在不具备PVS或EEJ设备的情况下使用，但尚不清楚这一方法对于脊髓损伤患者是否存在禁忌[16]。手术抽吸取精法（通过手术将精子从副性腺内吸出）也具有一定的可行性，但在有其他创伤更小和花费更少的方法可选择的情况下，这一取精方式的应用仍存在争议[16]。

PVS是治疗男性脊髓损伤患者射精不能的一线措施。损伤平面位于T10以上的患者最容易成功（成功率可达88%），因为这部分患者的骶反射通常能够得到保留；而损伤平面位于T11及以下的患者则成功率较低（约15%）[17]。由于进行PVS既需要技术又需要科学知识，因此越有经验的医生和患者越容易借助这一手段成功实现射精。同时，震动器本身的特性也是一项关键因素。与已经商品化的低幅低频震动器相比，高幅（震动头摆动范围2.5 mm）高频（90~100 Hz）震动器更容易帮助患者实现射精，如 Ferticare（Multicept APS，丹麦）。将该震动器置于阴茎系带或龟头"敏感点"处即可在数分钟内诱发射精[6]。若初次进行PVS未成功射精，可尝试增加刺激强度。例如，同时使用两台震动器（"三明治"法），进行PVS时联合应用腹部电刺激（Abdominal electrical stimulation，AES）[17]，或应用具有促进射精功能的磷酸二酯酶-5抑制剂（Phosphodiesterase V inhibitors，PDE5i）[11]。单独应用拟交感药物米多君或与PVS联合应用均对诱导射精具有一定的帮助，但由于该药具有升压作用，因此应慎用于伴有AD的患者，以免加重

AD 的严重程度[10]。

对 PVS 或其他方式反应不佳的患者可尝试 EEJ。患者取侧卧位或仰卧位，通过直肠电极给予电流刺激诱发排精。Seager 电刺激取精器（Dalzell Medical Systems，The Plains，VA）是目前唯一获批准可应用于临床的设备[14]。精液经尿道被排出和收集，用于人工授精。不完全性损伤或损伤平面较低的患者进行 EEJ 时需要麻醉，其他类型的患者则对这一方法耐受性较好，在门诊进行即可。需要格外重视的是，不管是 PVS 还是 EEJ，在操作期间都要监测患者血压以防发生 AD，特别是损伤平面位于 T6 及以上的患者[6]。任何脊髓损伤患者如果希望在家中自行服用拟交感药物或使用 PVS 实现射精，不管是为了生育目的还是为了获得快感，都必须首先在具备连续血流动力学监测条件的临床医疗机构进行 AD 风险评估。AD 不仅可以引起严重高血压（以及随之而来的心脑血管事件风险，如脑卒中）[6]，还会导致心律失常的发生[18]。对于存在 AD 风险和倾向的患者，可以考虑在尝试取精前给予预防性用药[14, 19]。

精液质量改变及授精方式选择

从损伤后约 2 周开始[16]，男性脊髓损伤患者的精液质量即出现永久性改变，包括精子动力和存活力异常，但精子数量仍有可能保持正常[16]。由于前列腺及精囊失去神经支配，副性腺可能出现功能异常，导致精浆出现异常改变。精子动力下降似乎与阴囊温度升高、射精次数和频率减少、损伤持续时间及膀胱管理方式等因素并无相关性，而与免疫调节异常和精液异常（如生化毒性物质增多、精液白细胞水平异常，即白细胞精子症等）有关[16]。利用单克隆抗体可以降低脊髓损伤患者精浆中的细胞因子水平，这一干预方式可能对精子质量较差的脊髓损伤患者有一定疗效[20]。

如果男性能够通过安全的方式取得精液且质量达标，那么应在排卵周期适时使用创伤最小的辅助生殖技术，即在家中用注射器将精液注入阴道，进行阴道内授精（intravaginal insemination，IVI）；或将精液进行特殊处理后直接注入子宫（宫内授精，intrauterine insemination，IUI）。如果存在精子质量极差、高龄、女性伴侣有生育功能异常等因素，则可以尝试更高级的辅助生殖技术，如体外受精（in vitro fertilization，IVF），即单个精子与单个卵细胞在培养皿中完成受精，将胚胎植入子宫或继续体外培养至下一个细胞周期。胞内精子注射（intracytoplasmic sperm injection，ICSI）则是将单个精子直接注入卵细胞，从而促使受精活动的完成。这类高级干预措施（即在一次 ICSI 周期中使用排出体外的精液或从睾丸中获取的新鲜精液）有助于提高受孕的概率[21]。不过，在选择取精与授精方式时还应考虑成本收益比[14]。一项汇集生育率数据的综述研究表明，男性脊髓损伤患者的性伴侣受孕率和活产率分别为 51% 和 40%[15]。

男性脊髓损伤患者使用精子通过 IUI、IVF、ICSI 等方式进行妊娠的结局，似乎与非脊髓损伤男性不育患者的情况相似。关于取精、精子质量和男性脊髓损伤患者性伴侣受孕率等数据，推荐进一步查阅高质量的综述文献[16]。

女性脊髓损伤患者的避孕、生育及妊娠

脊髓损伤通常不会影响女性患者的生育功能。约 40% 的女性患者可能出现由一过性的下丘脑垂体性腺机能减退导致的闭经（平均持续时间约为 6 个月），但与神经损伤严重程度无关[22]，且通常都能恢复月经来潮。14%~20% 的女性脊髓损伤患者在伤后经历过至少 1 次妊娠[22, 23]。

由于可用于脊髓损伤患者的妇科检查设备资源有限，女性脊髓损伤患者比普通女性群体更少接受妇科相关的医护服务，如乳腺 X 线检查、宫颈癌 PAP 涂片检查等[24]。对于女性脊髓损伤患者来说，节育比生育更为重要。例如，屏障避孕（子宫帽、安全套）措施对于手功能障碍或自理能力障碍的患者在操作上存在困难。由于存在与雌激素相关的导致血栓形成的风险，因此避孕药（birth control pills，BCPs）一般不宜用于女性脊髓损伤患者，但可以有选择性地应用于血栓形成风险较低（如转移能力较好）的患者。伴有颅脑损伤和 / 或记忆障碍的脊髓损伤患者不宜选择需要每日服用的避孕药。单纯孕激素避孕法可能会引起意外出血或皮下出血

点。另有研究推测，对于已经存在发生骨质疏松风险的脊髓损伤患者，长效醋酸甲羟孕酮（depot-medroxyprogesterone，DMPA）可能进一步对骨骼健康造成不利影响[25]。脊髓损伤患者由于存在感觉障碍，可能无法察觉子宫穿孔或宫内节育器（intrauterine devices，IUDs）的脱出，而仅表现为痉挛或 AD 发作。令人遗憾的是，年轻女性脊髓损伤患者对节育及妊娠相关的知识非常缺乏（只有 10% 的患者在康复期接受过详细充分的宣教），约半数育龄期女性脊髓损伤患者未能实现妊娠[26]。另有一项研究报道，在 128 名怀孕女性脊髓损伤患者中，高达 40% 的人选择了终止妊娠[22]。

顽固性菌尿和反复出现的泌尿系统感染在脊髓损伤患者妊娠期间非常常见，目前尚未发现完全有效的预防策略[27]。肠道排空延迟，并且会阴区清洁也变得更加困难。身体重心的改变、痉挛加重及体重增加均增加了患者的转移困难程度。皮肤破损、足部水肿、血栓性静脉炎及深静脉血栓形成的风险也进一步增加。女性脊髓损伤患者产后抑郁的发生也更为常见[26]。

由于子宫的神经支配节段为 T10~L1，约 1/3 的女性脊髓损伤患者存在发生早产的风险，约 1/4 的女性脊髓损伤患者感觉不到早产的分娩阵痛[26]。宫颈提前扩张、早产和足月小样儿（病因未明）等在脊髓损伤患者中比在一般人群中更容易出现，但脊髓损伤患者与一般人群发生自发性流产的比例相当[27, 28]。自主神经反射异常属于分娩过程中的严重并发症，损

伤平面在 T5-T6 及以上的女性患者中发生率为 85%。分娩过程中发生 AD 可导致子宫胎盘血管收缩，引起继发性胎儿缺氧和心动过缓，并将产妇置于卒中和其他高血压并发症的风险之中[6, 26]。正因为如此，脊髓损伤患者分娩需要多学科团队的协作，应具备血流动力学监测的能力以鉴别先兆子痫和 AD，维持良好的麻醉状态，并在分娩过程中每隔数小时变换产妇体位以预防皮肤损伤。尽管多数女性脊髓损伤患者能够经阴道分娩，但需要进行剖宫产、胎头吸引及产钳助产的概率仍然高于一般产妇，特别是出现 AD 或胎儿窘迫时[26]。损伤平面位于 T4 及以上的患者，由于泌乳反射的吸吮传入通路受损，可能难以实现母乳喂养。由于对乳头刺激的反应性降低，可能会在产后 3 个月停止泌乳[28]。

■ 脊髓损伤后性功能的综合管理方式

尽管男性和女性脊髓损伤患者的性满意度均较受伤前降低，但约 3/4 的患者仍然对生活状况感到满意，预测因素包括与性伴侣关系良好、具有一定的转移能力、脊髓损伤并发症（如膀胱、肠道、皮肤、AD 等并发症）较少，以及具有幸福的精神体验等[3, 6]。联合多学科建立性功能康复框架有助于查找阻碍或促进性功能和生育功能的医学或心理因素，并能够用于预防患者产生与性活动及生育相关的不必要的焦虑情绪。无论来自哪个学科的临床

医生都可以借助框架为患者概括出适合患者的最佳治疗选择，特别是可根据临床医生的专业经验或其他学科的转诊解决性功能或生育功能等问题。

框架的组成部分及可能有用的治疗建议将在下文中进行阐述。

性冲动或性欲

性冲动（力比多）同时具有生物学（寻求性活动的冲动）与心理动机（心理或情绪上的性回报感）的双重成分。对生物学或医学因素进行有效管理（如激素替代疗法，治疗抑郁，处理失禁或疲劳，调整可能影响性功能的药物等），能够极大地增强性冲动和回报感。对影响性冲动的心理学因素和人际关系问题也应加以关注。一旦发现导致不满意的主要来源，可以通过适当的治疗解决其病因。

性能力

需要对以下几方面进行评估：①生殖器唤起（男性患者的勃起能力和女性患者的盆腔充实感与阴道润滑），②男性射精能力，③获得性欲高潮的能力，④性活动中的疼痛。在会阴区 nNO 与 eNO 能够正常合成的情况下，性唤起困难的治疗可以选择 PDE5i。多数男性脊髓损伤患者（>80%）对 PDE5i 的反应性良好，具体药物包括：西地那非（Viagra, Pfizer, Inc., New York, NY），用法为按需服用；伐地那非（Levitra 和 Staxyn, Bayer, Pharmaceuticals Corp., Pittsburgh, PA），

药效达峰时间为服用后 1~4 小时；长效制剂他达拉非（Cialis，Lilly，USA，Indianapolis，IN），在脊髓损伤患者中药效可持续 24~48 小时，用法为按需服用或每日 1 次。nNO 或 eNO 合成减少的患者（前者多为低位脊髓损伤，后者多与吸烟、高脂血症有关）对 PDE5i 类药物的反应性不佳。促进勃起的另一方式为负压吸引装置（vacuum device，VED）。VED 由一个圆筒（套在松弛的阴茎上）和一个能够产生真空的泵组成，通过负压吸引使血液流向阴茎组织引起勃起，然后再将阴茎环套在阴茎根部以维持充血勃起状态。若患者能够勃起但无法维持，也可以尝试单独使用阴茎环。需要注意的是，阴茎环的一次使用时间不得超过 45 min，否则对无法感知阴茎的患者可能会造成危害。海绵体内（阴茎内）药物注射（前列腺素 E1、罂粟碱、苯妥拉明等，单独应用或联合应用）能够直接舒张海绵体平滑肌，因而起效快、作用明显，但存在导致阴茎异常勃起的风险，因此必须事先接受注射技术培训并严格掌握剂量。阴茎假体置入手术需要破坏海绵体组织，因此仅适用于保守治疗效果不满意的患者，或同时存在其他膀胱问题，需要借助假体勃起进行膀胱管理的患者。

对于女性脊髓损伤患者，治疗方式的选择相对较少，相关研究也不多。西地那非能够增强女性脊髓损伤患者的主观性冲动。虽然这一增强作用程度较轻，但意义重大，同时给予手法及视觉刺激时效果将更加明显[29]。EROS-CT（阴蒂治疗仪，Urometrics Inc.，St. Paul，MN）是一种由电池供电的小型负压吸引装置，能够通过增加阴蒂血供的方式促进阴蒂膨大，是目前唯一一种获得美国食品药品监督管理局（FDA）批准上市的可用于治疗女性性功能障碍的设备[30]。从理论上来讲，EROS-CT 不仅能够在增强阴蒂反应性方面使女性脊髓损伤患者获益，对于保留球海绵体反射的患者还能起到训练盆底肌的作用，从而进一步对保留的骶反射产生反馈增强的能力。

射精障碍的治疗方式已经在生育功能中进行了介绍。若干技术能够增强性唤起，提高感觉保留区的敏感性；或将传入大脑的信号放大至更高水平，从而提高患者获得高潮的能力。鼓励男性和女性患者探索新的身体敏感带，学习和练习与性信号相关的冥想方法。放松技术、药物、幻想、回忆以往愉悦的性经历、深呼吸，然后"随心而动"的方法均有助于提高获得性高潮的能力。但脊髓损伤后最可能获得性高潮的预测因素是具有一位值得信赖的长期性伴侣[31]。震动器可以用于阴蒂或宫颈口，但对于易患 AD 的女性患者存在诱发 AD 的风险。

在安全与感情亲密的前提下坚持进行物理刺激能够使新的神经通路得到强化，并促进神经重塑。神经重塑的发生有赖于专注于新任务的重复、对当前产生信号的注意和对这些信号的正性解读。医学专业人员能够通过给予治疗建议进行积极干预，减少各类临床问题的干扰（如疼痛、痉挛、AD 和失禁等），从而在这一过程中为男性和女性脊髓损伤患者提供帮助。由此可以使患者更加自由地专注于性活动而不至于被上述临床问题分散注意力。对男性和女性脊髓损伤患者性功能障碍治疗措施的利弊分析详见参考文献[9, 19, 32]。

生育与避孕

需要对患者在生育及避孕方面的疑问和期望进行评估。有的女性脊髓损伤患者认为受伤后生育能力会降低，或者无法再怀孕、分娩并成为母亲。如前所述，脊髓损伤患者妊娠期间需要多学科团队协作，关注脊髓损伤可能带来的一系列问题。无论以生育或避孕为目的，男性患者均需要接受射精能力与精子质量的评估。应重视保护患者成为父母的权利，同时也应向患者说明可能面临的现实问题，如成为父母所需要的生理功能及情感能量等。

脊髓损伤带来的临床问题

脊髓损伤带来的许多临床问题均会影响患者的性功能。治疗的目的是通过多学科综合管理减少这些临床问题对性功能的影响。

抑郁

抑郁可以是暂时的，也可以是长期存在的，但可以确定的是在脊髓损伤患者中非常普遍，因此有必要常规进行适当的评估和治疗。抑郁会对性功能产生全方位的负面影响，但治疗抑郁的药物也同样可能

对性功能产生负面影响（如选择性 5-羟色胺再摄取抑制剂）。

痉挛

痉挛可能是患者移动与转移所必需的条件，但同时也会妨碍性活动的进行。据报道，脊髓损伤患者在性活动过程中的痉挛发生率为 26%~38%[3]。尽管抗痉挛药物能够提高患者的生活质量，但也会影响与性功能相关的脊髓反射。有些男性患者将射精作为缓解痉挛的方式，效果一般可以维持数小时[33]。

自主神经反射异常

已知有相当比例的 AD 为隐匿发作，但并非不会造成危害，因此应仔细询问与 AD 相关的症状[34]。如果不进行适当的临床评估，患者和医生均有可能错误地认为无症状的患者未经历明显的 AD 发作（血压升高或心动过缓）。日常生活中佩戴便携式充气袖带血压计可以提供血压变化的有效信息，包括性活动等私密活动中的血压变化情况。近期的一项调查研究显示，AD 会对 28% 女性患者和 16% 的男性患者的性冲动产生影响[2, 9]。性唤起和性欲高潮均有可能诱发 AD。进行日常膀胱及肠道护理时的 AD 发生率，可以有效预测性活动中 AD 的发生率和严重程度[3]。AD 预防性用药（哌唑嗪、硝苯地平等）能够提高患者的性冲动，提高受孕概率[6]。

疼痛管理

疼痛不利于患者放松和性唤起。应掌握好止痛药物的服用时间，以便在性活动时使其发挥最佳药效。物理治疗方面，可以尝试不同体位或使用专门的衬垫，以帮助缓解性活动中发生的痉挛性疼痛。

药物的影响

多种药物都可能对性功能产生影响[35]。在脊髓损伤患者中应用较多的抗抑郁药（抑制性欲，影响性唤起和性欲高潮的发生）、改善膀胱功能的抗胆碱药及能够降低睾酮水平的药物（西咪替丁、螺内酯等）均可能影响患者的性功能。抗痉挛药物（如巴氯芬鞘内给药）会影响男性患者的勃起和射精能力，并有可能影响女性患者获得性欲高潮的能力。心脏药物的使用有可能使已经受损的自主神经功能进一步下降[6]。应尝试调整用药时间，减少药物剂量或使用替代药物，以避免药物对性功能的影响[35]。

运动和感觉功能的影响

感觉和运动功能是性功能评定中的重要部分。对性伴侣进行爱抚、托举或维持某种体位的能力，有赖于患者的肌力及核心平衡能力。需要评估床上独立翻身和转移的能力，必要时应向患者推荐合适的辅具。体位衬垫目前已经上市。患者（和/或其伴侣）应共同探索自身的感觉地图（身体地图），了解身体的哪些部位不敏感，哪些部位具有一定（或较强）的性唤起能力（通常位于损伤部位周边），哪些部位因过于敏感而应避免接触等。这种身体地图的探索过程是性功能康复中至关重要的学习阶段。辅助用品的应用，如羽毛、按摩精油、震动器（性用途或非性用途），以及恰当的幻想均能对大脑进行认知重构，使其将即使损伤前从未尝试过的新的或不同的刺激信号识别为"性信号"。这一解释可以帮助患者接受发生脊髓损伤后的自身躯体，并产生正面认知。PleasurAble 是一本为残疾患者提供"实践"类型指导的有帮助的免费手册，可以在残疾卫生资源网络（Disability Health Resource Network，www.dhrn.ca）网站的残疾资源版块中下载。

肠道和膀胱问题

脊髓损伤后性活动中发生尿便失禁或担心发生尿便失禁，是患者遇到最多和最令人沮丧的问题之一。尽管一项调查研究显示，膀胱和肠道问题尚不足以妨碍多数患者参与性活动，但对于担心性活动中会发生尿便失禁的患者仍是一个非常值得重视的问题[3]。如果失禁程度过于严重，或膀胱和肠道管理步骤过于复杂，仍有可能使患者的性活动推迟或终止。因此，必须尝试通过药物、间歇导尿甚至膀胱扩大术、可控式尿流改道等方式解决这一问题。加强防范泌尿系统感染（urinary tract infections，UTIs）对于患者的性功能和生育功能也非常重要。肠道管理问题也可能影响或延迟患者在性活动中的愉悦感。规律排便和可靠的控制排便能力对于促进性活动至关重要。

性自我与性自尊

脊髓损伤带来的后续影响（体形改变、独立性降低、控制大小便的能力、个人卫生问题等）会改变患者对自身性吸引力及性别气质（男性气质或女性气质）的感知。丧失信心，丧失之前的工作或运动能力，性伴侣间的角色逆转，缺少朋友、家庭和雇主的支持和忠诚感等会进一步破坏患者的自尊。应重视解决这些负面问题，以增强患者的正面认知。坚持自我性探索也可

以帮助患者重建对自身性完整性的感知，发现新的身体特质。

性活动的配合问题

进行性活动的环境在性活动配合能力的评估中非常重要。临床医生应着手与患者进行有关性活动配合和朋辈咨询方面的讨论，这对于患者在性功能方面的调整非常有帮助[24]。

为性功能康复框架构建的图表，是评估脊髓损伤患者及其他残疾或慢性疾病患者性功能和生育功能的实用方法（表14.1）。

表 14.1　性功能康复框架图表

性功能领域	脊髓损伤的影响	干预计划和／或转诊推荐
性冲动／性欲		
性功能能力		
生育与避孕		
脊髓损伤带来的临床问题		
运动及感觉功能的影响		
膀胱与肠道功能的影响		
性自我与性自尊		
性活动的配合问题（±成为父母的问题）		

例如，一名36岁的已婚男性四肢瘫患者，为C6完全性损伤，病史3年，其评定情况如表14.2所示。同样的图表也可用于另一名坐轮椅的22岁未婚女性不完全性损伤截瘫患者，她的问题可能将主要

集中在性唤起和获得性高潮的能力、性活动中的失禁问题、社会参与和进行约会的能力、安全避孕、正常妊娠及阴道分娩等方面。

表 14.2　一名 36 岁已婚男性患者（C6 完全性损伤，四肢瘫，病史 3 年）的性功能康复框架图表实例

性功能领域	脊髓损伤的影响	干预计划和 / 或转诊推荐
性冲动 / 性欲	已经恢复损伤前水平	不需要干预
性功能能力	反射性勃起的维持问题 性快感缺乏	勃起功能障碍的一线治疗：根据患者的习惯，选择每日服用或需要时服用 PDE5i；若 PDE5i 无效，可考虑使用阴茎环或阴茎内药物注射 鼓励尝试大脑唤起技术
生育与避孕	射精不能 目前不需要避孕	由当地专家尝试进行 PVS 若 PVS+AES 失败，进行 EEJ 未来有可能在家中实现射精？
脊髓损伤带来的临床问题	需要使用巴氯芬 有 AD 发作史 膀胱管理问题 压疮史	考虑在取精前减少巴氯芬剂量 考虑在取精前给予降压药物 尝试生育前注意避免 UTIs 由 PT、OT 及康复护士对性交体位进行指导，以避免发生压疮
运动及感觉功能的影响	痉挛会干扰性活动 手功能差 损伤平面以下性感觉缺失，但损伤平面处存在痛性感觉过敏	由 PT 评定合适的性交体位 必要时由 OT 设计辅具，帮助放置阴茎环或进行 ICI 探索身体地图，发现合适的敏感带 / 唤起带
膀胱与肠道功能的影响	希望在性活动时采用其他膀胱管理方式 性活动前后管理良好	泌尿科会诊 使用安全套以避免漏尿 可能的情况下在性活动前先导尿？ 无须干预
性自我与性自尊	感觉生理上已经适应，但自觉男性气质较受伤前减少	现阶段无特殊需求
性活动的配合问题（± 成为父母的问题）	关系中存在一定的不安全感 妻子同时担任看护者与亲密伴侣的角色	与妻子共同进行人际关系和生育目标方面的心理咨询 确定好上述两项问题的可接受底线

缩略语：AES，腹肌电刺激；EEJ，电刺激取精术；ICI，海绵体内药物注射；OT，作业治疗师；PT，物理治疗师；PVS，阴茎振动刺激；UTI，泌尿系感染

■ 未来预期

一项涉及 4 个欧洲国家 350 名参与者的大型横断面调查研究显示，性活动是脊髓损伤患者需求最未被满足的领域[36]。这些研究结果表明，性功能康复和生育功能康复的需求度在脊髓损伤患者中非常高，但针对这些问题的现有研究数量相对较少。男性和女性脊髓损伤患者性功能障碍的治疗只有在医患双方共同遵循以下 3 个康复原则的基础上才能最大限度取得成功[4]：

■ 在依靠药物或辅具之前，尽可能使全身残存功能得到最大限度的发挥（探索新的身体地图、深呼吸、视觉刺激法、冥想练习等）。

■ 借助专门的治疗措施代偿无法修复的功能缺陷（如应用震动器、训练辅具、PDE5i、负压吸引装置等）。

■ 对康复训练和新的性刺激形式持开放态度，对未来保持积极乐观的心态。

尽管性反应的心理学机制已经通过实验室研究得到了较好的阐释，但由于性唤起与性快感涉及多方面机制，目前尚未得到充分了解。与感觉和运动功能的恢复不同，脊髓损伤后的性功能康复在躯体功能恢复到最大限度后，仍有希望出现长期持续的进步。许多男性和女性脊髓损伤及其他神经系统疾病患者的案例已经为这种"性功能重塑"提供了最好的证据。已有研究充分表明，性健康质量的提高将带来生活质量的提高[3]。同时，有许多男性和女性脊髓损伤患者愿意将自己作为生理学模型，帮助我们研究和解答关于性功能康复的问题。因此，脊髓损伤患者性功能康复领域的研究理应得到长期支持。幸运的是，已经有越来越多脊髓损伤与性功能领域的新资源不断涌现，如脊髓损伤康复证据（Spinal Cord Injury Rehabilitation Evidence，SCIRE，www.icord.org/scire）和最近由美国瘫痪退伍军人协会（Paralyzed Veterans of America，www.pva.org）发表的《脊髓医学临床实践指南·成人脊髓损伤性与生殖健康分册》等。即使更为困难的问题，如疗养机构中的性健康与亲密关系支持等，也已经有相关指南可供参考[37]。

目前，在性功能与生育功能康复方面仍需要进行更多的深入研究。随着新版《脊髓损伤后残存自主神经功能国际标准》[38]（其中包含性功能与生殖功能[39]）的发布，我们有望在将来对内脏神经、心血管及其他自主神经系统成分对性功能和性愉悦感的作用的了解更加深入。此外，为了充分评估性健康涉及的各类复杂问题，我们建议未来的性健康评定工具中应同时包含定量与定性指标，并应当能够恰当反映男性和女性脊髓损伤患者面临的几项关键问题[24]。脊髓损伤患者生活质量的提高，将有赖于性功能与生育功能康复领域专家提供更多高质量的研究。

要 点

- 性功能康复框架的应用有助于揭示脊髓损伤相关的性功能问题，为患者提供便于在日常生活中进行操作的个性化管理方式。同时，还体现了性健康/生育功能康复团队的多学科合作属性。
- 性快感应当被视为与性功能和生育功能同等重要的问题。与单纯采用医学方式进行干预相比，应用性功能康复原则将为男性和女性脊髓损伤患者带来更满意的性体验。
- 女性生育功能基本不会受到脊髓损伤的影响，但与妊娠和分娩相关的问题仍需相关领域专家的介入，以防发生各类并发症。男性生育方式的选择包括取精、辅助生殖技术等，从而能够帮助大多数男性脊髓损伤患者成为生物学意义上的父亲。

难 点

- 从以生殖器为中心的视角看待性功能不利于脊髓损伤患者的康复，因为性功能问题必须从患者整体角度出发进行考虑。
- 无论完全性或不完全性损伤，均有约半数患者具有获得性欲高潮的能力。在伤后最初几年内未能恢复这一能力的患者，应不断尝试和寻求获得性高潮愉悦体验的不同方式。在更好地了解脊髓损伤的神经学机制之前，不应完全否定患者获得性高潮（生殖器或非生殖器）的可能，因为获得性高潮的能力不会仅仅因躯体功能存在障碍而受到限制（尽管骶髓或阴部神经受损的患者获得性高潮的可能性低于损伤平面更高的患者），神经重塑也会在其中发挥重要作用。
- 与男性相比，可供女性脊髓损伤患者选择的治疗方式比较少，但新的治疗方法正处在不断开发之中。临床医生可以鼓励女性患者尝试PDE5i（符合适应证时）、震动刺激或其他强化措施。同时还应尊重鼓励女性脊髓损伤患者作为受试者积极参与相关领域的试验研究。

（刘　楠 译、校）

参考文献

1. Anderson KD. Targeting recovery: priorities of the spinal cord-injured population. J Neurotrauma 2004;21(10):1371–1383

2. Anderson KD, Borisoff JF, Johnson RD, Stiens SA, Elliott SL. Spinal cord injury influences psychogenic as well as physical components of female sexual ability. Spinal Cord 2007; 45(5):349–359

3. Anderson KD, Borisoff JF, Johnson RD, Stiens SA, Elliott SL. The impact of spinal cord injury on sexual function: concerns of the general population. Spinal Cord 2007;45(5):328–337

4. Stevenson R, Elliott S. Sexual disorders with comorbid psychiatric and physical illness. In: Clinical Manual of Sexual Disorders. Washington, DC: American Psychiatric Publishing; 2009:59–94

5. Borisoff JF, Elliott SL, Hocaloski S, Birch GE. The development of a sensory substitution system for the sexual rehabilitation of men with chronic spinal cord injury. J Sex Med 2010;7(11): 3647–3658

6. Elliott S. Sexuality after spinal cord injury. In: Spinal Cord Injury Rehabilitation. Philadelphia, PA: Davis; 2009:513–529

7. Komisaruk BR, Whipple B, Crawford A, Liu WC, Kalnin A, Mosier K. Brain activation during vaginocervical self-stimulation and orgasm in women with complete spinal cord injury: fMRI evidence of mediation by the vagus nerves. Brain Res 2004;1024(1-2):77–88

8. Alexander M, Rosen RC. Spinal cord injuries and orgasm: a review. J Sex Marital Ther 2008; 34(4):308–324

9. Anderson KD, Borisoff JF, Johnson RD, Stiens SA, Elliott SL. Long-term effects of spinal cord injury on sexual function in men: implications for neuroplasticity. Spinal Cord 2007;45(5):338–348

10. Courtois F, Charvier K, Leriche A, Vézina JG, Jacqemin G. Sexual and climactic responses in men with traumatic spinal injury: a model for rehabilitation. Sexologies 2009;18:79–82

11. Giuliano F, Rubio-Aurioles E, Kennelly M, et al; Vardenafil Study Group. Vardenafil improves ejaculation success rates and self-confidence in men with erectile dysfunction due to spinal cord injury. Spine 2008;33(7):709–715

12. Courtois F, Charvier K, Leriche A, et al. Perceived physiological and orgasmic sensations at ejaculation in spinal cord injured men. J Sex Med 2008; 5(10):2419–2430

13. Kolettis PN, Lambert MC, Hammond KR, Kretzer PA, Steinkampf MP, Lloyd LK. Fertility outcomes after electroejaculation in men with spinal cord injury. Fertil Steril 2002;78(2):429–431

14. Ohl DA, Quallich SA, Sønksen J, Brackett NL, Lynne CM. Anejaculation: an electrifying approach. Semin Reprod Med 2009;27(2):179–185

15. DeForge D, Blackmer J, Garritty C, et al. Fertility following spinal cord injury: a systematic review. Spinal Cord 2005;43(12):693–703

16. Brackett NL, Ibrahim E. Fertility after spinal cord injury. In: Spinal Cord Injury Rehabilitation. Philadelphia, PA: Davis; 2009:531–547

17. Kafetsoulis A, Brackett NL, Ibrahim E, Attia GR, Lynne CM. Current trends in the treatment of infertility in men with spinal cord injury. Fertil Steril 2006;86(4):781–789

18. Claydon VE, Elliott SL, Sheel AW, Krassioukov A. Cardiovascular responses to vibrostimulation for sperm retrieval in men with spinal cord injury. J Spinal Cord Med 2006;29(3):207–216

19. Elliott S, Bono CM, Cardenas DD, Frost FS, Hammond MC, ct al. Sexual dysfunction and infertility in men with spinal cord disorders In: Spinal Cord Medicine: Principles and Practice. 2nd ed. New York, NY: Demos Medical; 2010:409–428

20. Ibrahim E, Brackett NL, Aballa TC, Lynne CM. Safety of a novel treatment to improve sperm motility in men with spinal cord injury. Fertil Steril 2009; 91(4, Suppl):1411–1413

21. Kanto S, Uto H, Toya M, Ohnuma T, Arai Y, Kyono K. Fresh testicular sperm retrieved from men with spinal cord injury retains equal fecundity to that from men with obstructive azoospermia via intracytoplasmic sperm injection. Fertil Steril 2009;92(4):1333–1336

22. Bughi S, Shaw SJ, Mahmood G, Atkins RH, Szlachcic Y. Amenorrhea, pregnancy, and

pregnancy outcomes in women following spinal cord injury: a retrospective cross-sectional study. Endocr Pract 2008;14(4):437–441

23. Jackson AB, Wadley V. A multicenter study of women's self-reported reproductive health after spinal cord injury. Arch Phys Med Rehabil 1999; 80(11):1420–1428

24. Abramson CE, McBride KE, Konnyu KJ, Elliott SL; SCIRE Research Team. Sexual health outcome measures for individuals with a spinal cord injury: a systematic review. Spinal Cord 2008; 46(5):320–324

25. Guilbert ER, Brown JP, Kaunitz AM, et al. The use of depot-medroxyprogesterone acetate in contraception and its potential impact on skeletal health. Contraception 2009;79(3):167–177

26. Ghidini A, Healey A, Andreani M, Simonson MR. Pregnancy and women with spinal cord injuries. Acta Obstet Gynecol Scand 2008;87(10): 1006–1010

27. Salomon J, Schnitzler A, Ville Y, et al. Prevention of urinary tract infection in six spinal cord-injured pregnant women who gave birth to seven children under a weekly oral cyclic antibiotic program. Int J Infect Dis 2009;13(3):399–402

28. Sipski ML. The impact of spinal cord injury on female sexuality, menstruation and pregnancy: a review of the literature. J Am Paraplegia Soc 1991;14(3):122–126

29. Sipski ML, Rosen RC, Alexander CJ, Hamer RM. Sildenafil effects on sexual and cardiovascular responses in women with spinal cord injury. Urology 2000;55(6):812–815

30. Billups KL. The role of mechanical devices in treating female sexual dysfunction and enhancing the female sexual response. World J Urol 2002;20(2):137–141

31. Tepper MS, Whipple B, Richards E, Komisaruk BR. Women with complete spinal cord injury: a phenomenological study of sexual experiences. J Sex Marital Ther 2001;27(5):615–623

32. Elliott S. Sexual functioning in women with spinal cord disorders. In: Lin VW, ed. Spinal Cord Medicine: Principles and Practice. 2nd ed. New York, NY: Demos Medical; 2010:In Press

33. Laessøe L, Nielsen JB, Biering-Sørensen F, Sønksen J. Antispastic effect of penile vibration in men with spinal cord lesion. Arch Phys Med Rehabil 2004;85(6):919–924

34. Ekland MB, Krassioukov AV, McBride KE, Elliott SL. Incidence of autonomic dysreflexia and silent autonomic dysreflexia in men with spinal cord injury undergoing sperm retrieval: implications for clinical practice. J Spinal Cord Med 2008; 31(1):33–39

35. Balon R. Medications and sexual function and dysfunction. In: Balon R, Seagraves RT, eds. Clinical Manual of Sexual Disorders. Washington, DC: American Psychiatric Publishing; 2009:95–118

36. Kennedy P, Lude P, Taylor N. Quality of life, social participation, appraisals and coping post spinal cord injury: a review of four community samples. Spinal Cord 2006;44(2):95–105

37. Supporting Sexual Health and Intimacy in Care Facilities: Guidelines for Supporting Adults Living in Long-Term Care Facilities and Group Homes in British Columbia, Vancouver Coastal Health Authority July 15, 2009, Canada. http://www.vch .ca/media/FacilitiesLicensing_SupportingSexual HealthandIntimacyinCareFacilities2.pdf

38. Alexander MS, Biering-Sorensen F, Bodner D, et al. International standards to document remaining autonomic function after spinal cord injury. Spinal Cord 2009;47(1):36–43

39. Alexander MS, Bodner D, Brackett NL, Elliott S, Jackson AB, Sønksen J; Ad Hoc Committee American Spinal Injury Association. Development of international standards to document sexual and reproductive functions after spinal cord injury: preliminary report. J Rehabil Res Dev 2007; 44(1):83–90

脊髓损伤精要——从基础研究到临床实践

第 15 章　压疮管理的多学科合作要点

Kath Bogie，Chester Ho，Monique Washington，Sharon Foster-Geeter，
J. C. Seton，Steven J. Mitchell，Martin J. Kilbane，Gina L. D. Kubec，
Kimberly Sexton，Thomas M. Dixon，Christine C. Frick，Joshua L. White

本章重点

1. 压疮（pressure ulcer，PU）的有效管理需要考虑多种内源性及外源性因素。

2. 多学科综合管理的方式对于改善 PU 的预后至关重要。多学科团队中的每个成员各自发挥专业特长，并与其他成员进行合作与交流，从而降低发生不良后果的风险。

3. 通过恰当采取现有的干预措施可以预防许多压疮的发生。临床医生的工作重点是尽可能全面地管理所有与压疮相关的危险因素。护理人员应协助进行 PU 状态的评定和下一步管理策略的制定。物理治疗师、作业治疗师和其他康复治疗师负责对患者及家属进行压疮管理个体化综合方案的宣教，并为患者选择材质合适的支持面和辅具，从而有效缓解皮肤压力。营养状态、心理社会状态和患者教育也是 PU 预防和管理的关键因素。

4. 生物医学工程为 PU 预防和评定提供了更为先进的技术支持。

为了有效预防压疮（pressure ulcer，PU）的形成，首先要认识到的基本理论是，PU 的形成是由多种内源性及外源性因素共同导致的。PU 不仅严重影响患者的生活质量，还会给医疗卫生系统带来医疗花费上的沉重负担[1]。最近的医疗服务发展趋势更多地建议我们采用多学科协作的综合管理方式促进伤口的成功愈合[2]。多学科团队成员通常应包括临床医生、护士、物理治疗师、作业治疗师、营养师及心理学家，还需要生物医学工程专业人士的适当参与（图 15.1）。本章将从多学科团队管理的角度讲述 PU 管理的要点。

■ 压疮管理的医学要点

临床医生必须充分认识到所有可能导致压疮的危险因素，并且应该明白其中一些因素很难得到彻底的纠正或消除。这些危险因素可以粗略分为内源性危险因素和外源性危险因素。内源性因素是指患者自身机体内部的健康或疾病因素，包括肢体

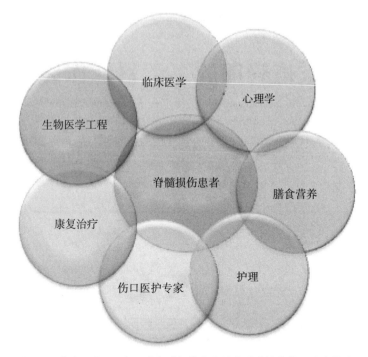

图 15.1　存在压疮／压疮风险脊髓损伤患者的多学科协作伤口愈合模式

瘫痪、肌肉萎缩、活动障碍、感觉受损、营养不良、贫血，以及大／微血管病导致的血管受损等。许多健康或疾病状况和患者的生活方式选择都会增加 PU 的内源性危险因素，如糖尿病、可能引起贫血和营养不良的各类疾病、神经肌肉疾病（如脊髓灰质炎、肌萎缩侧索硬化、危重病多发性神经病等）、各类可能引起运动和／或感觉障碍的获得性疾病（如脊髓损伤、脑卒中、颅脑损伤等）。不良生活方式，如吸烟[3]、酗酒等也会增加 PU 发生的风险（详见心理学相关段落）。有些内源性因素相对容易进行纠正。例如，与神经肌肉疾病所致的肌萎缩相比，吸烟是更可逆的危险因素。

外源性危险因素是外界环境中自然存在的，包括皮肤局部环境（如湿度，可受到排汗及肠道／膀胱失禁的影响）、皮肤与支持物接触面的压力和剪切力（坐位或卧位）、摩擦力[4]和心理社会支持等。许多外源性因素会与内源性因素发生相互作用。例如，活动障碍会导致肠道和膀胱失禁，失禁则会增加皮肤湿度，改变局部皮肤的微环境，从而增加 PU 发生的风险。另一个例子是营养不良导致肌萎缩，从而增加了身体承重部位皮肤与支持物表面之间的压力。有些外源性因素相对易于进行处理，如通过选择合适的支持物可以有效减少皮肤接触面受到的压力；但缺乏心理社会支持则属于较难处理的因素。

■ 预防压疮的医学方法

目前已经明确的是，PU 的内源性和外源性危险因素通常存在复杂的相互依存关系，因此只有通过多学科团队综合管理的方式才能成功预防 PU 的发生。最基本的方法是团队成员从各自的专业领域角度识别重要的危险因素，并通过与其他成员的协作和交流共同处理危险因素[5]。为了达到这一目的，通常需要专门组建一支多学科皮肤医护团队。团队成员均为 PU 预防和治疗方面的专家，由其中一人担任团队领导者。例如，一位因脑卒中致左侧偏瘫、尿失禁和构音障碍的患者入院接受

康复治疗，既往有糖尿病史且血糖控制不佳，有周围血管病及吸烟史。这位患者同时存在发生 PU 的多种内源性和外源性危险因素，为其设计的最合适的团队管理方式如表 15.1 所示。其中涉及的每个学科的具体任务将在本章的稍后部分详细阐述。此团队应定期讨论患者危险因素处理方面的进展，并严密监测患者皮肤状况，而这将是一个高度协作与互动的过程。

表 15.1　高危患者的多学科团队管理

专业	任务
临床医生	为基础疾病提供最佳处理方案，如糖尿病和周围血管病的治疗
护士	·完成压疮风险护理评分 ·确保患者在卧床期间保持合适的体位并适当缓解皮肤压力 ·对尿失禁进行适当的管理
营养师	积极处理由糖尿病和吞咽困难带来的营养问题
物理治疗师和作业治疗师	处理坐姿和体位问题
心理学家	·处理潜在的认知问题，以免患者无法充分正确地理解压疮预防的宣教内容 ·提供戒烟咨询

■ 压疮管理的护理要点

护理过程是护理实践的有机组成部分，可以对 PU 管理进行必要的评定和评估，并协助制定下一步治疗策略[6]。PU 管理的护理过程从护士对与护理相关的患者危险因素进行评估开始[6]。在完成综合评估的基础上，根据患者的危险因素和临床实践指南（clinical practice guidelines，CPGs）为其制订个体化的护理计划。护士还应为个体化护理计划的实施做出规划，依照计划进行护理干预，对

正在进行的伤口治疗实践和物理因子治疗方式进行评价，并判断是否达到了具体的预期目标[6]。文字记录能够体现护理计划的建立和完善过程，是团队沟通的关键工具。

■ 风险评估量表

风险评估量表等筛查工具被设计用于帮助临床医生发现高危患者[7]。对患者进行综合评估的重要性绝非言过其实。评估内容包括现有支持系统（如家庭护理资源）、患者的 PU 危险因素、已经存在的

PU 情况等。现已有多种 PU 风险评估工具或量表可供选择。重要的是验证评定量表在目标人群中使用时的信度[8]。例如，Salzberg 量表专门用于脊髓损伤患者的 PU 危险因素评估，包括活动受限程度、制动程度、损伤平面、尿失禁、自主神经反射异常、高龄、合并疾病、居住环境和营养状况（低蛋白血症或贫血）等[9]。不过，对于该量表是否能够作为首选预测工具，目前尚存在争议。利用 Salzberg 量表进行初次 PU 风险预测和复发风险预测的研究结果令人满意，但目前仅为初步研究[10]。其他 PU 风险评估量表包括 Norton 量表、Waterlow 量表、Gosnell 量表、Knoll 量表及 Braden 量表等[11]。在美国，Braden 量表目前最常用。一项关于 7 种脊髓损伤患者风险评估量表的文献综述，发现 Braden 量表具有最佳预测值[8]。其他多中心前瞻性研究提供的重复验证结果也充分证明，Braden 量表具有良好的信度和效度[11, 12]。Braden 量表由 6 个部分组成，分别为：感觉、湿度、活动、移动能力、营养和摩擦力 / 剪切力[7]。每一部分均以数字进行评分，摩擦力 / 剪切力部分的得分为 1~3 分，其他 5 个部分的得分均为 1~4 分（1 分为最差）。得分越低，发生 PU 的风险越高[7]。护士及其他医学专业人士可以将 Braden 评分作为风险评估和制订诊疗计划的参考。

■ 临床实践指南

国家压疮咨询委员会（National Pressure Ulcer Advisory Panel，NPUAP）和医疗卫生研究与质量委员会（Agency for Healthcare Research and Quality，AHRQ）联合鼓励将积极预防作为应对 PU 的第一道防线[13]。预防 PU 所需的花费远小于发生 PU 后的治疗费用。AHRQ CPG 3 建议在入院时即对患者进行评估，此后还应继续定期评估，间隔时间根据医疗机构的实际情况而定（如每日或每周评估一次）[15]。NPAUP CPG 进一步建议根据患者病情、易感性和治疗方案的变化定期进行再评估[16]。此外，还有许多 CPG 对 AHRQ 和 NPUAP 公布的指南进行了补充，包括由美国医师协会（American Medical Directors Association，AMDA）创建的国家指南库[17]，质量改进组织（Quality Improvement Organization，QIO）指南[18]，伤口、造瘘及失禁护理学会（Wound, Ostomy and Continence Nurses Society，WOCN）最佳临床实践指南[19]，英国国家卫生医疗质量标准署（National Institutes for Health and Clinical Excellence，NICE）指南[20]，脊髓医学联合会临床实践指南[21]等。每种指南都对 PU 风险评估、预防、评定、测量、治疗和记录方式给出了相似的推荐。不过，这些指南之间仍然存在较大区别。因此，每个医疗机构都应根据实际情况选择最适合的 CPG。为了实现为患者提供最佳医疗服务的核心目的，重要的是要遵循最新公布的以患者获得良好预防和治疗为中心的指南和最佳临床实践方案[22]。

■ 护理计划的制订

目前的 PU 预防和管理临床实践支持

将护理过程作为全面协作工作中不可缺少的一部分[23]。患者个体化护理计划的基础是针对其自身存在的自我照护功能障碍进行宣教。此外，宣教内容还应包括 PU 预防、皮肤湿度评估、肠道和膀胱管理等[24]。护士必须确定患者接受宣教的能力和现有的压疮相关知识水平。

针对具体的危险因素进行以患者教育为基础的 PU 预防，有可能减少 PU 的发生[25]。结构化宣教流程可以加深患者对压疮的认识，纠正患者的错误理解，使其更准确地了解自身的危险因素[26]。教育策略的重点是识别患者可以掌控的内源性和外源性危险因素。对于目前未发生 PU 但存在危险因素的患者，护理计划中应包含关于每日皮肤检查、保持床面干燥清洁无褶皱等预防性教育内容[24]。患者和家属也应参与护理计划的制订和实施过程。让患者参与针对自己的护理工作可以增强自主性，并有利于护理计划的实施。

肠道和膀胱管理

丧失肠道和膀胱控制是脊髓损伤引起的众多并发症之一。脊髓损伤患者重要的关注点包括：皮肤湿度、营养状况、摩擦力和剪切力[27, 28]。护士应充分意识到患者在肠道和膀胱管理方面可能存在的不足和困难。除了药物和膳食方面的推荐以外，护士还应根据指南制订护理计划，避免发生可能破坏皮肤完整性的高危行为和情况[29]。

护士可根据 Braden 量表中与湿度有关部分的得分，依照所在医疗机构的 CPG 推荐，以护理评定和诊断为基础，为存在湿度相关皮肤完整性受损风险的患者制订护理计划[30]。护理目标是解决皮肤过湿问题，特别是排汗过多或存在尿 / 便失禁的患者，同时又不能使皮肤过于干燥[7]。可根据情况适当采取屏障保护措施，如外用霜剂、干粉、吸湿衬垫等。护士还应教育和帮助患者积极参与外置或内置排尿装置的使用和维护（体外导尿管、留置尿管或间歇导尿装置），确保有效减少皮肤在潮湿环境中的暴露[31]。定期、规律的肠道管理也非常重要。鼓励患者每日积极进行皮肤检查，并向患者提供改善肠道和膀胱管理的方法与设备方面的信息和帮助。

记录归档和家庭护理管理

除了尽量减少可控的危险因素以外，护士还应帮助患者尽量提高独立性。护理计划的制订和实施应以可量化的目标为基础。对护理计划的制订、实施、评价和实际结果进行标准化记录是非常重要的。记录归档对于护理工作和医疗服务的持续评价与改进也具有非比寻常的意义。对患者进行教育和指导可以提高患者自我照护的依从性，以便为出院后在家中可能需要进行的活动做好准备[24]。当教授一项新的行为或任务时，应立即让患者进行重复说明，以检测患者是否真正理解了所讲内容。还应确保患者在特定时间段内能够一直坚持执行所学任务[26]。例如，每日皮肤检查应连续完成 5 天，并回答出 3~5 条遵守肠道和膀胱管理计划的原因。随访评价可以判断患者是否达到了预期的治疗目标，并由此回顾护理工作过程，记录最适当和具有最佳成本效益比的医疗服务，以及为患者及家属提供的有效信息。

■当前的压疮治疗护理临床实践

通过采取恰当的干预措施，包括提供适当的压力缓解措施等，许多 PU 的发生都是可以避免的[32]。尽管每 2 小时翻身一次的方法在临床护理实践中得到广泛应用，这一时间间隔的合理性并未得到很好证实[23]。曾有研究认为，定时翻身结合低压气垫床的使用可以使患者获益最大化[32]。

■ 压疮的评估

压疮分期

为了确定最佳的 PU 治疗决策，首先应对创面进行评估，明确其分期或严重程度。创面的重要特点包括大小、位置和创面基底部外观。NPUAP 致力于制定一种标准化的创面分期方法，以便对组织损伤程度准确进行描述[33]。2007 年，可疑深部组织损伤（deep tissue injury，DTI）

这一新的类型被加入分类体系[34]。除此以外，PU 被分为四期或不明确分期（表15.2）。Ⅱ~Ⅳ期压疮表现为黄色、褐色、灰色或棕色，即腐肉。对创面周围组织也应进行评估，以明确局部皮肤健康状况。

另外非常重要的一点是，PU 的最初分期即为永久诊断，即使创面愈合也不更改。例如，Ⅳ期溃疡愈合后应记录为"Ⅳ期已愈合"，但不会逆转为Ⅰ期或 0 期。

压疮的测量

目前常用的方法是以创面边缘为界，依次测量创面的长度、宽度和深度并分别记录。需要开发更加先进准确的技术方法（详见生物医学工程相关段落）。对形状不规则的创面进行测量将更加困难。通常用钟表法进行测量，测量起始点因压疮部位不同而异。足部创面以足跟为 12 点，足趾为 6 点。除足部以外的身体其他部位的创面，以患者头端为 12 点，足端为 6点。创面头端边缘与足端边缘的最远距离

表 15.2　NPUAP 压疮分期

压疮类型	特　点
可疑深部组织损伤	局部皮肤完整，但变色发黑，超出正常皮肤的颜色
Ⅰ期	皮肤完整，伴有压之不褪色的红斑。肤色较深的患者可表现为局部肤色较周围更深，如深红、深蓝、深紫色等
Ⅱ期	创面较表浅，类似擦伤或浅表溃疡，伴有皮层部分缺失，可累及表皮和 / 或真皮
Ⅲ期	全层皮肤缺失。临床上可表现为较深的溃疡，通常累及皮下脂肪
Ⅳ期	全层皮肤缺失并穿透深筋膜，有肌肉、骨骼及支持结构的组织破坏、坏死和 / 或损伤
不明确分期	全层皮肤缺失，创面基底部有腐肉或焦痂覆盖。除非焦痂自然脱落、剪除或进行清创处理，否则无法判断损伤的深度

计为创面长度，左右侧边缘的最远距离计为宽度[33]。测量时使用棉签和一次性尺子。测量创面深度时，用棉签探入创面最深处后，用拇指和食指标记棉签探入的深度并保持位置不变，然后将棉签取出，用尺子测量棉签前端与手指标记位置之间的距离。除了创面外观形状的不规则，还可能会存在隧道、创缘外包生长（创缘的不完全闭合）、窦道、创面基底部侵蚀等情况。对于这类不规则 PU，应按钟表法描述其位置和方向，同时一定注意不要将棉签遗留在较深的窦道或隧道内。

压疮创面基底部评估

创面基底部评估的内容包括组织类型及特点、渗出物和创面环境[35]。组织破坏程度可简单分为部分或全层破坏，但组织特点的描述应更加具体。创面基底的组织颜色为一项重要特征。

一般来讲，粉色或红色表明组织较健康，血供良好。肉芽组织具有活性的红色粉红色蓬松状外观，可呈气泡状。血供较差的组织多为苍白色。已经突破浅层组织的创面，上皮组织可表现为珠粉色。较浅的创面处可见呈岛状的上皮组织再生。坏死（死亡）组织可以表现为多种不同的颜色：坏死（黑色）、腐肉（黄/绿/灰/褐）、焦痂（黑色的硬质厚壳）等。黄色或绿色通常提示存在感染。

过湿的皮肤呈白色，因浸渍而变软。创面渗出物的颜色也能提供重要的临床信息。清亮的浆液性渗出和血性渗出通常见于创面愈合的急性炎症期。渗出增多通常是情况恶化的表现。和创面基底部组织颜色的变化一样，渗出物（脓液）的颜色也可以提示坏死和感染的存在。

温度、湿度和菌群均会对创面管理产生影响。正常的体温是创面愈合的重要条件[36]。温度降低会导致创面失水。每一次换药都会导致局部湿度环境的丧失，机体需要数小时才能再次将局部体温恢复至正常。温度仅下降 2℃ 就可以导致创面延迟愈合[35]。

血供丰富、富有营养的创面基底部湿润环境是愈合的必要条件。创面基底部过于干燥将减慢愈合速度，更容易形成瘢痕组织[37]。护士对患者进行教育的内容应包括防止创面过于干燥的必要性[38]。不过，创面出现大量有气味的液体属于不正常情况。对创面进行评估前应先清洁伤口，以免局部应用的药物对创面评估造成影响。

细菌会与组织竞争营养和氧分，从而抑制创面愈合。创面发生坏死或细菌感染时会散发出浓烈的污秽气味，类似粪便或发霉的气味。严重细菌感染的创面还可能发出酸味或甜味。详细记录创面基底部评估的内容可以为多学科专家提供重要信息，协助治疗决策的选择。

压疮敷料的选择：处置决策

压疮的处置和敷料选择应根据治疗目的、创面部位和类型、现有的可用材料和花费等综合考虑。预防性处理，如直接接触皮肤的保护性敷料，可以避免皮肤发生破损。黏性敷料可以为皮肤提供保护性环境屏障。非黏性控湿屏障，如霜剂、软膏、凝胶、糊剂、皮肤密封胶等，也可以保护皮肤不出现破损。处置方式的选择应根据创面特点和外观而定，目的是加速其愈合。

清创是 PU 治疗的重要部分，在进行换药前应首先选择最合适的洗液制剂[39]。自来水是最常用的家庭用水，但由于其质量参差不齐，因此临床上不推荐使用。生理盐水是目前临床上应用最广泛、具有较好成本效益比的等渗液体，不会造成组织损伤。市售的洁肤制剂也可用于帮助去除创面基底部的组织碎片，以免诱发感染。使用这类制剂时应谨慎，如果使用不当或未按说明书使用，可能会对健康组织造成损伤。清创完成后，用敷料重新覆盖创面之前，应先将周围皮肤擦干，以防过于潮湿或残留的清洁剂对组织造成损伤。

选择适当的清创药物同样十分重要。清创药物的剂型包括溶液、软膏、霜剂等，其中含有能消化坏死组织和促进上皮再生的酶。敷料的类型可以是纱布、水凝胶、药纱、泡沫等。对于较深的开放性创面，敷料可以吸收渗出，维持局部湿润，减少细菌，抵抗感染，消除异味。敷料的选择应以能够维持局部湿润环境，利于创面愈合为原则（表 15.3）。

表 15.3　创面敷料的种类

种类	分期	吸收渗出	描述
褐藻胶	II III IV	中至重度	褐藻胶来源于褐藻，这类敷料遇到创面基底部的渗出物时可以形成凝胶。褐藻胶具有吸收过量渗出的能力，一次换药可维持 24~48 小时
抗菌剂	II III IV	不适用	抗菌剂可用于已经存在感染的创面，能够减少细菌数量。这类产品种类很多，剂型多样，包括凝胶、软膏、药纱、药垫等
胶原	III IV	轻至重度	胶原敷料以牛皮为原料，能够促进新生胶原和肉芽组织的形成
复合材料	I II III IV	轻至重度	复合材料敷料将多种材质的敷料相结合，发挥多重功能，包括细菌屏障、渗出吸收、粘贴固定等，可以单独使用也可以作为其他类型敷料的辅助
含酶清创剂	III IV 存在腐肉和坏死的不明确分期	无法深入创面底部 对渗出的吸收作用很小	含酶清创剂能够通过消化胶原，将坏死组织从创面基底部清除
泡沫	II III IV	轻至重度	具有微孔结构的氨纶敷料能够吸收渗出。无黏性，具有防水外层。泡沫状敷料能够为创面维持湿润环境，适用于肉芽组织过度增生的创面

种类	分期	吸收渗出	描述
亲水胶体	II III	轻至重度	亲水胶体包括明胶、果胶、羧甲基纤维素等。这类填塞式敷料可以防止创面发生氧化、细菌感染及液体接触，并具有自溶性
水凝胶	II III IV	轻至中度	水凝胶含水量高达90%，有助于湿化创面，对于创面疼痛还具有降温止痛作用
药纱敷料	II III IV	轻至重度	药纱敷料中含有多种药物或制剂，如水凝胶、碘、凡士林或干仿、氯化钠等，能够吸收渗出，并保持创面湿润
负压创面治疗（negative pressure wound vacuum，NPWT）	III IV	轻至重度	适用于需要创面加速愈合时。通过聚拢创面边缘和肉芽组织填充创面基底部，可以起到促进创面愈合的作用。慢性期或急性期均可使用，也可与其他治疗方式联合应用
保护性屏障	I II	无至中度	保护性屏障敷料可用于保护完整的皮肤或部分受累的创面，避免接触尿液、粪便或其他体液
人工皮肤	III IV	轻至重度	人工皮肤为生物医学工程产物，能够通过形成胶原基质而促进重要细胞的增殖和创面的愈合
创面填塞物	III IV	轻至重度	创面填塞物可以维持创面基底部的湿润环境，需要与其他类型的敷料配合使用

■ 压疮管理中的康复治疗要点

在脊髓损伤患者 PU 预防与管理的多学科团队中，物理治疗师、作业治疗师及其他康复治疗师扮演了不可或缺的角色。治疗师可以以患者及家属教育、支持面和体位维持装置的评价与选择等方面为基础，为患者制订个体化、综合性的压疮管理计划。

压疮教育

PU 教育有两个主要目标：一是使患者及其看护者了解哪些属于危险因素，如何避免压疮发生，具体到每个患者的具体危险因素是什么，如何调整生活习惯、活动方式和周围环境来避免皮肤发生破损；二是使患者认识到，压疮的预防从在治疗师指导下进行活动开始，但应逐渐过渡至由患者自主进行全方位的日常生活活动实践并维持终生。Gibson 认为，即使患者已经对 PU 有了充分的了解，并具备了进行自我照护的心理动机，但他们仍然容易过分依赖脊髓损伤单元的护理而不愿意尝试独立[40]。King 等发现，尽管患者知道自身存在的危险因素和 PU 预防的重要性，但对于相应预防措施的依从性仍然较差[41]。

有效的患者教育必须从早期开始进行，针对每个患者个体，通过让患者亲自体验的方式进行[42]。研究表明，个体化教育和每月结构化随访相结合的方式能够有效降低 PU 的发生率，延缓 PU 的发生[43]。患者教育必须针对所有具有危险因素的患者持续进行，包括急性期和慢性期的患者，即使患者从未发生过压疮也不例外。

想要完全避免 PU 的发生，存在许多阻碍因素。最容易克服的障碍是患者对自身危险因素的无知。脊髓损伤通常由突发意外创伤所导致，可伴有多种并发症。预防未来某种可能会发生的情况通常并不是需要优先考虑的事情，也就不会得到及时的教育。即使患者了解到发生 PU 的危险性会增加，通常也无从得知发生 PU 的后果和可以采取的措施，由于痛觉丧失，PU 通常会在不被察觉的情况下很快形成，直到继发了严重的并发症才会被发现。因此，在康复阶段尽早开始对患者进行相关教育并维持终生，对于提高患者的健康水平和生活质量都具有非常重要的意义。

应该让患者认识到可能增加 PU 发生率的危险因素[44]。Schubart 等分析了成人脊髓损伤患者对 PU 教育的需求情况，发现最重要的需求之一是使患者认识到 PU 发生的风险终生存在，并随时间的推

进而不断变化，应教会患者进行危险因素的自我评估[44]。不可控的危险因素包括必须服用的药物、遗传因素、体型、合并基础疾病（如糖尿病等）、损伤平面和患者的认知功能。年龄也是危险因素之一，随着年龄的增加，肢体灵活性变差、功能活动受限、经济来源变差，而体重和护理方面的负担加重。可控的危险因素包括营养状况、体重、皮肤护理、压力管理等。能够维持正常体重，重返社会生活，既往无吸烟史、自杀行为、自我封闭、酒精滥用或药物滥用者发生 PU 的概率相对较低[45]。康复治疗师应针对可控的危险因素，对患者在进行不同活动时的压疮预防策略进行个体化指导。

皮肤检查

皮肤护理教育对于脊髓损伤患者非常重要，内容应包含几个方面[44]。患者应尽量减少皮肤与潮湿环境的接触，包括肠道和膀胱管理方案、排汗管理等。最常教导患者的预防措施之一是每日对皮肤进行视诊和触诊检查。借助镜子可以方便患者从各个角度检查身体上容易发生 PU 的部位。对于肢体活动严重受限的患者，应借助其他方法或由看护者帮助进行检查。患者应了解最容易发生压疮的部位，皮肤出现何种改变时需要警惕发生压疮的可能，以及及时向医生报告任何皮肤改变的重要性[46]。

压疮预防中的压力管理

压力属于可控的危险因素，治疗师应

为每个存在 PU 风险的患者制订覆盖 24 小时的压力管理计划。具体包括压力缓解措施、轮椅、坐垫、床垫和床上体位保持。有效的压力管理可以在保护皮肤完整性的同时，尽量提高患者进行日常生活活动的独立性。

个体化压力管理计划的建立

重要的是要认识到，新发脊髓损伤的患者由于缺少感觉保护，因此随时存在发生 PU 的风险；并且具有讽刺意味的是，与形成 PU 相关的主要行为是不活动而不是行为本身，但患者往往对这些认识不足[9]。在患者掌握进行自我预防和保护的知识与技能之前，压力管理方案应由多学科团队成员负责制订。随着患者对 PU 风险和不良后果的认识不断加深，对保护性措施的操作不断熟练，日常压力管理的任务应逐渐转交给患者自己。

重心转移和压力再分布技术

为了能够为特定患者制订有效的压力管理计划，康复治疗师必须确定最有效的压力缓解措施，为患者提供多种形式的反馈以证实其有效性，并强调需要以适当的频率和持续时间进行这些措施。尽管"压力缓解"这一术语通常是指重心转移，但事实上这类技术是将压力从一个部位转移至另一个部位，或者将压力在更大的接触面上进行再分布的过程。大量研究已经证实重心转移对预防压疮的有效性，不过目前最有效的方式尚无定论。对于压力缓解

措施进行的频率和持续时间也未进行过深入细致的研究。缺乏这类共识的原因在于不同研究之间采用的方法学和测量指标各不相同。部分研究以测量支持物的接触面压力为观察指标，而另一些研究观察的则是组织氧灌注情况[47~49]。不过，重心转移对于 PU 预防的重要意义已经得到公认。目前的 CPGs 推荐治疗师根据患者的功能能力制订个体化的压力缓解方案，并每15~30 分钟进行一次[46]。

对于上肢功能和坐位平衡较好的患者，完全撑起身体、身体向一侧倾斜和身体前倾是三种最常用的压力缓解动作。坐在轮椅上完全撑起身体，可以减轻坐骨结节处所受的压力。不过研究表明，只有当压力解除至少 60 s 后组织氧灌注量才能恢复到正常基线水平。这一时间要求对于很多脊髓损伤患者可能会非常困难，并且维持这一姿势过久会使上肢关节承受的负荷过多。由于存在这些原因，通过将身体向一侧倾斜的姿势来缓解压力的技术可能越来越受到青睐。

对于肢体功能不足以完成有效的重心转移的患者，推荐使用机械倾斜起立床或座椅靠背后倾系统。Coggrave 和 Rose 发现，只有当起立床倾斜角度达到至少 65° 时才能使受压组织的氧灌注量有所恢复[47]。还有研究认为，起立床 45° 倾斜与 120°靠背后倾结合的方法，可以最大限度减轻坐位时的接触面压力[50]。研究者们还发现，尽管患者可经常使用电动起立床，但起立床倾斜角度很少超过 45°[50, 51]。

压力分布图

接触面压力测绘技术能够为我们有效提供轮椅坐垫、专用床垫和其他支持物接触面的压力缓冲特性信息。不过，如果准备将其作为一项治疗技术，首先还应充分了解其系统性能。目前已经进入临床应用的压力测绘系统中配备的感受器仅能测量垂直方向上的压力，而无法检测剪切力、摩擦力或座椅接触面上的压力分布情况。感受器的敏感性会随着时间的推移而发生变化，因此必须定期进行校准。所以，对前后两次测试结果进行比较时应慎重，在未能经常进行校准的情况下更是如此。

压力分布图可以用于评价不同类型坐垫的效果，发现由于不对称而造成的压力分布不均，并通过改变座椅系统的形状对整体压力分布进行优化。不过，其最重要的作用是能够评价重心转移和其他压力管理策略的有效性。

支持面的选择

选择合适的支持面是康复治疗的基本内容之一。对支持面（如轮椅坐垫、专用床垫等）的压力缓冲特性进行评估后，治疗师必须同时考虑支持面施加的压力和由于剪切力、摩擦力、潮湿程度及其他因素所致的支持面施加的应力。目前没有任何一项临床工具或标准能够明确界定何种支持面对患者最好。因此，治疗师在为患者选择合适的支持面时必须将主观经验判断和客观检查结果（如压力测绘）相结合进行考虑。

专用床垫的选择

在选择床垫时，需要考虑的重要因素包括舒适度、患者的危险因素和看护者的操作能力。床垫可分为静态（普通）床垫和动力学床垫（科技含量较高）。静态床垫和被子由泡沫、静态气体、水或凝胶构成。动力学衬垫的表面具有压力可变、低压气浮、空气流体化等特性，可以作为压力管理的治疗策略。一项关于支持面的系统综述的结论为：与医院标准床垫相比，静态床垫和动力学床垫均能降低 PU 发生率[52]。这些研究者还发现，静态床垫与动力学床垫的疗效比较研究目前尚未得出一致的结论。根据目前的临床推荐，存在压疮风险的患者应使用静态床垫，而曾经发生过 PU 的患者则应选择动力学床垫。

轮椅坐垫的选择

坐垫的选择是脊髓损伤患者压力管理中的重要组成部分。临床医生必须了解不同类型坐垫的特性，以便为每位患者选择最合适的坐垫。坐垫通常使用空气、液体、不同密度的泡沫或上述成分的组合来实现缓冲特性。气体或液体坐垫的原理是使骨性凸起部位沉浸在坐垫中，从而最大限度地增加接触面积，因而减小压强。泡沫坐垫的可凹陷性相对较小，但稳定性较好，能够减小剪切力，将骨性凸起部位的压力转移，重分布至对压力耐受性相对较好的其他部位

专门为患者进行坐位或轮椅移动训练的康复治疗师也应参与患者的压力管理工作，从各方面减小轮椅和座椅系统产生的

剪切力。脊柱侧弯、骨盆倾斜和其他体态畸形是脊髓损伤的常见并发症，将会导致躯体不对称和骨性凸起部位的压力分布不均。具有轮廓背板和其他装置的躯干侧方支持系统有助于阻止畸形的进展，将受累部位所受的压力重分布。

体位

选择了合适的支持面后，还应考虑体位的影响。根据 CPGs 的推荐，应从坐垫和体位方面同时采取措施，减小 PU 高危区域或已经存在 PU 区域所受的压力。研究显示，最佳的侧卧体位应该是在衬垫帮助下使身体与床面成角为 30°、屈髋 30°、屈膝 35°，确保小腿低于身体中点[53,54]。临床上常见的做法是每 2 小时翻身一次（见前述护理相关内容），但这一做法的循证医学证据并不充分。此外，在不存在其他禁忌证的情况下，建议床头抬高的角度不超过 45°[55]，并且应将床头抬高的持续时间尽量缩短。抬高床头时患者的身体因重力而存在下滑趋势，将增加骶尾部所受压力和剪切力。

转移

治疗师应对患者的转移活动进行全方位的训练和教育，如从床到轮椅的转移等。为了确保转移过程中皮肤受到充分的保护，应教育患者避免使皮肤受到过度的摩擦力和剪切力。在早期康复中，治疗师应根据患者的功能水平进行恰当的转移方法指导。转移能力可分为四级：弯腿坐位/直腿坐位下独立转移；借助辅助设备（如转移辅助板）独立转移；在看护者帮助下转移，需要或不需要辅助设备；完全依赖辅助设备（如升降机）或由他人帮助进行转移。无论患者使用哪种转移方式，治疗师都应教育患者及其看护者使用正确的方法，以降低发生皮肤破损的风险。应训练患者在转移时将臀部完全抬离床面，防止局部皮肤受到过大的剪切力。进行侧方转移时臀部抬起不充分将导致剪切力过大和皮肤微创伤反复出现。应定期重复进行转移能力评定，而不是仅限于早期康复阶段。例如，随着患者年龄的增大，其功能水平可能会发生退化，独立转移能力降低。为了降低发生皮肤破损的风险，应重新训练其在辅助下进行转移的方法。

痉挛

为了能够在轮椅上和床上保持良好的体位，治疗师应向患者和看护者充分交代维持良好下肢关节活动度的重要性。这一点对于预防肢体挛缩非常重要。一旦发生肢体挛缩，骨性凸起部位的皮肤受压将进一步加重。对于上肢力量完好的患者，应指导他们独立自我进行关节活动度（range-of-motion，ROM）练习。当患者无法独立自我进行 ROM 练习时，可以对看护者进行培训，辅助患者适当进行下肢 ROM 练习[56]。

辅助物理因子治疗

康复治疗师还可以借助物理因子或生物物理因子方法对 PU 进行治疗。可以选择的生物物理因子治疗包括水疗、超声波、电刺激、射频治疗、电磁疗法、光疗和负压治疗等。目前已有的研究尚未发现任何辅助物理因子或生物物理因子治疗方式在PU治疗方面有令人满意的疗效，需要进行更多相关的研究[57~59]。

皮瓣手术后的创面闭合治疗

为使创面闭合而接受皮瓣手术后，根据外科医生的习惯，通常需要患者卧床6周左右。在此期间，为了保证达到充分的压力缓解和实现手术部位的最佳愈合，治疗师应向患者、看护者和医疗团队成员强调保持适当床上体位的重要性，帮助患者进行床旁上肢肌肉力量训练，以增强上肢肌肉力量，为后续的转移训练做准备。术后6周，治疗师可以开始下肢ROM练习，其中应包括达到屈髋90°，以便为患者能够坐轮椅做准备。随着患者活动的恢复，治疗师应评估患者的转移能力、轮椅上的体位和坐垫的情况，以确保做到充分的压力缓解。在1~2周内逐渐增加患者每日坐位的时间，在出院时应达到每日维持坐位累计5小时[46]。

■ 压疮管理中的营养要点

营养是脊髓损伤患者综合治疗中不可或缺的一部分。损伤后急性期内，机体处于高代谢状态，营养需求也随之增加。进入慢性期后，脊髓损伤患者能量消耗将低于健康成人，因此发生肥胖、糖尿病、代谢综合征和心血管疾病的风险高于正常人群[60]。

大都会人寿保险表格常被用于计算脊髓损伤患者的目标体重，不过需要对瘫痪引起的体重丢失进行校正。体质指数（body mass index，BMI）和皮褶厚度测量均不适用于脊髓损伤患者的体质成分分析[60]。上述表格计算结果的校正方法有两种[60, 61]：

1. 截瘫：（a）低于表格体重5%~10%，或（b）低于表格体重10~15磅

2. 四肢瘫：（a）低于表格体重10%~15%，或（b）低于表格体重15~20磅

由于肌肉失去神经支配，脊髓损伤患者的能量消耗会减少，四肢瘫患者的表现比截瘫患者更明显[62]。24小时尿中尿素氮含量测定并不能可靠地反映脊髓损伤患者的营养状况[46]。重症患者应首选间接热量测量仪进行能量需求测定[60]。用Harris-Benedict公式可以计算患者的基础代谢率（basal metabolic rate，BMR），从而推测每日能量需求。具体计算方式如下：

■ 男性：BMR = 66 + 13.7 × 体重（kg）+ 5 × 身高（cm）- 6.76 × 年龄（岁）

■ 女性：BMR = 65 + 9.6 × 体重（kg）+ 1.8 × 身高（cm）- 4.7 × 年龄（岁）

对于脊髓损伤急性期患者，如果没有间接热量测量仪可供使用，也可以利用Harris-Benedict公式进行计算，体重应按入院时测得的数据乘以损伤系数（1.2）及应激系数（1.1）计算[60]。康复治疗期间，患者的能量需求可以按照22.7 kcal/kg（四肢瘫）和27.9 kcal/kg（截瘫）分别进行估算[60, 62]。

脊髓损伤急性期每日蛋白质需求应按照 2.0 g/kg（实际体重）来计算。康复期未发生 PU 或感染的患者则需要 0.8~1.0 g/kg，以维持充分的蛋白质储备[60]。

预防压疮所需的必需营养素

必须由一位注册营养师对所有脊髓损伤患者进行 PU 危险因素评估。营养评估的内容包括各项生化参数、每日食物/液体摄取量、体重变化、疾病诊断、生活方式、用药情况等。营养指标的维持和 PU 发生风险的降低存在明确的相关性[60]。

与压疮愈合相关的营养评估

PU 愈合的营养评估内容应包括所有 PU 预防相关因素的评估。当已经存在 PU 时，内脏蛋白质可能发生流失。以往曾使用人血白蛋白水平作为反映内脏蛋白质储备状态的指标。不过，白蛋白的半衰期为 12~21 天，并且容易受到各种非营养因素的影响，如感染、急性应激、手术、水化状态等。前白蛋白尽管也会受到应激、炎症等因素的影响，但研究显示由于其半衰期较短（2~3 天），因而能够更好地评价营养干预措施的效果[63, 64]。前白蛋白为负性急性期反应因子，在炎症及应激状态下（如术后）会发生一过性降低[64]。同时检测 C 反应蛋白有助于鉴别前白蛋白水平是否受到应激和炎症的影响。不过，营养不良状态下前白蛋白水平也有可能维持正常水平[1, 60]。

创面愈合所需的必需营养素

能量/卡路里能够促进合成代谢、胶原和氮素的合成以及创面的愈合。如果不具备间接热量测量仪，则应根据预测公式对存在 PU 的脊髓损伤患者的能量需求进行估算，计算方法为每日 30~40 kcal/kg（体重），或按照 Harris-Benedict 公式计算的结果再乘以应激系数（Ⅱ期压疮患者为 1.2，Ⅲ、Ⅳ期压疮患者为 1.5）[60]。

蛋白质为胶原合成所必需。创面渗出可以导致蛋白质流失，蛋白质不足会造成创面的延迟愈合[65]。已证实压疮患者的每日蛋白质流失可从 Ⅱ 期压疮患者的 1.5 g/kg（体重），增加至Ⅲ期及Ⅳ期压疮患者的 1.5~2.0 g/kg（体重）[60, 65]。蛋白质水平过高（>2 g/kg）是导致老年人脱水的因素之一[65]。由于过多摄入蛋白质对于同时合并肾损害或肝损害的患者属于禁忌，因此蛋白质摄入的需求应遵循个体化原则。

脊髓损伤压疮患者的液体摄入需求

目前推荐的液体摄入量是以非脊髓损伤群体的指南为基础的。正常每日液体需要量为 30~40 mL/kg。对于使用气垫床且设置温度高于 31~34℃（88~93 ℉）的患者，还应适当再增加液体摄入 10~15 mL/kg[60]。

维生素和矿物质

充足的维生素和矿物质摄入需要通过均衡的饮食来实现。由于缺乏深入的研究，能够促进 PU 愈合的微量营养素最佳摄入方案目前尚不明确。某些特定营养素的缺乏与创面愈合不良或延迟愈合密切相关。因此，当怀疑或明确存在营养素缺乏时，或饮食摄入较差时，均应及时予以补充[65]。发生 PU 的脊髓损伤患者可考虑每日服用复合维生素及矿物质补充剂[60]。不过，微量营养素的补充必须谨慎，摄入量超过推荐每日摄取量（recommended daily allowance，RDA）的程度不得大于 100%。只有在某种微量营养素缺乏明确存在时，才可以单独补充该微量营养素。注册营养师应每 7~10 天对营养补充的适当性进行回顾性评估[60]。

抗坏血酸对于胶原的合成非常重要，抗坏血酸缺乏与组织修复延迟和免疫功能受损具有明确的相关性。已有研究表明，补充抗坏血酸仅对存在抗坏血酸缺乏的患者具有加速创面愈合的作用。存在抗坏血酸缺乏风险的人群包括老年人、吸烟者、药物滥用者及体质较差者[65]。目前推荐抗坏血酸缺乏人群每日补充的维生素 C 剂量为 100~200 mg（Ⅰ期和Ⅱ期 PU 患者）或 1 000~2 000 mg（Ⅲ期和Ⅳ期 PU 患者）[60, 65]。维生素 C 可使肾功能衰竭患者发生草酸盐结石的风险升高，因此这类患者的补充剂量应不超过 60~100 mg/d[65]。

锌是细胞复制和生长必需的微量元素，对蛋白质和胶原的合成也具有重要意义。锌缺乏在腹泻、吸收不良及高代谢应激等人群中非常常见[65]。如果存在需要补充锌剂的指征，则必须严格控制用量，元素锌的每日补充量不得高于 40 mg，并

且连续补充不得超过 2~3 周[1, 65]。对于不存在锌缺乏的人群，补充锌剂不会带来任何获益。血清锌水平过高将会破坏细胞吞噬作用，干扰铜代谢，从而抑制创面愈合[1, 60, 65]。胃或十二指肠溃疡属于补充锌剂的禁忌证。锌中毒症状包括恶心、呕吐、食欲不振、腹绞痛、腹泻和头痛等[66]。

营养需求与神经源性肠道

为了保证最适宜的大便硬度，伴有神经源性肠道的脊髓损伤患者每日应至少摄入 1.5 L 液体[60]。液体需要量的计算方法有两种：1 mL/kcal 能量需求 +500 mL 或 40 mL/kg（体重）+500 mL[60]。膳食纤维的摄入量从 15 g/d 开始逐渐增加，最高不超过 30 g/d[60]。膳食纤维摄入超过 20 g/d 时可能会导致大便通过肠道的时间过度延长[60]。

■ 压疮管理的生物医学工程策略：风险评估的生物医学途径

压力测绘技术发展：精确测量和改进的数据分析

接触面压力（interface pressure，IP）测绘是目前对 PU 高危人群应用最广泛的客观评价工具。如本章其他段落所述，皮肤表面直接承受的压力并不是导致组织缺血和破坏的唯一因素。接触面压力测定只是 PU 风险评估的其中一项而不是全部。只有在认识到这一事实的基础上，才能利用接触面压力测绘得到最为准确和有价值的信息。

为了得到患者与支持物（如坐垫、床垫等）接触面上负荷的信息，测绘装置使用的传感器首先应满足的条件是其本身不会对接触面的特性产生影响。因此，传感器必须足够薄、有弹性且足够精确。为了满足临床应用的需要，测绘系统还应具备测量确切可靠、易于设置和校准、数据输出清晰等特点。在过去的 10 年里，传感器设计和图像处理软件上的技术进步，使市售的接触面压力测绘系统的准确性和可用性均得到很大的提高。坐位评估的临床应用潜能也随之增大。例如，目前领先的 Tekscan 公司（South Boston，MA）的临床压力测绘系统在过去 5 年间的销售额已经超过 10 年前的 2 倍。

接触面压力测绘系统的主要用途是提供座椅系统的体位效应和不同坐垫压力分布情况方面的信息。此外，作为患者和临床医生的教育和监测工具，也具有非常重要的应用前景。

实时压力测绘图可以起到生物反馈作用，使患者能够立即看到重心转移和其他压力缓解措施的效果。例如，尽管我们训练截瘫患者使用定期抬起身体的方式进行压力缓解，但大多数患者的动作并不到位，不能真正使坐骨区域受到的压力完全缓解。不过，对于具有一定躯干控制能力的患者，可以通过向一侧或向前倾斜身体的方法有效降低接触面压力[47]。他们还能够将这一姿势维持足够长的时间，使局部血液灌注逐渐增加，缓解局部缺血。

与 IP 传感器和硬件的技术进步相伴随的是数据分析途径方面的探索。目前市售的测绘系统中均包含测绘软件，能够为临床医生提供整个接触面内及自由选择的感兴趣区域（regions of interest，ROI；如坐骨周围、骶尾部）内的压力均值与峰值。ROI 的选择具有很强的用户主观性，因此无法对多次评估之间的差异进行可靠的量化。建议医学专业人员将压力测绘系统作为定性工具而非定量工具（即进行直观的视觉对比而非压力均值或峰值的对比）。与单纯的颜色变化相比，人类视觉对随运动产生的空间变化更为敏感[67]。具体到接触面压力测绘图上，这就意味着压力增高的峰值区域比压力平均分布的区域更容易被注意到。因此，从不同支持面获得的压力测绘图，压力峰值的主观评价一致性可能比压力均值要好[68]。

就像先进的图像处理技术能够增加 CT 和 MRI 提供的信息量一样，复杂精细的数据分析方法使我们能够从接触面压力测绘评估提供的海量数据中获取更多有用的信息。多数情况下，这类技术的发展起源于以评价受试对象相似性为目的的研究。例如，Brienza 等利用一种名为奇异值分解法（singular value decomposition，SVD）的数据简化方式比较了研究对象在坐位时的压力和形状轮廓图[69]。Eitzen[70] 利用频数分析法计算了所有待观测压力值在一段较长的评估期内出现的频率。这种方法可以更好地利用通过长期评估得到的数据。输出分布图的比较也可以直观显示多次评估之间的差异。不过 Eitzen 认为，在评估进行期间显示频数分布的实时变化仍然有很大的技术挑战性。

我们的团队已经开发了一种自动化分析工具，能够显示接触面所有区域的压力差异，完全不需要用户对 ROI 进行选择。随后又开发了自注册纵向分析（Longitudinal Analysis with Self-Registration, LASR）算法，用于对不同时间和不同条件下采集到的多个数据集进行比较。由于分析了整个接触面，所以能够判断整个空间接触区域在静态和动态评估中的显著差异。其中就包括重复短期评估的比较，如对同一例患者使用不同类型坐垫的评估，或对调整轮椅构造的效果进行评估（空间倾斜角度或脚踏板的调整等），还可以对脊髓损伤者进行长期重复观察，将会发现 PU 危险因素随时间推移而发生的变化。重要的是，其还能够对间隔时间较长的多次压力测绘结果进行有效的比较。此外，在临床应用中还可以对压力测绘图进行实时或接近实时的数据分析，从而帮助解释临床结果和进行临床决策。

压力测绘可以产生大量数据，需要花费很长时间进行处理，从而限制了其提供实时信息的能力。LASR 采用高效的数据挖掘技术，能够从每个受试对象的大量数据中快速复原更多的信息。在我们目前的研究中，LASR 已经显示臀部电刺激能够有效改变坐位时的接触面压力，改善组织健康程度[71]。LASR 工具现已可以在我们的网站获取（stat.case.edu/lasr）。

血流测量：组织氧合与血流灌注

血液负责将营养和氧输送到组织中。因此，血流灌注对于维持组织的活力（也即预防 PU）非常重要。已有多种血流灌注的无创检测技术，包括经皮血气分析、激光多普勒血流监测仪、光电容积脉搏波描记图等。动物研究还尝试过利用 MRI 增强扫描监测深部组织损伤指标的变化[72]。

在血管疾病治疗方面，外周血流测定已应用很长时间，用于确定下肢截肢平面[73, 74]。在 PU 管理领域中，血流监测的应用则基本仅限于科学研究中[75~78]。不过，Coggrave 和 Rose 发现，经皮血氧饱和度测定完全可以用于坐位组织氧合情况的评价，能够为改进 PU 预防的临床实践提供有价值的信息。

压疮测量的生物医学技术进展

创面大小的变化是创面愈合情况的主要监测指标。在临床实践中，精确的创面测量具有一定难度。几乎所有的 PU 形状都不规则，并且与正常皮肤组织界限不清。同时，反复搬动患者进行重复测量也存在操作上的困难。目前临床上的常规方法采用的是手动线性测量创面的最大长度、宽度和深度（详见本章护理相关部分的描述）。数字成像作为一项新技术，在临床实践中的应用正变得越来越普遍[79]。我们团队的一项初步研究比较了使用临床常规方法进行线性测量和利用两种电子设备，Visitrak 自动数字化表格（Smith and Nephew, Largo, FL）和 VeVMD 数字图像分析软件（Vistamedical, Winnipeg, MB, CA）分别进行测量的可靠性[80]。将 40 个不同大小的二维（two-dimensional, 2-D）模拟创面放置在对比度强烈的背景下，以尽可能清晰地显示创面轮廓。由在创面测量方面有丰富经验但不知道被测创面实际大小的临床专业人员利用上述三种方法进行创面大小的测量。结果发现，任一种方法的观察者内变异性均无统计学意义。不过，常规线性测量方法的观察者间变异性在所有创面测量中均有统计学意义（$P < 0.01$），而利用两种电子设备测量的观察者间变异性仅在测量较大创面时有统计学意义。这些结果表明，临床常规使用的线性测量方法既不可靠也不准确，即使由富有经验的临床医生进行测量也是如此。Visitrak 和 VeVMD 系统展示了更好的测量精确性，但目前对所测创面的大小范围有一定要求。

我们的初步研究未涉及创面深度的测量，但创面深度仍然是影响创面愈合的一个关键因素。因此还需要进行进一步的深入研究，开发能够精确测量创面深度的方法。其中较有希望的一条途径是利用立体摄影测量技术将立体定位摄制的 2-D 图像重建成三维（three-dimensional，3-D）图像。对同一物体从两个略有不同的角度分别采集图像，进行叠加结合后即可产生有景深感的图像。将这一技术最早应用于创面测量是在 20 年以前[81]。尽管对患者进行的拍摄可以很快完成且不造成创伤，但那时的图像处理需要花费很长时间，并且操作者需要接受长期的训练才能胜任这一工作。数字技术和图像分析技术的发展使更多具有临床可行性的系统被开发出来。LifeViz ™ 3-D 系统（Quantificare Inc., Santa Clara，CA）是一种具有良好成本效益比的立体摄影测量系统，由威尔士格兰摩根大学的一个图像专家团队最初研发、测试和验证。LifeViz ™系统采用与人类视觉相同的原理来获得景深感。由一个专门的镜头与传统的数码相机相结合，从两个略有不同的角度对同一创面进行图像采集。通过对图像的分析确定若干变量，包括创面面积、长度、宽度、周长和体积等。数字图像和定量测量结果都可以直接输入患者病历。需要注意的是，尽管 3-D 成像能够提供比手动线性测量更精确的信息，但对深度不确定或有隧道形成的 PU 进行评估时仍应谨慎考虑测得数据的真实性。

■ 压疮管理的心理学要点

有证据表明，药物滥用、吸烟和抑郁均为脊髓损伤患者发生 PU 的危险因素。自 20 世纪 70 年代以来，研究已发现若干心理学因素能够增加或降低 PU 的易感性。心理学在创面治疗的多学科团队中应发挥的作用，包括发现和治疗与 PU 有关的心理健康问题、培养患者的适应行为等。对所有患者进行 PU 风险评估或治疗 PU 时均应将心理社会因素考虑在内。许多心理社会因素可以通过适当的调节而改善患者预后，因此应作为多学科综合治疗计划中的一部分。可能的有益作用包括：帮助患者理解并依从行为预防策略（见康复治疗师相关部分），加强社会支持，学习问题解决技巧，增加重返工作的机会等。尽管心理社会因素的相关研究证据还存在分歧，但帮助患者理解 PU 发生的行为机制对于 PU 的治疗仍然非常重要。

脊髓损伤专科临床医生非常重视心理社会因素在 PU 预防与管理中的作用。在一项针对脊髓损伤专科医师和护士的调查研究中，97% 的被调查者同意如下观点："对于多数患者，只要对预防措施有良好的依从性，压疮的发生就是可以避免的"。91% 的被调查者认为，"患者缺乏对自身的责任感是发生压疮的一项重要危险因素"，并且超过 75% 的人认为有精神疾病史和存在物质滥用是决定患者是否入院和出院时需要重点考虑的问题[82]。参与调查的临床医生还认为，无论损伤平面的高低，具有较强社会支持的患者更少因 PU 而入院，也更少因创面愈合问题而延迟出院。

压疮的心理易感因素

物质滥用

脊髓损伤患者群体的酒精与药物滥用率均高于一般人群[83, 84]。部分研究显示，酒精 / 药物滥用和 PU 的发生具有一定关系[45, 85]。根据定义，物质滥用会对个体的日常生活功能能力产生损害[86]。因此不难想到，脊髓损伤患者发生物质滥用将会影响其对 PU 预防行为策略的持久执行能力[83]。受伤后使用违禁药物或误用处方药物均会增加 PU 发生的可能性。酒精滥用的影响目前尚不明确，部分已经完成的研究未能发现其与 PU 发生的确切关系[3, 87, 88]。Heinemann 和 Hawkins 指出，损伤前存在酒精或药物滥用史的患者可能会出现应对能力障碍，并使患者易于发生压疮，即使损伤后已戒断[89]。

吸烟

尼古丁会引起血管收缩，减少局部血流，这种效应对肢体血管尤为明显[90]。血流灌注减少会增加组织发生破坏的风险，已经存在的创面则会延迟愈合。因此，吸烟被认为是 PU 管理中的一项行为危险因素。吸烟与 PU 发生风险的相关性具有非常确切的证据。Smith 等的研究显示，吸烟会显著增加 PU 发生的概率[88]。其他研究还发现，既往吸烟年数与 PU 的发生率也存在相关性[3, 45]。对脊髓损伤患者实施戒烟的干预措施是降低压疮风险的重要环节。

抑郁

尽管多数脊髓损伤患者不会真的发生抑郁，但其风险的确有所增加。高达 30% 的脊髓损伤患者经历过抑郁[91]。抑郁会影响患者的活力、动机、注意力和解决问题的能力，从而影响患者对 PU 预防任务的执行能力。

目前，PU 与抑郁症状相关性的研究结果仍存在不一致。部分研究认为 PU 的发生和抑郁症状确有关联[3, 45, 88]，而另一些研究则未能发现相关性[89, 92]。尽管两者的关系尚未形成定论，但脊髓损伤患者中抑郁的高发病率仍然提示我们需要对所有患者进行抑郁症状的细致评估，并为有需要的患者提供及时的治疗。

压疮的心理缓冲

目前已经发现，一些人口学因素及生活方式可以起到预防 PU 的作用。从经验上来讲，受过大学教育、已婚、有固定工作、生活方式健康（特别是规律运动及健康饮食）、内在控制力强、有解决问题的技巧等均为具有保护作用的因素[3, 45, 85, 93]。有趣的是，有工作的脊髓损伤患者 PU 发生率较低。一般可能会推测工作需要久坐，不利于患者采取预防行为，可能会增加发生 PU 的概率。然而，现有研究明确显示工作为保护性因素，能够改善患者的健康状况预后。

患者教育 / 预防行为

对脊髓损伤患者进行 PU 预防教育是康复起始阶段的核心内容之一（详见康复治疗师相关内容）。理解并依从这些预防策略能够有效预防 PU 的发生，这一观点已经得到了广泛的认可。关于遵从自我照护推荐方案与降低 PU 发生率之间的关系，目前尚无确切证据[3, 45, 94, 95]。现有研究的结果并未削弱患者教育的重要性，而是展示了 PU 预防的多元性本质。多数脊髓损伤患者对 PU 的心理社会易感性与缓冲能力处于并存状态[85]。当危险因素超过保护因素时，PU 就会发生，而不同因素之间的关系也非常复杂。例如，对某个患者来说，先前发生过 PU 属于危险因素；

但对另一个患者来说，则可能因为提高了警惕性而成为保护因素[85]。

干预措施

脊髓损伤诊疗团队中的心理学家能够识别患者的心理社会危险因素和保护因素，并有针对性地提供干预措施，从而协助 PU 的预防和管理。借助抗抑郁药物和/或心理治疗，可以成功治疗脊髓损伤患者的抑郁症状[96]。

戒烟和物质滥用的治疗也可以由心理学家协助进行。脊髓损伤患者在住院期间通常无法参加物质滥用小组的治疗课程，特别是在卧床阶段更是如此。不过，卧床患者也无法接触香烟或其他依赖性物质。这一时期为患者提供了很好的机会，可以重新认识自己的行为并强化做出改变的内在动机。动机性访谈是能够帮助患者做出这类行为改变的有效咨询方式[97, 98]。尼古丁替代治疗也可有助于强化患者的戒烟意愿。尽管有若干种行为干预措施能够帮助患者停止吸烟，但有证据表明，很多有戒烟意愿的患者并未能得到此类治疗[99]。推荐对患者的戒烟意愿做出评估，并根据其意愿的强烈程度采取相应的干预措施[99]。

在对 PU 进行治疗之前，应先与患者针对治疗计划和治疗预期进行讨论，如了解患者对卧床和戒烟的看法等。如果患者能够提前认识并接受为其制订的治疗计划，其依从性就能得到提高。

要 点

- 压疮管理必须从患者整体出发，而不是只关注创面局部。
- 由多学科团队整体合作进行压疮管理，是得到良好预后的保证。
- 营养学和心理学评估应纳入压疮管理计划。

难 点

- 一成不变的管理方式不是成功治疗压疮的有效途径。
- 压疮的危险因素始终处于变化之中，应定期对患者重新进行评估。
- 压疮教育是患者和医生共同参与的持续过程。

（邢华医 译，刘 楠 校）

参考文献

1. Dorner B, Posthauer ME, Thomas D. The role of nutrition in pressure ulcer prevention and treatment. National Pressure Ulcer Advisory Panel White Paper. http://www.npuap.org/Nutrition %20White%20Paper%20Website%20Version.pdf Accessed September 12, 2009

2. Ho CH, Bogie KM. Integrating wound care research into clinical practice. Ostomy Wound Manage 2007;53(10):18–25

3. Krause JS, Broderick L. Patterns of recurrent pressure ulcers after spinal cord injury: identification of risk and protective factors 5 or more years after onset. Arch Phys Med Rehabil 2004; 85(8):1257–1264

4. Edlich RF, Winters KL, Woodard CR, et al. Pressure ulcer prevention. J Long Term Eff Med Implants 2004;14(4):285–304

5. Bergstrom N, Braden B, Kemp M, Champagne M, Ruby E. Multi-site study of incidence of pressure ulcers and the relationship between risk level, demographic characteristics, diagnoses, and prescription of preventive interventions. J Am Geriatr Soc 1996;44(1):22–30

6. Bååth C, Hall-Lord ML, Idvall E, Wiberg-Hedman K, Wilde Larsson B. Interrater reliability using Modified Norton Scale, Pressure Ulcer Card, Short Form-Mini Nutritional Assessment by registered and enrolled nurses in clinical practice. J Clin Nurs 2008;17(5):618–626

7. Ayello EA, Braden B. Why is pressure ulcer risk assessment so important? Nursing 2001; 31(11):75–79

8. Mortenson WB, Miller WC; SCIRE Research Team. A review of scales for assessing the risk of developing a pressure ulcer in individuals with SCI. Spinal Cord 2008;46(3):168–175

9. Salzberg CA, Byrne DW, Cayten CG, van Niewerburgh P, Murphy JG, Viehbeck M. A new pressure ulcer risk assessment scale for individuals with spinal cord injury. Am J Phys Med Rehabil 1996;75(2):96–104

10. Guihan M, Garber SL, Bombardier CH, Goldstein B, Holmes SA, Cao L. Predictors of pressure ulcer recurrence in veterans with spinal cord injury. J Spinal Cord Med 2008;31(5):551–559

11. Anthony D, Parboteeah S, Saleh M, Papanikolaou P. Norton, Waterlow and Braden scores: a review

of the literature and a comparison between the scores and clinical judgement. J Clin Nurs 2008;17(5):646–653

12. Braden BJ, Bergstrom N. Clinical utility of the Braden scale for predicting pressure sore risk. Decubitus 1989;2(3):44–46, 50–51

13. Catania K, Huang C, James P, Madison M, Moran M, Ohr M. Wound wise: PUPPI: the Pressure Ulcer Prevention Protocol Interventions. Am J Nurs 2007;107(4):44–52, quiz 53

14. Pressure Ulcers in Adults: Prediction and Prevention: Clinical Practice Guideline No. 3. AHCPR Pub. No. 92–0047. The Agency for Healthcare Research and Quality (AHRQ); 1992. http://www .ahrq.gov. Accessed June, 5, 2009

15. Treatment of Pressure Ulcers: Clinical Guideline No. 15. AHCPR Publication No. 95–0652. The Agency for Healthcare Research and Quality (AHRQ). 1994. http://www.ahrq.gov. Accessed June, 15, 2009

16. National Pressure Ulcer Advisory Panel. Pressure ulcers in America: prevalence, incidence, and implications for the future. An executive summary of the National Pressure Ulcer Advisory Panel monograph. Adv Skin Wound Care 2001;14(4):208–215 Erratum in: Adv Skin Wound Care 2002;15(6):E1–E3; author reply E3

17. National Guideline Clearinghouse. Pressure ulcers. American Medical Directors Association: Professional Association. 1996. http:// www. cpgnews .org/PU?index.cmf. Accessed June, 5, 2009

18. The Quality Improvement Organization. Medicare Quality Improvement Community Initiatives. http://www.medqic.org. Accessed June, 5, 2009

19. The Wound, Ostomy, and Continence Nurses Society (WOCN). http://www.wocn.org. Accessed May 1, 2012

20. National Institute for Health and Clinical Excellence. The Prevention and Treatment of Pressure Ulcers. Quick Reference Guide. 2005, http://www .nice.org.uk/nicemedia/pdf/ CG029quickrefguide .pdf. Accessed May 1, 2012

21. Consortium for Spinal Cord Medicine Clinical Practice Guidelines. Pressure ulcer prevention and treatment following spinal cord injury: a clinical practice guideline for health-care professionals. J Spinal Cord Med 2001;24(Suppl 1):S40–S101

22. Benbow M. Guidelines for the prevention and treatment of pressure ulcers. Nurs Stand 2006; 20(52):42–44

23. Bluestein D, Javaheri A. Pressure ulcers: prevention, evaluation, and management. Am Fam Physician 2008;78(10):1186–1194

24. Iowa Intervention Project. Nursing Interventions Classification (NIC). 3rd ed. St. Louis, MO: Mosby; 2000

25. Horn SD, Bender SA, Ferguson ML, et al. The National Pressure Ulcer Long-Term Care Study: pressure ulcer development in long-term care residents. J Am Geriatr Soc 2004;52(3):359–367

26. Garber SL, Rintala DH, Holmes SA, Rodriguez GP, Friedman J. A structured educational model to improve pressure ulcer prevention knowledge in veterans with spinal cord dysfunction. J Rehabil Res Dev 2002;39(5):575–588 Erratum in: J Rehabil Res Dev 2002;39(6):71

27. Consortium for Spinal Cord Medicine. Bladder management for adults with spinal cord injury: a clinical practice guideline for health-care providers. J Spinal Cord Med 2006;29(5):527–573

28. Francis K. Physiology and management of bladder and bowel continence following spinal cord injury. Ostomy Wound Manage 2007;53(12): 18–27

29. Iowa Outcomes Project. Nursing Outcomes Classification (NOC). 2nd ed. St. Louis: Mosby; 2000

30. Ralph SS, Craft-Rosenberg M, Herdman TH, Lavin MA. North American Nursing Diagnosis Association: Nursing Diagnosis Definitions and Classifications 2003–2004. Philadelphia, PA: NANDA International; 2003

31. Barber DB, Woodard FL, Rogers SJ, Able AC. The efficacy of nursing education as an intervention in the treatment of recurrent urinary tract infections in individuals with spinal cord injury. SCI Nurs 1999;16(2):54–56

32. Benbow M. Pressure ulcer prevention and pressure-relieving surfaces. Br J Nurs 2008; 17(13):830–835

33. Sardina D, Morgan N. Skin and Resource Manual. Lake Geneva, WI: Wound Care Education Institute; 2006

34. Updated Staging System, National Pressure Ulcer Advisory Panel, 2007. http://www.npuap. org/ pr2.htm. Accessed May 1, 2012.

35. Cannon BC, Cannon JP. Management of pressure ulcers. Am J Health Syst Pharm 2004;61(18): 1895–1905, quiz 1906–1907

36. Kramer JD, Kearney M. Patient, wound, and treatment characteristics associated with healing in pressure ulcers. Adv Skin Wound Care 2000;13(1):17–24

37. Sibbald RG, Williamson D, Orsted HL, et al. Preparing the wound bed—debridement, bacterial balance, and moisture balance. Ostomy Wound Manage 2000;46(11):14–22, 24–28, 30–35, quiz 36–37

38. Pieper B, Sieggreen M, Nordstrom CK, et al. Discharge knowledge and concerns of patients going home with a wound. J Wound Ostomy Continence Nurs 2007;34(3):245–253, quiz 254–255

39. Moore ZEH, Cowman S. Wound cleansing for pressure ulcers. Cochrane Database Syst Rev 2005; 4(4):CD004983 10.1002/14651858. CD004983 .pub2

40. Gibson L. Perceptions of pressure ulcers among young men with a spinal injury. Br J Community Nurs 2002;7(9):451–460

41. King RB, Porter SL, Vertiz KB. Preventive skin care beliefs of people with spinal cord injury. Rehabil Nurs 2008;33(4):154–162

42. May L, Day R, Warren S. Evaluation of patient education in spinal cord injury rehabilitation: knowledge, problem-solving and perceived importance. Disabil Rehabil 2006;28(7):405–413

43. Rintala DH, Garber SL, Friedman JD, Holmes SA. Preventing recurrent pressure ulcers in veterans with spinal cord injury: impact of a structured education and follow-up intervention. Arch Phys Med Rehabil 2008;89(8):1429–1441

44. Schubart JR, Hilgart M, Lyder C. Pressure ulcer prevention and management in spinal cord-injured adults: analysis of educational needs. Adv Skin Wound Care 2008;21(7):322–329

45. Krause JS, Vines CL, Farley TL, Sniezek J, Coker J. An exploratory study of pressure ulcers after spinal cord injury: relationship to protective behaviors and risk factors. Arch Phys Med Rehabil 2001;82(1):107–113

46. Consortium for Spinal Cord Medicine Clinical Practice Guidelines. Pressure ulcer prevention and treatment following spinal cord injury: a clinical practice guideline for health-care professionals. J Spinal Cord Med 2001;24(Suppl 1):S40–S101

47. Coggrave MJ, Rose LS. A specialist seating assessment clinic: changing pressure relief practice. Spinal Cord 2003;41(12):692–695

48. Hobson DA. Comparative effects of posture on pressure and shear at the body-seat interface. J Rehabil Res Dev 1992;29(4):21–31

49. Makhsous M, Priebe M, Bankard J, et al. Measuring tissue perfusion during pressure relief maneuvers: insights into preventing pressure ulcers. J Spinal Cord Med 2007;30(5):497–507

50. Ding D, Leister E, Cooper RA, et al. Usage of tiltin-space, recline, and elevation seating functions in natural environment of wheelchair users. J Rehabil Res Dev 2008;45(7):973–983

51. Sonenblum SE, Sprigle S, Maurer C. Monitoring power upright and tilt-in-space wheelchair use. Paper presented at: RESNA Annual Meeting; June 21–26, 2006; Atlanta, GA. www.mobilityrerc.gatech.edu/publications/MonitoringPower Upright.pdf. Accessed August 10, 2009

52. McInnes E, Bell-Syer SE, Dumville JC, Legood R, Cullum NA. Support surfaces for pressure ulcer prevention. Cochrane Database Syst Rev 2008;(4):CD001735

53. Colin D, Abraham P, Preault L, Bregeon C, Saumet JL. Comparison of 90 degrees and 30 degrees laterally inclined positions in the prevention of pressure ulcers using transcutaneous oxygen and carbon dioxide pressures. Adv Wound Care 1996;9(3):35–38

54. Garber SL, Campion LJ, Krouskop TA. Trochanteric pressure in spinal cord injury. Arch

第 16 章　脊髓损伤后自主神经反射异常和心血管并发症

Andrei Krassioukov

本章重点

1. 除了运动和感觉障碍，脊髓损伤患者会终身面临血压调控异常。

2. 颈段和上胸段脊髓损伤急性期通常表现为低血压和心动过缓，这种情况称为神经源性休克。

3. 神经源性休克缓解后，可能发生由自主神经反射异常所致的不可预知的危及生命的高血压，需要及时进行处理。

4. 一般情况下，脊髓损伤患者静息动脉血压降低。当他们被转移到轮椅上或试图站立时，还会经历极度的低血压发作，这种情况被称为体位性低血压。

5. T6 或 T6 节段以上脊髓损伤患者具有更大的心血管调控异常和发生自主神经反射异常的风险。

肢体瘫痪和感觉丧失是脊髓损伤后公认的后果。年轻、健康的个体是这种毁灭性疾病最常见的受害者。脊髓内脆弱的神经结构的损伤，不仅会引起患者灾难性的肢体瘫痪，还会导致自主神经系统（autonomic nervous system，ANS）显著的功能改变[1]。尽管损伤本身通常只影响数个脊髓节段，但这种局部损伤的效应通常可见于损伤平面以下的所有自主神经功能，包括膀胱、肠道、呼吸功能，温度调节，性功能，以及心血管的调控，其对患者最初的生存是至关重要的。从受伤时起，在日常的基础上，即使能完成康复治疗的脊髓损伤患者也会面临血压不稳定的挑战，这经常会导致持续性低血压或不受控制的高血压发作[2]。脊髓损伤后立即出现的低血压和心动过缓是神经源性休克的典型表现[2]。这种情况通常在颈髓损伤时更为明显，持续时间可达 6 周，需要在重症监护病房进行监测和处理。随着脊髓损伤患者开始活动，体位性低血压通常会成为一个重要的问题[3]。随着重新适应，很多患者体位性低血压的症状会消退；但是，部分患者将会终身存在体位性不耐受。与体位性低血压相反，T6 脊髓节段以上损伤的患者可能会由于自主神经

203

反射异常而出现显著的高血压发作[4]。这些不可预期的高血压发作最初可见于脊髓损伤后早期，如果不及时处理，可能会危及生命。

这些心血管异常情况已在人类研究和动物模型中很好地得到了记录。识别和处理这些脊髓损伤后的心血管功能障碍，是具有挑战性的临床问题[5]。此外，最近的临床观察表明：心血管疾病是脊髓损伤患者并发症发病率和死亡率最常见的原因之一[6]。直到最近，大部分基础科学和临床研究都着眼于寻找治疗肢体瘫痪和重建运动功能的方法。不幸的是，脊髓损伤后自主神经系统功能很少受到关注。本章重点关注与脊髓损伤后心血管调控异常相关的临床问题。

■ 心血管系统的神经调控

心血管功能取决于自主神经系统交感神经和副交感神经组成部分协调的神经调控。外周血管主要接受交感神经支配，而心脏接受交感神经和副交感神经双重支配（表 16.1）。延髓头端腹外侧区（rostroventralateral medulla，RVLM）内的脊髓以上神经元和脊髓内的交感神经节前神经元（sympathetic preganglionic neurons，SPNs）负责血管和心脏的交感紧张性神经调控。SPNs 的细胞体位于胸段和上腰段脊髓灰质侧角内（T1-L2，图16.1）。这些神经元通过脊髓自主神经通路接受脊髓以上紧张和抑制性神经系统的调控，该通路在 SCI 后通常受到破坏[7]。相反，迷走（CN X）副交感神经通路从脊髓以上发出，在脊髓损伤患者一般未受损。由于自主神经系统解剖结构所致，脊髓损伤平面对损伤后所观察到的自主神经功能障碍有重要影响。例如，心脏功能受到交感（T1~T5 水平 SPNs）和副交感（迷走神经，CN X）神经系统的双重调控（图16.1）。高位颈髓损伤后，副交感神经（迷走神经）的调控将保持完整，而交感神经系统将失去紧张性自主神经调控。另一方面，T6 节段以下损伤的患者，心脏的交感神经和副交感神经调控均未受损。由于损伤平面所致，四肢瘫患者与截瘫

表 16.1　心血管系统的自主神经支配

靶器官	交感神经（肾上腺素能）	副交感神经（胆碱能）
心脏		
心肌	β1 和 β2：收缩力增加	M2：收缩力下降
窦房结（SA）	β1 和 β2：心率增加	M2：心率下降
房室结（AV）	β1：传导增加	M2：传导下降
血管		
血管平滑肌（动脉/静脉）	α1：血管收缩	M3：血管扩张 * 海绵状组织（勃起组织）的动脉还存在副交感神经支配

* 提示对规则的畸变或例外情况

204

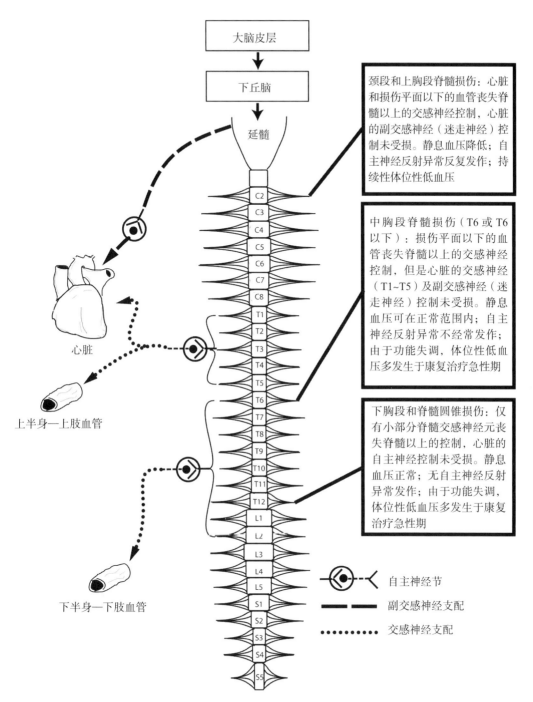

图 16.1　心血管系统自主调控和脊髓损伤后可能的心血管系统结果示意图。大脑皮层和下丘脑对延髓内参与心血管调控的各种核团提供兴奋性与抑制性输入。心脏的副交感神经控制于脑干水平通过迷走神经（CN X）发出。迷走神经的节前纤维随后与位于或接近靶器官神经节内的节后副交感神经元形成突触。来自延髓头端腹外侧区（RVLM）的下行交感神经输入为参与心血管调控的脊髓交感神经节前神经元（SPNs）提供紧张性调控。SPNs 被发现位于 T1-L2 节段的脊髓侧角内，通过腹侧根从脊髓发出。它们随后与位于交感神经链（椎旁神经节）的节后神经元形成突触。最后，交感神经节后神经元与靶器官（如心脏和血管）形成突触。未显示来自中枢和外周压力感受器的心血管调控传入反馈

患者对于损伤会有非常不同的心血管反应[3, 8]。对于脊髓损伤平面和受自主神经控制的器官（肺、膀胱、肠道、汗腺等）功能之间可能存在相似关系的理解非常重要。

■ 损伤后急性期和神经源性休克

在急性期，特别是颈髓水平的损伤，患者临床表现为严重低血压和持续性心动过缓，这种现象被称为神经源性休克[1]。临床观察结果强烈提示，颈髓或高位胸髓损伤患者需要血管加压治疗的长期的严重的低血压程度，与脊髓损伤的严重程度之间存在很好的相关性，并且在伤后可以持续至第五周[9]。在一项研究中，Glenn 和 Bergman 报道，所有 31 例重度脊髓损伤四肢瘫痪患者均出现严重低血压，其中有一半需要升压治疗以维持动脉血压[10]。除了严重的低血压，许多急性脊髓损伤患者还会出现严重心律异常。在损伤后急性期，64%~77% 的颈髓损伤患者出现心动过缓，在最初的 5 周内最严重，并且发作最频繁。上胸段脊髓损伤时，由于心脏交感神经元仍在脑干控制下，迷走神经和交感神经的影响处于更平衡的状态，心动过缓并不太严重。损伤平面和是否为完全性损伤均是心动过缓严重程度的重要决定因素。事实上，我们还发现损伤后最初观察到的低血压和心动过缓，会在下行心血管自主神经通路受损更严重的患者持续存在[7]。此外，这组患者均需要血管加压药以维持动脉收缩压高于 90 mmHg[12]。相反，下行心血管通路受损较轻的患者往往有较高的血压和心率，尽管偶尔会观察到轻微的、短期的低血压和低心率。

除了神经源性休克，脊髓损伤急性期也与"脊髓休克"有关[13]。虽然有些作者会交替使用这些术语，但重要的是要认识到这是两种不同的临床情况。神经源性休克的特征为脊髓损伤后自主神经血压调控的改变，而脊髓休克的特征为损伤平面以下脊髓感觉、运动和反射功能的显著减退或消失[13]。临床上，脊髓休克的特点是弛缓性瘫痪和反射消失。

■ 自主神经反射异常

从神经源性休克恢复后，在多数高位胸髓和颈髓损伤患者中，静息性低血压是很常见的。然而，这些患者中大部分也可能会经历显著的高血压发作（收缩压达到 300 mmHg），被称为自主神经反射异常（autonomic dysreflexia，AD）（图 16.2）。这些发作是由脊髓损伤平面以下的疼痛或非疼痛的感觉刺激所触发的，如充盈的膀胱或肠道。据报告，这种情况见于 50%~90% 的颈髓和高位胸髓损伤患者[14]，并且通常发生在 T6 或 T6 以上的脊髓损伤，而主要的交感神经传出从该脊髓节段以下发出。我们发现 AD 可以发生于脊髓损伤急性期，最早可发生于严重颈髓损伤后的第四天[15]。虽然在临床始终应考虑这种可能性，但 AD 通常在脊髓损伤后随着时间进展而出现。包括 AD 在内的心血管功能障碍，随着损伤平面越高、损伤程度越严重而加重[16]。即使在完全性四肢瘫患

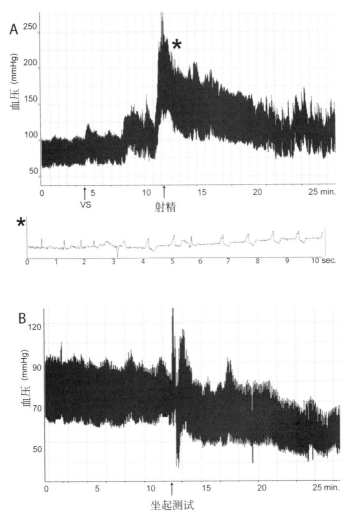

图 16.2　脊髓损伤（spinal cord injury，SCI）男性患者对振荡刺激的心血管反应。（A）颈髓损伤男性患者（C7 AIS B，根据美国脊柱损伤协会损伤分级，运动完全性，感觉不完全性）在进行振荡刺激（vibrostimulation，VS）提取精液时的自主神经反射异常情况。在操作过程中，连续记录通过手指套囊获得的血压（blood pressure，BP）和三导联心电图（electrocardiography，ECG）。图中显示了操作过程中的 BP（示意图顶部）和射精时记录的 10 秒心电图示例（示意图底部）。在 VS 前，存在相对的低血压（100/65 mmHg），心率 78 bpm，律齐。随着 VS 开始，患者出现动脉血压逐渐增加，提示典型的 AD 发作。最终，在射精时动脉血压快速升至 280/150 mmHg，伴有心动过缓（38 bpm），并在射精后 3 分钟观察到短暂的室性早搏（premature ventricular contractions，PVCs）（在血压记录上通过星号标注，ECG 记录于底部）。射精后 15 分钟，动脉血压仍轻度升高（130 mmHg，心率 66 bpm）。在随后 30~35 分钟内，动脉血压和心率逐渐恢复至静息数值。AD 发作伴有上肢和下肢明显痉挛、头颈部大量出汗以及前臂竖毛。有趣的是，在 AD 发作期间患者仅报告轻微头痛（个人观察）。（B）C8 AISA 脊髓损伤患者直立测试（坐起测试）过程中体位性低血压情况。使用的血压和心电图测量装置与 A 图中相同。仰卧位静息动脉血压测定为 95/65 mmHg，心率 74 bpm。被动坐起（箭头处）后动脉血压下降，坐起 3 分钟测量为 70/55 mmHg，心率 90 bpm。患者也主诉轻微头晕。在随后的 10 分钟监测中，动脉血压持续偏低，由于头晕加重和轻度头痛停止测试（个人观察）

者中，AD 的临床表现也各不相同，从不适症状到危及生命的危象[17, 18]。在最近对脊髓损伤患者的调查中，消除 AD 成为截瘫和四肢瘫患者提高生活质量的高优先级选择[19]。尽管脊髓损伤后心血管调控异常和 AD 具有临床意义，但临床和基础科学家仍在讨论造成这种情况的因素。脊髓损伤的研究主要集中于肢体瘫痪，心血管调控和自主神经功能障碍的临床和基础研究均普遍受到忽视。

对处于脊髓损伤慢性期患者，大部分 AD 是自限性的或甚至是无症状的（或"静息的"）[20, 21]。大部分 AD 发作可通过消除刺激性因素（即通过膀胱排空、排便、改变体位或其他措施[4]），由脊髓损伤患者或照顾者较容易地进行处理。然而，由于 AD 的发作表现严重，也经常需要采取药物干预措施或紧急住院治疗[22]。对 AD 时反复和显著的血压升高（要区分这种脊髓损伤患者的高血压发作与身体健全者的高血压）的主要担心是对血管内皮细胞可能的剪切损伤，使患者将来容易发生心血管并发症[23]。

对产生 AD 的根本机制仍知之甚少。但是，部分动物实验和临床数据表明自主神经系统的不稳定性是产生这种情况的主要因素。正如本章前面所述，脊髓损伤后急性期和慢性期脊髓自主神经通路发生的改变已被认定为 AD 的可能原因[14]。

但是，值得注意的是，虽然 AD 发生于 T6 或 T6 节段以上脊髓损伤慢性期更常见，但有临床证据显示 AD 可于损伤后最初几天和几周早期发作[15, 24]。实际上，对脊髓损伤急性期 AD 可能认识不足[15]。

另外值得一提的是，尽管事实上 AD 是不舒服的[22]并且是危及生命的急症[17]，但部分脊髓损伤轮椅运动员自愿在比赛前诱发 AD 以提高成绩[25]。自我诱导的 AD 通常被称为"助推"（boosting），国际残疾奥林匹克医学委员会认为这是不道德的和非法的。因此，残疾人运动员在比赛前要接受医学检查。

■ 体位性低血压

除了由于 AD 发作导致的血压急剧升高，许多脊髓损伤患者还在当其被转移到轮椅或试图站立时经历极度的低血压发作。这被称为体位性低血压（orthostatic hypotension，OH），在损伤急性期特别常见[26]。美国自主神经学会和美国神经病学学会的共识委员会将 OH 定义为假设从仰卧位变换为直立位收缩压降低 ≥ 20 mmHg，或舒张压降低 ≥ 10 mmHg，不论是否出现症状[27]。脊髓损伤患者的 OH 症状与身体健全者相似[28]，包括疲劳或虚弱、轻度头痛、头晕、视物模糊、呼吸困难和烦躁不安[20, 30]。然而，OH 也可能是无症状的。Illman 等报道，尽管出现明显的血压下降[31]，41.1% 的发生 OH 的脊髓损伤患者无症状。根据我们实验室最近的研究，我们还发现尽管在脊髓损伤慢性期有动脉血压明显下降，但 OH 也可以是持续无症状的[32]。在这项研究中，观察到血压下降提示为 OH 的患者，在颈髓损伤者中为 7/14（50%），胸髓损伤患者中为 2/11（18%）。5 位（36%）颈髓损伤患者和 2 位（18%）胸髓损伤患者为有症状的 OH，2 位颈髓损伤患者需要提前终止测试[32]。在其他自主神经功能紊乱的身体健全的人群中也报道过无症状的 OH，这可能是由于脑部自动调节的保护性改变所致，而不论是否存在脑灌注不足[33~35]。

关于这一人群中 OH 的发病率和患病率，据报告 74% 的脊髓损伤患者在物理治疗和活动中进行直立性练习时可引起具有 OH 诊断性的血压变化，表明 OH 在脊髓损伤人群中是一种常见的现象[31]。

已经提出了多种脊髓损伤人群中产生 OH 的机制。参与血管收缩的从脑干至脊髓 SPNs 的交感兴奋性传出通路中断，引起短期反射性血压调节障碍[36]。这会导致损伤平面以下内脏和血管系统的坠积性血液蓄积。颈髓损伤患者静息状态下儿茶酚胺水平也较截瘫和身体健全者低，并且当四肢瘫患者进行直立倾斜时，肾上腺素和去甲肾上腺素水平没有明显增加[3]。还有报道脊髓损伤患者压力感受器反射功能受损[37]，由于低钠血症导致血浆容量减少[30]，并且可能存在心血管功能失调，至少在脊髓损伤后早期可由长时间卧床所致[38]。任何这些因素的组合，可以进一步增加 OH 的可能性和严重程度。另一方面，脊髓损伤后发生的一些变化可以减轻 OH 的严重程度，包括脊髓交感神经反射恢复、出现痉挛和肌张力增高，以及肾素—血管紧张素系统的变化。虽然这些变化可能会降低 OH 的严重程度，OH 实际上仍是大部分脊髓损伤患者面临的重要问题。

■ 脊髓损伤后功能失调和心血管调控

导致脊髓损伤患者心血管疾病高发病率和死亡率的可能原因之一，是运动能力降低和由此产生的功能失调[39, 40]。在体格健全人群中，有强有力的证据表明体力活动减少与心血管疾病的发病率和死亡率相关[41]。加拿大人群的年龄调整后的心脏病 2 年发病率，在中度活动人群为不到 1%，而在对应的久坐不动的人群为 2.3%。还有证据表明，在体格健全人群中，每周体力活动量和所有心血管疾病的发病率和死亡率之间呈负相关[42]。尽管运动（包括瘫痪肢体的被动运动）已常规应用于临床实践中，但很少有数据描述运动如何影响脊髓损伤后的心血管结局。我们的临床资料表明，步行训练（即在运动平板上的减重运动）可改善脊髓损伤患者的心血管调控[43]。

由于卧床短期不活动[44]和脊髓损伤后肢体瘫痪长期不活动[45, 46]，导致不活动和瘫痪肌肉中血管的适应性改变，包括血管直径减小、血流量减少、剪切应力增加、外周阻力增加，以及动脉顺应性降低。在体格健全的人群中，中央动脉顺应性的降低与心血管疾病的发生发展相关[47]。然而，很重要的是要认识到无论体格健全者还是脊髓损伤患者，规律的体力活动可改善由于不活动所致的结构改变[48, 49]。例如，规律的耐力运动可以提高体格健全者的血管内皮功能和动脉顺应性[50]。动物实验[51]和最近的临床数据[52]表明，血管的适应性改变发生于训练开始的数日或数周。仅有少数研究正在观察脊髓损伤后的血管改变是否可通过训练逆转，以及这些训练所致的血管适应性改变的可能时程[53, 54]。我们最近的研究评估了在使用功能性电刺激下肢功率计（functional electrical stimulation leg cycle ergometry，FES-LCE）进行训练前和训练2周后大动脉和小动脉的顺应性[54]。FES-LCE似乎可有效改善女性脊髓损伤患者小动脉的顺应性。

■ 脊髓损伤后自主神经功能评估

直到最近，仅通过运动和感觉评定来评估脊髓损伤对患者神经系统功能的影响，这是脊髓损伤神经学分类国际标准的一部分。该评定不能检查脊髓损伤患者自主神经功能障碍的状况。最近，美国脊柱损伤协会（American Spinal Injury Association，ASIA）和国际脊髓学会（International Spinal Cord Society，ISCoS）提出了记录脊髓损伤后残留自主神经功能的战略[55]。必须认识到ANS组织的复杂性，及其参与了几乎所有身体系统的调控，使得难以为脊髓损伤患者选择合适的临床试验。提出的自主神经功能分类系统包括四个组成部分：一般自主神经功能、膀胱、肠道和性功能（图16.3）。分类表的一般自主神经组成部分包括对脊髓损伤患者心血管功能障碍的评估。

■ 小结

除了运动和感觉障碍，脊髓损伤患者终身面临血压调控异常[14, 56]。这些心血管功能障碍的严重程度受脊髓自主神经通路损伤平面和是否为完全性损伤的影响。临床证据表明，脊髓损伤患者在日常生活中可能会出现严重的高血压发作（被称为AD）[4]；相反，体位变化时可能出现显著的血压下降（OH）[36]。脊髓损伤患者剧烈的血压波动对于血管结构的长期影响尚不清楚。然而，最近的一项研究表明，脊髓损伤患者颈动脉内膜中层厚度增加[57]。高血压危象可危及生命，可导致癫痫发作[58]、心肌缺血[59]、脑血管意外[18]和死亡[17]。此外，脊髓损伤患者发生心脏病和脑卒中的风险增加，并且心血管功能障碍是导致脊髓损伤患者死亡的主要原因之一[6]。众所周知，AD和OH会妨碍和延迟康复治疗，并显著影响脊髓损伤患者的整体生活质量[22, 31]。因此，在这一人群中早期识别并及时处理心血管功能障碍是至关重要的。

脊髓损伤患者的心血管功能障碍常见。损伤平面和严重程度与这些功能障碍的程度直接相关。高位颈髓损伤后，副交感神经（迷走神经）的控制保持完整，而交感神经系统将失去其对脊髓回路的紧张性自主神经控制。另一方面，对T6节段以下损伤的患者，交感神经和副交感神经对心脏的控制都是完整的。由于损伤平面不同，损伤对四肢瘫患者与截瘫患者的心血管反应会有很大差别。认识到脊髓损伤

自主神经标准评定表

患者姓名：_____

解剖学诊断：（□圆锥上 □圆锥 □马尾神经）

一般自主神经功能

器官 / 系统	结果	异常情况	检查标记
心脏的自主神经调控	正常		
	异常	心动过缓	
		心动过速	
		其他心律失常	
	不详		
	不能评定		
血压的自主神经调控	正常		
	异常	安静状态下收缩压小于 90 mmHg	
		体位性低血压	
		自主神经反射异常	
	不详		
	不能评定		
排汗的自主神经调控	正常		
	异常	损伤平面以上出汗增多	
		损伤平面以下出汗增多	
		损伤平面以下出汗减少	
	不详		
	不能评定		
体温调节	正常		
	异常	体温升高	
		体温降低	
	不详		
	不能评定		

第 1 篇 脊髓损伤临床实践的基本知识

211

支气管—肺系统自主神经和躯体神经调控	正常		
	异常	不能自主呼吸，完全需要呼吸机支持	
		自主呼吸受损，部分需要呼吸机支持	
		自主呼吸受损，不需要呼吸机支持	
	不详		

下尿路，肠道和性功能

器官/系统		结果	评分
下尿路			
需要排空膀胱的感知			
防止尿失禁的能力			
膀胱排空方式（详细说明）			
肠道			
需要排便的感知			
防止大便失禁的能力			
自主括约肌收缩			
性功能			
性唤起	心理性		
勃起或润滑	反射性		
性欲高潮			
射精（限于男性）			
月经来潮的知觉（限于女性）			

2 = 正常功能，1 = 神经功能减低或改变

0 = 完全失去控制

NT = 由于先前存在的或伴发的问题不能评估

尿动力学评估

器官 / 系统	结果	检查标记
充盈期感觉	正常	
	过敏	
	减退	
	缺失	
	非特异性	
逼尿肌功能	正常	
	过度活动	
	无力	
	无收缩	
括约肌	正常尿道闭合机制	
	排尿期正常尿道功能	
	闭合不全	
	逼尿肌括约肌协同失调	
	括约肌失弛缓	

受伤日期：＿＿＿＿＿＿＿＿　　评定日期：＿＿＿＿＿＿＿＿　　检查者：＿＿＿＿＿＿＿＿

本表格可以免费复制但是不能修改（Sp Cord, 2009, 47, 36-43）

本表格使用的词汇可在国际脊髓损伤数据库中找到（ASIA and ISCoS – http://www.asia-spinalinjury.org/bulletinBoard/dataset.php）

p. 3

图 16.3　自主神经标准评定表。该标准经由美国脊柱损伤协会（ASIA）和国际脊髓学会（ISCoS）审阅和批准，并提出对四部分自主神经功能进行分类：一般自主神经功能、膀胱、肠道和性功能[55]。使用一般解剖分类记录脊髓损伤对自主神经功能的总体影响。提供分类表格记录心血管、支气管—肺、排汗功能和体温调节的自主神经控制。提供表格使检查者可以对下尿路、肠道和性反应的神经控制进行描述和分级。最后还提供表格详细描述尿动力学检查结果，对所有患者均应进行尿动力学检查。对每一例脊髓损伤患者，将上述信息记录在患者的病历中。脊髓损伤后心血管功能障碍的记录包括在一般自主神经功能的表格中，应该通过在适当的选择框中进行标记进行。基于神经系统体格检查和临床病史相结合，对上述信息进行判定。还应记录对心律失常、静息动脉血压异常和自主神经反射异常或体位性低血压的识别和评定情况

平面与受到自主神经控制的器官（如膀胱、肠道、汗腺等）功能之间存在着相似的关系是非常重要的。中枢和外周自主神经通路中的可塑性改变可能对脊髓损伤后自主神经调控异常起作用：下行自主神经通路

的损坏、脊髓自主神经元的形态改变、异常背根传入纤维的发芽、形成不适当的突触连接、外周神经节内的可塑性改变，以及周围神经血管反应性的改变。

要 点

- 脊髓损伤不仅导致毁灭性的肢体瘫痪，还会导致自主神经系统的显著变化，可累及不同的器官、系统和功能，包括心血管、泌尿、消化系统以及性功能和体温的调节等。
- 性功能和其他自主神经相关功能的恢复（包括血压控制）是脊髓损伤患者最重要的功能优先选择。
- 不稳定的血压控制，包括自主神经反射异常和体位性低血压，常见于 T6 及 T6 以上脊髓损伤的患者。

难 点

- 脊髓损伤后不稳定的自主神经控制，可能引起患者心脏病和脑卒中的风险增加。
- 如果不予治疗，自主神经反射异常发作可能导致癫痫发作、颅内出血、心肌梗死或死亡。
- 如果不在进行运动和感觉检查的同时对自主神经功能进行评定，并将其作为脊髓损伤评定的一部分，可能会导致对这种毁灭性损伤的复杂性估计不足。

（李筱雯 译，刘 楠 校）

参考文献

1. Krassioukov AV, Karlsson AK, Wecht JM, Wuermser LA, Mathias CJ, Marino RJ; Joint Committee of American Spinal Injury Association and International Spinal Cord Society. Assessment of autonomic dysfunction following spinal cord injury: rationale for additions to International Standards for Neurological Assessment. J Rehabil Res Dev 2007;44(1):103–112

2. Krassioukov A, Claydon VE. The clinical problems in cardiovascular control following spinal cord injury: an overview. Prog Brain Res 2006;152: 223–229

3. Claydon VE, Krassioukov AV. Orthostatic hypotension and autonomic pathways after spinal

cord injury. J Neurotrauma 2006;23(12):1713–1725

4. Krassioukov A, Warburton DE, Teasell R, Eng JJ; Spinal Cord Injury Rehabilitation Evidence Research Team. A systematic review of the management of autonomic dysreflexia after spinal cord injury. Arch Phys Med Rehabil 2009;90(4):682–695

5. Krassioukov A. Autonomic function following cervical spinal cord injury. Respir Physiol Neurobiol 2009;169(2):157–164

6. Garshick E, Kelley A, Cohen SA, et al. A prospective assessment of mortality in chronic spinal cord injury. Spinal Cord 2005;43(7):408–416

7. Furlan JC, Fehlings MG, Shannon P, Norenberg MD, Krassioukov AV. Descending vasomotor pathways in humans: correlation between axonal preservation and cardiovascular dysfunction after spinal cord injury. J Neurotrauma 2003;20(12):1351–1363

8. Wecht JM, Weir JP, Bauman WA. Blunted heart rate response to vagal withdrawal in persons with tetraplegia. Clin Auton Res 2006;16(6): 378–383

9. Hadley M. Blood pressure management after acute spinal cord injury. Neurosurgery 2002;50(3, Suppl):S58–S62

10. Glenn MB, Bergman SB. Cardiovascular changes following spinal cord injury. Top Spinal Cord Inj Rehabil 1997;2(4):47–53

11. Winslow EB, Lesch M, Talano JV, Meyer PR Jr. Spinal cord injuries associated with cardiopulmonary complications. Spine 1986;11(8):809–812

12. Hadley MN, Walters BC, Grabb PA, et al. Guidelines for the management of acute cervical spine and spinal cord injuries. Neurosurgery 2002; 50:S1–S199

13. Ditunno JF, Little JW, Tessler A, Burns AS. Spinal shock revisited: a four-phase model. Spinal Cord 2004;42(7):383–395

14. Mathias CJ, Frankel HL. Autonomic disturbances in spinal cord lesions. In: Bannister R, Mathias CJ, eds. Autonomic Failure, A Textbook of Clinical Disorders of the Autonomic Nervous System. 4th ed. Oxford: Oxford Medical Publications; 2002;839–881

15. Krassioukov AV, Furlan JC, Fehlings MG. Autonomic dysreflexia in acute spinal cord injury: an under-recognized clinical entity. J Neurotrauma 2003;20(8):707–716

16. Helkowski WM, Ditunno JF Jr, Boninger M. Autonomic dysreflexia: incidence in persons with neurologically complete and incomplete tetraplegia. J Spinal Cord Med 2003;26(3):244–247

17. Eltorai I, Kim R, Vulpe M, Kasravi H, Ho W. Fatal cerebral hemorrhage due to autonomic dysreflexia in a tetraplegic patient: case report and review. Paraplegia 1992;30(5):355–360

18. Pan SL, Wang YH, Lin HL, Chang CW, Wu TY, Hsieh ET. Intracerebral hemorrhage secondary to autonomic dysreflexia in a young person with incomplete C8 tetraplegia: a case report. Arch Phys Med Rehabil 2005;86(3):591–593

19. Anderson KD. Targeting recovery: priorities of the spinal cord-injured population. J Neurotrauma 2004;21(10):1371–1383

20. Ekland MB, Krassioukov AV, McBride KE, Elliott SL. Incidence of autonomic dysreflexia and silent autonomic dysreflexia in men with spinal cord injury undergoing sperm retrieval: implications for clinical practice. J Spinal Cord Med 2008;31(1): 33–39

21. Kirshblum SC, House JG, O'Connor KC. Silent autonomic dysreflexia during a routine bowel program in persons with traumatic spinal cord injury: a preliminary study. Arch Phys Med Rehabil 2002; 83(12):1774–1776

22. Elliott S, Krassioukov A. Malignant autonomic dysreflexia in spinal cord injured men. Spinal Cord 2006;44(6):386–392

23. Steins SA, Johnson MC, Lyman PJ. Cardiac rehabilitation in patients with spinal cord injuries. Phys Med Rehabil Clin N Am 1995;6(2):263–296

24. Silver JR. Early autonomic dysreflexia. Spinal Cord 2000;38(4):229–233

25. Harris P. Self-induced autonomic dysreflexia ('boosting') practised by some tetraplegic athletes to enhance their athletic performance. Paraplegia 1994;32(5):289–291

26. Sidorov EV, Townson AF, Dvorak MF, Kwon BK, Steeves J, Krassioukov A. Orthostatic

hypotension in the first month following acute spinal cord injury. Spinal Cord 2008;46(1):65–69

27. Consensus statement on the definition of orthostatic hypotension, pure autonomic failure, and multiple system atrophy. The Consensus Committee of the American Autonomic Society and the American Academy of Neurology. Neurol (Tokyo) 1996;46:1470

28. Cleophas TJM, Kauw FHW, Bijl C, Meijers J, Stapper G. Effects of beta adrenergic receptor agonists and antagonists in diabetics with symptoms of postural hypotension: a double-blind, placebo-controlled study. Angiology 1986;37(11):855–862

29. Sclater A, Alagiakrishnan K. Orthostatic hypotension: a primary care primer for assessment and treatment. Geriatrics 2004; 59(8):22–27

30. Frisbie JH, Steele DJR. Postural hypotension and abnormalities of salt and water metabolism in myelopathy patients. Spinal Cord 1997; 35(5):303–307

31. Illman A, Stiller K, Williams M. The prevalence of orthostatic hypotension during physiotherapy treatment in patients with an acute spinal cord injury. Spinal Cord 2000;38(12):741–747

32. Claydon VE, Krassioukov AV. Orthostatic hypotension and autonomic pathways after spinal cord injury. J Neurotrauma 2006;23(12): 1713–1725

33. Mathias CJ, Mallipeddi R, Bleasdale-Barr K. Symptoms associated with orthostatic hypotension in pure autonomic failure and multiple system atrophy. J Neurol 1999; 246(10):893–898

34. Houtman S, Colier WN, Oeseburg B, Hopman MT. Systemic circulation and cerebral oxygenation during head-up tilt in spinal cord injured individuals. Spinal Cord 2000; 38(3):158–163

35. Gonzalez F, Chang JY, Banovac K, Messina D, Martinez-Arizala A, Kelley RE. Autoregulation of cerebral blood flow in patients with orthostatic hypotension after spinal cord injury. Paraplegia 1991;29(1):1–7

36. Krassioukov A, Eng JJ, Warburton DE, Teasell

R; Spinal Cord Injury Rehabilitation Evidence Research Team. A systematic review of the management of orthostatic hypotension after spinal cord injury. Arch Phys Med Rehabil 2009;90(5): 876–885

37. Wecht JM, De Meersman RE, Weir JP, Spungen AM, Bauman WA. Cardiac autonomic responses to progressive head-up tilt in individuals with paraplegia. Clin Auton Res 2003;13(6):433–438

38. Vaziri ND. Nitric oxide in microgravity-induced orthostatic intolerance: relevance to spinal cord injury. J Spinal Cord Med 2003;26(1):5–11

39. Phillips WT, Kiratli BJ, Sarkarati M, et al. Effect of spinal cord injury on the heart and cardiovascular fitness. Curr Probl Cardiol 1998;23(11):641–716

40. Banerjea R, Sambamoorthi U, Weaver F, Maney M, Pogach LM, Findley T. Risk of stroke, heart attack, and diabetes complications among veterans with spinal cord injury. Arch Phys Med Rehabil 2008;89(8):1448–1453

41. Wannamethee SG, Shaper AG. Physical activity in the prevention of cardiovascular disease: an epidemiological perspective. Sports Med 2001; 31(2):101–114

42. Lee IM, Paffenbarger RS Jr. Associations of light, moderate, and vigorous intensity physical activity with longevity. The Harvard Alumni Health Study. Am J Epidemiol 2000;151(3):293–299

43. Harkema SJ, Ferreira CK, van den Brand RJ, Krassioukov AV. Improvements in orthostatic instability with stand locomotor training in individuals with spinal cord injury. J Neurotrauma 2008;25(12):1467–1475

44. Bleeker MW, De Groot PC, Rongen GA, et al. Vascular adaptation to deconditioning and the effect of an exercise countermeasure: results of the Berlin Bed Rest study. J Appl Physiol 2005;99(4): 1293–1300

45. de Groot PC, Bleeker MW, Hopman MT. Magnitude and time course of arterial vascular adaptations to inactivity in humans. Exerc Sport Sci Rev 2006;34(2):65–71

46. de Groot PC, Bleeker MW, van Kuppevelt DH, van der Woude LH, Hopman MT. Rapid and extensive arterial adaptations after spinal cord

injury. Arch Phys Med Rehabil 2006;87(5):688–696

47. Celermajer DS, Sorensen KE, Gooch VM, et al. Non-invasive detection of endothelial dysfunction in children and adults at risk of atherosclerosis. Lancet 1992;340(8828):1111–1115

48. Schmidt-Trucksäss A, Schmid A, Brunner C, et al. Arterial properties of the carotid and femoral artery in endurance-trained and paraplegic subjects. J Appl Physiol 2000;89(5):1956–1963

49. Schmidt-Trucksäss AS, Grathwohl D, Frey I, et al. Relation of leisure-time physical activity to structural and functional arterial properties of the common carotid artery in male subjects. Atherosclerosis 1999;145(1):107–114

50. Clarkson P, Montgomery HE, Mullen MJ, et al. Exercise training enhances endothelial function in young men. J Am Coll Cardiol 1999;33(5):1379–1385

51. McAllister RM, Laughlin MH. Short-term exercise training alters responses of porcine femoral and brachial arteries. J Appl Physiol 1997;82(5): 1438–1444

52. Allen JD, Geaghan JP, Greenway F, Welsch MA. Time course of improved flow-mediated dilation after short-term exercise training. Med Sci Sports Exerc 2003;35(5):847–853

53. de Groot P, Crozier J, Rakobowchuk M, Hopman M, MacDonald M. Electrical stimulation alters FMD and arterial compliance in extremely inactive legs. Med Sci Sports Exerc 2005; 37(8):1356–1364

54. Zbogar D, Eng JJ, Krassioukov AV, Scott JM, Esch BT, Warburton DE. The effects of functional electrical stimulation leg cycle ergometry training on arterial compliance in individuals with spinal cord injury. Spinal Cord 2008;46(11):722–726

55. Alexander MS, Biering-Sorensen F, Bodner D, et al. International standards to document remaining autonomic function after spinal cord injury. Spinal Cord 2009;47(1):36–43

56. Claydon VE, Hol AT, Eng JJ, Krassioukov AV. Cardiovascular responses and postexercise hypotension after arm cycling exercise in subjects with spinal cord injury. Arch Phys Med Rehabil 2006;87(8):1106–1114

57. Matos-Souza JR, Pithon KR, Ozahata TM, Gemignani T, Cliquet A Jr, Nadruz W Jr. Carotid intima-media thickness is increased in patients with spinal cord injury independent of traditional cardiovascular risk factors. Atherosclerosis 2009;202(1):29–31

58. Yarkony GM, Katz RT, Wu YC. Seizures secondary to autonomic dysreflexia. Arch Phys Med Rehabil 1986;67(11):834–835

59. Ho CP, Krassioukov AV. Autonomic dysreflexia and myocardial ischemia. Spinal Cord 2010; 48(9):714–715

第17章 脊髓损伤后疼痛

Angela Mailis, Luis Enrique Chaparro

本章重点

1. 创伤或其他原因导致的脊髓损伤后疼痛非常常见，影响了 25%~96% 的患者。然而，由于不同研究之间方法学和其他方面的差异，在目前已发表的文献中，对疼痛的发病率、严重程度及持续时间的描述存在较大差异。

2. 脊髓损伤相关疼痛可以是躯体源性的伤害感受性疼痛（肌肉骨骼性疼痛，脊髓损伤的急性期和慢性期均较常见），可以是内脏源性的伤害感受性疼痛（来源于膀胱、直肠和肾脏原因），也可以是神经病理性疼痛（损伤平面以上、损伤平面及损伤平面以下），或者是混合性疼痛。

3. 脊髓损伤相关疼痛的治疗包括药物治疗、物理治疗和作业治疗、心理支持治疗和手术治疗。一般采取综合治疗。

脊髓损伤一般由创伤引起，也可以是其他多种原因的结果（医源性、炎症、肿瘤、血管或骨骼疾病，或先天性因素）。持续性疼痛是脊髓损伤后最常见的结果之一，对患者造成最具摧毁性的打击[1]。继步行功能、排便及排尿功能障碍之后，相当数量的患者会把慢性疼痛认为是脊髓损伤后非常具有致残性的并发症[2]。疼痛和心理因素或社会参与能力下降之间有很大的关联。与脊髓损伤疼痛患者本身的医疗状况相比，心理因素和疼痛的相关性确实要大得多[3, 4]。另外，疼痛强度与并存的睡眠障碍有很大关联[2]，而疼痛、疲劳及无力是社会参与能力下降的主要原因[5]。

■ 流行病学

在目前已发表的文献中，对疼痛的发病率、严重程度及持续时间的估计存在很大的差异。这种差异性主要是由于不同研究中对疼痛的定义、术语、分类、纳入标准和报告方法，以及病因和人口统计学因素的不同所致。之前对 132 项研究进行综述的循证医学报告表明，多数研究在方法学方面存在严重的局限性[6]。虽然如此，该报告得出的结论为脊髓损伤后疼痛的发病率为 40%~70%；存在疼痛的患者中，25%~60% 报告为中度至重度疼痛，疼痛往往与精神心理合并症相关，并且严重到足以影响日常功能。一篇最近的文献综述[7]使用不同的纳入标准找出42项研究，其报告的患病率为26%~96%，而且不受性别/年龄、完全性/不完全性脊髓损伤或截瘫/四肢瘫的影响。一项为期5年的随访研究[8]报告，脊髓损伤后持续性严重疼痛的患病率高达58%，并且与损伤平面和损伤类型无关。一项对384例脊髓损伤患者进行的社区调查发现，79%的受访者报告目前存在疼痛，尤其是在接受教育程度低、失业或未接受教育者中，疼痛的发病率更高。疼痛的部位包括背部（61%）、髋关节和臀部（61%）、小腿和足部（58%）。76%的脊髓损伤患者经历过上肢疼痛，并且在调查时仍然有69%的患者存在疼痛。四肢瘫患者比截瘫患者更可能出现颈肩部疼痛。总体而言，受访者报告了较高程度的疼痛强度，并且活动时受到中等程度的疼痛影响，而其接受的疼痛治疗仅在某种程度上起作用[9]。

■ 临床表现

国际疼痛研究协会专业小组已经对脊髓损伤后疼痛提出了全面的分类[10]，这对后续的研究很有帮助。分类详细描述了疼痛的机制和体系，以及涉及的具体结构。具体将脊髓损伤后疼痛分为以下几类：肌骨伤害感受性疼痛，内脏伤害感受性疼痛和损伤平面以上神经病理性疼痛，损伤平面神经病理性疼痛和损伤平面以下神经病理性疼痛。

肌骨伤害感受性疼痛在脊髓损伤急性

期和慢性期中均较常见。上肢疼痛大部分是由于过度使用造成的。脊柱肌骨伤害感受性疼痛是由于骨折、手术内固定、骨质疏松或肌肉痉挛所致，并且往往在胸椎外伤和损伤术后2周内更常见[11]。内脏伤害感受性疼痛来源于膀胱、肠道或肾脏疾病，表现为痛性痉挛和钝痛，并且与恶心、自主神经反射异常和自主神经功能异常有关。T6以上的脊髓损伤常伴有自主神经反射异常，表现为阵发性头痛、血压突然升高和脑出血[12]。

脊髓损伤神经病理性疼痛和其他神经病理性疼痛综合征一样具有异质性，即不是所有患者均将会出现这种类型的疼痛[13]；损伤平面以下的疼痛（中枢性疼痛），是由穿过丘脑腹下侧核的初级躯体感觉传导通路受损所致，尤其是脊髓丘脑束[14]。病变范围可大可小，感觉缺失程度亦可从轻微至完全性。疼痛可在损伤当时立即发作，或延迟发作；可以是持续性、阵发性，或者由外界刺激诱发；不同的疼痛特征可能有不同的潜在机制。损伤平面以上神经病理性疼痛常与压迫性神经病变（如腕管综合征）相关，而损伤平面以下神经病理性疼痛被认为是继发于原始损害的中枢性疼痛。损伤平面神经病理性疼痛与神经根或脊髓的受压或损伤有关[15]。损伤平面以上或损伤平面神经病理性疼痛最常见于颈椎损伤或中央管综合征，损伤平面以下神经病理性疼痛最常与前索损伤相关[16]。Siddall等[10, 17]对脊髓损伤患者进行的为期5年的随访研究结果显示，41%的患者存在损伤平面神经病理性疼痛，34%的患者存在损伤平面以下神经病理性疼痛，5% 的患者存在内脏性疼痛。损伤平面疼痛的主要特点之一是出现较早，多在损伤后 3 个月内出现，患病率随疼痛强度增加和出现越早而增加。损伤平面神经病理性疼痛的两个主要表现为痛觉异常和疼痛程度严重。

神经病理性疼痛的实例见图 17.1。

Tasker 等总结了 127 例患者的基本特征[18]：近 2/3 为创伤性损伤，3/4 患者为男性，超过一半的患者年龄小于 40 岁，42% 为颈髓损伤，37% 为胸腰髓损伤。作者指出，"奇怪的是，有些未发现有神经

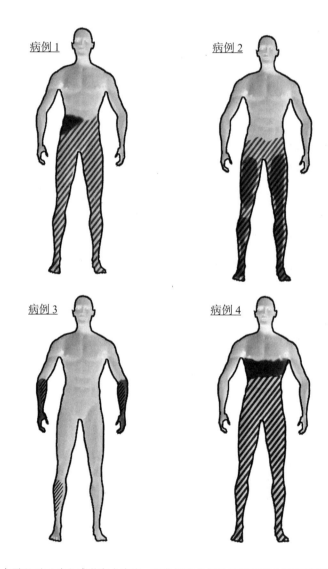

图 17.1　病例 1：T6 水平以下运动和感觉完全丧失，患者报告右侧胁肋部疼痛（损伤平面以下疼痛）。病例 2：T9-10 骨折导致部分运动和感觉缺失，主诉双下肢疼痛（损伤平面以下疼痛）。病例 3：C6-7 骨折 / 脱位导致不完全性脊髓损伤，患者表现为全身反射亢进，右侧上、下肢轻度肌肉无力，前臂内侧和右下肢感觉减退，疼痛位于双侧前臂（损伤平面以下疼痛）。病例 4：T4 骨折，运动及感觉完全丧失，出现严重的痛觉过敏、异常疼痛和过渡区疼痛（损伤平面疼痛）。黑色阴影部分表示疼痛区域，斜线部分表示感觉缺失区域

功能障碍的患者（病例系列中的 4%），与完全性脊髓横断性损伤的患者表现了相似的疼痛症状"。在另一个病例系列中[19]，17% 的患者在损伤后即刻出现疼痛，13% 的患者在损伤后 1 个月内出现疼痛，19% 的患者在损伤后 1~6 个月出现疼痛，8% 的患者在损伤后 6~12 个月出现疼痛，13% 的患者在损伤后 1~5 年出现疼痛，2% 的患者在损伤后 5 年后出现疼痛。

脊髓空洞症（特发性，与 Chiari 畸形相关或继发于创伤性脊髓损伤）的疼痛值得一提。任何类型的脊髓损伤均可导致脊髓空洞症，在损伤至出现疼痛之间存在较长的潜伏期，通常应该怀疑空洞形成。在一项病例系列中[18]，12.6% 的脊髓损伤患者随后出现脊髓空洞症，特征为脊髓损伤后 1 年或 1 年以上延迟出现的疼痛症状。一项对加拿大脊髓空洞症协作网参与者的调查显示，1996 年会议报告的疼痛患病率为 97.5%[20]。该研究同时报告，59% 的患者起病时疼痛是唯一症状，69% 的患者认为疼痛是导致日常生活能力下降的主要因素，70% 的患者存在中等程度的疼痛，11% 的患者存在重度疼痛。

■ 脊髓损伤后疼痛的潜在机制

已经发表了许多篇关于脊髓损伤后病理生理学改变的综述[1, 15, 21~23]。早期，Levitt 等对猴脊髓损伤中枢性疼痛进行了研究。当切断脊髓前外侧 1/4，或脊髓半切但保留同侧伤害感受性传导通路的部分感觉时，猴出现自残行为，这是疼痛表现；而当脊髓后侧 1/4 或后索损伤时，似乎没有出现疼痛。对脊髓进行进一步的处理后，研究者得出结论，疼痛的出现与任何特定脊髓通路的损伤无关。Lenz 等[25]最早通过对一例脊髓损伤患者进行脑深部电刺激进行了相关人类研究。他们报告失神经支配部位感受域缺失，无感受域的丘脑神经元数目增多，扩张进入丘脑部位有感受域的非传入神经元的边缘区域，造成接收区域和刺激投射区域之间的不匹配，以及非传入区域内神经元的自发放电。Pagni 和 Canavero[26]报道了一例 T9 脊髓囊肿患者，单光子发射计算体层摄影（single photon emission computed tomography，SPECT）显示其对侧丘脑灌注减少。囊肿切除后患者疼痛消失，SPECT 显像恢复正常。术前静脉注射异丙酚后也可暂时出现该效应，说明起作用的发生机制未必总与结构改变有关。

总而言之，在脊髓损伤或颅脑损伤后的中枢性疼痛中，病变可能存在于从脊髓后角到大脑皮层任何部位的轴索中，最常见的是与脊髓丘脑束的伤害感受性传导通路有关。脊髓损伤后疼痛可能的机制包括：不同感觉通路之间的平衡丧失，脊髓抑制机制丧失，和 / 或损伤脊髓内信号启动缺失。Canavero[27]提出，"中枢性疼痛与损伤部位无关，其产生是由于皮层和丘脑之间正常振荡机制的破坏所致。"爆发性活动的增加可能与 N- 甲基 -D- 天冬氨酸（NMDA）受体的抑制性作用丧失有关，或者与 NMDA 受体位点的活性增加有关。氯胺酮[28, 29]、异丙酚[30]和巴比妥类药物[31]可以缓解中枢性疼痛，表明疼痛过程中存在谷氨酸的过度表达。脊髓后角内的兴奋性神经递质确实在损伤平面神经病理性疼痛的形成过程中发挥特殊的作用[22]。这种疼痛随后可发展为损伤平面以下神经病理性疼痛，因此可能涉及共同的机制[32]。如前所述，损伤平面以下神经病理性疼痛可能与中枢性疼痛机制有关[23]。这种类型的疼痛更严重，可以诱发产生，也可以自发产生，而且有出现于脊髓损伤后晚期（＞2年）的趋势[15, 17]。这种迟发的疼痛表明缓慢的神经变性过程，以及随后继发于去传入作用的过度活动[17]。关于人体的研究表明，脊髓部分损伤患者的损伤平面以下疼痛更常见，多为脊髓前角损伤，见于50%的四肢瘫患者[17, 33]。

■ 脊髓损伤后疼痛的治疗

药物治疗

我们在PubMed使用医学主题词表（MeSH）中的"脊髓损伤"和"疼痛"作为关键词，限定条件为临床研究，进行了系统文献回顾。表17.1列出了25项临床研究，其中10项包含胃肠外给药方式，因此这些结果不适用于临床。对纳入研究的定性评价表明，药物干预对脊髓损伤后疼痛几乎无效。可能由于样本量小（研究效力不足），部分药物治疗方法未能证明显著获益。从临床角度来看，对于伴有焦虑的患者我们会推荐使用普瑞巴林（pregabalin），而对于伴有抑郁的患者我们会推荐使用抗抑郁药（度洛西汀，duloxetine）。此外，我们推荐在熟悉上述

药物的临床医生的直接监督下，使用阿片类药物作为二线治疗。氯胺酮只用于住院患者，并且总是与苯二氮䓬类药物联合合用，以避免可能出现的幻觉效应。对于求知欲强的临床医生，我们推荐PubMed上的一款简单智能的查询工具，即"临床查询"（Clinical Queries），在"临床研究类别"中搜索"脊髓损伤后疼痛"。

物理治疗和作业治疗

一般情况下，脊髓损伤患者物理治疗的目标是尽量维持或在可能的情况下改善肌力、关节活动度、平衡功能和协调功能。作业治疗的目标是通过进行简单和复杂的日常生活活动改善功能。然而，这些疗法很少直接针对神经病理性疼痛。在疼痛过渡区和痛觉过敏区使用脱敏疗法（使用不同质地的物品逐渐接触感觉过敏和异常性疼痛的皮肤，如棉、毛等），旨在降低皮肤敏感性。从我们的经验来看，这种方法效果非常不满意。口服药物治疗似乎更有效，但对皮肤感觉过敏的疗效欠佳。考虑到无对照的研究报告针灸对一些脊髓损伤后疼痛有效，加拿大目前正在进行一项多中心、随机对照试验（临床试验政府识别码：NCT00523016），测试电针疗法与假针灸对照对脊髓损伤患者烧灼样疼痛的疗效。

心理治疗

脊髓损伤后慢性疼痛会显著影响日常生活活动，如睡眠、家务劳动、运动和工作等，并且患者表现为消极应对、生活质

表 17.1 药物研究及结果

研究	药物及剂量	试验设计	结果	NNT
抗抑郁药				
1. Cardenas 等[38]	阿米替林 10~125 mg/d	平行设计	阿米替林组 = 安慰剂组	NA
2. Rintala 等[39]	阿米替林 150 mg/d vs 加巴喷丁 3 600 mg/d	交叉设计	阿米替林组 > 加巴喷丁组 = 安慰剂组	NA
3. Vranken 等[40]	度洛西汀 60~120 mg/d	平行设计	度洛西汀组 = 安慰剂组	NA
4. Davidoff 等[41]	曲唑酮 150 mg/d	平行设计	曲唑酮组 = 安慰剂组	9（1.8~∞）
抗惊厥药				
5. Levendoglu 等[42]	加巴喷丁 3 600 mg/d	交叉设计	加巴喷丁 > 安慰剂	NA
6. Tai 等[43]	加巴喷丁 1 800 mg/d	交叉设计	加巴喷丁 = 安慰剂	∞
7. Finnerup 等[44]	拉莫三嗪 400 mg/d	交叉设计	拉莫三嗪 = 安慰剂	∞
8. Finnerup 等[45]	左乙拉西坦 500~1 500 mg/d	交叉设计	左乙拉西坦 = 安慰剂	NA
9. Siddall 等[46]	普瑞巴林 600 mg/d	平行设计	普瑞巴林 > 安慰剂	NA
10. Vranken 等[47]	普瑞巴林 150~600 mg/d	平行设计	普瑞巴林 > 安慰剂	NA
11. Harden 等[37]	托吡酯 25~800 mg/d	平行设计	托吡酯 = 安慰剂	NA
12. Drewes 等[48]	丙戊酸钠 2 400 mg/d	交叉设计	丙戊酸钠 = 安慰剂	10（2.7~∞）
13. Herman 等[49]*	巴氯芬（脊柱）50 μg（单剂量）	交叉设计	巴氯芬 > 安慰剂	NA
局部麻醉药				
14. Finnerup 等[50]*	利多卡因（单剂量静脉推注）5 mg/kg	平行设计	利多卡因 > 安慰剂	4（1.8~∞）
15. Attal 等[51]*	利多卡因（单剂量静脉推注）5 mg/kg	交叉设计	利多卡因 > 安慰剂	5（1.6~∞）
16. Chiou-Tan 等[52]	美西律 450 mg/d	交叉设计	美西律 = 安慰剂	NA
静脉麻醉药				
17.Kvarnström 等[29]*	氯胺酮（静脉给药）0.4 mg/kg	交叉设计	氯胺酮 > 安慰剂 = 利多卡因	2（1.36~∞）
18. Eide 等[28]*	氯胺酮（静脉给药）：60 μg/kg +6 μg/（kg·min）vs 阿芬太尼	交叉设计	氯胺酮 = 阿芬太尼 > 安慰剂	NA
19. Amr[53]	氯胺酮（静脉给药）：80 mg/d + 加巴喷丁（900 mg/d）持续 1 周 vs 加巴喷丁单独给药	平行设计	联合用药 = 加巴喷丁单用	NA
20. Canavero 等[30]*	异丙酚（静脉给药）0.2 mg/kg	交叉设计	异丙酚 > 安慰剂	NA
21. Mailis-Gagnon 等[31]*	异戊巴比妥钠 4~7 mg/kg vs 利多卡因	平行设计	异戊巴比妥钠 > 利多卡因	NA

（续表）

研究	药物及剂量	试验设计	结果	NNT
阿片类药物				
22. Attal 等[54]	吗啡（静脉给药）9~30 mg	交叉设计	吗啡 = 安慰剂	3（1.6~40）
23. Norrbrink 等[55]	曲马多 50 mg TID 至 400 mg/d	平行设计	曲马多 > 安慰剂	NA
24. Siddall 等[56]	吗啡 0.2~1 mg（脊柱）vs 可乐定 50~100 mcg（脊柱）vs 联合用药	交叉设计	联合用药 > 吗啡 = 可乐定 > 安慰剂	7.5（2.1~∞）
大麻酚类药物				
25. Rintala 等[57]	屈大麻酚（5~25 mg）vs 苯海拉明（25~75 mg）	交叉设计	屈大麻酚 = 苯海拉明	NA

缩写：NA，不能提供；NNT，治疗所需病例数量
* 表示胃肠外给药

量下降和抑郁发病率显著增加。Rudy 等[34]发现部分心理因素，如患者对自我效验感知、活动相关疼痛、恐惧和认知应对，均与患者的躯体功能能力高度相关。而其他因素，如年龄、性别、疼痛持续时间，与患者的躯体功能能力无关。治疗的主要目标通常是改善患者的生活质量并早日重返社会，需要指导患者疼痛应对技能，进行认知行为治疗，并指导患者对社会、性功能和语言交往技能的适应。

有创治疗

当保守治疗对脊髓损伤所产生的致残性疼痛无效时，应该考虑手术治疗。手术选择应在综合考虑手术的效果、风险、复杂性和疼痛的本质（因为脊髓损伤后疼痛不是单因素构成的）后进行充分讨论。因为详细的描述超出了本章的范围，本章仅对相关手术进行简要叙述。需要考虑手术治疗的疼痛类型包括[13]：持续性（稳定）烧灼痛、感觉迟钝性疼痛和间歇性阵发性抽痛（神经痛）、损伤平面以下疼痛（中枢性疼痛）。侵入性手术方式包括[13]：脊神经根切断术，最好进行经皮脊神经根切断术，可能对"单根痛"有效，特别是缓解单神经根分布区域的疼痛；脊髓切断术，可能对根性疼痛或阵发性疼痛有效，但对稳定的持续性疼痛无效，并且其效果可能会随着时间的推移而下降。在一项病例系列研究中，25 例接受手术治疗的患者中，6 例在术后 1~21 年再次出现疼痛[13]。脊髓切断术有两种方式：在损伤平面以上切除一个脊髓节段，或将脊髓切断。这种手术方式似乎对 T10 以下的脊髓损伤更有效，并且对持续性疼痛和阵发性疼痛均有效。对于损伤平面疼痛的患者，脊髓后根进入区（dorsal root entry zone，DREZ）损毁是相当普遍的方式，尽管其也报道用于缓解损伤平面以下、持续性感觉迟钝性疼痛。

然而，神经扩增技术似乎对损伤平面以下、中枢性持续性感觉迟钝性疼痛更有效，主要包括仅适用于不完全性脊髓损伤患者的背侧柱电刺激（dorsal column stimulation，DCS）或脑深部电刺激（deep brain stimulation，DBS）。周围神经刺激不适用于脊髓损伤后疼痛。成功的背侧柱电刺激，必须在损伤节段以上的合适位置将电极插入硬膜外腔，并在疼痛区域产生感觉异常。但是，此操作在脊髓损伤患者可能存在困难，因为之前的手术或创伤本身可能会改变硬膜外腔，或者脊髓损伤往往会破坏背侧柱。有文献[13]表明，DCS对一些不完全性脊髓损伤患者的持续性疼痛具有长时间的缓解作用，但是对于阵发性疼痛的效果较差。一般认为DCS在脊髓损伤中应用的成功率较低。如果DCS在技术上无法实现，可考虑进行DBS。在一项较早进行的6个病例系列的文献综述中[35]，DBS对持续性疼痛报告的成功率各异，从0~59%，并且可导致一些严重的并发症，包括颅内血肿和浅表组织感染等。几乎每2例患者中就有1例会出现技术问题，如电极移位、需要调整参数等。对于脊髓空洞症相关的疼痛，囊腔引流或减压可在某种程度上缓解间歇性疼痛，但对持续性疼痛无效，并且这是最好的结果。Milhorat等[36]报道在37例接受手术减压的患者中，术后41%的患者疼痛无改善或实际上疼痛进一步加重。

要 点

- 脊髓损伤后疼痛源自多种机制，包括损伤平面以上疼痛、损伤平面疼痛和损伤平面以下疼痛。其对脊髓损伤患者是重要的问题，可累及任何阶段的患者，每4例患者中就有1~3例存在疼痛。

- 治疗必须是多元化的，包括综合进行药物治疗、物理因子治疗、心理治疗和介入治疗。

- 脊髓损伤患者可能需要多种药物干预，包括阿片类药物和神经辅助药物（尽管在临床研究中仅证实普瑞巴林有阳性作用）。

- 在进行药物治疗时必须遵守某些规则（如必须按照顺序给药而不能同时给药），而每次尝试给药必须具有时间偶然性和剂量偶然性。治疗效果必须按照疼痛和功能两个方面予以记录。

难 点

■ 脊髓损伤后疼痛不都是一样的，潜在的病理生理学改变（中枢性或周围性，神经病理性或伤害感受性）影响治疗方式的应用。

■ 不应该低估脊髓损伤后疼痛和相关功

能障碍患者心理因素、认知功能和应对机制的影响。

■ 因为脊髓损伤相关疼痛可能难以治疗，因此想要彻底消除疼痛是不切实际的。

（王文婷 佟 帅 译，刘 楠 校）

参考文献

1. Siddall PJ, Loeser JD. Pain following spinal cord injury. Spinal Cord 2001;39(2):63–73

2. Widerström-Noga EG, Felipe-Cuervo E, Yezierski RP. Chronic pain after spinal injury: interference with sleep and daily activities. Arch Phys Med Rehabil 2001;82(11):1571–1577

3. Störmer S, Gerner HJ, Grüninger W, et al. Chronic pain/dysaesthesiae in spinal cord injury patients: results of a multicentre study. Spinal Cord 1997; 35(7):446–455

4. Summers JD, Rapoff MA, Varghese G, Porter K, Palmer RE. Psychosocial factors in chronic spinal cord injury pain. Pain 1991;47(2):183–189

5. Jensen MP, Kuehn CM, Amtmann D, Cardenas DD. Symptom burden in persons with spinal cord injury. Arch Phys Med Rehabil 2007;88(5):638–645

6. Jadad A, O'Brien MA, Wingerchuk D, et al. Management of chronic central neuropathic pain following traumatic spinal cord injury. Evid Rep Technol Assess (Summ) 2001;1(45):1–5

7. Dijkers M, Bryce T, Zanca J. Prevalence of chronic pain after traumatic spinal cord injury: a systematic review. J Rehabil Res Dev 2009;46(1): 13–29

8. Siddall PJ. Management of neuropathic pain following spinal cord injury: now and in the future. Spinal Cord 2009;47(5):352–359

9. Turner JA, Cardenas DD, Warms CA, McClellan CB. Chronic pain associated with spinal cord injuries: a community survey. Arch Phys Med Rehabil 2001;82(4):501–509

10. Siddall PJ, Yezierski RP, Loeser JD. Taxonomy and epidemiology of spinal cord injury pain. In: Yezierski RP, Burchiel KJ, eds. Spinal Cord Injury Pain: Assessment, Mechanisms, Management. Progress in Pain Research and Management, Vol 23. Seattle, WA: IASP Press; 2002:9–24

11. Berić A. Post-spinal cord injury pain states. Pain 1997;72(3):295–298

12. Karlsson AK. Autonomic dysreflexia. Spinal Cord 1999;37(6):383–391

13. Tasker R. Spinal cord injury and central pain. In: Aronoff GM, ed. Evaluation and Treatment of Chronic Pain. Baltimore, MD: Lippincott Williams & Wilkins; 1998:131–146

14. Leijon G, Boivie J, Johansson I. Central post-stroke pain-neurological symptoms and pain characteristics. Pain 1989;36(1):13–25

15. Finnerup NB, Jensen TS. Spinal cord injury pain—mechanisms and treatment. Eur J Neurol 2004;11(2):73–82

16. Que JC, Siddall PJ, Cousins MJ. Pain management in a patient with intractable spinal cord injury pain: a case report and literature review. Anesth Analg 2007;105(5):1462–1473

17. Siddall PJ, McClelland JM, Rutkowski SB, Cousins MJ. A longitudinal study of the prevalence and characteristics of pain in the first 5 years following spinal cord injury. Pain 2003;103(3): 249–257

18. Tasker RR, DeCarvalho GT, Dolan EJ. Intractable pain of spinal cord origin: clinical features and

implications for surgery. J Neurosurg 1992; 77(3):373–378

19. Tasker RR. Pain resulting from central nervous system pathology (central pain), In: Bonica JJ, ed. The Management of Pain. Philadelphia, PA: Lea & Febiger; 1990:264–280

20. Cohodaveric T, Mailis-Gagnon A, Montanera W. Syringomyelia: pain, sensory abnormalities, and neuroimaging. J Pain 2000;1:54–66

21. Eide PK. Pathophysiological mechanisms of central neuropathic pain after spinal cord injury. Spinal Cord 1998;36(9):601–612

22. Yezierski RP. Spinal cord injury: a model of central neuropathic pain. Neurosignals 2005; 14(4): 182–193

23. Finnerup NB, Johannesen IL, Fuglsang-Frederiksen A, Bach FW, Jensen TS. Sensory function in spinal cord injury patients with and without central pain. Brain 2003;126(Pt 1):57–70

24. Levitt M, Levitt JH. The deafferentation syndrome in monkeys: dysesthesias of spinal origin. Pain 1981;10(2):129–147

25. Lenz FA, Tasker RR, Dostrovsky JO, et al. Abnormal single-unit activity recorded in the somatosensory thalamus of a quadriplegic patient with central pain. Pain 1987;31(2):225–236

26. Pagni CA, Canavero S. Functional thalamic depression in a case of reversible central pain due to a spinal intramedullary cyst. Case report. J Neurosurg 1995;83(1):163–165

27. Canavero S. Dynamic reverberation: a unified mechanism for central and phantom pain. Med Hypotheses 1994;42(3):203–207

28. Eide PK, Stubhaug A, Stenehjem AE. Central dysesthesia pain after traumatic spinal cord injury is dependent on N-methyl-D-aspartate receptor activation. Neurosurgery 1995;37(6):1080–1087

29. Kvarnström A, Karlsten R, Quiding H, Gordh T. The analgesic effect of intravenous ketamine and lidocaine on pain after spinal cord injury. Acta Anaesthesiol Scand 2004;48(4):498–506

30. Canavero S, Bonicalzi V, Pagni CA, et al. Propofol analgesia in central pain: preliminary clinical observations. J Neurol 1995;242(9):561–567

31. Mailis-Gagnon A, Yegneswaran B, Bharatwal B, Krassioukov AV. Effects of intravenous sodium amobarbital vs lidocaine on pain and sensory abnormalities in patients with spinal cord injury. J Spinal Cord Med 2009;32(1):49–53

32. Burchiel KJ, Hsu FP. Pain and spasticity after spinal cord injury: mechanisms and treatment. Spine 2001;26(24, Suppl):S146–S160

33. Berić A, Dimitrijević MR, Lindblom U. Central dysesthesia syndrome in spinal cord injury patients. Pain 1988;34(2):109–116

34. Rudy TE, Lieber SJ, Boston JR, Gourley LM, Baysal E. Psychosocial predictors of physical performance in disabled individuals with chronic pain. Clin J Pain 2003;19(1):18–30

35. Tasker RR, Vilela Filho O. Deep brain stimulation for the control of intractable pain. In: Youmans JR, ed. Neurological Surgery. 3rd ed. Philadelphia: WB Saunders; 1996:3512–3527

36. Milhorat TH, Kotzen RM, Mu HT, Capocelli AL Jr, Milhorat RH. Dysesthetic pain in patients with syringomyelia. Neurosurgery 1996;38(5):940–946, discussion 946–947

37. Harden RN, Brenman E, Saltz S, Houle T. Topiramate in the management of spinal cord injury pain: a double-blind, randomized, placebo-controlled pilot study. In: Yezierski R, Burchiel K, eds. Spinal Cord Injury Pain: Assessment, Mechanisms, Management 1st ed. Seattle, WA: IASP Press; 2002:393–408

38. Cardenas DD, Warms CA, Turner JA, Marshall H, Brooke MM, Loeser JD. Efficacy of amitriptyline for relief of pain in spinal cord injury: results of a randomized controlled trial. Pain 2002;96(3):365–373

39. Rintala DH, Holmes SA, Courtade D, Fiess RN, Tastard LV, Loubser PG. Comparison of the effectiveness of amitriptyline and gabapentin on chronic neuropathic pain in persons with spinal cord injury. Arch Phys Med Rehabil 2007;88(12): 1547–1560

40. Vranken JH, Hollmann MW, van der Vegt MH, Kruis MR, Heesen M, Vos K, Pijl AJ, Dijkgraaf MG. Duloxetine in patients with central neuropathic pain caused by spinal cord injury or stroke: a randomized, double-blind, placebo-

controlled trial. Pain 2011;152(2):267–273

41. Davidoff G, Guarracini M, Roth E, Sliwa J, Yarkony G. Trazodone hydrochloride in the treatment of dysesthetic pain in traumatic myelopathy: a randomized, double-blind, placebo-controlled study. Pain 1987;29(2):151–161

42. Levendoglu F, Ogun CO, Ozerbil O, Ogun TC, Ugurlu H. Gabapentin is a first line drug for the treatment of neuropathic pain in spinal cord injury. Spine (Phila Pa 1976) 2004;29(7):743–751

43. Tai Q, Kirshblum S, Chen B, Millis S, Johnston M, DeLisa JA. Gabapentin in the treatment of neuropathic pain after spinal cord injury: a prospective, randomized, double-blind, crossover trial. J Spinal Cord Med 2002; 25(2):100–105

44. Finnerup NB, Sindrup SH, Bach FW, Johannesen IL, Jensen TS. Lamotrigine in spinal cord injury pain: a randomized controlled trial. Pain 2002;96(3):375–383

45. Finnerup NB, Grydehoj J, Bing J, Johannesen IL, Biering-Sorensen F, Sindrup SH, Jensen TS. Levetiracetam in spinal cord injury pain: a randomized controlled trial. Spinal Cord 2009;47(12):861–867

46. Siddall PJ, Cousins MJ, Otte A, Griesing T, Chambers R, Murphy TK. Pregabalin in central neuropathic pain associated with spinal cord injury: a placebo-controlled trial. Neurology 2006; 67(10):1792–1800

47. Vranken JH, Dijkgraaf MG, Kruis MR, van der Vegt MH, Hollmann MW, Heesen M. Pregabalin in patients with central neuropathic pain: a randomized, double-blind, placebo-controlled trial of a flexible-dose regimen. Pain 2008;136(1–2): 150–157

48. Drewes AM, Andreasen A, Poulsen LH. Valproate for treatment of chronic central pain after spinal cord injury. A double-blind cross-over study. Paraplegia 1994;32(8):565–569

49. Herman RM, D'Luzansky SC, Ippolito R. Intrathecal baclofen suppresses central pain in patients with spinal lesions. A pilot study. Clin J Pain 1992;8(4):338–345

50. Finnerup NB, Biering-Sorensen F, Johannesen IL, Terkelsen AJ, Juhl GI, Kristensen AD, Sindrup SH, Bach FW, Jensen TS. Intravenous lidocaine relieves spinal cord injury pain: a randomized controlled trial. Anesthesiology 2005;102(5):1023–1030

51. Attal N, Gaude V, Brasseur L, Dupuy M, Guirimand F, Parker F, Bouhassira D. Intravenous lidocaine in central pain: a double-blind, placebo-controlled, psychophysical study. Neurology 2000;54(3):564–574

52. Chiou-Tan FY, Tuel SM, Johnson JC, Priebe MM, Hirsh DD, Strayer JR. Effect of mexiletine on spinal cord injury dysesthetic pain. Am J Phys Med Rehabil 1996;75(2):84–87

53. Amr YM. Multi-day low dose ketamine infusion as adjuvant to oral gabapentin in spinal cord injury related chronic pain: a prospective, randomized, double blind trial. Pain Physician 2010;13(3):245–249

54. Attal N, Guirimand F, Brasseur L, Gaude V, Chauvin M, Bouhassira D. Effects of IV morphine in central pain: a randomized placebo-controlled study. Neurology 2002;58(4):554–563

55. Norrbrink C, Lundeberg T. Tramadol in neuropathic pain after spinal cord injury: a randomized, double-blind, placebo-controlled trial. Clin J Pain 2009;25(3):177–184

56. Siddall PJ, Molloy AR, Walker S, Mather LE, Rutkowski SB, Cousins MJ. The efficacy of intrathecal morphine and clonidine in the treatment of pain after spinal cord injury. Anesth Analg 2000;91(6):1493–1498

57. Rintala DH, Fiess RN, Tan G, Holmes SA, Bruel BM. Effect of dronabinol on central neuropathic pain after spinal cord injury: a pilot study. Am J Phys Med Rehabil 2010;89(10):840–848

第 18 章　脊髓损伤的社会心理问题

Paul Kennedy，Emilie F. Smithson

本章重点

1. 脊髓损伤后抑郁并不是普遍存在的，也不是不可避免的。

2. 约 1/3 的患者经历过明显的损伤后情绪障碍。

3. 慢性神经病理性疼痛比较常见，使患者的适应过程更加困难。

4. 应对效能训练有助于减轻脊髓损伤后焦虑和抑郁。

脊髓损伤会使患者的日常生活发生巨大的变化。患者不只需要适应潜在的体能下降，还需要适应职业状态、休闲娱乐活动以及社会关系和亲密关系等方面的变化。住院康复阶段患者的隐私权得不到保护，再加上患者在较为私密的需求方面对护理人员的依赖性逐渐增加，会加剧患者的情绪反应。面对如此多重的压力，患者出现焦虑、抑郁和创伤后应激障碍（posttraumatic stress disorder，PTSD）也就不足为奇了。这些随着时间推移出现的严重心理问题如表 18.1 所示。

■ 抑郁

Migliorini 等[1]的一项研究表明，在来自社区的一组脊髓损伤患者中，37% 经历过抑郁，30% 出现过焦虑，25% 经历过应激状态，8.4% 的患者符合创伤后应激障碍的诊断标准。Craig 等[2]的综述表明，患者在康复期间的抑郁症发生率估计约为 30%。Pollard 和 Kennedy[3]关于情绪对脊髓损伤患者影响的纵向研究显示，损伤发生 10 年后患者有抑郁的比例仍相对稳定：38% 的患者在伤后 12 周达到 Beck 抑郁量表中的临床临界分数，在损伤后 10 年这一比例为 35%。

然而，与 Siller[4]曾经提出的关于脊髓损伤后患者心理应激的假设相反，研究发现患者在对脊髓损伤的适应过程中抑郁既不普遍存在也不是不可避免的，多数罹患脊髓损伤的人仍然过着令人满意和有意义的生活。此外，研究还发现，脊髓损伤后社会心理适应问题的出现与情感反应和应对方式的关系，比伤害或损伤因素更密切[5]。有人认为，精神病理状态的产生不是脊髓损伤本身的直接结果，而是由损伤引发的社会、环境和健康问题所导致的。

尽管据估计脊髓损伤人群的自杀率比一般人群高 6 倍，但这些估计的可靠性一直受到研究人员的质疑，因为这其中包含了因尝试自杀而导致脊髓损伤的患者[6]，他们的脊髓损伤可能是由受伤前已经存在的心理问题所造成的。一项关于故意自残导致脊髓损伤的患者的死亡率的回顾性研究发现，24% 的死亡是自杀；然而，超过 60% 的死亡可能是由于膀胱感染等并发症[6]。在脊髓损伤人群中，间接形式的自残，如自我忽略，比真正尝试自杀更普遍，这反过来会导致潜在的致命并发症，如膀胱感染和压疮（表 18.1）。

表 18.1 应重点关注的心理问题

急性期
筛查认知功能受损情况
明确受伤前心理 / 精神状态
筛查创伤后应激障碍和急性应激障碍
平复情绪反应并传递安全感
为患者家庭提供支持
康复期
情绪评估
选取适当的评估和应对策略
减轻灾难感并应对负面预期
为患者提供与有效的榜样角色、接触的渠道
为患者的适应障碍提供个体化心理治疗
提供群组应对效能训练
评估需求并制订目标规划
提供心理教育和朋辈咨询
促进患者参与社会活动并做好职业规划
出院前阶段
加强自我管理
协调社区访视工作
确定最终的职业目标
参与疼痛管理
提供性心理辅导
安排社区心理支持

■ 并发创伤性脑损伤

多数脊髓损伤是由创伤导致的，如高处坠落、交通事故和运动意外[7]，因此常合并创伤性脑损伤（traumatic brain injury，TBI）而使康复过程变得更加复杂。据估计，16%~59% 的脊髓损伤患者合并创伤性脑损伤。然而，Macciocchi 等[8]认为 TBI 的识别和分类标准各异，并且有时并不可靠。在一项前瞻性研究中，某创伤性脊髓损伤康复中心的研究人员对入院的 198 例患者使用严格的诊断分类标准，结果发现 60% 的患者同时存在创伤性脑损伤。据估计，多达 50% 的脊髓损伤患者会出现注意力、记忆和解决问题能力等方面的认知损害[9]。这些发现凸显了尽早进行神经心理评估以确保为患者提供必要的支持并使患者功能得到最大限度的康复的重要性。在一篇关于颅脑损伤引起的并发症的综述中，强调了认知缺陷如何影响脊髓损伤患者学习新的代偿技能和实现最佳的功能独立性[10]。除了受到创伤和大脑低氧或缺氧等因素的影响外，认知功能和后续康复转归也会受到损伤前药物或酒精滥用的影响。

■ 酒精和药物滥用

39%~50% 的脊髓损伤患者在受伤时处于（酒精和药物）中毒状态[11, 12]，而且研究发现受伤前饮酒模式与损伤后的费用紧密相关。持续的酒精和药物滥用不利于个体的康复，会导致住院时间延长和抑郁、压疮、泌尿系感染等并发症的发生率的增高[13]。Elliot 等[14]发现，23%的住院患者存在严重的酗酒问题，这些患者不仅抑郁行为量表得分较高，而且在伤后 3 年内出现压疮的可能性也将增加 2.5 倍。此种预后上的差异可能是由于有药物滥用问题患者的应对策略与一般患者不同。研究发现，物质滥用者更多使用逃避式的应对策略，对损伤的接受程度更低[15]，这反过来会导致更差的适应和更多的心理问题。对患者的酒精和药物滥用情况进行筛查，有利于在康复期对存在这类问题的患者提供必要的强化护理和支持。

除了对康复和适应的负面影响之外，有酗酒问题的患者在伤后会更容易受到疼痛的困扰，疼痛强度也更高。Tate 等[13]的一项回顾性研究分析了 3 041 例脊髓损伤患者，发现存在酗酒问题的参与者（占 14%）疼痛更严重，生活满意度评分更低。

■ 慢性疼痛

关于脊髓损伤患者慢性疼痛患病率的研究结果相差很大，估计为 25%~45%[16]，甚至高达 96%[17]。疼痛困扰与更低的生活质量满意度评分相关[18, 19]。神经病理性疼痛的出现与较低的身体健康状态评分相关[20]，同时对受伤后职业状态有负面影响[21]。更高的疼痛等级与敏感情绪和精神病理状态相关，如愤怒表达和消极认知[22]。更严重的疼痛程度与较低的损伤接受度[23]和更强的灾难认知相关[24]。

Widerstrom-Noga 等[25]的一项有 190 例脊髓损伤患者参与的研究发现，小部分患者表示虽然经历了中重度疼痛，但对社会心理的影响较弱。当探讨这些患者的特征时，分析提示与有中度疼痛而社会心理影响较强的人群相比，他们有更高水平的积极人际关系支持。这些结果强调了脊髓损伤患者康复过程中多方面社会支持的重要性。

■ 社会支持的作用

研究发现，社会支持与损伤后患者的心理状态和适应性相关[26]，被认为是早期死亡率的预测因素[27]，并且和较弱的绝望感和较低的抑郁评分相关[28]。定性研究也为脊髓损伤后社会支持的重要性提供了额外的证据。家庭和同伴的支持加快了患者心态调整的进程。患者的反馈表明，这种在整个康复过程中向脊髓损伤患者提供非正式的支持和建议的服务方式能够为其带来获益。

患者出院后，家庭成员承担照顾患者的任务，帮助患者完成进食、穿衣、转移和个人卫生（包括膀胱及直肠管理）等日常生活活动。很多家庭成员在没有或很少接受过社会支持培训的情况下开始家庭照顾工作，结果遇到很多问题，如过重的经济负担和生活质量下降，以及健康和情绪问题[29, 30]。

与之前认为的父母患脊髓损伤对孩子的情绪调整有负面影响的观点相反，

研究表明，父亲患脊髓损伤的孩子表现了良好的适应能力，情绪稳定，在身体形象、娱乐爱好和人际关系方面不受影响[31]。Alexander 等[32]发现，母亲患有脊髓损伤的孩子与母亲正常的孩子之间没有个性上的差异。Ghidini 等[33]调查了怀孕和生育对女性脊髓损伤患者的影响，96% 的患者认为做母亲使生活质量得到了提高，并且考虑未来想要更多的孩子。不过，尽管在住院康复期间获得的关于妊娠及生育的相关信息未能对女性患者是否组建家庭的决策产生影响，但被调查的女性患者中只有 11% 认为已经获得了充足的信息。

■ 脊髓损伤后的性功能

脊髓损伤后的神经学改变往往导致性功能障碍，使患者情绪低落，生活质量下降。除了脊髓损伤对性功能造成的直接改变，患者还会为自身的肠道和膀胱意外事件、身体形象的改变、自主神经反射异常、疼痛干扰、痉挛而担忧，这些都是阻碍患者进行身体接触的因素[34]。Anderson 等[34]的一项网络调查显示，大部分脊髓损伤患者认为自身的性感觉发生改变，而改善性功能可以改善生活质量。同样，Phelps 等[35]调查了社区内已婚或已同居的脊髓损伤男性，42% 的受访者对其性生活质量不满意，50% 有性能力不足的感觉。在出院后的前 18 个月中，性生活质量是患者最不满意的方面之一，这一方面的康复服务也有待通过为患者提供更多支持和信息而得到进一步提高[36]。

■ 生活质量和创伤后适应能力的决定因素

脊髓损伤患者的生活质量评分比正常人低[5]。然而，深层次分析发现，评分低与并发症、活动受限和社会参与受限相关性更高[37, 38]，而不是损伤本身或体能下降所致[39, 40]。大部分脊髓损伤患者对生活感到快乐和满意[41]。研究发现，生活质量满意度评分与有创造性的活动（如工作和娱乐）的参与度直接相关[42]。关于生活质量的定性研究进一步证实了上述定量研究的发现，即有意义的人际关系、责任感、对自身生活的掌控感、参与有意义的活动，对改善患者的生活质量具有重要意义[43]。与损伤的平面或严重程度相比，心理社会因素（如人际关系、家庭成员或同伴支持[44]）和心理学因素（如对残疾的负性认知[45]）对患者的功能预后影响更大，Chevalier 等[46]在综述中强调了认知和应对策略在脊髓损伤后长期适应过程中的重要作用。负性应对策略，如逃脱或躲避，使脊髓损伤患者抑郁和情感压抑的程度增加[47]，并降低生活质量和社会参与能力[48]。Kennedy 等[49]观察了初始认知和随后的应对反应之间的关系，发现那些将初始将损伤视为挑战的患者，更容易采用适应性的应对策略，如接受。1 年后再次评价生活质量、焦虑和抑郁情绪，那些将损伤视为挑战的患者的总体评分明显好于那些将损伤视为损失或威胁的患者。大量关于认知、应对和适应的相关性研究，使专门针对脊髓损伤患者认知和应对策略的评价工具得以开发。例如，残疾认知：初始与后期评估量表[50]，脊髓损伤相关应对策略问卷[51]。这些工具不仅可以加深我们对脊髓损伤后患者适应能力的认识，还有助于调整认知行为治疗方案以适应患者特有的认知和应对模式。

■ 认知行为治疗和其他心理学干预

至于其他心理学支持服务，认知行为治疗是最常用于脊髓损伤患者的治疗干预，因为目前已有强有力的证据表明其能够带来正向结果。认知行为治疗（cognitive behavioral therapy，CBT）可用于挑战患者对残疾的负性认知，在损伤急性期为患者提供心理支持，或者对那些在损伤前就存在心理问题的患者提供持续的心理支持。Craig 等[52]发现，与接受常规治疗相比，在住院期间接受过认知行为治疗的患者，损伤后 2 年内更少需要再入院，更少使用处方药物和非法药物，并且更容易感觉自己已经适应残疾状态。

认知和应对策略与焦虑抑郁评分[47, 49]的相关性，使专门针对脊髓损伤患者制定的心理教育干预项目得到了发展。应对效能训练（Coping Effectiveness Training，CET）[15]的目的是让患者获得相关知识和信心，采用适应性应对策略来处理脊髓损伤带来的变化。Kennedy 等[15]比较了那些接受应对效能训练和接受常规治疗的患者，发现接受应对效能训练的患者的焦虑抑郁评分更低。除了心理学上的收益，从参与 CET 的患者中获得的数据凸显了与新受伤患者进行小组讨论的重要性和与病友分享信息的获益，因此在住院期间为患者提供获得同伴支持的机会就显得尤为重要了。

Norrbrink Budh 等[53]开发了一个专门为脊髓损伤和神经病理性疼痛患者设计的认知、行为和教育综合项目，尽管干预后疼痛程度没有减轻，但经过 12 个月的随访发现，患者的焦虑抑郁程度与基线值相比有所下降，提示这种干预可以使患者有效应对疼痛并尽量减少对心理的影响。

■ 目标计划

脊髓损伤后康复的总体目标是让患者获得必要的技能和信心来处理损伤带来的改变和挑战。在英国艾尔斯伯里的斯托克曼德维尔医院的国家脊柱损伤中心（National Spinal Injuries Centre，NSIC），已经将需求评估与目标计划项目融入患者的日常医疗。目标设定理论认为，在此过程中患者个人的参与对于项目的成功和维持是至关重要的。脊髓损伤患者除了接受大量关于损伤的信息和建议外，还必须重新学习一些基本的生活技能和新的技能来保持健康。需求评估清单（Needs Assessment Checklist，NAC）[54]的作用就是在整个康复领域中，通过对知识和能力的标准化评估来确定患者的需求。这项清单和其他功能评定工具之间的区别在于，它专门为脊髓损伤患者设计，同时考虑了躯体功能和言语功能的独立性。利用 NAC 可以发现重点需求领域，在目标计划方案的制订过程中，多学科团队与患者共同建立一个清晰的、可识别的、可实现的目标。在NSIC，引入目标计划后，患者会将更多的时间投入康复锻炼，表明目标计划方案可有效提高患者的主观能动性。

■ 小结

脊髓损伤绝不仅仅是脊髓的损伤。它可以导致患者日常生活的深刻改变——包括休闲、娱乐、工作和人际关系的改变，并且对患者的心理健康和人格有潜在的影响。大部分脊髓损伤患者离开医院后可以过上比较令人满意和有成就感的生活，享受愉悦的人际关系，参与各种各样的娱乐活动。然而，对于部分患者来讲，脊髓损伤的巨大影响会使他们经历持续存在的适应困难，甚至出现严重的心理问题。本章强调了提供全面的、以患者为中心的康复服务，并将认知、应对和适应融入日常医疗干预的理论模式的重要性。

要 点

■ 高达1/3的脊髓损伤患者存在抑郁，并且是可以治疗的。

■ 慢性疼痛的发病率较高，使患者的适应过程变得复杂。

难 点

■ 合并的创伤性颅脑损伤容易漏诊。

■ 不解决心理和适应问题，将限制患者的功能预后。

（王文婷　佟　帅　译,邢华医　刘　楠　校）

参考文献

1. Migliorini C, Tonge B, Taleporos G. Spinal cord injury and mental health. Aust N Z J Psychiatry 2008;42(4):309–314
2. Craig A, Tran Y, Middleton J. Psychological morbidity and spinal cord injury: a systematic review. Spinal Cord 2009;47(2):108–114
3. Pollard C, Kennedy P. A longitudinal analysis of emotional impact, coping strategies and posttraumatic psychological growth following spinal cord injury: a 10-year review. Br J Health

Psychol 2007;12(Pt 3):347–362

4. Siller J. Psychological situation of the disabled with spinal cord injuries. Rehabil Lit 1969; 30(10):290–296

5. Martz E, Livneh H, Priebe M, Wuermser LA, Ottomanelli L. Predictors of psychosocial adaptation among people with spinal cord injury or disorder. Arch Phys Med Rehabil 2005;86(6): 1182–1192

6. Kennedy P, Rogers B, Speer S, Frankel H. Spinal cord injuries and attempted suicide: a retrospective review. Spinal Cord 1999; 37(12):847–852

7. Spinal Cord Injury Information Network. Spinal Cord Injury Facts and Statistics at a Glance. April 2009. http://images.main.aub.edu/spinalcord/ pdffiles/factsApr09.pdf. Accessed August 2009

8. Macciocchi S, Seel RT, Thompson N, Byams R, Bowman B. Spinal cord injury and co-occurring traumatic brain injury: assessment and incidence. Arch Phys Med Rehabil 2008;89(7): 1350–1357

9. Davidoff GN, Roth EJ, Richards JS. Cognitive deficits in spinal cord injury: epidemiology and outcome. Arch Phys Med Rehabil 1992; 73(3):275–284

10. Arzaga D, Shaw V, Vasile AT. Dual diagnoses: the person with a spinal cord injury and a concomitant brain injury. SCI Nurs 2003;20(2): 86–92

11. Heinemann AW, Keen M, Donohue R, Schnoll S. Alcohol use by persons with recent spinal cord injury. Arch Phys Med Rehabil 1988;69(8): 619–624

12. Burke DA, Linden RD, Zhang YP, Maiste AC, Shields CB. Incidence rates and populations at risk for spinal cord injury: A regional study. Spinal Cord 2001;39(5):274–278

13. Tate DG, Forchheimer MB, Krause JS, Meade MA, Bombardier CH. Patterns of alcohol and substance use and abuse in persons with spinal cord injury: risk factors and correlates. Arch Phys Med Rehabil 2004;85(11):1837–1847

14. Elliot TR, Kurylo M, Chen Y, Hicken B. Alcohol abuse history and adjustment following spinal cord injury. Rehabil Psychol 2002;47:278–290

15. Kennedy P, Duff J, Evans M, Beedie A. Coping effectiveness training reduces depression and anxiety following traumatic spinal cord injuries. Br J Clin Psychol 2003;42(Pt 1):41–52

16. Richards JS. Chronic pain and spinal cord injury: review and comment. Clin J Pain 1992;8(2): 119–122

17. Dijkers M, Bryce T, Zanca J. Prevalence of chronic pain after traumatic spinal cord injury: a systematic review. J Rehabil Res Dev 2009;46(1): 13–29

18. Budh CN, Osteråker AL. Life satisfaction in individuals with a spinal cord injury and pain. Clin Rehabil 2007;21(1):89–96

19. Putzke JD, Richards JS, Hicken BL, DeVivo MJ. Interference due to pain following spinal cord injury: important predictors and impact on quality of life. Pain 2002;100(3):231–242

20. Noonan VK, Kopec JA, Zhang H, Dvorak MF. Impact of associated conditions resulting from spinal cord injury on health status and quality of life in people with traumatic central cord syndrome. Arch Phys Med Rehabil 2008;89(6):1074–1082

21. Meade MA, Barrett K, Ellenbogen PS, Jackson MN. Work intensity and variations in health and personal characteristics of individuals with spinal cord injury (SCI). J Vocat Rehabil 2006;25:13–19

22. Summers JD, Rapoff MA, Varghese G, Porter K, Palmer RE. Psychosocial factors in chronic spinal cord injury pain. Pain 1991;47(2):183–189

23. Wade JB, Price DD, Hamer RM, Schwartz SM, Hart RP. An emotional component analysis of chronic pain. Pain 1990;40(3):303–310

24. Turner JA, Jensen MP, Warms CA, Cardenas DD. Catastrophizing is associated with pain intensity, psychological distress, and pain-related disability among individuals with chronic pain after spinal cord injury. Pain 2002;98(1-2):127–134

25. Widerström-Noga EG, Felix ER, Cruz-Almeida Y, Turk DC. Psychosocial subgroups in persons with spinal cord injuries and chronic pain. Arch Phys Med Rehabil 2007;88(12):1628–1635

26. North NT. The psychological effects of spinal cord injury: a review. Spinal Cord 1999;37(10): 671–679

27. Krause JS, Carter RE. Risk of mortality after spinal cord injury: relationship with social support, education, and income. Spinal Cord 2009;47(8): 592–596

28. Beedie A, Kennedy P. Quality of social support predicts hopelessness and depression post spinal cord injury. J Clin Psychol Med Settings 2002;9:227–234

29. Vitaliano PP, Zhang J, Scanlan JM. Is caregiving hazardous to one's physical health? A meta-analysis. Psychol Bull 2003;129(6):946–972

30. Post MWM, Bloemen J, de Witte LP. Burden of support for partners of persons with spinal cord injuries. Spinal Cord 2005;43(5):311–319

31. Buck FM, Hohmann GW. Personality, behavior, values, and family relations of children of fathers with spinal cord injury. Arch Phys Med Rehabil 1981;62(9):432–438

32. Alexander CJ, Hwang K, Sipski ML. Mothers with spinal cord injuries: impact on marital, family, and children's adjustment. Arch Phys Med Rehabil 2002;83(1):24–30

33. Ghidini A, Healey A, Andreani M, Simonson MR. Pregnancy and women with spinal cord injuries. Obstet Gynecol Surv 2009;64:141–142

34. Anderson KD, Borisoff JF, Johnson RD, Stiens SA, Elliott SL. The impact of spinal cord injury on sexual function: concerns of the general population. Spinal Cord 2007;45(5):328–337

35. Phelps J, Albo M, Dunn K, Joseph A. Spinal cord injury and sexuality in married or partnered men: activities, function, needs, and predictors of sexual adjustment. Arch Sex Behav 2001;30(6): 591–602

36. Kennedy P, Sherlock O, McClelland M, Short D, Royle J, Wilson C. A multi-centre study of the community needs of people with spinal cord injuries: the first 18 months. Spinal Cord 2010;48(1): 15–20

37. Barker RN, Kendall MD, Amsters DI, Pershouse KJ, Haines TP, Kuipers P. The relationship between quality of life and disability across the lifespan for people with spinal cord injury. Spinal Cord 2009;47(2):149–155

38. Lund ML, Nordlund A, Bernspång B, Lexell J. Perceived participation and problems in participation are determinants of life satisfaction in people with spinal cord injury. Disabil Rehabil 2007;29(18):1417–1422

39. Westgren N, Levi R. Quality of life and traumatic spinal cord injury. Arch Phys Med Rehabil 1998;79(11):1433–1439

40. Manns PJ, Chad KE. Determining the relation between quality of life, handicap, fitness, and physical activity for persons with spinal cord injury. Arch Phys Med Rehabil 1999;80(12):1566–1571

41. Carpenter C, Forwell SJ, Jongbloed LE, Backman CL. Community participation after spinal cord injury. Arch Phys Med Rehabil 2007;88(4): 427–433

42. Schönherr MC, Groothoff JW, Mulder GA, Eisma WH. Participation and satisfaction after spinal cord injury: results of a vocational and leisure outcome study. Spinal Cord 2005;43(4):241–248

43. Whalley Hammell K. Quality of life after spinal cord injury: a meta-synthesis of qualitative findings. Spinal Cord 2007;45(2):124–139

44. Holicky R, Charlifue S. Ageing with spinal cord injury: the impact of spousal support. Disabil Rehabil 1999;21(5-6):250–257

45. Kennedy P, Smithson E, McClelland M, Short D, Royle J, Wilson C. Life satisfaction, appraisals and functional outcomes in spinal cord-injured people living in the community. Spinal Cord 2010; 48(2):144–148

46. Chevalier Z, Kennedy P, Sherlock O. Spinal cord injury, coping and psychological adjustment: a literature review. Spinal Cord 2009;47(11): 778–782

47. Kennedy P, Marsh N, Lowe R, Grey N, Short E, Rogers B. A longitudinal analysis of psychological impact and coping strategies following spinal cord injury. Br J Health Psychol 2000;5:157–172

48. Hansen N, Tate D. Avoidance coping, perceived handicap, and coping strategies of persons with spinal cord injury. SCI Psychosocial Processes 1994;7:195

49. Kennedy P, Lude P, Elfström ML, Smithson E. Cognitive appraisals, coping and quality of life outcomes: a multi-centre study of spinal cord injury rehabilitation. Spinal Cord

2010;48(10):762–769

50. Dean RE, Kennedy P. Measuring appraisals following acquired spinal cord injury: a preliminary psychometric analysis of the appraisals of disability. Rehabil Psychol 2009; 54(2):222–231

51. Elfström ML, Rydén A, Kreuter M, Persson LO, Sullivan M. Linkages between coping and psychological outcome in the spinal cord lesioned: development of SCL-related measures. Spinal Cord 2002;40(1):23–29

52. Craig A, Hancock K, Dickson H. Improving the long-term adjustment of spinal cord injured persons. Spinal Cord 1999;37(5):345–350

53. Norrbrink Budh C, Kowalski J, Lundeberg T. A comprehensive pain management programme comprising educational, cognitive and behavioural interventions for neuropathic pain following spinal cord injury. J Rehabil Med 2006; 38(3):172–180

54. Kennedy P, Hamilton LR. The needs assessment checklist: a clinical approach to measuring outcome. Spinal Cord 1999;37(2):136–139

237

第 19 章　外伤后颈椎后凸畸形

Kris E. Radcliff，David Gendelberg，Gurusukhman D. S. Sidhu，Alexander R. Vaccaro

本章重点

1. 进行性加重的神经功能受损是外伤致后凸畸形进行手术治疗的绝对指征。某些学者认为孤立出现的超过 5° 的后凸畸形是相对适应证，需要对可能出现的脊柱不稳进行重建。

2. 前路减压和重建有利于恢复脊柱稳定性并对神经进行直接减压。后路重建有助于增强稳定性和恢复生理曲度。

3. 某些文献报道的环状重建并发症发生率高达 33%，其中与前部结构有关的永久性并发症占 5%，因此术前有必要向患者充分交代风险。

后凸畸形是各类颈椎外伤后的一种常见并发症。畸形的发病机制是颈椎生物力学的改变[1]。正常的颈椎在矢状面呈 40° 前凸，脊柱的承重轴线位于椎体后部和后方组织[2, 3]。脊柱后凸畸形可呈渐进性，并使相邻脊柱节段受影响，甚至可能出现潜在的神经受损症状。后凸畸形使脊柱承重轴线前移，增加了椎体和椎间盘的轴向负重。随着后凸畸形越来越严重，颈椎前屈角度会相应增加，相邻节段发生改变和进行性畸形的可能性也随之增高。颈椎后凸畸形也可能导致畸形顶点所在的椎体后部对相应节段脊髓前部造成压迫，使脊髓前部受到的机械应力增加并可能导致缺血[4, 5, 6, 7]。

临床上，骨骼韧带结构强度下降往往导致椎体序列紊乱。压缩、分离、移位等都可导致后凸畸形的发生[8]。压缩性损伤可能导致椎体无法承受轴向负荷。分离损伤可导致脊柱后凸，可以是因后方韧带松弛、椎间盘损伤干裂和关节退变强直引起的慢性进行性后凸，也可以是由新发生的脱位和不稳所致的急性后凸。脱位可导致屈曲压缩或屈曲分离损伤。脊椎滑脱可导致运动节段的相对后凸畸形。

创伤后后凸畸形的发生率取决于损伤类型和治疗措施。Koivikko 等在《颈椎爆裂性骨折的保守治疗和手术治疗的影像学预后》一文中提及，对颈椎压缩性损伤行保守治疗，后凸畸形发生率最高[10]，保守治疗组后凸畸形度数（12.6° ± 10°）高于颈椎前路减压植骨融合术组（−2.2° ± 13.9°）

（*P*=0.000 03）；并且，继发渐进性后凸畸形的例数在保守治疗组为 8/34 例，在手术组为 4/35 例。后凸畸形的进展并没有导致神经功能障碍。Fisher 等的研究中，屈曲泪滴样（压缩）损伤患者 Halo 胸椎牵引组（halo thoracic vest，HTV）的后凸畸形角度平均为 11.4°（范围 0°~35°），与颈椎前路接骨板固定组（平均 3.5°，范围 0°~14°）相比明显增加[10]。并且，在 HTV 组中有 5 例患者被认定为治疗失败，其后凸畸形的角度平均为 4°。

分离型骨折无论行保守或手术治疗都有可能会导致颈椎前凸。Lifeso 和 Colucci 对 29 例颈椎屈曲分离损伤患者的结局进行了回顾性分析，发现在接受后路融合术的患者中，有 27% 的治疗失败率（11 例患者中失败 3 例）与迟发性后凸畸形有关[11]；而 18 例接受颈椎前路减压植骨融合术（anterior cervical decompression and fusion，ACDF）的患者均未出现远期椎体塌陷、假关节形成或持续性神经根病变。Woodworth 等报道，在后方韧带损伤并接受 ACDF 的患者中，进行性后凸畸形的发生率为 5.8%（17 例患者中出现 1 例）[12]。这例患者神经功能完好，并且在后凸畸形状态下达到融合，无须进一步治疗。在一项手术治疗屈曲分离损伤患者的回顾性研究中，Johnson 等发现，影像学提示 ACDF 失败的患者中有 13% 与终板骨折和关节面骨折相关；在 11 例影像学提示手术失败的病例中，有 9 例存在假关节和显著疼痛，而另外 2 例关节融合牢固且无疼痛。虽然影像学上观察到了畸形的进展，但并未出现神经功能障碍[13]。

切除后方张力带可能是导致创伤后后凸畸形的医源性因素之一。对儿童和成人多节段颈椎椎板切除术后继发后凸畸形已经有较为详尽的报道，发生率分别高达 50% 和 14%[14, 15, 16, 17]。

外伤性颈椎后凸畸形的临床症状可能包括神经功能障碍、颈部疼痛或姿势改变。既往存在颈椎外伤病史的患者，如果神经功能或疼痛症状出现任何变化，均应积极进行临床评估和影像学检查。创伤后颈椎后凸畸形的鉴别诊断包括感染、肿瘤、Charcot 变性、邻近或非邻近节段的代偿性改变。

颈椎创伤后后凸畸形的诊断金标准是站立位颈椎侧位 X 线片。相关的影像学检查结果包括畸形的性质，畸形范围为局部还是全颈椎，是否存在移位畸形，水平凝视姿势下的整体对线情况，以及代偿性畸形等。利用 MRI 或 CT 扫描可能更容易对后凸畸形的病因进行鉴别。MRI 对椎间盘和韧带损伤的分辨率更高，显示硬膜囊前方有无明显受压，对于治疗有指导意义。由于其敏感性，MRI 也可显示软组织损伤，如小关节囊、黄韧带、棘间韧带等，从而可以在脊柱畸形发生前早期进行治疗。Lambiris 等报道了 2 例颈椎屈曲分离损伤患者，如果在进行诊断时进行了 MRI 检查，将能够发现当时潜在的椎间盘损伤[18]。不过，随着时间的推移和创伤后后凸畸形的进展，椎间盘或小关节囊的损伤也通常会出现形态学变化，如变性、关节强直或半脱位。CT 提高了对骨性结构的分辨率。

创伤后后凸畸形治疗的绝对适应证是脊髓受压所致的渐进性神经功能缺损（图 19.1），相对指征包括畸形随时间推移而

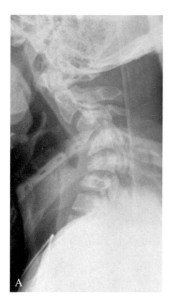
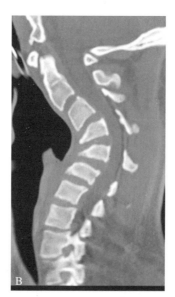
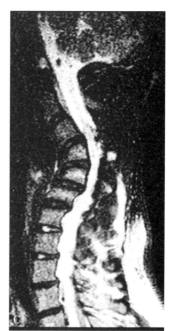

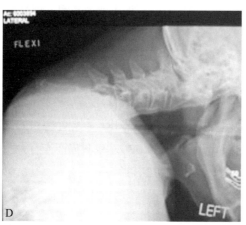
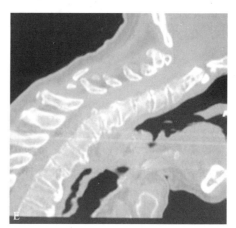

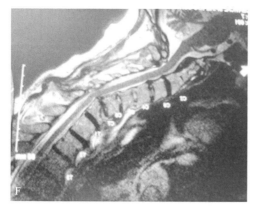

图 19.1　创伤后严重后凸畸形引起后凸尖端对应的脊髓受压。（A~C）患者出现颈椎爆裂性骨折，并伴有脊髓受压和后凸畸形。（D~F）患者出现进行性关节半脱位，导致后凸畸形、椎体滑脱和脊髓受压

进展。测量对线和后凸畸形的最佳影像学方法仍有争议[19]。部分作者认为，Cobb角增加超过 5° 是对后凸畸形进行治疗的潜在指征[9, 12]。依据 White-Panjab 的分析，Johnso 等指出，不管是手术还是非手术治疗，影像学上对治疗失败的定义是椎体移位大于 3.5 mm，和 / 或脊柱成角大于 11°；或者术后即刻影像学检查与末次随访 X 线片的对比提示内固定失败[13]。然而，最近的一项荟萃分析指出，ACDF 术后 Cobb 角测量的观察者间信度为 0.74，而棘突尖距离测量的观察者间信度为 0.95[20]。因此，棘突间距离可能是评估创伤后脊柱后凸畸形更可靠的指标。

创伤后后凸畸形的治疗原则是避免使脊髓受到张力。颈椎后凸畸形的矫正手术有三种入路：前路、后路及前后联合入路。沿着脊髓内部或前方的走行方向为轴线，通过缩短脊柱后柱并延长脊柱前柱，可以实现对畸形的矫正。前路手术通过椎间盘切除和 / 或椎体次全切除可以直接解除脊髓腹侧的压迫，并能够通过切除骨赘和钩椎关节对畸形凹侧进行松解。然而，由于造成了后方张力带松弛，单纯进行前路减压重建可能会引起植骨相关并发症，如移位、假关节形成和术后不稳等[21, 22]。与颈椎椎体次全切除相比，椎间盘切除融合术后进行重建能促进前凸的恢复和降低移植物取出的风险（图 19.2）。然而，与椎间盘切除术相比，椎体次全切除术的神经减压效果更好，特别是在后纵韧带骨化的情况下（图 19.3）。手术时应尽量保留后纵韧带，以便在畸形矫正后起到铰链作用，保护脊髓在颈部屈伸活动时免受牵拉[23]。

经前路置入内固定后将无法再经后路对椎体序列进行调整。如果存在明显的不稳或骨性结构不坚固，可以考虑行二次前路手术重新恢复椎体排列并进行"锁定"。

后路手术的主要优势是更容易进行多个节段的减压并提高内固定物的生物力学强度。后凸畸形矫正重建手术的范围通常包括从后凸顶点向头端和足端各 2~3 个节段，经后路置入内固定物进行矫正，可使用颈椎侧块螺钉、椎弓根螺钉或钛缆固定。已证实后路术式在轴向旋转和侧屈时的生物力学稳定性比前路术式更高。椎弓根螺钉向前可延伸到脊柱旋转轴，在屈伸方向上的生物力学稳定性优于前路固定[24]。Abum 等指出，颈椎椎弓根螺钉内固定术后可完全纠正轻度退变性脊柱后凸畸形[25]。在随访中，后凸畸形的角度平均从 30.8° 矫正到了 0.5°[26, 27]。图 19.4 显示了一例慢性关节脱位所致创伤后后凸畸形患者行后路椎弓根螺钉内固定矫形术和局部截骨的情况。

脊柱的截骨和减压是创伤后后凸畸形矫正术的重要组成部分。建议在截骨术中使用钛棒进行临时固定，以防止椎体序列发生意外变化[28]。与胸腰段脊柱畸形手术类似，可考虑采用 Smith Peterson 截骨的方式缩短后柱。置入或不置入内固定的颈胸段脊柱截骨术均能很好地矫正强直性脊柱炎所致的胸椎后凸畸形[29, 30]。切除的顺序依次是：待矫正节段的椎板切除，头侧和尾侧节段的椎板部分切除，然后是椎体关节突的切除。图 19.4 显示了对上关节面的切除以使慢性脱位的关节进行复位。

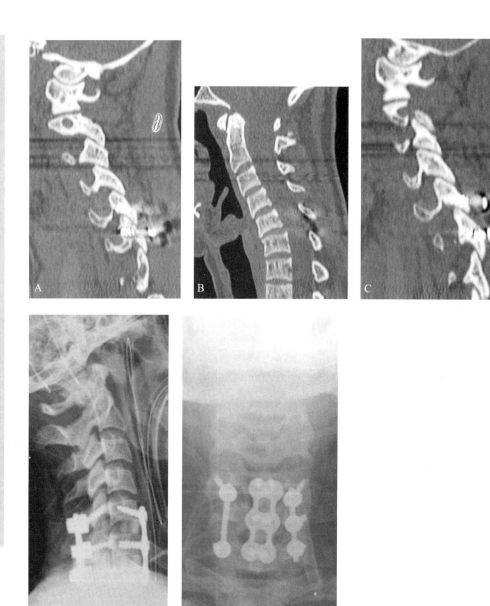

图 19.2 （A~C）分离损伤行后路融合术后，因内固定损坏和后凸畸形造成后方结构形成假关节。（D，E）二次手术通过前路及后路进行重建，术后恢复前凸

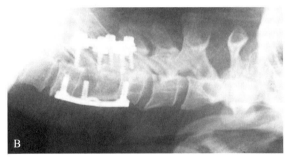

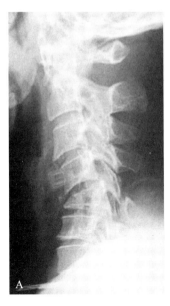

图 19.3 （A）术前侧位影像学检查显示屈曲压缩损伤导致的椎体骨折和小关节骨折脱位。（B）经前路行椎体次全切除术，对发生骨折脱位的小关节经前路和后路进行了固定

截骨术完成后就可以对椎体序列进行调整。在本章作者所在的医疗机构，手术医生利用 Mayfield 头部支架调整椎体序列，增加颈椎前凸角度。外科医生通过洞巾在手术台一端持续观察脊柱，待巡回护士将装置解锁后开始控制并调整头部位置。手术医生将患者头部向后平移同时监测脊柱前凸引起的脊髓弯折程度。在没有前方内固定的情况下进行后路手术时，务必注意前部植骨脱落的风险。椎体序列调整完成后，必须进行运动诱发电位测试[31]。

颈椎后凸畸形手术的术后并发症较多。前路手术的常见并发症包括吞咽困难、构音障碍、血肿和感染风险。图 19.5 与图 19.6 分别显示了植骨脱落和颈前路椎体次全切除术后早期严重血肿的代表性示例。为了降低前方植骨脱落的风险，在将患者翻转至俯卧位时必须小心避免对颈椎进行牵伸，同时在后方进行切割操作或置入内固定时也应避免将颈椎向前推。

Mummaneni 等报道，颈椎后凸畸形手术的前后联合术式的并发症发生率为 33%，大部分并发症与前方入路有关。重要的前路并发症包括：13% 的患者需要接受经皮内镜胃造口术 / 气管切开术（PEG / Trach），术后 1 年内有 2 例患者死亡。术后未出现新发的神经功能障碍[32]。Schult 等回顾了 78 例行一期前后路颈椎减压融合术患者，其中 15 例患者的手术原因为椎板切除术后脊柱后凸[33]。尽管即刻并发症发生率较高（32%），但多数问题是暂时性的，与前路手术相关的远期并发症发生率只有 5%。在外伤或椎板切除术后脊柱后凸的患者中，没有观察到神经功能恶化。

脊神经根麻痹可能是脊髓向后漂移的结果。图 19.7 示一例严重创伤后颈椎后凸畸形患者，在经前路椎体次全切除术中椎间隙发生了 15 mm 的分离，导致严重的C5~6 神经根麻痹。保留后纵韧带作为角

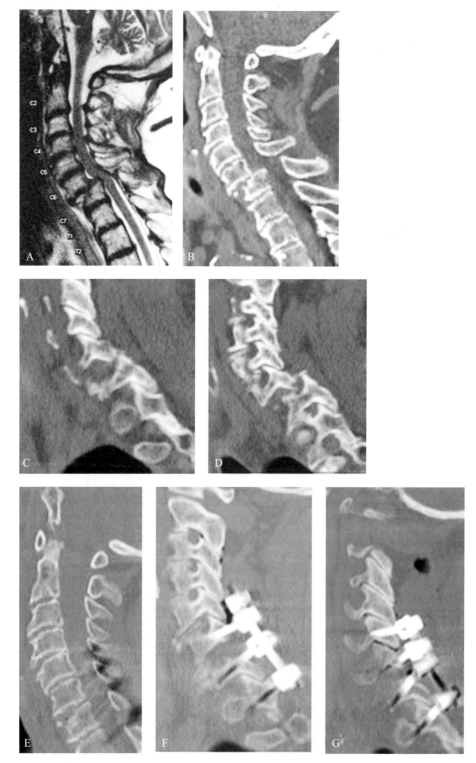

图19.4 应用椎弓根螺钉和关节切除术治疗一例慢性关节损伤患者。（A，B）椎体滑脱和脊髓受压。（C，D）慢性关节半脱位和骨折。（E～G）术后解剖结构得到了重建

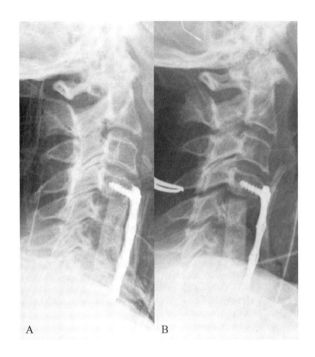

图 19.5 （A）经前路颈椎椎体次全切除术后侧位 X 线影像显示颈椎序列良好。（B）术中将患者摆放为俯卧位后的侧位 X 线影像显示置入物移位并导致脊髓损伤

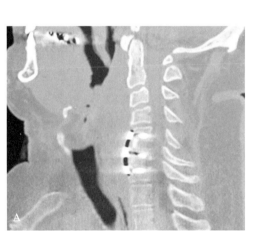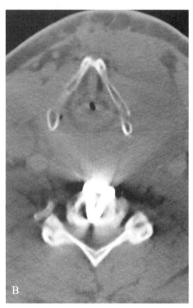

图 19.6 （A）正中矢状位及（B）轴位 CT 平扫显示颈椎间盘切除融合术后前方形成巨大血肿，压迫气道

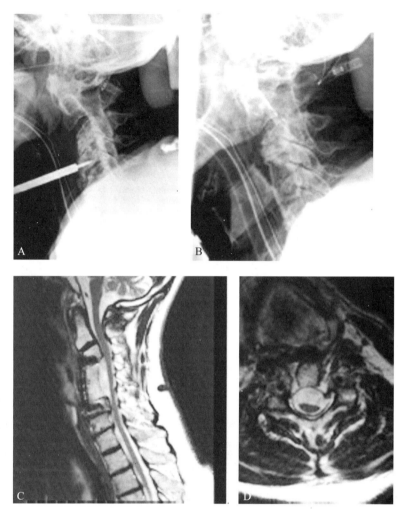

图 19.7 （A，B）通过颈椎次全切除术将前柱延长的患者出现了双侧 C5 和 C6 神经根麻痹。（C）正中矢状位和（D）轴位影像显示脊髓减压后向后方漂移

度矫正的一个支点而不是将其切断，可能会降低单神经根麻痹的发生率。对于此类病例，应该在术前告知患者发生这些严重并发症的风险。

总之，创伤后颈椎后凸畸形是一个具有挑战性的临床问题。手术干预的绝对指征是畸形进展相关的渐进性神经功能障碍。手术通常较复杂，多通过前后路联合进行重建。并发症发生率高，并在前路手术中更常见，通常影响前方软组织，造成吞咽困难、构音障碍等。神经系统并发症反而罕见。通过侧块和椎弓根螺钉固定的后路内固定系统有助于复杂的脊柱重建，通常临床效果满意。

要 点

- 术中神经功能检查是必要的，可以发现潜在的神经损伤。
- 脊髓灌注和温度应全程严密监控。
- 颈椎椎弓根螺钉固定对后方复位的效果可能比侧块螺钉更好，因为在截骨术中椎弓根螺钉可以向前延伸至脊柱旋转轴心。

难 点

- 经前路手术时行内固定时，可以避免二次后路手术行复位和重建。
- 如果前路手术时造成椎体过度分离，即使减压效果良好也同样会增加脊髓张力而导致神经损伤。
- 术中从仰卧位翻转为俯卧位过程中对脊柱的牵拉也许会导致置入物移位。
- 术中最危险的操作是后半程中对头部位置的调整。建议麻醉师和护师应做好充分准备，确保操作安全；同时，手术医生行椎板切除术时应可视化监测脊髓情况。
- 任何颈椎前路手术后的呼吸窘迫主诉均要立即处理。

（李 凝 译，邢华医 刘 楠 校）

参考文献

1. Anderson DG, Albert TJ. Management of cervical kyphosis caused by surgery, degenerative disease, or trauma. In: CC, ed. The Cervical Spine. 4th ed. Philadelphia, PA: Lippincott Williams & Wilkins; 2005:1135–1146

2. Hardacker JW, Shuford RF, Capicotto PN, Pryor PW. Radiographic standing cervical segmental alignment in adult volunteers without neck symptoms. Spine 1997;22(13):1472–1480, discussion 1480

3. Pal GP, Routal RV. A study of weight transmission through the cervical and upper thoracic regions of the vertebral column in man. J Anat 1986;148:245–261

4. Masini M, Maranhão V. Experimental etermination of the effect of progressive sharp-angle spinal deformity on the spinal cord. Eur Spine J 1997;6(2):89–92

5. McAfee PC, Bohlman HH, Ducker TB, Zeidman SM, Goldstein JA. One-stage anterior cervical decompression and posterior stabilization: a study of one hundred patients with a minimum of two years of follow-up. J Bone Joint Surg Am 1995;77(12):1791–1800

6. McAfee PC, Bohlman HH. One-stage anterior cervical decompression and posterior stabilization with circumferential arthrodesis: a study of twenty-four patients who had a traumatic or a neoplastic lesion. J Bone Joint Surg Am 1989;71(1):78–88

7. Breig A, el-Nadi AF. Biomechanics of the cervical spinal cord: relief of contact pressure on and overstretching of the spinal cord. Acta Radiol Diagn (Stockh) 1966;4(6):602–624

8. Dvorak MF, Fisher CG, Fehlings MG, et al. The surgical approach to subaxial cervical spine injuries: an evidence-based algorithm based on the SLIC classification system. Spine 2007;32(23): 2620–2629

9. Koivikko MP, Myllynen P, Karjalainen M, Vornanen M, Santavirta S. Conservative and operative treatment in cervical burst fractures. Arch Orthop Trauma Surg 2000;120(7-8):448–451

10. Fisher CG, Dvorak MF, Leith J, Wing PC. Comparison of outcomes for unstable lower cervical flexion teardrop fractures managed with halo thoracic vest versus anterior corpectomy and plating. Spine 2002;27(2):160–166

11. Lifeso RM, Colucci MA. Anterior fusion for rotationally unstable cervical spine fractures. Spine 2000;25(16):2028–2034

12. Woodworth RS, Molinari WJ, Brandenstein D, Gruhn W, Molinari RW. Anterior cervical discectomy and fusion with structural allograft and plates for the treatment of unstable posterior cervical spine injuries. J Neurosurg Spine 2009;10(2):93–101

13. Johnson MG, Fisher CG, Boyd M, Pitzen T, Oxland TR, Dvorak MF. The radiographic failure of single segment anterior cervical plate fixation in traumatic cervical flexion distraction injuries. Spine 2004;29(24):2815–2820

14. Lonstein JE. Post-laminectomy kyphosis. Clin Orthop Relat Res 1977;(128):93–100

15. Mikawa Y, Shikata J, Yamamuro T. Spinal deformity and instability after multilevel cervical laminectomy. Spine 1987;12(1):6–11

16. Sim FH, Svien HJ, Bickel WH, Janes JM. Swan-neck deformity following extensive cervical laminectomy: a review of twenty-one cases. J Bone Joint Surg Am 1974;56(3):564–580

17. Deutsch H, Haid RW, Rodts GE, Mummaneni PV. Postlaminectomy cervical deformity. Neurosurg Focus 2003;15(3):E5

18. Lambiris E, Kasimatis GB, Tyllianakis M, Zouboulis P, Panagiotopoulos E. Treatment of unsta-ble lower cervical spine injuries by anterior instrumented fusion alone. J Spinal Disord Tech 2008;21(7):500–507

19. Hipp JA, Reitman CA, Wharton N. Defining pseudoarthrosis in the cervical spine with differing motion thresholds. Spine 2005; 30(2):209–210

20. Kaiser MG, Mummaneni PV, Matz PG, et al; Joint Section on Disorders of the Spine and Peripheral Nerves of the American Association of Neurological Surgeons and Congress of Neurological Surgeons. Radiographic assessment of cervical subaxial fusion. J Neurosurg Spine 2009;11(2):221–227

21. Herman JM, Sonntag VK. Cervical corpectomy and plate fixation for postlaminectomy kyphosis. J Neurosurg 1994;80(6):963–970

22. Zdeblick TA, Bohlman HH. Cervical kyphosis and myelopathy: treatment by anterior corpectomy and strut-grafting. J Bone Joint Surg Am 1989;71(2):170–182

23. Vaccaro AR, Silber JS. Post-traumatic spinal deformity. Spine 2001;26(24, Suppl):S111–S118

24. Kim SM, Lim TJ, Paterno J, Park J, Kim DH. A biomechanical comparison of three surgical approaches in bilateral subaxial cervical facet dislocation. J Neurosurg Spine 2004;1(1):108–115

25. Abumi K, Shono Y, Ito M, Taneichi H, Kotani Y, Kaneda K. Complications of pedicle screw fixation in reconstructive surgery of the cervical spine. Spine 2000;25(8):962–969

26. Abumi K, Shono Y, Taneichi H, Ito M, Kaneda K. Correction of cervical kyphosis using pedicle screw fixation systems. Spine 1999;24(22): 2389–2396

27. Abumi K, Kaneda K, Shono Y, Fujiya M. One-stage posterior decompression and reconstruction of the cervical spine by using pedicle screw fixation systems. J Neurosurg 1999;90(1, Suppl):19–26

28. Mehdian SM, Freeman BJ, Licina P. Cervical osteotomy for ankylosing spondylitis: an innovative variation on an existing technique. Eur Spine J 1999;8(6):505–509

29. Simmons ED, DiStefano RJ, Zheng Y, Simmons EH. Thirty-six years experience of

cervical extension osteotomy in ankylosing spondylitis: techniques and outcomes. Spine 2006;31(26):3006–3012

30. McMaster MJ. Osteotomy of the cervical spine in ankylosing spondylitis. J Bone Joint Surg Br 1997;79(2):197–203

31. Mummaneni PV, Mummaneni VP, Haid RW Jr, Rodts GE Jr, Sasso RC. Cervical osteotomy for the correction of chin-on-chest deformity in ankylosing spondylitis. Technical note. Neurosurg Focus 2003;14(1):e9

32. Mummaneni PV, Dhall SS, Rodts GE, Haid RW. Circumferential fusion for cervical kyphotic deformity. J Neurosurg Spine 2008;9(6): 515–521

33. Schultz KD Jr, McLaughlin MR, Haid RW Jr, Comey CH, Rodts GE Jr, Alexander J. Single-stage anterior-posterior decompression and stabilization for complex cervical spine disorders. J Neurosurg 2000;93(2, Suppl):214–221

第 20 章 创伤后脊髓空洞症的病理生理学与管理

Mohammed Farid Shamji，Sung-Joo Yuh，Eve C. Tsai

本章重点

1. 创伤后脊髓空洞症应被视为脊髓损伤后经历的亚急性或慢性神经功能退变。
2. MRI 检查对诊断本病有价值，在矢状位 T2 加权像上可以看到管状空腔。
3. 明确诊断须排除其他原因造成的脊髓空洞症，包括 Chiari 畸形、先天性脊髓栓系和肿瘤性疾病。
4. 创伤后空洞的治疗目标是保持病情稳定，不再继续恶化。干预措施包括简单的脊髓减压、空洞分流术、粘连松解术、扩张硬膜成形术和脊髓松解术。

脊髓空洞症的特征性改变是脊髓实质出现液体填充的异常空洞。脊髓空洞的病因与多种疾病有关，包括脑积水、解剖结构畸形、感染或炎症、脊髓栓塞或出血、外伤等。本章节主要关注发生在脊髓损伤后的脊髓空洞症，并回顾其流行病学、病理生理和创伤后脊髓空洞症（posttraumatic syringomyelia, PTS）的临床管理。

■ 流行病学

影像学检查及尸检发现，脊髓创伤后出现脊髓空洞的发生率高达 30%，不同的损伤程度和方式造成的空洞发生率各不相同[1-5]。脊髓损伤患者中，表现脊髓空洞症临床症状者不足 10%，以男性多见，这也与男性脊髓损伤发病率较高有关[3]。在一项超过 6 年的纵向前瞻性调查研究中，Schurch 等观察了 449 例脊髓损伤患者，其中 4.5% 出现了脊髓空洞症的症状。然而，值得注意的是，创伤后脊髓空洞症可以在长期随访中延迟发生[4]。

Vannemreddy 等[6]对具有症状的 58 例患者进行了创伤后脊髓空洞症危险因素的回顾性研究，发现老年患者、颈段或胸段脊髓损伤、完全性神经损伤，有骨折脱位，特别是通过手术矫形以维持稳定性的患者发生创伤后脊髓空洞症的时间更早。老年患者多存在后天性椎管狭窄，所以创伤后可能更容易在损伤节段形成空洞。神经损伤程度较重及需手术治疗的骨折脱位患者更容易在早期出现空洞，可能与这些患者的脊髓受到的暴力更重、继发炎症反应更剧烈有关[6~8]。除了神经组织损伤外，畸形所致的脑膜损伤和粘连、脑脊液（cerebrospinal fluid，CSF）循环障碍以及血供改变均对伤后脊髓空洞症的发生起一定作用[6, 9, 10]。由于颈椎的生理活动度较大，局部发生粘连、栓系后可能会进一步促进空洞的形成。这一点在四肢瘫患者中尤为明显，因为对于这类患者而言，颅颈连接处可能是全身运动功能保留最多的部位[6, 8, 11]。

PTS 的最常见部位是原发损伤所在的节段，超过 96% 的空洞会向损伤平面以上延伸，仅向下延伸的情况则很罕见（不足 4%）[1, 8]。后者的发生率低是因为这类患者可能不会表现任何症状，从而在研究中未被纳入统计。空洞纵向延伸的长度各异，有 1/6 的病例可跨越 10 个节段以上[12]。

■ 病理生理学

PTS 的发生机制仍不明确，但多数理论支持"两步过程"的观点，即：原发损伤造成的病理解剖特点为空洞的发生创造了条件，各类继发性机制导致了空洞的发生与发展。原发损伤对脊髓实质的机械性破坏、动静脉阻塞引起的缺血性损伤、实质内出血，以及随后的血肿液化、蛋白水解酶或兴奋性氨基酸的活化等过程，均可导致早期囊性病灶的形成[13~16]。继发于

脊柱变形的一系列结构异常也可能促进空洞形成。椎管狭窄、蛛网膜下腔粘连和畸形在发生 PTS 的脊髓损伤患者中较常见，可能提示这类患者损伤程度较重，并且这些因素会导致微损伤的反复发生，对脑脊液循环产生持续影响。

创伤后空洞的形成与中央灰质、背外侧因局部缺血性或出血性损伤继发营养丧失有关。脊髓积水的囊性病变中，囊壁由中央管室管膜细胞排列而成。PTS 则不同，其囊壁的轮廓可以是不规则的，囊壁由被压缩的或液化的组织形成，包括小胶质细胞和含铁血黄素巨噬细胞[12, 17, 18]。细胞水平的变化包括联络神经元的沃勒变性、白质脱髓鞘和灰质的噬神经细胞改变[12, 18]。软脑膜会发生纤维性增厚，提示存在潜在的蛛网膜炎，手术时可以直观地看到这一病理现象[17]。

创伤后被正常激活的星形胶质细胞可以释放生长因子，促进神经细胞的存活[19]。然而，任何伴随的干扰因素均可打破这一愈合过程的微妙平衡，使星形细胞过度增生，成为阻碍神经再生的物理和生化障碍[20~22]。过度反应的进一步后果可能是引起损伤部位的粘连性蛛网膜炎[7, 23, 24]。基于以上病理变化，单纯蛛网膜受到创伤就可能通过脊髓栓系和 CSF 循环改变导致进行性脊髓空洞症的发生，使脊髓实质的微囊性病变扩大成为巨大的脊髓空洞。Josephson 等[25]对这一理论的描述是：脑脊液搏动压作用于硬膜囊的缩窄部位，使椎管分为两个独立的流体力学空间，脑脊液的搏动对局部压力相对较高的区域影响更大。脑脊液和脊髓实质内搏动压的不匹

配导致相对较高的髓内压力产生离心性作用力，使髓内形成囊腔，向近端为主动扩张，向远端则为被动膨胀。利用 SD 大鼠建立脊髓缩窄损伤模型，损伤 3 周内 MRI 检查可见脊髓水肿，伤后 8~13 周可形成脊髓空洞。Bilston 等[26]进行了类似的计算研究，发现搏动压峰值取决于阻塞的通透性，使脑脊液更容易进入髓内，导致空洞扩大。虽然 PTS 的这一发生机制仍以微囊腔的形成为基础，但仍然凸显了对愈合反应、骨与神经组织的原发损伤进行手术干预的价值。

■ 临床表现

PTS 患者最常见的表现为疼痛，运动障碍和分离性感觉障碍也是常见特征[4, 8, 27~29]。疼痛常呈多样性，程度从轻微到严重不等，可呈间歇性或持续性，与脊髓丘脑通路的损伤有关。引起颅内压增高的动作和体位变化可以使疼痛加重[8, 27, 28]。经典的分离性感觉障碍（痛温觉消失、触觉和本体感觉保留）反映了脊髓后索功能的保留，比完全性感觉丧失更常见[8, 27, 28]。事实上，选择性痛温觉丧失和感觉平面上升是提示存在进行性 PTS 的非常敏感的指标[4]。运动症状反映邻近皮质脊髓侧束损伤，查体可发现上运动神经元损伤的体征。不常见的症状包括多汗、自主神经功能紊乱、霍纳综合征和呼吸功能受损。膀胱反射减弱和肠道功能异常通常伴随其他症状和体征同时出现，但已有报道亦可以作为孤立症状存在[18]。此外，空洞延伸至延髓尾端可能累及脑神经，因此体格检查时应检查脑神经功能。

■ 诊断

由于脊柱骨性结构的密度值较高，造成 CT 平扫对 PTS 的诊断能力不足。脊髓强化造影技术可以显示粘连部位，但敏感性差，漏诊率高达 50%。MRI 对软组织分辨率高，大大提高了 PTS 诊断敏感性，是诊断 PTS 的首选辅助检查，可以直接显示局灶性囊性病变（图 20.1）或纵向扩张的广泛空腔（图 20.2）。此外，MRI 还能提供关于空洞病理解剖特点的附加信息，如损伤的对称性、囊腔分隔的形成和多形性。目前在关于 Chiari I 型畸形的文献中已经报道，在 X 线检查发现 PTS 之前，MRI 上就可以显示脊髓组织中的长 T1、长 T2 信号影，这种实质信号影不会使脊髓扩张增粗，属于空洞前状态[30, 32~34]。动态 MRI 成像的应用价值也在进一步研究中，将来将有可能用于检查脑脊液流动的阻塞部位和观察治疗干预后的恢复过程[35]。

■ 管理

PTS 需要进行干预的指征是存在持续进展的神经功能障碍，目前仅有少量研究报道了患者的自发恢复[36~38]，推测可能与脊髓出现裂隙，使空洞与蛛网膜下腔相通而自发减压有关。药物治疗只适用于功能障碍较轻和不适合手术的患者，并且只能是对症治疗，包括：应用解痉药、三环类抗抑郁药和抗惊厥药治疗神

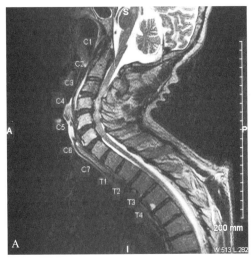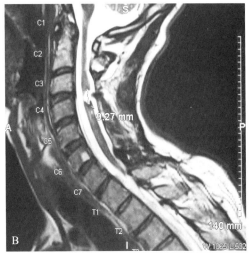

图20.1 50岁男性患者，C3-4不稳定性复杂损伤后继发创伤后脊髓空洞症的MRI影像。（A）术前MRI扫描T2加权像显示创伤性及退行性改变；（B）术后T2加权像显示在脊髓的损伤部位出现一个小囊腔

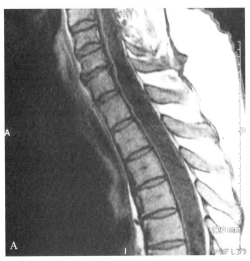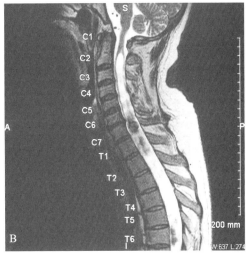

图20.2 51岁男性患者，T9损伤继发创伤后脊髓空洞症的MRI影像。症状包括在原发损伤导致的截瘫基础上出现新发的颈部疼痛和僵硬。囊性扩张性病变累及C2~T8，在T1加权像（A）和T2加权像（B）上均可显示，空洞内信号强度与脑脊液相似

经病理性疼痛，应用抗胆碱能药物治疗腺体过度分泌，以及应用麻醉镇痛药治疗难治性疼痛。

手术指征包括：无症状但影像学证据提示空洞进展；脊髓损伤后出现新症状，同时影像学证据提示空洞形成；已知存在PTS者出现严重的神经功能恶化、疼痛或自主神经反射异常[4, 8, 28, 39]。PTS手术治疗的目标是使病变稳定，不再进展，但对神经功能障碍的恢复作用报道不一，

80%~90% 患者临床效果满意[4]。最常见的改善是疼痛缓解和运动功能提高[4]，感觉异常的恢复和排汗增多的改善则不确切[27, 29]。肢体痉挛的缓解效果各异，腱反射异常的改善效果最差[4, 40]。

手术治疗方式的选择多种多样，并高度依赖病变的病理解剖特点。临床上多数神经外科医生常用且可行的手术策略包括：单纯脊髓减压术、经皮空洞引流术、空洞分流术、粘连松解术、硬膜成形术以及栓系松解术。在一项小样本病例系列研究中[41]，单纯脊髓减压术仅能使半数患者的症状得到有限程度的改善，不过这种过于保守的术式适用于存在明显畸形或严重椎管狭窄的患者。虽然也有研究报道，对脊柱畸形进行矫正复位能够有效解除CSF 循环的阻塞，但选择这种全程在硬膜外操作的术式时必须谨慎权衡，以免造成医源性创伤，特别是需要开胸或采用经胸腹联合入路的情况。

单纯的空洞引流由于无任何持续引流的机制，临床疗效只能短期维持，因此这一术式已逐渐被弃用。人们更倾向于能够对囊液进行转移分流以达到持续疗效的方法。Sudheendra 等[42]回顾了与此术式相关的文献，并给出一例接受了荧光空洞吸引术治疗后在临床症状和影像学表现方面均有改善的患者，但是该患者在三年内进行了三次重复手术。不过，这种手术仍然可以作为辅助治疗方式：作为姑息治疗用于不适合进行其他手术的患者，或用于在其他手术治疗前先将扩张的脊髓直径缩小，以便为随后的手术创造条件和入路。

将 PTS 的囊液向蛛网膜下腔引流（空洞—蛛网膜下腔分流）或向压力相对较低的其他体腔引流，如胸腔（空洞—胸腔分流）或腹腔（空洞—腹腔分流），也许能够提供持续有效的囊液引流途径，以遏制囊腔扩大并促进神经功能恢复。图20.3（亦见书后彩图）说明了空洞—蛛网膜下腔分流的操作步骤。简单来说，首先切除椎板进入椎管，然后在空洞尾端边缘神经组织最薄弱处将脊髓切开，优先选择从脊髓后正中沟或背根进入区处切开。分流器通常从足端至头端导入，以避免医源性神经损伤。为了尽可能避免分流器发生移位，可将其与软脊膜或硬脊膜进行缝合，或者使用 T 型分流器。空洞—蛛网膜下腔分流失败可能与蛛网膜下致密瘢痕形成导致引流受阻和囊液重新积聚有关。将分流器远端置于不会发生蛛网膜粘连的位置，可以降低分流失败的发生率[8, 43]。Batzdorf 等[43]对各种分流方式的成功病例进行了严格的评价，发现在中位随访期长达 9 年的时间里，半数患者出现并发症。在因阻塞而移除近端分流器的患者中，推测胶质瘢痕向分流器内生长是可能的原因。根据 Umbach 和 Heilporn 之前的报道[44]，不同分流方式之间并发症的发生率没有差异。总而言之，据报道，置入分流器后有 12%~89% 患者的临床症状得到改善，但也有部分研究报道多达 1/3 的患者术后情况恶化[8, 39, 45]。相关的病例系列研究汇总于表 20.1。研究结果之间的高度变异可能与这些研究在损伤部位、严重程度、脊柱损伤形式、蛛网膜瘢痕形成发生率等方面的异质性有关。

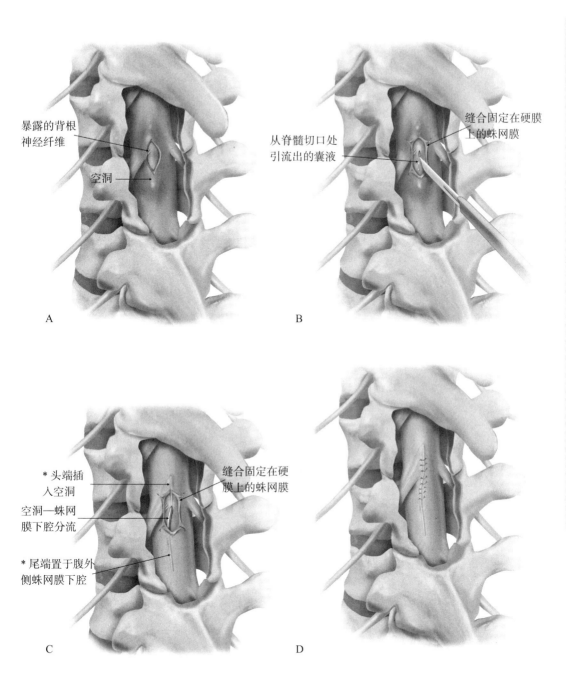

图 20.3 （A）蛛网膜下腔分离器置入技术。切除椎板暴露硬脑膜，沿正中线切开硬脑膜。（B）切开软脑膜并翻转缝合以维持开口，沿正中线切开脊髓进入空洞。（C）分流器按从足端向头端的方向插入空洞，远端置于邻近的蛛网膜下腔。（D）定位满意、空洞减压充分后，严密缝合硬膜以免引起脑脊液漏。对于空洞—胸腔分流或腹腔分流（此图未显示），则将分流器远端经皮下隧道分别置于胸腔或腹腔

255

表 20.1　创伤后脊髓空洞症的治疗研究汇总

作　者	患者例数	治疗方式	患者结局
Bleasel 等，1991	2	手术： •空洞切开术，1 •空洞—胸腔分流，1	手术： •改善，2
Schurch 等，1996	20	手术： •脊柱稳定手术，2 •空洞开口，2 •T 管分流，3 保守治疗，13	手术： •改善，6 •稳定无变化，1 保守治疗： •稳定无变化，10 •进展，3
el Masry 等，1996	28	手术，22： •空洞—胸腔分流，13 •空洞—蛛网膜下腔分流，7 •脊髓切开，1 •脊髓切除，1 •脊髓横断，1 •网膜移植，1 保守治疗，4	手术： •改善，19 •稳定无变化，3 保守治疗： •稳定无变化，4
Bains 等，2001	1	手术： •减压，1	手术： •改善，1
Lee 等，2002	7	手术： •减压，3 •减压固定，1 •空洞—胸腔分流，1 •空洞—蛛网膜下腔分流，2 •脑室—腹腔分流，1	手术： •改善，5 •稳定无变化，2

空洞分流术的并发症包括：脊髓切开所致脊髓直接损伤，椎板切除所致的医源性脊柱不稳，传入神经阻滞性疼痛，瘘管形成，手术部位感染（包括脊膜炎及空洞脓肿等）。Asano 等[46]报道了 2 例仅进行中线脊髓切开术的患者，术前 MRI T2加权像扫描显示流空阳性征象，术中切开脊髓后空洞迅速减压，被扩张的脊髓明显塌陷，术后临床症状得到了持续改善。另外 3 例术前 MRI 检查未见流空征象的患者在术中则未观察到脊髓塌陷，对他们进一步进行了空洞—蛛网膜下腔分流术，但临床效果一般。

当存在蛛网膜粘连或栓系等炎性改变，特别是发生在损伤所在节段时，推荐进行扩大手术对粘连或栓系进行松解，以降低脊髓张力，恢复 CSF 循环。这类手术可以使神经功能得到更好的恢复，但是对于蛛网膜大面积粘连或钙化的患者，术后发生并发症的风险将增高[47, 48]。

Klekamp[49]报道了35例行粘连松解术和硬膜成形术的患者，其中31%症状改善，54%保持稳定无变化，15%出现症状恶化。硬膜成形术的材料选择仍存在争议，但相对于自体组织，人工材料有可能减少炎症瘢痕组织的形成[50]。

术中超声检查可用于椎板切除减压后精确定位空洞和可能需要进行开窗的囊腔分隔[51]。同样，经内镜放置分流导管可确保对所有囊腔的引流更加彻底，但目前尚无证据表明这一技术能比未借助内镜放置分流导管的临床效果更好[8]。

如果妊娠期妇女出现有症状的PTS，建议择期进行剖宫产，避免空洞内压力激增以及与分娩相关的空洞扩张或空洞内出血的风险[52, 53]。

■ 其他管理方式

其他不太常见或尚在研究阶段的管理方式包括脊髓切除术、血管网膜移植和胎儿神经组织移植。脊髓切除术仅适用于完全性神经损伤患者，将位于功能平面以下的空洞进行横断[54-56]。血管网膜移植有增加脊髓损伤局部血供的潜在可能，一般用于粘连性脊膜炎、囊性脊髓软化症或手术治疗失败的患者[57]。这项手术的临床应用经验有限，可预测的并发症包括网膜萎缩、取材处内脏疝和空洞反常增大。胎儿组织移植已经在患者中进行了尝试，虽然能够消除囊性空洞，但神经功能的恢复程度有限[58]。

创伤后脊髓空洞症的发生表明脊髓损伤后神经系统仍然可能出现进行性恶化。外科医师必须对这一可能性有充分的认识，因为手术干预可以保持病情稳定不再进展，并有可能使神经功能得到进一步恢复。对PTS发生机制的进一步研究，将有助于找到更具特异性和针对性的治疗方法，从而最大限度地消除空洞并改善临床效果。同样，找到能够更好地预测PTS手术后神经功能恢复的临床和神经影像学特征，将为进一步的临床研究提供帮助。

要 点

- 了解创伤后脊髓空洞症的发病机制有助于明确手术目的，包括对受压的神经组织进行减压，重建正常的脑脊液循环或开放蛛网膜下腔，或在无法进行这些手术时考虑进行分流。
- 术中超声检查有利于手术医生在骨性减压后对脊髓切开术的部位进行精确定位。
- 内镜辅助技术有助于确保空洞内间隔的充分破除，放置分流导管时有助于定位。

难 点

- 全脑和全脊柱的神经影像学检查是必要的，需排除非创伤性原因引起的脊髓空洞症，如 Chiari 畸形、脊髓栓系和脊髓肿瘤疾病。
- 不同于脊髓积水，脊髓空洞症可能出现单侧上移，导致临床表现不对称。
- 临床医师应注意脊髓病变的演化过程可能不是简单的对称模式，与伤后最初的神经功能障碍情况无关。
- 在伤后最初的神经功能障碍基础上出现的任何进展，都高度提示需要考虑脊髓空洞症的可能性并加以评估。

（李 凝 译，邢华医 刘 楠 校）

参考文献

1. Backe HA, Betz RR, Mesgrzadeh M, Beck T, Clancy M. Post-traumatic spinal cord cysts evaluated by magnetic resonance imaging. Paraplegia 1991;29(9):607–612

2. Biyani A, el Masry WS. Post-traumatic syringomyelia: a review of the literature. Paraplegia 1994;32(11):723–731

3. Carroll AM, Brackenridge P. Post-traumatic syringomyelia: a review of the cases presenting in a regional spinal injuries unit in the north east of England over a 5-year period. Spine 2005;30(10):1206–1210

4. el Masry WS, Biyani A. Incidence, management, and outcome of post-traumatic syringomyelia. In memory of Mr. Bernard Williams. J Neurol Neurosurg Psychiatry 1996;60(2):141–146

5. Perrouin-Verbe B, Lenne-Aurier K, Robert R, et al. Post-traumatic syringomyelia and post-traumatic spinal canal stenosis: a direct relationship: review of 75 patients with a spinal cord injury. Spinal Cord 1998;36(2):137–143

6. Vannemreddy SS, Rowed DW, Bharatwal N. Posttraumatic syringomyelia: predisposing factors. Br J Neurosurg 2002;16(3):276–283

7. Cho KH, Iwasaki Y, Imamura H, Hida K, Abe H. Experimental model of posttraumatic syringomyelia: the role of adhesive arachnoiditis in syrinx formation. J Neurosurg 1994;80(1):133–139

8. Edgar R, Quail P. Progressive post-traumatic cystic and non-cystic myelopathy. Br J Neurosurg 1994;8(1):7–22

9. Williams B. Pathogenesis of post-traumatic syringomyelia. Br J Neurosurg 1994;8(1):114–115

10. Williams B, Terry AF, Jones F, McSweeney T. Syringomyelia as a sequel to traumatic paraplegia. Paraplegia 1981;19(2):67–80

11. Rothman RH, Simeone FA. The Spine. Philadelphia, PA: Saunders; 1992

12. Milhorat TH, Capocelli AL Jr, Anzil AP, Kotzen RM, Milhorat RH. Pathological basis of spinal cord cavitation in syringomyelia: analysis of 105 autopsy cases. J Neurosurg 1995;82(5):802–812

13. Brodbelt AR, Stoodley MA, Watling A, et al. The role of excitotoxic injury in post-traumatic syringomyelia. J Neurotrauma 2003;20(9):883–893

14. Kao CC, Chang LW, Bloodworth JM. The mechanism of spinal cord cavitation following spinal cord transection. Part 3: Delayed grafting with and without spinal cord retransection. J Neurosurg 1977;46(6):757–766

15. Kao CC, Chang LW, Bloodworth JM Jr. The mechanism of spinal cord cavitation following spinal cord transection. Part 2. Electron microscopic observations. J Neurosurg 1977;46(6):745–756

16. Koyanagi I, Tator CH, Theriault E. Silicone rubber microangiography of acute spinal cord injury in the rat. Neurosurgery 1993;32(2):260–268, discussion 268

17. Durward QJ, Rice GP, Ball MJ, Gilbert JJ, Kaufmann JC. Selective spinal cordectomy: clinicopathological correlation. J Neurosurg 1982;56(3): 359–367

18. Foo D, Bignami A, Rossier AB. A case of post-traumatic syringomyelia. Neuropathological findings after 1 year of cystic drainage. Paraplegia 1989; 27(1):63–69

19. Liberto CM, Albrecht PJ, Herx LM, Yong VW, Levison SW. Pro-regenerative properties of cyto-kine-activated astrocytes. J Neurochem 2004; 89(5):1092–1100

20. Bilgen M, Rumboldt Z. Neuronal and vascular biomarkers in syringomyelia: investigations using longitudinal MRI. Biomarkers Med 2008;2:113–124

21. Menet V, Prieto M, Privat A, Giménez y Ribotta M. Axonal plasticity and functional recovery after spinal cord injury in mice deficient in both glial fibrillary acidic protein and vimentin genes. Proc Natl Acad Sci USA 2003;100(15):8999–9004

22. Ribotta MG, Menet V, Privat A. Glial scar and axonal regeneration in the CNS: lessons from GFAP and vimentin transgenic mice. Acta Neurochir Suppl (Wien) 2004;89:87–92

23. Klekamp J, Batzdorf U, Samii M, Bothe HW. Treatment of syringomyelia associated with arachnoid scarring caused by arachnoiditis or trauma. J Neurosurg 1997;86(2):233–240

24. Morikawa T, Takami T, Tsuyuguchi N, Sakamoto H, Ohata K, Hara M. The role of spinal tissue scarring in the pathogenesis of progressive posttraumatic myelomalacia. Neurol Res 2006;28(8): 802–806

25. Josephson A, Greitz D, Klason T, Olson L, Spenger C. A spinal thecal sac constriction model supports the theory that induced pressure gradients in the cord cause edema and cyst formation. Neurosurgery 2001;48(3):636–645, discussion 645–646

26. Bilston LE, Fletcher DF, Stoodley MA. Focal spinal arachnoiditis increases subarachnoid space pressure: a computational study. Clin Biomech (Bristol, Avon) 2006;21(6):579–584

27. Rossier AB, Foo D, Shillito J, Dyro FM. Posttraumatic cervical syringomyelia. Incidence, clinical presentation, electrophysiological studies, syrinx protein and results of conservative and operative treatment. Brain 1985;108(Pt 2):439–461

28. Schurch B, Wichmann W, Rossier AB. Posttraumatic syringomyelia (cystic myelopathy): a prospective study of 449 patients with spinal cord injury. J Neurol Neurosurg Psychiatry 1996; 60(1):61–67

29. Vernon JD, Silver JR, Ohry A. Post-traumatic syringomyelia. Paraplegia 1982;20(6):339–364

30. Demaerel P. Magnetic resonance imaging of spinal cord trauma: a pictorial essay. Neuroradiology 2006;48(4):223–232

31. Dowling RJ, Tress BM. MRI—the investigation of choice in syringomyelia? Australas Radiol 1989;33(4):337–343

32. Fischbein NJ, Dillon WP, Cobbs C, Weinstein PR. The "presyrinx" state: a reversible myelopathic condition that may precede syringomyelia. AJNR Am J Neuroradiol 1999;20(1):7–20

33. Jinkins JR, Reddy S, Leite CC, Bazan C III, Xiong L. MR of parenchymal spinal cord signal change as a sign of active advancement in clinically progressive posttraumatic syringomyelia. AJNR Am J Neuroradiol 1998;19(1):177–182

34. Levy EI, Heiss JD, Kent MS, Riedel CJ, Oldfield EH. Spinal cord swelling preceding syrinx development. Case report. J Neurosurg 2000;92(1, Suppl): 93–97

35. Menick BJ. Phase-contrast magnetic resonance imaging of cerebrospinal fluid flow in the evaluation of patients with Chiari I malformation. Neurosurg Focus 2001;11(1):E5

36. Birbamer G, Buchberger W, Felber S, Posch A, Russegger L. Spontaneous collapse of posttraumatic syringomyelia: serial magnetic resonance imaging. Eur Neurol 1993;33(5):378–381

37. Olivero WC, Dinh DH. Chiari I malformation with traumatic syringomyelia and spontaneous

resolution: case report and literature review. Neurosurgery 1992;30(5):758–760

38. Ozisik PA, Hazer B, Ziyal IM, Ozcan OE. Spontaneous resolution of syringomyelia without Chiari malformation. Neurol Med Chir (Tokyo) 2006;46(10):512–517

39. Hida K, Iwasaki Y, Imamura H, Abe H. Posttraumatic syringomyelia: its characteristic magnetic resonance imaging findings and surgical management. Neurosurgery 1994; 35(5):886–891, discussion 891

40. Umbach I, Heilporn A. Evolution of post-traumatic cervical syringomyelia: case report. Paraplegia 1988;26(1):56–61

41. Lee JH, Chung CK, Kim HJ. Decompression of the spinal subarachnoid space as a solution for syringomyelia without Chiari malformation. Spinal Cord 2002;40(10):501–506

42. Sudheendra D, Bartynski WS. Direct fluoroscopic drainage of symptomatic post-traumatic syringomyelia. A case report and review of the literature. Interv Neuroradiol 2008; 14(4):461–464

43. Batzdorf U, Klekamp J, Johnson JP. A critical appraisal of syrinx cavity shunting procedures. J Neurosurg 1998;89(3):382–388

44. Umbach I, Heilporn A. Review article: post-spinal cord injury syringomyelia. Paraplegia 1991; 29(4):219–221

45. Sgouros S, Williams B. A critical appraisal of drainage in syringomyelia. J Neurosurg 1995;82(1): 1–10

46. Asano M, Fujiwara K, Yonenobu K, Hiroshima K. Post-traumatic syringomyelia. Spine 1996; 21(12):1446–1453

47. Lee TT, Alameda GJ, Camilo E, Green BA. Surgical treatment of post-traumatic myelopathy associated with syringomyelia. Spine 2001; 26(24, Suppl):S119–S127

48. Schaller B, Mindermann T, Gratzl O. Treatment of syringomyelia after posttraumatic paraparesis or tetraparesis. J Spinal Disord 1999;12(6): 485–488

49. Klekamp JSM, ed. Syringomyelia: Diagnosis and Management. 2002

50. Brodbelt AR, Stoodley MA. Post-traumatic syringomyelia: a review. J Clin Neurosci 2003; 10(4):401–408

51. Dohrmann GJ, Rubin JM. Intraoperative ultrasound imaging of the spinal cord: syringomyelia, cysts, and tumors—a preliminary report. Surg Neurol 1982;18(6):395–399

52. Daskalakis GJ, Katsetos CN, Papageorgiou IS, et al. Syringomyelia and pregnancy-case report. Eur J Obstet Gynecol Reprod Biol 2001;97(1): 98–100

53. Murayama K, Mamiya K, Nozaki K, et al. Cesarean section in a patient with syringomyelia. Can J Anaesth 2001;48(5):474–477

54. Kasai Y, Kawakita E, Morishita K, Uchida A. Cordectomy for post-traumatic syringomyelia. Acta Neurochir (Wien) 2008;150(1):83–86, discussion 86

55. Laxton AW, Perrin RG. Cordectomy for the treatment of posttraumatic syringomyelia. Report of four cases and review of the literature. J Neurosurg Spine 2006;4(2):174–178

56. Lyons BM, Brown DJ, Calvert JM, Woodward JM, Wriedt CH. The diagnosis and management of post traumatic syringomyelia. Paraplegia 1987;25(4):340–350

57. Williams B. Pathogenesis of post-traumatic syringomyelia. Br J Neurosurg 1992;6(6): 517–520

58. Wirth ED III, Reier PJ, Fessler RG, et al. Feasibility and safety of neural tissue transplantation in patients with syringomyelia. J Neurotrauma 2001;18(9):911–929

第 21 章 脊髓损伤患者的康复

Aria Fallah，Derry Dance，Anthony S. Burns

本章重点

1. 在第二次世界大战（二战）以前，严重的脊髓损伤（spinal cord injury）在伤后最初 2 年内的死亡率几乎是百分之百。
2. 专业脊髓损伤中心的发展显著提高了 SCI 患者的生存率，改善了其健康状况和功能结局。
3. 脊髓损伤的康复理论上应采取多学科团队合作模式。
4. 康复目标的设定是康复体系的基本组成部分，并能够促进理想功能结局的实现。
5. 脊髓损伤康复的内容应包括重返社区并为此做出规划，以使远期预后达到最佳。

■ 脊髓损伤康复的历史

在人类历史上的大多数时期，脊髓损伤的预后往往不容乐观。时间追溯到古埃及（公元前 2500 年），以埃及古物学者埃德温·史密斯命名的《埃德温史密斯外科纸草书》中包含了 48 例详细的病例记录。在这一早期医学文献记载中，SCI 被称为"一种无法治疗的病痛"[1]。古希腊医学家希波克拉底也认定脊髓损伤注定会导致患者死亡[2]。第一次世界大战期间，80% 的严重脊髓损伤患者通常在伤后 2 周内死亡；甚至直到 1934 年，美国截瘫患者在受伤后 1~2 年内的死亡率仍超过 80%[3, 4]，多数患者死于泌尿系统感染和压疮所致的败血症。幸存的患者主要转移至公共护理机构，重返社区的希望甚微。这种暗淡的局面一直持续到第二次世界大战（World War II，WWII）。

1936 年，唐纳德·芒罗医生在自由互助保险公司的赞助下，于美国波士顿市医院建立了第一个民用 SCI 单元（10 张床位），结果表明了这一举措可以将医疗和医院成本降低 200%~300%[3]。二战中大量的脊髓损伤患者带来的挑战，亦激发了全球更多专业化 SCI 机构的发展。1944 年 2 月，国家脊髓损伤中心在英国艾尔斯伯里城的斯托克曼德维尔医院成立。斯托克曼德维尔的 SCI 单元采用多学科综合管理的方式，为大量受伤的现役和退役军人提供医疗服务。路德维希·古德曼爵士先生为第一任医学督导，因此被许多人视为脊髓损伤医学之父。在 1939 年流亡至英国之前，他是德国布雷斯劳犹太医院的首席神经外科医生。格特曼提倡的 SCI 单元基本原则包括：

- 脊髓损伤单元应由经验丰富的临床医生进行管理，并且该医生应做好部分或全部放弃其原有专业的准备。
- 充足且合作良好的卫生专业人员储备（如护士或治疗师），以应对医疗护理中的各种细节问题。
- 具备建立工作坊和进行职业培养的技术设备。
- 关注社会、家庭和就业的重新安置。
- 患者应终生接受常规治疗与辅导或保健护理。

运用这些原则，斯托克曼德维尔获得了巨大的成功，也为世界其他国家树立了典范。

二战结束时，加拿大军队神经外科顾问 E. HarryBotterell 博士与受伤的退伍军人 John Counsell 共同努力说服加拿大退伍军人事务部为脊髓损伤患者建立了专门的医疗机构。在 1945 年 1 月 15 日，林德赫斯特小屋得以在安大略多伦多成立，由 Al Jousse 博士任第一任医学督导。同年，美国退伍军人事务部紧随其后，建立了 6 家脊髓损伤单元。在澳大利亚，位于西澳大利亚的皇家珀斯医院在 1954 年建立了脊髓损伤单元，由 G. M. Bedbrook 博士负责。澳大利亚的其他脊髓损伤中心随后相继建立。

1970 年，由美国康复服务管理局授权亚利桑那州凤凰城的圣撒玛利亚医院建立了第一个 SCI 模式系统。该示范项目的成功促使 1972 年另外 6 个中心的建立。脊髓损伤模式系统（Model SCI Systems，MSCIS）项目现在由国家残疾与康复研究所（National Institute on Disability and Rehabilitation Research，NIDRR）和隶属于美国教育部的特殊教育和康复服务办公室运营管理。随着多年的发展，该项目已经包括 26 个脊髓损伤中心，目前有 14 个脊髓损伤模式系统分布在整个美国。脊髓损伤模式系统能够提供连续的一体化服务，从急性期医疗管理到康复和终身随访。被授权者还将为国家脊髓损伤数据库提供数据。今天，专业化的脊髓损伤单元已经遍布世界各地。

脊髓医学作为医学中的一个亚专科正在不断地成熟和发展。1980 年，美国退伍军人事务部为脊髓损伤设立奖学金项目。1996 年，美国医学研究生教育鉴定委员会（Accreditation Council for Graduate Medical Education，ACGME）批准脊髓医学作为独立的亚专科，随后在 1998 年 10 月进行了第一次认证考试，亚专科认证经由美国物理医学与康复学会授予。不过，目前由一名美国医学专业委员会（American Board of Medical Specialties，ABMS）成员证明声誉良好的专科医师均可合法从事该亚专科的医疗工作；如果无声誉证明，则需要满足培训要求方可得到认证。

■ 康复机构设置和团队

团队和区域化中心的优势

鉴于 SCI 涉及躯体的多个系统，具有多因素的复杂本质，Donovan 等在 1984 年推测，SCI 患者在一个综合的（专门）体系中接受治疗将有利于改善预后[5]。目前已经证明，专业的脊髓损伤单元将康复治疗包含在内，的确能够改善患者的健康、功能和社会结局。在英国，Smith 发现那些接受通过专业化脊髓损伤项目接受康复治疗的患者更少出现并发症，如压力相关皮肤损伤、肺部感染、泌尿系统感染、便秘、难以控制的自主神经反射异常、痉挛、睡眠障碍和抑郁等[6]。功能活动方面也可以观察到显著差异，如进食、饮水、修饰、穿衣、沐浴、转移、驱动轮椅，以及肠道和膀胱功能管理[6]。这些患者也更少出现与伴侣、家庭、朋友的人际关系问题，并更容易拥有合作伙伴、被雇佣、参与志愿工作，性满意度也较高[6]。

美国建立的脊髓损伤模式系统同样具有重要的临床优势[7]。患者认为该系统可以让他们更少出现临床并发症，如压疮等。其他获益还包括提高身体效能，证据是功能独立性量表（functional index measure，FIM）评分每日都有所增加，以及更容易出院回归家庭或社区[7]。还有证据表明该系统可以降低死亡率、提高存活率[8]，并且显著缩短平均住院时间，节约急性期和康复期的相关成本[7]。

将患者集中在专业化机构中有利于得到足够的样本量，以便开展有意义的研究并最终改善患者的预后[6]。总之，专业化机构提供的 SCI 相关医疗服务可以减少并发症，改善功能预后，缩短住院时间和降低经济成本。

康复团队和多学科医疗团队的组成

SCI 患者的康复重点是实现和保持良好的健康状况，最大限度地发挥功能和提高生活质量。严重脊髓损伤后对医疗和康复的需求非常广泛，往往超出了任何一个临床学科的范畴。由于这些原因，理想的康复应以跨学科团队协作的方式实现。传统上，核心康复团队涉及的专业包括物理治疗、作业治疗、康复护理、康复心理学、社会工作、个案管理和康复医师。其他常见的团队成员包括言语语言病理学家和文娱治疗、呼吸治疗、康复助理。

- 作业治疗通常主要关注上肢完成日常生活活动（activities of daily living，ADLs）的能力。治疗策略着重提高肌力，主动辅助关节活动度和精细运动控制，以及家庭和社区的环境无障碍性。辅助装置和支具也可以纳入治疗计划的考虑范围，以提高功能独立性。

- 物理治疗通常主要关注移动能力，如步行、驱动轮椅、转移能力。最大限度地提高移动能力通常需要解决力量、平衡、协调性和耐力方面的问题。支撑类和其他种类的矫形器通常应被纳入治疗计划。

- 康复护士提供日常护理、健康管理和健康教育，并与康复团队协作，最大限度地提高患者进行自我照护、活动的能力。
- 社会工作助理提供情感支持、疾病或残疾相关的适应咨询，召集社区资源和支持，帮助解决重要的社会需求（如经济来源、住房），通过制订出院后计划帮助患者重返社区。个案经理也可以提供这些服务，但通常不提供咨询服务。
- 医生对患者的健康状况和潜在的障碍做出诊断，参与设定康复目标和制订治疗计划，监测和管理医疗问题，为患者提供宣教。医生也通常担任康复团队的领导。
- 康复心理学助理提供重要的精神和情感支持，包括抑郁症的筛查和治疗、解决药物滥用、认知评估（尤其合并脑损伤），并帮助患者适应新出现的功能障碍和活动受限。

根据每个患者的个体特点和损伤情况，康复团队的组成也有所不同，必须不断适应病人的需要。所有团队成员的定期会议和良好沟通确保为患者的康复提供最佳环境[9]。最终目标是以最有效的方式实现最好的功能预后。团队协作方式也有利于阐明目标，协调治疗计划，减少工作浪费，减少或避免继发性并发症[9]。

■ 目标设定

康复过程的一个重要和基本的组成部分是设定康复目标。清晰的目标在很大程度上决定了临床干预的性质和重点。基于这些原因，设定目标的重点在于切实可行、可量化。还应对目标进行多学科综合评价，以确保重要需求不被忽视。

一种方法是依据伤后初次下床活动进行功能需求的综合评估[10]。斯托克曼德维尔医院国家脊髓损伤中心已经开发了一个正式的需求评价清单（Needs Assessment Checklist，NAC）[11]。

目标设定的一个基本原则是按照患者的个体化需求设定康复程序的目标和计划[10]。在特定需求的框架内，与患者一同确定康复目标。通常由专人或团队领导负责监督和协调团队的目标设定。还应将抽象的目标转化为可操作的具体措施。例如，实现独立进行膀胱管理的目标需要学习如何进行自我间歇清洁导尿术。

■ 康复的功能预后

尽管对具体特定干预措施（如减重步行训练装置）的详细描述已经超出了本章的范围，康复期间的功能改善通常是通过代偿策略（如手动控制轮椅）或改善潜在的肢体残障（如下肢轻瘫）及其代表的功能活动（如步行）来实现的。相对较新方法，如减重步行训练（图21.1），越来越多地借助生理学理论和相关概念，如腰骶段脊髓存在中枢模式发生器。功能恢复的机制将在本书第五部分深入阐述。

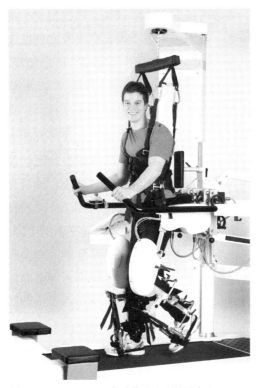

图 21.1 Lokomat Pro 自动化步态训练设备（Hocoma AG，Switzerland）

预期的功能预后往往基于脊髓损伤后 72 小时到 1 个月的神经功能评定结果[12]。远期结局则在很大程度上取决于损伤平面和完全性。需要重点指出的是，虽然损伤平面能够为预测恢复程度提供一定的信息，但也必须考虑每个患者的独特性。影响患者病情和相应功能的恢复的因素包括损伤特征的差异，医学事件和并发症的病程，心理、社会和环境支持，认知能力。积极性高的患者最终的恢复程度有可能超过根据损伤水平预测的功能预后[13]。

与神经平面相比，运动平面是独立进行自我照护的更好的预测因素[14]。神经平面是双侧感觉和运动功能均正常的最低水平，而运动平面则是一侧身体运动功能正常的最低平面[15]。为了讨论预期功能预后，最简单的方法是假定损伤均为完全性的情况下按运动平面进行划分（表 21.1）[16]。在适当的环境下，对不同损伤平面的独立性可以做出如下预测。

表 21.1 基于不同运动平面的脊髓损伤患者功能意义

活动	C5	C6	C7	T1	T6	T12	L4
自我照护							
进食	−	±	+	+	+	+	+
穿衣	−	−	±	+	+	+	+
如厕	−	−	±	+	+	+	+
床上活动							
翻身/坐起	−	±	+	+	+	+	+
床上转移/仰卧或者坐起	−	−	±	+	+	+	+
使用轮椅独立活动（包括从轮椅转移或转移至轮椅）	−	±	±	+	+	+	+
步行能力（包括保持站立）	−	−	−	−	+	+	+
需要他人帮助的活动							
抬举	+	+	±	−	−	−	−
协助	+	+	+	±	−	−	−
在家工作（使用上肢）	−	−	−	+	+	+	+
外出工作	−	−	−	±	+	+	+
车辆驾驶	−	−	−	±	+	+	+
公共交通	−	−	−	−	−	±	+

引自：Long CI, Lawton EB. Functional significance of spinal cord lesion level. Arch Phys Med Rehab, 1955; 36(4):249–255. Copyright Elsevier 1955.

第 1 篇 脊髓损伤临床实践的基本知识

高位颈髓损伤（C1~4）患者的 ADL、床上活动和转移方面需要完全辅助。他们需要 24 小时的贴身照顾，以及可以用头、下巴或呼吸控制的电动轮椅。C1~3 损伤的患者通常需要持续性机械通气并定时吸痰以清理气道分泌物[17]，C4 损伤的患者可能需要或不需要机械通气。

C5 损伤的患者能够主动屈肘，所以可以在特殊装置的辅助下完成 ADL 中的简单任务（如修饰）。然而，他们在进行多数其他日常生活活动和转移时仍然需要辅助。他们不能独立翻身或坐起，可以使用手控电动轮椅。这些患者通常需要每天 10 个小时的个人护理[18]。

C6 损伤患者可以主动进行腕关节背伸，被动屈指，可以完成拇指和食指的对指。此外，因肩袖神经支配完整，所以肩关节稳定性较好。患者的被动抓握动作被称为肌腱固定，经过适当的作业治疗后可以抓握和操作物品。使用手腕驱动的屈肌铰链支具可以提高握力。这些患者在进行部分 ADL、床上活动和转移时需要辅助，通常可以独立进食但是不能切取食物。他们能够独立上半身和穿上衣，尽管这可能需要相当多的时间和精力。在平整的路面上使用手动轮椅通常是可以实现的，借助手柄可以使这一任务变得更容易。进行社区活动则需要使用电动轮椅。这些患者通常需要每天 6 个小时的个人护理[18]。

C7 损伤的患者保留了肱三头肌的力量。这块肌肉的有力伸展可以使患者撑起身体。积极性高的患者能够完成独立转移。除此以外，还能够独立翻身、在床上坐起以及转变到坐位。如厕和穿衣，尤其是穿

下装则可能需要一些辅助。可以独立完成饮食、修饰、交流，以及穿上衣和清洗上半身。可以手动驱动轮椅移动更远的距离。

C8 或 T1 损伤患者的手功能明显增强，从而可以提高抓握的力量和灵活性。这使他们可以独立完成床上活动、转移和所有 ADLs。由于躯干功能障碍和不稳定，如厕和下半身的护理经常需要辅助。所有患者都至少需要依赖轮椅进行移动。对于截瘫患者（T2~L1），随着损伤平面的下降，坐位平衡逐渐改善，损伤平面越高坐位平衡越差。损伤平面较低的患者的呼吸功能以及咳嗽和清理气道分泌物的能力也相应提高，因为随着损伤平面的下降，腹肌和肋间肌的随意运动将增加。扩大活动范围是胸髓损伤患者的训练重点之一，因为他们有可能通过手动控制进行驾驶活动。家务活动大部分可以独立完成。这些患者通常需要每天 3 个小时的家务辅助[18]。损伤平面低于 L1 的患者通常会保留部分步行能力。

除了损伤平面，脊髓损伤的完全性也是神经和功能能力恢复的一个重要决定因素。上述内容描述的是假定患者为完全性脊髓损伤的情况。除马尾 / 圆锥损伤外，如果病人在伤后 1 个月仍然呈现完全性脊髓损伤（运动和感觉），那么功能性运动的恢复几乎不可能[19, 20]。上肢的神经恢复是至关重要的，因为每个节段代表的功能都会对独立程度具有决定性的影响。无论是完全性还是不完全性损伤，主要的神经修复活动多数发生在伤后 6~9 个月，一般在伤后 12~18 个月达到平台期，这一时间点之后可预期的功

能改善程度将很小[21]。不完全性损伤比完全性损伤者会表现出更多的神经恢复。90%以上的不完全性颈髓损伤患者运动平面可以下移一个节段，而在完全性损伤患者中这一比例仅为70%~85%[12, 22]。仅有30%的完全性脊髓损伤患者运动平面可下移两个或两个以上节段[22]。某一皮节能够区分针刺觉与轻触觉是一个良好的预测因素，它与相应节段运动恢复的相关性为92%[23]。不完全性四肢瘫和截瘫患者恢复一定步行能力的比例分别高达46%和76%，存在差异的原因可能在于颈髓损伤患者躯干和上肢功能相对较差[24, 25]。

■ 重返社区和卫生保健

能够及时获得医疗服务对于维持脊髓损伤患者的长期健康状况是至关重要的。从住院康复机构出院后的最初几周和几个月内患者是特别脆弱的，此时重要的社区支持尚未完全建立，并且可能尚未充分意识到患者具有发生各类并发症的风险。与健全人群相比，脊髓损伤患者需要使用更多的医疗资源，很大程度上是由于并发症的发生[26, 27]。有报道指出初期康复后一年内再入院治疗的比例为19%~57%[28, 30]。此外，重要的预防服务（如乳腺X线检查、骨密度检查、宫颈涂片检查等）通常无法顺利进行，特别是需要具备无障碍成像设备或改良检查床的项目[31]。由于使用轮椅者需要花费更长的时间进行转移，对于较为繁忙的科室来说，诊治这类患者可能会造成经济损失。

处理脊髓损伤患者保健问题的途径包括：①患者教育和健康行为改变，②促进从康复保健向社区保健的过渡，③改进残疾人的卫生保健系统[32]。远程医疗和互联网也正在越来越多地用于改善和维持残疾人的健康状况。最终，健康保健需要有效的社区卫生服务系统。为易感人群建立的成功的社区卫生服务系统应包含以下概念[32]：

1. 整体协作医疗护理和个案管理的原则，包括让患者参与个案管理和设计。

2. 在参与者中使用临床规范和临床路径来解决常见问题。

3. 使用可以追踪患者的需求和进步的临床信息系统。

4. 使用评价规范，重点对以下方面的程度差异进行评价：参与者满意度、继发性并发症的预防以及再入院的预防。

5. 在可能的情况下，提供"燕尾"服务，包括个人助理、生活协助，为目标人群提供长期保健服务。

6. 与残疾团体组织和其他社区利益相关者保持联动、合伙或其他合作关系。

7. 医学相关人员能提供的服务，包括医师助理、主管护士等。

8. 进行家访和办公室访问。

9. 提供24/7全时服务。

10. 解决与办公室访问相关交通问题。

11. 尊重患者的自主决策和目标人群进行独立生活的强烈愿望。

12. 鼓励进行自我管理和维护健康的自身责任感。

13. 充分考虑患者的精神和行为健康需求（如抑郁），否则可能会影响其他健康问题的医疗管理。

满足不断变化的需求是一项艰巨的挑战，但为 SCI 患者提供的社区保健服务通常很有限。创新的资助模式和当地的联络机构是必须具备的条件。对 SCI 患者进行的纵向医疗服务还可以通过参考其他慢性疾病的医疗模式而获益，如糖尿病、充血性心力衰竭等[33, 34]。慢性疾病的医疗模式应基于以下六个部分：自我管理支持、临床信息系统、卫生服务传递系统的重新设计、决策支持、医疗保健组织和社区资源[32]。由一名 SCI 专家每 1~2 年进行定期评估，也有助于监测和预防 SCI 特有的继发情况。

要 点

■ 脊髓损伤医学的起源可追溯至第二次世界大战。
■ 专门的脊髓损伤项目致力于减少并发症和改善功能结局。
■ 脊髓损伤后康复需要通过相互协调的多学科合作途径进行。

难 点

■ 脊髓损伤后患者对医疗资源的需求量更大，特殊护理的需求并非在康复出院时就结束。
■ 卫生服务提供者的资金不足和无障碍检查设备的匮乏，是 SCI 患者获取保健服务的常见障碍。

（李 凝 译，邢华医 刘 楠 校）

参考文献

1. Lifshutz J, Colohan A. A brief history of therapy for traumatic spinal cord injury. Neurosurg Focus 2004;16(1):E5
2. Marketos SG, Skiadas P. Hippocrates: the father of spine surgery. Spine 1999;24(13):1381–1387
3. Bedbrook GM. The development and care of spinal cord paralysis (1918 to 1986). Paraplegia 1987;25(3):172–184
4. Guttman L. Spinal Cord Injuries: Comprehensive Management and Research. 2nd ed. Oxford, UK: Blackwell Scientific; 1976
5. Donovan WH, Carter RE, Bedbrook GM, Young JS, Griffiths ER. Incidence of medical complications in spinal cord injury: patients in specialised, compared with non-specialised centres. Paraplegia 1984;22(5):282–290
6. Smith M. Efficacy of specialist versus non-specialist management of spinal cord injury within the UK. Spinal Cord 2002;40(1):10–16
7. Stover SL, DeLisa JA, Whiteneck GG. Spinal Cord Injury: Clinical Outcomes from the Model Systems. Gaithersburg, MD: Aspen; 1995

8. DeVivo MJ, Kartus PL, Stover SL, Fine PR. Benefits of early admission to an organised spinal cord injury care system. Paraplegia 1990;28(9): 545–555

9. Flood KEM, ed. Physiatry: Interdisciplinary Management. Washington, DC: TMM Publications; 1999

10. Duff J, Evans MJ, Kennedy P. Goal planning: a retrospective audit of rehabilitation process and outcome. Clin Rehabil 2004;18(3):275–286

11. Kennedy P, Hamilton LR. The needs assessment checklist: a clinical approach to measuring outcome. Spinal Cord 1999;37(2):136–139

12. Burns AS, Ditunno JF. Establishing prognosis and maximizing functional outcomes after spinal cord injury: a review of current and future directions in rehabilitation management. Spine 2001;26(24, Suppl):S137–S145

13. Rintala DH, Willems EP. Behavioral and demographic predictors of postdischarge outcomes in spinal cord injury. Arch Phys Med Rehabil 1987;68(6):357–362

14. Marino RJ, Rider-Foster D, Maissel G, Ditunno JF. Superiority of motor level over single neurological level in categorizing tetraplegia. Paraplegia 1995;33(9):510–513

15. Kirshblum SC, O'Connor KC. Predicting neurologic recovery in traumatic cervical spinal cord injury. Arch Phys Med Rehabil 1998;79(11): 1456–1466

16. Long CI, Lawton EB. Functional significance of spinal cord lesion level. Arch Phys Med Rehabil 1955;36(4):249–255

17. Lanig IS, Peterson WP. The respiratory system in spinal cord injury. Phys Med Rehabil Clin N Am 2000;11(1):29–43, vii

18. Consortium for Spinal Cord Medicine. Outcomes following traumatic spinal cord injury: clinical practice guidelines for health-care professionals. J Spinal Cord Med 2000;23(4):289–316

19. Waters RL, Yakura JS, Adkins RH, Sie I. Recovery following complete paraplegia. Arch Phys Med Rehabil 1992;73(9):784–789

20. Waters RL, Adkins RH, Yakura JS, Sie I. Motor and sensory recovery following complete tetraplegia. Arch Phys Med Rehabil 1993; 74(3):242–247

21. Waters RL, Adkins R, Yakura J, Sie I. Donal Munro Lecture: functional and neurologic recovery following acute SCI. J Spinal Cord Med 1998;21(3):195–199

22. Steeves JD, Kramer JK, Fawcett JW, et al; EMSCI Study Group. Extent of spontaneous motor recovery after traumatic cervical sensorimotor complete spinal cord injury. Spinal Cord 2011;49(2): 257–265

23. Poynton AR, O'Farrell DA, Shannon F, Murray P, McManus F, Walsh MG. Sparing of sensation to pin prick predicts recovery of a motor segment after injury to the spinal cord. J Bone Joint Surg Br 1997;79(6):952–954

24. Waters RL, Adkins RH, Yakura JS, Sie I. Motor and sensory recovery following incomplete tetraplegia. Arch Phys Med Rehabil 1994;75(3): 306–311

25. Waters RL, Adkins RH, Yakura JS, Sie I. Motor and sensory recovery following incomplete paraplegia. Arch Phys Med Rehabil 1994;75(1): 67–72

26. Dryden DM, Saunders LD, Rowe BH, et al. Utilization of health services following spinal cord injury: a 6-year follow-up study. Spinal Cord 2004;42(9):513–525

27. Munce SE, Guilcher SJ, Couris CM, et al. Physician utilization among adults with traumatic spinal cord injury in Ontario: a population-based study. Spinal Cord 2009;47(6).470–476

28. Cardenas DD, Hoffman JM, Kirshblum S, McKinley W. Etiology and incidence of rehospitalization after traumatic spinal cord injury: a multicenter analysis. Arch Phys Med Rehabil 2004; 85(11):1757–1763

29. Jaglal SB, Munce SE, Guilcher SJ, et al. Health system factors associated with rehospitalizations after traumatic spinal cord injury: a population-based study. Spinal Cord 2009;47(8):604–609

30. Middleton JW, Lim K, Taylor L, Soden R, Rutkowski S. Patterns of morbidity and rehospitalisation following spinal cord injury. Spinal Cord 2004;42(6):359–367

31. Ramirez A, Farmer GC, Grant D, Papachristou T. Disability and preventive cancer screening: results from the 2001 California Health

Interview Survey. Am J Public Health 2005; 95(11): 2057–2064

32. The Special Interest Group on SCI Model System Innovation. Toward a Model System of Post-rehabilitation Health Care for Individuals with SCI. 2010. http://www.ncscims.org/ SCIModelSystemInnovationReport.pdf. Accessed June 4, 2012

33. Bodenheimer T, Wagner EH, Grumbach K. Improving primary care for patients with chronic illness: the chronic care model, Part 2. JAMA 2002;288(15):1909–1914

34. Bodenheimer T, Wagner EH, Grumbach K. Improving primary care for patients with chronic illness. JAMA 2002;288(14):1775–1779

第 22 章　脊髓损伤并发症的管理

Anthony S. Burns，Jefferson R. Wilson，B. Catharine Craven

本章重点

1. 严重的脊髓损伤会影响机体的所有重要器官。
2. 并发症导致的医疗资源使用率和相应花费的增加。
3. 必须依靠专业的医疗保健和持续的支持

来防止继发性并发症，维持长期健康。
4. 本章将回顾以下并发症的管理：异位骨化、神经源性膀胱功能障碍、神经源性肠道功能障碍、骨质疏松症、呼吸管理、痉挛，以及上肢功能的保护。

脊髓损伤是一种毁灭性事件。除了肢体功能和独立性的丧失，患者还易于出现一系列并发症。严重的脊髓损伤会影响机体所有的重要器官、系统（如压疮、神经源性肠道及膀胱功能障碍、损伤平面以下的骨质疏松、神经病理性疼痛、心血管功能障碍），并且在患者的有生之年仍然存在发生继发性并发症的风险。这些并发症与正常衰老相关的并发症存在显著区别。来自美国脊髓损伤模式系统的一项研究发现，在例行年度随访中，96% 的脊髓损伤患者至少会出现一种并发症[1]。一项加拿大的研究报告称，56% 的患者在过去一年中出现过泌尿系统感染，另有 28% 的患者发生了压疮[2]。

继发性并发症导致医疗资源使用率和成本花费的增加。Dryden 等报道称，与对

照组相比，在伤后 6 年的随访期内，脊髓损伤患者再入院率增加 2.6 倍，医院就诊次数增加 2.7 倍[3]。在这期间，57% 的患者至少住院 1 次，其中住院 3~9 次者占 32%，住院 10 次和 10 次以上者占 4%。最近的研究进一步证实脊髓损伤后医疗资源的使用率增加：出院后一年内，患者复诊的平均次数约为 30，并且有 27.5% 的患者需要再次住院治疗至少一次[4, 5]。

因此，当脊髓损伤患者离开急性期医疗机构和康复中心回归社区后，医疗卫生系统的责任并没有结束。医疗服务提供者必须保持积极主动和警惕，通过专业化和持续的医疗服务预防并发症的发生并维持患者的长期健康状况，并最大限度地提高整体健康和生活质量。本章将回顾脊髓损伤后常见并发症的管理。

271

■ 自主神经反射异常

自主神经反射异常（autonomic dysreflexia，AD）以发作性的恶性高血压为特点，严重时会导致危及生命的潜在并发症，如卒中。AD 发生在脊髓损伤位于 T6 或 T6 以上平面的患者，其发生率随着脊髓损伤平面的上升和损伤的严重程度而增加[6, 7]。完全性脊髓损伤患者自主神经反射异常的发生率是不完全性损伤患者的 3 倍。第 16 章已经详细讨论了这种并发症的病理生理学机制和治疗。

■ 心血管疾病

脊髓损伤后，冠心病（coronary artery disease，CAD）的危险因素将增加。特异性危险因素包括代谢综合征（高脂血症、腹型肥胖、糖耐量异常、胰岛素抵抗）、同型半胱氨酸水平升高、C 反应蛋白水平增高和低体力活动 / 低运动水平。脊髓损伤后冠心病危险因素的增加导致其发病率的升高。与体格健壮人群相比，与健康人群相比，脊髓损伤患者中心血管疾病的发生和由此造成的死亡出现更早且更常见。因此，冠心病是慢性脊髓损伤患者死亡的主要原因[8]。

冠心病也可无临床症状（沉默型）。心脏发出的传入纤维自 T1~4 水平进入脊髓，所以神经损伤平面在 T1~4 及以上节段的患者不会感觉到心脏疼痛。脊髓损伤患者无症状性冠心病的确切发病率目前还不清楚，现有的报道从 25%~65% 不等[9]。

由于脊髓损伤后冠心病可以相对无症状，临床医生应对冠心病保持高度警惕。第 16 章对脊髓损伤后心血管问题进行了综合回顾。

■ 异位骨化

异位骨化（Heterotopic ossification，HO）的临床特征是在关节周围软组织内形成成熟的异位骨化灶。异位骨化可发生在脊髓损伤、脑外伤、烧伤和髋臼骨折后。虽然对异位骨化的潜在病理生理学机制的理解仍然有限，但已知原始间充质干细胞分化形成的成骨细胞在其中起主要作用。在脊髓损伤患者中，异位骨化通常发生在损伤平面以下的关节，最常见的部位为髋关节，然后按发生率由高到低依次为膝关节、肩关节、肘关节和手部关节。尽管严重者可导致关节活动受限和关节强直，但多数病例无明显症状，通常是被偶然发现和诊断的。髋关节活动受限可影响坐姿和转移的独立性。

异位骨化的早期症状为非特异性炎性症状——红斑、肿胀、低热。钙化的 HO 灶在普通 X 线片上可见，但三相骨扫描仍然是在成熟和钙化前诊断早期异位骨化的金标准。使用三相骨扫描诊断异位骨化 2~6 周后，在普通 X 线片上方可证实异位骨化[10, 11]。早期诊断至关重要，因为在形成可见的钙化灶之前开始治疗将更为有效。血清碱性磷酸酶升高在放射学发现 HO 证据之前就会出现，可用于监测异位骨化的活动性。还有研究发现，急性期脊髓损伤患者发生异位骨化之前会出现尿前列腺素 E_2 水平增高[12]。

最重要的治疗是非甾体类抗炎药（选择性和非选择性环氧合酶–2抑制剂）和双磷酸盐类药物（如依替膦酸钠）。抗炎药能抑制原始间充质细胞分化为成骨细胞，而双磷酸盐可防止已经形成的骨样组织继续钙化和成熟。吲哚美辛和罗非昔布均已在脊髓损伤患者中进行过评价，并证明伤后早期应用可以起到有效的异位骨化一级预防作用[13, 14]。两种双磷酸盐，依替膦酸钠和帕米磷酸二钠，已经被用于治疗脊髓损伤后诊断明确的异位骨化。双磷酸盐可抑制非磷酸钙结晶向羟基磷灰石的转化。早期（骨扫描有阳性发现而X线片上未见异常时）应用依替膦酸钠能抑制异位骨化的进展[15, 16]。一项研究还表明，帕米磷酸钠也可以阻止手术切除后异位骨化的进展[17]。为了恢复关节活动度，手术切除是有必要的，但复发也很常见，尤其是在有活动性骨化的炎性阶段进行手术时。

■ 神经源性膀胱功能障碍

许多临床医师尚未充分认识到脊髓损伤对排尿活动和泌尿生殖系统的全面影响。这些问题未能解决可能会导致严重的社会隔离以及各类疾病的发生和死亡。在过去，肾功能衰竭是脊髓损伤患者的首位死亡原因[18]。幸运的是，由于提高了对脊髓损伤后神经源性膀胱功能障碍的警惕、管理和监测，目前情况已经有所好转。现在，有实践指南和系统性循证研究综述（脊髓损伤康复的证据，Spinal Cord Injury Rehabilitation Evidence，SCIRE）为临床管理提供指导[18, 19]。

脊髓损伤后的生理学变化

脊髓损伤后膀胱功能障碍可分为下运动神经元（lower motor neuron，LMN）或上运动神经元（upper motor neuron，UMN）综合征。LMN损伤后综合征发生于圆锥或马尾损伤的患者。骶部（S2~4）运动神经元或其轴突的损伤影响了其向膀胱发出运动传出信号，导致膀胱逼尿肌收缩减弱或消失（弛缓）。临床表现包括尿潴留、膀胱排空不全或两者兼有。

UMN综合征发生于脊髓头端至脊髓圆锥，以下行脊髓通路的中断和缺乏皮质抑制的过度反射性排尿为特征。脊髓休克期内难以区分LMN和UMN综合征，因为在急性脊髓损伤后神经活动暂时性丧失和抑制会导致初始表现为膀胱弛缓。

UMN 综合征

根据病变的解剖位置，多数脊髓损伤患者表现为UMN损伤型功能障碍。完全性脊髓损伤患者在膀胱充盈时会出现不自主的反射性排尿。相比之下，许多不完全脊髓损伤患者存在逼尿肌去抑制（反射亢进）和急迫性尿失禁。脑桥（脑干）排尿中枢和骶髓排尿中枢的联系也可能受到破坏，导致反射性逼尿肌收缩与脑干介导的活动（如膀胱颈、内括约肌和外括约肌松弛）之间的协调性变差。描述这一不协调的术语是膀胱—括约肌或逼尿肌—括约肌协同失调（bladder–sphincter or detrusor–sphincter dyssynergia，DSD）。最终的结果是，膀胱反射性收缩与膀胱颈、内括约肌或外括约肌关闭所致的相对出口梗阻之间发生冲突，继而导致膀胱内压力过高而排尿。随着时间的推移，逼尿肌压力升高可导致膀胱输尿管反流、肾积水、反复发作的肾盂肾炎和肾功能进行性恶化。

当脊髓休克期结束后出现反射性排尿时，应进行尿动力学检查来排除隐匿性DSD。如果考虑患者为UMN综合征但脊髓损伤6个月后仍没有出现反射性排尿，也应进行尿动力学检查。尿动力学检查包括以下部分：膀胱内压描记图，肌电图，尿道压力分析和影像尿动力学较差。膀胱内压描记图记录膀胱压力—容积关系。肌电图采用针电极或表面电极，检查外括约肌功能及其与逼尿肌之间的协调性。尿道压力分析提供流出道阻力信息。影像尿动力学提供实时排尿时的膀胱可视化图像。逼尿肌收缩的同时伴有括约肌肌电活动增加和排尿压力升高，则符合DSD的诊断。

DSD需要加以干预，以预防远期并发症如膀胱输尿管反流。管理目标重点在于实现膀胱的充分排空、低压储尿和低压排尿。任何干预治疗后，应随访测试以确认膀胱压力得到有效降低。为了降低膀胱压力，使用抗胆碱能药物可以抑制反射性收缩，如奥昔布宁和酒石酸托特罗定。必要时，联合应用抗胆碱能药物与三环类抗抑郁药可以使抑制作用进一步增强。另一个选择是向逼尿肌内注射A型肉毒毒素。A型肉毒毒素通过阻断神经肌肉接头处乙酰胆碱的释放来麻痹肌肉。A型肉毒毒素注射的缺点包括费用高和必须定期重复注射（每3~6个月一次）。通过药物的毒理作用抑制逼尿肌收缩，膀胱排空可通过间歇

导尿顺利完成。可训练运动平面在C7及以下的患者进行自我导尿。如果药物治疗无效，膀胱扩容术可以促进挛缩的小膀胱实现低压储尿。进行膀胱扩容术的同时通过腹壁造口将尿流改道，也可以使间歇导尿操作变得更容易。

对于男性患者中，另一种方法是使用α-受体阻滞剂（如哌唑嗪、特拉唑嗪、多沙唑嗪、盐酸坦索罗辛）减少在α-肾上腺素能支配的膀胱颈和内括约肌处产生的流出道阻力。这样可以降低在收缩过程中的膀胱压力峰值，并便于安全使用安全套（外部）集尿器和穿在腿上的集尿袋。经尿道和经会阴注射A型肉毒毒素也可以通过降低尿液流出道阻力来治疗协同失调。还可以通过经尿道括约肌切开术或放置尿道支架来减少出口梗阻。随后，反射性排尿可以通过安全套（外部）集尿器来管理。

对于无明显协同失调但逼尿肌反射亢进的脊髓损伤患者，急迫性尿失禁的传统治疗方法是给予抗胆碱能药物。局部药物干预包括辣椒素与A型肉毒毒素膀胱内给药。辣椒素通过消耗P物质使C类传入纤维失敏。在慢性脊髓损伤中认为C-纤维是排尿反射的传入通路。

管理UMN膀胱功能障碍的另一种方法是电刺激。首先，通过切断骶神经根来防止反射性尿失禁。然后将电极连接到脊神经前根，电刺激这些神经根引起膀胱逼尿肌和括约肌同时收缩。由于外括约肌为横纹肌，通常先于逼尿肌（平滑肌）发生疲劳，当外括约肌间歇性放松时发生短时间排尿。

长期留置导尿应是最后的选择，因其会增加发生膀胱癌、复发性膀胱感染和膀胱结石的风险。然而，它有时可以作为不能独立进行间歇性导管术，和／或没有他人帮助的患者的选择。对于女性患者，这一问题更常见，因为女性患者无法使用外部（安全套式）集尿器；而且由于解剖结构原因，自己进行清洁间歇性导尿比较困难。需要长期留置尿管的男性患者应考虑改为耻骨上造瘘，以防止尿管插入和放置不当、尿道狭窄和瘘、尿道糜烂等并发症。留置尿管应每 3~4 周更换一次。

LMN 综合征

LMN 膀胱综合征与脊髓圆锥和马尾神经损伤相关。病变的解剖机制为骶反射弧中断。骶反射弧由逼尿肌传入神经、骶髓排尿中枢（S2~4）和逼尿肌传出神经组成。最终的结果是逼尿肌无反射。其他的临床表现包括鞍区麻木，肛门括约肌张力降低，括约肌自主收缩消失和球海绵体反射永久性丧失。这类患者简单、理想的长期膀胱管理，是进行自我清洁间歇性导尿来定时排空膀胱以防止膀胱过度膨胀。如果间歇性导尿不能实现，可以用长期留置导管来实现充分引流。

脊髓损伤后其他泌尿生殖系统问题

脊髓损伤后复发性尿路感染（UTI）很常见，不过应该对细菌的定植有所预见。除非患者有临床症状（如发热）或有组织侵袭性的实验室证据，如明显脓尿，否则菌尿无须治疗。预防尿路感染的基本处理是清洁技术和规律、充分地排空膀胱，因为残尿是细菌过度生长的良好培养基。此外，复发性尿路感染可以是一些潜在病理过程的表现，如肾或膀胱结石、卫生条件恶劣或存在出口梗阻的逼尿肌—括约肌协同失调。因此，应评估排除潜在的可能诱因。避免预防性使用抗生素，因其只会促进耐药菌的出现。脊髓损伤患者也是肾和膀胱结石的高风险人群，危险因素包括高钙尿症、复发性尿路感染、留置导尿等。下肢痉挛、反复尿路感染或难治性自主神经反射异常，可增加出现尿路结石的风险。腹部平片通常可显示钙化结石，但超声检查仍是诊断的金标准。膀胱结石也可以直接用内镜检查。膀胱过度充盈会导致易感患者出现危及生命的 AD 发作。为了防止这种情况，建议多数患者每 4~6 小时进行一次自我导尿。目标是保持导出尿量在男性少于 500 mL，在女性少于 400 mL，以最大限度降低发生尿路感染和其他并发症的风险。

长期筛查和随访

长期随访对保持健康和预防并发症是必不可少的。虽然还没有关于最佳随访评估频率的研究，许多医疗中心以年为单位定期评估上下尿路功能。美国截瘫学会（American Paraplegia Society，APS）公布了关于脊髓损伤患者泌尿系统的评价的指南，为临床医生提供指导[19]。在受伤后的前 5~10 年，建议每年随访。如果患者情况良好，后续随访的时间间隔可以延长为两年。血清肌酐应在伤后最初进行评估，然后每 1~2 年评估一次。对上（肾、输尿管）、下（膀胱、尿道）尿路也应在最初进行评估，然后前 5~10 年每年一次，以后每隔一年一次。

上尿路评估的方法包括肾脏核素扫描，肾脏超声，静脉肾盂造影和高分辨率CT。肾脏核素扫描可能是监测肾功能副作用最小、最有效的测试。肾血浆流量减少超过 20% 时应行进一步检查。对下尿路可以进行膀胱镜检查；由于存在发生鳞状细胞癌的风险，对经耻骨上或尿道留置尿管的患者推荐每年行膀胱镜检查。还应以相同的频率进行尿动力学检查，对上、下尿路功能进行筛查。

■ 神经源性肠功能障碍

脊髓损伤后，肠道功能改变是一个重要的并发症起源，并且妨碍患者的生活质量。大部分脊髓损伤患者存在神经源性肠功能障碍，一项包括 1 300 例患者的调查研究发现，只有 1.5% 的患者没有报告肠道问题，多数患者至少存在 2 种显著的胃肠道并发症[21]。观察到问题有：腹部和盆腔感觉功能受损，胃肠道的蠕动减弱以及消化道自主神经功能障碍。神经源性肠道功能障碍具体特点取决于损伤的解剖位置。损伤位于脊髓圆锥头端时导致 UMN 肠道综合征，而脊髓圆锥或马尾损伤则形成 LMN 肠道综合征。UMN 和 LMN 综合征需要不同的管理策略，临床医生需要对其病理生理学有基本的了解。UMN 和 LMN 综合征均与胃肠道通过时间延长、便秘、大便嵌塞以及便失禁有关。然而，二者在管理策略上有着显著差异。

UMN 肠道综合征

UMN 肠道综合征的特征是保留了肠道的反射性收缩（肠蠕动），允许肠内容物持续推进，但是由于失去了皮层控制，导致自主排便困难或无法自主排便。这是由于包括肛门外括约肌在内的盆底横纹肌无法自主收缩和松弛，导致在没有干预的情况下长期便秘和阵发性失禁交替出现。

LMN 肠道综合征

与 UMN 相反，在 LMN 肠道综合征或称"无反射性肠道功能障碍"，脊髓圆锥或马尾的损伤导致中枢位于骶段的躯体和自主神经反射弧消失。由于支配降结肠和直肠的脊髓—结肠反射联系消失，导致肠道弛缓，大便推进和排出困难。括约肌张力也减弱或消失。进行体格检查时，骶反射（如球海绵体反射、肛周反射）通常消失。

肠道管理计划的目标

有效的肠道管理计划应该在合理的时间框架下，在安全舒适的环境中促进有效的胃肠道运输，实现规律和充分的直肠排空，避免失禁和肛门直肠损伤。这通常意味着采用多种方法在规定时间点触发排便，同时避免两次排便之间出现失禁。定时定点和固定的时间表是肠道管理方案的基石，一般根据个人偏好选择早晨或傍晚的同一时间点进行。肠道计划的常用频率可以是每日或隔日一次，可由伤前的排便习惯、患者的生活方式和个体反应决定排便最佳频率。

液体和纤维摄入

常用的治疗公式包括推荐足够的纤维（每天 15~30 克）和液体（每天 1.5~2 升纯液体量）摄入量，以提高排便的固定性和规律性。结肠的主要功能是吸收水分，没有足够的液体摄入量会使粪便通过的时间延长，导致粪便少而硬，容易引起嵌塞。纤维是一种有效的膨胀剂，通过保持大便的理想长度和黏度来促进水潴留并促进肠蠕动。目前指南建议从每天至少 15 克的起始量开始补充[22]。此后，纤维的摄入量应根据个体化原则进行调整。大便软化剂（如多库酯钠）也可用于辅助调整大便黏度。

肠道管理的其他方面

除了促进大便从肠道通过，神经源性肠道的管理还应包括实现规律性和计划性排便。UMN 和 LMN 综合征的策略有所不同。UMN 综合征患者可以利用胃结肠反射和直肠肛门反射，胃的扩张可促进肠蠕动（胃结肠反射），因此，排便时间最好是餐后 20~30 分钟——上午安排在早餐后而晚上安排在晚餐后。在转移到合适的马桶、厕所或者左侧卧位时，可以触发直肠肛门反射。直肠肛门反射通过刺激直肠增加降结肠和直肠的蠕动波从而促进粪便排出。直肠刺激可以通过手指刺激、栓剂插入或使用灌肠剂来实现。LMN 综合征患者不存在胃结肠和直肠肛门反射。由于伴有直肠迟缓，患者需要学会定期进行手动排空粪便来解除阻塞，防止失禁以及直肠过度扩张导致的远期并发症。

如果发现现行的肠道计划无效，应该一次改变一项措施，维持 3~5 个排便周期后再考虑改变其他措施[22]。当直肠刺激和排便的间隔时间过长，或者未能按计划在 24 小时之内成功排便，可以考虑使用润滑剂、渗透剂或刺激性泻药。另外，也可以改变直肠刺激方式。聚乙二醇基比沙可啶栓剂和微型灌肠剂，比氢化植物油基比沙可啶栓剂更有效[23, 24]。对于难治性慢性便秘，可以考虑添加促胃肠动力药，包括西沙必利、胃复安和新斯的明。尽管它们的作用机制不同，但有 I 类证据表明西沙必利和新斯的明均能够减少脊髓损伤患者的肠道通过时间并促进排便[25]。不幸的是，西沙必利由于副作用已撤出了美国及许多其他国家的市场。胃复安（甲氧氯普胺）主要作用于胃并已被证明能有效促进胃排空[26]。使用前必须考虑每种药物独特的药代动力学特点和副作用。其他改善肠蠕动和排空的干预措施包括增加活动量和饮用含咖啡因的温热饮料（如咖啡或茶），温的咖啡或茶还可激活胃结肠反射。

如果保守治疗失败，可选择侵入性治疗方案。经肛门脉冲灌洗是在直肠内间歇性快速脉冲灌注温水，目的是冲散嵌塞的粪便和刺激肠蠕动。这种治疗是用一个充气气球将灌肠剂经肛门逆行安全灌入。在更极端的情况下，可以在阑尾造口进行顺行结肠灌洗，称为"阑尾造口术"。目前虽然不是常规做法，但有些作者认为结肠造口术对于存在严重慢性胃肠道问题和肛周压疮的脊髓损伤患者是一种安全有效的方法[27]。磁疗和电刺激治疗的作用也已在脊髓损伤患者中进行过评价[25, 28]，结果表明可缩短结肠平均通过时间。

总之，减少脊髓损伤后胃肠道并发症需要个体化的肠道管理计划，以饮食（如纤维）、水化、局部和全身药物治疗为中心。此外，运动完全性损伤患者随年龄增长常会发生痔疮、肛门炎和直肠脱垂，这些疾病的处理方式与健康人群相似。对于更复杂的情况，可以考虑脉冲灌洗技术和结肠造口术。即将推广应用的功能性磁刺激和电刺激技术，可以刺激肠蠕动，缩短结肠通过时间。

■ 脊髓损伤后疼痛

慢性疼痛定义为持续 6 个月或更长时间的疼痛，除脊髓损伤本身带来的障碍以外，会对生理功能造成进一步干扰[29]。这是脊髓损伤后导致衰弱的一个常见原因，也是最具挑战性的脊髓损伤相关的医疗问题之一[30]。由于评定方法和定义的差异，患病率的报道从 26%~96% 不等[31]。慢性疼痛对于正在经历疼痛的患者[32]和管理疼痛的医学专业人员来说都是一个难题[19]。此外，慢性疼痛会对生活质量产生负面影响，干扰重要的生活活动，如就业、睡眠、娱乐和社会活动、治疗和家务劳动能力[33]。

脊髓损伤后疼痛通常分为神经病理性疼痛和伤害感受性疼痛[34]。伤害感受性疼痛是机体对于损伤或扰乱正常组织的刺激做出正常处理的结果，通常发生在脊髓损伤水平以上，存在明确且可能来自肌肉

骨骼的问题，如骨折或肩袖撕裂。神经性病理性疼痛更复杂，是由于神经系统损伤导致对感觉传入做出异常处理的结果[35]。虽然神经病理性疼痛可以通过定位（感觉障碍区）和特征（锐痛、枪击样痛、电击样痛、烧灼痛、刺痛）来辨认，但很难鉴别特定的刺激或诱因，患者可能会发现很难描述神经病理性疼痛的性质[35]。神经病理性疼痛通常位于脊髓损伤平面或平面以下节段，其程度随个人情绪状态或疲劳程度而波动[36]。

脊髓损伤后慢性疼痛的评估和管理详见第 17 章。

■ 骨质疏松症

脊髓损伤后的骨质疏松症是导致并发症发生和死亡的重要原因。当它发生在神经损伤平面以下时，被称为损伤平面下骨质疏松症（sublesional osteoporosis，SLOP）。高达 25%~46% 的脊髓损伤慢性期患者会发生脆性骨折[37, 38]，最常见的骨折部位是股骨远端和胫骨近端。脆性骨折一般发生于正常情况下不会引起骨折的事件中，如转移（扭转）或低速跌倒（压缩）[38, 39]，并且经常导致骨折延迟愈合、不愈合、畸形愈合或下肢截肢。[38]

运动完全性脊髓损伤后 12~18 个月，髋部、股骨远端、胫骨近端的骨密度（bone mineral density，BMD）分别比同龄健康人降低 28%、37%~43% 和 36%~50%[40]。运动不完全性脊髓损伤患者（AIS 分级为 C 级和 D 级）的 BMD 降低程度难以准确

预测。同时，对于损伤慢性期髋关节和膝关节骨密度是保持稳定还是持续降低，目前仍有争议[41~45]。

损伤平面下骨质疏松症的发现和骨折风险的评估

SLOP 是脊髓损伤患者特有的，其特点是下肢骨质吸收，髋关节和膝关节骨结构改变和下肢骨折风险增加。诊断 SLOP 和评估骨折风险需要测量骨密度和评估危险因素。脊髓损伤后骨质疏松症的危险因素包括 16 岁以前发生的脊髓损伤、病程超过 10 年、截瘫（相对于四肢瘫而言为高危）、体质指数（body mass index，BMI）≤ 19、每天饮酒大于 5 份、完全性运动损伤（AIS 分级为 A 级或 B 级）、女性、既往骨折史和骨折母系家族史。

虽然外周定量 CT（peripheral quantitative CT，p-QCT）也逐渐进入临床应用，双能量 X 线吸收法（dual x-ray absorptiometry，DXA）是诊断 SLOP 和监测治疗效果的标准临床工具。DXA 测量面积骨密度（areal BMD，aBMD，骨矿盐含量 / 面积，g/cm^2），而 p-QCT 测量体积骨密度（volumetric BMD，vBMD，骨矿盐含量 / 体积，g/cm^3）。根据患者髋或膝部骨密度的 T 值或 Z 值，结合其性别和年龄，可以明确是否存在 SLOP（表 22.1）。评估膝部骨密度是至关重要的，因为它是脊髓损伤后膝部骨折风险的最佳预测指标[45, 46]。骨密度骨折阈值是指骨密度低于该值时将开始发生脆性骨折，而骨折断点值提示多数骨折发生于骨密度低于

该值时[47]。膝关节骨折阈值和断点值的 aBMD 和 vBMD 已经被测出[46, 48]。膝关节骨折阈值是 ≤ 0.78 g/cm^2（aBMD），<114 mg/cm^3（vBMD– 股骨），以及 <72 mg/cm^3（vBMD– 胫骨）；而骨折断点值是 < 0.49 g/cm^2（aBMD）。增加 BMD 被认为是降低骨折风险的有效方法。

表 22.1　损伤平面下骨质疏松症的定义

年龄范围	定义
男性 ≥ 60 岁或绝经后妇女	髋部或膝部 T 值 ≤ –2.5
男性 <59 岁或未绝经妇女进食	髋部或膝部 Z 值 ≤ –2.0 并存在 ≥ 3 个骨折危险因素
16~90 岁男性或女性	存在脆性骨折病史且除脊髓损伤以外未发现其他可能引起骨质疏松的病因

说明：T 值为高于或低于同性别年轻成人骨密度峰值的标准差（standard deviations，SDs）；Z 值为高于或低于同性别同年龄个体骨密度预测值的标准差（引自：Craven BC, Robertson LA, McGillivray CF, Adachi JD. Detection and treatment of sublesional osteoporosis among patients with chronic spinal cord injury: proposed paradigms. Top Spinal Cord Inj Rehabil 2009;14:9 © 2009.）

与脊髓损伤无关的导致骨密度偏低 / 进行性下降的生活方式和代谢原因

通过血清学筛查和询问简单的问题，如每天或每周咖啡因或酒精的摄入量和吸烟史（图 22.1），可以发现引起骨密度偏低或进行性下降的生活行为方式和继发性代谢原因。甲状腺功能减退、继发性甲状旁腺功能亢进症、肾功能不全、维生素 D 缺乏、性腺功能减退症（男性）和闭经（女性）是导致继发性骨密度降低的常见因素。

范畴	临床问题
健康状况	• 患者是否存在与脊髓损伤无关的可导致骨质疏松的其他继发性原因？ • 患者是否存在可以通过治疗纠正的引起低骨密度的病因？
生活方式	• 患者是否摄入过量的酒精或咖啡因？ • 患者是否吸烟？ • 患者是否参与高危活动或对抗性体育运动？ • 患者近期是否出现移动或转移的减少？
营养	• 患者的营养状况是否与 SLOP 的发生有关？ • 患者的钙摄入量是否充足且不过量？ • 患者的血清 25- 羟维生素 D 水平是否正常？
骨骼因素	• 患者存在多少个脊髓损伤骨折危险因素？ • 患者是否符合 WHO 骨质疏松诊断标准或 SLOP 的定义？ • 患者膝部 BMD 是否低于骨折阈值？

图 22.1 脊髓损伤后损伤平面下骨质疏松症的病史和危险因素评估框架［引自 Craven BC, Giangregorio LM, Robertson LA, Delparte JJ, Ashe MC, Eng JJ. Sublesional osteoporosis prevention, detection and treatment: a decision guide for rehabilitation clinicians treating patients with spinal cord injury. Crit Rev Phys Rehabil Med 2008;20(4):10.］

戒烟、减少咖啡因的摄入（≤ 3 次／天）、减少饮酒（≤ 2 次／天）是生活方式干预的目标。

钙和维生素 D 的摄入

评估患者的饮食是有必要的，以确保摄入充足而不过量的钙和维生素 D（饮食或营养补充剂），因为钙摄入量过多可能导致膀胱或肾结石，同时部分临床医生担心过多的维生素 D 摄入可能导致异位骨化。

脊髓损伤后维生素 D 不足或缺乏很常见[49, 50]，应监测血清 25- 羟维生素 D 水平，确保其在有效治疗浓度范围。减少钙吸收的因素包括膳食纤维，肌醇六磷酸酯（未发酵的面包中含有），绿叶蔬菜中的草酸（菠菜、秋葵、芹菜），水果（浆果、醋栗果），坚果（花生、核桃），含咖啡因的饮料（茶、可可）[51]。考虑到发生肾结石或膀胱结石的风险，无结石病史的脊髓损伤 SLOP 患者每日膳食钙的目标摄入量设定为 1 000 mg 较为合理。

治疗性干预措施：药物和康复

图 22.2 是评估和治疗的决策流程图。目前已有一些系统回顾研究总结了现有的用于治疗 SLOP 的药物和康复措施[52~54]。纳入回顾的康复干预研究中，未能发现可使髋或膝关节骨密度增加并长期维持的干预方法。应告知患者 FES 辅助功率踏车或被动站立的治疗效果会随治疗中断而消退，因此要终生坚持。

有证据支持阿仑磷酸盐对运动完全性截瘫的 SLOP 患者有效。在一项随机开放标签试验[55]中，Zehnder 等对比了每日给予阿仑磷酸盐 10 mg 和钙 500 mg，与单纯给予钙 500 mg 的疗效差异。受试者为 55 例运动完全性脊髓损伤男性患者，治疗时间 24 个月，脊髓损伤时间从 1 个月到 29 年不等，均值为损伤后 10 年。结果发现对照组的胫骨骨骺 BMD 降低 8%，而治疗组的胫骨骨骺密度得以相对维持（降低了 2%，译者注：与治疗前无显著差异）（$P<0.001$）。据报道，阿仑磷酸盐在一般人群的副作用包括：低钙血症（>10%）；腹痛、嗳气、肠胀气、消化不良（1%~19%）；罕见的严重事件，包括下颌骨坏死、心房颤动（1.5%）和肝毒性[56]。尚无关于运动不完全性脊髓损伤（ASIA 分级 C 级和 D 级）患者 SLOP 药物治疗的临床试验。最近，p-QCT 结果提示脊髓损伤后骨吸收抑制剂的有效治疗时间窗可能是伤后 2~8 年[43]。

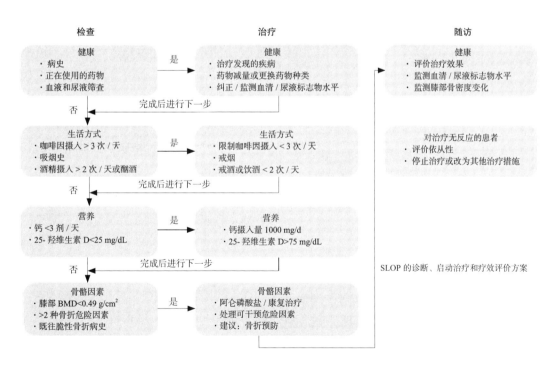

SLOP 的诊断、启动治疗和疗效评价方案

图 22.2　脊髓损伤后损伤平面下骨质疏松症治疗的决策流程图 [引自 Craven BC, Robertson LA, McGilllivray CF, Adachi JD. Detection and Treatment of sublesional Osteoporosis among patients with chronic spinal cord injury: proposed paradigms. Top Spinal Cord Inj Rehabil. 2009;14(4):1–22.]

监测治疗依从性和评价治疗效果

连续多次扫描的 BMD 变化必须等于或大于骨密度仪可以准确测出的最小显著差异（least significant change，LSC）方认为有意义[57]。目前国际骨密度测量协会（International Society of Clinical Densitometry，ISCD）的建议是每 1~2 年在同一机构使用同一台骨密度仪测定 BMD，来监测治疗反应[57]。在临床实践中，BMD 增加超过 LSC 提示治疗有效。若治疗无效，应及时调查患者的依从性，然后考虑停止治疗。在绝经后女性中，每周一次的双磷酸盐治疗的依从性（69.2%）优于每日一次（57.6%）[58]。脊髓损伤后建议以最小 60% 的依从性口服双磷酸盐治疗至少 18 个月后方可停止治疗[40]，发生脆性骨折后应及时评估治疗依从性，并考虑调整治疗方案。

■ 压疮

压疮是脊髓损伤最常见且医疗花费最高的并发症之一。严重的压疮可危及生命，降低生活质量和独立性，并使患者活动受限，需卧床休息数周或数月。据报道，社区脊髓损伤患者压疮发生率可达 33%[59]，且在完全性损伤、损伤时间较长、独立性较差的患者中更常见。压疮的病理生理学、预防和治疗在第 15 章有详细论述。

■ 呼吸道管理

无论在脊髓损伤后 1 年内还是长期随访中，呼吸道并发症均是最常见并发症之一，也是患者死亡的最主要原因[8]。创伤性颈髓损伤后，恰当的呼吸道管理应该从初次询问病史和体格检查开始。医务人员应注意到的问题包括：既往肺部疾病史、吸烟史、目前用药情况、药物滥用、神经损伤程度以及合并损伤。膈肌是主要呼吸肌，受 C3~5 节段发出的膈神经支配。在既往无呼吸系统相关疾病或其他并发症的情况下，多数 C4 及以下水平的完全性脊髓损伤患者可自主呼吸，但在损伤早期仍可能需要短期的机械通气支持。

随着时间的推移，肺功能可以通过多次测量肺活量（vital capacities，VCs）和负吸气力（negative inspiratory forces，NIFs）等参数来监测。随着脊髓损伤患者年龄的增加，肺功能也会逐渐减退[60]，这些参数提醒临床医师警惕即将发生的呼吸功能不全。这些参数可以每年监测一次，以期在出现临床急症前尽早识别肺功能恶化。

叠加感染（如流行性感冒、肺炎）也可导致肺功能暂时性减退。在临界呼吸功能不全时可能需要一段时间的呼吸支持。以下临床症状和体征提示需进一步检查：发热、呼吸频率增加、呼吸短促、明显的焦虑和气道分泌物特征发生变化，如量增加、黏稠或需频繁吸痰。当 NIF 或 VC 迅速缩小、下降，或 NIFs 低于 30~40 cm H_2O，或肺活量低于 10~15 mL/kg（理想体重）时，可以考虑选择气管插管。一些患者可通过利用面罩、口咽器以持续气道正压（continuous positive airway pressure，CPAP）或双水平气道正压通气（bi-level positive airway pressure，BiPAP）的方式进行辅助通气而避免气管插管。

应及时清理气道分泌物。肺炎和肺不张多发生在左肺而不是右肺[61]，这是由于左主支气管与主支气管呈锐角，分泌物在气道不易排出、抽吸困难。颈髓和胸髓上段损伤的患者因腹肌自主收缩能力丧失，导致呼气流速不足以完成咳嗽动作。可通过呼气峰流速记录呼气能力[62]。因支配肺的交感神经受损，而副交感神经支配的迷走神经正常，导致气道高反应性和分泌物增加。因此，支气管扩张剂和祛痰剂（例如愈创甘油醚）通常有效。胸部物理治疗和辅助咳嗽有助于分泌物有效排出。后者包括在呼气末压紧肋膈两侧或在剑突处施加向上的压力，这些方法可以增加呼气量和代偿腹肌功能。CoughAssist吸气—呼气装置（Philips Respironics，Andover，MA）可以迅速产生高达 40 mmHg 的正压，随后将气流压力迅速逆转至 –40 mmHg，从而吸出分泌物。与经气管内吸痰相比，多数患者更喜欢使用这种装置，因其避免了经气管内吸痰的刺激，同时可以与气管切开术的切口或口咽器连接。

长期预防性治疗还包括定期进行流感和肺炎球菌疫苗接种。脊髓损伤患者属于高危人群。流感疫苗每年接种一次；肺炎球菌疫苗在脊髓损伤后接种一次，之后可能需要强化接种一次。

■ 痉挛

痉挛是导致脊髓损伤后功能进一步受损的并发症之一。Lance 对痉挛的定义是"速度依赖型紧张性牵张反射（肌张力）增加，伴随腱反射亢进为特点的运动障碍，由牵张反射过度兴奋所致，为上运动神经元综合征的表现之一"[63]。该并发症意味着患者可能会出现不可预测的四肢肌肉抽动、疼痛性肌肉痉挛、肢体关节活动度受限，并导致关节挛缩。除了导致疼痛，痉挛还会因影响睡眠、妨碍梳洗和个人卫生活动而降低生活质量，最终影响功能恢复及康复治疗的疗效。

65%~80% 的患者在伤后一年内出现痉挛的临床症状[64]；不过痉挛的发生与损伤特点有关，损伤平面较高和完全性损伤患者痉挛发生率更高。这一并发症的治疗和预防仍存在尚未解决的难题。目前的治疗策略是联合物理治疗、口服药和局部注射，手术治疗作为最后的治疗手段，包括置入鞘内给药装置。

口服药物

用于治疗这一并发症的口服药物主要根据的三类作用机制是：①模拟或加强 γ - 氨基丁酸（gamma aminobutyric acid，GABA）的作用，② α - 肾上腺素能受体激动剂，③直接作用于骨骼肌。苯二氮䓬类和巴氯芬模拟或增加 GABA 的活性，GABA 为脊髓中间神经元释放的抑制运动神经元动作电位传导的神经递质。地西泮是苯二氮䓬类中最常用于治疗痉挛的药物。它并非直接与受体相结合，而是结合邻近的突触后 GABA，增强 GABA 介导的氯离子内流，导致细胞超极化。地西泮能够有效缓解屈肌痉挛、肌肉抽搐和腱反射亢进，然而增加剂量和用药频率，其镇静作用会限制其疗效[65]。与地西泮不同，巴氯芬结构与 GABA 类似，直接与突触前和突触后的 GABA 受体相结合。尽管其提高步行能力和日常生活活动能力的证据较少，但对减轻严重痉挛和降低屈肌张力有显著效果[65]。口服药副作用的发生率从 10%~75% 不等，主要包括嗜睡、失眠、眩晕和共济失调。加巴喷丁的结构与 GABA 类似，也对脊髓损伤后痉挛有效。

替扎尼定和可乐定是作用于中枢的肾上腺素能激动剂，能够抑制脊髓中间神经元释放肾上腺素和去甲肾上腺素。替扎尼定也可加强神经递质甘氨酸的抑制作用。两者均可以缓解脊髓损伤后痉挛和肌肉抽搐。然而与替扎尼定不同，可乐定能够有效提高步行能力和不完全性脊髓损伤患者的功能能力[65, 66]。目前可乐定很少单独用于脊髓损伤后痉挛的治疗，有报道称其副作用包括心动过缓、低血压和抑郁。

与以上所讨论的作用于中枢的药物相比，丹曲林作用于外周的骨骼肌，也用于恶性高热。丹曲林的作用靶点是骨骼肌的肌质网，减少钙离子释放从而减轻肌肉收缩。临床试验提示与安慰剂组相比，其可缓解反射亢进和降低肌张力。不幸的是，这种药物在减轻痉挛的同时往往伴发肌无力，从而影响患者的功能和康复治疗的疗效。最近关于人造大麻素——大麻隆的一项临床试验（n=11）表明其可以减轻脊髓损伤后痉挛[67]。

局部肌肉注射

除了口服药物，局部肌肉注射也常用于治疗痉挛。这些局部方法治疗上运动神经元综合征所致的痉挛症状是通过引起下运动神经元损伤实现的。肉毒毒素是强效的神经毒素，进行局部肌肉和筋膜注射时，其渗透作用半径为 30 mm。它主要作用于神经肌肉接头，抑制突触前乙酰胆碱释放，通过化学途径有效导致肌肉失神经支配。局部注射后 24~72 小时起效，一般可维持 12~16 周。对于脊髓损伤患者，肉毒毒素可以有效减轻疼痛、降低张力，同时可以改善关节活动度、功能和步行能力[68]。苯酚和乙醇也是用于治疗痉挛的化学去神经药物[69]。它们的急性作用是作为钠离子通道阻滞剂，防止神经肌肉接头的突触前去极化从而导致局部瘫痪。其长效作用是通过长期反复给药导致神经元蛋白变性和纤维化，造成永久性失神经支配。与苯酚相比，乙醇的并发症报道较少，包括皮肤坏死、感觉迟钝和肌无力。其临床局限性在于局部注射只对注射部位的肌肉有效，而痉挛通常是全身性的，而对所有受累肌肉进行注射又是不可行的。

鞘内给药

当口服药物和局部肌肉注射联合治疗无效，或不能耐受药物相关副作用时，目前治疗的金标准是通过置入鞘内给药装置将巴氯芬直接输入脑脊液[69]。程控药物泵置入腹壁皮下，通过隧道导管与鞘内相连接。这种靶向疗法可以显著减少药物剂量，在很大程度上减少镇静剂全身用药的副作用。此外，程控系统允许临床医师根据患者的需求精确调整一天之中的给药速度。

严重程度评估和监测治疗效果

目前临床上仍没有可靠的评价痉挛的方法。改良 Ashworth 分级是目前临床上最常用的手段。改良 Ashworth 分级分为六级（0~5级），5级是最严重的。尽管如此，在最近的一篇文献中提到，其观察者内信度、观察者间信度和期间内信度均与理想相距甚远[70]。在有新的工具可用于临床实践之前，较为实际的方法是基于对目标症状的作用和副作用对干预措施进行调整。虽然我们做不到"药到病除"，但可以根据患者的需要和特定的临床情况实现对痉挛的有效治疗。

■ 脊髓损伤后的性功能

脊髓损伤后因生理变化和心理偏差，患者很少表达性需求和参与令人满意的性活动。对待残疾人的文化态度和信念也影响脊髓损伤患者的性活动。性功能障碍的解决方案和健康管理在第14章节进行了介绍。

■ 脊髓空洞症

脊髓空洞症是脊髓损伤后于损伤处形成的包囊或空洞，可向上或向下扩大延伸，以脊髓中央管的进行性扩大为特征，因脊髓实质受压导致神经功能显著恶化。临床表现包括渐进性运动功能障碍和感觉缺失、痉挛加重、多汗（出汗增加）、肠道和膀胱功能改变、迟发性烧灼痛或刺痛。脊髓空洞症的诊断和治疗方法在第20章进行介绍。

■ 上肢功能保护

脊髓损伤患者通常由于下肢残障，需使用上肢代偿完成日常生活活动和移动（如转移、驱动轮椅）。随着时间的推移，因频繁和反复使用上肢可导致过度使用综合征，如肩关节撞击、肩袖病变和腕管综合征。在一项关于上肢痛的所有病因学研究中，Sie 等[73]报道59%的四肢瘫患者和41%的截瘫患者存在明显的上肢疼痛。继发的骨骼肌肉问题可以产生疼痛，导致关节活动度受限和功能丧失，进一步加重残疾。上肢疼痛对65%的患者转移能力有影响，约1/4的上肢疼痛患者在完成功能性活动时需要辅助[74]。

肩痛是脊髓损伤后最常见的上肢症状，据报道患病率从30%~60%不等[75]。盂肱关节的解剖特点使肩关节活动度和上肢的空间活动范围最大化，但代价是稳定性和对负重的适应性较差。脊髓损伤后肩袖肌肉力量不平衡可导致盂肱关节半脱位或肌肉失衡。长期进行驱动轮椅、够取物品和转移等活动可导致肩前部肌群较后部稳定肌更紧且力量更强。肩袖的部分或全层撕裂是临床常见的情况。其他与肩痛有关的情况包括肩关节撞击综合征、关节滑囊炎、骨关节炎、复发性脱位、肱二头肌肌腱炎、肩锁关节病变以及累及颈椎和胸椎椎旁肌的肌筋膜痛综合征。

脊髓损伤后其他常见的上肢疼痛部位包括肘关节、腕关节和手。肘关节疼痛的常见病因包括肱骨内外侧上髁炎、鹰嘴滑囊炎和尺神经卡压。据报道，脊髓损伤后肘关节疼痛的患病率为 5%~16%，尺神经的单神经病变患病率为 22%~45%，尽管不一定会出现临床症状[75]。护肘可能有助于防止鹰嘴滑囊炎复发。

脊髓损伤后手和腕关节疼痛的患病率为 15%~48%[75]，影响患者转移、日常生活活动和驱动轮椅的能力。腕管综合征（carpal tunnel syndrome，CTS）是研究最深入的引起手和腕关节疼痛的病因，截瘫患者较四肢瘫患者更容易发生。腕管综合征的发病率随损伤后时间延长而增加。脊髓损伤后腕管综合征的患病率从 40%~66% 不等[75]，尽管许多人没有临床症状。其发病机制可能与患者驱动轮椅时用力推进有关。其他起作用的因素包括患者的体重和身高。腕管综合征的管理主要包括类固醇注射或手术。或许患者可以耐受夜间夹板固定，但对于白天的日常生活活动能力影响较大。虽然可能需要行腕管减压术，但术后恢复阶段患者的功能水平将降低，并需要更多的辅助。脊髓损伤后手和腕关节疼痛的其他原因包括尺神经卡压、肌腱炎、腕关节不稳定和关节炎。

过度使用综合征管理的基石是减少重复性活动和通过适应性措施最大限度减小上肢受力。具体包括减少高举过头的动作和在日常生活活动中使用辅助器具（如转移板）。还应该注意轮椅的人体工程学设计和恰当的轮椅坐姿。每天牵伸维持关节活动度和加强力量训练也同样重要。对使用轮椅的患者来说，一般原则是轮椅越轻越好。由经验丰富的治疗师评估合适的轮椅驱动和转移技术也是有益的。与较短而起伏的冲程相比，长而平滑的冲程是更好的轮椅驱动方式，因为这样可以减少重复动作的频率，从而减轻关节磨损。在两次驱动之间的间歇期，应将双手垂放在低于轮缘的位置。平滑的冲程也可以减少驱动时轮缘对手部的冲击。

尽管使用轻便式轮椅便于进行运动并能够提高独立性，但对顽固性上肢疼痛的患者，应将手动轮椅换为电动轮椅或有电动助力功能的手动轮椅。带电动助力器的轮椅具有传统的结构框架，但标准的后轮被换为轮毂中置入了小型电动马达的特殊后轮。当使用者施力于轮缘时，该装置可以让轮椅自动前进。带助力装置的轮椅保留了很多常规手动轮椅的优点，如体积小、质量轻、转弯半径小，在凹凸不平地面或斜坡上行进的优势更加明显。

肩袖病变可以通过局部注射类固醇、加强力量训练和改变生活方式来缓解。会暂时降低功能和增加依赖的减压或修复手术是最后的手段，术前计划中应考虑到这些因素。

要 点

- 脊髓损伤对全身主要器官系统均有影响。
- 重返社区后的持续监督和管理是至关重要的。
- 脊髓损伤后健康状况的维护需要多专业跨学科合作。
- 通过一级、二级预防策略和三级治疗，可以降低很多脊髓损伤并发症的发生率和严重程度。

难 点

- 脊髓损伤并发症是致残和致死的主要来源。
- 部分并发症直到晚期才会表现临床症状（如骨质疏松症、膀胱输尿管反流），因此需要进行前瞻性筛查和管理。

- 单一的继发性健康问题可能导致一系列并发症，可能需要数月的干预才能恢复发病前的功能（如因蜂窝织炎、骨髓炎、败血症、手术和长期卧床导致的难治性褥疮）。

（李 凝 译，邢华医 刘 楠 校）

参考文献

1. Anson CA, Shepherd C. Incidence of secondary complications in spinal cord injury. Int J Rehabil Res 1996;19(1):55–66

2. Noreau L, Proulx P, Gagnon L, Drolet M, Laramée MT. Secondary impairments after spinal cord injury: a population-based study. Am J Phys Med Rehabil 2000;79(6):526–535

3. Dryden DM, Saunders LD, Rowe BH, et al. Utilization of health services following spinal cord injury: a 6-year follow-up study. Spinal Cord 2004;42(9):513–525

4. Guilcher SJT, Munce SEP, Couris CM, et al. Health care utilization in non-traumatic and traumatic spinal cord injury: a population-based study. Spinal Cord 2010;48(1):45–50

5. Jaglal SB, Munce SEP, Guilcher SJ, et al. Health system factors associated with rehospitalizations after traumatic spinal cord injury: a population-based study. Spinal Cord 2009;47(8):604–609

6. Curt A, Nitsche B, Rodic B, Schurch B, Dietz V. Assessment of autonomic dysreflexia in patients with spinal cord injury. J Neurol Neurosurg Psychiatry 1997;62(5):473–477

7. Helkowski WM, Ditunno JF Jr, Boninger M. Autonomic dysreflexia: incidence in persons with neurologically complete and incomplete tetraplegia. J Spinal Cord Med 2003;26(3):244–247

8. DeVivo MJ, Krause JS, Lammertse DP. Recent trends in mortality and causes of death among persons with spinal cord injury. Arch Phys Med Rehabil 1999;80(11):1411–1419

9. Bauman WA, Raza M, Chayes Z, Machac J. Tomographic thallium-201 myocardial perfusion imaging after intravenous dipyridamole in asymptomatic subjects with quadriplegia. Arch Phys Med Rehabil 1993;74(7):740–744

10. Freed JH, Hahn H, Menter R, Dillon T. The use of the three-phase bone scan in the early diagnosis of heterotopic ossification (HO) and in the evaluation of Didronel therapy. Paraplegia 1982;20(4):208–216

11. Orzel JA, Rudd TG. Heterotopic bone formation: clinical, laboratory, and imaging correlation. J Nucl Med 1985;26(2):125–132

12. Schurch B, Capaul M, Vallotton MB, Rossier AB. Prostaglandin E2 measurements: their value in the early diagnosis of heterotopic ossification in spinal cord injury patients. Arch Phys Med Rehabil 1997;78(7):687–691

13. Banovac K, Williams JM, Patrick LD, Haniff YM. Prevention of heterotopic ossification after spinal cord injury with indomethacin. Spinal Cord 2001;39(7):370–374

14. Banovac K, Williams JM, Patrick LD, Levi A. Prevention of heterotopic ossification after spinal cord injury with COX-2 selective inhibitor (rofecoxib). Spinal Cord 2004;42(12):707–710

15. Banovac K, Gonzalez F, Renfree KJ. Treatment of heterotopic ossification after spinal cord injury. J Spinal Cord Med 1997;20(1):60–65

16. Banovac K. The effect of etidronate on late

287

development of heterotopic ossification after spinal cord injury. J Spinal Cord Med 2000;23(1):40–44

17. Schuetz P, Mueller B, Christ-Crain M, Dick W, Haas H. Amino-bisphosphonates in heterotopic ossification: first experience in five consecutive cases. Spinal Cord 2005;43(10):604–610

18. Consortium for Spinal Cord Medicine. Bladder management for adults with spinal cord injury: a clinical practice guideline for health-care providers. J Spinal Cord Med 2006;29(5):527–573

19. Linsenmeyer TA, Culkin D. APS recommendations for the urological evaluation of patients with spinal cord injury. J Spinal Cord Med 1999; 22(2): 139–142

20. Burns AS, Rivas DA, Ditunno JF. The management of neurogenic bladder and sexual dysfunction after spinal cord injury. Spine 2001;26(24, Suppl):S129–S136

21. Coggrave M, Norton C, Wilson-Barnett J. Management of neurogenic bowel dysfunction in the community after spinal cord injury: a postal survey in the United Kingdom. Spinal Cord 2009; 47(4):323–330, quiz 331–333

22. Spinal Cord Medicine Consortium. Clinical practice guidelines: neurogenic bowel management in adults with spinal cord injury. J Spinal Cord Med 1998;21(3):248–293

23. Dunn KL, Galka ML. A comparison of the effectiveness of Therevac SB and bisacodyl suppositories in SCI patients' bowel programs. Rehabil Nurs 1994;19(6):334–338

24. House JG, Stiens SA. Pharmacologically initiated defecation for persons with spinal cord injury: effectiveness of three agents. Arch Phys Med Rehabil 1997;78(10):1062–1065

25. Krassioukov A, Claxton G, Abramson C, Shum S. Bowel Management. Spinal Cord Injury Rehabilitation Evidence (SCIRE). http://www.icord.org/ scire/home.php

26. Segal JL, Milne N, Brunnemann SR, Lyons KP. Metoclopramide-induced normalization of mpaired gastric emptying in spinal cord injury. Am J Gastroenterol 1987;82(11):1143–1148

27. Munck J, Simoens Ch, Thill V, et al. Intestinal stoma in patients with spinal cord injury: a retrospective study of 23 patients. Hepatogastroenterology 2008;55(88):2125–2129

28. Mentes BB, Yüksel O, Aydin A, Tezcaner T, Levento lu A, Aytaç B. Posterior tibial nerve stimulation for faecal incontinence after partial spinal injury: preliminary report. Tech Coloproctol 2007;11(2):115–119

29. Ehde DM, Jensen MP, Engel JM, Turner JA, Hoffman AJ, Cardenas DD. Chronic pain secondary to disability: a review. Clin J Pain 2003;19(1): 3–17

30. Siddall PJ, McClelland JM, Rutkowski SB, Cousins MJ. A longitudinal study of the prevalence and characteristics of pain in the first 5 years following spinal cord injury. Pain 2003;103(3): 249–257

31. Dijkers M, Bryce T, Zanca J. Prevalence of chronic pain after traumatic spinal cord injury: a systematic review. J Rehabil Res Dev 2009;46(1): 13–29

32. Widerström-Noga EG, Felipe-Cuervo E, Broton JG, Duncan RC, Yezierski RP. Perceived difficulty in dealing with consequences of spinal cord injury. Arch Phys Med Rehabil 1999;80(5):580–586

33. Jensen MP, Chodroff MJ, Dworkin RH. The impact of neuropathic pain on health-related quality of life: review and implications. Neurology 2007;68(15):1178–1182

34. Teasell RW, Aubut J, Wolfe DL, Hsieh JTC, Townson AF. Pain following spinal cord injury. In: Eng JJ, Teasell RW, Miller WC, et al, eds. Spinal Cord Injury Rehabilitation Evidence. Vancouver; 2006:14.1–14.32

35. Jadad A, O'Brien MA, Wingerchuk D, et al. Management of Chronic Central Neuropathic Pain following Traumatic Spinal Cord Injury. AHRQ Evidence Reports and Summaries. 2001;45. http:// www.ncbi.nlm.nih.gov/books/bv.fcgi?rid=hstat1 .chapter.64890

36. Scadding J. Neuropathic pain. Adv Clin Neurosci and Rehabil 2003;3(2):8–14

37. Vestergaard P, Krogh K, Rejnmark L, Mosekilde L. Fracture rates and risk factors for fractures in patients with spinal cord injury. Spinal Cord 1998;36(11):790–796

38. Comarr AE, Hutchinson RH, Bors E. Extremity

fractures of patients with spinal cord injuries. Top Spinal Cord Inj Rehabil 2005;11(1):1–10

39. Freehafer AA. Limb fractures in patients with spinal cord injury. Arch Phys Med Rehabil 1995; 76(9):823–827

40. Craven BC, Giangregorio L, Robertson L, Delparte JJ, Ashe MC, Eng JJ. Sublesional osteoporosis prevention, detection, and treatment: a decision guide for rehabilitation clinicians treating patients with spinal cord injury. Crit Rev Phys Rehabil Med 2008; 20(4):277–321

41. Eser P, Schiessl H, Willnecker J. Bone loss and steady state after spinal cord injury: a cross-sectional study using pQCT. J Musculoskelet Neuronal Interact 2004;4(2):197–198

42. Biering-Sørensen F, Bohr H, Schaadt O. Bone mineral content of the lumbar spine and lower extremities years after spinal cord lesion. Paraplegia 1988;26(5):293–301

43. Frotzler A, Berger M, Knecht H, Eser P. Bone steadystate is established at reduced bone strength after spinal cord injury: a longitudinal study using peripheral quantitative computed tomography (pQCT). Bone 2008;43(3):549–555

44. Frey-Rindova P, de Bruin ED, Stüssi E, Dambacher MA, Dietz V. Bone mineral density in upper and lower extremities during 12 months after spinal cord injury measured by peripheral quantitative computed tomography. Spinal Cord 2000;38(1):26–32

45. Eser P, Frotzler A, Zehnder Y, Denoth J. Fracture threshold in the femur and tibia of people with spinal cord injury as determined by peripheral quantitative computed tomography. Arch Phys Med Rehabil 2005;86(3):498–504

46. Garland DE, Adkins RH, Stewart CA. Fracture threshold and risk for osteoporosis and pathologic fractures in individuals with spinal cord injury. Top Spinal Cord Inj Rehabil 2005;11(1):61–69

47. Mazess RB. Bone densitometry of the axial skeleton. Orthop Clin North Am 1990;21(1): 51–63

48. Eser P, Frotzler A, Zehnder Y, Schiessl H, Denoth J. Assessment of anthropometric, systemic, and lifestyle factors influencing bone status

in the legs of spinal cord injured individuals. Osteoporos Int 2005;16(1):26–34

49. Bauman WA, Morrison NG, Spungen AM, Vitamin D. Vitamin D replacement therapy in persons with spinal cord injury. J Spinal Cord Med 2005;28(3):203–207

50. Nemunaitis GA, Mejia M, Nagy JA, Johnson T, Chae J, Roach MJ. A descriptive study on vitamin D levels in individuals with spinal cord injury in an acute inpatient rehabilitation setting. PM R 2010;2(3):202–208, quiz 228

51. Craven BC, Robertson LA, McGillivray CF, Adachi JD. Detection and treatment of sublesional osteoporosis among patients with chronic spinal cord injury: proposed paradigms. Top Spinal Cord Inj Rehabil 2009;14(4):1–22

52. Craven BC, Ashe MC, Krassioukov A, Eng JJ. Bone health following spinal cord injury. In: Eng J, Teasell R, Miller W, et al, eds. Spinal Cord Injury Rehabilitation Evidence. Version 2.0. Vancouver: ICORD; 2008b:9.1–9.23

53. Bryson JE, Gourlay ML. Bisphosphonate use in acute and chronic spinal cord injury: a systematic review. J Spinal Cord Med 2009; 32(3): 215–225

54. Biering-Sørensen F, Hansen B, Lee BS. Non-pharmacological treatment and prevention of bone loss after spinal cord injury: a systematic review. Spinal Cord 2009;47(7):508–518

55. Zehnder Y, Risi S, Michel D, et al. Prevention of bone loss in paraplegics over 2 years with alendronate. J Bone Miner Res 2004; 19(7):1067–1074

56. Papapetrou PD. Bisphosphonate-associated adverse events. Hormones (Athens) 2009;8(2): 96–110

57. Baim S, Wilson CR, Lewiecki EM, Luckey MM, Downs RW Jr, Lentle BC. Precision assessment and radiation safety for dual-energy X-ray absorptiometry: position paper of the International Society for Clinical Densitometry. J Clin Densitom 2005;8(4):371–378

58. Cramer JA, Amonkar MM, Hebborn A, Altman R. Compliance and persistence with bisphosphonate dosing regimens among women with postmenopausal osteoporosis. Curr Med Res Opin 2005;21(9):1453–1460

59. Consortium for Spinal Cord Medicine Clinical Practice Guidelines. Pressure ulcer prevention and treatment following spinal cord injury: a clinical practice guideline for health-care professionals. Paralyzed Veterans of America, 2000. Washington, DC. www.pva.org

60. Tow AM, Graves DE, Carter RE. Vital capacity in tetraplegics twenty years and beyond. Spinal Cord 2001;39(3):139–144

61. Fishburn MJ, Marino RJ, Ditunno JF Jr. Atelectasis and pneumonia in acute spinal cord injury. Arch Phys Med Rehabil 1990;71(3):197–200

62. Wang AY, Jaeger RJ, Yarkony GM, Turba RM. Cough in spinal cord injured patients: the relationship between motor level and peak expiratory flow. Spinal Cord 1997;35(5):299–302

63. Lance JW. The control of muscle tone, reflexes, and movement: Robert Wartenberg Lecture. Neurology 1980;30(12):1303–1313

64. Sköld C, Levi R, Seiger A. Spasticity after traumatic spinal cord injury: nature, severity, and location. Arch Phys Med Rehabil 1999;80(12):1548–1557

65. Kita M, Goodkin DE. Drugs used to treat spasticity. Drugs 2000;59(3):487–495

66. Elovic E. Principles of pharmaceutical management of spastic hypertonia. Phys Med Rehabil Clin N Am 2001;12(4):793–816, vii

67. Pooyania S, Ethans K, Szturm T, Casey A, Perry D. A randomized, double-blinded, crossover pilot study assessing the effect of nabilone on spasticity in persons with spinal cord injury. Arch Phys Med Rehabil 2010;91(5):703–707

68. Ward AB. Long-term modification of spasticity. J Rehabil Med 2003;41(41, Suppl):60–65

69. Adams MM, Hicks AL. Spasticity after spinal cord injury. Spinal Cord 2005;43(10):577–586

70. Craven BC, Morris AR. Modified Ashworth scale reliability for measurement of lower extremity spasticity among patients with SCI. Spinal Cord 2010;48(3):207–213

71. Sakellariou D, Sawada Y. Sexuality after spinal cord injury: the Greek male's perspective. Am J Occup Ther 2006;60(3):311–319

72. Sharma SC, Singh R, Dogra R, Gupta SS. Assessment of sexual functions after spinal cord injury in Indian patients. Int J Rehabil Res 2006;29(1):17–25

73. Sie IH, Waters RL, Adkins RH, Gellman H. Upper extremity pain in the postrehabilitation spinal cord injured patient. Arch Phys Med Rehabil 1992;73(1):44–48

74. Dalyan M, Cardenas DD, Gerard B. Upper extremity pain after spinal cord injury. Spinal Cord 1999;37(3):191–195

75. Paralyzed Veterans of America Consortium for Spinal Cord Medicine. Preservation of upper limb function following spinal cord injury: a clinical practice guideline for health-care professionals. J Spinal Cord Med 2005;28(5):434–470

76. Blankstein A, Shmueli R, Weingarten I, et al. Hand problems due to prolonged use of crutches and wheelchairs. Orthop Rev 1985;14:29–34

77. Subbarao JV, Klopfstein J, Turpin R. Prevalence and impact of wrist and shoulder pain in patients with spinal cord injury. J Spinal Cord Med 1995;18(1):9–13

治疗中的争议

第 23 章　急性脊髓损伤的手术时机：从基础研究到临床应用

David W. Cadotte，Michael G. Fehlings

本章重点

1. 一项系统评价对脊髓损伤减压时机的相关证据进行了评估。
2. 尽管动物实验证据非常支持脊髓损伤后早期进行减压，但临床前研究和临床研究的证据仍不甚清楚。
3. 对于病情稳定、没有严重并发症或多发伤的患者，应强烈考虑将损伤后 24 小时内进行早期减压作为一个选择。

　　脊髓损伤是一种灾难性疾病，会对患者、家庭和医疗卫生系统造成巨大的身体、情感和经济损失。那些可以促进恢复与减少并发症的治疗可以解决这些问题。为此，神经创伤领域基础研究、转化研究及临床研究的发现率近年来不断增长，尤其是关于外伤性脊髓损伤的病理生理研究。脊髓损伤治疗策略的重点旨在减小继发性损伤的破坏作用并创造有利于恢复的环境。许多这样的转化策略或者已经投入临床实践，或者成为正在进行中的临床研究的重点，以确定其对于脊髓损伤患者的安全性和有效性。尽管取得了一些进展，药物治疗还无法以一种可预测的一致性方式影响结果。此外，对于新发的脊髓损伤患者，不同医院目前的治疗标准也不相同。

　　尽管如此，手术减压是一种治疗选择，旨在减少继发性损伤所造成的神经功能缺损，目前已被广泛使用。损伤脊柱所产生的持续性压力可导致继发性损伤的发生。这一问题就是减压手术的理论基础，去除压迫将可减少继发性损伤。外伤性脊髓损伤后有许多手术指征。尽管对于由韧带撕裂和骨折所造成的脊柱失稳进行手术固定几乎没有什么争议，但是为改善神经功能结局而对没有明确脊柱固定术指征的患者进行手术减压仍存在问题。本章节将对这一问题进行讨论。如前所述，脊髓的物理压迫可触发一系列的有害级联反应，手术减压旨在解除这一压迫。关于减压手术对结局的改善以及与这些结局改善相关的时间窗证据也越来越多。最近的基于文献系统评价的研究认为，损伤后 24 小时内进行脊髓手术减压具有一定的生物学基础[1-4]。此外，急性脊髓损伤手术治疗的研究结果表明，损伤后 24 小时内进行减

293

压可改善孤立性脊髓损伤患者的结局[5]。本章将对目前的早期减压证据进行回顾。

■ 系统评价的方法

根据之前给出的背景信息，我们发现了一个知识缺口，这一问题已在多个临床前研究和临床研究中被讨论过。这些研究的结果不一，并且关注的是脊髓损伤手术治疗的许多不同方面。为制定文献检索框架并解决这一目标，我们提出了2个问题：

1. 临床前期研究是否明确了脊髓损伤后手术减压的生物学基础？

2. 在临床研究方面，早期手术减压的神经学和功能的结局效应如何？

对 MEDLINE 数 据 库（1950年 至 2010年5月）及 EMBASE 数据库（1980年至2010年）进行检索，检索词为"timing"、"decompression"及"spinal cord injury"。这一检索策略共得到66条结果。应用纳入标准和排除标准剔除不相关的文章后，共得到38篇研究进行分析。全部英语的原始研究文章被纳入，排除全部临床个案报道、体外研究、光化学诱导损伤模型以及神经根或外周神经系统损伤模型。最后，阅读综述，并对其参考文献进行手工检索，以保证全部相关文献被纳入，但综述文章本身不纳入结果。综述提供了3篇原始检索未获得的额外文献，使总数达到41篇。

■ 结果

应用纳入标准和排除标准缩小检索结果后，共发现19篇临床前期研究和22篇临床研究。动物模型中，减压的时机从损伤后数分钟到24小时，越早进行减压通常神经功能改善越显著。临床研究中，早期手术的定义被普遍认为是原发性损伤后24小时内进行的手术。临床前研究及临床研究中得到的证据将在此进行综述。

临床前研究文献

多数研究表明，压迫的程度及持续时间均与恢复程度相关。对临床前研究文献进行综述，重点关注：①损伤模型与脊髓组织损伤之间的组织病理学关系；②早期减压后没有功能改善的动物模型；③早期减压后表现出功能改善的动物模型。表23.1对这些研究进行了总结。

表 23.1　脊髓损伤后手术减压时机的临床前研究概述

参考文献	物种，例数	损伤模型	减压时机	研究结论
Brodkey 等，1972[7]	猫，n=5	施重于脊髓背侧面且硬膜完整	从脊髓受压及/或动脉阻断到出现皮层诱发电位效应	脊髓的直接压迫和低血压会导致皮层诱发电位的记录结果出现异常
Croft 等，1972[10]	猫，n=15	施重于脊髓背侧面且硬膜完整	重量逐渐增加（18~58 g），时间逐渐增加（5~20分钟）	逐渐增加的脊髓压力（38 g持续5~20分钟及58 g持续20分钟）使体感诱发电位出现可逆性阻断

参考文献	物种，例数	损伤模型	减压时机	研究结论
Thienprasit 等，1975[11]	猫，$n=28$	将3号球囊导尿管通过切除的L2椎板送入硬膜外并向头侧进入6 cm，充气0.6~0.9 mL 然后立即放气	无治疗 vs 脊髓损伤后6小时行椎板切除术 vs 脊髓损伤后超过6小时行椎板切除术+脊髓低温治疗2小时	对于损伤更严重的动物（根据皮层诱发电位的恢复），手术减压和低温治疗可使结局得到改善
Kobrine 等，1978[8]	猕猴，$n=10$	利用球囊导尿管于硬膜外腔对脊髓施压（右外侧）	1小时	研究表明，在该模型中导致神经传导障碍的主要是压迫的机械作用力，而不是缺血
Kobrine 等，1979[14]	猕猴，$n=18$	利用球囊导尿管在硬膜外腔对脊髓施压（右外侧）	1分钟、3分钟、5分钟、7分钟或15分钟	数据表明，导致球囊压迫后神经功能障碍的原因是神经膜的物理损伤，而不依赖于血流变化；恢复与压迫时间的长短有关
Bohlman 等，1979[6]	犬，$n=14$	压迫模型：传感器 挫伤模型：Allen 重物坠落装置	4~8周，直至不再出现神经功能恢复	• 压迫引起脊髓损伤后出现恢复的8例中，镜检2例正常，2例中央灰质坏死，2例外周脱髓鞘，2例撕裂 • 与严重瘫痪相关的病理结果：2例为前角灰质坏死，3例腹侧的灰质和白质撕裂，1例镜检没有发现脊髓损伤 • 本研究中，皮层诱发电位反应与挫伤或压迫造成的初始脊髓损伤程度及动物的神经功能恢复密切相关
Dolan 等，1980[15]	大鼠，$n=91$	脊髓夹压迫	3秒、30秒、60秒、300秒或900秒（15分钟）	随着压迫时间及压迫作用力的增加，功能恢复减小
Aki 和 Toya，1984[9]	犬，$n=33$	脊髓压迫：施加重量	30分钟或60分钟	• 随着压迫重量的增加（6~60 g），感觉诱发电位的波幅逐渐减小，潜伏期延长 • 压迫缓解后，较低重量组的波幅和潜伏期恢复；而逐渐增加施重，则更可能出现更严重的传导障碍 • 病理结果：施重6 g和16 g组，白质和灰质未发现出血或坏死；施重36 g和60 g组，可见中央灰质小点状出血和组织坏死 • 然而，这些动物的白质中并无明显发现
Guha 等，1987[16]	大鼠，$n=75$	脊髓夹压迫	15分钟、60分钟、120分钟或240分钟	恢复的主要决定因素是施加于脊髓的压迫强度；减压的时间也对恢复有所影响，但仅针对较小压迫力组（2.3 g及16.9 g）

（续表）

参考文献	物种，例数	损伤模型	减压时机	研究结论
Nystrom 和 Berglund, 1988[17]	大鼠，*n*=81	脊髓压迫：施加重量	1分钟、5分钟及10分钟	重量的大小和移位的时间均影响动物的恢复能力——重量较大和移位时间较长与较差的恢复相关
Delamarter 等, 1991[12]	犬，*n*=30	利用尼龙电缆对马尾进行环缩	2~3秒、1小时、6小时、24小时及1周	• 环缩术后全部30只狗均出现马尾综合征，减压后6周全部动物的运动功能均出现显著恢复［脊髓损伤后6周恢复步行：（Tarlov 评分5级）恢复膀胱和尾巴的控制］ • 减压后即刻，全部5组动物的胫后神经体感诱发电位均出现超过50%的下降；减压后6周，全部5组动物出现20%~30%的平均振幅恢复；5组动物之间体感诱发电位的恢复没有差异 • 全部动物均出现散在的沃勒变性和轴突再生；5组之间的组织学结果没有显著差异
Zhang 等, 1993[18]	大鼠，*n* 未公布	脊髓压迫（分级重量压迫）	不同重量压迫5分钟：第1组（无治疗，对照组）、第2组（施重9g）、第3组（施重35g）以及第4组（施中50g）	• 第2组和第3组，乳酸水平在第一部分较基础水平增加了6~7倍；第2组的水平在30分钟之内恢复正常，而第3组则恢复得更慢一些 • 第4组乳酸水平在第二部分增加了10倍；2小时内仅部分出现恢复 • 任意一组的丙酮酸水平均未出现显著改变 • 第2组和第3组的肌酐水平上升0.7~0.9μL，第4组上升1.4μL • 肌酐水平的恢复要快于乳酸，第4组在40分钟内完全恢复 • 次黄嘌呤的恢复要慢于其他代谢产物，完全恢复需要将近80分钟
Delamarter 等, 1995[19]	犬，*n*=30	利用尼龙电缆对尾部脊髓进行环缩，至椎管直径的50%	2~3秒、1小时、6小时、24小时以及1周	• 即刻进行减压的动物其神经功能一般在2~5天内恢复；而压迫6小时或以上的动物在脊髓减压后没有出现显著的运动恢复 • 即刻和1小时进行减压的动物脊髓内可见散在的沃勒变性和脱髓鞘区域；6小时或更迟进行减压的动物其脊髓内则可见严重的中央坏死

参考文献	物种，例数	损伤模型	减压时机	研究结论
Carlson 等，1997a[20]	犬，n=12	脊髓压迫（液压加载活塞）	5 分钟、3 小时	活塞压迫的部位出现局部脊髓血流下降。在持续压迫组，无体感诱发电位恢复，最大压迫后 30 分钟和 180 分钟，血流仍显著低于基线值；脊髓减压与血流早期恢复和体感诱发电位恢复相关；3 小时时，压迫组和减压组的血流量相似，而体感诱发电位的恢复仅出现在减压组
Carlson 等，1997b[21]	犬，n=21	脊髓压迫	脊髓位移持续到后肢感觉诱发电位波幅下降至基线的 50% 后 30 分钟（n=7）、60 分钟（n=8）或 180 分钟（n=6）	• 压迫 30 分钟组的感觉诱发电位，7 只动物中有 6 只出现恢复；60 分钟组，8 只中有 5 只出现恢复；180 分钟组，6 只动物均没有恢复 • 动态压迫结束后，局部基线脊髓血流量下降；减压后再灌注流量与压迫时间呈负相关 • 再灌注流量测的是动态压迫结束时到减压后 5 分钟、15 分钟或 180 分钟之间的血流变化值，该值在感觉诱发电位出现恢复的动物中明显更大（P<0.05） • 感觉诱发电位出现障碍 1 小时内进行脊髓减压，3 小时后出现电生理学明显恢复
Dimar 等，1999[22]	大鼠，n=42	挫伤：撞击器	0 小时、2 小时、6 小时、24 小时及 72 小时	• 随着脊髓压迫时间的增加，脊髓中央和背侧的空洞越来越严重 • 正中矢状位切片可见脊髓头部和尾部出现进行性坏死和空洞，压迫时间越长越严重；这些变化在 24 小时和 72 小时的标本上最严重
Carlson 等，2003[23]	犬，n=16	脊髓压迫：液压活塞	脊髓位移持续到体感诱发电位波幅下降至基线的 50% 后 30 分钟（n=8）或 180 分钟（n=8）	• 较短的压迫时间与早期时间点和晚期时间点较好的神经功能相关 • 通过 MRI 测量的病灶体积，压迫 30 分钟要小于压迫 180 分钟组（P=0.04） • 与压迫 180 分钟组相比，压迫 30 分钟组的病灶体积更小（P<0.01），残留白质百分比更大（P=0.005）
Hejcl 等，2008[13]	大鼠，n=23	脊髓横断术	脊髓损伤后即刻（急性组）或 1 周后（延期组）注入 HEMA-MOETACL 水凝胶 *	早期植入组和延期植入组的组织病理学检查之间没有显著差异；2 组动物的 Basso Beattie Bresnahan（BBB）评分没有显著差异

参考文献	物种，例数	损伤模型	减压时机	研究结论
Rabinowitz 等，2008[24]	犬，*n*=18	利用尼龙电缆对胸腰椎交界处进行环缩	第1组：6小时减压+甲强龙注射 第2组：6小时减压+假注射 第3组：仅甲强龙注射	与未减压组相比（第3组），6小时内进行减压组（第1组和第2组）的神经功能出现显著改善；甲强龙注射没有显著影响结局；组织学受损的脊髓比例在3组之间没有统计学差异；病灶以下水平，第3组的受损更严重

缩略语：BBB评分，Basso-Beattie-Bresnahan；CEP，皮层诱发电位，cortical evoked potentials；MRI，核磁共振成像，magnetic resonance imaging；SCI，脊髓损伤，spinal cord injury；SEP，感觉诱发电位，sensory evoked potential；SSEP，体感诱发电位，somatosensory evoked potentials

* 由2-甲基丙烯酸羟（HEMA）-2乙基三甲基氯化物（MOETACL）共聚物合成的大孔水凝胶，HEMA-MOETACI——甲基丙烯酸

组织病理学关系

三项研究对脊髓压迫一段固定时长后的电生理或组织学变化进行了检测[6-8]。这些脊髓损伤早期研究的共同结果提示，对脊髓的直接压迫可能会导致神经细胞膜的直接损害，合并低血压和由此产生的缺血，引起神经功能缺损。那些损伤后出现恢复的动物，或者脊髓显微镜检查正常，或者有证据表明存在中央灰质坏死、周围脱髓鞘或撕裂。而那些没有出现恢复的动物，则有更明显的证据表明存在前角细胞水平的脊髓神经解剖回路受损，或者存在白质或灰质的撕裂。

早期减压后没有改善的动物模型

五项研究未能证实脊髓损伤后早期减压可以获益。这一概括性结论与每一项研究的实验设计紧密相关。那些将压迫时间与结局进行比较的研究中[9-11]，最大压迫时间为2个小时。为具体阐述，

Croft等研究表明[10]，将压力和时间逐步增加至不超过58 g、20分钟，所得电生理学结果（体感诱发电位）完全可逆。这一研究的缺点是没有进行统计学分析。Thienprasit等[11]将一组猫制成脊髓损伤压迫模型，然后将这组动物分成6小时内电生理学恢复组和无恢复组。再将每组动物又分为减压治疗组和减压治疗加低温治疗组。对于电生理学表现出恢复的动物，对照组和减压治疗组或减压治疗加低温治疗组之间没有差异。对于电生理学无恢复的动物，对照组和早期减压治疗组之间没有差异，而早期减压加低温治疗组则表现出更好的行为学结局，表明脊髓损伤后低温治疗可能具有神经保护作用。Aki与Toya利用狗的动物模型，发现压迫30分钟和60分钟，电生理学和组织学结局相似。其余两项未能证实压迫时间与结局之间存在相关的研究，一项是尝试制作马尾损伤的模型[12]，一项研究的是一种新型水凝胶[13]，研究假设该物质可作为

横断后神经修复的支架。两项研究均未证实早期治疗有效。

早期减压后有改善的动物模型

表现为早期减压可获益的动物研究在数量上要远远多于没有获益的研究。Kobrine 等[14]应用灵长类动物模型证实，压迫时间与动物的神经功能结局相关，且神经细胞膜的物理损伤会导致恢复较差。Dolan 等[15]应用 5 倍数量的大鼠模型进行研究，发现功能恢复的程度与压迫时间和力的大小成正比，压迫力较小和压迫时间较短者功能恢复较好。Guha 等[16]应用大鼠模型对这一结果进行了进一步描述，结果显示压迫的强度是恢复的主要决定因素，而压迫时间仅在压迫力较小的情况下才有意义。一年后一项相似的研究也肯定了这一结果[17]。Zhang 等[18]通过测量损伤后脊髓内能量相关代谢产物的浓度对这一概念进行了扩展，结果认为压迫力较大者其脊髓细胞外乳酸和肌酐的浓度更高，而较高的浓度则与神经功能恢复较差相关。Delamarter 等[19]应用犬类动物模型证实，马尾压迫 6 个小时或以上，无论是否减压运动功能恢复均较差。这一较差的恢复与脊髓中央坏死相关。Carlson 等[20]应用犬类脊髓损伤模型进行了一组两个实验，发现压迫时间与电生理学结果和脊髓血流相关，压迫时间较短者可出现血流恢复和 SSEP 恢复。此外，Dimar 等[22]还发现，压迫时间较长可引起损伤向头尾两个方向延伸，导致更严重的脊髓空洞和坏死。随着技术的进步，Carson 等应用磁共振成像帮助我们发现，病灶的大小与脊髓压迫的时间之间存在关系[21]。他们的研究证实，压迫 30 分钟组利用 MRI 测得的病灶体积与压迫 180 分钟组之间存在显著差异。Rabinowitz 等进行的研究[24]或许是近期最大的假说验证研究，不仅比较了压迫时间，还与使用甲强龙治疗进行了比较。作者应用随机研究设计证实，进行手术减压的狗，无论是否使用甲强龙，其神经功能的改善都要优于单纯使用甲强龙者。包括甲强龙在内的激素使用在第 10 章进行了详细论述。这是一项十分重要的研究，对人类治疗中主要的两项治疗方法进行了比较，而该比较在此前未进行过。作者对这样一项研究的价值进行了正确的评论。总的来说，这些研究提供了大量的证据，表明在许多物种中，最初作用力的大小和压迫时间均与神经功能改善的程度有关。

人类临床研究

尽管在人类临床研究中早期减压手术后的神经功能结局不如在动物模型的研究中确定，近期研究[25, 26]仍然进一步支持了发展中的临床共识，即早期手术减压对急性创伤性脊髓损伤患者有利。除了对神经功能的改善作用外，研究还关注早期手术的安全性和可行性。根据每项研究的证据级别所得出的临床证据在此进行回顾。表 23.2 对这些研究进行了总结。

表 23.2　脊髓损伤后手术减压时机的临床研究概述

参考文献	研究人群	干预时机	研究结论	证据级别	质量评价
Levi 等，1991[29]	n=103 颈髓损伤 • 不完全损伤，早期手术： 　◦ n=35 　◦ 中位年龄：30.4 岁 　◦ 男性：80% • 不完全损伤，延期手术： 　◦ n=18 　◦ 中位年龄：33 岁 　◦ 男性：80% • 完全性损伤，早期手术： 　◦ n=10 　◦ 中位年龄：24.9 岁 　◦ 男性：85.7% • 完全性损伤，延期手术： 　◦ n=40 　◦ 中位年龄：27.6 岁 　◦ 男性：83.3%	早期手术 ≤ 24 小时 延期手术 >24 小时 方法：颈椎前路减压加固定	• 早期手术组和延期手术组住院周期之间存在显著差异（38.7 天 vs 45.2 天；$P<0.05$） • 早期手术组对呼吸道护理的需求要显著高于延期手术组（$P<0.05$） • 早期手术组和延期手术组之间并发症的发生率没有显著差异（$P>0.05$） • 早期手术组与延期手术组之间神经功能改善和功能恢复没有显著差异（P 值没有报道）	3	10
Clohisy 等，1992[30]	n=20 胸腰髓损伤 平均年龄：33 岁（15~66 岁） 男性/女性：12：8	A 组：前路减压 ≤ 48 小时 B 组：前路减压 >48 小时	• 尽管有 4 例患者在手术之前出现神经功能恶化（A 组 3 例，B 组 1 例），术后没有患者出现神经功能恶化 • 与 B 组相比，A 组的平均改良 Frankel 分级出现显著改善（$P<0.04$） • A 组的平均 ASIA 运动评分改善程度要高于 B 组（$P=0.001$） • A 组 9 例圆锥综合征患者有 4 例完全恢复；而 B 组 9 例有 6 例出现部分恢复（$P=0.1$）	3	13
Krengel 等，1993[31]	n=14 T2~11 脊髓损伤 n（早期手术组）=12 n（晚期手术组）=2 平均年龄：35 岁（14~75 岁） 男性：14	早期手术 ≤ 24 小时 晚期手术 >24 小时	• 全部 12 例接受早期手术的患者，其 Frankel 分级至少改善 1 级 • 没有患者在术后出现神经功能恶化 • 没有出现伤口感染和假关节形成 • 一例患者因钩子脱落将植入棒提早取出	3	7

参考文献	研究人群	干预时机	研究结论	证据级别	质量评价
Duh 等, 1994[32]	n=487 全部水平脊髓损伤 本文未报道人口统计学数据，但可在原始出版物中获得: Second National Spinal Cord Injury Study (NASCIS-II) in N Engl J Med 1990;322(20):1405–1411.	早期手术 ≤25 小时 中期手术: 26~100 小时 晚期手术 >200 小时	• 结果显示，早期手术与晚期手术均可促进神经功能恢复，尤其是运动功能，但这些结果并不确切 • 对脊髓损伤严重程度进行校正后的 Logistic 回归分析发现，手术时机与基线到脊髓损伤后 6 周（$P>0.31$）、6 个月（$P>0.7$）或 1 年（$P>0.67$）的 NASCIS-II 运动评分改善至少为 5 分之间没有显著联系 • 对年龄和损伤严重程度进行校正后，早期手术组和中/晚期手术组（>25 小时）之间在脊髓损伤后 6 周（$P=0.43$）、6 个月（$P=0.16$）或 1 年（$P=0.14$）的 NASCIS-II 运动评分改善上没有差异	3	18
Botel 等, 1997[33]	n=255 n（创伤性脊髓损伤）=205 全部水平脊髓损伤 四肢瘫: 31.4% 截瘫: 68.6% 平均年龄: 39.3 岁（2~82 岁） 男性/女性: 72%：28%	早期手术 ≤24 小时	• 42.2% 的患者在 24 小时内到达医院；其中有 64.4% 在伤后 8 小时内入院；在 23.6% 的来自其他中心的患者中，有 42.5% 需接受矫正手术 • 255 例患者中有 178 例需要进行脊柱手术；这 178 例患者中，92 例（51.4%）的病情可在损伤后 24 小时以内稳定 • 手术的时机一方面取决于入院的时间，另一方面取决于患者的状态，特别是对于存在严重多发伤和胸部损伤的患者	3	11

参考文献	研究人群	干预时机	研究结论	证据级别	质量评价
Campagnolo 等，1997[34]	n=64 全部水平脊髓损伤 早期手术组： • n=37 • 平均年龄：32.4 岁 • 男性/女性：35：2 • 完全性截瘫：7 • 不完全性截瘫：7 • 完全性四肢瘫：12 • 不完全性四肢瘫：11 晚期手术组： • n=27 • 平均年龄：41.9 岁 • 男性/女性：23：4 • 完全性截瘫：8 • 不完全性截瘫：4 • 完全性四肢瘫：8 • 不完全性四肢瘫：7	早期脊柱固定组：≤ 24 小时 晚期脊柱固定组：>24 小时	• 早期手术组的平均住院周期（37.5 天）要小于晚期手术组（54.7 天；P=0.01） • 早期手术组和晚期手术组的平均 ISS 评分没有显著差异（17.9 vs 21.3；P=0.10） • 需要机械通气（P=0.66），压疮（P=0.33），肺不张/肺炎（P=0.56），伤口感染（P=0.63），自主神经反射异常（P=0.64），深静脉血栓（P=0.64），心搏骤停（P=1），泌尿系结石（P=0.43），消化道出血（P=0.43），痉挛（P=0.43），异位骨化（P=0.56）或尿路感染（P=0.99）的发生率均没有组间差异	3	12
Vaccaro 等，1997[28]	n（全部病例）=62 损伤水平：C3~T1 早期手术组： • n=34 • 平均年龄：39.79 岁 • 男性/女性：24：10 晚期手术组： • n=28 • 平均年龄：39 岁 • 男性/女性：22：6	早期手术组：≤ 72 小时 晚期手术组：>5 天	早期手术组和晚期手术组在急性术后重症监护室住院周期、住院康复天数、ASIA 损伤分级改善或 AISA 运动评分改善上均没有显著差异（P 值未报道）	2	12
McLain 和 Benson，1999[35]	n（全部病例）=27 损伤水平： • 胸段：9 • 腰段：18 n（急诊手术组）：14 n（早期手术组）：13 平均年龄（急诊手术组）：27.5 岁（16~46 岁）	急诊手术组：≤ 24 小时 早期手术组：24~72 小时	• 早期手术组的平均 ISS 评分为 36，急诊手术组为 43（P 值未报道） • 每组有 1 例患者死亡 • 与早期手术组相比，急诊手术组的平均神经功能改善（1.12 vs 0.56）和神经功能改善百分比	3	10

参考文献	研究人群	干预时机	研究结论	证据级别	质量评价
McLain 和 Benson，1999[35]（续）	平均年龄（早期手术组）：30岁（18~58岁）男性/女性：21：6		（88% vs 50%）更高（P值未报道） • 行前路手术时，急诊手术组的失血量显著高于早期组，而后路手术两组失血量相似（P值未报道） • 49个月随访时，急诊手术治疗患者没有需要进行再次手术修正的情况发生		
Mirza 等，1999[36]	n（全部病例）=30 损伤水平：C2~7 年龄范围：14~56岁 男性/女性：26：4 早期手术组 • N=15 • ISS=24.8 晚期手术组 • N=15 • ISS=26.2	早期手术组：≤72小时 晚期手术组：>72小时	• 晚期手术组的急性住院周期要长于早期手术组（36.8天 vs 21.9天；P=0.04） • 两组术后运动指数评分存在显著差异（P=0.01） • 早期手术组术前运动评分和术后运动评分存在显著变化（P=0.006），而晚期手术组则没有（P=0.14） • 早期手术组术后 Frankel 分级存在显著改善（P=0.003），而晚期手术组的术前和术后 Frankel 分级则没有显著差异（P=0.3） • 晚期手术组的并发症例数显著多于早期手术组（P=0.05）	3	10
Ng 等，1999[37]	n=26 颈髓损伤（C3~T1） 平均年龄：30.3岁（18~68岁） 男性/女性：22：4 ASIA • A：13 • B：4 • C：1	早期手术组：≤8小时 晚期手术组：>8小时	• 进行牵引减压平均需要10.9小时；11例患者中仅6例能够在损伤后8小时内接受该治疗 • 仅有2例患者在损伤后8小时内接受手术减压 • 84.6%的患者术后仍保持 AIS A 级	3	11

参考文献	研究人群	干预时机	研究结论	证据级别	质量评价
Ng 等，1999 [37]（续）	•D：7		•19.2% 的患者术后 6 个月内从 D 级改善为 E 级，其损伤后减压治疗时间平均为 30.8 小时 •仅有 1 例患者死于脓毒症和肺炎		
Tator 等，1999 [38]	N=585 损伤水平： •C1~7：64.6% •T1~11：18.7% •T11~L2：11% •L2~S5：5.6% 平均年龄：40 岁	手术 •≤24 小时 •25~48 小时 •48~96 小时 •>5 天	•手术时机不同：23.5% 于损伤后 24 小时内进行；15.8% 于损伤后 25~48 小时进行；19% 于损伤后 48~96 小时进行；41.7% 于损伤后 5 天以上进行	3	9
Guest 等，2002 [39]	N=50 脊髓中央综合征 平均年龄：45 岁（14~77 岁） 男性/女性：31：19	早期手术组：≤24 小时 晚期手术组：>24 小时	•两组患者的脊髓损伤后运动功能评分（P=0.3）、入组时平均 ASIA 运动评分（P=0.45）和随访时平均 ASIA 运动评分（P=0.23）均具有统计学可比性 •早期手术组 16 例患者中有 4 例存在术前膀胱功能障碍，术后均全部恢复；晚期手术组（n=34）存在膀胱功能障碍的 15 例患者中有 11 例恢复膀胱控制 •早期手术组患者的重症监护室住院时间和总住院时间均比晚期住院组短（P 值未报道）	3	9
Croce 等，2001 [40]	N=291 损伤水平： •颈段：56% •胸段：27% •腰段：15% 平均年龄：34 岁 男性/女性：212：79	早期手术固定：≤3 天 晚期手术固定：>3 天	•两组患者 ISS 评分、入院时收缩压、48 小时输血、脊髓损伤次数、颈椎和腰椎骨折比例均无差异，而早期内固定组患者更年轻（P=0.01）、GCS 评分更高（P=0.02），胸部简明损伤评分（P=0.01）以及胸椎骨折率更低（P=0.01）		

脊髓损伤精要——从基础研究到临床实践

参考文献	研究人群	干预时机	研究结论	证据级别	质量评价
Croce 等， 2001[40]（续）			• 虽然两组患者的机械通气时间和死亡率没有差异，早期内固定组患者重症监护室住院时间（$P=0.001$）、总住院时间更短（$P=0.03$），肺炎发生率更低（$P=0.03$），并且总住院费用更低（$P=0.003$） • 两组 FIM 评分没有显著差异（$P>0.05$） • 对于 ISS 评分 >25 分的患者，早期脊柱骨折固定与较短的重症监护室住院时间及住院周期、较低的肺炎发生率及较少的资源应用相关，但是死亡率显著增高（P 值未报道） • 对于 ISS 评分 <25 分的患者，早期手术组患者比晚期手术组机械通气天数更少（$P<0.02$），重症监护室住院天数更少（$P<0.001$），住院周期更短（$P<0.001$）且住院花费更少（$P<0.001$） • 对于存在严重肺损伤的患者，早期手术组患者重症监护室住院时间更短（$P<0.003$），住院周期较短（$P<0.02$），住院费用更少（$P<0.02$）且肺炎发生率更低（$P<0.003$） • 早期手术组深静脉血栓的发生率更低（$P<0.04$） • 早期固定组有8例死亡，而晚期固定组有4例死亡（$P>0.05$）	3	14

参考文献	研究人群	干预时机	研究结论	证据级别	质量评价
Papadopoulos 等，2002[41]	n（全部病例）=91 损伤水平：C2~8，T1 协议组： • n=66 • 平均年龄：32 岁（2~92 岁） • 男性：68% 参照组： • n=25 • 平均年龄：42 岁（9~75 岁） • 男性：76%	• 协议组：患者根据密歇根大学急性脊髓损伤协议推荐进行脊髓早期手术减压 • 从损伤到手术减压的时间(协议组)：12.6 h ± 13 h • 参照组：因 MRI 禁忌、需要进行其他急诊处理或因外科医生的选择而没有被纳入前一组的患者	• 按照协议进行治疗的患者其神经功能改善显著优于参照组（P<0.06） • 应用多元回归分析，早期脊髓减压与 Frankel 分级从入组到最后一次随访评估的变化显著相关（P=0.048） • 两组院内死亡率没有显著差异（P>0.05）	3	10
Pallard 和 Apple，2003[43]	n=412 损伤后 90 天内的外伤性不完全性颈髓损伤 具体特征无报道	早期手术组：<24 小时 晚期手术组：>24 小时	• 两组 ASIA 运动评分变化（P=0.42）、随访 ASIA 运动评分（P=0.73）、ASIA 感觉评分变化（P=0.49）及随访 ASIA 感觉评分（P=0.5）没有显著差异	3	11
Chipman 等，2004[43]	n=146 胸腰段脊柱损伤 早期手术且低 ISS（<15）： • N=32 • 平均年龄：34.3 岁 • 男性：84.4%	第 1 组：72 小时内手术且低 ISS 评分（<15）	• 虽然第 1 组和第 2 组的 ISS 评分可比，但第 1 组的前路融合例数更少（P=0.047）且损伤时年龄更小（P=0.01）；与第 2 组相比，第 1 组男性患者的比例有更高的趋势（P=0.09）		

脊髓损伤精要——从基础研究到临床实践

参考文献	研究人群	干预时机	研究结论	证据级别	质量评价
Chipman等，2004[43]（续）	• 平均 ISS 评分：10 晚期手术且低 ISS： • n=26 • 平均年龄：46.2 岁 • 男性：65.4% • 平均 ISS 评分：10.6 早期手术且高 ISS（≥15）： • n=37 • 平均年龄：29.2 岁 • 男性：64.9% • 平均 ISS 评分：25.8 晚期手术且高 ISS： • n=51 • 平均年龄：35.7 岁 • 男性：66.7% • 平均 ISS 评分：29.1	第 2 组：72 小时后手术且低 ISS 评分 第 3 组：72 小时内手术且高 ISS 评分（≥15） 第 4 组：72 小时后手术且高 ISS 评分	• 第 3 组和第 4 组 ISS 评分（P=0.12）、男性患者比例（P=0.86）及前路融合例数（P=0.97）均没有显著差异；与第 4 组相比，第 3 组的年龄有更年轻的趋势（P=0.08） • 第 1 组与第 2 组感染并发症（P=0.44）、呼吸衰竭（P=0.83）和全部并发症（P=0.59）的发生率，以及重症监护室住院时间（P=0.14）没有差异 • 第 2 组患者的住院周期要显著长于第 1 组（$P<0.001$） • 尽管第 3 组和第 4 组感染并发症（P=0.11）和呼吸衰竭（P=0.6）的发生率没有差异，但第 3 组全部并发症的发生率（P=0.03）、住院周期（$P<0.01$）和重症监护室住院时间（P=0.003）均显著低于第 4 组患者 • 第 3 组和第 4 组的最低收缩压（P=0.42）、晶体输液量（P=0.68）、总输液量（P=0.91）、袋装红细胞输入量（P=0.24）、血小板输入量（P=0.26）以及其他胶体输入量（P=0.64）均无统计学差异；而第 4 组新鲜冰冻血浆的输入量要高于第 3 组（P=0.055）	3	15

参考文献	研究人群	干预时机	研究结论	证据级别	质量评价
McKinley 等，2004[44]	n（全部病例）=779 全部水平脊髓损伤 损伤水平和严重程度： • 截瘫，不完全性：17.8% • 截瘫，完全性：27.2% • 四肢瘫，不完全性：32.9% • 四肢瘫，不完全性：22.1% n（早期手术组）=307 n（晚期手术组）=296 n（非手术组）=176 平均年龄：37.65岁 男性/女性：78.8%/21.2%	早期手术组（脊髓损伤后≤72小时） 晚期手术组（>72小时） 非手术组 此外，接受手术的患者又被分为： • 损伤当天手术（第1组）：脊髓损伤后≤24小时； • 第1天手术（1.A组）：脊髓损伤后<48小时 第2天手术（第2组）：损伤后24~72小时	• 全部三组的FIM运动能力（P=0.38）、入院到随访时的FIM运动评分变化（P=0.81）和出院到随访时的FIM运动评分变化（P=0.99）均无显著差异 • 未行手术或接受早期手术的患者，其急诊住院时间和总住院时间均短于接受晚期手术的患者（P<0.01），而康复住院时间没有组间差异（P=0.31） • 未行手术或接受早期手术的患者，其急诊花费（P<0.01）和康复花费（P=0.055）均要少于晚期手术组 • 三组患者从急诊入院到康复（P=0.87）、从康复住院到出院（P=0.42）和从出院到随访（P=0.21）的ASIA运动指数均没有显著差异 • 神经平面、运动平面、感觉平面或ASIA损伤分级的变化均未见显著组间差异（P>0.15） • 晚期手术组急诊时期的肺炎和肺不张发生率较高（P=0.004），而在住院康复时期则无此差异（P=0.62） • 各组在急诊期和住院康复期的深静脉血栓、肺栓塞、自主神经反射异常及压疮的发生率均相似（P>0.11）	3	18

参考文献	研究人群	干预时机	研究结论	证据级别	质量评价
McKinley 等，2004[44]（续）			• 晚期手术组在脊髓损伤后 1 年时自主神经反射异常的发生率较高（P=0.03） • 各组再次住院（P=0.82）以及再次住院天数（P=0.13）之间未见差异		
Kerwin 等，2005[45]	n（全部病例）=299 损伤水平： • 颈段：150 • 胸段：90 • 腰段：68 • 多个水平：9 n（早期手术组）：174 n（晚期手术组）：125 男性/女性：217/82	早期手术组：损伤后≤3 天 晚期手术组：>3 天	• 两组的平均年龄、平均 GCS 和平均 ISS 均无差异（P>0.05） • 早期组的死亡率高于晚期组（6.9% vs 2.5%），但不具有统计学显著性（P>0.05） • 早期脊柱固定患者的住院周期显著更短（P=0.0005），但重症监护室住院时间（P>0.05）、肺炎发生率（P>0.05）和机械通气天数（P>0.05）则没有显著组间差异 • 两组患者改良 FIM 评分的进食、运动和独立性部分未见统计学差异（P>0.05）	3	12
Schinkel 等，2006[46]	n（全部病例）=298 胸髓损伤 早期手术组： • n=156 • 平均年龄：36.7 岁 • 中位年龄：28 岁 • 平均 ISS：28.5 • 平均 GCS：9.7 晚期手术组： • n=49 • 平均年龄：38.1 岁 • 中位年龄：34 岁 • 平均 ISS：30.9	组 I（早期手术组）：≤72 小时 组 II（晚期手术组）：>72 小时 组 III（对照组）：未进行手术	• 组 I 和组 II 的 PaO_2：FiO_2 比（Horowitz 比）（P>0.05）、脓毒症的发生率（P>0.05）及创伤 ISS 死亡率（P>0.05）均无统计学差异；组 II 的死亡率显著高于组 I（P<0.05） • 组 I 的重症监护室住院时间（P=0.001）、依赖机械通气时间（P=0.02）和住院周期（P=0.048）显著低于组 II	3	12

参考文献	研究人群	干预时机	研究结论	证据级别	质量评价
Schinkel等，2006[46]（续）	• 平均GCS：9.1 对照组： • n=93 • 平均年龄：31.7岁 • 平均ISS：28.4 • 平均GCS：8.4		• 组Ⅰ和组Ⅱ患者进一步分成3个亚组：（a）ISS<26；（b）26<ISS<38；（c）ISS>38；组Ⅱ亚组的死亡率要高于组Ⅰ亚组（Ⅰa vs Ⅱa=3% vs 13%；Ⅰb vs Ⅱb=5% vs 9%；Ⅰc vs Ⅲc=10% vs 27%）		
Sapkas和Papadakis，2007[47]	n=67 低位颈髓损伤（C3~C7） 脊髓损伤严重性： • A：20 • B：10 • C：11 • D：17 • E：9 平均年龄：36岁（16~72岁） 男性/女性：49：18	早期手术组：≤72小时 延期手术组：>72小时	• 术前Frankel分级A级的患者神经功能状态没有改善 • 两组中不完全脊髓损伤的患者其神经功能改善可比（P=0.44） • 2例A级患者于术后2~4个月死亡	3	8
Cengiz等，2008[27]	n（全部病例）=27 损伤水平：T8~L2 平均年龄：41.4岁（23~68岁） 男性/女性：18/9 早期手术组： • n=12 • 平均年龄：39.7岁 • 男性/女性：8/4 晚期手术组： • n=15 • 平均年龄：41.4岁 • 男性/女性：10/5	早期手术组：≤8小时 晚期手术组：3~15天	• 两组患者的AISA损伤分级（P=0.9）和骨折类型（P≥0.05）无差异 • 与术前ASIA损伤分级相比，早期手术组（P=0.004）和晚期手术组（P=0.046）患者术后ASIA损伤分级均有显著改善，且早期手术组的术后ASIA损伤分级要优于晚期手术组（P<0.011） • 83.3%的早期手术组患者出现ASIA损伤分级的改善，而晚期手术组仅有26.6%的患者出现改善	2	25

参考文献	研究人群	干预时机	研究结论	证据级别	质量评价
Cengiz 等, 2008[27]（续）			• 早期手术组没有出现并发症，而晚期手术组出现 3 例呼吸衰竭和 1 例脓毒症；两组均无死亡病例 • 与晚期手术组相比，早期手术组患者的住院周期（$P<0.001$）和重症监护室住院时间（$P=0.005$）更短		
Chen 等, 2009[48]	$n=49$ 颈髓损伤（脊髓中央索综合征） 年龄 =55.9 岁 男性 / 女性：40/9 n（早期手术组）=21 n（晚期手术组）=28	早期手术组 ≤ 4 天 晚期手术组 >4 天	最终随访时，早期手术组和晚期手术组 ASIA 运动评分相近（分别为 88.7 vs 90.3）	3	16
Lenehan 等, 2010[26]	调查研究：77 名脊柱外科医生	不适用	作者认为，高水平的脊柱外科医生之间对于手术治疗、非手术治疗及损伤后患者的管理缺乏共识	4	不适用
Fehlings 等, 2010[25]	调查研究：971 名脊柱外科医生	不适用	大部分受访的脊柱外科医生倾向于在损伤后 24 小时内对急性受损的脊髓进行减压，尤其在颈髓损伤患者中要强调这一点；对于不完全性颈髓损伤患者，受访者选择在可能的情况下于 12 小时内进行减压；脊髓中央索综合征的手术必要性或手术时机仍是一个不明确的领域	4	不适用

参考文献	研究人群	干预时机	研究结论	证据级别	质量评价
Fehlings 等，2012[5]	n=313 颈髓损伤 平均年龄 =47.46 ± 16.9（范围 =16~80） 男性/女性：236：77	早期手术： <24 小时 晚期手术： ≥ 24 小时	• 损伤后 6 个月，接受早期手术的患者有 19.8% 出现 ≥ 2 级的 AISA 损伤分级改善，而晚期减压组仅有 8.8% • 对术前神经功能状态校正后的多因素分析提示，接受早期手术的患者 AISA 损伤分级改善至少 2 级的可能性要比接受晚期手术的患者高 2.8 倍 • 脊髓损伤后 24 小时内进行减压安全性好，且与神经功能结局的改善相关，这种改善指的是 6 个月随访时 ASIA 损伤分级改善至少 2 级	2	20

缩略语：ASIA，美国脊髓损伤协会，American Spinal Injury Association；FIM，功能独立性评定，Functional Independence Measure；GCS，格拉斯哥昏迷量表，Glasgow Coma Scale；ISS，损伤严重度评分，Injury Severity Score；NASCIS，美国国立脊髓损伤研究，National Spinal Cord Injury Study

Ⅰ级

对于脊髓损伤后手术减压的时机，尚无Ⅰ级证据对临床医生进行指导。

Ⅱ级

共发现 3 项研究为Ⅱ级证据[27, 28]。Vaccaro 等[28] 对 62 例 C3~T1 脊髓损伤的患者进行了研究。早期手术治疗组 72 小时内进行手术，而晚期手术组为损伤 5 天以后进行手术。作者发现，两组患者在重症监护室或康复科的住院时间没有差异，且两组患者的 ASIA 运动评分之间没有差异。与此相反，Cengiz 等[27] 对 27 例 T8~L2 创伤性脊髓损伤的患者进行了研究。早期手术被定义为损伤后 8 小时内进行手术，而晚期手术则于损伤后 3~15 天进行。随访时发现多项组间差异。早期手术组在 ASIA 损伤分级上的改善更大，没有院内并发症且住院时间和重症监护室住院时间更短。晚期手术组发生 4 例并发症：3 例肺功能衰竭，1 例脓毒症。作者认为在神经功能改善和总的并发症发病率上，早期手术和晚期手术的患者之间存在统计学差异。两组患者均未出现死亡。

第三项研究，也就是最近的一项研究，

是由本章的通讯作者进行的。该研究纳入超过 300 例患者，并采用多因素分析对神经功能状态的基线进行控制。他们发现接受早期手术（<24 小时）的患者 ASIA 损伤分级至少提高 2 级的可能性，要比那些接受晚期手术（≥ 24 小时）的患者高 2.8 倍。他们还发现早期手术组的并发症要显著少于晚期手术组，对两组患者而言，心肺并发症占大多数。两组的死亡率相同（每组 1 例）。作者得出结论，脊髓损伤后 24 小时内进行减压具有较好的安全性，且与神经功能结局改善相关。

Ⅲ 级

试图解决创伤性脊髓损伤后减压时机这一问题的临床研究大多数提供的是Ⅲ级证据。虽然因篇幅限制无法对每一项研究进行详细讨论，但会对这些研究进行整体概述，其要点为：①住院周期，②脊髓损伤后并发症，③神经功能结局。

脊髓损伤后的住院周期

研究脊髓损伤早期手术的效果时，一个相对简单的跟踪指标就是患者在重症监护室或病房的住院周期。这一测量方法不仅涵盖了损伤的严重程度，还包括了医疗系统在稳定患者病情以及使患者得以进入康复治疗期的有效性。本系统评价确定的 22 项临床研究中，9 项Ⅲ级证据研究对住院周期进行了测量[27, 29, 34, 36, 40, 43~46]，其中 8 项研究[29, 34, 36, 39, 40, 43~45]证实早期手术减压可在统计学上显著降低住院周期（Guest 等的研究[39]，未报道 P 值），

而其他研究仅记录了在重症监护室的住院时间[46]。部分研究还进一步将患者在重症监护室的住院时间从总的住院周期中分出[39, 40, 43, 45]，并发现接受早期减压手术的患者在重症监护室的住院时间也更短。对这些指标进行测量的研究中，仅有一项发现手术减压的时间与患者在重症监护室的住院时间之间没有相关性[45]。与该相关指标的一项拓展数据是患者的再住院率。仅有一项研究对这一指标进行了测量，且作者发现早期手术组和晚期手术组之间没有差异[44]。

脊髓损伤后的并发症

22 项临床研究中的 8 项记录了以下并发症：呼吸监护、伤口感染、压疮、心脏并发症、泌尿系感染、消化道出血、深静脉血栓以及死亡。其中 4 项研究[29, 31, 34, 35]发现早期手术组和晚期手术组之间的并发症发生率没有差异，而另 4 项研究则发现早期手术减压的患者总的来说并发症更少。具体来说，Mirza 等[36]发现损伤后 72 小时内接受手术的患者并发症明显较少；Croce 等[40]发现 24 小时内接受手术的患者肺炎和深静脉血栓的发病率更低；Chipman 等[43]发现损伤严重程度评分（Injury Severity Score，ISS）>15 分且损伤后 72 小时内接受手术的患者全部并发症的发生率更低（而同一组患者中 ISS<15 分者，无论选择何时进行减压，其并发症的发生率相等）；McKinley 等[44]发现晚期手术组患者的肺炎发生率更高，而其他并发症（深静脉血栓、肺栓塞、压疮）的发生率相等。

神经功能改善程度

全部研究均报道了手术干预后神经功能是否恢复，并且多数研究试图将早期治疗对神经功能改善的影响与功能结局联系起来。4 项研究表明，早期手术减压可提供更好的神经功能结局：Clohisy 等[30]报道 48 小时内接受手术减压的患者改良 Frankel 分级有改善；McLain 和 Benson[35]发现 24 小时内接受手术减压的患者的神经功能改善更显著（未报道 P 值）；Mirza 等[36]发现 72 小时内手术的患者的 ASIA 运动评分显著改善，而 72 小时后手术的患者的平均运动评分则没有显著改善；最后，Papadopoulos 等[41]发现在 12 小时内（±1.3 小时）接受手术减压的患者，其神经功能的改善要显著优于那些在这个时间窗外接受相似手术的患者。其他相同证据级别的研究中有 7 项认为早期手术减压没有神经功能获益[29, 39, 40, 42, 44, 47, 48]，另有 2 项研究表现出模棱两可的结果[31, 32]。

Ⅳ级

近期两项研究提供了Ⅳ级证据，表明外科医生支持进行早期干预。然而，这些对脊柱外科医生治疗偏好的调查得到了不同的结论。Lenehan 等[26]对 77 名外科医生进行的调查未得到充分共识，而 Fehlings 等[25]对 971 名外科医生进行的调查则发现大部分受访的脊柱外科医生倾向于在损伤后 24 小时内对急性受损的脊髓进行减压。这一倾向在探讨颈髓损伤时显得尤为明显。对于不完全性颈髓损伤患者，受访者选择在可能的情况下于 12 小时内进行减压。脊髓中央索综合征的手术必要性或手术时机仍是一个不明确的领域。

■ 小结

脊髓损伤后进行手术减压是建立在动物研究的坚实基础之上的，动物研究证实早期减压可改善神经功能结局。人类临床研究的结果则不那么令人信服，这可能主要是由急性损伤患者治疗的复杂性所造成的。

尽管从某种程度上有些因素限制了直接回答有关人类脊髓损伤的临床相关问题的能力，但是动物模型为损伤病理生理学的两个方面提供了确凿的证据：脊髓的压迫程度和压迫时间均会影响神经功能恢复的可能性。脊髓损伤后早期手术减压也被证实在人类中是可行的。与延期手术相比，其住院周期更短且并发症更少。

如本系统评价所述，早期手术减压后神经功能改善的证据不一致。尽管如此，有越来越多的证据证明其安全性及其临床和神经功能结局，并且目前的手术观点也支持早期干预。因此，早期手术减压在急性脊髓损伤的治疗中发挥着越来越重要的作用。图 23.1 对一个临床病例进行了概述，一例因高速机动车事故受伤的 18 岁男性患者接受了早期手术减压。该病例说明外伤事故后脊髓会立刻出现压迫（图 23.1B），脊髓 T2 加权像信号出现改变。手术减压缓解了对脊髓的压迫并恢复了椎体的正常排列。1 年随访时，该患者的 AIS 分级提高了 1 级。

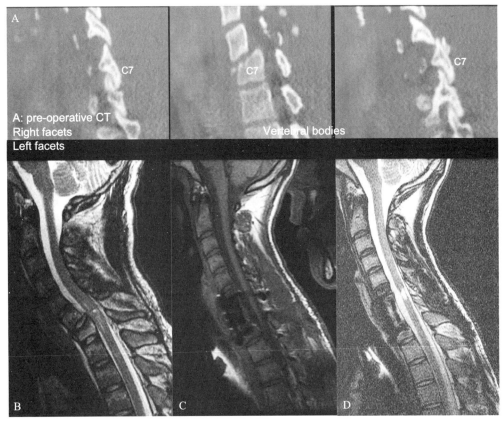

图23.1 （A）术前CT扫描矢状位重建，可见后方小关节面和椎体的轮廓，以及术前T2加权像（B）、术后T1加权像（C）和T2加权像（D）。这些图像来自一位遭受高速机动车事故的18岁男性患者。伤后即刻进行的神经功能检查发现，C5水平肌力5/5级，C6双侧4/5级，C7双侧3/5级，C7以下为0/5级。针刺觉和轻触觉保留至L3水平，L3以下消失。其入院检查可总结为ASIA B级不完全性损伤。（B）MRI发现，C6在C7上方向前滑脱，C7椎体内信号增高，脊髓在该水平出现轻度压迫。此外，该水平脊髓明显肿胀，T2信号增高。对患者进行急诊前路减压以及前路和后路的固定。患者在损伤后24小时内进入手术室。完成前路C7椎体次全切除及C6~T1椎体融合术，以及后路C6~T1固定术。（C,D）术后MRI提示，椎体恢复正常排列，没有脊髓压迫；脊髓内存在持续性T2高信号。术后1年随访时，患者神经功能改善：C7水平双侧肌力提高至5/5级，C8/T1水平双侧大部分肌群为2~3级。右侧下肢大部分肌群也提高至3~4/5级，而左侧下肢大部分肌群提高至2~3/5级。这一检查结果保持稳定至超过2年随访时，整体改善为入院时的ASIA B级改善至1年和2年随访时的ASIA C级

早期手术的定义并不固定，但多数认为应在24小时内进行。在安全性方面，进行治疗的外科医生必须平衡早期手术的潜在获益和风险。获益包括缓解脊髓压迫以及由此限制继发性损伤。风险包括因低血压发作或失血导致继发性损伤加重。多项研究指出，患者如果病情平稳应进行早期手术治疗[27, 49]。早期手术的临床获益可能包括在重症监护室的住院时间和总的住院时间更短，以及更少的并发症（如肺炎和深静脉血栓）[50]。这一说法已经受到了其他研究的质疑。关于神经功能结局，

脊髓损伤领域的研究结论不一，临床前动物模型研究得到了实质性证据支持早期手术[41, 51, 52]，而人类临床研究则得到了不同的证据。最后，如前所述，多中心急性

脊髓损伤手术时机研究的结果表明，损伤后 24 小时内对脊髓进行减压可促进颈髓损伤患者的神经功能恢复[37]。

要 点

- 临床前研究文献支持在创伤性脊髓损伤后进行早期手术减压，其根据是减压可减弱继发性损伤的级联反应。
- 有力的临床证据、急性脊髓损伤的手术治疗研究及专家意见均支持对存在持续性压迫的颈髓损伤患者进行早期手术减压。

难 点

- 早期手术减压仅适用于病情稳定、没有威胁生命的多系统损伤或严重并发症的患者。
- 避免围术期低血压对进行早期手术治疗至关重要，尤其是对于急性颈髓损伤的患者。

（刘小燮　译，邢华医　刘　楠　校）

参考文献

1. Gunnarsson T, Fehlings MG. Acute neurosurgical management of traumatic brain injury and spinal cord injury. Curr Opin Neurol 2003;16(6): 717–723

2. Fehlings MG, Perrin RG. The role and timing of early decompression for cervical spinal cord injury: update with a review of recent clinical evidence. Injury 2005;36(Suppl 2):B13–B26

3. Fehlings MG, Perrin RG. The timing of surgical intervention in the treatment of spinal cord injury: a systematic review of recent clinical evidence. Spine 2006;31(11, Suppl):S28–S35, discussion S36

4. Fehlings MG, Tator CH. An evidence-based review of decompressive surgery in acute spinal cord injury: rationale, indications, and timing based on experimental and clinical studies. J Neurosurg 1999;91(1, Suppl):1–11

5. Fehlings MG, Vaccaro A, Wilson JR, et al. Early versus delayed decompression for traumatic cervical spinal cord injury. Results of the Surgical Timing in Acute Spinal Cord Injury Study (STASCIS). PLoS ONE 2012;7(2):e32037

6. Bohlman HH, Bahniuk E, Raskulinecz G, Field G. Mechanical factors affecting recovery from incomplete cervical spinal cord injury: a preliminary report. Johns Hopkins Med J 1979; 145(3):115–125

7. Brodkey JS, Richards DE, Blasingame JP, Nulsen FE. Reversible spinal cord trauma in cats: additive effects of direct pressure and ischemia. J Neurosurg 1972;37(5):591–593

8. Kobrine AI, Evans DE, Rizzoli H. Correlation

of spinal cord blood flow and function in experimental compression. Surg Neurol 1978; 10(1): 54–59

9. Aki T, Toya S. Experimental study on changes of the spinal-evoked potential and circulatory dynamics following spinal cord compression and decompression. Spine 1984;9(8):800–809

10. Croft TJ, Brodkey JS, Nulsen FE. Reversible spinal cord trauma: a model for electrical monitoring of spinal cord function. J Neurosurg 1972; 36(4):402–406

11. Thienprasit P, Bantli H, Bloedel JR, Chou SN. Effect of delayed local cooling on experimental spinal cord injury. J Neurosurg 1975;42(2):150–154

12. Delamarter RB, Sherman JE, Carr JB. 1991 Volvo Award in experimental studies: cauda equina syndrome: neurologic recovery following immediate, early, or late decompression. Spine 1991; 16(9):1022–1029

13. Hejcl A, Urdzikova L, Sedy J, et al. Acute and delayed implantation of positively charged 2-hydroxyethyl methacrylate scaffolds in spinal cord injury in the rat. J Neurosurg Spine 2008;8(1): 67–73

14. Kobrine AI, Evans DE, Rizzoli HV. Experimental acute balloon compression of the spinal cord: factors affecting disappearance and return of the spinal evoked response. J Neurosurg 1979;51(6):841–845

15. Dolan EJ, Tator CH, Endrenyi L. The value of decompression for acute experimental spinal cord compression injury. J Neurosurg 1980;53(6): 749–755

16. Guha A, Tator CH, Endrenyi L, Piper I. Decompression of the spinal cord improves recovery after acute experimental spinal cord compression injury. Paraplegia 1987;25(4):324–339

17. Nyström B, Berglund JE. Spinal cord restitution following compression injuries in rats. Acta Neurol Scand 1988;78(6):467–472

18. Zhang Y, Hillered L, Olsson Y, Holtz A. Time course of energy perturbation after compression trauma to the spinal cord: an experimental study in the rat using microdialysis. Surg Neurol 1993; 39(4):297–304

19. Delamarter RB, Sherman J, Carr JB. Pathophysiology of spinal cord injury. Recovery after immediate and delayed decompression. J Bone Joint Surg Am 1995;77(7):1042–1049

20. Carlson GD, Minato Y, Okada A, et al. Early timedependent decompression for spinal cord injury: vascular mechanisms of recovery. J Neurotrauma 1997a;14(12):951–962

21. Carlson GD, Warden KE, Barbeau JM, Bahniuk E, Katina-Nelson KL, Biro CL, et al. Viscoelastic relaxation and regional blood flow response to spinal cord compression and decompression. JC Spine 1997b;22(12):1285–1291

22. Dimar JR II, Glassman SD, Raque GH, Zhang YP, Shields CB. The influence of spinal canal narrowing and timing of decompression on neurologic recovery after spinal cord contusion in a rat model. Spine 1999;24(16):1623–1633

23. Carlson GD, Gorden CD, Oliff HS, Pillai JJ, LaManna JC. Sustained spinal cord compression: part I: time-dependent effect on long-term pathophysiology. J Bone Joint Surg Am 2003;85-A(1): 86–94

24. Rabinowitz RS, Eck JC, Harper CM Jr, et al. Urgent surgical decompression compared to methylprednisolone for the treatment of acute spinal cord injury: a randomized prospective study in beagle dogs. Spine 2008;33(21):2260–2268

25. Fehlings MG, Rabin D, Sears W, Cadotte DW, Aarabi B. Current practice in the timing of surgical intervention in spinal cord injury. Spine 2010;35(21, Suppl):S166–S173

26. Lenehan B, Dvorak MF, Madrazo I, Yukawa Y, Fisher CG. Diversity and commonalities in the care of spine trauma internationally. Spine 2010;35(21, Suppl):S174–S179

27. Cengiz SL, Kalkan E, Bayir A, Ilik K, Basefer A. Timing of thoracolomber spine stabilization in trauma patients; impact on neurological outcome and clinical course: a real prospective (rct) andomized controlled study. Arch Orthop Trauma Surg 2008;128(9):959–966

28. Vaccaro AR, Daugherty RJ, Sheehan TP, et al. Neurologic outcome of early versus late surgery for cervical spinal cord injury. Spine 1997; 22(22):2609–2613

29. Levi L, Wolf A, Rigamonti D, Ragheb J, Mirvis S, Robinson WL. Anterior decompression in cervical spine trauma: does the timing of

surgery affect the outcome? Neurosurgery 1991;29(2):216–222

30. Clohisy JC, Akbarnia BA, Bucholz RD, Burkus JK, Backer RJ. Neurologic recovery associated with anterior decompression of spine fractures at the thoracolumbar junction (T12-L1). Spine 1992;17(8, Suppl):S325–S330

31. Krengel WF III, Anderson PA, Henley MB. Early stabilization and decompression for incomplete paraplegia due to a thoracic-level spinal cord injury. Spine 1993;18(14):2080–2087

32. Duh MS, Shepard MJ, Wilberger JE, Bracken MB. The effectiveness of surgery on the treatment of acute spinal cord injury and its relation to pharmacological treatment. Neurosurgery 1994; 35(2):240–248, discussion 248–249

33. Botel U, Glaser E, Niedeggen A. The surgical treatment of acute spinal paralysed patients. Spinal Cord 1997;35:420–428

34. Campagnolo DI, Esquieres RE, Kopacz KJ. Effect of timing of stabilization on length of stay and medical complications following spinal cord injury. J Spinal Cord Med 1997;20(3):331–334

35. McLain RF, Benson DR. Urgent surgical stabilization of spinal fractures in polytrauma patients. Spine 1999;24(16):1646–1654

36. Mirza SK, Krengel WF III, Chapman JR, et al. Early versus delayed surgery for acute cervical spinal cord injury. Clin Orthop Relat Res 1999; (359):104–114

37. Fehlings MG, Vaccaro A, Wilson JR, et al. Early versus delayed decompression for traumatic cervical spinal cord injury: results of the Surgical Timing in Acute Spinal Cord Injury Study (STASCIS). PLos ONE 2012;7(2):e32037

38. Tator CH, Fehlings MG, Thorpe K, Taylor W. Current use and timing of spinal surgery for management of acute spinal cord injury in North America: results of a retrospective multicenter study. J Neurosurg 1999;91(1, Suppl):12–18

39. Guest J, Eleraky MA, Apostolides PJ, Dickman CA, Sonntag VK. Traumatic central cord syndrome: results of surgical management. J Neurosurg 2002;97(1, Suppl):25–32

40. Croce MA, Bee TK, Pritchard E, Miller PR, Fabian TC. Does optimal timing for spine fracture fixation exist? Ann Surg 2001;233(6): 851–858

41. Papadopoulos SM, Selden NR, Quint DJ, Patel N, Gillespie B, Grube S. Immediate spinal cord decompression for cervical spinal cord injury: feasibility and outcome. J Trauma 2002;52(2): 323–332

42. Pollard ME, Apple DF. Factors associated with improved neurologic outcomes in patients with incomplete tetraplegia. Spine 2003;28(1):33–39

43. Chipman JG, Deuser WE, Beilman GJ. Early surgery for thoracolumbar spine injuries decreases complications. J Trauma 2004; 56(1):52–57

44. McKinley W, Meade MA, Kirshblum S, Barnard B. Outcomes of early surgical management versus late or no surgical intervention after acute spinal cord injury. Arch Phys Med Rehabil 2004;85(11): 1818–1825

45. Kerwin AJ, Frykberg ER, Schinco MA, Griffen MM, Murphy T, Tepas JJ. The effect of early spine fixation on non-neurologic outcome. J Trauma 2005;58(1):15–21

46. Schinkel C, Frangen TM, Kmetic A, Andress HJ, Muhr G; German Trauma Registry. Timing of thoracic spine stabilization in trauma patients: impact on clinical course and outcome. J Trauma 2006;61(1):156 160, discussion 160

47. Sapkas GS, Papadakis SA. Neurological outcome following early versus delayed lower cervical spine surgery. J Orthop Surg (Hong Kong) 2007;15(2):183–186

48. Chen L, Yang H, Yang T, Xu Y, Bao Z, Tang T. ffectiveness of surgical treatment for traumatic central cord syndrome. J Neurosurg Spine 2009;10(1):3–8

49. Albin MS, White RJ. Epidemiology, physiopathology, and experimental therapeutics of acute spinal cord injury. Crit Care Clin 1987; 3(3): 441–452

50. Tator CH, Koyanagi I. Vascular mechanisms in the pathophysiology of human spinal cord injury. J Neurosurg 1997;86(3):483–492

51. Harvey C, Wilson SE, Greene CG, Berkowitz M, Stripling TE. New estimates of the direct costs of traumatic spinal cord injuries: results of a nationwide survey. Paraplegia 1992;30(12):834–850

52. Kakulas BA. Neuropathology: the foundation for new treatments in spinal cord injury. Spinal Cord 2004;42(10):549–563

第 24 章　低温：循证综述

David M. Benglis Jr., Allan D. Levi, Michael Y. Wang

本章重点

1. 有大量文献报道了实验诱导脊髓损伤
对动物的影响以及低温作为神经保护
因子的影响（表 24.1，表 24.2）。两
种降温方法包括全身性降温和局部降
温，其结果很不一致，有的研究认为
有获益，有的则没有。

2. 目前至少有 4 项已经完成的或者正在
进行的大型多中心随机研究，验证低
温作为神经保护因子对脑外伤的影
响。迄今为止还没有一项大型多中心

随机对照临床研究，验证脊髓损伤后
中度低温的获益和副作用。

3. 在基础和临床研究中使用的低温温
度范围的常见定义包括中度低温
（28~32℃）、浅低温（32~34℃）和
轻度低温（33~36℃）。

4. 包括脑卒中、癫痫、脑外伤和脊髓损
伤在内的多种动物模型的证据均支持
"高温对神经系统的恢复有害"这一
说法。

　　美国每年有超过 12 000 人发生脊髓
损伤（美国国家脊髓损伤统计中心数据）。
尽管已有多种神经保护策略用于脊髓损
伤的治疗，但是没有一个被确定为标准
治疗[1]。近期文献中的报道主要关注将
低温作为脑卒中、脑外伤、心搏骤停以
及颅内动脉和主动脉瘤修复的治疗[2~7]。
2 项近期的研究发现它可降低心搏骤停后
的死亡率，改善功能结局[2, 8]。还有大
量历史文献和越来越多的相对较新的文献
通过动物和临床研究验证低温对损伤脊
髓的影响[9]。还有包括脑卒中、癫痫、

脑外伤和脊髓损伤在内的多种动物模型证
据，支持"高温对神经系统的恢复有害"
这一说法[10~13]。

　　本章对目前关于动物和人类脊髓损伤
后应用低温作为神经保护因子的循证知识
进行了介绍，还涵盖了低温应用的历史，
并通过体外、体内和临床研究，验证了其
对神经系统的生物学效应，对于不同的降
温方法以及现代降温设备也作了简要的讨
论。本章最后还关注了临床研究设计的未
来方向和挑战。

■ 脊髓损伤低温治疗的历史（20世纪40年代~80年代）

最初在文献中提及低温作用于中枢神经系统病理状态，要追溯至1938年Temple Fay医生对将低温应用于癌症患者的经验记录[14]。Fay接着进行了一项纳入了120例患者的更大型的研究，发现体表降温可改善脑外伤的结局。除了Fay医生，Rosamoff医生也最早进行了一些脑外伤低温治疗领域的早期工作[15-17]。最近，主动脉瘤术后一种常见的潜在的严重并发症——缺血性脊髓损伤已经成为心血管外科医生的感兴趣领域，许多人通过制造深低温（18~25℃）来预防这种并发症的发生。

低温和脊髓损伤的早期动物模型

20世纪六七十年代，实验诱导低温治疗脊髓损伤得到广泛研究。Albin和White首先报道了硬膜内和硬膜外局部降温对灵长类动物模型和犬模型脊髓损伤的影响。他们的研究结果表明，低温在改善神经功能结局可以带来有效的获益[14-20]。继Albin和White的早期发现之后，多个研究组继续了这一研究，在随后的10年中利用各种动物模型来验证局部低温对脊髓损伤的影响（表24.1）[21-27]。然而，20世纪八九十年代期间，对药物神经保护作用的热情使得对低温作为脊髓损伤后神经保护因子的兴趣降低。

表24.1 实验诱导脊髓损伤后应用局部低温的动物研究概述

作者，年份	动物，损伤	低温模式	测量参数	获益	结局
Albin等，1967[20]	犬，T10，打击器	400 g·cm打击器损伤后局部低温，硬膜外低温（5℃）盐水降温2.5小时	运动功能	是	与对照组相比，400 g·cm打击器损伤低温实验组有明显的恢复
Albin等，1969[53]	灵长类，T10，打击器	损伤后4~8小时局部低温，硬膜内低温（2~5℃）降温盐水3时	运动功能	是	与对照组相比，延迟4小时低温治疗的动物定性描述为神经功能完全恢复，而延迟8小时低温治疗则无获益
Black和Markowitz，1971[23]	灵长类，T10，打击器	损伤后1小时局部低温，硬膜外低温（4~8℃）盐水降温5小时*	运动功能	否	低温减缓了神经功能恢复，但差异并不显著
Howitt和Turnbull，1972[24]	兔，胸腰椎连接处，打击器	损伤前或损伤后15分钟局部低温，硬膜外低温（7℃）盐水降温1~3小时	运动功能	否	低温实验组与对照组后肢功能没有差异
Tator和Deecke，1973[25]	灵长类，T9，球囊	损伤后3小时局部低温/常温非灌注，低温（5℃）与常温（36℃）灌注	运动功能	否	硬膜内常温灌注组好于硬膜内低温灌注组

作者，年份	动物，损伤	低温模式	测量参数	获益	结局
Green 等，1973[22]	猫，T10，重锤	局部低温（3℃）盐水硬膜外灌注 3 小时，损伤后 1 小时或 5 小时	组织病理学	是	损伤后 1 小时接受治疗组，其低温的保护作用局限至脊髓第 3 节段背角；而在延迟 5 小时低温组，其获益仅局限于脊髓第 6 节段背角
Hansebout 等，1975[26]	犬，T13，球囊	损伤后 15 分钟，局部硬膜外低温（6℃）盐水降温 4 小时 **	运动功能	是	与常温相比，低温可引起显著的运动评分改善
Kuchner 和 Hansebout，1976[27]	犬，T13，球囊	损伤后 15 分钟或 3.5 小时，局部硬膜外低温（6℃）盐水降温 4 小时 ***	运动功能	是	同时使用糖皮质激素和低温有叠加效应，治疗动物的表现要优于仅接受其中一种治疗者
Wells 和 Hansebout，1978[21]	犬，T13，球囊	损伤后 4 小时，局部硬膜外降温（6℃）1 小时、4 小时或 18 小时	运动功能	是	与常温相比，低温治疗 4 小时组表现出显著的后肢功能改善
Tuzgen 等，1998[54]	大鼠，C7/T1，钳夹	损伤后 30 分钟，局部脊髓温度（24~26℃）30 分钟	脂质过氧化（丙二醛组织含量）	是	与常温对照相比，低温组在损伤后 2 小时组织内的丙二醛含量下降
Kuchner 等，2000[55]	犬，T13，球囊	局部—损伤后 15 分钟低温，损伤后 3.5 小时低温 / 地塞米松，硬膜外降温（6℃）4 小时 ***	运动功能，组织病理学以及组织电解质含量	是	与常温相比，低温与地塞米松均可改善后肢运动功能；联合治疗没有获益。损伤后 6 天，低温对缓解脊髓水肿没有效果。损伤后 7 周时，低温或低温结合地塞米松对脊髓干重及 Na⁺、K⁺ 浓度均没有影响
Dimar 等，2000[56]	大鼠，T10，垫片与打击器	局部—损伤后即刻，硬膜外灌注降温至（19℃）2 小时 ****	运动功能，组织病理学以及经颅磁刺激运动诱发电位	是	硬膜外垫片压迫损伤低温组，其 6 周时的 Basso Beattie Bresnahan 运动评分、磁刺激运动诱发电位及继发性损伤（未量化）显著改善

（续表）

作者，年份	动物，损伤	低温模式	测量参数	获益	结局
Cases 等，2005[57]	大鼠，T10，打击器	局部—损伤后 30 分钟，硬膜外灌注降温，常温，35.3℃（轻度），30.5℃（中度），24.1℃（重度）	运动功能，组织病理学	否	6 周时，任一温度的实验组的 Basso Beattie Bresnahan 评分均没有显著改善，实验组和对照组之间没有组织病理学差异
Ha 和 Kim，2008[58]	大鼠，T9，打击器	局部—损伤后即刻(30℃)硬膜外灌注降温 48 小时	运动功能，组织病理学	是	与对照组相比，7 天时低温可显著减少神经元和胶质细胞的凋亡，并促进功能的恢复
Morochovic 等，2008[59]	大鼠 T8/9，球囊	局部—损伤后 25 分钟，硬膜外灌注降温至(28.5℃) 1 个小时	运动功能，组织病理学	否	损伤后 4 周，Basso Beattie Bresnahan 评分和保留体积均没有差异；低温治疗动物病灶周围保留的白质显著高于对照组

引自 Inamasu J, Nakamura Y, Ichikizaki K. Induced hypothermia in experimental traumatic spinal cord injury: an update. J Neurol Sci 2003;209(1–2):55–60; Kwon BK, Mann C, Sohn HM, et al.. Hypothermia for spinal cord injury. Spine J 2008;8(6):859–874.

* 包括糖皮质激素实验组，与对照组动物相比存在获益

** 包括糖皮质激素实验组，第 3 周和第 4 周时，其运动功能表现要优于低温组

*** 包括糖皮质激素实验组及糖皮质激素 + 低温实验组

**** 包括打击器损伤组、硬膜外垫片损伤组及打击器 + 垫片损伤组

在现代科技文献中，有多个研究组报道了低温对组织病理学或运动功能的积极影响。Green 等对创伤后猫的脊髓进行分析时发现，对照组和低温治疗组动物之间存在组织病理学差异。这一效应随着低温开始时间的延迟（即损伤后 1 小时 vs 5 小时）而下降[22]。Wells 和 Hansebout 等分别对损伤后 15 分钟和损伤后 4 小时的犬压迫性脊髓损伤模型应用硬膜外低温治疗 4 小时，记录到了运动结局的改善[21, 26]。Kuchner 和 Hansebout 发现，对犬模型应用类固醇和

低温，与单独应用其中一种相比，对运动功能的改善有叠加作用[27]。

这些有益影响遭遇了数量相当的另一些研究组的研究带来的挑战和质疑。这些研究认为低温应用于实验诱导脊髓损伤，仅有很小的获益或有负面影响。Blake 和 Markowitz 利用灵长类动物脊髓损伤模型，在损伤后将 4~8℃盐水置于硬膜外 5 小时，发现低温实际上会减缓神经功能的恢复，但不明显[23]。Tator 和 Deecke 也发现，对脊髓损伤后的灵长类动物进行常温盐水灌注治疗，其运动功能改善要优于低温治

疗组。Howitt 及 Turnbull 发现，给家兔进行硬膜外降温，其后肢运动功能恢复与对照组没有差异[24, 28]。

低温和脊髓损伤的早期人类研究

20 世纪六七十年代，人类脊髓损伤后进行硬膜外盐水灌注仅在有限的范围内应用。尽管十分新颖，但多数早期研究因样本量较小、缺少对照人群以及从实际损伤到开始降温之间的时间间隔变化较大，而未能显示有效性[29~36]。使用硬膜外持续降温灌注设备，还需要进行多节段后路手术。Kwon 等还在近期的一篇综述中将其列于一个简明的表格中[44]。正如 Kwon 等在近期的一篇关于低温和脊髓损伤的全面综述中所指出的，这些早期研究者中的许多人了解这些研究的局限性，他们谨慎地指出，没有严重的不良事件发生[14]。

20 世纪 80 年代，低温用于多种神经损伤的研究数量有所减少。在脊髓损伤的文献中，这可能是由多种因素所造成的，包括：①反对或支持低温用于实验诱导脊髓损伤的结果差异很大，②在开放性手术中进行局部低温应用和维持的技术设备问题，③全身性深低温（24~33℃）的并发症（讨论如下）[37]。

■ 低温治疗并发症

已报道的应用低温所产生的并发症包括心动过缓、低体温症、深静脉血栓风险增高、呼吸道感染、白细胞计数降低、低血压、凝血功能障碍、药代动力学改变以及直接降温法导致的皮肤损伤[38-43]。值得注意的是，许多不良反应都是在早期研究中观察到的，那时温度经常降至 30℃以下。

低温可诱发可逆性血小板功能障碍以及由此产生的出血时间延长和凝血级联反应障碍[44, 45]。心搏骤停后低温（Hypothermia after Cardiac Arrest, HACA）研究中的低温治疗患者出血并发症的发生率较高，然而没有统计学意义[8]。

在低温的影响下出现免疫反应功能障碍在动物和人类中均有报道[46, 47]。Russwurm 等成功证实了体外模型中低温与人外周血单核细胞中细胞因子表达和释放的下降相关，如白细胞介素 –2（IL–2）。他们发现这一现象是免疫反应障碍造成感染风险增加的潜在原因[48]。在 HACA 研究中，实验组患者的脓毒症和肺炎的发生率较高（非显著）[8]。Todd 等报道，在动脉瘤手术中行术中轻度低温治疗的患者其菌血症的发生率较高[49]。血管内装置也可造成血管通路相关风险，包括出血、感染和血栓形成。

体温调节反应，如寒战，也可造成温度控制的困难，因为这种生理反应可造成代谢需求的增加、患者的不适及体温升高。给予哌替啶是目前寒战的最佳治疗方法，但高剂量时会引起镇静、恶心和呼吸抑制[50]。

■ 浅低温 / 中度低温的再次兴起

过去 15 年，低温治疗脑外伤的再次

兴起使得许多科学家再次关注其用于脊髓损伤的潜在获益[51]。Busto 等发表的一篇文章改变了只有将温度降至24~33℃才能有效的观点[52]。他们发现轻度低温（34℃）对大鼠脑缺血模型可产生保护作用。这再次振兴了低温研究，继而引出大量的有关低温治疗脊髓损伤的动物研究。

降温方式与过去相比也有所改进。全身降温和局部降温是目前已经在动物研究中实施，以验证低温对脊髓损伤影响的两种方法（见表 24.1 和表 24.2 所列出的脊髓损伤基础研究）[51]。现代化设备，如皮下或硬膜外热交换器已被开发应用于动物模型[60]。然而，多数动物研究应用的是非侵入性体外全身降温。啮齿类动物，鉴于其体表面积较小，可以更容易地通过全身体外降温达到目标温度[51]。总的来说，这些研究尚未报道低温造成生理参数的异常改变。低温研究报道的动物模型和人类之间不良反应的差异可能是由实验设计造成的：多数动物研究应用的是较低的胸髓损伤（为了降低动物的护理需求），而人类研究则常包括颈髓损伤的患者[61]。

全身温度是否真实反映脊髓实质内的温度，这一问题已由 Westergren 等解决[62]。他们发现大鼠脊髓损伤模型中，尽管并不精确，食管温度比直肠温度能够更准确地反映降温过程中的髓内温度和硬膜外温度。其他实验温度监测方法包括椎旁肌或硬膜外探测。

表 24.2　实验诱导脊髓损伤后应用全身低温的动物研究的描述

作者，年份	动物，损伤	低温模式	测量参数	获益	结局
Farooque 等，1997[70]	大鼠，T8，脊髓压迫	全身—损伤前整个观察期内（30~31℃）	通过微量渗析测量细胞外乳酸及氨基酸	否	乳酸水平没有差异，实验组谷氨酸盐和门冬氨酸盐增高
Yamamoto 等，1998[69]	大鼠，L1，球囊	全身—损伤前4小时（33℃）*	通过微量渗析测量脑脊液谷氨酸盐	是	实验组谷氨酸盐水平显著降低
Westergren 等，1999[66]	大鼠，T8	全身—损伤后20分钟即刻（30℃）**	通过免疫组化测量 β 淀粉样蛋白前体、泛素和 PGP 9.5 的表达	是	半定量分析提示实验组 β 淀粉样蛋白前体、泛素和 PGP 9.5 下降
Yu 等，1999[68]	大鼠，T8，重锤+5分钟压迫	全身—损伤后20分钟即刻（30℃）**	波形蛋白及胶原纤维酸性蛋白的表达	是	半定量分析提示实验组波形蛋白及胶原纤维酸性蛋白下降

作者，年份	动物，损伤	低温模式	测量参数	获益	结局
Yu等，1999[68]	大鼠，T8，重锤+5分钟压迫	全身—损伤后20分钟即刻（30℃）**	通过免疫组化测量血浆蛋白外渗	是	半定量分析提示实验组血浆蛋白及脊髓横截面积下降，表明水肿减轻
Yu等，2000[72]	大鼠，T10，重锤+5分钟压迫	全身—损伤后30分钟（32℃），持续4小时	运动功能，组织病理学	是	损伤后9天及6周时实验组的Basso Beattie Bresnahan评分显著高于对照组，低温使实验组病灶体积下降
Yu等，2000[67]	大鼠，T8，重锤+5分钟压迫	全身—损伤后20分钟即刻（30℃）**	组织病理学，微管相关蛋白2	是	实验组脊髓横截面积更小（表示水肿更轻），免疫组化提示对照组微管相关蛋白2显著下降
Jou，2000[73]	大鼠，C6/7，钳夹	全身—损伤前1小时（30℃）或（34℃）	运动功能、组织病理学，脊髓体感诱发电位	是	中度低温与轻度低温及对照组之间有显著差异，分别是：①脊髓压迫期间脊髓体感诱发电位改善，②损伤后3天的后肢运动功能改善，③损伤部位的总组织破坏减少
Westergren等，2000[71]	大鼠，T8，重锤+5分钟压迫	全身—损伤后即刻（30℃）2小时	运动功能，组织病理学	否	损伤后2周，实验组的后肢运动评分及斜面运动测试结果没有改善
Chatzipanteli等，2000[65]	大鼠，T10，打击器	全身—损伤后即刻（32℃）3小时***	组织髓过氧化物酶（中性粒细胞检测，多形核白细胞计数）	是	实验组髓过氧化物酶水平显著降低
Westergren等，2001[74]	大鼠，T8，重锤+5分钟压迫	全身—损伤后15分钟（30℃），维持整个观察期间***	通过激光多普勒检测脊髓血流	否	低温有减少脊髓血流量的趋势，但不显著
Shibuya等，2004[75]	大鼠，T11，压迫10分钟	全身—损伤后4小时即刻（32℃）****	TUNEL（凋亡）	是	实验组损伤后3天和7天时，TUNEL阳性细胞显著少于对照组

作者，年份	动物，损伤	低温模式	测量参数	获益	结局
Nishi 等，2007[76]	大鼠脊髓横断，L1~S3	32~24℃，低温时间未提供	缺血再灌注模型前角神经元膜片钳	是	随着温度下降（32~24℃），自发兴奋性突触后电流逐渐减少
Duz 等，2009[77]	大鼠，T8~10，钳夹	全身—损伤后5分钟（27~29℃）维持1小时；1a、1b- 对照组/实验组1小时后处死，2a、2b- 对照组/实验组24小时后处死	硫代巴比妥酸反应物质，谷胱甘肽过氧化物酶（脂质过氧化）	是	低温在治疗早期阶段（1小时）可有效减轻脂质过氧化作用，但与对照组相比，24小时后对脂质过氧化则有加重效应
Lo 等，2009[78]	大鼠，颈髓，打击器	全身—损伤后5分钟（33℃）4个小时	运动功能，组织病理学	是	1~3 周时 Basso Beattie Bresnahan 评分改善，前肢力量增加，正常白质增加31%，正常灰质增加38%；损伤头端和尾端神经元保留（定量为4倍以上）

引自 Inamasu J, Nakamura Y, Ichikizaki K. Induced hypothermia in experimental traumatic spinal cord injury: an update. J Neurol Sci 2003;209(1–2):55–60; Kwon BK, Mann C, Sohn HM, et al.. Hypothermia for spinal cord injury. Spine J 2008;8(6):859–874.

* 包括烟拉文（自由基清除剂）组和烟拉文＋低温组，表明烟拉文没有显著获益

** 本研究除空白对照组和实验组外，还包括假低温组

*** 本研究除空白对照组和实验组外，还包括假低温组及假常温组

**** 本研究除空白对照组和实验组外，还包括常温假手术组

■ 低温的组织病理学和神经化学影响

低温对损伤脊髓的生理作用被认为是由于：①代谢需求和耗氧量的下降；②减轻水肿，减少出血；③细胞膜的稳定性所引起的[51, 63, 64]。一些研究团队已经关注了动物实验诱导脊髓损伤后低温治疗的组织学或神经化学影响。Chatzipanteli 等通过测量大鼠髓过氧化物酶活性（即中性粒细胞黏附）的下降，发现与常温治疗相比，重锤砸伤并中度低温（32℃）治疗3小时后，创伤后炎症水平下降[65]。Kuchner 等应用犬类球囊压迫脊髓损伤模型发现，脊髓内电解质含量及水肿在低温治疗动物与对照组之间没有差异。然而，他们观察到低温治疗组［损伤后15分钟开始硬膜外降温（6℃）并维持4小时］的后肢运动功能有所改善[55]。

Yu 等和 Westergren 等证实，大鼠重物压迫脊髓损伤模型在损伤后维持30℃ 2

小时，其功能性脊髓轴突与树突数量增加[66, 67]。较低的泛素和 β-淀粉样蛋白前体（轴突）水平以及较高的微管相关蛋白 -2（MAP-2）（树突）水平，反映了更好的细胞完整性。该研究组还证实，低温可分别通过低温诱导的波形蛋白和胶原纤维酸性蛋白（GFAP）水平的降低，来抑制损伤区域近端的毛细血管和星形胶质细胞增生[68]。

兴奋性氨基酸（excitatory amino acids，EAAs；如谷氨酸、门冬氨酸）和自由基（如超氧化物、氮氧化物）的增加以及细胞膜的破坏，已被证实会在实验性脊髓损伤后出现，并且可能与导致继发性损伤过程相关。然而，两个研究团队报道的低温对这些通路的影响不一致。Yamamoto 在一个大鼠气囊压迫脊髓损伤模型（L1，损伤后 33℃ 4 个小时）中发现 EAA 被抑制，而 Farooque 等则报道低温治疗动物（T8，损伤后 31℃ 一段时间）体内的 EAA 增加[69, 70]。这些差异有可能通过模型设计和损伤水平的不同来解释。Tuzgen 等通过在一个时间点对大鼠脊髓损伤模型（C7 夹伤，损伤后 30 分钟开始 24~26℃ 30 分钟）的丙二醛二醛（MDA）组织含量进行测量，验证了硬膜外低温对脂质过氧化作用的影响[54]。他们发现低温治疗组 MDA 水平下降，但尚未将这些结果与组织学或功能的改善相联系。

■ 实验模型中低温治疗的功能结局

1992~2009 年，共有 5 项动物研究对诱导脊髓损伤后全身低温的功能恢复进行验证，还有 5 项研究关注的是硬膜外降温的管理。这 10 项实验研究的结果不一，涉及不同的降温方法、损伤水平、设备、严重程度、动物物种，并且低温的时机、持续时间及程度也有不同[14]。此信息来自 2 篇近期的全面综述[14, 51]。

Morochovic 等在一个大鼠 T8/9 气囊压迫模型（28.5℃，损伤后 25 分钟开始维持 1 小时）研究中报道了相似的阴性结果[59]。Westergren 等应用大鼠重锤 / 压迫模型（T8）发现，与对照治疗相比，低温（脊髓损伤后 30℃，2 小时）没有功能获益；而 Cases 等也在大鼠 T10 损伤模型研究中发现，挫伤后 30 分钟应用 4 种不同温度治疗 3 小时［即常温、轻度低温（35.3℃）、中度低温（30.5℃）、重度低温（24.1℃）］，6 周后没有功能和组织病理学改善[57, 71]。

另一方面，Yu 等则报道发现损伤后（T8，重锤挫伤，脊髓损伤后即刻开始，32℃，4 小时）9 天和 6 周时，动物的运动功能均有改善[72]。低温实验组（$n=9$）和对照组（$n=7$）的特定生理参数，如平均动脉压、血 pH，PCO_2、PO_2 在各时间点（损伤前 2 小时和损伤后 4 小时）均良好匹配。

常温治疗组也表现了一定的功能恢复，表明与之前的研究相比，他们的模型制造的是局部损伤或阈下损伤。尽管在损伤后的最初 5 天没有观察到运动出现，但对照组的运动功能在 2~3 周内逐渐恢复。3 周以后，没有观察到运动功能的进一步恢复。不同的是，接受低温治疗的动物从第 9 天开始在功能评分（如 Basso Beattie Bresnahan 评分）上表现持续改善，6 周时显著优于常温治疗动物。此外还注意到，低温实验组的组织病理损伤平均面积要明显小于对照组。

Dimar 等在大鼠脊髓损伤模型上，利用压迫脊髓损伤装置、打击器或两者联合制造了一系列不同严重程度的损伤。局部降温装置（T10，脊髓损伤后即刻开始，19℃，2 小时）有效地改善了中度损伤组 5 周后的步行功能，但对另外两组无效。这支持了低温可能对部分阈下损伤有效的观点[56]。Kwon 等提出的另一个解释认为，局部降温可能对脊髓损伤的缺血性压迫有效，但如果损伤包含挫伤成分，则效果在某种程度上会受到限制[14]。这一观点也得到了 Cases 等研究的支持，作者发现大鼠挫伤性脊髓损伤模型在 4 种不同的温度下均没有 Basso Beattie Bresnahan 评分的改善（参见先前的讨论）[57]。

Kuchner 等也发现，在犬的球囊压迫 T12 损伤模型中，与损伤后糖皮质激素治疗相比，局部低温（损伤后 15 分钟，6℃，4 小时）具有积极影响[55]。该研究被分为 4 组：①塞米松治疗（n=16）；②局部低温（n=16）；③地塞米松＋局部低温（n=17）；④损伤不予治疗（n=24）。改良 Tarlov 评分系统用于评价运动功能恢复[79]。

治疗组（地塞米松或低温）与无治疗组的运动恢复（于损伤后 5 天开始）有非常显著的差异。这些运动结果还与损伤后 6 天以及 7 周时脊髓干重结果的显著差异

相关（治疗组动物水肿显著减轻）。他们还发现联合治疗组的运动结局改善有更好的趋势，但这一结果并不显著。

Jou[73] 将 36 只大鼠分入 3 个不同温度组[中度低温（34℃），轻度低温（34℃），常温（38℃）]，通过正中神经刺激在上段颈髓记录体感诱发电位（SSEP）。损伤后 3 天，根据 Kai 等的改良量表对双侧前肢总的运动和感觉状态进行检查[80]，随后处死动物。

研究组发现 C6/7 钳夹伤后，与轻度低温（34℃）或常温相比，损伤前进行 1 小时的中度低温（30℃）硬膜外降温，后肢运动功能恢复（损伤后 3 天）可有显著获益。他们还发现在中度低温实验组，组织学和 SSEP 的改善之间存在相关性（即损伤后 60 分钟可见创伤后波幅保留更显著）[73]。该研究之所以重要，是因为它引入了一种定量评价低温对损伤脊髓影响的替代方法，即 SSEP。Ha 和 Kim 也发现，对大鼠 T9 打击脊髓损伤模型进行硬膜外盐水灌注（损伤后，30℃，48 小时），可出现更好的功能恢复（第 7 天）[58]。

Lo 等应用大鼠颈髓挫伤模型，研究短暂低温（损伤后 5 分钟开始，33℃，4 小时）对保护神经组织及促进功能性恢复的功效。实验组正常外观的白质和灰质体积显著增加，并且近损伤中心保留的神经元更多（图 24.1，亦见书后彩图）。他们还发现旷场运动能力（Basso Beattie Bresnahan 评分，第 1~3 周）及前肢力量的恢复速度更快[78]。

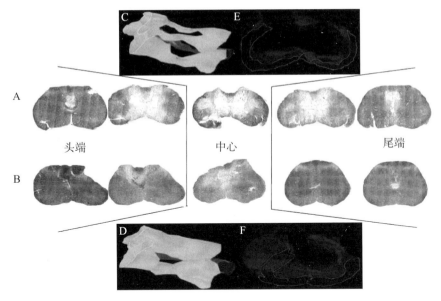

图 24.1　冠状位切片提示低温后组织保留增加，三维模型显示了保留的灰质和白质体积。脊髓损伤后 10 周分别对（A）常温组及（B）低温组在损伤中心以及头端和尾端各 900 mm 和 1 500 mm 处的脊髓进行层厚10 mm 的横切片苏木精—伊红染色及勒克司坚牢蓝染色。低温治疗组可见组织损伤的横向和纵向扩展均显著减少。应用 Neuroleucida 软件分别对常温治疗和低温治疗的正常外观灰质（C，D）和白质（E，F）进行组织体积三维重建，发现脊髓损伤后应用轻度全身低温治疗后灰质的组织保留更多。比例尺 =1 mm（感谢Damien Pearse，PhD，University of Miami，迈阿密瘫痪治愈计划）

■ 人体脊髓损伤低温治疗研究及目前的降温装置

现代降温装置

　　过去几年间，血管内及体表降温传导技术的进步使医护人员可以更精确地对这种治疗进行管理[41]。供人体使用的两类降温装置分别是经体内和体外应用。这些装置的安全性和降温性能均不相同，体外降温法在人类研究中更常用[41]。最简单的体外降温方式包括体表应用冰袋，以及膀胱和胃灌注。更复杂的体外系统包括可根据患者的温度状态进行持续反馈调节机制的水凝胶垫（图 24.2）（Arctic Sun, Medivance, Inc., Louisville, CO, 或 Cincinnati Subzero Hypothermia System, Cincinnati Subzero Products Inc., OH）。空气循环系统，如 Bair Hugger（Arizant, Eden Prairie, MN）或 TheraKool（Kinetic Concepts, Wareham, England），将温控空气吹在身体表面，并通过手动设置以达到目标核心体温。然而，在一项研究中利用这种空气降温装置达到目标温度的平均时间（8 小时），要显著长于在其他研究中应用血管内或水凝胶系统所用的时间（1.9~3.5 小时）[8, 81~83]。

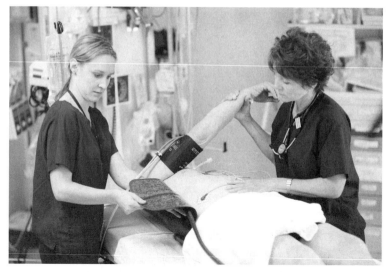

图 24.2 Arctic Sun 装置（已得到 Medivance, Louisville, CO 的许可）

体内或血管内降温装置需要中心静脉置管。这些系统利用封闭的盐水循环系统达到设定的核心温度。近期美国食品药品监督管理局（FDA）批准的两种装置分别是 Celsius Control System（Innercool Therapies, San Diego, CA）和 Repreive System（Radiant Medical, Redwood, CA）。

Coolguard（Alsius, Irvine, CA, 图 24.3）血管内导管降温系统也在近期的两项脊髓损伤后单中心安全性研究中进行了应用[1, 84]。较新的型号包含一个体内温度控制系统，无须在直肠或膀胱内放置温度探测器。

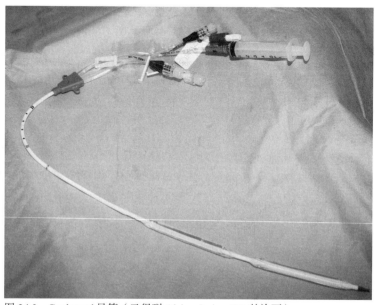

图 24.3 Coolguard 导管（已得到 Alsius, Irvine, CA 的许可）

■ 人体研究设计面临的挑战

人体研究

非脊髓损伤人体研究

近期对低温用于脑外伤和颅内动脉瘤手术进行分析的随机研究，未发现中度低温的明显获益（即结果没有统计学意义或仅在一个特定亚组观察到获益）[85,86]。2001年进行随访的一项大型多中心随机研究发现，脑外伤后中度体表低温没有获益（n=392，损伤后4小时开始，33℃，维持48小时）[42]。实验组的低血压发生率增高。在另一项检验低温对儿童脑外伤后影响的多中心随机研究（n=225，损伤后6.3小时开始，33℃，24小时）中发现，实验组的死亡率及低血压发生率增高[87]。

第三项脑外伤多中心随机研究的设计吸取了前两项研究的教训：①缩短患者治疗的时间窗［即损伤后尽快给予轻度低温35℃，然后在损伤后4小时内给予中度低温（33℃）持续48小时］；②对低血压全身问题进行更严格的管理。为了缩短开始治疗的时间，也可以在现场或急诊室内由急诊医师为患者开始提供治疗。该研究最终于2009年结束，没有证实低温作为脑外伤神经保护策略的作用[88]。另一项儿童研究也正在进行中，该研究解决了之前儿童脑外伤低温研究中的许多问题（ClinicalTrials.gov，识别号NCT00222742）。

Sydenham等发表的一篇关于脑外伤和低温的Cochrane系统评价纳入了22项研究，共1 589例患者。作者在文中提出，接受低温治疗的患者死亡人数少于对照组，并且接受治疗的患者发生不良结局的可能性更低，但这两个结果均不显著。低温还与稍高的肺炎发生率相关。他们的结论是，目前将低温用于脑外伤，只能在高质量随机对照研究的背景下使用[89]。

人类脊髓损伤研究

近期发表的一篇研究报道了血管内降温用于脊髓损伤的安全性和有效性。然而，迄今为止，尚没有大型随机前瞻性研究用于验证脊髓损伤后全身性低温治疗的影响。Levi等报道了一个小型病例系列研究，14例AIS A级完全性颈髓损伤患者接受治疗，通过一个封闭传输系统达到浅低温（33℃），其血管内温度和脑脊液温度有较好的相关性。他们进行低温诱导距离损伤发生的平均时间为9.17小时 ±2.24小时，达到目标温度的时间为2.72小时 ±0.42小时，目标温度下的维持时间为47.6小时 ±3.1小时，平均总降温时间为93.6小时 ±4小时。

这项初步研究表明，全身性血管内降温可实现最小的温度变化以及较少的不良反应事件，并且它可以为检验浅低温对脊髓损伤影响的更大型的多中心研究铺平道路[84]。在这项研究中，总的治疗时程通常包括3小时的诱导时间、48小时的降温时间，然后是一天半的复温。这些患者的进一步结局评价结果将在稍后发表[1]。然而，使用低温作为神经保护策略可能会增加住院时间，并且作者建议仅在有进行神经保护的必要时而不是脊髓横断的情况下使用，这种情况下运动恢复的希望为零。

■ 小结

在有大型随机人体研究证据支持其在脊髓损伤中的应用之前，在医院或急诊机构内广泛采用低温方案治疗脊髓损伤可能仍会受限。截至目前，还没有大型多中心随机对照临床研究对脊髓损伤后中度低温治疗的获益和副作用进行验证。现有的基础研究和人体研究中有许多的差异，包括：①降温的方法，②从损伤到开始低温的时间，③目标温度［如中度低温（28~32℃），浅低温（32~34℃），轻度低温（33~36℃）］，④目标温度下维持的时间。目前在人体研究中遇到的其他问题还包括患者数量少以及缺少对照人群。进行这样一个规模的研究，花费也是相当大的，但人们有着极大的积极性，因为任何神经保护治疗对人类神经功能结局的改善都具有潜在影响。

要 点

■ 可用于人类的两种降温方法包括血管内降温和体外降温。近期，这些装置的技术进步使临床医生可以在较短的时间窗内达到目标温度并提供连续的反馈调节治疗。

■ 一项关于人全身性血管内降温作用的初步研究表明，其可以实现最小的温度变化以及较少的不良反应事件，并且这一研究可以为检验浅低温对脊髓损伤影响的更大型的多中心研究铺平道路。

难 点

■ 低温并不是一种完全无害的治疗。它的使用与多种并发症相关，包括心动过缓、深静脉血栓风险增加、呼吸道感染、白细胞计数降低、低血压、凝血功能障碍、药代动力学改变、皮肤损伤以及血管内导管感染等并发症。

■ 尽管在时间上具有创新性，但验证低温在人脊髓损伤中用作神经保护策略的大部分文献缺少可以证明其有效性的适当样本量及对照人群，从实际损伤时间到开始降温之间的时间间隔也变化较大。

■ 在有大型随机人类研究证据支持其在脊髓损伤中的应用之前，在医院或急诊机构内广泛采用低温方案治疗脊髓损伤可能仍会受限。

（刘小燮 译，邢华医 刘 楠 校）

参考文献

1. Levi AD, Casella G, Green BA, et al. Clinical outcomes using modest intravascular hypothermia after acute cervical spinal cord injury. Neurosurgery 2010;66(4):670–677

2. Bernard SA, Gray TW, Buist MD, et al. Treatment of comatose survivors of out-of-hospital cardiac arrest with induced hypothermia. N Engl J Med 2002;346(8):557–563

3. Clifton GL, Choi SC, Miller ER, et al. Intercenter variance in clinical trials of head trauma—experience of the National Acute Brain Injury Study: Hypothermia. J Neurosurg 2001;95(5):751–755

4. Conrad MF, Crawford RS, Davison JK, Cambria RP. Thoracoabdominal aneurysm repair: a 20-year perspective. Ann Thorac Surg 2007;83(2):S856–S861, discussion S890–S892

5. Fehrenbacher JW, Hart DW, Huddleston E, Siderys H, Rice C. Optimal end-organ protection for thoracic and thoracoabdominal aortic aneurysm repair using deep hypothermic circulatory arrest. Ann Thorac Surg 2007;83(3):1041–1046

6. Krieger DW, De Georgia MA, Abou-Chebl A, et al. Cooling for acute ischemic brain damage (cool aid): an open pilot study of induced hypothermia in acute ischemic stroke. Stroke 2001; 32(8):1847–1854

7. Steinberg GK, Ogilvy CS, Shuer LM, et al. Comparison of endovascular and surface cooling during unruptured cerebral aneurysm repair. Neurosurgery 2004;55(2):307–314, discussion 314–315

8. Hypothermia after Cardiac Arrest Study Group. Mild therapeutic hypothermia to improve the neurologic outcome after cardiac arrest. N Engl J Med 2002;346(8):549–556

9. Guest JD, Vanni S, Silbert L. Mild hypothermia, blood loss and complications in elective spinal surgery. Spine J 2004;4(2):130–137

10. Chen H, Chopp M, Welch KM. Effect of mild hyperthermia on the ischemic infarct volume after middle cerebral artery occlusion in the rat. Neurology 1991;41(7):1133–1135

11. Dietrich WD, Alonso O, Halley M, Busto R. Delayed posttraumatic brain hyperthermia worsens outcome after fluid percussion brain injury: a light and electron microscopic study in rats. Neurosurgery 1996; 38(3):533–541, discussion 541

12. Yu CG, Jagid J, Ruenes G, Dietrich WD, Marcillo AE, Yezierski RP. Detrimental effects of systemic hyperthermia on locomotor function and histopathological outcome after traumatic spinal cord injury in the rat. Neurosurgery 2001;49(1):152–158, discussion 158–159

13. Lundgren J, Smith ML, Blennow G, Siesjö BK. Hyperthermia aggravates and hypothermia ameliorates epileptic brain damage. Exp Brain Res 1994;99(1):43–55

14. Kwon BK, Mann C, Sohn HM, et al; NASS Section on Biologics. Hypothermia for spinal cord injury. Spine J 2008;8(6):859–874

15. Fay T. Observations on prolonged human refrigeration. N Y State J Med 1945;4:1351–1354

16. Rosomoff HL, Holaday DA. Cerebral blood flow and cerebral oxygen consumption during hypothermia. Am J Physiol 1954;179(1):85–88

17. Fay T. Early experiences with local and generalized refrigeration of the human brain. J Neurosurg 1959;16(3):239–259, discussion 259–260

18. Albin MS, White RJ, Acosta-Rua G, Yashon D. Study of functional recovery produced by delayed localized cooling after spinal cord injury in primates. J Neurosurg 1968;29(2):113–120

19. Albin MS, White RJ, Locke GE. Treatment of spinal cord trauma by selective hypothermic perfusion. Surg Forum 1965;16:423–424

20. Albin MS, White RJ, Locke GS, Massopust LC Jr, Kretchmer HE. Localized spinal cord hypothermia—anesthetic effects and application to spinal cord injury. Anesth Analg 1967;46(1):8–16

21. Wells JD, Hansebout RR. Local hypothermia in experimental spinal cord trauma. Surg Neurol 1978;10(3):200–204

22. Green BA, Khan T, Raimondi AJ. Local hypothermia as treatment of experimentally induced spinal cord contusion: quantitative

analysis of beneficient effect. Surg Forum 1973;24:436–438

23. Black P, Markowitz RS. Experimental spinal cord injury in monkeys: comparison of steroids and local hypothermia. Surg Forum 1971;22: 409–411

24. Howitt WM, Turnbull IM. Effects of hypothermia and methysergide on recovery from experimental paraplegia. Can J Surg 1972;15(3): 179–186

25. Tator CH, Deecke L. Value of normothermic perfusion, hypothermic perfusion, and durotomy in the treatment of experimental acute spinal cord trauma. J Neurosurg 1973;39(1):52–64

26. Hansebout RR, Kuchner EF, Romero-Sierra C. Effects of local hypothermia and of steroids upon recovery from experimental spinal cord compression injury. Surg Neurol 1975;4(6):531–536

27. Kuchner EF, Hansebout RR. Combined steroid and hypothermia treatment of experimental spinal cord injury. Surg Neurol 1976;6(6): 371–376

28. Tator CH, Deecke L. Studies of the treatment and pathophysiology of acute spinal cord injury in primates. Paraplegia 1973;10(4):344–345

29. Tator C. Spinal cord cooling and irrigation for treatment of acute cord injury. In: Press R, ed. Popp Neural Trauma. New York: Raven Press; 1979:363–370

30. Bricolo A, Ore GD, Da Pian R, Faccioli F. Local cooling in spinal cord injury. Surg Neurol 1976; 6(2):101–106

31. Koons DD, Gildenberg PL, Dohn DF, Henoch M. Local hypothermia in the treatment of spinal cord injuries. Report of seven cases. Cleve Clin Q 1972;39(3):109–117

32. Demian YK, White RJ, Yashon D, Kretchmer HE. Anaesthesia for laminectomy and localized cord cooling in acute cervical spine injury. Report of three cases. Br J Anaesth 1971; 43(10):973–979

33. Selker RG. Icewater irrigation of the spinal cord. Surg Forum 1971;22:411–413

34. Meacham WF, McPherson WF. Local hypothermia in the treatment of acute injuries of the spinal cord. South Med J 1973;66(1):95–97

35. Negrin J Jr. Spinal cord hypothermia. Neurosurgical management of immediate and delayed posttraumatic neurologic sequelae. N Y State J Med 1975;75(13):2387–2392

36. Hansebout RR, Tanner JA, Romero-Sierra C. Current status of spinal cord cooling in the treatment of acute spinal cord injury. Spine 1984;9(5): 508–511

37. Inamasu J, Ichikizaki K. Mild hypothermia in neurologic emergency: an update. Ann Emerg Med 2002;40(2):220–230

38. Leslie K, Sessler DI, Bjorksten AR, Moayeri A. Mild hypothermia alters propofol pharmacokinetics and increases the duration of action of atracurium. Anesth Analg 1995; 80 (5):1007–1014

39. Simosa HF, Petersen DJ, Agarwal SK, Burke PA, Hirsch EF. Increased risk of deep venous thrombosis with endovascular cooling in patients with traumatic head injury. Am Surg 2007;73(5): 461–464

40. Wu ET, Huang SC, Chi NH, et al. Idioventricular rhythm induced by therapeutic hypothermia. Resuscitation 2008;76(3):471–473

41. Jordan JD, Carhuapoma JR. Hypothermia: comparing technology. J Neurol Sci 2007;261(1-2):35–38

42. Clifton GL, Miller ER, Choi SC, et al. Lack of effect of induction of hypothermia after acute brain injury. N Engl J Med 2001;344(8):556–563

43. Ishikawa K, Tanaka H, Shiozaki T, et al. Characteristics of infection and leukocyte count in severely head-injured patients treated with mild hypothermia. J Trauma 2000;49(5):912–922

44. Valeri CR, Feingold H, Cassidy G, Ragno G, Khuri S, Altschule MD. Hypothermia-induced reversible platelet dysfunction. Ann Surg 1987;205(2): 175–181

45. Rohrer MJ, Natale AM. Effect of hypothermia on the coagulation cascade. Crit Care Med 1992;20(10):1402–1405

46. Beilin B, Shavit Y, Razumovsky J, Wolloch Y, Zeidel A, Bessler H. Effects of mild perioperative hypothermia on cellular immune responses. Anesthesiology 1998;89(5):1133–

47. Cheng GJ, Morrow-Tesch JL, Beller DI, Levy EM, Black PH. Immunosuppression in mice induced by cold water stress. Brain Behav Immun 1990;4(4):278–291

48. Russwurm S, Stonāns I, Schwerter K, Stonā ne E, Meissner W, Reinhart K. Direct influence of mild hypothermia on cytokine expression and release in cultures of human peripheral blood mononuclear cells. J Interferon Cytokine Res 2002;22(2): 215–221

49. Todd MM, Hindman BJ, Clarke WR, Torner JC; Intraoperative Hypothermia for Aneurysm Surgery Trial (IHAST) Investigators. Mild intraoperative hypothermia during surgery for intracranial aneurysm. N Engl J Med 2005;352(2):135–145

50. Mahmood MA, Zweifler RM. Progress in shivering control. J Neurol Sci 2007;261(1-2):47–54

51. Inamasu J, Nakamura Y, Ichikizaki K. Induced hypothermia in experimental traumatic spinal cord injury: an update. J Neurol Sci 2003;209(1-2):55–60

52. Busto R, Globus MY, Dietrich WD, Martinez E, Valdes I, Ginsberg, MD. Effect of mild hypothermia on ischemia-induced release of neurotransmitters and free fatty acids in rat brain. Stroke 1989;20(7):904–910

53. Albin MS, White RJ, Yashon D, Harris LS. Effects of localized cooling on spinal cord trauma. J Trauma 1969;9(12):1000–1008

54. Tüzgen S, Kaynar MY, Güner A, Gümüştaş K, Belce A, Etuş V, et al. The effect of epidural cooling on lipid peroxidation after experimental spinal cord injury. Spinal Cord 1998;36(9):654–657

55. Kuchner EF, Hansebout RR, Pappius HM. Effects of dexamethasone and of local hypothermia on early and late tissue electrolyte changes in experimental spinal cord injury. J Spinal Disord 2000;13(5):391–398

56. Dimar JR II, Shields CB, Zhang YP, Burke DA, Raque GH, Glassman SD. The role of directly applied hypothermia in spinal cord injury. Spine 2000;25(18):2294–2302

57. Casas CE, Herrera LP, Prusmack C, Ruenes G, Marcillo A, Guest JD. Effects of epidural hypothermic saline infusion on locomotor outcome and tissue preservation after moderate thoracic spinal cord contusion in rats. J Neurosurg Spine 2005;2(3):308–318

58. Ha KY, Kim YH. Neuroprotective effect of moderate epidural hypothermia after spinal cord injury in rats. Spine 2008;33(19):2059–2065

59. Morochovic R, Chudá M, Talánová J, Cibur P, Kitka M, Vanický I. Local transcutaneous cooling of the spinal cord in the rat: effects on long-term outcomes after compression of spinal cord injury. Int J Neurosci 2008;118(4):555–568

60. Marsala M, Galik J, Ishikawa T, Yaksh TL. Technique of selective spinal cord cooling in rat: methodology and application. J Neurosci Methods 1997;74(1):97–106

61. Amar AP, Levy ML. Surgical controversies in the management of spinal cord injury. J Am Coll Surg 1999;188(5):550–566

62. Westergren H, Holtz A, Farooque M, Yu WR, Olsson Y. Systemic hypothermia after spinal cord compression injury in the rat: does recorded temperature in accessible organs reflect the intramedullary temperature in the spinal cord? J Neurotrauma 1998;15(11):943–954

63. Anderson DK, Hall ED. Pathophysiology of spinal cord trauma. Ann Emerg Med 1993;22(6): 987–992

64. Janssen L, Hansebout RR. Pathogenesis of spinal cord injury and newer treatments. A review. Spine 1989;14(1):23–32

65. Chatzipanteli K, Yanagawa Y, Marcillo AE, Kraydieh S, Yezierski RP, Dietrich WD. Posttraumatic hypothermia reduces polymorphonuclear leukocyte accumulation following spinal cord injury in rats. J Neurotrauma 2000;17(4):321–332

66. Westergren H, Yu WR, Farooque M, Holtz A, lsson Y. Systemic hypothermia following spinal cord compression injury in the rat: axonal changes studied by beta-APP, ubiquitin, and PGP 9.5 immunohistochemistry. Spinal Cord 1999;37(10): 696–704

67. Yu WR, Westergren H, Farooque M, Holtz A, Olsson Y. Systemic hypothermia following spinal cord compression injury of rat spinal

cord: reduction of plasma protein extravasation demonstrated by immunohistochemistry. Acta Neuropathol 1999;98(1):15–21

68. Yu WR, Westergren H, Farooque M, Holtz A, Olsson Y. Systemic hypothermia following compression injury of rat spinal cord: an immunohistochemical study on the expression of vimentin and GFAP. Neuropathology 1999;19:172–180

69. Yamamoto K, Ishikawa T, Sakabe T, Taguchi T, Kawai S, Marsala M. The hydroxyl radical scavenger Nicaraven inhibits glutamate release after spinal injury in rats. Neuroreport 1998;9(7): 1655–1659

70. Farooque M, Hillered L, Holtz A, Olsson Y. Effects of moderate hypothermia on extracellular lactic acid and amino acids after severe compression injury of rat spinal cord. J Neurotrauma 1997;14(1):63–69

71. Westergren H, Farooque M, Olsson Y, Holtz A. Motor function changes in the rat following severe spinal cord injury. Does treatment with moderate systemic hypothermia improve functional outcome? Acta Neurochir (Wien) 2000;142(5):567–573

72. Yu CG, Jimenez O, Marcillo AE, et al. Beneficial effects of modest systemic hypothermia on locomotor function and histopathological damage following contusion-induced spinal cord injury in rats. J Neurosurg 2000;93(1, Suppl):85–93

73. Jou IM. Effects of core body temperature on changes in spinal somatosensory-evoked potential in acute spinal cord compression injury: an experimental study in the rat. Spine 2000;25(15): 1878–1885

74. Westergren H, Farooque M, Olsson Y, Holtz A. Spinal cord blood flow changes following systemic hypothermia and spinal cord compression injury: an experimental study in the rat using Laser-Doppler flowmetry. Spinal Cord 2001;39(2):74–84

75. Shibuya S, Miyamoto O, Janjua NA, Itano T, Mori S, Norimatsu H. Post-traumatic moderate systemic hypothermia reduces TUNEL positive cells following spinal cord injury in rat. Spinal Cord 2004;42(1):29–34

76. Nishi H, Nakatsuka T, Takeda D, Miyazaki N, Sakanaka J, Yamada H, et al. Hypothermia suppresses excitatory synaptic transmission and neuronal death induced by experimental ischemia in spinal ventral horn neurons. Spine 2007;32(25): E741–E747

77. Duz B, Kaplan M, Bilgic S, Korkmaz A, Kahraman S. Does hypothermic treatment provide an advantage after spinal cord injury until surgery? An experimental study. Neurochem Res 2009;34(3):407–410

78. Lo TP Jr, Cho KS, Garg MS, et al. Systemic hypothermia improves histological and functional outcome after cervical spinal cord contusion in rats. J Comp Neurol 2009; 514(5):433–448

79. Tarlov I. Spinal Cord Compression. Mechanisms of Paralysis and Treatment. Springfield, IL: Thomas CC; 1957

80. Kai Y, Owen JH, Allen BT, Dobras M, Davis C. Relationship between evoked potentials and clinical status in spinal cord ischemia. Spine 1994;19(10):1162–1167, discussion 1167–1168

81. El-Feky W, Baird R, Baldrige S, Bercen J. Establishing a mild hypothermia induction protocol for patients following cardiac arrest using conventional cooling blankets and the Arctic Sun 2000 cooling system. Neurocrit Care 2004;1(2):2

82. Holzer M, Müllner M, Sterz F, et al. Efficacy and safety of endovascular cooling after cardiac arrest: cohort study and Bayesian approach. Stroke 2006;37(7):1792–1797

83. Al-Senani FM, Graffagnino C, Grotta JC, et al. A prospective, multicenter pilot study to evaluate the feasibility and safety of using the CoolGard System and Icy catheter following cardiac arrest. Resuscitation 2004;62(2):143–150

84. Levi AD, Green BA, Wang MY, et al. Clinical application of modest hypothermia after spinal cord injury. J Neurotrauma 2009;26(3):407–415

85. Hindman BJ, Todd MM, Gelb AW, et al. Mild hypothermia as a protective therapy during intracranial aneurysm surgery: a randomized prospective pilot trial. Neurosurgery 1999;44(1):23–32, discussion 32–33

86. Marion DW, Penrod LE, Kelsey SF, et al.

Treatment of traumatic brain injury with moderate hypothermia. N Engl J Med 1997; 336(8):540–546

87. Hutchison JS, Ward RE, Lacroix J, et al; Hypothermia Pediatric Head Injury Trial Investigators and the Canadian Critical Care Trials Group. Hypothermia therapy after traumatic brain injury in children. N Engl J Med 2008;358(23): 2447–2456

88. Clifton GL, Valadka A, Zygun D, Coffey CS, Drever P, Fourwinds S, et al. Very early hypothermia induction in patients with severe brain injury (the National Acute Brain Injury Study: Hypothermia II): a randomised trial. Lancet Neurol 2011;10(2):131–139

89. Sydenham E, Roberts I, Alderson P. Hypothermia for traumatic head injury. Cochrane Database Syst Rev 2009;(2):CD001048

第 25 章　颈椎小关节脱位的处理

Ishaq Y. Syed，Joon Y. Lee

本章重点

1. 高度的警惕性、严格的颈椎防护措施、完整的临床和影像学评估，对创伤后的患者是至关重要的。
2. 高分辨率 CT 扫描是颈椎损伤初步评估的首选检查方法。
3. 颈椎小关节脱位患者进行 MRI 扫描的时机需考虑多种因素且仍存在争议。
4. 手术方式的选择依赖骨折的稳定性、神经功能的状态、椎间盘突出的存在以及是否有封闭复位的可能。

在美国和加拿大，每年有近 15 000 人发生脊髓损伤[1]。在这些损伤的患者中，高达一半会出现神经功能障碍，最初的死亡风险接近 10%[2]。颈椎损伤患者的管理是一个复杂的多学科参与过程，需要启动高效准确的评估和监护。

颈椎小关节脱位是由作用于下颈椎的屈曲分离作用力造成的，可伴或不伴旋转成分。屈曲可由枕部受力或者机动车事故减速所引起。屈曲力矩发生在位于椎体前方的旋转中心附近，引起进行性的拉伸破坏。这种损伤模式被认为是一种连续的病理过程，多个骨性结构和韧带结构相继断裂。影像学研究表明，单侧和双侧小关节脱位均是由后群肌肉、棘间韧带、棘上韧带、小关节囊、黄韧带及纤维环破裂所致。与单侧小关节脱位相比，双侧小关节脱位

与前纵韧带和后纵韧带同时断裂的显著增加相关性更高[3]。纤维环的破裂增加了髓核被挤入椎管的可能性，并可能对处理策略的选择产生重要影响[4]。

根据严重程度，Allen 等将这些损伤分为四个阶段：①小关节半脱位；②单侧小关节脱位伴 25% 位移；③双侧小关节脱位伴 50% 位移；④完全性脱位[5]。单侧小关节脱位的患者，神经系统检查通常正常或存在神经根受损；而双侧小关节脱位则更容易导致神经功能障碍。

脊柱外科医生对于颈椎脱位的恰当处理尚存争议。传统来说，推荐通过闭合牵引复位使脊柱快速恢复序列后进行脊柱后路内固定。而另一些人则推荐初始进行 MRI 检查，然后根据这一结果进行治疗决策。本章对近期围绕颈椎小关节脱位评定

与管理展开多项争议的循证文献进行了回顾，以期指导治疗。

■ 评定

病史与体格检查

初次评定时漏诊颈椎损伤，有可能导致灾难性的永久性残疾。因此，进行细致的临床和影像学评定是至关重要的。所有创伤患者均应被视为可能存在颈椎损伤，并在一开始使用硬质颈托制动。对所有疑似颈椎损伤患者的管理，应从初步评估和高级创伤生命支持方案中所述的复苏开始。创伤评估全程应小心保持对颈椎的预防保护措施，直到排除颈椎损伤的诊断为止。一旦患者生理指标稳定，可对患者进行全面的脊柱和神经系统评定，作为二次评估的一部分。良好的病史采集对于帮助阐明损伤机制是至关重要的，还可能有助于直接评估其他伴随损伤，并帮助深入了解力是如何施加于颈椎的。除了记录实际损伤细节外，询问那些对疑似颈椎损伤患者有重大意义的相关情况及伴发病也十分重要（如强直性脊柱炎）。

使患者轴向翻身，对每一个棘突进行视诊和触诊，以检查是否存在后正中压痛及椎间隙消失。在轴向侧卧的体位下，对患者进行直肠检查可评估张力是否存在。应检查是否存在旋转畸形或成角畸形，这通常提示单侧小关节脱位。在开始任何治疗之前，应进行完整的运动、感觉及反射检查，并清楚记录下来。有关脊髓损伤患者的评定已在第 2 章进行了详细论述。包括甲强龙在内的有关脊髓损伤患者药物治疗的争议已在第 10 章进行过讨论。

影像学筛查

尽管已努力对疑似颈椎损伤患者的影像学评定进行标准化，但方案仍备受争议，且不同机构之间有所不同。2 项大型前瞻性多中心研究试图阐明对可能存在颈椎损伤的患者进行影像学检查的标准[6, 7]。这些研究已经成为急诊室脊柱创伤评定的基础，并被纳入了多个机构的创伤分诊方案，以决定是否需要进行颈椎影像学筛查。针对清醒、思维敏捷、没有其他伴随损伤或中毒证据的患者，除外颈椎损伤的具体指南已经公布[7]。

然而，针对反应迟钝或主诉不可靠的疑似颈椎损伤患者，其评定尚未达成共识。这常常导致硬质颈托使用时间的延长，直至患者可以安全地进行影像学检查或重新恢复准确配合临床检查的能力。硬质颈托使用的延长与气道管理障碍、皮肤溃疡、中心静脉通路受限、颅内压增高、肺部感染及深静脉血栓的发生显著相关[8, 9]。由于缺乏共识，使得各个创伤中心为除外反应迟钝患者的颈椎损伤而制定了各自的具体方案。最常用的影像学检查包括静态/动态 X 线片、透视、CT 以及 MRI。

过去 15 年中，在美国多数大型创伤中心中，螺旋 CT 已经替代了传统的颈椎 X 线成像[10]。东部创伤外科学会于 2009年发表了更新后的共识文件，称对于需要影像学检查的疑似颈椎损伤患者，CT 已经取代 X 线片成为初步筛查的方法[11]。螺旋 CT 扫描对于上颈段或颈胸椎交界处可疑病变或难以观察区域的细致检查尤其有用。还可以将这些图像进行二维或三维重建，协助脊柱外科医生进行复杂损伤的评定及术前决策。研究还表明，颈椎螺旋CT扫描所需要的时间是颈椎标准六相X线扫描的一半[12]。如果将骨折漏诊率纳入分析，长期而言螺旋CT的成本效益更佳。Widder等进行了一项前瞻性研究，比较了X线片和CT扫描对反应迟钝患者颈椎损伤的检测情况，发现X线片的敏感性、特异性和准确性分别为39%、98%和88%，而CT扫描的敏感性则为100%[13]。McCulloch等前瞻性地分析了连续超过400例创伤患者，发现X线片在探查颈椎骨折方面的敏感性仅为52%，而CT扫描则为98%[14]。最近的趋势是，高危1级创伤患者单独应用螺旋CT扫描作为主要筛查工具[15]。单独应用螺旋CT存在一些潜在的弊端。需要注意的一点是，标准

低分辨率多排螺旋CT可能会漏诊部分小的脊柱骨折，并非所有机构都配置了高分辨率CT扫描仪，而高分辨率多排CT的缺点是会使患者暴露于比标准CT扫描更高水平的辐射。目前尚无研究对不同类型CT扫描仪探查颈椎损伤的敏感性和特异性进行比较。图25.1所示为一例闭合性创伤患者的矢状位CT扫描，表现为颈椎小关节脱位。

MRI提供了一种对软组织进行评估的方法，并常可通过突出显示软组织病变，对CT扫描所提供的骨性细节进行补充。应用MRI来识别CT扫描所漏诊的潜在颈椎损伤仍存在争议。Tomycz等对690例存在反应迟钝的创伤患者进行了回顾性分析，这些患者均接受了颈椎CT和MRI扫描[16]。CT扫描提示正常的180例患者（26.2%）中，有38例MRI发现存在急

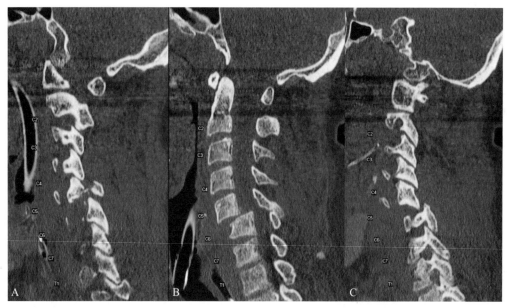

图25.1 矢状位CT扫描示C5-6水平双侧小关节骨折脱位。（A）扫描提示左侧小关节骨折脱位。（B）中位线扫描提示在双侧小关节脱位的同时，C5在C6上向前移位超过50%。（C）扫描提示右侧小关节脱位

性创伤性损伤（21.1%）。然而，MRI 发现损伤的这些患者中，没有人病情不稳定或需要额外的手术治疗。相反，Menaker 等[17]对 734 例反应迟钝的创伤患者进行了类似分析，发现在 MRI 有额外发现的患者中，7.9% 的临床处理需要修改。

严重的颈椎闭合性创伤患者中，椎动脉损伤的发生率估计为 24%~26%[18]。由于侧支循环充分，多数椎动脉损伤无症状，重要的是要明确应对哪些患者进行筛查，以发现临床显著性损伤。目前尚无充分的证据支持这些损伤诊断和治疗的标准或指南[19]。一般来说不推荐对所有颈椎损伤患者进行筛查，因为这些影像学检查本身可能会引起相关并发症的发生，并且在没有明确临床获益的情况下增加经济和技术资源的投入。多数脊柱外科医生主张在患者的神经学检查提示存在血管性病因时再接受血管成像检查，另一些人则推荐对高危损伤类型患者进行筛查，如通过横突孔的骨折、椎体脱位及上颈椎损伤[20]。有后循环缺血证据的患者可进行抗凝治疗或观察，而无后循环损伤证据者则推荐仅进行观察。

进行 MRI 检查的时机

存在颈椎小关节脱位的患者，下一步要快速而安全地对脊柱进行复位。颈椎小关节脱位常与软组织损伤相关，包括可能出现的椎间盘突出。椎间盘突出的出现并不一定会导致神经功能障碍。Eismont 等[4]和 Vaccaro 等[21]认为，如果椎间盘突向其上方椎体的后方，则该椎间盘突出定义为有潜在危险（图 25.2）。自 20 世纪 90 年代早期以来，复位之前是否必须进行 MRI 扫描一直是一个存在争论的话题。有些人主张所有双侧小关节脱位的患者在尝试进行复位之前均要接受 MRI 检查，因为担心手法复位使椎间盘后缘会进一步向椎管移动，造成神经功能继发性恶化。Eismont 等于 1991 年报道了 6 例伴有颈椎间盘突出及小关节脱位或半脱位患者的系列报道，强调了闭合复位的风险[4]。其中一例患者在全身麻醉下行复位后出现持续性神经功能恶化。其他几个小型回顾性病例系列研究推荐在复位之前进行 MRI 扫描，因为闭合复位过程中椎间盘突出有可能会导致神经功能障碍[22~24]。

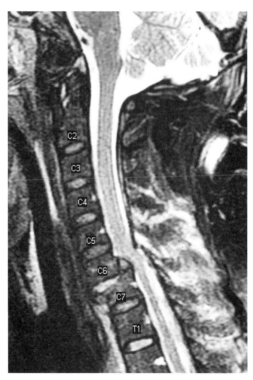

图 25.2　一例双侧小关节脱位患者复位前矢状位 T2 加权 MRI 扫描提示，C6 椎体后方有相应椎间盘突出。在手术切开复位前先进行了前路 C6-7 椎间盘切除术

包括 Vaccaro 等进行的一项前瞻性临床研究在内，后续多项研究表明在不进行复位前 MRI 扫描的情况下，对清醒、反应灵活、配合好的患者进行闭合复位可以是安全的[21]。对 11 例颈椎脱位患者利用复位前后的 MRI 进行前瞻性评价，2 例患者被发现在复位前存在椎间盘突出；全部 11 例患者均尝试进行了闭合复位，其中 9 例复位成功；5 例患者在复位后发现椎间盘突出，复位后神经功能检查未出现恶化。尽管椎间盘突出可能有所增加，但研究者得出的结论认为，在清醒配合的患者中进行闭合复位应该是安全的。同样，Cotler 等对 24 例神经功能检查正常、清醒并且可以配合检查的患者进行了回顾。随着牵引重量的增加，全部患者均复位成功，没有人出现神经功能恶化。Darsaut 等近期发表了一项研究，17 例颈椎骨折脱位患者在 MRI 引导下通过轴向牵引进行了闭合复位治疗[25]，所有患者牵引后均没有出现神经功能恶化。有趣的是，研究者通过序贯 MRI 辅助复位技术发现，突出的椎间盘可自行复原进入各自的椎间隙。脊柱创伤研究组（Spine Trauma Study Group，STSG）的一项调查分析得到了高度不一致的意见，对颈椎小关节脱位进行 MRI 扫描的时机或应用均未达成共识[26]。迄今为止，尚无一项影像学研究对分辨血肿和椎间盘组织或多大的椎间盘突出一定会引起脊髓冲击这两个问题进行探索。外科医生对明显的前方损伤的理解是非常主观的，尚无明确的文献用于指导治疗。

对于反应迟钝、无法配合临床检查的患者，推荐在复位前进行 MRI 扫描，以便更好地了解脊髓状况，并对所有可能在复位过程中对脊髓造成威胁的软组织和骨性结构进行观察。对于出现完全性或接近完全性神经功能障碍的患者，鉴于其已经几乎没有什么残存功能可以再恶化，以及神经功能恢复的可能性最大，应即刻接受闭合复位。图 25.3 总结了如何对颈椎小关节脱位进行影像学检查的一般程序，以及部分支持文献。

■ 复位与重排

颈椎小关节脱位的复位与重排可通过闭合或开放方式实现。如果患者可进行检查且复位前 MRI 扫描没有提示存在明显的前方占位病变，则认为闭合复位是安全的。由于危险椎间盘碎片的定义尚未明确，闭合复位的安全性则值得商榷。多篇文章提供了 IV 级证据，表明对清醒、反应灵活的患者进行闭合复位是相对安全的[21, 28, 29]。相反，对反应迟钝、无法进行检查的患者接受这种手法复位的安全性尚未达成共识。多数人认为，在多数情况下，反应迟钝、无法进行检查的患者不应尝试闭合复位。对 MRI 扫描后尝试闭合复位失败的患者，或复位前 MRI 检查发现有危险椎间盘突出的患者，可考虑进行开放复位，伴或不伴减压。如果认为必须进行开放复位，则应接受术前 MRI 检查，以评估椎间盘的状态，并有助于确定手术方式。

尝试闭合复位仍是最常见的初步治疗策略。时机选择似乎对于复位的整体成功以及潜在的神经功能恢复十分重要。损伤后 8 小时内成功完成复位已被证实可以更

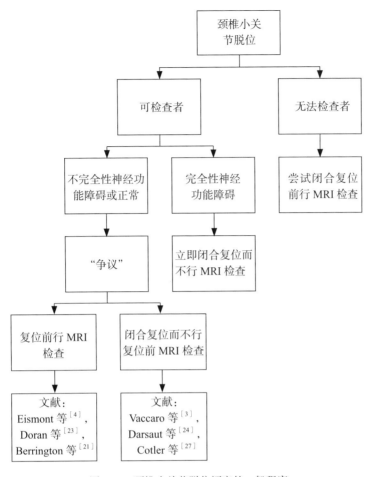

图 25.3　颈椎小关节脱位评定的一般程序

好地促进神经功能恢复[30]。闭合复位的目的是恢复脊柱的整体正常排列，并对神经组织进行减压。Walton 于 1893 年首先对颈椎闭合手法进行了描述。1933 年，Crutchfield 描述了利用颅骨钳进行轴向牵引。Gardner 于 1973 年对钳具的设计进行了改良，使其包含一个弹簧承载张力元件，这一设计至今仍在使用。

　　脊柱复位及固定可使用 Gardner-Wells 颅骨钳或 Halo 装置。Halo 装置的使用及闭合复位的细节已在第 11 章进行概了描述。多数作者主张根据头颅的牵引重量从 0~10 磅开始，每 10~15 分钟增加 10 磅，直至每个损伤节段所受牵引力为 5~10 磅为止。文献尚不清楚实现闭合复位的安全重量限制是多少[31]，然而，已报道的安全闭合复位可使用高达 140 磅的重量[28]。复位后应进行神经系统检查并严格记录，操作过程中应连续拍片以确认闭合复位何时完成，并避免牵伸过度。轻柔地屈曲及旋转颈部对解开交锁的小关节可能是必要的。一旦闭合复位完成，去除所有牵引力，仅保留 10~15 磅以持续固定。如果出现神经功能恶化、影像学检查发现牵伸过度但没有完成复位或患者在临床上出现对操作的不耐受，应立即停止闭合复位并去除牵引[32]。

闭合复位尝试失败后通常需要进行开放复位。如果还没有进行 MRI 检查，多数需要在开放复位及最终手术治疗前接受 MRI 扫描。MRI 扫描得到的信息常会影响手术治疗的选择。

■ 手术入路和内固定

应用颈椎矫形器或 Halo 装置对颈椎小关节脱位患者进行非手术处理，结果比接受手术治疗的患者要差，近 30% 的接受保守治疗的患者出现远期畸形、持续性疼痛、不稳及复位丢失[33,34]。对于小关节损伤，如果闭合复位失败或出现神经功能恶化，应进行切开复位。手术入路、内固定及内置物类型的选择仍存在争议。手术入路的选择包括前路、后路、前路联合后路或分阶段前路/后路/前路。入路选择依赖多个因素：①骨折/脱位的稳定性，②神经功能状态，③是否存在椎间盘突出，④脱位是否可通过闭合方式或经前路复位。意见分歧通常来源于对用于评估这些因素的 MRI 扫描的解释。STSG 的一项调查分析发现，单侧或双侧小关节骨折脱位的入路选择存在极大的差异，Kappa 值小于 0.1[35]。神经功能正常的患者更常采用前路，双侧小关节损伤者则更常选择联合入路。

前路的优势是可直接显露处于潜在病理状态的椎间盘，并且可以直接进行减压。但是，通过前路进行切开复位对技术的要求更高。复位可通过在椎间隙内放置牵引器或在椎体内插入牵引针来实现[36,37]。在充分牵引的情况下，向前移位的椎体可

回到原位。固定需要进行椎间盘切除术、置入结构性内置物并用接骨板内固定。Reindl 等已证实，通过前路进行三面皮质骨髂嵴自体移植及接骨板内固定可成功实现复位、固定及融合[38]。Woodworth 等近期的一项研究，回顾了下颈椎后方不稳定骨折利用结构性同种异体骨植入和接骨板内固定进行单纯前路固定的病例，结果表明其术中失血少、手术时间短、住院时间短、节段稳定性好，融合率高[39]。作者排除了那些伴有椎体前部骨折的患者。Johnson 等报道了一项影像学的失败结果，存在终板压缩性骨折及小关节骨折的患者，通过前路手术进行治疗，13% 出现固定失败。他们建议对存在这些相关损伤的患者行后路融合内固定治疗[40]。Brodke 等进行了一项前瞻性对照研究，对闭合复位成功后的前路手术和后路手术进行了比较。他们发现两组之间在神经功能结局、融合率、对位及长期疼痛方面均没有统计学差异[41]。

后路手术的优势是，可直接进行复位且复位更容易。后路切开复位可通过使用改良椎板扩张器在棘突或椎板上施加牵张力而实现[42]。为了帮助解开发生交锁的小关节，可能必须要对部分上关节突进行去毛刺处理。可通过节段性后路融合内固定实现最终稳定。多项前瞻性研究报道，通过后路治疗不稳定性颈椎损伤可成功实现固定和融合[43,44]。新型颈椎多轴向钉棒系统似乎是安全、可靠的，其优势是钛棒可以进行多面塑形，与螺钉更匹配且形状更服贴，可成功实现后路颈椎关节融合，无明显并发症[45,46]。此外，侧块螺钉的

放置更加准确，而不受接骨板的螺孔间距限制。钉棒系统可更容易地延伸跨越至枕部和颈胸椎交界处。与接骨板系统相比，它还可以更好地在构造内选择性施加压缩、牵引及复位等力矩[47]。

多数情况下，前后联合入路应用于需要通过前路手术解决椎间盘突出，但闭合复位及前路切开复位尝试均失败的患者（图25.4），这就需要随后进行后路复位和固定。第二次前路手术则可用来在前方置入骨移植物，或者可在第一次前路手术时使用小于一般尺寸的移植物及支撑接骨板，以防止在后路复位的过程中移植物移位。如果由于发生粉碎性骨折或存在明显韧带断裂（如双侧小关节骨折—脱位）而对骨折稳定性存在担忧，或认为通过一种入路进行内固定收效甚微时，还可以采用环形融合。图25.5对提出的一般治疗程序进行了概述。

■ 小结

目前的文献仅能提供极少的Ⅰ级证据，以帮助指导外科医生进行颈椎小关节脱位的处理。细致的临床和影像学评估对于避免出现灾难性的神经功能结局是十分必要的。高分辨率多排螺旋CT扫描似乎已经取代X线片成为颈椎损伤的筛查方法。一般情况下，如果患者不能进行神经功能检查，则推荐在复位前进行MRI扫描。对于反应灵活、配合且可进行检查的患者，在不进行MRI扫描的情况下接受闭合复位似乎也是安全的。最终的治疗往往取决于对影像学结果的解释、对特殊病理问题的检查（如椎间盘突出）、神经功能的状态以及损伤模式的稳定性。只要脊柱可以正确复位及固定，无论是前路还是后路手术，似乎都是治疗颈椎小关节脱位的有效方法。如果存在小关节骨折、终板骨折或椎体粉碎性骨折，后路固定或联合入路似乎更为有利。目前许多治疗程序因缺少循证研究，都是由治疗医生自行决定的。

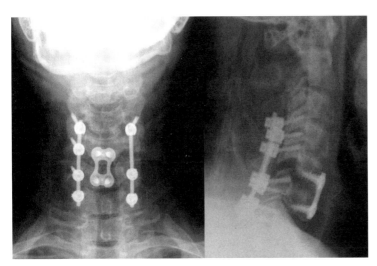

图25.4 双侧小关节骨折脱位与相应节段椎间盘突出存在的患者，接受前/后联合入路环状融合术后的正侧位X线片

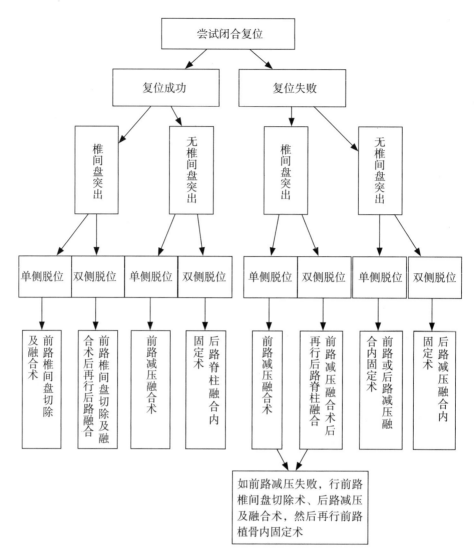

图 25.5　创伤性颈椎脱位尝试闭合复位后的治疗程序［引自 NassrA, Lee JY, Dvorak MF, et al. Variations in surgical treatment of cervical facet dislocations. Spine 2008;33(7):E188–E193.］

要　点

■ 如果患者符合疑似颈椎损伤进行影像学筛查的标准，高分辨率多排螺旋CT 扫描似乎是有效、准确且性价比较高的检查方法。

■ 可进行检查的患者如果出现完全性神经功能障碍，应不进行 MRI 扫描而立即接受闭合复位。反应迟钝、无法检查的患者应在尝试闭合复位前进行MRI 扫描，以评估椎间盘突出的存在。对于可进行检查的不完全性神经功能障碍或神经功能正常的患者，是否需要进行复位前 MRI 扫描仍是一个存在争议的话题。

■ 手术入路和内固定的选择依赖骨折的稳定性、神经功能的状态、椎间盘突出的存在以及闭合复位是否可能。在

恰当评估骨折模式的情况下，无论前路还是后路手术均可实现较好的临床和影像学结局。

难 点

■ 为避免出现灾难性的神经系统损伤，在整个创伤评估过程中，保持高度的怀疑并严格执行颈椎保护措施是必要的，直到完成临床和影像学评定。

■ 颈椎小关节错位的治疗目的是快速安全地使脊柱恢复正常排列。如果出现神经功能恶化、影像学检查发现牵伸过度但没有复位，或患者在临床上出

现对操作的不耐受，应立即停止闭合复位并解除牵引。

■ 不稳定的、伴有严重韧带断裂的粉碎性骨折可能要进行环形融合。应对患者进行细致的术后随访，连续拍片检查以监测骨折愈合情况，并应对继发性畸形的发展进行观察。

（刘小燮 译，邢华医 刘 楠 校）

参考文献

1. Sekhon LH, Fehlings MG. Epidemiology, demographics, and pathophysiology of acute spinal cord injury. Spine 2001;26(24, Suppl):S2–S12

2. Hills MW, Deane SA. Head injury and facial injury: is there an increased risk of cervical spine injury? J Trauma 1993;34(4):549–553, discussion 553–554

3. Vaccaro AR, Madigan L, Schweitzer ME, Flanders AE, Hilibrand AS, Albert TJ. Magnetic resonance imaging analysis of soft tissue disruption after flexion-distraction injuries of the subaxial cervical spine. Spine 2001;26(17):1866–1872

4. Eismont FJ, Arena MJ, Green BA. Extrusion of an intervertebral disc associated with traumatic subluxation or dislocation of cervical facets. Case report. J Bone Joint Surg Am 1991;73(10): 1555–

1560

5. Allen BL Jr, Ferguson RL, Lehmann TR, O'Brien RP. A mechanistic classification of closed, indirect fractures and dislocations of the lower cervical spine. Spine 1982;7(1):1–27

6. Stiell IG, Wells GA, Vandemheen KL, et al. The Canadian C-spine rule for radiography in alert and stable trauma patients. JAMA 2001;286(15): 1841–1848

7. Hoffman JR, Mower WR, Wolfson AB, Todd KH, Zucker MI; National Emergency X-Radiography Utilization Study Group. Validity of a set of clinical criteria to rule out injury to the cervical spine in patients with blunt trauma. N Engl J Med 2000;343(2):94–99

8. Davies G, Deakin C, Wilson A. The effect of a rigid collar on intracranial pressure. Injury

1996;27(9): 647–649

9. Richards PJ. Cervical spine clearance: a review. Injury 2005;36(2):248–269, discussion 270

10. Berne JD, Velmahos GC, El-Tawil Q, et al. Value of complete cervical helical computed tomographic scanning in identifying cervical spine injury in the unevaluable blunt trauma patient with mul-tiple injuries: a prospective study. J Trauma 1999;47(5):896–902, discussion 902–903

11. Como JJ, Diaz JJ, Dunham CM, et al. Practice management guidelines for identification of cervical spine injuries following trauma: update from the Eastern Association for the Surgery of Trauma Practice Management Guidelines Committee. J Trauma 2009;67(3):651–659

12. Daffner RH. Helical CT of the cervical spine for trauma patients: a time study. AJR Am J Roentgenol 2001;177(3):677–679

13. Widder S, Doig C, Burrowes P, Larsen G, Hurlbert RJ, Kortbeek JB. Prospective evaluation of computed tomographic scanning for the spinal clearance of obtunded trauma patients: preliminary results. J Trauma 2004; 56(6):1179–1184

14. McCulloch PT, France J, Jones DL, et al. Helical computed tomography alone compared with plain radiographs with adjunct computed tomography to evaluate the cervical spine after high-energy trauma. J Bone Joint Surg Am 2005;87(11): 2388–2394

15. Barba CA, Taggert J, Morgan AS, et al. A new cervical spine clearance protocol using computed tomography. J Trauma 2001;51(4):652–656, discussion 656–657

16. Tomycz ND, Chew BG, Chang YF, et al. MRI is unnecessary to clear the cervical spine in obtunded/comatose trauma patients: the four-year experience of a level I trauma center. J Trauma 2008;64(5):1258–1263

17. Menaker J, Philip A, Boswell S, Scalea TM. Computed tomography alone for cervical spine clearance in the unreliable patient—are we there yet? J Trauma Acute Care Surg 2008;64(4):898–904

18. Fassett DR, Dailey AT, Vaccaro AR. Vertebral artery injuries associated with cervical spine injuries: a review of the literature. J Spinal Disord Tech 2008;21(4):252–258

19. Management of vertebral artery injuries after nonpenetrating cervical trauma. Neurosurgery 2002;50(3, Suppl):S173–S178

20. Cothren CC, Moore EE, Ray CE Jr, Johnson JL, Moore JB, Burch JM. Cervical spine fracture patterns mandating screening to rule out blunt cerebrovascular injury. Surgery 2007;141(1):76–82

21. Vaccaro AR, Falatyn SP, Flanders AE, Balderston RA, Northrup BE, Cotler JM. Magnetic resonance evaluation of the intervertebral disc, spinal ligaments, and spinal cord before and after closed traction reduction of cervical spine dislocations. Spine 1999;24(12):1210–1217

22. Berrington NR, van Staden JF, Willers JG, van der Westhuizen J. Cervical intervertebral disc prolapse associated with traumatic facet dislocations. Surg Neurol 1993;40(5):395–399

23. Burke DC, Berryman D. The place of closed manipulation in the management of flexion-rotation dislocations of the cervical spine. J Bone Joint Surg Br 1971;53(2):165–182

24. Doran SE, Papadopoulos SM, Ducker TB, Lillehei KO. Magnetic resonance imaging documentation of coexistent traumatic locked facets of the cervical spine and disc herniation. J Neurosurg 1993;79(3):341–345

25. Darsaut TE, Ashforth R, Bhargava R, et al. A pilot study of magnetic resonance imaging-guided closed reduction of cervical spine fractures. Spine 2006;31(18):2085–2090

26. Grauer JN, Vaccaro AR, Lee JY, et al. The timing and influence of MRI on the management of patients with cervical facet dislocations remains highly variable: a survey of members of the Spine Trauma Study Group. J Spinal Disord Tech 2009; 22(2):96–99

27. Hart RA. Cervical facet dislocation: when is magnetic resonance imaging indicated? Spine 2002; 27(1):116–117

28. Cotler JM, Herbison GJ, Nasuti JF, Ditunno JF Jr, An H, Wolff BE. Closed reduction of traumatic cervical spine dislocation using traction weights up to 140 pounds. Spine 1993;18(3):386–390

29. Grant GA, Mirza SK, Chapman JR, et al. Risk

of early closed reduction in cervical spine subluxation injuries. J Neurosurg 1999;90(1, Suppl): 13–18

30. Rizzolo SJ, Vaccaro AR, Cotler JM. Cervical spine trauma. Spine 1994;19(20):2288–2298

31. Initial closed reduction of cervical spine fracturedislocation injuries. Neurosurgery 2002;50(3, Suppl):S44–S50

32. Hadley MN, Walters BC, Grabb PA, et al. Guidelines for the management of acute cervical spine and spinal cord injuries. Clin Neurosurg 2002; 49:407–498

33. Koivikko MP, Myllynen P, Santavirta S. Fracture dislocations of the cervical spine: a review of 106 conservatively and operatively treated patients. Eur Spine J 2004;13(7):610–616

34. Hadley MN, Fitzpatrick BC, Sonntag VK, Browner CM. Facet fracture-dislocation injuries of the cervical spine. Neurosurgery 1992; 30(5):661–666

35. Nassr A, Lee JY, Dvorak MF, et al. Variations in surgical treatment of cervical facet dislocations. Spine 2008;33(7):E188–E193

36. de Oliveira JC. Anterior reduction of interlocking facets in the lower cervical spine. Spine 1979;4(3):195–202

37. Ordonez BJ, Benzel EC, Naderi S, Weller SJ. Cervical facet dislocation: techniques for ventral reduction and stabilization. J Neurosurg 2000;92(1, Suppl):18–23

38. Reindl R, Ouellet J, Harvey EJ, Berry G, Arlet V.Anterior reduction for cervical spine dislocation. Spine 2006;31(6):648–652

39. Woodworth RS, Molinari WJ, Brandenstein D, Gruhn W, Molinari RW. Anterior cervical discectomy and fusion with structural allograft and plates for the treatment of unstable posterior cervical spine injuries. J Neurosurg Spine 2009; 10(2):93–101

40. Johnson MG, Fisher CG, Boyd M, Pitzen T, Oxland TR, Dvorak MF. The radiographic failure of single segment anterior cervical plate fixation in traumatic cervical flexion distraction injuries. Spine 2004;29(24):2815–2820

41. Brodke DS, Anderson PA, Newell DW, Grady MS, Chapman JR. Comparison of anterior and posterior approaches in cervical spinal cord injuries. J Spinal Disord Tech 2003;16(3):229–235

42. Fazl M, Pirouzmand F. Intraoperative reduction of locked facets in the cervical spine by use of a modified interlaminar spreader: technical note. Neurosurgery 2001;48(2):444–445, discussion 445–446

43. Fehlings MG, Cooper PR, Errico TJ. Posterior plates in the management of cervical instability: longterm results in 44 patients. J Neurosurg 1994; 81(3):341–349

44. Anderson PA, Henley MB, Grady MS, Montesano PX, Winn HR. Posterior cervical arthrodesis with AO reconstruction plates and bone graft. Spine 1991;16(3, Suppl):S72–S79

45. Mummaneni PV, Haid RW, Traynelis VC, et al. Posterior cervical fixation using a new polyaxial screw and rod system: technique and surgical results. Neurosurg Focus 2002;12(1):E8

46. Hwang IC, Kang DH, Han JW, Park IS, Lee CH, Park SY. Clinical experiences and usefulness of cervical posterior stabilization with polyaxial screwrod system. J Korean Neurosurg Soc 2007; 42(4): 311–316

47. Deen HG, Birch BD, Wharen RE, Reimer R. Lateral mass screw-rod fixation of the cervical spine: a prospective clinical series with 1-year follow-up. Spine J 2003;3(6):489–495

第 26 章 胸腰椎爆裂骨折所致急性脊髓损伤（包括马尾综合征）的处理

Marcel F. Dvorak，Brian Lenehan

本章重点

1. 对存在神经损伤的胸腰椎爆裂骨折患者的最低位骶段进行细致检查，对于判断神经损伤以及明确预后是必要的。

2. 神经功能的恢复因骨折部位解剖结构的不同（脊髓、圆锥或马尾）而变化，及时的固定和减压也对其存在影响。

3. 早期后路固定及复位术后，如果骨性结构或软组织对神经组织的压迫持续存在且被影像学检查证实，可再次行前路减压术（损伤后 1~2 周以内）。

4. 严重的神经损伤可导致"截瘫步态"，患者重新获得行走能力但存在明显的力弱和平衡障碍，还可导致严重的膀胱功能、直肠功能和性功能障碍。

脊柱胸腰段包括第 11 和第 12 胸椎以及第 1 和第 2 腰椎（T11~L2）。在这个运动节段，刚性的胸椎后凸向可移动的腰椎前凸过渡，使这一区域易受外伤[1-4]。脊柱的损伤模式包括压缩性损伤，如椎体的爆裂骨折，以及分离性（Chance 骨折）和平移/旋转性损伤，如骨折—脱位[5-7]。还有多种神经结构也会受到损伤，包括低位胸段脊髓、脊髓圆锥及马尾。本章将对导致远端脊髓、圆锥及马尾出现神经损伤的压缩性爆裂骨折的自然病史、评定及处理进行描述。这一区域神经解剖的复杂性对预后及治疗决策都会产生影响。

■ 神经解剖

脊髓的末端为脊髓圆锥，其相对于脊椎节段的位置并不恒定[8, 9]。尽管没有明确的解剖学标志用于定位圆锥末端，但其尖端位于 T11-12 椎间隙及 L4 椎体之间的某个位置，且最常位于 L1-2 椎间隙。

脊髓圆锥在形态上代表着从中枢神经系统到周围神经系统的过渡[10]。在 T12~L1 椎间隙水平，脊髓的锥形末端与 L1~5 神经根在远端脊髓附近构成周围神经系统的界限。在 L1-2 椎间隙水平，腰神经根的投射方向为从外侧（L2）向内侧

（L5）[11~13]。腰部交感神经、骶部副交感神经及骶部躯体神经起源于圆锥，并在马尾神经根内走行。尽管这些腰神经根中有很多会在硬膜囊内下降数个椎体节段，但马尾的正式起始点位于圆锥末端以下。

胸腰段的一个独特的特点是，脊髓节段和椎体节段的对应位置之间存在差异，例如，L5 椎体与发出 L5 后根和前根的脊髓节段之间有很远的距离。

节段位置的差异与神经解剖多变的一个非常实际的影响是，对于引起神经功能损伤的 L1 椎体水平爆裂骨折的描述，可用于提示受损确切神经结构的信息甚少。

■ 流行病学

在脊柱骨折中，胸腰椎爆裂骨折所占比例高达 17%，其中男性的风险是女性的 4 倍。胸腰椎爆裂骨折导致神经功能障碍的发生率估计为 50%~60%[3, 4, 14]。

■ 圆锥及马尾损伤的自然病史

圆锥或马尾损伤后神经功能的恢复是无法预测的。目前认为影响预后的因素可能包括年龄、可累及血管的伴发病（糖尿病等）、吸收能量的大小、继发损伤等，神经减压的时机也可能有影响[1, 15~24]。与急慢性非创伤性马尾综合征的渐进性下运动神经元功能障碍相比，创伤性马尾病变引起突发性急性神经功能恶化，其预后总体较差。

脊髓末端，特别是马尾损伤的神经功能恢复，预后要优于中段胸髓损伤的恢复[25]。圆锥损伤如果有运动功能保留，则最可能发生在下肢近端肌群（屈髋肌群、髋内收肌群及伸膝肌群），因为这些更靠近头侧的神经根更有可能避过损伤。Kaneda 等报道称，与圆锥及马尾损伤相比，脊髓损伤患者的运动评分改善更显著。他们还指出，马尾损伤患者的最终运动评分最高。Kaneda 等的病例系列研究报道的如此大幅度的神经功能恢复结果尚未能得到重复验证[26, 27]。

有关下胸髓、圆锥及马尾损伤运动恢复的具体模式，以及患者因素、损伤模式与围术期指标是如何影响神经功能恢复的，目前所知甚少。我们中心近期的一项研究发现[25]，MRI 所示的神经轴损伤节段可预测神经运动功能的恢复而非椎体损伤节段。初始的运动评分对恢复也有影响。应用 MRI 明确神经轴损伤的准确节段，是这类损伤患者预后的关键决定因素之一。

■ 临床及神经功能评定

对这些患者进行评定时需要严格执行高级创伤生命支持手段，精准的神经系统检查对于描述患者的临床综合征类型特征来说是至关重要的[28, 29]。

脊柱胸腰段水平对应的神经结构对下肢运动及感觉功能、直肠功能、膀胱功能及性功能来说是至关重要的。

体检可发现不同程度的下肢无力、下肢反射消失以及肛周区域从腰线向下至最低骶段的感觉消失。球海绵体反射与肛周反射的保留及早期恢复更常见于脊髓损伤，而圆锥或马尾损伤时这些反射则通常会永久消失。因此，马尾损伤无法严格按照 AIS 进行分级。马尾损伤是单纯的下运动神经元损伤，因此与腱反射消失、弛缓性膀胱及下肢弛缓性瘫痪相关。

■ 脊柱影像学检查

尽管 X 线片可提供有用的信息，特别是在无神经功能障碍及疑似脊柱不稳的患者中，可评估重力对脊柱序列的影响，但其在胸腰椎急性神经功能障碍评估中的应用已被更先进的影像学方法所取代。矢状位及冠状位 CT 扫描对描述骨性结构损伤以及由此引起的椎管受压是至关重要的（图 26.1）。最终椎管面积大小及损伤脊髓节段（T11~L2）的不同，不会造成神经恢复的差异[31]。初始椎管受累与神经功能恢复之间也未被证实存在相关性[21, 32, 33]。

对于创伤性胸腰椎损伤引起的神经功能障碍，大部分情况下建议进行 MRI 扫描。由于病情不稳定、患者体形或与金属内置物相关的其他禁忌证，MRI 扫描也有可能无法进行。MRI 扫描的价值包括对脊髓信号变化的评估、圆锥的准确定位以及对后柱韧带复合体的评价[7, 34]。后柱韧带复合体的完整性是处理胸腰椎爆裂骨折时需要考虑的一个重要因素，MRI 短时回复序列（short tau inversion recovery，STIR）或 T2 抑脂序列对其评估的准确性最佳（图 26.2）。MRI 在预估治疗方式的复杂程度方面也可能存在价值，如明确椎管内椎间盘碎片或骨碎片的存在及位置；预测脊髓受压最严重、发生创伤性硬脊膜破裂及脑脊液漏的位置；以及规划手术入路。脊髓异常信号改变的程度可能具有判断预后的意义。

导致圆锥损伤或马尾损伤最常见的脊柱损伤是爆裂骨折（图 26.3）与骨折脱位。屈曲—分离损伤也可能在这些节段导致神经功能障碍，尽管并不那么常见且合并神经病变的风险较低[1, 3, 4, 10]。

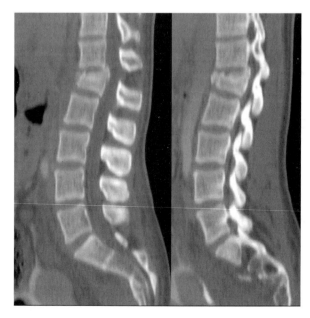

图 26.1 一例 L1 爆裂骨折的 56 岁男性患者旁正中位 CT 扫描重建

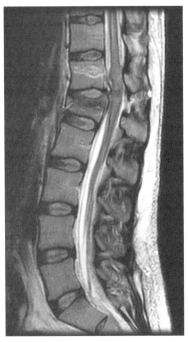

图 26.2 MRI 提示圆锥及终末脊髓内信号增强及肿胀，后方韧带损伤

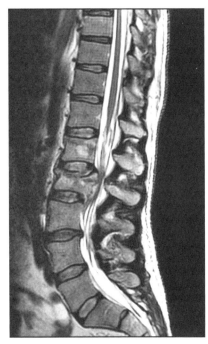

图 26.3 L2 爆裂骨折。MRI 示马尾受到骨性压迫

结合对脊柱稳定性、神经功能状态及患者特殊因素的评估，外科医生目前可以制订恰当的处理方案。

■ 影响临床及神经功能结局的因素

神经功能结局与手术及非手术治疗

对继发于脊柱创伤的圆锥损伤或马尾损伤患者，外科医生必须决定是否要进行手术；如果是的话，手术方案如何选择。理想情况下，分析应是循证的，并且应权衡考虑所提出干预措施的风险、获益及成本。可供选择的治疗措施包括卧床休息、使用支具以及手术，后者包括手术入路、手术节段长度及内固定的选择[4, 28, 35~42]。对于创伤性圆锥损伤或马尾损伤，

这类患者可能会受益于与直肠及膀胱功能相关的早期专业化管理，在专业（康复）中心进行治疗可能会有所获益。

一篇关于胸腰段及腰椎创伤性神经功能障碍的文献综述显示，已发表的文献多是患者及治疗方式存在异质性的低质量回顾性研究。许多被认为专门与圆锥损伤或马尾损伤相关而引用的结果可能并不完全适用于这些损伤，因为这些综合征通常是根据脊髓损伤水平或神经系统表现来推断的。

一项关于伴有神经功能障碍的胸腰椎爆裂骨折行手术减压有效性的系统评价得到了一个较弱的趋势，即非手术组的恢复更佳，但其所涉及的手术技术具有异质性[16]。不完全性神经功能障碍患者行手术固定及减压能得到更好的结果。

Daniels 等基于人群的研究显示，创伤性圆锥损伤、马尾损伤及脊髓损伤的患者接受非手术治疗的情况非常常见[37]。胸腰椎骨折合并神经损伤的患者中，仅61.4% 接受手术治疗，这一比例最高的分中心也仅比 61.4% 稍高。Daniels 等的结论是由回顾治疗编码所得到的，由于这类管理数据可能不准确，其结论可能存在固有缺陷。这篇文献支持了非手术治疗是一种可行选择的说法。

多项研究提示，神经功能的恢复与是否手术治疗、椎管受压或骨折模式之间没有相关性[22, 23, 43, 44]。

另一些作者则认为，继发于胸腰段及腰椎损伤的神经功能障碍患者，接受手术治疗有可能缩短住院天数，这样往往可以使其更及时地进行主动康复训练[17, 38, 45, 46]。

本章作者认为，为脊髓损伤患者提供安全有效的非手术治疗所必需的特殊专业知识和资源正逐渐减少，尤其是在北美和欧洲。尽管创伤性圆锥损伤及马尾损伤的非手术治疗也可能会导致一定程度的神经功能改善，但绝大多数这些损伤应进行手术内固定，必要时还应进行手术减压。这不仅会缩短患者的住院时间，利于护理和康复，而且从神经功能的角度来看显然是安全的，并且可以优化神经功能的恢复。

神经功能结局与手术入路 / 时机

胸腰椎骨折合并不完全性神经功能损伤行前路减压的研究显示，神经功能的恢复与前路减压的时机之间没有相关性。总的来说，就算是延迟手术，患者的术后运动分级也会提高至少 1 级，尤其是那些马尾损伤患者，减压后 T12-L1 损伤者的膀胱功能似乎也会有显著改善[26, 47, 48]。行前路减压治疗的患者，其减压程度可能会有所提高，这可能会影响膀胱 / 直肠功能的恢复。

与单纯后路融合术相比，对腰椎骨折不完全性马尾神经功能损伤的患者行减压及内固定术似乎可导致更显著的运动功能改善[49]。

另一些作者则报道了令人满意的神经功能结局，多达一半以上的患者运动功能改善，三分之二的患者膀胱功能改善，提示对于圆锥损伤及马尾损伤的患者行单纯后路手术是安全且可接受的。根据脊柱稳定性及神经功能指征，延迟的前路椎体切除术常可在亚急性期内进行[50, 51]。

多数关注手术时机的研究存在一定局限性，唯一可以得出的结论是，早期手术似乎是安全的，且早期手术与神经功能恶化这一严重风险之间似乎并无相关性[20, 52]。部分人认为，在并发症和住院时间方面，早期内固定术可改善临床结局，但其对神经功能结局的影响尚不清楚[52, 53]。

神经功能结局与膀胱 / 性功能

低位脊髓损伤导致上运动神经元痉挛性膀胱，尽管失去脑干及皮层排尿中枢的控制，骶排尿中枢和骶反射弧仍会继续做出反应。该综合征可导致逼尿肌反射亢进，膀胱内压力升高及上尿路反流的潜在风险增加[52, 54-57]。

另一方面，如圆锥损伤一样，马尾损伤可导致下运动神经元弛缓性膀胱。下运动神经元损伤通常导致弛缓性膀胱、尿潴留及充溢性尿失禁。治疗包括间歇性清洁导尿，以保证膀胱完全排空。管理目标包括防止膀胱过度充盈与上尿路反流，这些情况可能会导致肾盂肾炎及继发性肾功能衰竭。

存在下运动神经元损伤的男性实现反射性勃起的困难更大。勃起功能障碍的药物治疗取决于脊髓损伤的水平和程度。对于女性和男性患者，生育问题应分别由关注脊髓损伤的泌尿外科医生和妇产科医生专门处理，因大部分患者可保留生育能力。

■ 小结

胸腰椎爆裂骨折可能会与低位脊髓、圆锥或马尾的损伤相关。损伤时，这些神经解剖结构中的每个部分受累都会带来特有的功能障碍谱及神经恢复预后。

与低位胸髓损伤相比，马尾损伤后运动评分的改善更显著。神经功能恢复良好的其他预测指标包括初次评定时骶区感觉存在及初始运动评分较高。从预后的角度来看，明确损伤节段和圆锥的准确位置十分重要。相对于损伤的椎体节段，根据MRI确定的损伤的神经节段更为重要。

对不完全性胸腰椎损伤患者进行手术减压已成为常见做法，同时也得到了文献中低质量证据的支持。非手术治疗也可导致神经功能改善；然而，现有的针对圆锥损伤或马尾损伤的证据无法对手术治疗与非手术治疗的效能或效果进行评估和比较。

不管手术治疗对神经功能改善的潜在影响如何，住院时间更短、康复治疗更早、现有的器械设备与专业护理，以及患者的偏好，均可能使手术治疗成为首选。如果选择了手术治疗，后路内固定结合或不结合后外侧减压似乎可提供较好的神经功能结局。此外，它还具有外科医生熟悉相应手术技术以及可避免前路手术相关并发症的优点。尽管如此，前路减压可在膀胱功能恢复方面提供潜在获益，通常可在首次后路内固定之后以及患者度过急性期之后的亚急性期进行。二次前路减压及内固定的指征包括：①稳定性较差，严重粉碎性骨折的患者；②后路手术后神经组织持续受压，尤其是存在严重的或不完全性神经功能障碍者。从现有证据来看，创伤性圆锥损伤或马尾损伤的手术时机与促进神经功能恢复无关，然而似乎没有证据证实早期手术内固定或减压存在不良影响。

要 点

- 根据骨折节段对应的神经解剖结构，胸腰椎损伤的预后不同。
- 骶区感觉保留及损伤位于马尾水平是预后良好的指标。

- 对于严重创伤患者，可行后路内固定术以利于护理，之后患者可再次进行MRI或CT扫描以评估是否需要在亚急性期行前路椎体切除及重建术。

难 点

- 圆锥损伤可能会导致最低节段严重的运动和感觉功能障碍（弛缓性肛门、球海绵体反射消失等），而腿部运动功能恢复的可能性仍然很大。随访检查时，即使患者似乎可以很正常地行走，但仍可能存在严重的足跖屈无力、严重的神经源性肠道/膀胱，伴性功能完全丧失。随访时进行细致的问诊及体检是必要的。

- 最初24小时内进行前路减压（如椎体切除术）可能会引起大量失血。

- 若损伤的形态学特征是平移或后侧分离，则需要行后路切开复位及内固定，因为平移及后侧分离无法通过前路手术得到复位。

（刘小燮 译，邢华医 刘 楠 校）

参考文献

1. Aebi M, Mohler J, Zäch G, Morscher E. Analysis of 75 operated thoracolumbar fractures and fracture dislocations with and without neurological deficit. Arch Orthop Trauma Surg 1986;105(2): 100–112

2. Denis F, Burkus JK. Shear fracture-dislocations of the thoracic and lumbar spine associated with forceful hyperextension (lumberjack paraplegia). Spine 1992;17(2):156–161

3. Gertzbein SD. Scoliosis Research Society. Multicenter spine fracture study. Spine 1992; 17(5): 528–540

4. Magerl F, Aebi M, Gertzbein SD, Harms J, Nazarian S. A comprehensive classification of thoracic and lumbar injuries. Eur Spine J 1994;3(4): 184–201

5. Lenarz CJ, Place HM, Lenke LG, Alander DH, Oliver D. Comparative reliability of 3 thoracolumbar fracture classification systems. J Spinal Disord Tech 2009;22(6):422–427

6. Sethi MK, Schoenfeld AJ, Bono CM, Harris MB. The evolution of thoracolumbar injury classification systems. Spine J 2009;9(9):780–788

7. Vaccaro AR, Lehman RA Jr, Hurlbert RJ, et al. A new classification of thoracolumbar injuries: the importance of injury morphology, the integrity of the posterior ligamentous complex, and neurologic status. Spine 2005;30(20):2325–2333

8. Saifuddin A, Burnett SJ, White J. The variation of position of the conus medullaris in an adult population: a magnetic resonance imaging study. Spine 1998;23(13):1452–1456

9. Soleiman J, Demaerel P, Rocher S, Maes F, Marchal G. Magnetic resonance imaging study of the level of termination of the conus medullaris and the thecal sac: influence of age and gender. Spine 2005;30(16):1875–1880

10. Harrop JS, Hunt GE Jr, Vaccaro AR. Conus medullaris and cauda equina syndrome as a result of traumatic injuries: management principles. Neurosurg Focus 2004;16(6):e4

11. Kesler H, Dias MS, Kalapos P. Termination of the normal conus medullaris in children: a wholespine magnetic resonance imaging study. Neurosurg Focus 2007;23(2):E7

12. Wall EJ, Cohen MS, Abitbol JJ, Garfin SR. Organization of intrathecal nerve roots at the level of the conus medullaris. J Bone Joint Surg Am 1990;72(10):1495–1499

13. Wall EJ, Cohen MS, Massie JB, Rydevik B,

Garfin SR. Cauda equina anatomy, I: Intrathecal nerve root organization. Spine 1990;15(12): 1244–1247

14. Aebi M. Classification of thoracolumbar fractures and dislocations. Eur Spine J 2010;19(Suppl 1):S2–S7

15. Benzel EC, Larson SJ. Functional recovery after decompressive operation for thoracic and lumbar spine fractures. Neurosurgery 1986;19(5): 772–778

16. Boerger TO, Limb D, Dickson RA. Does 'canal clearance' affect neurological outcome after thoracolumbar burst fractures? J Bone Joint Surg Br 2000;82(5):629–635

17. Braakman R, Fontijne WP, Zeegers R, Steenbeek JR, Tanghe HL. Neurological deficit in injuries of the thoracic and lumbar spine. A consecutive series of 70 patients. Acta Neurochir (Wien) 1991; 111(1-2):11–17

18. Bravo P, Labarta C, Alcaraz MA, Mendoza J, Verdu A. Outcome after vertebral fractures with neurological lesion treated either surgically or conservatively in Spain. Paraplegia 1993; 31(6):358–366

19. Bravo P, Labarta C, Alcaraz MA, Mendoza J, Verdú A. An assessment of factors affecting neurological recovery after spinal cord injury with vertebral fracture. Paraplegia 1996; 34(3):164–166

20. Clohisy JC, Akbarnia BA, Bucholz RD, Burkus JK, Backer RJ. Neurologic recovery associated with anterior decompression of spine fractures at the thoracolumbar junction (T12-L1). Spine 1992; 17(8, Suppl):S325–S330

21. Dai LY, Wang XY, Jiang LS. Neurologic recovery from thoracolumbar burst fractures: is it predicted by the amount of initial canal encroachment and kyphotic deformity? Surg Neurol 2007; 67(3):232–237, discussion 238

22. Dall BE, Stauffer ES. Neurologic injury and recovery patterns in burst fractures at the T12 or L1 motion segment. Clin Orthop Relat Res 1988; (233):171–176

23. Kim NH, Lee HM, Chun IM. Neurologic injury and recovery in patients with burst fracture of the thoracolumbar spine. Spine 1999;24(3):290–293, discussion 294

24. Weyns F, Rommens PM, Van Calenbergh F, Goffin J, Broos P, Plets C. Neurological outcome after surgery for thoracolumbar fractures. A retrospective study of 93 consecutive cases, treated with dorsal instrumentation. Eur Spine J 1994;3(5):276–281

25. Kingwell SP, Noonan VK, Fisher CG, et al. Relationship of neural axis level of injury to motor recovery and health-related quality of life in patients with a thoracolumbar spinal injury. J Bone Joint Surg Am 2010;92(7):1591–1599

26. Kaneda K, Abumi K, Fujiya M. Burst fractures with neurologic deficits of the thoracolumbar-lumbar spine. Results of anterior decompression and stabilization with anterior instrumentation. Spine 1984;9(8):788–795

27. Kaneda K, Taneichi H, Abumi K, Hashimoto T, Satoh S, Fujiya M. Anterior decompression and stabilization with the Kaneda device for thoracolumbar burst fractures associated with neurological deficits. J Bone Joint Surg Am 1997;79(1): 69–83

28. Harris MB, Shi LL, Vacarro AR, Zdeblick TA, Sasso RC. Nonsurgical treatment of thoracolumbar spinal fractures. Instr Course Lect 2009;58: 629–637

29. Harrop JS, Vaccaro AR, Hurlbert RJ, et al; Spine Trauma Study Group. Intrarater and interrater reliability and validity in the assessment of the mechanism of injury and integrity of the posterior ligamentous complex: a novel injury severity scoring system for thoracolumbar injuries. Invited submission from the Joint Section Meeting on Disorders of the Spine and Peripheral Nerves, March 2005. J Neurosurg Spine 2006;4(2):118–122

30. Ertekin C, Reel F, Mutlu R, Kerküklü I. Bulbocavernosus reflex in patients with conus medullaris and cauda equina lesions. J Neurol Sci 1979;41(2):175–181

31. Herndon WA, Galloway D. Neurologic return versus cross-sectional canal area in incomplete thoracolumbar spinal cord injuries. J Trauma 1988;28(5):680–683

32. Dai LY. Remodeling of the spinal canal after thoracolumbar burst fractures. Clin Orthop Relat Res 2001;(382):119–123

33. Mohanty SP, Venkatram N. Does neurological recovery in thoracolumbar and lumbar burst fractures depend on the extent of canal compromise? Spinal Cord 2002;40(6):295–299

34. Vaccaro AR, Rihn JA, Saravanja D, et al. Injury of the posterior ligamentous complex of the thoracolumbar spine: a prospective evaluation of the diagnostic accuracy of magnetic resonance imaging. Spine 2009;34(23):E841–E847

35. Been HD, Bouma GJ. Comparison of two types of surgery for thoraco-lumbar burst fractures: combined anterior and posterior stabilisation vs. posterior instrumentation only. Acta Neurochir (Wien) 1999;141(4):349–357

36. Burke DC, Murray DD. The management of thoracic and thoraco-lumbar injuries of the spine with neurological involvement. J Bone Joint Surg Br 1976;58(1):72–78

37. Daniels AH, Arthur M, Hart RA. Variability in rates of arthrodesis for patients with thoracolumbar spine fractures with and without associated neurologic injury. Spine 2007;32(21):2334–2338

38. Davies WE, Morris JH, Hill V. An analysis of conservative (non-surgical) management of thoracolumbar fractures and fracture-dislocations with neural damage. J Bone Joint Surg Am 1980;62(8):1324–1328

39. Durward QJ, Schweigel JF, Harrison P. Management of fractures of the thoracolumbar and lumbar spite. Neurosurgery 1981;8(5):555–561

40. Geisler WO, Wynne-Jones M, Jousse AT. Early management of the patient with trauma to the spinal cord. Med Serv J Can 1966;22(7): 512–523

41. Hitchon PW, Torner JC, Haddad SF, Follett KA. Management options in thoracolumbar burst fractures. Surg Neurol 1998;49(6):619–626, discussion 626–627

42. Rechtine GR II, Cahill D, Chrin AM. Treatment of thoracolumbar trauma: comparison of complications of operative versus nonoperative treatment. J Spinal Disord 1999;12(5):406–409

43. Dendrinos GK, Halikias JG, Krallis PN, Asimakopoulos A. Factors influencing neurological recovery in burst thoracolumbar

fractures. Acta Orthop Belg 1995;61(3):226–234

44. Lifeso RM, Arabie KM, Kadhi SK. Fractures of the thoraco-lumbar spine. Paraplegia 1985;23(4): 207–224

45. Braakman R. The value of more aggressive management in traumatic paraplegia. Neurosurg Rev 1986;9(1-2):141–147

46. Jodoin A, Dupuis P, Fraser M, Beaumont P. Unstable fractures of the thoracolumbar spine: a 10-year experience at Sacré-Coeur Hospital. J Trauma 1985;25(3):197–202

47. Bradford DS, McBride GG. Surgical management of thoracolumbar spine fractures with incomplete neurologic deficits. Clin Orthop Relat Res 1987;(218):201–216

48. McAfee PC, Bohlman HH, Yuan HA. Anterior decompression of traumatic thoracolumbar fractures with incomplete neurological deficit using a retroperitoneal approach. J Bone Joint Surg Am 1985;67(1):89–104

49. Hu SS, Capen DA, Rimoldi RL, Zigler JE. The effect of surgical decompression on neurologic outcome after lumbar fractures. Clin Orthop Relat Res 1993;(288):166–173

50. Boriani S, Palmisani M, Donati U, et al. The treatment of thoracic and lumbar spine fractures: a study of 123 cases treated surgically in 101 patients. Chir Organi Mov 2000;85(2):137–149

51. Rahimi-Movaghar V, Vaccaro AR, Mohammadi M. Efficacy of surgical decompression in regard to motor recovery in the setting of conus medullaris injury. J Spinal Cord Med 2006;29(1): 32–38

52. Rutges JP, Oner FC, Leenen LP. Timing of thoracic and lumbar fracture fixation in spinal injuries: a systematic review of neurological and clinical outcome. Eur Spine J 2007;16(5):579–587

53. Rath SA, Kahamba JF, Kretschmer T, Neff U, Richter HP, Antoniadis G. Neurological recovery and its influencing factors in thoracic and lumbar spine fractures after surgical decompression and stabilization. Neurosurg Rev 2005;28(1):44–52

54. Benevento BT, Sipski ML. Neurogenic bladder, neurogenic bowel, and sexual dysfunction in people with spinal cord injury. Phys Ther 2002; 82(6):601–612

55. Burchiel KJ, Burns AS. Summary statement: pain, spasticity, and bladder and sexual function after spinal cord injury. Spine 2001;26(24, Suppl): S161

56. Burns AS, Rivas DA, Ditunno JF. The management of neurogenic bladder and sexual dysfunction after spinal cord injury. Spine 2001; 26(24, Suppl):S129–S136

57. Samson G, Cardenas DD. Neurogenic bladder in spinal cord injury. Phys Med Rehabil Clin N Am 2007;18(2):255–274, vi

第 27 章 中央索综合征的处理

Harvey E. Smith，Todd J. Albert

本章重点

1. 多数老年人脊髓损伤发生于颈椎，其中 50% 以上不伴有骨折；这类损伤在人群中的相对比例正在增加。

2. 颈椎病患者的脊柱骨折可能并不十分明显。对于严重颈椎退变性疾病患者，临床医生必须对伸展 / 分离损伤保持高度警惕。

3. 手术治疗的指征和时机存在争议，但人们普遍认为，影像学证实脊髓受压者应接受减压。早期减压（损伤后 24 小时以内）是安全可行的，但需要前瞻性数据明确早期减压对长期预后的影响。

■ 脊髓损伤的流行病学

北美地区所报道的脊髓损伤发病率为每百万人 25~93 人[1-5]。脊髓损伤的年龄分布呈双峰，其中年轻患者多因机动车事故或其他高能量机制导致损伤，而老年患者则主要因较低能量机制引起损伤，如跌倒[6]。因此，在老年人中，多数损伤是颈髓损伤，超过 50% 不伴有骨折[2]。随着老龄人口规模的增加，老年患者的急性脊髓损伤发病率也增加：（美国）国家脊髓损伤统计中心数据显示，老年人发生脊髓损伤的相对比例有所增加[6]。鉴于老龄人口相对比例的增加，再加上脊髓损伤存活率的提高[6, 7]，老年人颈椎外伤的处理可能会成为未来越来越重要的问题。

■ 脊髓中央索综合征：定义、机制与病理生理学

中央索综合征所描述的是颈椎创伤患者的一种神经系统表现，与下肢相比，上肢无力的表现特别严重；对损伤机制的经典描述为先天性椎管狭窄或颈椎病患者的脊柱出现过伸。Schneider 等首先对其进行了描述[8]，中央索综合征的临床表现最初被认为是由于脊髓中央（灰质）损伤和继发血肿，以及相应皮质脊髓束中央

纤维受损所致。临床表现据推测是由皮质脊髓束的躯体成分受损所致，其中因下肢及骶部的纤维较上肢的纤维更表浅且靠近两侧，故损伤相对较轻。过去人们推测，后方黄韧带屈曲拱起外加颈椎病椎间盘—骨赘复合体引起的前方压迫（过伸时椎管狭窄程度达 30%）[9, 10]，所产生的净压力在脊髓中央处最大。因此，损伤病灶及随后扩大的血肿历来被描述为位于中央灰质。最近，将中央索综合征的临床表现归因于皮质脊髓束躯体成分（上肢纤维更靠近中央）的这一观点受到了批判，很大程度上是由于缺少在人类或灵长类动物身上证实皮质脊髓束这一分布特点的文献[11, 12]。Jimenze 等[11] 对 5 例急性创伤性中央索综合征或 Bell 交叉性瘫痪患者的颈髓进行了检查，并与年龄匹配的对照组进行了比较，发现皮质脊髓束轴突变性，损伤远端出现沃勒变性。运动神经元的丢失支持了一种假说，即中央索综合征中与下肢症状不相称的上肢功能障碍可能是由于损伤累及皮质脊髓侧束的粗大纤维所致[11]，表明相对于下肢功能，皮质脊髓束对上肢功能的影响特别大。

■ 最初的评估与处理策略

出现新发神经功能障碍的患者处于神经系统与生理状态的极端情况。应遵守创伤管理的标准流程，首先保持气道通畅，然后进行呼吸和心血管支持。最初的创伤影像学检查应按照每个机构的规定进行。尤其对于存在严重颈椎病的老年人，应对可能的骨折保持高度警惕性，并且应放宽

进行高级影像学检查的条件。对颈椎进行充分的影像学检查是至关重要的，包括 C7-T1 连接处。根据损伤机制及相关的临床怀疑，还应考虑进行胸椎及腰椎的影像学检查，因为在高达 28% 的颈椎创伤患者中发现存在非连续性颈椎或颈胸椎连接处损伤[13, 14]。对于存在神经功能障碍或疑似椎间盘韧带复合体损伤的患者，应对恰当的脊髓节段进行 MRI 扫描。对于临床怀疑或 X 线检查不能除外骨折或脱位的区域，应考虑进行 CT 检查。对于出现神经功能障碍的严重颈椎退变性疾病老年患者，临床医生应对伸展—分离损伤保持高度警惕[15]。椎前间隙软组织肿胀或椎体退变伴椎间隙增宽提示可能存在伸展—分离机制，应考虑进行 MRI 扫描，以进一步评估前方的软组织及椎间盘韧带复合体的情况[15]。

由于就诊时原发性损伤已经发生，因此处理的目标是减轻继发性损伤的级联反应，并提供生理支持，以最大限度地提高恢复的潜力。实现这一目标最重要的是保持足够的灌注压。在进行初次评估时，应考虑及时放置动脉导管以维持平均动脉压；如果有心血管系统不稳定的担忧，或可能需要使用升压药维持中心灌注，应考虑可能需要进行中心静脉置管。正如后面所要讨论的，对所有病理性压迫进行手术减压的作用和时机存在争议。减压的理论基础以及关于减压时机的讨论，部分是基于减轻由血管压迫造成的缺血性损伤。脊髓灌注压的维持在创伤中心进行临床处理和监护后很容易实现，应强调对平均动脉压的持续关注。临床医生还应意识到严重

脊髓损伤患者出现脊髓休克的可能性，并将其[16]与其他血流动力学不稳定的情况进行鉴别。

类固醇对急性脊髓损伤患者的作用存在争议[17~19]，目前尚未达成明确的共识。如果患者满足（美国）国家急性脊髓损伤研究（National Acute Spinal Cord Injury Study，NASCIS）的纳入标准，类固醇可考虑作为治疗选择，但是医生在权衡大剂量类固醇治疗的潜在并发症时，也必须考虑患者的个人因素。

处理策略的选择在很大程度上由损伤机制决定。发生于年轻患者的高能量损伤更容易出现骨折或脱位，力学不稳定者会伴有脊髓压迫。在这种情况下，手术治疗的目的旨在恢复脊柱稳定性，同时对神经组织进行减压，并且对于创伤性骨折－脱位伴神经组织压迫的患者，应根据患者个人因素，尽快进行脊柱减压及内固定。闭合复位可能是一种处理选择，有利于快速减压。闭合复位对特定骨折类型的作用超出了本章讨论的范围，但在此提及的目的是为了强调，尽管中央索综合征通常作为颈椎创伤的一个独立问题来讨论，但是在骨折—脱位患者中出现中央索损伤表现时，应针对其损伤机制给予恰当的处理。

老年患者在不伴骨折的相对低能量过伸机制（如站立位跌倒）造成的损伤后的表现是中央索综合征较为经典的表现。正如本章所讨论的，在这类患者中手术减压的作用和时机争议相当大。这在某种程度上是由于一个事实，即在中央索综合征的自然病史中患者运动功能的改善相对较显著。多项治疗规范[19]主张在这一改善时

期内进行观察，仅在改善停滞或出现神经功能恶化时进行干预。这就造成了文献中的选择偏倚，因为选择手术作为初始治疗的患者是那些神经损伤更严重、无法改善或新近加重者；鉴于神经功能结局最重要的预测因素是初始神经功能状态，这可能会对接受手术组的阳性结果造成偏倚。

■ 临床结局的预后因素

文献中关于中央索综合征的临床结局存在差异。尽管人们普遍认为中央索综合征患者均能获得一定程度的恢复，但多数已发表的研究提供的是结局测量指标各不相同的Ⅲ类数据[20]。最初的神经功能状态是神经功能结局最重要的单一预后指标。根据 Dvorak 等的综述，其他已发现的预后因素还包括患者年龄、痉挛以及痛觉过敏[20]。然而，多数已发表的研究尚未将已给出的结局指标与一般健康相关生活质量（HRQoL）相联系。虽然许多中央索综合征患者存在运动功能改善，但运动功能的改善与痉挛的增加相关[20]，且痉挛与功能状态[21,22]及 HRQoL[20]呈负相关。Dvorak 等[20]利用前瞻性数据库对损伤时及随访时的 ASIA 运动评分进行分析，并评估了随访时的 SF-36 及功能独立性评定（FIM），发现受教育程度与 HRQoL 及运动功能恢复直接相关，而痉挛与运动功能恢复程度相关。痉挛程度会对结局指标产生不利影响，而年龄则会对 FIM 评定结果产生不利影响。Aito 等[23]同样发现年龄大于65岁是提示恢复不良的预后因素，但没有发现患者年龄与膀胱功能或痉挛之

间有任何相关性；Aito 等的队列研究中有 54% 的患者出现痉挛；Perkash[24] 报道的痉挛发生率为 48%。

■ 个案举例

一例 37 岁获得性及先天性颈椎管狭窄男性患者，因跌倒引起过伸损伤。就诊时，患者存在不完全性脊髓损伤（AIS C 级）（图 27.1，图 27.2）。鉴于患者神经结构压迫所导致的神经功能状态，选择对其进行后路颈椎减压及融合术（图 27.3）。

■ 治疗争议

脊髓损伤急性期的处理问题存在争议，尤其是对于创伤性中央索综合征。迄今为止，多数关于脊髓损伤手术减压时机的已发表研究都是回顾性的，属于Ⅲ级证据。早期与晚期减压的定义在文献中有很大差异。伦理方面的考虑对前瞻性随机研究的设计和执行构成了相当大的挑战。急性脊髓损伤手术治疗研究（Surgical Treatment for Acute Spinal Cord

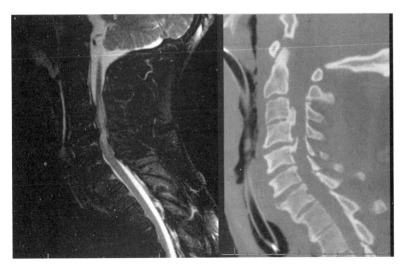

图 27.1 一例 37 岁男性患者的颈椎矢状位 MRI（短时回复序列）及 CT 重建。该患者存在先天性及获得性颈椎管狭窄，跌倒撞击头部导致颈部过伸损伤。检查发现 C3-4 及 C4-5 椎体后缘骨赘，C3~6 脊髓显著水肿。患者表现为不完全性脊髓损伤（AIS C 级）

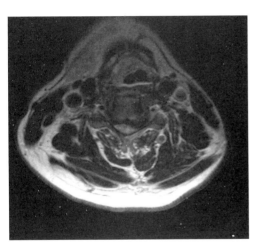

图 27.2 轴位 MRI（短时回复序列）示显著的椎管狭窄和脊髓压迫

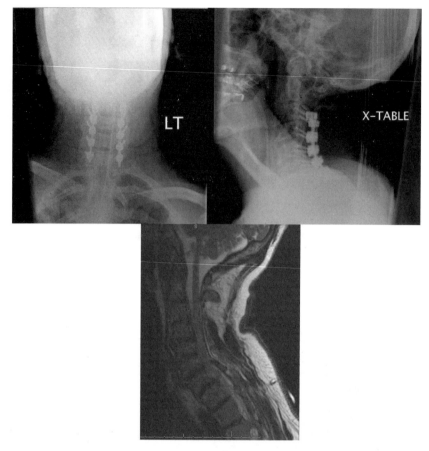

图 27.3　行后路椎板切除及融合术对脊髓进行减压。术后 MRI 显示脊髓减压并伴有明显的残余水肿

Injury Study，STASCIS）的结果表明，早期减压（24 小时以内）可能对神经功能结局显著有利：早期减压（平均 14.2 小时）的患者其 AIS 分级提高至少 2 级的可能性是晚期减压(平均48.3 小时)者的 2.8 倍[25]。创伤性中央索综合征的处理可能比其他类型脊髓损伤的处理更为复杂，因为部分作者认为它独立于其他类型颈髓损伤。事实上，一些作者在报道他们的脊髓损伤队列时已明确排除了这一状况[26]。中央索综合征更常见于老年人群，在治疗中应考虑到相关并发症的发生率更高[27]。

多数中央索综合征患者的功能会有一定程度的恢复，根据这一点，再加上过去的事实表明存在显著的手术并发症，使得最初的治疗推荐反对手术治疗。然而，人们逐渐认识到，非手术治疗的部分患者随着随访时间的延长会发生显著痉挛[23, 24]，以及迟发型进行性脊髓病变和神经功能恶化[21]。

人们越来越认识到，随着现代外科技术的发展，以及与之匹配的围术期管理的进步，对创伤性中央索综合征患者进行手术治疗是可行的，并且围术期并发症在可接受范围内[9]。对于中央索综合征的手术治疗，Chen 等发现手术减压比非手术治疗的恢复更快且并发症更少[28]。Duh 等发现手术治疗可使康复训练提前，并且认为内固定可以预防迟发性进行性症状恶化的发生[29]。目前，多数作者主张对影像学上明确脊髓压迫的患者进行手术减压[9, 30, 31]；尚未得到解决的问题是，是应该在最初恢复时期将手术治疗推迟至平台期或出现恶化，还是应该在急性期就进行手术。Chen 等[32]近期报道了一组接受手术治疗的 49 例创伤性中央索综合征患者；尽管发现手术治疗是可行的、安全的，且存在神经功能改善，但不同的减压时机（早于或晚于 4 天）之间未发现差异。与其他报道类似，Chen 等也指出年龄是一个不利的预后因素。在调查与减压时机相关结局的研究中，对早期和晚期的定义并不一致[25]。脊柱创伤研究小组建议，在考虑结局时，将 24 小时作为划分早期与晚期减压的标准[25, 33]。

■ 后续研究

有多个领域正在进行的研究和临床试验旨在探索潜在的治疗方法，以调节脊髓损伤后的胶质瘢痕形成，促进轴突再生及髓鞘形成。目前的研究包括应用神经干细胞进行细胞治疗、药物治疗，以及两者相结合[34]。神经保护剂米诺环素及赛生灵的临床试验正在进行中，而美国食品药品监督管理局（FDA）近期已批准了第一项人类脊髓损伤的干细胞治疗研究。

■ 小结

中央索综合征指的是一种发生在枢椎以下颈椎节段的不完全性颈髓损伤，其经典的发生机制是存在先天性或获得性椎管狭窄的颈部出现过伸。一直以来认为引起其临床表现的病理生理机制是灰质中央的损伤病灶，而新的证据表明，神经损伤可能主要是皮质脊髓束的轴突破坏。治疗流程应和其他颈髓损伤类型一样遵循相同的原理，文献支持对解剖性脊髓压迫或骨折—脱位进行手术减压及恰当的内固定。人们越来越认识到痉挛对长期结局的有害影响，并且将运动评分的改善作为唯一的结局指标可能并不恰当。从医学的角度来看，早期手术减压是安全且可行的，但仍需要前瞻性数据来明确，早期减压可能对长期结局发挥怎样的作用。预计 STASCIS 研究将为手术减压的作用和时机提供循证依据而做出重大贡献。

要 点

- ■ 在颈椎病患者中，对伸展—分离损伤保持高度警惕。
- ■ 临床处理强调维持脊髓灌注压是至关重要的。

- ■ 手术减压的作用（和时机）仍存在争议，但是新的证据支持早期手术减压可以安全进行，早期手术减压的相对益处仍有待确定。

难 点

■ 中央索综合征老年患者的并发症风险高。

■ 新的研究表明，随着时间推移，中央索综合征患者的痉挛有所增加，痉挛

与生活质量指标呈负相关。

■ 创伤性中央索综合征的自然病程通常是缓慢恢复——当恢复至平台期或出现功能恶化时应及时进行重新评定。

（刘小燮 译，邢华医 刘 楠 校）

参考文献

1. Burke DA, Linden RD, Zhang YP, Maiste AC, Shields CB. Incidence rates and populations at risk for spinal cord injury: a regional study. Spinal Cord 2001;39(5):274–278

2. Pickett GE, Campos-Benitez M, Keller JL, Duggal N. Epidemiology of traumatic spinal cord injury in Canada. Spine 2006;31(7):799–805

3. Price C, Makintubee S, Herndon W, Istre GR. Epidemiology of traumatic spinal cord injury and acute hospitalization and rehabilitation charges for spinal cord injuries in Oklahoma, 1988-1990. Am J Epidemiol 1994;139(1):37–47

4. Sekhon LH, Fehlings MG. Epidemiology, demographics, and pathophysiology of acute spinal cord injury. Spine 2001;26(24, Suppl):S2–S12

5. Wyndaele M, Wyndaele JJ. Incidence, prevalence and epidemiology of spinal cord injury: what learns a worldwide literature survey? Spinal Cord 2006;44(9):523–529

6. Sokolowski MJ, Jackson AP, Haak MH, Meyer PR Jr, Sokolowski MS. Acute mortality and complications of cervical spine injuries in the elderly at a single tertiary care center. J Spinal Disord Tech 2007;20(5):352–356

7. Tan HB, Sloan JP, Barlow IF. Improvement in initial survival of spinal injuries: a 10-year audit. Injury 2005;36(8):941–945

8. Schneider RC, Cherry G, Pantek H. The syndrome of acute central cervical spinal cord injury; with special reference to the mechanisms involved in hyperextension injuries of cervical spine. J Neurosurg 1954;11(6):546–577

9. Guest J, Eleraky MA, Apostolides PJ, Dickman CA, Sonntag VK. Traumatic central cord syndrome: results of surgical management. J Neurosurg 2002;97(1, Suppl):25–32

10. Taylor AR, Blackwood W. Paraplegia in hyperextension cervical injuries with normal radiographic appearances. J Bone Joint Surg Br 1948;30B(2):245–248

11. Jimenez O, Marcillo A, Levi AD. A histopathological analysis of the human cervical spinal cord in patients with acute traumatic central cord syndrome. Spinal Cord 2000; 38(9): 532–537

12. Pappas CT, Gibson AR, Sonntag VK. Decussation of hind-limb and fore-limb fibers in the monkey corticospinal tract: relevance to cruciate paralysis. J Neurosurg 1991;75(6):935–940

13. Choi SJ, Shin MJ, Kim SM, Bae SJ. Non-contiguous spinal injury in cervical spinal trauma: evaluation with cervical spine MRI. Korean J Radiol 2004;5(4):219–224

14. Vaccaro AR, An HS, Lin S, Sun S, Balderston RA, Cotler JM. Noncontiguous injuries of the spine. J Spinal Disord 1992;5(3):320–329

15. Jabbour P, Fehlings M, Vaccaro AR, Harrop JS. Traumatic spine injuries in the geriatric population. Neurosurg Focus 2008;25(5):E16

16. Atkinson PP, Atkinson JL. Spinal shock. Mayo Clin Proc 1996;71(4):384–389

17. Hanigan WC, Anderson RJ. Commentary on NASCIS-2. J Spinal Disord 1992;5(1):125–131,

discussion 132–133

18. Hugenholtz H. Methylprednisolone for acute spinal cord injury: not a standard of care. CMAJ 2003;168(9):1145–1146

19. Nesathurai S. Steroids and spinal cord injury: revisiting the NASCIS 2 and NASCIS 3 trials. J Trauma 1998;45(6):1088–1093

20. Dvorak MF, Fisher CG, Hoekema J, et al. Factors predicting motor recovery and functional outcome after traumatic central cord syndrome: a long-term follow-up. Spine 2005;30(20): 2303–2311

21. Bosch A, Stauffer ES, Nickel VL. Incomplete traumatic quadriplegia. A ten-year review. JAMA 1971;216(3):473–478

22. Tow AM, Kong KH. Central cord syndrome: functional outcome after rehabilitation. Spinal Cord 1998;36(3):156–160

23. Aito S, D'Andrea M, Werhagen L, et al. Neurological and functional outcome in traumatic central cord syndrome. Spinal Cord 2007;45(4 292–297

24. Perkash I. Management of neurogenic bladder dysfunctions following acute traumatic cervical central cord syndrome (incomplete tetraplegia) [proceedings]. Paraplegia 1977;15(1):21–37

25. Fehlings MG, Vaccaro A, Wilson JR, Singh A, Cadotte DW, et al. Early versus delayed decompression for traumatice cervical spinal cord injury: results of the Surgical Timing in Acute Spinal Cord Injury Study (STASCIS). PLoS ONE 2012; 7(2):e32037

26. Papadopoulos SM, Selden NR, Quint DJ, Patel N, Gillespie B, Grube S. Immediate spinal cord decompression for cervical spinal cord injury: feasibility and outcome. J Trauma 2002;52(2): 323–332

27. Furlan JC, Fehlings MG. The impact of age on mortality, impairment, and disability among adults with acute traumatic spinal cord injury. J Neurotrauma 2009;26(10):1707–1717

28. Chen TY, Dickman CA, Eleraky M, Sonntag VK. The role of decompression for acute incomplete cervical spinal cord injury in cervical spondylosis. Spine 1998;23(22):2398–2403

29. Duh MS, Shepard MJ, Wilberger JE, Bracken MB. The effectiveness of surgery on the treatment of acute spinal cord injury and its relation to pharmacological treatment. Neurosurgery 1994;35(2):240–248, discussion 248–249

30. Fehlings MG, Perrin RG. The timing of surgical intervention in the treatment of spinal cord injury: a systematic review of recent clinical evidence. Spine 2006;31(11, Suppl):S28–S35, discussion S36

31. Maroon JC, Abla AA, Wilberger JI, Bailes JE, Sternau LL. Central cord syndrome. Clin Neurosurg 1991;37:612–621

32. Chen L, Yang H, Yang T, Xu Y, Bao Z, Tang T. Effectiveness of surgical treatment for traumatic central cord syndrome. J Neurosurg Spine 2009;10(1):3–8

33. Ng WP, Fehlings MG, Cuddy B, et al. Surgical Treatment for Acute Spinal Cord Injury Study pilot study #2: evaluation of protocol for decompressive surgery within 8 hours of injury. Neurosurg Focus 1999;6(1):e3

34. Baptiste DC, Tighe A, Fehlings MG. Spinal cord injury and neural repair: focus on neuroregenerative approaches for spinal cord injury. Expert Opin Investig Drugs 2009; 18(5):663–673

3

神经保护与神经再生途径

第 28 章　脊髓损伤研究：建立有效的转化医学项目

W. Dalton Dietrich

本章重点

1. 脊髓损伤是一个复杂的临床问题。

2. 转化医学研究能够为临床研究奠定坚实的基础。

3. 利用多学科综合途径将必要的专家汇集起来针对这一情况共同开展研究。

4. 专项研究平台具备进行高难度处理的能力。

5. 探索性研究能够产生新的知识，并由此提出新的问题。

6. 需要建立从实验室到临床的途径，实现新的科学发现的转化，促进这一领域的发展。

中枢神经系统创伤性损伤会对这一人体最复杂器官带来多重复合损伤。原发性创伤对脊髓造成的损伤将引发一系列继发性损伤机制，最终导致组织结构的破坏和长期的神经功能障碍。尽管对脊髓损伤病理机制的认识和经典治疗干预靶点的识别已经取得了重大进展，但目前仍未发现任何治疗措施能够在三期临床试验中对脊髓损伤患者产生疗效[1]。虽然在某些情况下推荐在脊髓损伤后使用甲强龙进行治疗，但近年来随着其副作用相关报道的出现，这一治疗措施的临床应用已经在逐渐减少。因此，继续深入研究脊髓损伤后引发的损伤机制并开发能够保护和促进神经修复进程的治疗干预新方法仍然极为重要。由于脊髓损伤的复杂性涉及广泛的细胞、分子和生化反应，必然需要通过更多设计良好的临床试验来发现针对这一患者群体的新的治疗方法。

由于脊髓损伤的复杂特性及其即刻效应和迟发效应的多因素性，针对这一临床问题开展研究项目时应重视多学科交叉和不同研究领域专家的共同参与（图28.1）。通过这样的多学科途径，可以使较广泛领域内的专家分别解决损伤和治疗过程中不同方面的问题[2]。为此，目前已建立了多个不同类型的脊髓损伤中心，并已吸引了一批致力于为患者人生带来改观的科学家和临床医生。当我们更进一步考察脊髓损伤转化医学模型中的基础科学发现并最终启动临床试验时（图28.2），研究过程中的某些特定步骤是保证转化医

脊髓损伤精要——从基础研究到临床实践

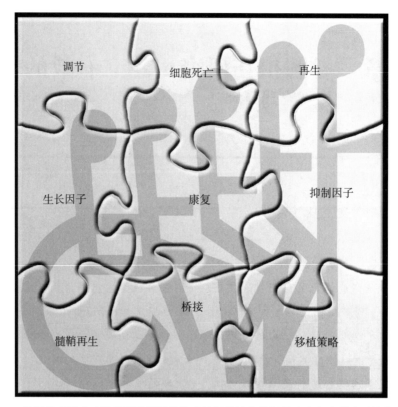

图 28.1　拼图代表了成功发现促进脊髓损伤后神经保护和恢复的治疗方式所涉及的多个不同研究领域，同时着重强调了为实现这一目标而建立的多学科研究项目中的主要组成部分

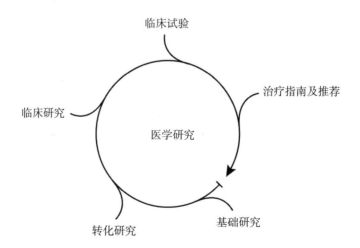

图 28.2　将实验室发现应用于临床的过程中有若干必需步骤。转化研究项目按照这些步骤逐步开展，将体现出一定优越性

学项目成功实施的关键（图 28.3）。尝试将新的治疗方式应用于临床时必须具备若干先决条件，本章将对这些必备条件进行回顾。

脊髓损伤研究

- 神经保护 / 病理生理
  - 能否保护？
- 移植 / 再生
  - 能否修复？
- 康复
  - 能否再训练？
- 生活质量
  - 能否改善生活？
- 临床试验
  - 能否改善功能预后？
- 教育 / 培训
  - 能否培训出下一代科学家 / 临床医生？

图 28.3　针对脊髓损伤开展的多学科研究项目包含若干关键元素

■ 脊髓模型

如前所述，脊髓损伤是一个复杂的临床问题，因此相对难以在实验室中进行复制。在过去的 25 年中，已有若干不同的脊髓损伤模型被用于模拟人类脊髓损伤的多个方面[3]。尽管并无任何一种模型能够完全模拟人类脊髓损伤的所有表现，但确有若干模型能够以较稳定的方式重现脊髓损伤患者的生物力学特点和细胞反应，包括脊髓横断、钳夹挤压和挫伤等。也可以通过其他途径制作脊髓损伤模型，如阻断脊髓滋养血管，造成局灶性缺血损伤，导致肢体的长期瘫痪。转化医学实验室具备多种模型的重要性，在于能够利用不同途径重现脊髓损伤的异质性。同时，如果某一治疗方法在一种类型的脊髓损伤模型中有作用，那么最好再利用模拟另一类脊髓损伤患者亚群的模型对这一治疗方法进行测试[4]。

关于脊髓损伤需要考虑的另一个问题是损伤平面。近年来应用的模型均可以实现在某一特定平面造成可重复的损伤，包括最常见的颈髓及胸髓损伤。目前，颈髓损伤在脊髓损伤患者中所占比例较高[5]。因此，尽管过去较常用传统的胸髓损伤模型来评价运动功能，新近的研究已经越来越多地集中于颈髓损伤模型的应用，可以造成可重复的组织病理学和行为学缺陷。其重要意义在于，使与临床相关的行为学结果由此得以进行评估，如前肢或手功能的下降[6, 7]。对于一项成功的脊髓损伤转化研究项目来说，同时应用颈髓和胸髓损伤模型评价新的治疗方法显得尤为重要。

脊髓损伤模型的另一个变量因素是模型是否能够恰当的模拟轻度、中度或重度损伤。如前所述，脊髓损伤患者的损伤严重程度存在较大差异，需要在实验室的可控环境中重现。与严重损伤模型相比，有更明确的证据表明轻度和中度损伤动物会出现自发的功能恢复，给治疗干预效果的评估带来一定挑战。因此，选择脊髓损伤模型时应考虑损伤的严重程度和人类脊髓损伤的异质性，从而尽可能地提高发现能够有效保护和促进临床恢复的治疗措施的概率。

■ 功能预后评价

多种功能预后评价方法可用于评估脊髓损伤动物模型的损伤程度和治疗干预效果。Basso-Beattie-Bresnahan（BBB）运动功能评分是常规用于评价啮齿类动物胸髓损伤后运动功能的方法[8]。这一满分为 21 分的量表是通过重复的测试周期来评价步行功能不同方面的较好方法。其他运动功能测试包括斜板运动评分、错步计数及平衡木行走测试等，也可以为对于脊髓损伤人群来说至关重要的运动功能的缺陷程度提供重要信息。对于颈髓损伤模型，新的测试方法也已经应用于评价前肢功能，包括手的抓握和力量。研究者可以通过观察动物将食物颗粒从圆筒中移走的能力，更精确地评价脊髓损伤后手部的精细动作能力[9]。

过去数年中，脊髓损伤后感觉异常已成为实验室脊髓损伤模型生活质量研究方面的重要问题[10]。大量脊髓损伤患者存在感觉异常症状，包括神经病理性疼痛等，严重影响患者日常生活能力和功能的正常发挥。因此，目前对于脊髓损伤后感觉功能的多途径评估正受到越来越多的重视。由于某些治疗策略可能具有缓解或加重神经病理性疼痛的潜在效应，临床前研究中此类感觉预后的评价就显得尤为重要。

■ 结构预后评价

在绝大多数脊髓损伤临床前研究中，组织病理学方法被用于评价挫伤范围的大小和不同治疗干预后灰质及白质残留的百分比[11]。推荐使用无偏倚的体视学方法对常规组织学染色或免疫荧光染色的细胞数进行定量分析。利用这类形态学方法，可以在损伤发生后的特定时间点对损伤局部及其头端或尾端脊髓组织的神经病理学改变特征进行观察。由于不同的治疗方式可能会选择性地影响灰质或白质的病理特征，在进一步深入研究时，对治疗后灰质和白质的受侵犯程度及残留情况分别进行评估就显得尤为重要。

激光共聚焦显微镜技术可用于分辨损伤后脊髓组织中的内源性细胞及迁移而来的细胞，评价治疗方法在细胞生存和细胞对损伤的反应等方面的作用[12]。利用免疫荧光技术可以用一种或多种抗体对细胞进行标记，从而研究关于某一个特定细胞的表型或功能的具体问题。这类显像技术对于脊髓组织再生[13]、创伤后内源性修复反应和促进组织修复与功能恢复的细胞移植治疗策略等相关研究均非常有用[14]。

电子显微镜仍然是脊髓损伤研究领域中的重要工具，常见的轴突脱髓鞘及髓鞘再生等均可以由电镜结果提供证据。利用透射电镜观察超薄切片可以清楚地观察多种类型细胞的超微结构特点，为前述其他显微技术的评价过程作补充。这些不同的形态学结果评价工具可以反映组织的结构完整性和治疗措施的效果等重要信息。

■ 专项研究平台

许多情况下，构建良好的专项研究平台可以使转化项目中必需的关键步骤更容易成功实施。例如，动物手术平台可以招募到脊髓损伤造模方面的专家作为团队成员。专项研究平台可以自行维持昂贵的设备，包括脊髓损伤造模设备等，因此无须在多研究方向的综合实验室中进行重复实验。这一途径有助于尽最大可能保持损伤模型稳定性，使损伤严重程度随时间延长而发生变化的可能性降低。

随着转基因小鼠的应用越来越多，研究项目对维护良好的转基因平台的内部需求也越来越迫切。这类平台设施专门用于为研究项目进行昂贵实验动物的饲养和繁殖，其重要功能包括为促进动物繁殖而进行的环境过滤和日常护理等特殊需求。

转化项目中一个重要的组成部分是脊髓损伤后动物的强化护理。脊髓损伤动物发生感染的风险非常高，需要特别注意，以尽可能获得良好预后和延长生存期。这类动物可能发生感染，需要通过强化护理减轻其痛苦和由损伤带来的其他不良后果。具有动物护理经验的工作人员（包括为动物挤压膀胱和进行其他处理）在此时显得尤为重要。

如前所述，行为学测试是脊髓损伤研究中常用于临床预后评价的重要方式。通常需要应用数种不同的行为学测试，由专业人员进行操作，以确保行为学测试的实施过程和结果记录均恰当进行。测试过程应采用盲法，即评价人员无法得知分组信息。因此，对干预措施的效果进行评价时应采取随机盲法策略。由于行为学测试装置通常较昂贵，建立行为学专项研究平台可以使设备得到最大限度的利用，同时也避免了多研究方向综合实验室重复购买类似设备的情况。

组织病理学/免疫细胞化学专项研究平台可供研究者对组织标本进行常规组织病理学处理，包括石蜡切片、冰冻切片及振荡切片等。这类平台能够确保组织包埋、切片和标本染色等实验步骤的质量和稳定性。专项研究平台的自动化设备可以对组织进行包埋，由合适的专业人员进行操作，尽可能减少对组织的破坏。组织经过包埋后，由具备相应资质的技术员进行切片，保证切片及染色的稳定性，最大限度实现组织的有效利用。

图像处理平台拥有昂贵的显微镜及其他相关设备，供各方研究人员登记使用，包括激光共聚焦显微镜、透射电镜、荧光显微镜及双头镜等。近来文献中对应用无偏倚的体视学技术进行组织病理学结果评价的需求越来越重视。所以，多种图像处理设备最好安置在图像处理平台设施内，包括能够对组织损伤反应进行无偏倚评价的多功能图像处理工作站等。

应用细胞移植技术保护和促进神经恢复是脊髓损伤研究较为活跃的领域之一[14]。包括人成体细胞、干细胞或组织工程细胞在内的多种不同细胞，被用于移植和促进脊髓损伤后神经保护与修复。因此，一项成功的转化医学项目还应重视细胞培养平台的构建。这一平台应由合适的专业技术人员搭建和运营，以便维持培养细胞的健康状态并为移植做准备。其他专项平台如病毒载体及高通量筛选等也正被纳入专项平台建设项目名单，以体现我们研究领域的前沿性。

■ 重复性研究

在脑外伤和脊髓损伤学术会议上，经常引起专家争论的一个问题，是在将一种新的治疗方法推向临床之前，有哪些具体信息是科学界需要了解的。研究者在开展人体试验前对某种药物或制剂进行临床前模型测试时，以一张确定的线路图作为指导可以提供很大帮助。许多研究者认为，进行某种形式的重复性研究对于将新的治疗方法推向临床非常有益[11]。通过这一途径，可以从经过同行评议的稿件中获取临床相关的公开数据，由各自独立的实验室检测数据的可重复性。幸运的是，在过去的数年中，（美国）国立卫生研究院/国立神经疾病和卒中研究院已经资助了数个实验室，专门针对这一问题重复性开展研究[11, 15-17]。人们认为，如果研究能够重复成功并顺利发表，则可以为被研究的治疗方式的临床应用提供有力的依据。类似策略也可以应用于临床研究的其他领域，如创伤性损伤和卒中等，以促进临床前研究发现的成功转化。在这类情况下，多个实验室分别用不同的中枢神经系统（Central nervous system，CNS）损伤模型检测相似治疗方法的效果。人们认为，如果多个实验室分别用各自建立的损伤模型和结果评价方法均发现某种药物有效，则可以为该治疗方法在异质性患者群体中的疗效提供有力的证据。目前已有大量关于 CNS 损伤的临床试验以失败告终，提示已经建立的脊髓损伤转化研究项目应考虑引入得到科学界支持的重复性研究。

■ 研究团队合作模式

如前所述，由于人类脊髓损伤的复杂性，我们在考虑这一临床问题时需要多个领域的科学家和临床医生共同参与，提出各自领域内的专业见解。例如，细胞生物学家可以解释细胞的正常功能，以及靶向治疗措施应通过何种表面或胞内途径才能恰当地阻断破坏性机制[12]。发育神经生物学家在脑和脊髓发育方面的专业知识也将发挥重要作用，包括细胞成熟的复杂过程以及发育过程中引导分子和抑制分子对神经环路形成和靶向认知的影响等。对这些概念的描述最初出现在发育学文献中，现在在 CNS 损伤领域中也有越来越多的评价和讨论。系统神经生物学家可以从脊髓损伤行为学结果背后潜在的神经环路和突触功能等方面提出重要的专业见解。由于脊髓结构功能复杂，包括损伤的严重程度和损伤后潜在的神经环路功能障碍与可塑性等，上述学科领域专家的参与显得尤为重要。

正如前文强调的那样，包括行为学和电生理研究在内的功能测试，对于治疗方法和损伤后结果的评价至关重要。在进行临床相关预后的评价时，在心理学和动物行为学方面接受过专门训练的科学家的参与显得尤为重要，还有可能有助于预测临床试验的成功。电生理学家在评估细胞对损伤的反应和评价神经环路功能与可塑性方面可以发挥重要作用。

脊髓损伤转化医学研究项目中的一个关键部分是临床医生在整个研究探索过程

中的全程参与。为脊髓损伤患者提供治疗的临床医生，可以定期将与临床问题相关而值得研究的有用信息带给实验室。在将实验室发现向临床转化的同时，同样重要的是将值得关注的临床问题引入临床前机构供基础科学家开展研究。对于即将进行临床试验的治疗方式，应和参与治疗的临床医生展开充分讨论，以明确这些治疗方式的临床意义和潜在的风险。随着生物医学工程在以提高残疾人群功能为目的的复健领域中的兴起，医学研究实验室与生物医学工程学科之间的沟通也有待加强[18, 19]。通过研究团队合作模式可以邀请多名不同领域的专家共同面对脊髓损伤问题，从而从整体水平上看待这一复杂的临床问题。

■ 涉及临床试验的国家监管

与新发现向临床转化的相关监管指南中包含多个步骤和途径[20]。其中的许多步骤在进行动物模型损伤和新疗法测试的实验室中并不作为常规。因此，美国食品药品监督管理局（Food and Drug Administration，FDA）颁布的规定和指南中的专家意见对于新的治疗方法的批准有重要的参考价值。在开始一项临床试验之前，必须先通过临床前研究对治疗方法的疗效、危险因素、毒性及其他可能影响或改变药物对患者作用的因素进行充分描述。对于有效的转化研究项目，相应类型的监管专家意见可以通过大学相关部门或顾问协议获得，从而按一定步骤成功获得FDA的批准。

对于一项新的治疗方法，除符合FDA指南以外，还需要具备专门的配套设施方能获得FDA的批准[21]。临床前研究的某些层面需符合优质实验室实践标准（Good laboratory practice，GLP），以确保实验的质量控制。GLP机构可以与在相关审批途径方面具有专业经验的公司进行合作。优质制造业实践标准（Good manufacturing practices，GMP）对于供临床使用的细胞或药物加工机构来说至关重要，同样需要参考专业意见以保证原料和工序均符合书面要求。

■ 脊髓损伤相关的转化临床项目

当研究者尝试将科学发现进一步推广时，必须进行不同的临床研究以保证整个项目的成功实施。例如，对于创伤性脊髓损伤，急诊、神经外科、临床护理单元、神经影像学和康复医学均为患者治疗项目的关键组成部分。因此，应重视将这些不同的部门和项目整合到转化研究项目中来，使不同层次的临床专家参与整个治疗过程。脊髓损伤患者需要经过多个阶段的治疗、评估和护理，各个阶段之间的平稳过渡是保证治疗获得最佳疗效的基础。在急性期住院医疗机构中，注意利用物理设备维持患者的稳定，是限制二次受损和继发损伤机制发生的关键[22, 23]。在重症监护室内，受伤仅数日的患者需要由经验丰富的专业人士进行管理。外科治疗策略如脊柱的减压固定也能够为患者的恢复创造最佳条件。康复策略应该在适当的时机介入，从而使个体功能得到最大限度的恢复，提高生活质量[24]。

■ 技术转让

当今世界，知识产权和专利申请的重要性正在日益凸显。具有向临床转化潜力的研究发现需要大量的财力支持以便开展临床研究和试验。因此，为这些有意义的研究发现获取知识产权或专利权，有助于研究者将科学发现推向临床。

此外，研究经费还可以从国家拨款或多种脊髓损伤基金等途径获得。如果能够从大学相关机构得到支持转化研究的知识产权专家意见，将有力地促进科学发现向临床的转化。

■ 教育、培训和知情项目

脊髓损伤一体化中心的另一重要功能是培养下一代脊髓研究科学家。许多中心院所都与基础科学、临床科室和多种学位培养项目有着密切联系，因此有机会招募年轻学员（包括高中生、医学生、本科生及博士后研究员）进入实验室学习相关工作。来自大学和医院的访问学者也可以利用专门时间进行脊髓损伤研究，这些培训经历将使科学家与研究所建立终生联系。

随着脊髓损伤领域新进展的不断出现，应重视向用户介绍现有的支持团体并将相关流程进行宣教。已经建立的研究中心和项目应该在提供脊髓损伤知情教育和指导个体进行恰当的外科及康复治疗方面起到引领作用。因此，脊髓损伤项目和科学发现的教育、培训与知情宣讲成为转化研究项目的重要功能之一。通过参观、演讲和脊髓损伤项目网站信息公开等策略，可以将相关信息高效地传达给公众。

■ 募捐与慈善

多数科学家需要依靠向联邦政府或其他脊髓损伤基金组织申请拨款作为经费来支持研究项目的进行。申请经费时通常需要提供大量的前期研究数据，并且竞争十分激烈。获取研究经费的另一项后备策略是通过慈善募捐筹集资金。通过向有捐赠意愿的患者和对神经科学感兴趣的捐赠人介绍研究主要内容，可以经一系列过程获得捐赠。通过慈善途径获得的经费可以用于购买昂贵的实验设备，为新的合作团队提供启动资金，以及为具有重大意义但风险较高的研究提供支持。因此，科学家和实验室可以考虑从多种渠道获取支持研究项目所需的经费。

■ 小结

目前，一项有效的脊髓损伤转化研究项目需要不同专业的多学科科学家和临床医生共同参与。脊髓损伤是一个极为复杂的临床问题，需要不同领域的研究者向这一充满困难但令人兴奋的领域投入大量的时间和精力。临床试验的设计开展和新的治疗方法的出现，将是脊髓损伤领域真正令人振奋的时刻。只有通过个人和研究团体的不懈努力，才能将基础研究发现成功向临床转化，为瘫痪患者带来新的治疗方法。

要　点

- 许多独立的研究团队正在对已发表的研究进行重复。
- 这些都是脊髓损伤研究领域令人振奋的时刻。
- 部分治疗方法正在向临床转化。
- 关于脊髓损伤的公众知情教育已经得到重视。
- 大型脊髓损伤研究团队正在展开合作。

难　点

- 脊髓损伤是一种复杂的损伤。
- 脊髓损伤对多个器官系统均有影响，并非仅限于脊髓。
- 临床试验成本昂贵，难以开展。
- 需要建立临床试验网络以招募患者。

（邢华医　译，刘　楠　校）

参考文献

1. Hawryluk GW, Rowland J, Kwon BK, Fehlings MG. Protection and repair of the injured spinal cord: a review of completed, ongoing, and planned clinical trials for acute spinal cord injury. Neurosurg Focus 2008;25(5):E14

2. Kleitman N. Under one roof: the Miami Project to Cure Paralysis model for spinal cord injury research. Neuroscientist 2001;7(3):192–201

3. Akhtar AZ, Pippin JJ, Sandusky CB. Animal models in spinal cord injury: a review. Rev Neurosci 2008;19(1):47–60

4. Dietrich WD. Confirming an experimental therapy prior to transfer to humans: what is the ideal? J Rehabil Res Dev 2003;40(4, Suppl 1):63–69

5. Anderson KD, Sharp KG, Hofstadter M, Irvine KA, Murray M, Steward O. Forelimb locomotor assessment scale (FLAS): novel assessment of forelimb dysfunction after cervical spinal cord injury. Exp Neurol 2009;220(1):23–33

6. Pearse DD, Lo TP Jr, Cho KS, et al. istopathological and behavioral characterization of a novel cervical spinal cord displacement contusion injury in the rat. J Neurotrauma 2005;22(6):680–702

7. Montoya CP, Campbell-Hope LJ, Pemberton KD, Dunnett SB. The "staircase test": a measure of independent forelimb reaching and grasping abilities in rats. J Neurosci Methods 1991;36(2-3):219–228

8. Basso DM, Beattie MS, Bresnahan JC. A sensitive and reliable locomotor rating scale for open field testing in rats. J Neurotrauma 1995;12(1):1–21

9. Whishaw IQ, Pellis SM. The structure of skilled forelimb reaching in the rat: a proximally driven movement with a single distal rotatory component. Behav Brain Res 1990;41(1):49–59

10. Gris D, Marsh DR, Oatway MA, et al. Transient blockade of the CD11d/CD18 integrin reduces secondary damage after spinal cord injury, improving sensory, autonomic, and motor function. J Neurosci 2004;24(16):4043–4051

11. Pinzon A, Marcillo A, Pabon D, Bramlett HM, Bunge MB, Dietrich WD. A re-assessment of erythropoietin as a neuroprotective agent following rat spinal cord compression or

contusion injury. Exp Neurol 2008;213(1):129–136

12. Kwon BK, Tetzlaff W, Grauer JN, Beiner J, Vaccaro AR. Pathophysiology and pharmacologic treatment of acute spinal cord injury. Spine J 2004; 4(4):451–464

13. Verma P, Fawcett J. Spinal cord regeneration. Adv Biochem Eng Biotechnol 2005;94:43–66

14. Eftekharpour E, Karimi-Abdolrezaee S, Fehlings MG. Current status of experimental cell replacement approaches to spinal cord injury. Neurosurg Focus 2008;24(3-4):E19

15. Pinzon A, Marcillo A, Quintana A, et al. A reassessment of minocycline as a neuroprotective agent in a rat spinal cord contusion model. Brain Res 2008;1243:146–151

16. Steward O, Sharp K, Selvan G, et al. A re-assessment of the consequences of delayed transplantation of olfactory lamina propria following complete spinal cord transection in rats. Exp Neurol 2006;198(2):483–499

17. Steward O, Sharp K, Yee KM, Hofstadter M. A reassessment of the effects of a Nogo-66 receptor antagonist on regenerative growth of axons and locomotor recovery after spinal cord injury in mice. Exp Neurol 2008;209(2):446–468

18. Grill WM, Norman SE, Bellamkonda RV.

Implanted neural interfaces: biochallenges and engineered solutions. Annu Rev Biomed Eng 2009;11:1–24

19. Willerth SM, Sakiyama-Elbert SE. Approaches to neural tissue engineering using scaffolds for drug delivery. Adv Drug Deliv Rev 2007;59(4-5): 325–338

20. Sagen J. Cellular therapies for spinal cord injury: what will the FDA need to approve moving from the laboratory to the human? J Rehabil Res Dev 2003;40(4, Suppl 1):71–79

21. Laurencot CM, Ruppel S. Regulatory aspects for translating gene therapy research into the clinic. Methods Mol Biol 2009;542:397–421

22. Deletis V, Sala F. Intraoperative neurophysiological monitoring of the spinal cord during spinal cord and spine surgery: a review focus on the corticospinal tracts. Clin Neurophysiol 2008;119(2):248–264

23. Schinkel C, Anastasiadis AP. The timing of spinal stabilization in polytrauma and in patients with spinal cord injury. Curr Opin Crit Care 2008;14(6):685–689

24. Sadowsky CL, McDonald JW. Activity-based restorative therapies: concepts and applications in spinal cord injury-related neurorehabilitation. Dev Disabil Res Rev 2009;15(2):112–116

第 29 章 北美临床试验网络：建立脊髓损伤临床试验网络

Robert G. Grossman，Elizabeth G. Toups，Ralph F. Frankowski，

Keith D. Burau，Susan P. Howley for the NACTN Investigators

本章重点

1. 必须克服组织、监管、财政等方面的障碍，才有可能将改善脊髓损伤预后的基础科学发现推向临床试验。本章将讲述克服上述障碍和构建脊髓损伤新治疗方法临床试验网络所采取的措施。

随着对脊髓损伤后细胞和分子反应认识的不断深入，在实验室研究中已经发现了能够促进脊髓损伤后功能恢复的治疗方法[1]。其中，部分治疗方法已经在脊髓损伤患者群体中进行了小范围尝试应用[2]。但是，由于在组织、监管及财政方面面临难以克服的巨大障碍，多数此类具有前景的研究发现并未能进入设计良好而具有统计学效力的 2 期或 3 期临床试验。本章将讲述为进行脊髓损伤治疗相关研究而构建北美临床试验网络（North American Clinical Trials Network，NACTN）的历程。NACTN 于 2004 年由 Christopher Reeve 基金会支持而创建，旨在克服脊髓损伤治疗研究过程中遇到的上述障碍。美国国防部陆军医学研究与物资司令部（United States Army Medical Research and Materiel Command，USAMRMC）远程医学与高科技研究中心（Telemedicine and Advanced Technology Research Center，TATRC）自 2006 年开始对 NACTN 进行资助。自 2007 年开始，Walter Reed 陆军医学中心（Walter Reed Army Medical Center，WRAMC）成为 NACTN 的一部分，专门进行军人与平民脊髓损伤自然病程的比较研究。NACTN 的使命是带动一批大学附属医院的神经外科，通过开展临床试验进行新的脊髓损伤治疗措施的疗效比较。这些附属医院需要具备在脊髓损伤评估和管理方面具有丰富经验的临床、护理与康复团队。NACTN 是北美地区唯一一家脊髓损伤临床试验网络，由临床医疗、数据管理和药理学中心构成。

■ NACTN 中心与主要研究人员

临床中心（图 29.1）

- Methodist 医院，休斯敦——协调中心
  □ 首席研究员，Robert G. Grossman，MD
  □ 临床试验主管，Elizabeth Toups，MS，
     RN，CCRP
- 德克萨斯大学 Memorial Hermann 医院，
  休斯敦
  □ 研究人员，Michele Johnson，MD
- 弗吉尼亚大学医院，夏洛特斯维尔
  □ 研究人员，Christopher I. Shaffrey，
     MD，John Jane, Sr., MD，PhD
- 多伦多大学，多伦多
  □ 研究人员，Michael Fehlings，MD，
     PhD，Charles Tator，MD，PhD
- 路易斯维尔大学，路易斯维尔
  □ 研究人员，Susan Harkema，PhD，

Jonathan Hodes，MD
- 马里兰大学，巴尔的摩
  □ 研究人员，Bizhan Aarabi，MD
- Walter Reed 陆军医学中心
  □ 研究人员，Michael Rosner，MD
- 迈阿密大学，迈阿密
  □ 研究人员，James Guest，MD，PhD
- 托马斯杰弗逊大学，费城
  □ 研究人员，James Harrop，MD

数据管理中心

- 德克萨斯大学公共卫生学院，休斯敦
  □ 研究人员，Ralph Frankowski，
     PhD，Keith Burau，PhD

药理学中心

- 休斯敦大学药学院，休斯敦
  □ 研究人员，Diana Chow，PhD

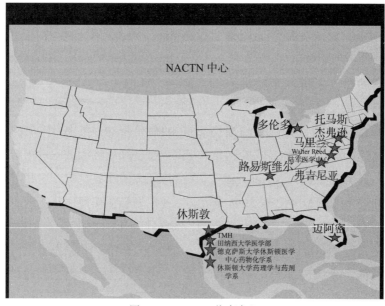

图 29.1　NACTN 临床中心

■ 背景

为研究多种不同疾病而成立的临床试验网络数量正在不断增长[3]。这一发展趋势受到（美国）国立卫生研究院（National Institutes of Health, NIH）[4]和医学研究院[5]的鼓励，互联网通讯的发展和临床试验团体与期刊的成立也起到了促进作用[6]。脊髓损伤临床试验网络的雏形是由 NIH 创建的国家急性脊髓损伤研究（National Acute Spinal Cord Injury Study, NASCIS），该项目的第一篇关于糖皮质激素治疗脊髓损伤的临床试验于1984 年发表[7]。在 1997 年发表其第三篇糖皮质激素相关试验后，NASCIS 已不再继续进行新的治疗方法的临床试验[8]。在过去十年中，欧洲和北美地区分别组建了脊髓损伤临床试验网络，分别为欧洲多中心脊髓损伤研究（European Multicenter Study about Spinal Cord Injury, EMSCI）[9]和急性脊髓损伤外科治疗研究（Surgical Treatment in Acute Spinal Cord Injury Study, STASCIS）[10]，后者主要研究脊髓损伤后早期手术减压治疗。NACTN 正在与上述两个组织在脊髓损伤预后研究方面进行合作。

■ NACTN 的发展阶段

■ NACTN 的发展经历三个阶段：

1. 网络组成部分的组织招募：临床中心，数据管理中心及药理学中心。

2. 脊髓损伤患者自然病程数据登记系统的创建。

3. NACTN 的第一项临床试验，针对神经保护药物——力如太。

每一阶段包括若干步骤，详述如下：

第一阶段：网络组成部分的组织招募

■ 寻找符合以下条件的机构作为临床中心：

1. 具有高效的急诊转运系统，能够将脊髓损伤患者快速转运至临床中心的一级急诊机构。

2. 有神经重症学专科医生的重症监护室。

3. 有在神经创伤学临床和研究方面具有专业经验的神经外科、骨科、重症监护和理疗科医生。

4. 有一所关系密切的附属康复医院。

5. 各中心之间已经在以往的合作研究过程中建立了良好的相互信任。

最初建立的 5 个临床中心在 2006 ~ 2008 年扩展为 9 个。每个中心由一名首席研究员负责，部分中心另设有一名副首席研究员。每个临床中心还设有一名研究协调员（通常由临床护士担任）和两名临床研究助理。

■ 数据管理与统计中心（Data Management and Statistical Center, DMC），选择具有进行大型临床试验和研究设计相关经验并熟悉医疗及行政监管流程的机构。

■ 药理学中心，选择在药物的药代动力学和药效动力学评价方面具有相关经验的机构，包括药物代谢的动物和人体研究。

第二阶段：数据登记系统的创建

通过建立病例报告表，记录患者病史

中具有预后价值的信息。设计的表格可以记录患者在治疗过程中发生并发症的详细信息。选择合适的临床检查对患者的功能恢复过程进行量化。建立数据归档系统，形成可以回顾的登记数据，以便作为历史对照组在进行临床试验设计时提供一定帮助。

研究人员进行多次会议讨论，最终选定需要采集的数据模块并设计病例报告表。这些研究人员的优势在于可以参考已有的脊髓损伤登记系统，包括脊髓损伤模型系统[11]、目前正在与NIH-（美国）国家神经疾病与卒中研究所通用数据模块（National Institute of Neurological Disorders and Stroke，NINDS）进行整合的国际脊髓损伤数据库模块[12]，以及STASCIS系统与EMSCI系统等。预后算法程序的开发需要采集多项综合数据，包括病史、用药史、损伤影像学资料、药物与手术治疗、躯体对损伤和并发症的反应，以及从康复期最早能够配合检查开始到伤后一年内的神经学检查结果。

病例报告表分为两部分，分别记录损伤后急性期住院期间获得的评定结果，和康复期获得的功能预后评定结果。病例报告表内容向正在进行临床试验的合作中心研究人员开放。

急性期住院治疗表

分别采集12个大项的数据：

- 联系信息页：医院名称、ID号、患者和家庭联系信息
- 第1页：人口统计学数据；病史
- 第2页：损伤情形，详细评定信息
- 第3页：初始临床状态；格拉斯哥昏迷评分（Glasgow Coma Scale，GCS）分数；简明损伤分级（Abbreviated Injury Score，AIS）
- 第4页A，B：伤后72小时内和伤后2周的ASIA运动与感觉评分
- 第5页：神经损伤类型；骨损伤类型
- 第6页：脊髓影像学与椎管直径：CT；MRI；CT/脊髓造影
- 第7页A，B：非手术治疗：药物；牵引—复位
- 第8页A，B：经后路手术治疗：手术操作详细过程；节段
- 第9页A，B：经前路手术治疗：手术操作详细过程；节段
- 第10页A-D：并发症：心；肺；血液系统；胃肠道/泌尿生殖系统；感染；皮肤；精神
- 第11页：急性期住院治疗效果

康复期与长期随访表

在特定时间点进行功能预后评价：

- 伤后3、6、12个月时的ASIA（American Spinal Injury Association，美国脊柱损伤学会）评分
- 急性期出院时、康复期出院时及伤后3、6、12个月时的FIM（Functional Independence Measure，功能独立性评定）评分
- 急性期出院时、康复期出院时及伤后3、6、12个月时的SCIM（Spinal Cord Independence Measure，脊髓独立性评定）评分
- 急性期出院时、康复期出院时及伤后

3、6、12 个月时的 WISCI-II（Walking Index for Spinal Cord Injury，脊髓损伤步行指数）评分

数据质量控制：NACTN 操作手册

操作手册（Manual of Operations，MOO）的编写是为了指导研究人员规范完成数据表格的填写。该手册共 55 页，概括介绍了研究方案和纳入 / 排除标准，并对每一表格的填写方法进行了明确说明。中心的研究协调员需要通过电话和 e-mail 与临床协调中心和数据管理与统计中心（Data Management and Statistical Center，DMC）保持密切联系，对出现的问题随时进行澄清。

数据表设计与数据从中心向数据管理和统计中心的传输

复合型纸质 / 光学扫描系统被认为是可用于数据采集的最佳初始系统，因为它允许用户根据数据采集过程中积累的经验对研究方案进行多次更新和调整。数据采集系统是一类具有高度安全性的系统。提交至 DMC 的患者数据仅用一个唯一代码对中心和患者的身份进行识别。每个数据采集表均使用 Verity TeleForm 软件进行设计，该软件利用光学识别系统对纸质媒介上的图像和内容进行捕捉和扫描，并可以进行个性化的逐字段数据核验。通过 TeleForm 录入数据和核验并将数据上传至安全的结构化查询语言（Structured Query Language，SQL）服务器的集成数据系统〔该系统能够同时生成 Microsoft（MS）Access 文件和表格〕，可以对数据处理

活动进行管理。该集成系统的功能还可以由一个并行的数据质量控制系统进行加强。

NACTN 登记系统接收来自各临床中心以邮件形式发来的、填写完整的纸质表格，在进行光学扫描前先对数据表格的完成情况进行审核。随后，表格将被送入电子数据处理系统接受一系列处理，直至通过核验程序的检查并得到逐字段数据核验。每一张经过扫描的表格都以 TIF 文件的形式在系统中存储，使数据表格以数字化图像的形式进行存储。一旦数据表格通过核验，其中的数据将进入一个有密码保护的安全 SQL 服务器数据库。该服务器在夜间进行数据备份并在两处远离服务器的场所轮流存储。数据提交至数据表后，将接受逻辑检查与编辑核查以及不同格式类型间的交叉核对。每一批通过扫描系统录入的数据都通过一个单独的文件进行跟踪。此外还建立了校正数据库，用来记录由逻辑 / 错误检查或来自临床中心的更新引起的数据改变或数据交换。目前已经编写出的计算机程序可以生成单页的患者描述性报告。通过导出步骤可以将数据转换为统计分析系统（Statistical Analysis System，SAS）格式及 State 格式，从而易化统计学分析。已开发的程序可以将汇总的统计结果列成表格并生成报告。从数据记录、录入、提交至 SQL 和 MS Access、编辑、报告到汇总分析的所有步骤都严格记录并告知 DMC 多名成员。这种冗余式的责任分担制度能够缩短从收到表格到生成数据编辑报告并反馈给临床中心需要的周转时间。当患者被纳入登记系统时，会

对关键指标的数据质量进行评价，必要时还会对 DMC 操作手册中的指标进行精简或进一步解释。

数据登记系统的启动步骤

研究方案的制订

编写研究方案时对登记系统的目的、纳入/排除标准、数据采集过程和确保患者保护与数据安全的注意事项等进行了说明。

知情同意书和解释性资料手册

知情同意书（An Informed Consent Form，ICF）和为患者提供的解释性资料手册已编写完成。

研究方案与知情同意书的机构审查委员会批准

经研究方案与知情同意书的机构审查委员会（Institutional review board，IRB）批准，可以从中心的机构审查委员会、国防部（Department of Defense，DOD）人体研究保护办公室（Human Research Protection Office，HRPO）等部门处获得。

数据采集的培训

为研究人员、临床护士、康复医师和协调员建立两个工作室，在此对他们进行 ASIA 检查、数据采集方法等方面的培训。

登记系统中的数据

从 2005 年 10 月到 2010 年 10 月，登记系统共纳入 414 例患者，ASIA 分级从 A 级至 E 级均有纳入。

第三阶段：NACTN 的第一次临床试验

一项关于力如太在急性创伤性脊髓损伤患者中的安全性和药代动力学的 1 期临床研究，用于研究该药对脊髓损伤的治疗效果。

力如太是一种神经保护药物，能够阻断神经元和胶质细胞中谷氨酸介导的 Na^+ 和 Ca^{2+} 内流，从而阻断突触前终末端的谷氨酸释放。实验室研究已经表明，其具有限制脊髓创伤性损伤发展的作用[13]。在 NACTN 的第一次临床试验中，力如太表现出作为一种治疗方式的若干优势，这项研究也是对该网络的运行进行的一次测试。临床上应用力如太治疗肌萎缩侧索硬化（amyotrophic lateral sclerosis，ALS）[14]，价格相对便宜，能经口服给药，在 ALS 患者中显示出良好的安全性，并能够在血液和脑脊液中检测到，为监测其使用而必须进行的实验室研究所需的花费也在可接受范围内。

研究设计和方法

该研究的初始阶段是一项多站点、单一有效治疗的试验性研究，共纳入 36 名研究对象。若试验组中不良反应发生率不高于 NACTN 数据库中的历史数据，将开展具有更大样本量的 2 期研究进行疗效对比试验。力如太研究方案的特点包括对治疗过程中可能出现的不良反应的细节研究、药代动力学与药效动力学数据的应用及其与不良反应和疗效的相关性等。在此之前的脊髓损伤药物治疗研究从未对血液和脑脊液中的药物水平进行测定，因而无法观察脊髓和脑组织中的药物浓度能否达到有效水平或毒性水平。

力如太临床试验的计划和实施分多个步骤进行，于2010年4月12日纳入首例患者。

选择一种治疗方式并制订研究方案

1. 研究人员经过讨论，在数种候选治疗方式中选择了力如太。

2. 编写研究方案。

3. 建立事件日程表，对每日需要进行的测试、处理、实验室工作和药物使用规则进行时间规划，单位精确到小时。

4. 根据试验的需要对登记系统中的病例报告表模块进行调整。

5. 设计病例报告表（Case report forms, CRFs）。

6. 编写操作手册和患者知情资料手册。

7. 编写知情同意书。

8. 在DMC为研究建立专门的数据库。

9. 开发测定血浆及脑脊液中力如太水平的新方法。

试验启动：依照监管规定的要求

1. 研究方案获得HRPO, DOD的批准。

2. 兼顾HRPO和各中心IRB的要求，各中心IRB对形成的研究方案和ICF作最终批准。

3. 任命一名中心试验监察员，由不属于任何一家中心的康复医师担任。对于2期临床研究，还需要建立数据监测与安全委员会。

4. 每个临床中心任命一名地方试验监察员。

5. 所有研究人员和协调员参加研究启动会，利用2天时间对研究方案、事件日程表、不良反应报告规则和流程、中期分析和终止规则进行强化回顾。

6. 试验赞助方与网络中心现场签署协定。现场协定为一份阐述工作声明、中心的责任及工作任务完成截止日期的合同。

各中心的试验实施

1. 创建患者数据文件夹。

2. 创建管理规定文件夹。

3. 在协调中心，对所有管理规定文件和不良事件报告文件分别存档。

任命一名现场监察员

该人员接受过临床试验监察的训练，在各临床中心进行过现场监察，并根据国家法规和优质临床实践（Good Clinical Practices, GCPs）的规定审查CRFs，管理规定文件、源文档、对研究方案的依从性及药品管理等。

确保网络中心之间的沟通

1. 编写管理手册。

2. 建立委员会：项目执行；治疗方式的选择；出版宣传；数据管理。

3. 建立神经预后评定任务小组，由Susan Harkema带领，开发更好的预后定量评估方法。

4. 每月进行电话会议，参加人员包括研究人员及协调员、委员会成员和神经预后评定（Neurological Outcome Assessment, NOA）任务小组。

5. 将 NACTN 文件和沟通记录在 FTP 网站发布。

致谢

- Branko Kopjar 博士，副教授，华盛顿大学健康服务部，对力如太研究方案的制订做出了贡献。
- 研究赞助方为 Christopher Reeve 基金，肖特山，新泽西州。
- 美国陆军医学研究与物资司令部远程医学与高科技研究中心（Telemedicine and Advanced Technology Research Center，TATRC）为本研究提供了支持。
- 此外还得到了来自 Mission Connect(一项由 TIRR 基金赞助的研究项目）的支持。

要 点

- 临床试验的组织和实施，需要将现有复杂、非集成化医疗体系中的多个不同部分进行融合。
- 建立临床试验网络最关键的是研究人员、临床和科研工作人员的奉献精神，以及患者的志愿参与。对此，我们深表感谢。
- 目前需要思考的问题是，进行脊髓损伤新治疗方法的临床试验需要 200~250 例患者的队列才具有统计学意义。根据具体治疗方法的不同，如此规模的一项研究可能需要花费数百万美元。一个亟待解决的问题是，如何将这些花费在政府及私人资助机构、药品公司、卫生服务志愿组织、非营利性医院、慈善机构及医疗保险公司等诸多来源中进行合理分配。NACTN 已经综合了来自多方资源的支持并建立了临床试验网络。我们相信，还需要付出同等的努力来寻求一系列资金来源，用于支持能够改善脊髓损伤预后的新治疗方法的临床试验。

难 点

- 随机、多中心的临床试验通常需要 1~2 年的时间才能完成，因此需要进行充分的规划。此外，还需要花费额外的时间对研究方案进行调整，使其符合各 IRBs 的具体要求，同时还要兼顾其他所有 IRBs 的要求，因此需要经常对研究方案进行修改和向 IRBs 备案。
- 计划和启动多中心临床试验的复杂性以及试验所需的巨大花费，已经成为阻碍新治疗方法从实验室向临床应用转化的主要因素。

（邢华医　译，刘　楠　校）

参考文献

1. Rossignol S, Schwab M, Schwartz M, Fehlings MG. Spinal cord injury: time to move? J Neurosci 2007;27(44):11782–11792

2. Human Spinal Cord Injury: New and Emerging Therapies. http://www.sci-therapies.info, 2006. Accessed May 22, 2012

3. Cobb JP, Cairns CB, Bulger E, et al. The United States critical illness and injury trials group: an introduction. J Trauma 2009;67(2, Suppl): S159–S160

4. National Institutes of Health. NIH Roadmap for Medical Research. NIH Common Fund Web site. 2006. http://nihroadmap.nih.gov. Accessed May 11, 2012

5. Institute of Medicine. Spinal Cord Injury: Progress, Promise and Priorities. Committee on Spinal Cord Injury, Board on Neuroscience and Behavioral Health; Liverman CT, et al, eds. Washington, DC: National Academies Press; 2005

6. Society for Clinical Trials. http://sctweb.org

7. Bracken MB, Collins WF, Freeman DF, et al. Efficacy of methylprednisolone in acute spinal cord injury. JAMA 1984;251(1):45–52

8. Bracken MB, Shepard MJ, Holford TR, et al. Administration of methylprednisolone for 24 or 48 hours or tirilazad mesylate for 48 hours in the treatment of acute spinal cord injury. Results of the Third National Acute Spinal Cord Injury Randomized Controlled Trial. National Acute Spinal Cord Injury Study. JAMA 1997;277(20):1597–1604

9. European Multicenter Study about Spinal Cord Injury. http://www.emsci.org, 2006. Accessed May 11, 2012

10. Fehlings M, Vaccaro A, Aarabi B, et al. A prospective, multicenter trial to evaluate the role and timing of decompression in patients with cervical spinal cord injury: One year results of the STASCIS study. Can J Surg 2009;52(Suppl):10

11. Marino RJ, Ditunno JF Jr, Donovan WH, Maynard F Jr. Neurologic recovery after traumatic spinal cord injury: data from the Model Spinal Cord Injury Systems. Arch Phys Med Rehabil 1999;80(11):1391–1396

12. Biering-Sørensen F, Charlifue S, Devivo MJ, et al. Incorporation of the International Spinal Cord Injury Data Set elements into the National Institute of Neurological Disorders and Stroke Common Data Elements. Spinal Cord 2011;49(1):60–64

13. Schwartz G, Fehlings MG. Evaluation of the neuroprotective effects of sodium channel blockers after spinal cord injury: improved behavioral and neuroanatomical recovery with riluzole. J Neurosurg 2001;94(2, Suppl): 245–256

14. Bensimon G, Lacomblez L, Meininger V; ALS/Riluzole Study Group. A controlled trial of riluzole in amyotrophic lateral sclerosis. N Engl J Med 1994;330(9):585–591

第 30 章　脊髓损伤临床试验启动和实施需要考虑的问题

John D. Steeves

本章重点

1. 对总体治疗目标进行讨论，包括神经保护、神经修复及功能恢复。

2. 概述从科学发现到人体应用的临床前转化过程的必要步骤。

3. 重点介绍临床试验各期之间的区别。

4. 描述可能影响临床试验结果的潜在混杂因素。

5. 列举临床试验方案实施的指导性原则。

在过去的数年中，实验室中发现的能够改善脊髓损伤后功能预后的治疗性干预的转化研究吸引了越来越多的关注。目前已有相当数量的临床前动物模型研究成功的报道，为其他临床试验项目的开展带来了鼓励。

脊髓损伤治疗的总体目标可以总结为一系列时间上相互重叠的靶标，目的是保留和改善功能能力（表 30.1）。目前关于人体疗效的研究资料非常有限，因此有效的神经保护、修复、再生和恢复治疗的时间线仍不明确。编写本章的目的并非回顾实验性治疗策略的潜在机制，而是重点介绍科学发现向临床转化的原则性途径，以及可能会影响研究结果或对临床试验结果的准确解读造成干扰的因素。

■ 脊髓损伤后的治疗目标

保护策略针对的是脊髓组织原发损伤后即刻出现的机械、病理及炎症效应，以及损伤后数周内最为活跃的继发性细胞死亡过程。脊髓手术减压及脊柱机械固定是急性期采用的标准医疗措施，可以确保脊柱不再对脊髓造成撞击或进一步损伤。维持充分的脊髓血管灌注也是目前采用的标准医疗措施之一，可以减轻脊髓水肿，尽量减少继发性细胞死亡（如细胞凋亡），这也是急性期治疗的重要目标[1, 2]。

修复包括损伤后自发激活的或需要合适的刺激作为启动环节的内源性细胞组织应答。例如，刺激导致的适当的血管生成或脱髓鞘面积的缩小，均对组织修复有益[3, 4]。目前的观点还认为，脊髓损伤

表 30.1　改善脊髓损伤后功能能力的总体目标

治疗靶标或临床目标	脊髓损伤后人体应用的时间线	针对的潜在生物学机制
保护	伤后数周内	水肿 继发性细胞死亡 炎症 免疫系统应答
修复（内源性）	伤后数周至数月	血管生成 髓鞘再生 星形细胞应答
再生（外源性）	伤后数周至数年	细胞移植 轴突生长 生物兼容性基质
恢复	伤后数周至数年	活动依赖性训练 轴突出芽 突出可塑性 神经环路再通

后星形细胞增生是对功能恢复适应不良的表现，因此，限制星形细胞的此类反应可能是一个有价值的治疗靶标[5-7]。促进必需生长因子的表达，刺激残存神经前体细胞的增殖与分化，激活内源性"发育程序"以易化固有神经元的生长等干预措施，也是目前临床前研究非常活跃的领域[1, 8]。

再生通常被视为修复的同义词，然而再生更多强调的是能够特异性刺激或易化断裂轴突生长的外源性干预，以及细胞和生物兼容性材料移植等能够替代缺损的组织或为神经生长提供支架结构的策略[9]。较为直接的途径包括自体／同体神经干细胞或神经前体细胞移植[10]。尽管细胞移植是一种很有前景的治疗干预措施，但目前对最适合脊髓损伤后移植的候选细胞种类尚未达成科学共识。另外，不同的治疗目的所需要进行移植的细胞表型可能也不同。在将这一措施作为一项有意义的治疗方法在临床中广泛应用之前，还需要更多、更深入的临床前研究。

恢复具有临床意义的功能能力是脊髓损伤治疗的最终目标，并且不可避免地涉及前述所有途径，但仅凭活动依赖性的康复训练一项即可为患者带来获益。其潜在基础被概括为神经可塑性，包括若干种机制，如出现有（残存）神经纤维轴突出芽形成新的突触连接、突触密度的改变、脊髓和脑部完好（未损伤）区域内的功能环路再通等[11]。减重步行、机器人辅助训练、功能性电刺激等治疗方式，正是利用和易化了神经可塑性机制[12, 13]。活动依赖性训练还对促进受损脊髓组织保护、修复和再生的生物学干预引起的功能解剖恢复具有加强和巩固作用。

脊髓损伤是一种复杂的疾病，功能恢复无疑需要多种类型措施的综合干预。许多临床前研究正在尝试利用各类基因启动子、抑制子、轴突生长胞内调节因子、细胞移植和活动依赖性训练等治疗方式进行联合治疗或序贯治疗[14, 15]。联合治疗方式向临床转化的步骤必将更为复杂，因为在开始任何疗效评价研究前必须先在临床前和临床水平检测其中每一种治疗方式及组合整体的安全性。

■ 科学发现的临床前转化

临床前研究与临床研究结果不一致，是大家最不希望看到的情况，特别是考虑到转化研究过程中投入的大量时间和经费。因此，采用高质量的临床前研究方案，进行盲法评估，使研究结果具有足够的统计学效力，并加入与人体研究相似的"功能"预后评价指标，可以提高获得理想结果的概率。同样，多数科学家认为最好的临床前转化研究过程中应对有前景的临床前治疗策略进行独立的重复实验[16]。对于脊髓损伤相关研究，在进行独立重复实验时还应注意不同脊髓损伤模型（如严重损伤与中等程度损伤、切割伤与挫伤等）以及不同治疗模式间差异的比较，这将有

助于证实原始发现的有效性与稳定性。此外，在不同物种脊髓损伤后进行实验性干预时发现具有相似的有益结果也能够证实该治疗靶标的本质属性，说明该治疗措施对人体同样有效的可能性较大。最后，如果一项治疗措施声称在急性期治疗有效，则需要证明在临床时间窗内（通常情况下至少为初始脊髓损伤后的数小时）能够为实验动物带来获益。如果认为一项干预措施对长期生存的脊髓损伤患者有益，则需要提供在慢性损伤动物模型中有效的证据。

如表 30.2 所示，在针对一种实验性治疗措施开展人体研究前必须先明确其若干基本特点。不过，也有某些实验性干预措施未经临床前动物疾病模型研究就直接进入了临床试验阶段。例如，某一治疗方法已经在临床上用于治疗其他疾病，但其临床治疗靶点与脊髓损伤有一定相关性。这类转化途径的优点是已经对该治疗方法在人体应用中的安全性和毒理学有所了解。因此，当这类治疗方法向脊髓损伤进行应用转化时，发生神经功能恶化或其他不良反应的风险将大大降低（图 30.1）。

表 30.2　进行人体研究前必须考察明确的实验性治疗特点

治疗方式的特点	考察途径	结果
治疗机会时间窗	测试脊髓损伤后应用治疗策略的多个不同时限	明确能够得到治疗获益的最早和最晚的时间点
剂型	测试药物的不同剂型、细胞的不同种类或不同的康复训练项目等	明确疗效最佳且不良反应最少的类型
给药途径	研究能够得到治疗获益的最有效途径（如静脉、鞘内、经脊髓实质注射）	明确最有潜力应用于患者的给药途径
剂量	测试治疗措施的不同水平（剂量反应，如药物剂量、细胞数量、康复治疗疗程的长度和数量，同时观察不良反应）	得出能够达到明显疗效且不出现不必要的副作用或不良事件的最佳剂量

（续表）

治疗方式的特点	考察途径	结果
不良反应	明确能够引起不必要的副作用或不良事件的剂量	明确治疗干预的耐受剂量和最大剂量
药物、移植细胞或康复策略的转归	药物：药效动力学（药物对机体的作用）和药代动力学（机体对药物吸收、分布、代谢和排泄机制） 细胞：与受体组织的整合、分布、存活、致肿瘤性 康复：明确康复获益的持久性	概括可期望通过治疗措施获益的持续性（时间长度） 更好地理解机体与治疗干预措施的相互作用
作用机制	发现干预措施的靶点或生物学作用（如生化通路的改变）	为后续（下一代）治疗措施的开发提供信息

注意：康复策略（活动依赖性训练项目）也需要明确上述特点

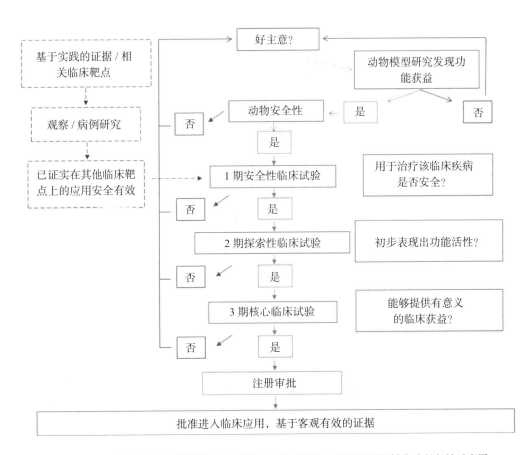

图 30.1　一种治疗性干预措施从科学研究发现到批准进入临床应用的转化途径归纳示意图

■ 脊髓损伤临床试验过程

最初为脊髓损伤临床试验的有效开展而制定的指南已经显得越来越重要。基础细胞培养和外科移植技术的实施相对廉价，且对生物学或外科学的专业水平要求不高。因此，提供此类治疗的"营利性"医疗机构正在迅速增多。这类移植治疗号称能够"治愈"脊髓损伤，对患者的吸引力可想而知，但往往只是利用患者的渴求心理谋利。其声称的良好疗效通常通过具有强烈煽情色彩的媒体报道来表现，却并无确切根据，还经常展示来自抱有希望的患者或为了获取利益而歪曲事实的专业人员的叙事感谢信。

为了保证公众安全，多数发达国家均已由监管部门为实验性治疗措施进入临床试验项目建立了一定标准。遗憾的是，这些监管规定只能通过执法的方式强制执行，目前全球范围内还尚未统一达到如此严格的程度。为了对人体研究风险与获益的复杂决策过程提供一定的客观参考，一支由科学家和临床医生组成的国际团队最近制定并公布了一组脊髓损伤临床试验指南初稿。这一系列文章详细阐述了脊髓损伤后自发恢复的程度[17]，概述了评价实验结果的途径[18]，讨论了纳入/排除标准及伦理相关问题[19]，并介绍了多种实验设计和实施方案[20]。此外，同一批作者还为公共卫生和联合医疗团队人员提供了一份书面文件（www.icord.org）。

一项临床试验项目的每个阶段都有不同的目标，因此需要有不同的指标、实施方案、结果评价方法和终点事件，以对研究各个阶段的实施进行控制。一种实验性干预措施通过若干阶段的临床前及临床研究进行转化的整体途径可概括为图30.1。

1期临床试验主要针对治疗措施的安全性进行初步探索。如果治疗措施是一种药物，通常需要评价机体对不同治疗剂量的反应。当然，在后续的所有试验阶段也将始终对安全性进行持续监测。1期临床试验有时会采集功能预后的导航数据，主要用于判断是否继续为试验项目提供资助。

2期临床试验仍为探索性研究，主要目的是对干预措施的功能生物学活性和带来的功能获益进行初步证实。通常需要评价若干不同的临床或功能预后指标，找到最有可能敏感而可准确测得的、可靠且具有临床意义的结果的时间点，以此作为研究的终点。

3期临床试验为核心研究，干预措施必须已经被证实能够带来具有临床意义的获益，并将获益与相关风险进行权衡，以便通过有关监管部门的审批。对于像脊髓损伤这样的疾病，通常难以定义"有临床意义的获益"。目前尚未建立明确的标准来证明治疗效果的细微变化，或者某一微小但具有统计学意义的改善，与功能能力（例如日常活动能力）或生活质量提高的相关性。

干预措施通过监管部门的审批并作为标准临床实践被采用后，将进入监控期。此时有大量的异质性患者个体暴露在干预措施下，有助于低频率不良事件的检测，还可以为干预措施的疗效提供进一步信息。在这一阶段还可以开展4期临床试验，继续针对有关疗效、最佳治疗途径和安全性等问题进行更加可控的研究。

人类脊髓损伤的特点和影响临床试验的混杂因素

本章目的并不在于回顾具体脊髓损伤临床试验，相关内容请见其他章节和最新的综述文献[21~24]。

在临床前动物实验向人体研究过渡过程中，有几个问题需要考虑。如前所述，人类脊髓损伤不像实验室模型那样具有相对一致性。尽管特殊打击设备的研发使科学家已经能够建立与多数人类脊髓损伤具有相同时间窗的动物损伤模型（<10 ms），但人类脊髓损伤通常同时涉及脊髓的压迫、牵拉等多种机械损伤（如在三个轴向上均发生破坏）。人类脊髓损伤还可能由一系列非创伤性因素引起，包括感染、椎管狭窄或脊柱肿瘤等。因此，脊髓损伤在以下方面表现出高度异质性：

■ 脊髓损伤节段（从需要辅助通气的高位颈髓损伤到可以步行的马尾损伤）
■ 损伤严重程度（从不完全脊髓损伤到损伤平面以下感觉、运动功能的完全丧失）
■ 时程差异（从急性期、亚急性期到脊髓损伤后慢性长期病程中的不同时间点）

因此，从临床研究的角度来看，应尽量减小研究对象间的差异。如果纳入的研究对象同时包括不完全损伤和感觉运动完全损伤的患者，那么在进行统计分析时，潜在的预后差异（包括自发恢复的速度差异）将相互混淆、产生偏差或抵消，导致研究者得出治疗无效的错误结论。最终，同一项研究中纳入的脊髓损伤类型越多，

对数据分层的要求就越高，数据分析的统计学效力（意义）也就越弱。进行研究时克服研究对象异质性的最根本方式是增加纳入参与者的数量或重新开始，但这两种方式都意味着更多的时间和金钱的投入。（安慰剂）对照组应在所有方面都尽可能与实验组的构成相匹配。

临床试验中一些容易影响对结果进行准确解读的潜在混杂因素见表30.3。另外，还可参考关于脊髓损伤研究对象纳入/排除标准和伦理相关问题[19]，或脊髓损伤临床试验设计[20]的更多细节进行讨论。

有效开展临床试验的一般原则

以往的脊髓损伤临床试验项目已经为我们提供了有价值的经验和认识，可以为将来的试验提供指导[25-35]。其中许多经验并非脊髓损伤研究所独有，而是所有治疗性干预措施的转化研究共有的基本事实[36]。过去最为著名的一批脊髓损伤急性期临床试验［如国家急性脊髓损伤研究（National Acute Spinal Cord Injury Study，NASCIS）、Sygen 及 GK-11 等］均有设计良好的研究方案及恰当的对照组，并且在足够长的恢复期内应用了盲法评估。遗憾的是，这些研究项目均未能在预先确定的主要终点时成功证明任何确切的疗效。

由此可见，目前脊髓损伤研究领域内尚未发现研究必须达到的明确有效的临床终点（如疗效结果评价或具有临床意义的获益）。可以认为，过去的研究设定的临床终点过于激进或不够敏感，因而无法检

表 30.3　影响临床试验结果准确解读的混杂因素

可能的混杂因素	研究者是否能够采取措施控制该混杂因素（是 / 否）
先前接受的急诊或基本处理，重症监护治疗和管理	否
手术减压和脊柱固定（以及脊髓损伤发生后进行手术的时间选择）	否
其他器官的损害或脊髓损伤后出现的并发症	否
试验期间研究对象参与的康复训练活动的开始时间、类型和程度	否
研究方案设计不合理或实验结果统计分析方法不恰当	是
参与试验的研究对象纳入和排除标准不恰当（如脊髓损伤节段、严重程度和病史长度的不同）	是
研究对象不符合盲法随机原则及治疗干预的分配顺序未随机进行	是
缺少与实验性治疗组条件恰当匹配的对照组研究对象	是
研究者或研究对象由于知道了研究对象所接受的治疗类型而产生的心理预期和偏倚	是
临床结果评价工具或主要预后（临床试验终点）评价指标不合适、不敏感或不可靠	是
缺少对试验结果评价的独立盲法评估	是
预后评估的检查者内信度和检查者间信度较差（缺少对试验评估人员的持续培训）	是
缺少充分的随访评估（通常应至少随访至试验完成后 12 个月）	是

注意：这些因素可能能由或无法由研究者进行控制，但无论如何，在进行数据分析之前应谨慎考虑其影响

测出微小的变化；但也有可能是因为治疗效果（如果确实有效的话）不够明显。当评价指标未能得出想要的结论时，也可能是指标评价方法的问题。确定一个足够准确敏感的临床终点来可靠地反映细微但有意义的疗效并不容易，必须先对这一疗效进行准确定义，并将其与自发恢复引起的改善区别开来。目前，对于多种脊髓损伤临床治疗靶点，能够识别其细微但具有临床意义的获益的最有效的预后评价工具尚未达成共识。了解脊髓损伤后自发恢复的自然病程，有助于确定足以证明治疗效果的合理阈值[17, 18, 37, 38]。最近关于脊髓损伤预后评价指标和工具的综述提供了更多信息和讨论[18, 39]。

理想的临床试验项目的最优基础通常

难以保证完全实现，但规划争取达到其中的某些条件仍然具有建设性意义。需要考虑的方面包括：

■ 提供有较强说服力的临床前数据和对治疗作用机制的理解，可以带来更大的研究热情和更多的财政支持，用来克服实验早期阶段可能遇到的阻碍（临床项目的财政支持比较困难，且通常会限制试错学习的机会）。

■ 选择敏感而可靠的结果评价指标，展示治疗方法的客观、可测量的疗效。

■ 设计前瞻性标准，确立有临床意义的疗效（临床终点），充分证明干预措施能够带来足以平衡成本和风险的确切获益。

■ 做好应对部分成功（如疗效较弱）的计划，应该了解部分成功可能既无法继续深入研究也无法收回成本。

■ 随机化研究和恰当的安慰剂对照，对于验证任何临床干预的疗效都非常关键。

■ 充分了解所研究疾病的自然病程，包括可预计的自发（未治疗）恢复。

■ 确定合理的纳入标准，使参与者群体具有足够的一致性，以显示选定终点的治疗效果。

■ 小结

应用良好的实验室实践方法对任何临床前发现进行独立重复，能够提高原始发现的确定性，有助于实验性治疗方法向人体研究的转化。对于类似脊髓损伤的疾病，由于目前尚未发现任何一种治疗能够带来明确的临床获益，最佳实验设计和研究方案的建立仍然比较困难。如本章所述，对若干因素需要预先进行考虑，以提高得到成功结果的可能性。

为了在 3 期核心试验结束时得到成功的结果，研究者需要证明功能能力的提高和对至少一项相关日常生活活动能力的影响。不过，日常生活活动的进行通常会受到多种与被研究的实验性治疗方式无关的独立因素的影响（如患者自身的动机）。总之，能力并不等同于表现，能否真正运用得到提高的能力取决于个体，并非任何临床研究所能控制。根据目前脊髓损伤临床前研究结果的发现和转化的发展速度，已经是时候开始考虑如何通过合法、客观和高效的方式开展高质量的人体研究了。

要 点

■ 没有恰当的对照资料和盲法评估的研究，不是有效的临床试验。研究对象主动为实验性治疗措施付费意味着该项目不是一项临床试验，因为研究者将受到利益的诱惑（偏倚）。

■ 有效的临床试验项目必须满足以下条件：

□ 关于治疗干预措施潜在获益的恰当临床前（或前临床）证据。

□ 恰当数量的参与者随机分配到实验组和对照组。

□ 在足够长的恢复期内进行盲法评估（通常需要持续到接受治疗后 1 年）。

□ 选择恰当的结果评价工具（和敏感的检测阈值），准确检测实验组和对照组之间的统计学差异，反映具有功能意义的临床终点。

难　点

■ 在开展临床试验前，需要完成或充分理解的基础临床前（动物研究）转化事项：
□ 由另一实验室独立验证研究发现。
□ 治疗对象（最有可能获益的人群）。
□ 可能的毒性副作用或不良事件（由多物种动物研究确定）。
□ 治疗措施应用的有效时机和持续时间（治疗机会时间窗）。
□ 治疗量（剂量）。
■ 临床试验的常见难点还包括本章表30.3 所列的各项因素。

（邢华医　译，刘　楠　校）

参考文献

1. Ramer LM, Ramer MS, Steeves JD. Setting the stage for functional repair of spinal cord injuries: a cast of thousands. Spinal Cord 2005;43(3): 134–161

2. Onose G, Anghelescu A, Muresanu DF, et al. A review of published reports on neuroprotection in spinal cord injury. Spinal Cord 2009;47(10): 716–726

3. Karimi-Abdolrezaee S, Eftekharpour E, Wang J, Morshead CM, Fehlings MG. Delayed transplantation of adult neural precursor cells promotes remyelination and functional neurological recovery after spinal cord injury. J Neurosci 2006;26(13): 3377–3389

4. Biernaskie J, Sparling JS, Liu J, et al. Skin-derived precursors generate myelinating Schwann cells that promote remyelination and functional recovery after contusion spinal cord injury. J Neurosci 2007;27(36):9545–9559

5. McGraw J, Hiebert GW, Steeves JD. Modulating astrogliosis after neurotrauma. J Neurosci Res 2001; 63(2):109–115

6. Galtrey CM, Fawcett JW. The role of chondroitin sulfate proteoglycans in regeneration and plasticity in the central nervous system. Brain Res Brain Res Rev 2007;54(1):1–18

7. Fitch MT, Silver J. CNS injury, glial scars, and inflammation: inhibitory extracellular matrices and regeneration failure. Exp Neurol 2008;209(2): 294–301

8. Lu P, Jones LL, Tuszynski MH. Axon regeneration through scars and into sites of chronic spinal cord injury. Exp Neurol 2007;203(1):8–21

9. Nomura H, Tator CH, Shoichet MS. Bioengineered strategies for spinal cord repair. J Neurotrauma 2006;23(3-4):496–507

10. Mackay-Sim A, Féron F, Cochrane J, et al. Autologous olfactory ensheathing cell transplantation in human paraplegia: a 3-year clinical trial. Brain 2008;131(Pt 9):2376–2386

11. Dunlop SA. Activity-dependent plasticity: implications for recovery after spinal cord injury. Trends Neurosci 2008;31(8):410–418

12. Dunlop SA, Steeves JD. Neural activity and facilitated recovery by training after CNS injury: implications for rehabilitation. Top Spinal Cord Inj Rehabil 2003;8:92–103

13. Lynskey JV, Belanger A, Jung R. Activity-

dependent plasticity in spinal cord injury. J Rehabil Res Dev 2008;45(2):229–240

14. Blesch A, Tuszynski MH. Spinal cord injury: plasticity, regeneration and the challenge of translational drug development. Trends Neurosci 2009;32(1):41–47

15. Benowitz LI, Yin Y. Combinatorial treatments for promoting axon regeneration in the CNS: strategies for overcoming inhibitory signals and activating neurons' intrinsic growth state. Dev Neurobiol 2007;67(9):1148–1165

16. Kwon BK, Okon EB, Tsai E, et al. A grading system to evaluate objectively the strength of pre-clinical data of acute neuroprotective therapies for clini-cal translation in spinal cord injury. J Neurotrauma 2011;28(8):1525–1543

17. Fawcett JW, Curt A, Steeves JD, et al. Guidelines for the conduct of clinical trials for spinal cord injury as developed by the ICCP panel: spontaneous recovery after spinal cord injury and statistical power needed for therapeutic clinical trials. Spinal Cord 2007;45(3):190–205

18. Steeves JD, Lammertse D, Curt A, et al; International Campaign for Cures of Spinal Cord Injury Paralysis. Guidelines for the conduct of clinical trials for spinal cord injury (SCI) as developed by the ICCP panel: clinical trial outcome measures. Spinal Cord 2007;45(3):206–221

19. Tuszynski MH, Steeves JD, Fawcett JW, et al; International Campaign for Cures of Spinal Cord Injury Paralysis. Guidelines for the conduct of clinical trials for spinal cord injury as developed by the ICCP Panel: clinical trial inclusion/ exclusion criteria and ethics. Spinal Cord 2007;45(3):222–231

20. Lammertse D, Tuszynski MH, Steeves JD, et al; International Campaign for Cures of Spinal Cord Injury Paralysis. Guidelines for the conduct of clinical trials for spinal cord injury as developed by the ICCP panel: clinical trial design. Spinal Cord 2007; 45(3):232–242

21. Amador MJ, Guest JD. An appraisal of ongoing experimental procedures in human spinal cord injury. J Neurol Phys Ther 2005;29(2):70–86

22. Baptiste DC, Fehlings MG. Update on the treatment of spinal cord injury. Prog Brain Res 2007; 161:217–233

23. Knafo S, Choi D. Clinical studies in spinal cord injury: moving towards successful trials. Br J Neurosurg 2008;22(1):3–12

24. Hawryluk GW, Rowland J, Kwon BK, Fehlings MG. Protection and repair of the injured spinal cord: a review of completed, ongoing, and planned clinical trials for acute spinal cord injury. Neurosurg Focus 2008;25(5):E14

25. Bracken MB, Collins WF, Freeman DF, et al. Efficacy of methylprednisolone in acute spinal cord injury. JAMA 1984;251(1):45–52

26. Bracken MB, Shepard MJ, Hellenbrand KG, et al. Methylprednisolone and neurological function 1 year after spinal cord injury. Results of the National Acute Spinal Cord Injury Study. J Neurosurg 1985;63(5):704–713

27. Bracken MB, Shepard MJ, Collins WF, et al. A randomized, controlled trial of methylprednisolone or naloxone in the treatment of acute spinal-cord injury. Results of the Second National Acute Spinal Cord Injury Study. N Engl J Med 1990;322(20):1405–1411

28. Bracken MB, Shepard MJ, Collins WF Jr, et al. Methylprednisolone or naloxone treatment after acute spinal cord injury: 1-year follow-up data. Results of the Second National Acute Spinal Cord Injury Study. J Neurosurg 1992;76(1):23–31

29. Bracken MB, Shepard MJ, Holford TR, et al. Administration of methylprednisolone for 24 or 48 hours or tirilazad mesylate for 48 hours in the treatment of acute spinal cord injury. Results of the Third National Acute Spinal Cord Injury Randomized Controlled Trial. National Acute Spinal Cord Injury Study. JAMA 1997;277(20):1597–1604

30. Bracken MB, Shepard MJ, Holford TR, et al. Methylprednisolone or tirilazad mesylate administration after acute spinal cord injury: 1-year follow up. Results of the Third National Acute Spinal Cord Injury Randomized Controlled Trial. J Neurosurg 1998;89(5):699–706

31. Otani K, Abe H, Kadoya S, et al. Beneficial effects of methylprednisolone sodium succinate in the treatment of acute spinal cord injury.

Sekitsy Sekizu.i 1994;7:633–647

32. Geisler FH, Dorsey FC, Coleman WP. Recovery of motor function after spinal-cord injury—a randomized, placebo-controlled trial with GM-1 ganglioside. N Engl J Med 1991;324(26):1829–1838

33. Geisler FH, Coleman WP, Grieco G, Poonian D; Sygen Study Group. The Sygen multicenter acute spinal cord injury study. Spine 2001;26(24, Suppl): S87–S98

34. Tadié M, Gaviria J-F, Mathé P, et al. Early care and treatment with the neuroprotective drug gacyclidine in patients with acute spinal cord injury. RACHIS 2003;15:363–376 (translation)

35. Cardenas DD, Ditunno J, Graziani V, et al. Phase 2 trial of sustained-release fampridine in chronic spinal cord injury. Spinal Cord 2007;45(2): 158–168

36. Steeves JD, Zariffa J, Kramer JL. Are you "tilting at windmills" or undertaking a valid clinical trial? Yonsei Med J 2011;52(5):701–716

37. Steeves JD, Kramer JK, Fawcett JW, et al; EMSCI Study Group. Extent of spontaneous motor recovery after traumatic cervical sensorimotor complete spinal cord injury. Spinal Cord 2011; 49(2):257–265

38. Zariffa J, Kramer JL, Fawcett JW, et al. Characterization of neurological recovery following traumatic sensorimotor complete thoracic spinal cord injury. Spinal Cord 2011;49(3):463–471

39. Alexander MS, Anderson KD, Biering-Sorensen F, et al. Outcome measures in spinal cord injury: recent assessments and recommendations for future directions. Spinal Cord 2009;47(8):582–591

第31章　脊髓损伤动物模型

Aileen J. Anderson，Sheri L. Peterson，Christopher J. Sontag

本章重点

1. 脊髓损伤研究者利用种类广泛的动物模型来模拟损伤的不同方面，揭示脊髓损伤病理生理过程、机制和潜在的治疗方式。

2. 不同的动物模型各有优势和不足，充分了解其特点及潜在的造模假说，对于利用某一特定模型得出恰当的结论非常重要。

3. 脊髓损伤动物模型主要用于重现临床相关过程，或测试可用于脊髓损伤的概念验证变量，二者均对这一领域的进展发挥重要作用。

4. 脊髓损伤研究者可以借助多种方法对脊髓损伤动物模型进行评估，包括组织学、运动和感觉行为任务及电生理学方法等。

所有脊髓损伤模型的共同目的是建立一种可重复、标准化的稳定方法，用于评估脊髓的损伤和恢复。脊髓损伤动物模型是用于认识脊髓损伤病理生理过程、机制和潜在治疗干预靶点的重要工具。本章将回顾主要的几类脊髓损伤动物模型及与其相关的临床过程。此外，还将提到髓鞘再生、缺血及神经再生的概念验证模型及这些模型的组织学和行为学评价问题（表31.1）。

许多物种都可以用于脊髓损伤研究（表31.2）。近来的多数研究以大鼠为研究对象，主要原因是大鼠价格低廉且功能行为学分析方法已经成熟建立。不过，小鼠的应用也在逐渐增加，因为其具有易于进行基因操控的优点，新的造模设备也得到了开发。尽管这些物种已经极大地满足了研究目的的需要，但对于某些治疗措施的临床转化研究，更大型动物的模型也发挥着不可忽视的作用[1]，特别是考虑到从小鼠到大鼠再到人类脊髓在体量上的巨大差异（图31.1）。与啮齿类动物模型相比，非人类灵长类动物脊髓损伤模型较为罕见，因为其价格昂贵，需要专门护理，并且难以制作出可重复的损伤[2]。与此同时，小动物模型对于推进神经系统再生过程中新的分子和通路的识别研究起到了非常重要的作用。

表 31.1　脊髓损伤研究常用损伤模型总结

	模型	特点	局限性
钝性创伤	挫伤	临床最常见 实时发现损伤结果 特点已有文献进行了充分描述 可重复 可分级	由于存在神经纤维残留，难以评价再生情况
	压迫	由缺血引起的损伤与临床实际情况相似 可重复 可分级	由于存在神经纤维残留，难以评价再生情况
横断伤	挤压	最简单的钝力创伤模型 可根据钳夹的力度分级 可重复	由于存在神经纤维残留，难以评价再生情况
	完全横断	可进行组织工程及桥接 进行下行运动纤维束轴突再生研究的最佳模型	动物护理较困难 进行阐述时需要仔细确认损伤
	部分横断	可以为专门针对某一传导束的再生进行的研究提供平台 可能提供对侧对照	进行阐述时需要仔细确认损伤 残留轴突出芽和行为代偿
	神经根撕脱	与临床实际情况极为相似；患者通过神经根再植入获得功能改善 进行 PNS/CNS 分界面再生研究的最佳模型	无法完全模拟撕脱伤合并创伤性脊髓损伤的全部病变
概念验证	化学脱髓鞘	可用于有关内源性髓鞘再生因子和相关治疗的研究	还原主义模型，无创伤成分
	光化学损伤	孤立的缺血性损伤，可用于缺血治疗的相关研究	还原主义模型，无创伤成分
	外周处理	可用于有关 CNS 损伤后再生抑制环境及促进 PNS/CNS 轴突生长的策略等的相关研究	还原主义模型，无创伤成分
	视神经挤压	可用于有关 CNS 损伤后再生抑制环境及促进 PNS/CNS 轴突生长的策略等的相关研究 文献报道充分，解剖结构明确	还原主义模型，无创伤成分 属于 CNS，但不是脊髓组织

缩写：CNS，中枢神经系统；PNS，周围神经系统

表 31.2　脊髓损伤研究常用动物

动物	特点	局限性
啮齿类	可以使用更大的样本量（价格低廉，技术要求低） 可重复性损伤 行为学评估方法成熟 呼吸系统及神经解剖与人体相似 细胞免疫反应过程与人类相似	体型小，寿命短 品系间的差异增加了复杂性 脉管系统及神经传导束的位置和特点与人类有所不同 体液免疫反应过程与人类有所不同 无爪/趾精细运动 四肢爬行：骨骼肌肉系统解剖与人类不同，前肢功能对于行走十分重要
小鼠	基因可操控性极高 免疫缺陷模型可用于评价人体细胞治疗而不会存在排异反应的影响	体形最小 损伤中心会形成粘连蛋白充填的瘢痕，与临床所见不同
大鼠	损伤和行为学评价的文献报道最充分 有免疫缺陷模型 损伤中心形成空洞	基因可操控性不强
大型哺乳动物	体形较大，能够为神经再生、移植细胞迁移及操作的安全性提供可成比例倍增的信息 脉管系统和神经传导束的组织方式与人体类似 后肢驱动行走	样本量相对较小（价格和技术要求均较高） 缺少标准化的造模方法和成熟的行为学评估方法 进行基因操控的可能性极低
猫	有重要组织学意义的模型 有一定的标准化造模方法和行为学评估方法	
狗	兽医可以对发生自然损伤的宠物狗进行评估	
小型猪	脉管系统与人类极为相似	
非人类灵长类动物	体形较大，能够为神经再生、移植细胞迁移及操作的安全性提供可成比例倍增的信息 脉管系统和神经传导束的位置及特点与人类高度相似 与人类具有遗传相似性（对于药物干预研究非常有用） 可以进行双下肢行走功能评估 可以进行物理治疗干预 可以评估手部精细运动 有复杂的皮质环路，可以完成简单的运动任务，模拟人类潜在的神经可塑性 可以进行动机评价	样本量很小（价格最昂贵，技术要求高，并非所有研究人员都具备相应条件） 需要考虑伦理因素 行为学评价方法较敏感，但技术难度大 基因可操控性极低 难以达到足够的长期免疫抑制状态，不易进行异体移植研究

(续表)

动物	特点	局限性
狨猴	挫伤模型已经建立	属于较小的灵长类动物（类似于啮齿类）
猕猴	大型灵长类动物	损伤模型仅限于半切，与临床最常见的挫伤模型不同

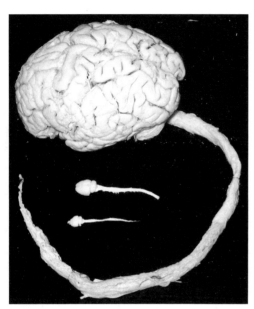

图 31.1　小鼠、大鼠和人类脊髓大小对比。可见人类脊髓较啮齿类动物大许多，这一差异给研究发现为啮齿类动物向人类的转化带来了挑战，特别是在细胞移植、损伤动力学及再生纤维通过的距离等方面

动物模型需要达到的最关键标准是能够充分说明或适用于人类脊髓损伤。人类脊髓损伤是不同类型、不同严重程度和不同节段损伤的异质混杂体，伴有不同程度的功能障碍。因此，动物模型必须能够将这些元素整合呈现。

关于动物模型首先需要说明的因素是损伤的类型和严重程度。人类脊髓损伤被分为四大类型：实质性脊髓损伤（10%）、挫伤 / 空洞（49%）、撕裂伤（21%）和

严重压迫（20%）。多数损伤在解剖上为不完全性的[3]。因此，动物模型的研究重点是模拟这些损伤类型和讨论造成这些损伤的方法。此外，能够制作不同等级严重程度的损伤并能够利用行为学和组织学方法检测各等级之间的差异，对于研究成果向不同脊髓损伤人群的成功转化至关重要，也是动物模型制作的一条主要评价标准。

另一个需要说明的重要因素是损伤节段。许多动物模型均采用中胸段损伤，导致不同程度的后肢瘫痪和躯干不稳定。由于作为动物模型的动物多用四肢爬行，这一节段损伤后的行为学结果与用双下肢行走的动物会有很大不同。多数人类脊髓损伤发生于颈段[3]，最近一项脊髓损伤患者调查显示，与其他功能（如上肢运动、膀胱和肠道控制、性功能）相比，行走功能通常恢复更难和更晚[4]。因此，设计动物模型时应特别注意满足这些需求，目前也已经出现了一股致力于建立颈髓损伤模型和评估方法的热潮。由于局部肌肉结构和神经解剖相对复杂，制作稳定可重复的颈髓损伤模型的最大困难是脊髓的暴露。不过，只要经过恰当的训练和一定的重复，本章中讨论的大多数损伤模型制作方法均可以应用于任何需要的椎体节段。

此外，动物模型的脊髓损伤是在麻醉状态下制造出来的，不存在其他相互冲突

的影响因素。不同的是，人类脊髓损伤病例多伴有其他并发症和继发创伤（如机动车事故，导致脊髓损伤的最常见原因之一）[3, 5]。这些原因将导致临床实际情况和动物模型间的巨大差异。

最后，还应注意了解不同物种脊髓损伤之间的差异。首先，尽管神经解剖和功能在不同物种间高度保守，但从啮齿类到灵长类再到人类的进化过程中仍然出现了截然不同的差异[6]。另外，即使同为啮齿类动物也存在差异：大鼠和小鼠在脊髓损伤后表现出不同的炎症反应[7]，不同品系的小鼠在脊髓损伤后也表现出不同的补体活性[8]、兴奋性毒性、继发退变和损伤愈合能力[9]。最后，年龄对于人类模型[10]和大鼠脊髓损伤模型[11, 12]来说均为重要的影响因素，高龄与死亡率增高和运动功能障碍及组织学异常加重密切相关。注意到这一点非常重要，因为绝大多数啮齿类脊髓损伤模型使用的是年轻的成年动物（8~12 周龄），而目前临床脊髓损伤患者的平均年龄为 40 岁[5]。

总之，了解一种模型的优势和不足以及造模假说是非常重要的。尽管其中某些动物模型更具有临床转化意义，但本章介绍的所有动物模型都为解脊髓损伤提供了帮助，并影响未来治疗方法研究的方向。

■ 具有临床相关性的动物脊髓损伤模型

许多常用的 SCI 动物模型模拟了人类患者的损伤形式、病理和行为学表现。本节将重点介绍挫伤、压迫、横切和神经根撕脱模型，以及这些模型在人类脊髓损伤机制和治疗研究中的贡献。

椎板切除术

椎板切除术通常是制作大多数动物脊髓损伤模型的第一步。进行椎体暴露和切除操作时应注意仔细避免过度损伤肌肉结构或误伤脊髓。此外，肌层和皮肤应予以恰当的缝合，以免造成动物的脊柱后凸畸形。最终，经过一定的培训和练习，椎板切除术应该能够达到零失误，是暴露脊髓以便进行下一步实验的一种可靠而且可重复的方法。

脊髓损伤的压迫和挫伤模型

挫伤模型广泛应用于模拟人类最常见的损伤形式[3]。这类模型均通过某种形式的钝器伤对脊髓造成压迫，导致进行性损伤的产生，与人类脊髓损伤十分相似[13]。操作中还应注意避免破坏硬膜囊（无论是牵拉还是划伤），因为在实际情况中硬膜囊损伤是一个独立的临床问题。此处主要介绍的是科学文献中报道频率最高的钝器伤模型。

钳夹压迫模型用一种改良的动脉瘤夹来制造稳定可重复的损伤，可以通过改变压迫的持续时间来调节损伤的严重程度，也可以使用压力不同的夹子而保持压迫时间不变[14]。使用分度钳也是制作不同程度损伤小鼠模型的一种方法，可以造成行为学和病理学上可见的异常[15]。如使用恰当，这些模型都是能够在多种动物中建立可重复损伤的有效方法。但是与最近研发出来的计算机控制损伤设备相比，这些方法欠缺一些更加先进的特征和数据产出。

计算机辅助挫伤设备具有稳定性高、可提供的数据丰富等优势，可以用于反映损伤的可靠性、效能和在手术完成时及时剔除造模效果不佳的动物。OSU 打击器[16]最先用于大鼠，随后经过改良提高了稳定性，现已可以用于小鼠[17]。它将脊髓下陷的位移量作为损伤的一个指标，能够显示总位移和脊髓的实际受力大小。NYU 打击器[18]利用重物坠落法制作大鼠脊髓挫伤，根据坠落高度的不同改变损伤的严重程度，同样能够显示多项参数，包括打击头速度、压迫速度和距离、脊髓实际受力大小等。Infinite Horizon 打击器（Precision Systems and Instrumentation, Fairfax Station, Virginia）[19]利用计算机控制的探头，可以按照用户的设定值对多种动物的脊髓产生特定力度的打击。它能够提供丰富的数据报告，包括脊髓实际受力大小、产生最大力时的打击速度和脊髓的下陷位移，还可以生成整个打击过程中受力和位移变化的曲线图。

如前言所述，与品系和物种差异类似，年龄也是影响脊髓损伤原发损伤和恢复过程的重要因素。老年动物挫伤模型会表现出更加严重的功能恢复障碍。但是，由于这些模型的复杂属性，造成这一差异的生物学基础还难以确定[11, 12]。

完全和部分横断脊髓损伤模型

完全横断模型是将脊髓完全切断，导致完全性损伤，通常也称为"切断脊髓的"动物。这一模型模拟的是临床上脊髓完全断裂的情况，可见于刀刺伤或子弹伤，但实际上这类损伤多为不完全性损伤且非常罕见[3]。但是，这种模型的完全损伤属性为研究者判断轴突再生和行为学恢复提供了非常纯粹的途径。制作模型时应注意仔细将脊髓完全切断，以免残留的轴突在后续研究中被误认为再生的轴突而进行计数[20]。使用逆行和顺行示踪剂可以将再生的轴突与残留轴突区别开来。这一独特的局限性创伤模型的优势体现在观察较单纯损伤类型的研究中，以及针对轴突再生过程某个单一科学问题的研究中，但这种模型无法表现出与挫伤模型相同程度的病理生理改变[21]。最后，完全横断后由干预措施引起的行为学恢复需要通过再次切断来反向验证，以避免已有报道中提到的完全横断动物出现自发爬行运动的可能[22]。

部分横切模型通常用于针对脊髓中特定传导束或特定区域的研究。这一模型类似临床上的脊髓不完全撕裂伤，只是损伤方式更加单纯和精确。尽管这类模型存在和完全横断模型类似的局限，但同时也具有一些独特的优势：单侧部分横断模型可以利用同一只动物的对侧未损伤组织作为对照；此外，根据科学问题和临床相关需要，还可以有针对性地研究某些特定传导束和传导通路。由于损伤的不完全属性，与完全横断损伤模型相比，将残留轴突和可能发生了再生的轴突进行区别就显得更为重要。逆行和顺行造影剂有助于进行判断。这类动物模型行为学表现的一个重要的混杂因素，是通过代偿和残留区域的可塑性达到功能恢复[23]。

神经根撕脱脊髓损伤模型

另一种脊髓损伤动物模型是神经根撕脱，将运动神经元、副交感神经元和后根神经节（Dorsal root ganglia，DRG）的轴突在 CNS 和 PNS 分界面处切断[24]。由于 PNS 再生能力强于 CNS，这一模型的损伤部位提供了一个独特的科学问题。将椎板切除后，用镊子对臂丛[27]、腰骶丛[28]或马尾神经[26]的后根[25]、前根[26]进行纵向牵拉造成损伤。

这一模型模拟的临床情况是同时包含前根及后根的断裂和撕脱的复杂损伤，多见于交通事故或新生儿娩出过程。由于脊柱的解剖特点，腰骶丛撕脱在临床上比臂丛撕脱更常见[29]。动物模型能够表现临床描述的运动、感觉、自主神经及膀胱和肠道功能障碍[30, 31]。撕脱伤后疼痛的出现和神经元的急剧丢失等人体改变，在这一模型中也有类似体现[29]。神经根撕脱伤模型已被用于研究轴突切断后的炎症反应特点及进行性丢失的运动神经元的残留数量等[26]。

从临床角度来看，这一动物模型对于神经根再植入手术的发展非常关键。这一手术是目前唯一在臂丛神经损伤和脊髓损伤患者中取得成功的治疗方式。将撕脱的前根（或外周神经移植物）再次植入脊髓外侧白质（或植入前根出口区）的治疗方式，已被证明能够在 1 年内使运动和膀胱功能有所恢复，并伴有疼痛的减轻，对人类和动物均有效[29, 32]。结合神经营养因子治疗以减少运动神经元死亡的综合治疗方法，可能带来最大的临床获益[33]。

■ 脊髓损伤后髓鞘形成、缺血和再生的概念验证

除了模拟临床相关过程的传统动物模型以外，还有其他若干种常用的模型，包括化学脱髓鞘、光化学损伤、周围神经物理损伤等。这些概念模型可以将研究者感兴趣的某一脊髓损伤后过程孤立出来，使研究者能够在相互作用因素较少的环境中从系统层面对这一过程进行研究，然后再向更复杂的临床转化模型过渡。因此，应用这类模型进行研究，可以使我们从整体上了解脊髓损伤及其恢复相关过程的分子机制，包括髓鞘形成、缺血和再生等。

脊髓损伤的化学脱髓鞘模型

目前，已经可以利用溴化乙啶（Ethidium bromide，EB）或溶血卵磷脂（Lysolecithin，LL）在动物体内制造局部脱髓鞘损伤，模拟脊髓损伤的髓鞘形成过程而不需要对脊髓造成机械损伤[34]。这类模型可以诱发少突胶质细胞的死亡，从而引起快速而同步的轴突脱髓鞘，但很少造成轴突的直接损伤。此外，有证据表明，损伤部位的内源性少突前体细胞群数量有所减少。在年轻动物（8~10 周龄）中，由机体自身介导的自发的髓鞘完全再生通常需要 2~3 周。将不同来源的少突胶质前体细胞（Oligodendrocyte precursor cell，OPC）群进行移植，也可以引起脊髓损伤部位的髓鞘再生[34]。

发生损伤时的年龄是一个重要的影响因素。在啮齿类动物中，与 3 月龄以下的

动物相比，5 月龄以上的动物会表现年龄相关的髓鞘再生障碍[34, 35]。如前所述，与年龄相关的功能恢复减慢及髓鞘形成能力减弱，同样可见于脊髓挫伤模型，说明概念验证模型可以为在机制方面为更复杂的临床模型提供有价值的见解。

脊髓损伤的光化学损伤模型

应用玫瑰红（一种光敏染料）是引起缺血性损伤的方法之一。将染料经静脉注射进动物体内，然后用波长为 560 nm 的激光束照射脊髓将染料进行激发[36]。这一缺血性损伤模型与手术夹闭血管模型不同，手术夹闭血管模型中的缺血事件是以血小板聚集为起始环节的。许多课题组已经对这一损伤的形态学和电生理特征进行了研究，发现损伤的大小、严重程度和位置都可以人为控制[37]。此外，由于啮齿类动物的骨骼具有透明的特点，造模时不需要切除椎板。这一损伤模型缺少机械损伤时常合并的出血过程，无法模拟人类患者最常见的脊髓挫伤。不过，它仍然是研究脊髓损伤缺血过程的有用工具。

脊髓再生的外周处理损伤模型

已有研究表明，感觉神经元的外周突和中枢突对损伤的反应有所不同，外周突可以表现显著的再生活性，而位于脊髓后索内的中枢突则无法再生[38, 39]。导致中枢突的这一再生缺乏现象的原因是 CNS 神经元内源性生长活性的降低，以及 CNS 髓磷脂和胶质瘢痕的抑制作用。目前已经发现，啮齿类动物和人类的 CNS 轴突可以长入 PNS 组织移植物内，说明了微环境对神经系统再生的重要性[29, 38, 40]。不过，最近对大鼠和小鼠进行外周神经损伤处理的研究已经发现，在未给予 PNS 移植物的情况下，损伤组织内和脊髓后索横断部位的头端组织中均有轴突再生的增加[41, 42]。

这一中枢再生现象最早发现于在制造后索损伤前 1 周先将坐骨神经切断的研究[42]（"预处理"），最近又进行了在制造后索损伤的同时切断坐骨神经，并在后索损伤 1 周后再次切断坐骨神经的研究[41]（"处理叠加后处理"）。尽管后一种方法在时程上更接近临床，但由于伦理原因，不可能对患者制造外周神经损伤。此外，运动神经元再生和功能性运动的恢复也无法通过感觉神经元的再生来实现。因此，这一动物模型的用途在于阐明这一 CNS 再生罕见案例的机制，并利用相关知识促进各类脊髓损伤后的神经再生。

考虑到 PNS 与 CNS 再生能力的差异，以及将 DRG 周围突和中枢突同时切断（而不是只切断中枢突）后出现的中枢突延长，这一模型中发生中枢再生的机制可能与 DRG 胞体水平上的蛋白表达改变有关。脊髓内感觉传出通路的再生的确与多种信号蛋白和转录因子相关[43-45]。有趣的是，环磷酸腺苷（Cyclic adenosine monophosphate，cAMP）类似物神经节内注射，可以引起与损伤处理对中枢突再生的影响类似的效应[46]。

需要特别注意的是，尽管对 DRGs 的预处理可以使感觉神经元的中枢突再生并穿过脊髓损伤的部位，仍有许多轴突在受损组织内扭曲杂乱地生长而不会向头端延伸[42]。而且再生的感觉传出神经的功能也存在问题，这些再生的轴突似乎处于一种慢性病理状态，电生理指标如神经传导速度等多存在异常[47]。不过，DRGs损伤处理仍然是CNS再生研究的良好模型，可以用于解释再生的机制以及环境因素和内源性因子对脊髓再生的影响，为未来的脊髓损伤治疗提供思路。

视神经挤压模型是另一种已经得到广泛应用的类似的CNS再生模型，通过晶状体穿刺和视神经钳夹，可以使轴突长入视神经[48]。这一模型的优点是视神经组织完全来源于CNS，且比脊髓的组织结构相对简单。两种模型的再生过程涉及多种相同的蛋白和生物学过程，包括cAMP等[49]。

■ 脊髓损伤模型的评估

脊髓损伤后恢复程度的评估可以从组织学、运动和感觉行为任务及必要时的电生理检测等方面进行。

组织学

常用的组织学指标包括损伤体积和组织残留量。根据研究采用的模型和假说，也可以进行再生纤维的神经解剖追踪和炎性细胞的定量分析。需要引起重视的是，随着损伤的发生和恢复，脊髓的组织总量也会产生变化[11]。计算这些体积变化时采用无偏倚的体视学定量方法，才能提供更为精确的组织病理学指标评价。

行为学

可用于脊髓损伤后功能缺陷和恢复程度评价的行为学任务有很多种[50]。应根据不同方法对损伤节段、类型和严重程度的敏感性进行行为学指标的选择。因此，恰当的行为学任务需要根据感兴趣的结果变量和研究方法的限制范围进行选择。Basso-Beattie-Bresnahan（BBB）评分是一项非常有用的大鼠后肢功能评价工具，在一块开阔的空地上对爬行功能的恢复进行总体评价并计分，分值范围从0~21，其中21分代表功能正常，0分代表完全瘫痪[51]。Basso小鼠评分（Basso Mouse Scale，BMS）是在开阔空间里对小鼠进行功能评价的类似方法[52]。尽管这类在开阔空间中进行的评价方法是非常重要的初级评价指标，但由于功能恢复过程复杂多变，其敏感性多为非线性且不够稳定。因此，可以采用更符合线性且更可靠的次级评价指标来区分恢复过程中更细微的差别，如步态分析[Noldus公司（Wageningen，Hollaud）的Catwalk系统][53]、运动分析[54]、水平梯梁试验[55]、倾斜平板试验[56]、网格步行试验[57]、地面反作用力分析[58]及游泳试验[59]等。此外，还有颈髓损伤后前肢功能的常用行为学评估方法，包括肢体悬吊[60]、握力测量[61]、爬绳试验[62]、单侧前爪使用倾向性试验[63]、颗粒抓取试验[64]等。Von Frey试验[65]可以评价机械性痛觉过敏，Hargreaves试验[66]（也称为热板试验）可以评价温度敏感性。膀胱/肠道功能和性功能的改善，对于脊髓损伤患者具有非常重要的意义[4]，自主神经功能研究的临床转化过程中遇到的障碍，可能不像运动功能相关研究那样困难，但在脊髓损伤模型中对这类功能进行评价的结果指标明显不足。排尿[67]、勃起[68]和自主神经反射异常[69]已有相应的评价方法，因此应对所有脊髓损伤动物模型进行相应评估。

■ 小结

应用脊髓损伤动物模型进行的研究，在加深对 CNS 损伤和疾病及人类临床功能和病理缺陷的潜在机制的理解方面发挥了关键作用。对人类疾病的许多认识均来源于动物研究，因为动物实验研究者比临床医生有更多的方法对研究进行严格控制，能够应用更多的潜在治疗方法和开展更多的探索性实验。目前，对于多数人类脊髓损伤患者，尚未发现被科学证实明确有效的治疗方法。动物研究发现的转化、现行和正在计划中的临床试验，将在未来改善脊髓损伤患者的功能障碍，使他们的痛苦得到减轻。

要 点

- 人类脊髓损伤具有异质性，研究者可以利用动物模型对损伤相关因素进行控制。
- 动物模型为获得可分级、可重复的损伤提供了方法，利用动物模型可以比较不同治疗组间的病理学和行为学差异。
- 利用脊髓损伤概念验证动物模型，可以将复杂临床过程中的某一特定方面孤立出来进行研究，从而解答治疗和机制的相关问题。
- 某些动物模型可以模拟临床过程的绝大多数方面，使研究者可以在复杂的环境下对有望用于人类的治疗方法进行评价。
- 脊髓损伤患者数量和有能力获取患者群体的组织学和电生理学资料的研究人员数量均非常有限，使动物模型的应用成为必要。

难 点

- 多数脊髓损伤患者伴有需要接受手术或药物干预的其他损伤或疾病，这些干预措施可能与利用动物模型开发的治疗方法发生相互作用。
- 许多脊髓损伤患者还同时接受物理治疗，这类治疗方式与利用动物模型开发的治疗方法的联合应用尚未得到充分研究。
- 多数脊髓损伤动物研究以年轻成年动物作为研究对象，而人类脊髓损伤患者的高发年龄相对更大。
- 多数脊髓损伤动物研究集中在损伤的

急性期，而目前多数脊髓损伤患者已经在损伤后继续存活多年。

■ 出于膀胱并发症的考虑，多数脊髓损伤动物研究以雌性动物为研究对象，但已有证据表明雌性动物在创伤后的神经保护反应较雄性更强。

■ 在动物模型研究中，损伤发生于动物麻醉状态下，而绝大多数人类脊髓损伤并非如此。

■ 每一种动物和每一种模型都有各自的局限，需要根据研究的具体问题进行选择。

（邢华医 译，刘 楠 校）

参考文献

1. Blesch A, Tuszynski MH. Spinal cord injury: plasticity, regeneration and the challenge of translational drug development. Trends Neurosci 2009; 32(1):41–47

2. Robins SL, Fehlings MG. Models of experimental spinal cord injury: translational relevance and impact. Drug Discov Today Dis Models 2008; 5(1):5–11

3. Norenberg MD, Smith J, Marcillo A. The pathology of human spinal cord injury: defining the problems. J Neurotrauma 2004;21(4):429–440

4. Anderson KD. Targeting recovery: priorities of the spinal cord-injured population. J Neurotrauma 2004;21(10):1371–1383

5. CDRF. Prevalence of Paralysis Including Spinal Cord Injuries in the United States. 2009. http://www.christopherreeve.org/atf/cf/%7B3d83418f-b967-4c18-8ada-adc2e5355071%7D/8112REPTFINAL.PDF

6. Courtine GBM, Bunge MB, Fawcett JW, et al. Can experiments in nonhuman primates expedite the translation of treatments for spinal cord injury in humans? Nat Med 2007;13(5):561–566

7. Sroga JM, Jones TB, Kigerl KA, McGaughy VM, Popovich PG. Rats and mice exhibit distinct inflammatory reactions after spinal cord injury. J Comp Neurol 2003;462(2):223–240

8. Galvan MD, Luchetti S, Burgos AM, et al. Deficiency in complement C1q improves histological and functional locomotor outcome after spinal cord injury. J Neurosci 2008;28(51):13876–13888

9. Inman D, Guth L, Steward O. Genetic influences on secondary degeneration and wound healing following spinal cord injury in various strains of mice. J Comp Neurol 2002;451(3):225–235

10. Irwin ZN, Arthur M, Mullins RJ, Hart RA. Variations in injury patterns, treatment, and outcome for spinal fracture and paralysis in adult versus geriatric patients. Spine 2004;29(7):796–802

11. Galvan MDPE, Anderson AJ. The effects of age after a moderate contusion spinal cord injury in female rats. Neurobiol Aging, Submitted

12. Siegenthaler MM, Ammon DL, Keirstead HS. Myelin pathogenesis and functional deficits following SCI are age-associated. Exp Neurol 2008;213(2): 363–371

13. Metz GA, Curt A, van de Meent H, Klusman I, Schwab ME, Dietz V. Validation of the weight-drop contusion model in rats: a comparative study of human spinal cord injury. J Neurotrauma 2000; 17(1):1–17

14. Fehlings MG, Tator CH. The relationships among the severity of spinal cord injury, residual neurological function, axon counts, and counts of retrogradely labeled neurons after experimental spinal cord injury. Exp Neurol 1995;132(2):220–228

15. Plemel JR, Duncan G, Chen KW, et al. A graded forceps crush spinal cord injury model in mice. J Neurotrauma 2008;25(4):350–370

16. Bresnahan JC, Beattie MS, Todd FD III, Noyes DH. A behavioral and anatomical analysis of spinal cord injury produced by a feedback-controlled impaction device. Exp Neurol 1987;95(3):548–570

17. Jakeman LB, Guan Z, Wei P, et al. Traumatic spinal cord injury produced by controlled contusion in mouse. J Neurotrauma 2000; 17(4):299–319

18. Gruner JA. A monitored contusion model of spinal cord injury in the rat. J Neurotrauma 1992;9(2):123–126, discussion 126–128

19. Scheff SW, Rabchevsky AG, Fugaccia I, Main JA, Lumpp JE Jr. Experimental modeling of spinal cord injury: characterization of a force-defined injury device. J Neurotrauma 2003;20(2):179–193

20. Steward O, Zheng B, Tessier-Lavigne M. False resurrections: distinguishing regenerated from spared axons in the injured central nervous system. J Comp Neurol 2003;459(1):1–8

21. Siegenthaler MM, Tu MK, Keirstead HS. The extent of myelin pathology differs following contusion and transection spinal cord injury. J Neurotrauma 2007;24(10):1631–1646

22. Edgerton VR, Leon RD, Harkema SJ, et al. Retraining the injured spinal cord. J Physiol 2001;533(Pt 1):15–22

23. Loy DN, Magnuson DS, Zhang YP, et al. Functional redundancy of ventral spinal locomotor pathways. J Neurosci 2002;22(1):315–323

24. Carlstedt T. Root repair review: basic science background and clinical outcome. Restor Neurol Neurosci 2008;26(2-3):225–241

25. Carlstedt T, Cullheim S, Risling M, Ulfhake B. Nerve fibre regeneration across the PNS-CNS interface at the root-spinal cord junction. Brain Res Bull 1989;22(1):93–102

26. Hoang TX, Nieto JH, Tillakaratne NJ, Havton LA. Autonomic and motor neuron death is progressive and parallel in a lumbosacral ventral root avulsion model of cauda equina injury. J Comp Neurol 2003;467(4):477–486

27. Carlstedt T, Aldskogius H, Hallin RG, Nilsson-Remahl I. Novel surgical strategies to correct neural deficits following experimental spinal nerve root lesions. Brain Res Bull 1993;30(3-4):447–451

28. Risling M, Cullheim S, Hildebrand C. Reinnervation of the ventral root L7 from ventral horn neurons following intramedullary axotomy in adult cats. Brain Res 1983;280(1):15–23

29. Lang EM, Borges J, Carlstedt T. Surgical treatment of lumbosacral plexus injuries. J Neurosurg Spine 2004;1(1):64–71

30. Carlstedt T, Anand P, Hallin R, Misra PV, Norén G, Seferlis T. Spinal nerve root repair and reimplantation of avulsed ventral roots into the spinal cord after brachial plexus injury. J Neurosurg 2000;93(2, Suppl):237–247

31. Hoang TX, Pikov V, Havton LA. Functional reinnervation of the rat lower urinary tract after cauda equina injury and repair. J Neurosci 2006;26(34):8672–8679

32. Carlstedt T, Lindå H, Cullheim S, Risling M. Reinnervation of hind limb muscles after ventral root avulsion and implantation in the lumbar spinal cord of the adult rat. Acta Physiol Scand 1986;128(4):645–646

33. Bergerot A, Shortland PJ, Anand P, Hunt SP, Carlstedt T. Co-treatment with riluzole and GDNF is necessary for functional recovery after ventral root avulsion injury. Exp Neurol 2004;187(2): 359–366

34. Blakemore WF, Franklin RJ. Remyelination in experimental models of toxin-induced demyelination. Curr Top Microbiol Immunol 2008;318: 193–212

35. Chari DM, Crang AJ, Blakemore WF. Decline in rate of colonization of oligodendrocyte progenitor cell (OPC)-depleted tissue by adult OPCs with age. J Neuropathol Exp Neurol 2003; 62(9):908–916

36. Watson BD, Prado R, Dietrich WD, Ginsberg MD, Green BA. Photochemically induced spinal cord injury in the rat. Brain Res 1986;367(1-2): 296–300

37. Verdú E, García-Alías G, Forés J, et al. Morphological characterization of photochemical graded spinal cord injury in the rat. J Neurotrauma 2003;20(5):483–499

38. Ramon y Cajal S. Degeneration and Regeneration of the Nervous System. New York: Oxford University Press; 1991

39. Schwab ME, Bartholdi D. Degeneration and regeneration of axons in the lesioned spinal cord. Physiol Rev 1996;76(2):319–370

40. Richardson PM, McGuinness UM, Aguayo AJ. Axons from CNS neurons regenerate into PNS grafts. Nature 1980;284(5753):264–265

41. Neumann S, Skinner K, Basbaum AI. Sustaining intrinsic growth capacity of adult neurons promotes spinal cord regeneration. Proc Natl Acad Sci USA 2005;102(46):16848–16852

42. Neumann S, Woolf CJ. Regeneration of dorsal column fibers into and beyond the lesion site following adult spinal cord injury. Neuron 1999;23(1): 83–91

43. Lu P, Yang H, Jones LL, Filbin MT, Tuszynski MH. Combinatorial therapy with neurotrophins and cAMP promotes axonal regeneration beyond sites of spinal cord injury. J Neurosci 2004;24(28): 6402–6409

44. Mills CD, Allchorne AJ, Griffin RS, Woolf CJ, Costigan M. GDNF selectively promotes regeneration of injury-primed sensory neurons in the lesioned spinal cord. Mol Cell Neurosci 2007;36(2): 185–194

45. Seijffers R, Mills CD, Woolf CJ. ATF3 increases the intrinsic growth state of DRG neurons to enhance peripheral nerve regeneration. J Neurosci 2007;27(30):7911–7920

46. Neumann S, Bradke F, Tessier-Lavigne M, Basbaum AI. Regeneration of sensory axons within the injured spinal cord induced by intraganglionic cAMP elevation. Neuron 2002;34(6): 885–893

47. Tan AM, Petruska JC, Mendell LM, Levine JM. Sensory afferents regenerated into dorsal columns after spinal cord injury remain in a chronic pathophysiological state. Exp Neurol 2007;206(2): 257–268

48. Leon S, Yin Y, Nguyen J, Irwin N, Benowitz LI. Lens injury stimulates axon regeneration in the mature rat optic nerve. J Neurosci 2000;20(12): 4615–4626

49. Monsul NT, Geisendorfer AR, Han PJ, et al. Intraocular injection of dibutyryl cyclic AMP promotes axon regeneration in rat optic nerve. Exp Neurol 2004;186(2):124–133

50. Sedý J, Urdzíková L, Jendelová P, Syková E. Methods for behavioral testing of spinal cord injured rats. Neurosci Biobehav Rev 2008;32(3):550–580

51. Basso DM, Beattie MS, Bresnahan JC. A sensitive and reliable locomotor rating scale for open field testing in rats. J Neurotrauma 1995;12(1):1–21

52. Basso DM, Fisher LC, Anderson AJ, Jakeman LB, McTigue DM, Popovich PG. Basso Mouse Scale for locomotion detects differences in recovery after spinal cord injury in five common mouse strains. J Neurotrauma 2006;23(5):635–659

53. Hamers FP, Lankhorst AJ, van Laar TJ, Veldhuis WB, Gispen WH. Automated quantitative gait analysis during overground locomotion in the rat: its application to spinal cord contusion and transection injuries. J Neurotrauma 2001;18(2):187–201

54. Gimenez y Ribotta M, Orsal D, Feraboli-Lohnherr D, Privat A, Provencher J, Rossignol S. Kinematic analysis of recovered locomotor movements of the hindlimbs in paraplegic rats transplanted with monoaminergic embryonic neurons. Ann N Y Acad Sci 1998;860:521–523

55. Cummings BJ, Engesser-Cesar C, Cadena G, Anderson AJ. Adaptation of a ladder beam walking task to assess locomotor recovery in mice following spinal cord injury. Behav Brain Res 2007;177(2): 232–241

56. Rivlin AS, Tator CH. Objective clinical assessment of motor function after experimental spinal cord injury in the rat. J Neurosurg 1977;47(4): 577–581

57. Metz GA, Merkler D, Dietz V, Schwab ME, Fouad K. Efficient testing of motor function in spinal cord injured rats. Brain Res 2000;883(2):165–177

58. Webb AA, Muir GD. Unilateral dorsal column and rubrospinal tract injuries affect overground locomotion in the unrestrained rat. Eur J Neurosci 2003;18(2):412–422

59. Smith RR, Burke DA, Baldini AD, et al. The Louisville Swim Scale: a novel assessment of hindlimb function following spinal cord injury in adult rats. J Neurotrauma 2006;23(11):1654–1670

60. Pearse DD, Lo TP Jr, Cho KS, et al. Histopathological and behavioral characterization of a novel cervical spinal cord displacement contusion injury in the rat. J Neurotrauma 2005;22(6):680–702

61. Meyer OA, Tilson HA, Byrd WC, Riley MT. A method for the routine assessment of fore- and hindlimb grip strength of rats and mice. Neurobehav Toxicol 1979;1(3):233–236

62. Hendriks WT, Eggers R, Ruitenberg MJ, et al. Profound differences in spontaneous long-term functional recovery after defined spinal tract lesions in the rat. J Neurotrauma 2006;23(1):18–35

63. Gensel JC, Tovar CA, Hamers FP, Deibert RJ, Beattie MS, Bresnahan JC. Behavioral and histological characterization of unilateral cervical spinal cord contusion injury in rats. J Neurotrauma 2006; 23(1):36–54

64. Whishaw IQ, Whishaw P, Gorny B. The structure of skilled forelimb reaching in the rat: a movement rating scale. J Vis Exp 2008;18(18):e816

65. Lambert GA, Mallos G, Zagami AS. Von Frey's hairs— a review of their technology and use—a novel automated von Frey device for improved testing for hyperalgesia. J Neurosci Methods 2009;177(2): 420–426

66. Hargreaves K, Dubner R, Brown F, Flores C, Joris J. A new and sensitive method for measuring thermal nociception in cutaneous hyperalgesia. Pain 1988;32(1):77–88

67. Chang HY, Havton LA. Re-established micturition reflexes show differential activation patterns after lumbosacral ventral root avulsion injury and repair in rats. Exp Neurol 2008;212(2):291–297

68. Allard J, Edmunds NJ. Reflex penile erection in anesthetized mice: an exploratory study. Neuroscience 2008;155(1):283–290

69. Inskip JA, Ramer LM, Ramer MS, Krassioukov AV. Autonomic assessment of animals with spinal cord injury: tools, techniques and translation. Spinal Cord 2009;47(1):2–35

70. Rowland JW, Hawryluk GW, Kwon B, Fehlings MG. Current status of acute spinal cord injury pathophysiology and emerging therapies: promise on the horizon. Neurosurg Focus 2008;25(5):E2

脊髓损伤精要——从基础研究到临床实践

第 32 章　脊髓组织修复所必需的胶质瘢痕和单核来源的巨噬细胞：时序、部位和水平为关键因素

Michal Schwartz, Ravid Shechter

本章重点

1. 硫酸软骨素蛋白聚糖是与胶质瘢痕形成过程相关的最主要的基质蛋白，对于损伤后超急性期的修复非常重要，慢性期则成为不利于再生的障碍因素。

2. 单核来源的巨噬细胞作为免疫调节细胞，对于脊髓组织修复非常关键，与活化的原位小胶质细胞所起的作用截然不同。

3. 胶质瘢痕与单核来源的巨噬细胞间存在非常活跃的相互作用，使修复过程保持同步。

4. 循环中的中枢神经系统特异性识别 T 淋巴细胞能够精确地介导单核细胞向脊髓损伤部位募集（T 细胞的这一功能被称为保护性自身免疫）。

中枢神经系统（Central nervous system，CNS）发生损伤后难以恢复，是过去三十余年面临的重大研究问题，大量研究尝试解释如此宝贵而不可或缺的重要器官修复潜力何以如此薄弱。已有研究试图用若干因素解释这一难题，但至今仍未找到完全令人满意的合理答案。目前总体上认为，损伤发生后诱导的一系列变化创造了一种不良的微环境，不仅抑制了组织再生，还将通过所谓的二次变性过程引起进一步损伤[1, 2]。与之相关的因素包括局部免疫细胞的激活（即通常所说的炎症反应）和

CNS 损伤后胶质瘢痕组织的形成（通常被认为是神经组织存活、修复和再生的最主要障碍）[3~6]（图 32.1- I $_{1-4}$，亦见书后彩图）。不过，这两类病理生理过程并非 CNS 所独有，在周围神经系统的损伤愈合反应过程中同样也非常重要。

目前认为 CNS 属于免疫豁免器官，也被称为"屏障内组织"，这一理念导致了一种普遍的观点，即认为发生在受损 CNS 组织中的任何免疫应答均为破坏性的，因此应予以抑制或消除。此外，已经明确胶质瘢痕具有生长抑制特性，因此人

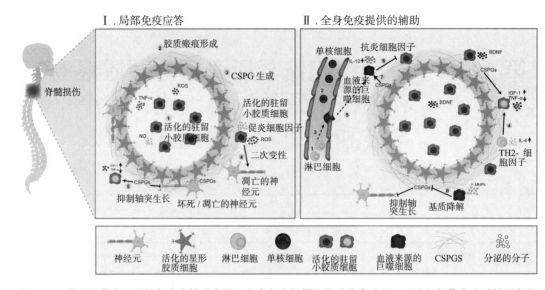

图 32.1　脊髓损伤发生后的免疫应答示意图。全身免疫提供的辅助非常重要。（Ⅰ）损伤发生后的局部即刻反应。中枢神经系统损伤后可立即激活组织局部小胶质细胞（1）和星形胶质细胞。这类活化的细胞将形成一种致密的结构，称为胶质瘢痕（2）。胶质瘢痕中最主要的基质组分为硫酸软骨素蛋白聚糖（Chondroitin sulfate proteoglycan，CSPG）。CSPG 主要由活化的星形胶质细胞分泌，在损伤部位的边缘聚集（3）。在恢复早期，CSPG 作为物理屏障可以限制损伤的播散。活化的小胶质细胞具有巨噬细胞功能，对于损伤组织碎片的清除十分重要；但是，这些细胞也将同时分泌毒性物质，包括促炎性细胞因子如白介素（Interleukin，IL）-1、肿瘤坏死因子（Tumor necrosis factor，TNF）- α、IL-6、活性氧自由基（Reactive oxygen species，ROS）及一氧化氮（Nitric oxide，NO）等。因此，如果小胶质细胞活化反应未受控制或时程延长，将导致周围神经元的死亡，这一过程称为二次变性（4）。CSPG 有助于将小胶质细胞活化引起的剧烈反应限制在较为温和的有益水平，同时伴有胰岛素样生长因子（Insulin-like growth factor，IGF-1）水平增高和 TNF- α 水平降低（5）。（Ⅱ）全身免疫提供的辅助。获得性免疫（淋巴细胞，1）和自然免疫（单核细胞，2）均参与损伤后免疫应答。淋巴细胞特别是辅助 T 细胞能够促进血液中的单核细胞向 CNS 的募集（3），并通过分泌 Th-2 细胞因子调控小胶质细胞表型（4），在损伤后免疫应答中发挥重要作用。血液中的单核细胞浸润受损的组织实质，在局部分化为巨噬细胞（5）。这些血液来源的巨噬细胞在局部表现出抗炎功能，能够分泌 IL-10 并调控小胶质细胞的活动（6）。血液来源的巨噬细胞这一关键的调控作用高度依赖其与 CSPG 的相互作用（7）。血液来源的巨噬细胞能够将这种具有生长抑制作用的基质及时依次降解（8），从而促进神经组织再生

们普遍认为胶质瘢痕妨碍了组织的再生，成为不利于 CNS 修复的附加因素。而且，现已观察到胶质瘢痕沉积与局部免疫应答在空间和时间上均有相关性，二者被认为在不利于 CNS 损伤修复的方面具有协同作用。因此，相关研究的主要目标集中于阻断甚至消除这两类被视为有害的病理生理过程[7~12]。

不过，最近由我们课题组开创的研究对这一过于武断的观点提出了质疑，并进一步重新审视了局部炎症反应和瘢痕组织对 CNS 损伤后修复的影响。我们发现，炎症反应[13~15]和瘢痕形成[16, 17]均为脊髓损伤后组织愈合所必需的（图 32.2，亦见书后彩图），二者发生的部位、水平和时序决定了它们对神经组织的恢复是有益的还

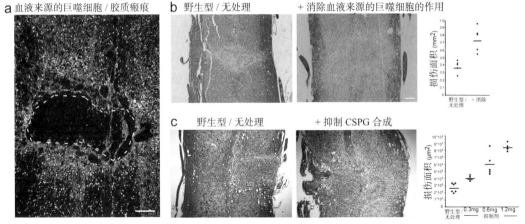

图 32.2 胶质瘢痕和血液来源的巨噬细胞为急性脊髓损伤后修复所必需的。（A）胶质瘢痕与血液来源的巨噬细胞在空间上的相关性。其中胶质瘢痕以活化的星形胶质细胞为标记（红色），在骨髓特异性启动子序列后携带绿色荧光蛋白（Green fluorescent protein，GFP）标签的 [Cx3cr1^{GFP}>wt] 骨髓嵌合体小鼠体内，血液来源的巨噬细胞为绿色。条件性消除血液来源的巨噬细胞的作用（B）或抑制胶质瘢痕基质（CSPG）形成均会引起损伤范围的播散［引自 From Shechter R, London A, Varol C, et al. Infiltrating blood-derived macrophages are vital cells playing an anti-inflammatory role in recovery from spinal cord injury in mice. PLoS Med 2009;6(7):e1000113; Rolls A, Shechter R, London A, et al. Faces of chondroitin sulfate proteoglycan in spinal cord repair: a role in microglia/macrophage activation. PLoS Med 2008;5(8):e171.］

是有害的。本章将通过总结归纳该领域内的已有实验研究，讲述这两类基本病理生理反应的双面效应，综合阐述在何时、何处以及为何免疫细胞与胶质瘢痕为脊髓损伤后修复所必需的，以及在何种情况下它们将阻碍神经组织的修复。

■ 对炎症反应在 CNS 修复中作用的认识的发展史

免疫系统代表着机体组织对内源性或外源性威胁的防御机制，无论这些潜在的或实际存在的攻击为机械性、化学性或生物性，但对于免疫系统在 CNS 修复中的作用仍不明确。从免疫学角度来看，CNS 处于一种免疫豁免状态。关于脑处于免疫豁免状态的一线证据之一来自 Shirai 等的研究[18]，他们发现将大鼠肉瘤植入小鼠脑实质后仍然可以继续生长，而皮下或肌内移植的肿瘤组织则很快引起了排斥反应。这些研究和已有的对血脑屏障（Blood-brain barrier，BBB）特性的认知，导致人们普遍接受了一种观点，即脑是一个被隔离的器官，免疫应答不会在其中发生[19]。随后对于这一免疫豁免状态的理解逐渐发展到了极端状态，认为不会有任何免疫细胞能够从循环中进入 CNS。现在我们知道，这一过于简单化的观点并不准确，因为 CNS 内的免疫豁免程度并不均一，脑部的某些区域已被证实具有相当活跃的免疫活动[20]。实际上，现已证实 CNS 的某些特殊部分会受到持续的免疫监视。

部分由于认为 CNS 属于免疫豁免器官的普遍观点，在传统观念上人们相信发生于受损 CNS 组织的任何免疫活动都是有害的，需要予以消除或抑制[21~23]。作为支持这一观点的论据，越来越多的研究证据表明局部炎症反应与多种白细胞产生的毒性物质有关，如氧自由基（ROS）和促炎性细胞因子等；而且，可能是由于人们对炎性疾病如多发性硬化及其他神经变性疾病的错误印象，通常认为局部炎症反应代表着同时存在需要加以抑制的全身炎症过程[24]。因此，损伤后的治疗选择应包括全身免疫抑制药物的建议显得很有说服力。然而令人失望的是，抗炎药物的治疗窗很窄，即使在最佳情况下疗效也并不显著，在部分病例中甚至还出现了加速损伤的情况[25~28]。由此引发了激烈的争论，对这类全身性抗炎治疗的疗效和重要性提出了质疑。此外，已有研究发现，强效免疫抑制治疗的应用会伴随感染性疾病发生风险的增加，而感染性疾病在 CNS 急性损伤患者中的发生率和致死率均位居前列[29]。因此，临床上已普遍限制类固醇激素在 CNS 急性损伤后的应用，也不再将其作为默认的常规用药[30]。在过去的几年中，有研究认识到损伤后免疫应答在部位、时程和应答细胞的身份等方面均表现出不均一性，为 CNS 损伤后修复的难题提供了新的信息。以下将针对相关内容详细进行讨论。

■ 损伤后免疫应答：如果得到良好控制将大有益处

自然免疫成分：小胶质细胞／巨噬细胞应答

十余年前，我们报道了一项将"替代性激活"的血巨噬细胞移植到脊髓损伤病灶的边缘后促进了组织恢复的研究[13]。我们发现，巨噬细胞的成功移植有赖于注射部位的选择（将细胞注射在损伤病灶中心或远离损伤的部位将不会产生疗效），也与注射的细胞数量和从损伤发生到进行注射的时间间隔有关[31]。虽然已经明确外周组织中的巨噬细胞具有异质性[32, 33]，但人们对于 CNS 中存在的同样情况尚缺乏了解，并且认为发生在任何免疫豁免部位的局部免疫应答均为破坏性活动[21, 22, 34]，因此这项研究的成功结果引起了高度质疑。此外，由于损伤部位局部已存在大量自发激活的小胶质细胞，通过增加巨噬细胞来得到治疗获益的想法似乎有些令人不解。

最近一项小鼠脊髓损伤模型研究提示，问题的关键可能在于局部与全身巨噬细胞在公认有害的局部炎症反应特别是其消退过程中所发挥的作用的不同[15]。产生这一认识的基础是我们在研究中发现的 CNS 驻留巨噬细胞（即小胶质细胞）与其外周对应体（血液来源的巨噬细胞）在功能上的区别。我们发现血液来源的巨噬细胞只有在发生损伤时才会向损伤部位募集（图 32.1-II$_5$），通过对已活化且活性难以控制的小胶质细胞[15]（图 32.1-II$_6$）进行调控而发挥抗炎功能，起到终止局部免疫应答的作用，而不是促进炎症反应的持续进行。因此，这些发生在伤口愈合过程中的活动也可能出现在 CNS 损伤恢复的过程中，局部免疫应答作为第一道防线，对损伤部位进行清理，为修复过程创造最佳条件。随后，免疫终止过程将被激活。

在以上任一阶段对免疫应答活动进行抑制都会造成适得其反的效果，无法修复慢性损伤将导致其持续存在。不过，根据我们的动物模型研究，如果免疫终止过程未能按时发生，第一阶段的免疫应答活动将从有益变为有害。由于延长的促炎反应将对周围的正常组织产生神经毒性作用，局部免疫应答的益处将被其负面效应所抵消。在 CNS 以外的器官，这两个阶段中还包括原始单核细胞从血液向损伤部位的募集，在第一和第二阶段分别获得炎性和抗炎功能[35, 36]。根据我们的研究结果，在 CNS 中，第一阶段由驻留的小胶质细胞介导，不需要循环中单核细胞的辅助；但在免疫终止阶段，则高度依赖血液来源单核细胞的及时有效募集。这一过程并不会影响创伤后恢复早期活化小胶质细胞应答带来的经典获益。实际上，我们认为，仅凭活化的小胶质细胞／巨噬细胞的存在并不能预测它们是促进炎症反应发生的还是诱导其终止的。区分这一点需要根据与特定时间点相关的免疫细胞族群活性对"炎症"进行谨慎的定义，而不能仅凭免疫细胞是否存在或其数量进行判断。这些发现不仅验证了损伤部位巨噬细胞族群的异质性，还表明血液来源的巨噬细胞在 CNS 损伤修复过程中发挥重要作用。与以往的观点相比，这一模型研究对巨噬细胞在 CNS 损伤修复中的作用提出了全新的理解和认识。无法对不同巨噬细胞亚群的来源和功能进行明确的区分，以及忽视了血液来源的单核细胞对小胶质细胞过度活化引起损伤的调控作用，可以部分解释全身抗炎药物治疗失败的原因。令人意想不到的重要一点是，

我们发现尽管血液来源单核细胞为损伤修复所必需的，但其自发募集通常非常有限，与活化的驻留小胶质细胞截然不同。虽然募集受限的原因尚未完全明确，但已经发现系统 CD4$^+$T 细胞对于这类细胞数量的增加具有良好作用[15, 37]（图 32.1- II$_3$）。

获得性免疫的作用：CD4$^+$T 淋巴细胞

尽管只有巨噬细胞存在 CNS 驻留与血液来源亚群的明确区分，许多已有研究报道提示，其他谱系的全身免疫细胞也是进行损伤修复所必需的成分。近十年前的研究显示，获得性免疫成分特别是 T 细胞具有神经保护作用，参与 CNS 创伤后生理反应，虽然在自然状态下功能较弱，但在一定条件下可以被激活[14, 38-42]。进一步的研究显示，CNS 自身抗原特异性 T 细胞虽然不与无关多肽发生相互作用，但与 CNS 保护作用有关。根据以上研究结果，我们将这一现象称为保护性自身免疫[43]。最近的研究显示，获得性免疫的有益作用不仅限于创伤急性期，在缓解慢性神经退行性疾病进展的方面也发挥重要作用[44, 45]。这一领域内的大量研究表明，这些有益的自身反应性 T 细胞至少对小胶质细胞／巨噬细胞表型的调控发挥部分作用[46-48]（图 32.1- II$_4$）。T 细胞免疫接种可以引起小胶质细胞／巨噬细胞表型向非细胞毒性的有益方向漂移，减少 TNF-α 的产生，提高 IGF-1 水平[48]。离体实验体系研究进一步证明，T 细胞分泌的多种细胞因子能够直接影响小胶质细胞的特性。此外，无论是急性损伤发生后还是在慢性退变的情况下，这些自身反应性 T 细胞都参与促进血液

单核细胞向受损神经组织的自发浸润（图32.1-Ⅱ₃）。如前所述，这一过程对局部小胶质细胞反应的调控或终止非常重要[15, 37]。

鉴于获得性免疫和循环单核细胞参与损伤修复过程的证据，我们需要对"局部破坏性炎症反应来自于全身炎症反应"这一假设重新加以审视。如前所述，关于免疫应答和免疫抑制对损伤修复产生的影响，许多研究得出了相反的结论。我们认为，虽然CNS创伤与有害的局部炎症反应相关，但并不能由此推断全身免疫系统也对这一炎症状态的产生发挥同样的作用。我们更倾向于认为全身免疫应答需要加以促进/募集，从而减轻局部炎症和组织损伤[49]。因此，就像许多神经退变性疾病的治疗研究中那样，阻断全身免疫应答可能会削弱全身免疫细胞向炎症区域释放关键调控/修复因子的能力，从而造成适得其反的效果。

■ 关于胶质瘢痕的一般见解

胶质瘢痕的主要构成成分是包埋在细胞外基质分子特别是硫酸软骨素蛋白聚糖（CSPGs）中的活化星形胶质细胞和小胶质细胞/巨噬细胞[50, 51]。对胶质瘢痕组织的了解主要集中于其对轴突生长的抑制作用[52]。许多研究认为瘢痕的负面作用来自其中某些组分的生长抑制特性。例如，已发现CSPGs能够在体外诱导轴索回缩和生长锥崩解[53]。与之类似的研究比较了不同类型星形胶质细胞对神经元的影响，发现活化的星形胶质细胞能够产生

NG2（也即CSPG4），抑制轴突生长[54]。此外，CSPGs在CNS发育中的作用也与组织边界的形成相关，能够阻止生长的神经元向这类分子富集的区域播散[55]。其他研究表明，利用特异性的酶将CSPGs降解或抑制其形成，能够引起轴突生长和再生的明显增加[8, 9, 46]。由于其众所周知的抑制轴突生长的特性，CNS创伤后CSPGs的大量分泌被认为是缺乏轴突再生和预后不良的元凶[52]。这些发现为针对调控和消除瘢痕的治疗途径研究提供了支持。人们尝试了多种不同途径来清除或重构胶质瘢痕中的化学组分，或者调控其被认为有害的作用。这类治疗措施包括应用降解酶清除瘢痕中的某些组分（特别是CSPGs）[8, 57]，阻断具有生长抑制特性组分的活动[58]，调控由生长抑制复合物诱导的细胞内信号通路[59, 60]，抑制星形胶质细胞增生以减少瘢痕形成[61]，应用生长诱导剂[62]等。所有这些治疗途径显然都基于同一个观点，即胶质瘢痕是神经恢复的障碍，应对其加以调控、清除、抑制或规避。然而在再生发生之前，损伤后修复还需要经历其他步骤，瘢痕组织在这些步骤中起到的建设性作用往往被人们忽视，这可能与后续阶段中瘢痕消除调控不良有关。

尽管瘢痕及基质结合蛋白聚糖的生长抑制作用是针对这类组织开展的研究最为广泛的一个方面，但也有其他研究显示，实际上蛋白聚糖的活性多种多样。发育过程相关研究表明，蛋白聚糖的结构和在组织中的存在是其发挥功能的决定因素。例如，过硫酸化的CSPGs具有生长促进作

用[63, 64]，其他几种可溶形式的CSPGs也具有营养作用[65, 66]。此外，越来越多的研究证据表明，瘢痕组织及其组分可能在CNS损伤后的即刻反应中发挥重要作用。这一内容将在下一节详细讨论。

胶质瘢痕：神经保护的朋友，神经再生的敌人？

尽管已经对胶质瘢痕的特征进行了大量研究，目前关于其在CNS损伤修复中的特点和功能仍未形成统一的观点。如前所述，尽管瘢痕组织被普遍认为是抑制神经生长的一项主要因素，新近的一些证据已经发现其参与CNS损伤修复的过程比先前认为的要复杂得多。通过对最近的研究[16]和其他已经积累的数据[67]进行综合回顾[17]，我们认为，仅将瘢痕组织视为阻碍神经再生因素的普遍观点忽视了其在急性期损伤恢复中起到的正性保护作用。下文将对新发现的瘢痕组织有益功能进行总结，并解释这些有益功能如何与已知的生长抑制作用协调一致。

保护性机械屏障

损伤发生后的急性期内，需要瘢痕组织将损伤部位封锁，以便进行组织重建。星形胶质细胞形成致密的瘢痕组织，使损伤区域边界清楚，将受损的毒性组织与周围的健康组织隔离开来[68~70]。这一非渗透性的密闭屏障还能够在维持稳态方面发挥积极作用。星形细胞具有重要的清道夫活性，对损伤诱发的谷氨酸及其他离子过度释放具有调控作用[71, 72]。损伤边缘分泌的CSPGs成为一道弥散屏障，能够防

止潜在的有害物质分子向邻近的残留组织弥散，从而减少神经毒性的播散[68, 73]。另外，星形胶质细胞还能够为损伤部位提供营养和代谢支持[74~76]。由于具有生长因子黏附特性，蛋白聚糖特别是CSPGs能够捕获生长因子，提高其局部浓度。此外，胶质瘢痕还具有暂时填充损伤区域组织间隙的能力，为血管网的生成提供支架结构，调节血流强度，因此对于损伤后神经元的存活至关重要[77]。总之，这些研究发现表明，胶质瘢痕在损伤后即刻反应中发挥重要的作用。

免疫调节功能

最近的一系列研究表明，瘢痕组织在调节损伤边缘部位免疫应答方面发挥一定作用。如前所述，免疫细胞获得的表型及其调节是决定其功能活性的两个关键因素。最近我们发现，胶质瘢痕能够控制轴突损伤部位免疫活动的功能、时间和空间特性[16]。支持这一观点的新近研究已经发现，瘢痕组织是维持炎症反应平衡的必要条件。研究者利用包括预定类型细胞选择性消融及特异性敲低转基因小鼠等在内的多种技术，发现星形胶质细胞迁移/活化的减少将引起广泛而明显的炎性细胞浸润，从而证明了星形胶质细胞在免疫调节方面的作用[67, 69, 70, 78]。星形胶质细胞还能通过分泌相关的免疫调节分子（如细胞因子[79]、蛋白聚糖等）发挥免疫调节作用。与清除星形胶质细胞类似，在急性脊髓损伤发生后立即应用木糖苷抑制CSPG生成也会引起免疫应答的改变，表现为小胶质细胞/巨噬细胞分泌的胰岛素样生长因子

（IGF-1）减少，肿瘤坏死因子（TNF-α）水平增高[16]（图32.1-I₅）。另外，CSPG还能够在损伤部位进行区域划分，帮助巨噬细胞获得抑制性表型，从而控制血液来源巨噬细胞浸润的空间和时间特点[16]（Shechter等，未发表；图32.1-II₇）。与周围神经相关研究结果一致，这些研究发现CSPGs能够调节巨噬细胞[80]、树突细胞[81]和其他类型免疫细胞[82]的移动性和活性。由于具有免疫细胞募集和激活所必需的化学吸附剂黏附特性[83]，蛋白聚糖能够捕获这些吸附因子，提高其局部浓度，从而将循环中的免疫细胞靶向引导至损伤区域。这对于CNS损伤具有格外重要的意义，因为CNS对于免疫活动的耐受性较低，未受约束的免疫细胞将引起进一步损伤。根据这一观点，胶质瘢痕特别是CSPG是发挥神经保护作用所必需的，但其对再生又有何影响呢？

瘢痕组织何时成为障碍？

如前所述，尽管胶质瘢痕参与损伤部位的局限和免疫活动的调控，但同时也是生长抑制的主要因素。因此，许多研究对于瘢痕组织及其组分在损伤修复中的作用得出了相反的结论。我们认为，瘢痕生成和降解的时机是决定其作用的关键因素[17]。损伤后急性期内，瘢痕为局限损伤和维持稳态所必需的，因此具有促进神经保护的作用。然而在接下来的阶段，进一步神经恢复依赖轴突的再生，此时瘢痕降解则成为有利条件。与瘢痕的时间依赖性表现一致，损伤后立即应用CSPG生成抑制剂对神经损伤修复不利，但延迟应用

将产生有益的影响[16]。类似情况还有如在不同的时间点消除星形胶质细胞将导致不同的结果：在急性期，星形胶质细胞对损伤修复非常关键；而在慢性期，星形胶质细胞的存在则具有抑制作用[67]。有趣的是，最近的证据表明，浸润的血液来源巨噬细胞和胶质瘢痕基质之间存在相互作用，是一种对CNS损伤修复非常重要的自成一体的调控机制。募集的巨噬细胞被CSPG激活并获得具有重要作用的抗炎表型（图32.1-II₇），由瘢痕基质诱导产生蛋白酶（如MMP-13），最终将基质降解，对这类基质分子的表达造成时间上的限制[84]。因此，胶质瘢痕和免疫应答之间的这种双向联系可以对二者进行时间、空间、量级上的调控，为神经损伤修复所必需的。然而，这一调控过程的进行情况通常并不能保持最佳——全身免疫细胞的募集往往不足，导致反馈环路在不施加额外干预的情况下难以良好运行。

■ 小结

尽管已经对参与损伤局部反应的多种因素的各自作用开展了大量研究，目前对于它们在损伤修复过程中所起的作用尚未形成共识。根据我们最近的研究和近几年发表的其他文献，我们认为，所有的争论、困境和冲突都源自于对一项事实的忽视，即组织对任何损伤的反应都是一个多步骤的动态过程，在每个步骤中组织的需求均有所不同（图32.3）。另一项导致困惑产生的事实是，在许多实验研究中，免疫系统的激活依靠的是细菌或酵母来源的细胞

损伤 → 时间	急性 / 亚急性期：数小时 / 数天；数天 / 数周	慢性期：数周 / 数年
组织需求	神经保护作用 保护损伤周围的细胞 清除组织碎片和毒性复合物 血管再形成	再生
胶质瘢痕的作用	封闭损伤部位；物理屏障 划出损伤界限 缓冲毒性作用并由星形胶质细胞提供代谢因子 聚集趋化因子、细胞因子和营养因子 调控免疫细胞活性 为血管生成和血流控制提供支架 提高生长因子的局部浓度	轴突生长抑制
免疫细胞的作用	吞入毒性复合物 分泌促细胞生存的因子 缓冲谷氨酸	未加控制的小胶质细胞激活 毒性复合物的分泌（ROS、TNF-α） 炎症的终止 瘢痕基质的降解 促再生因子的分泌

图 32.3　动态修复过程是组织的需求与瘢痕和针对这些需求的免疫应答作用之间的平衡。每一阶段对组织营救和修复的主要要求标记为“组织的需求”（灰色）。对胶质瘢痕和免疫应答的作用进行了说明。蓝色的格子代表潜在的有益作用，红色的格子则代表可能的有害效应。如文中所述，在急性期 / 即刻反应阶段，瘢痕和免疫应答对于组织的保护和隔离非常关键；但如果在后续阶段不对其程度和持续时间加以控制，二者将阻碍组织修复和再生

壁成分，这些刺激方法会引起免疫系统的剧烈反应。但是应始终谨记一点，尽管这些刺激因素能够引起剧烈的免疫反应，但并不能模拟机体对创伤产生的内源性应答，而是诱导了另一种针对外来威胁的不同激活模式。如前所述，如果损伤后急性反应未能按时终止，无疑将会转变为具有破坏性的慢性促炎反应，表现出许多与微生物诱发的免疫活动类似的特点。不过，我们不能从这一点来推断损伤早期阶段特异性免疫成分的作用。

我们并不否认 CSPG 及特异性免疫细胞的过度聚集产生的有害作用，但我们更倾向于认为，应根据动态持续修复过程中不断变化的需求对二者的时程加以精细控制（图 32.3）。

总之，免疫应答与胶质瘢痕的“重点”和“难点”在于它们出现和消散的时机，以及它们在程度上与组织需求的一致性。尽管在损伤后的急性期阶段，二者能够通过其神经保护作用和将损伤周围细胞与毒性环境隔离的作用使组织获益，但在后续阶段，神经再生活动更应该得到支持。由于 CSPG 和促炎细胞在这两个阶段中表现出相反的作用，对它们的时程调控就显得非常关键。在早期阶段，CSPG 是小胶质细胞 / 血巨噬细胞招募与激活的必要条件，并能够通过物理屏障作用限制损伤范围的扩大；但在慢性期或 CSPG 表达量过高时，则会抑制轴突的生长。与之类似，促炎细

胞参与毒性物质吞入和其他重要免疫细胞招募的起始应答阶段，但由于其表型与神经毒性复合物的分泌有关，不加控制的过度应答会导致神经元死亡。通过二者的相互作用，可以实现时间和空间上的调控。CSPG 能够激活血液来源的巨噬细胞转变为抗炎表型，从而促进促炎反应的终止；而这些被激活的单核来源细胞在后续阶段有助于 CSPG 的降解（Shechter 等，数据尚未发表）。由于这两种现象具有非常密切的相关性，对其中一方进行最佳调控似乎就足以使另一方得到同步调控。类似的方式之一是在损伤后最佳时间窗内迅速提高招募的单核细胞的数量水平[15]。

在未得到良好控制的情况下，胶质瘢痕和局部免疫应答具有潜在的破坏作用。我们尽管不否认这一点，但仍认为直接将它们视为完全有害的观点有以偏概全之嫌。因此我们提出，与其像许多神经退变性疾病治疗研究中那样完全抑制炎症反应和阻断基质的形成，不如对二者的水平和时程加以控制，使受损神经元在从中获益的同时避免受到抑制和破坏的风险。进一步加深对 CNS 损伤后二者调控机制及其相互作用的理解，有助于发现新的治疗途径或对现有治疗方法的应用时间进行调整，从而改善内源性修复机制，推动 CNS 损伤现有治疗方式的发展。

要 点

■ 小胶质细胞是损伤发生后最早被激活的细胞类型。它们能够对损伤部位进行清理，并向全身发出求救信号。血液来源的巨噬细胞在抑制小胶质细胞反应和激活修复过程方面发挥关键作用。消除瘢痕和诱导轴突生长均需要依靠酶的参与，而细胞的复制和更新则有赖于生长因子的作用。

■ 抗炎/替代激活（M-2）的血液巨噬细胞的作用，无法通过应用抗炎细胞因子或药物来取代。这类细胞不仅能

终止损伤局部的过度反应，还能产生神经保护复合物、修复因子（如细胞因子和生长因子）及促进轴突再生的瘢痕降解酶。

■ 胶质瘢痕的产生及细胞外基质 CSPG 的形成本身并不是一件坏事。瘢痕形成是修复过程中的一个过渡阶段。瘢痕可以对损伤范围进行局限，保护周围的残存组织，还可以对巨噬细胞的位置和活性进行调控。

难 点

■ 如果小胶质细胞反应未能及时终止，持续存在的小胶质细胞反应将产生慢性细胞毒性作用。

■ 通过经典途径激活的（具有促炎作用的）巨噬细胞如果未能及时得到消除，将对轴突生长和细胞复制更新均会产

生不利影响。

■ 瘢痕组织通常缺乏充分的时间和空间调控。在伴有炎症反应的情况下，未能及时消除的瘢痕组织将成为神经再生的主要障碍。

（邢华医 译，刘 楠 校）

参考文献

1. Crowe MJ, Bresnahan JC, Shuman SL, Masters JN, Beattie MS. Apoptosis and delayed degeneration after spinal cord injury in rats and monkeys. Nat Med 1997;3(1):73–76

2. Park E, Velumian AA, Fehlings MG. The role of excitotoxicity in secondary mechanisms of spinal cord injury: a review with an emphasis on the implications for white matter degeneration. J Neurotrauma 2004;21(6):754–774

3. Pan JZ, Ni L, Sodhi A, Aguanno A, Young W, Hart RP. Cytokine activity contributes to induction of inflammatory cytokine mRNAs in spinal cord following contusion. J Neurosci Res 2002;68(3):315–322

4. Young W, Kume-Kick J, Constantini S. Glucocorticoid therapy of spinal cord injury. Ann N Y Acad Sci 1994;743:241–263, discussion 263–265

5. Donnelly DJ, Popovich PG. Inflammation and its role in neuroprotection, axonal regeneration and functional recovery after spinal cord injury. Exp Neurol 2008;209(2):378–388

6. Weaver LC, Marsh DR, Gris D, Brown A, Dekaban GA. Autonomic dysreflexia after spinal cord injury: central mechanisms and strategies for prevention. Prog Brain Res 2006;152:245–263

7. Fawcett JW. Overcoming inhibition in the damaged spinal cord. J Neurotrauma 2006;23(3-4): 371–383

8. Bradbury EJ, Moon LD, Popat RJ, et al. Chondroitinase ABC promotes functional recovery after spinal cord injury. Nature 2002;416(6881): 636–640

9. Moon LD, Asher RA, Rhodes KE, Fawcett JW. Regeneration of CNS axons back to their target following treatment of adult rat brain with chondroitinase ABC. Nat Neurosci 2001;4(5):465–466

10. Nesathurai S. The role of methylprednisolone in acute spinal cord injuries. J Trauma 2001;51(2):421–423

11. Gris D, Marsh DR, Oatway MA, et al. Transient blockade of the CD11d/CD18 integrin reduces secondary damage after spinal cord injury, improving sensory, autonomic, and motor function. J Neurosci 2004;24(16):4043–4051

12. Yong VW, Wells J, Giuliani F, Casha S, Power C, Metz LM. The promise of minocycline in neurology. Lancet Neurol 2004;3(12):744–751

13. Rapalino O, Lazarov-Spiegler O, Agranov E, et al. Implantation of stimulated homologous macrophages results in partial recovery of paraplegic rats. Nat Med 1998;4(7):814–821

14. Hauben E, Agranov E, Gothilf A, et al. Posttraumatic therapeutic vaccination with modified myelin self-antigen prevents complete paralysis while avoiding autoimmune disease. J Clin Invest 2001;108(4):591–599

15. Shechter R, London A, Varol C, et al. Infiltrating blood-derived macrophages are vital cells playing an anti-inflammatory role in recovery from spinal cord injury in mice. PLoS Med 2009;6(7): e1000113

16. Rolls A, Shechter R, London A, et al. Two faces of chondroitin sulfate proteoglycan in spinal cord repair: a role in microglia/macrophage activation. PLoS Med 2008;5(8):e171

17. Rolls A, Shechter R, Schwartz M. The bright side of the glial scar in CNS repair. Nat Rev Neurosci 2009;10(3):235–241

18. Shirai M, Izumi H, Yamagami T. Experimental transplantation models of mouse sarcoma 180 in ICR mice for evaluation of anti-tumor drugs. J Vet Med Sci 1991;53(4):707–713

19. de Micco C, Toga M. [The immune status of the central nervous system]. Rev Neurol (Paris) 1988;144(12):776–788

20. Schwartz M, Shechter R. Protective autoimmunity functions by intracranial immunosurveillance to support the mind: the missing link between health and disease. Mol Psychiatry 2010; 15(4):342–354

21. Block ML, Zecca L, Hong JS. Microglia-mediated neurotoxicity: uncovering the molecular mechanisms. Nat Rev Neurosci 2007; 8(1):57–69

22. Popovich PG, Guan Z, Wei P, Huitinga I, van Rooijen N, Stokes BT. Depletion of hematogenous macrophages promotes partial hindlimb recovery and neuroanatomical repair after experimental spinal cord injury. Exp Neurol 1999;158(2):351–365

23. Nesathurai S. Steroids and spinal cord injury: revisiting the NASCIS 2 and NASCIS 3 trials. J Trauma 1998;45(6):1088–1093

24. Ankeny DP, Lucin KM, Sanders VM, McGaughy VM, Popovich PG. Spinal cord injury triggers systemic autoimmunity: evidence for chronic B lymphocyte activation and lupus-like autoantibody synthesis. J Neurochem 2006;99(4):1073–1087

25. Suberviola B, González-Castro A, Llorca J, Ortiz-Melón F, Miñambres E. Early complications of highdose methylprednisolone in acute spinal cord injury patients. Injury 2008;39(7):748–752

26. George ER, Scholten DJ, Buechler CM, Jordan-Tibbs J, Mattice C, Albrecht RM. Failure of methylprednisolone to improve the outcome of spinal cord injuries. Am Surg 1995;61(8):659–663, discussion 663–664

27. Prendergast MR, Saxe JM, Ledgerwood AM, Lucas CE, Lucas WF. Massive steroids do not reduce the zone of injury after penetrating spinal cord injury. J Trauma 1994;37(4):576–579, discussion 579–580

28. Guízar-Sahagún G, Rodríguez-Balderas CA, Franco-Bourland RE, et al. Lack of neuroprotection with pharmacological pretreatment in a paradigm for anticipated spinal cord lesions. Spinal Cord 2009; 47(2):156–160

29. Meisel C, Schwab JM, Prass K, Meisel A, Dirnagl U. Central nervous system injury-induced immune deficiency syndrome. Nat Rev Neurosci 2005;6(10):775–786

30. Rozet I. Methylprednisolone in acute spinal cord injury: is there any other ethical choice? J Neurosurg Anesthesiol 2008;20(2):137–139

31. Schwartz M, Yoles E. Immune-based therapy for spinal cord repair: autologous macrophages and beyond. J Neurotrauma 2006;23(3-4):360–370

32. Gordon S, Taylor PR. Monocyte and macrophage heterogeneity. Nat Rev Immunol 2005; 5(12):953–964

33. Gordon S. Alternative activation of macrophages. Nat Rev Immunol 2003;3(1):23–35

34. Mabon PJ, Weaver LC, Dekaban GA. Inhibition of monocyte/macrophage migration to a spinal cord injury site by an antibody to the integrin alphaD: a potential new anti-inflammatory treatment. Exp Neurol 2000;166(1):52–64

35. Nahrendorf M, Swirski FK, Aikawa E, et al. The healing myocardium sequentially mobilizes two monocyte subsets with divergent and complementary functions. J Exp Med 2007;204(12): 3037–3047

36. Arnold L, Henry A, Poron F, et al. Inflammatory monocytes recruited after skeletal muscle injury switch into antiinflammatory macrophages to support myogenesis. J Exp Med 2007;204(5): 1057–1069

37. Butovsky O, Kunis G, Koronyo-Hamaoui M, Schwartz M. Selective ablation of bone marrowderived dendritic cells increases amyloid plaques in a mouse Alzheimer's disease model. Eur J Neurosci 2007;26(2):413–416

38. Moalem G, Leibowitz-Amit R, Yoles E, Mor F, Cohen IR, Schwartz M. Autoimmune T cells protect neurons from secondary degeneration after central nervous system axotomy. Nat Med 1999;5(1):49–55

39. Hofstetter HH, Sewell DL, Liu F, et al. Autoreactive T cells promote post-traumatic healing in the central nervous system. J Neuroimmunol 2003;134(1-2):25–34

40. Lobell A, Weissert R, Eltayeb S, et al.

Suppressive DNA vaccination in myelin oligodendrocyte glycoprotein peptide-induced experimental autoimmune encephalomyelitis involves a T1-biased immune response. J Immunol 2003;170(4): 1806–1813

41. Ibarra A, Avendaño H, Cruz Y. Copolymer-1 (Cop-1) improves neurological recovery after middle cerebral artery occlusion in rats. Neurosci Lett 2007;425(2):110–113

42. Ibarra A, Hauben E, Butovsky O, Schwartz M. The therapeutic window after spinal cord injury can accommodate T cell-based vaccination and methylprednisolone in rats. Eur J Neurosci 2004;19(11):2984–2990

43. Schwartz M, Shaked I, Fisher J, Mizrahi T, Schori H. Protective autoimmunity against the enemy within: fighting glutamate toxicity. Trends Neurosci 2003;26(6):297–302

44. Banerjee R, Mosley RL, Reynolds AD, et al. Adaptive immune neuroprotection in G93A-SOD1 amyotrophic lateral sclerosis mice. PLoS ONE 2008; 3(7):e2740

45. Beers DR, Henkel JS, Zhao W, Wang J, Appel SH. CD4$^+$ T cells support glial neuroprotection, slow disease progression, and modify glial morphology in an animal model of inherited ALS. Proc Natl Acad Sci U S A 2008;105(40):15558–15563

46. Butovsky O, Hauben E, Schwartz M. Morphological aspects of spinal cord autoimmune neuroprotection: colocalization of T cells with B7–2 (CD86) and prevention of cyst formation. FASEB J 2001;15(6):1065–1067

47. Butovsky O, Koronyo-Hamaoui M, Kunis G, et al. Glatiramer acetate fights against Alzheimer's disease by inducing dendritic-like microglia expressing insulin-like growth factor 1. Proc Natl Acad Sci USA 2006;103(31):11784–11789

48. Butovsky O, Ziv Y, Schwartz A, et al. Microglia activated by IL-4 or IFN-gamma differentially induce neurogenesis and oligodendrogenesis from adult stem/progenitor cells. Mol Cell Neurosci 2006;31(1):149–160

49. Schwartz M, Shechter R. Systemic inflammatory cells fight off neurodegenerative disease. Nat Rev Neurol 2010;6(7):405–410

50. Jones LL, Margolis RU, Tuszynski MH. The chondroitin sulfate proteoglycans neurocan, brevican, phosphacan, and versican are differentially regulated following spinal cord injury. Exp Neurol 2003;182(2):399–411

51. McKeon RJ, Jurynec MJ, Buck CR. The chondroitin sulfate proteoglycans neurocan and phosphacan are expressed by reactive astrocytes in the chronic CNS glial scar. J Neurosci 1999;19(24): 10778–10788

52. Silver J, Miller JH. Regeneration beyond the glial scar. Nat Rev Neurosci 2004;5(2):146–156

53. McKeon RJ, Schreiber RC, Rudge JS, Silver J. Reduction of neurite outgrowth in a model of glial scarring following CNS injury is correlated with the expression of inhibitory molecules on reactive astrocytes. J Neurosci 1991;11(11):3398–3411

54. Fidler PS, Schuette K, Asher RA, et al. Comparing astrocytic cell lines that are inhibitory or permissive for axon growth: the major axoninhibitory proteoglycan is NG2. J Neurosci 1999; 19(20):8778–8788

55. Snow DM, Steindler DA, Silver J. Molecular and cellular characterization of the glial roof plate of the spinal cord and optic tectum: a possible role for a proteoglycan in the development of an axon barrier. Dev Biol 1990;138(2):359–376

56. Smith-Thomas LC, Stevens J, Fok-Seang J, Faissner A, Rogers JH, Fawcett JW. Increased axon regeneration in astrocytes grown in the presence of proteoglycan synthesis inhibitors. J Cell Sci 1995; 108(Pt 3):1307–1315

57. Moon LD, Fawcett JW. Reduction in CNS scar formation without concomitant increase in axon regeneration following treatment of adult rat brain with a combination of antibodies to TGFbeta1 and beta2. Eur J Neurosci 2001;14(10):1667–1677

58. Tan AM, Colletti M, Rorai AT, Skene JH, Levine JM. Antibodies against the NG2 proteoglycan promote the regeneration of sensory axons within the dorsal columns of the spinal cord. J Neurosci 2006;26(18):4729–4739

59. Neumann S, Bradke F, Tessier-Lavigne M, Basbaum AI. Regeneration of sensory axons within the injured spinal cord induced by intraganglionic cAMP elevation. Neuron

2002;34(6):885–893

60. Dergham P, Ellezam B, Essagian C, Avedissian H, Lubell WD, McKerracher L. Rho signaling pathway targeted to promote spinal cord repair. J Neurosci 2002;22(15):6570–6577

61. Tian DS, Dong Q, Pan DJ, et al. Attenuation of astrogliosis by suppressing of microglial proliferation with the cell cycle inhibitor olomoucine in rat spinal cord injury model. Brain Res 2007; 1154:206–214

62. Romero MI, Rangappa N, Garry MG, Smith GM. Functional regeneration of chronically injured sensory afferents into adult spinal cord after neurotrophin gene therapy. J Neurosci 2001; 21(21):8408–8416

63. Hikino M, Mikami T, Faissner A, Vilela-Silva AC, Pavão MS, Sugahara K. Oversulfated dermatan sulfate exhibits neurite outgrowth-promoting activity toward embryonic mouse hippocampal neurons: implications of dermatan sulfate in neuritogenesis in the brain. J Biol Chem 2003; 278(44):43744–43754

64. Bicknese AR, Sheppard AM, O'Leary DD, Pearlman AL. Thalamocortical axons extend along a chondroitin sulfate proteoglycan-enriched pathway coincident with the neocortical subplate and distinct from the efferent path. J Neurosci 1994;14(6):3500–3510

65. Sato Y, Nakanishi K, Tokita Y, et al. A highly sulfated chondroitin sulfate preparation, CS-E, prevents excitatory amino acid-induced neuronal cell death. J Neurochem 2008;104(6):1565–1576

66. Brittis PA, Silver J. Exogenous glycosaminoglycans induce complete inversion of retinal ganglion cell bodies and their axons within the retinal neuroepithelium. Proc Natl Acad Sci U S A 1994;91(16):7539–7542

67. Okada S, Nakamura M, Katoh H, et al. Conditional ablation of Stat3 or Socs3 discloses a dual role for reactive astrocytes after spinal cord injury. Nat Med 2006;12(7):829–834

68. Roitbak T, Syková E. Diffusion barriers evoked in the rat cortex by reactive astrogliosis. Glia 1999;28(1):40–48

69. Faulkner JR, Herrmann JE, Woo MJ, Tansey KE, Doan NB, Sofroniew MV. Reactive astrocytes protect tissue and preserve function after spinal cord injury. J Neurosci 2004;24(9):2143–2155

70. Bush TG, Puvanachandra N, Horner CH, et al. Leukocyte infiltration, neuronal degeneration, and neurite outgrowth after ablation of scar-forming, reactive astrocytes in adult transgenic mice. Neuron 1999;23(2):297–308

71. Cui W, Allen ND, Skynner M, Gusterson B, Clark AJ. Inducible ablation of astrocytes shows that these cells are required for neuronal survival in the adult brain. Glia 2001;34(4):272–282

72. Chen Y, Vartiainen NE, Ying W, Chan PH, Koistinaho J, Swanson RA. Astrocytes protect neurons from nitric oxide toxicity by a glutathione-dependent mechanism. J Neurochem 2001;77(6): 1601–1610

73. Vorísek I, Hájek M, Tintera J, Nicolay K, Syková E. Water ADC, extracellular space volume, and tortuosity in the rat cortex after traumatic injury. Magn Reson Med 2002;48(6):994–1003

74. do Carmo Cunha J, de Freitas Azevedo Levy B, de Luca BA, de Andrade MS, Gomide VC, Chadi G. Responses of reactive astrocytes containing S100beta protein and fibroblast growth factor-2 in the border and in the adjacent preserved tissue after a contusion injury of the spinal cord in rats: implications for wound repair and neuroregeneration. Wound Repair Regen 2007;15(1):134–146

75. Schwartz JP, Nishiyama N. Neurotrophic factor gene expression in astrocytes during development and following injury. Brain Res Bull 1994;35(5-6):403–407

76. Wu VW, Nishiyama N, Schwartz JP. A culture model of reactive astrocytes: increased nerve growth factor synthesis and reexpression of cytokine responsiveness. J Neurochem 1998;71(2):749–756

77. Parri R, Crunelli V. An astrocyte bridge from synapse to blood flow. Nat Neurosci 2003;6(1):5–6

78. Herrmann JE, Imura T, Song B, et al. STAT3 is a critical regulator of astrogliosis and scar formation after spinal cord injury. J Neurosci 2008;28(28): 7231–7243

79. Chung IY, Benveniste EN. Tumor necrosis factoralpha production by astrocytes: induction by lipopolysaccharide, IFN-gamma, and IL-1

beta. J Immunol 1990;144(8):2999–3007

80. Hayashi K, Kadomatsu K, Muramatsu T. Requirement of chondroitin sulfate/dermatan sulfate recognition in midkine-dependent migration of macrophages. Glycoconj J 2001; 18(5):401–406

81. Kodaira Y, Nair SK, Wrenshall LE, Gilboa E, Platt JL. Phenotypic and functional maturation of dendritic cells mediated by heparan sulfate. J Immunol 2000;165(3):1599–1604

82. Rolls A, Cahalon L, Bakalash S, Avidan H, Lider O, Schwartz M. A sulfated disaccharide derived from chondroitin sulfate proteoglycan protects against inflammation-associated neurodegeneration. FASEB J 2006;20(3):547–549

83. Nandini CD, Sugahara K. Role of the sulfation pattern of chondroitin sulfate in its biological activities and in the binding of growth factors. Adv Pharmacol 2006;53:253–279

84. Shechter R, Raposo C, London A, Sagi I, Schwartz M. The glial scar-monocyte interplay: a pivotal resolution phase in spinal cord repair. PLoS ONE 2011;6:e27979

第 33 章　有前景的脊髓损伤药物治疗途径临床前研究

Michael S. Beattie，Jacqueline C. Bresnahan

本章重点

1. CNS 损伤将诱导一系列降解与修复并存的级联反应，它们的相互作用将决定最终的功能预后。

2. 由于不同细胞类型的反应方式和反应的时间进程不同，以治疗为目的对这些级联反应过程进行靶向定位将变得非常复杂。

3. 敏感可靠的临床前研究模型是治疗方法进行临床转化的关键。

4. 基于已有的临床前研究，现已发现几种有前景的药物治疗方法。

　　长期以来，水肿和兴奋毒性细胞死亡一直被视为减轻中枢神经系统损伤后继发性伤害的治疗靶标[1-3]。最近的研究表明，损伤后急性期炎症反应能够影响甚至促进继发性损伤的某些过程[4]。明确继发性损伤的概念对于寻找急性期治疗方法非常关键，但目前对于脊髓损伤和其他急性神经损伤后继发事件的复杂级联反应细节仍缺乏足够的认识。目前普遍认为，在发生脊髓损伤的情况下，首先是细胞膜的直接机械性破坏，包括内皮细胞的破损和周围血管物质向脊髓组织内释放；随后，由初始损伤引发的生化和生物学后续效应将介导损伤的向心性播散[1, 3, 5]（图 33.1，亦见书后采图）。细胞外谷氨酸、血液中的物质向损伤部位的释放、炎症和氧化应激等因素是较热门的研究靶点，但是对这些因素的作用仍未能充分了解。此外，原发损伤将同时启动修复过程和降解过程，通常很难将损伤后的"正性"和"负性"生物学事件彻底区分开来。将这一复杂过程进行概念化的方式之一，是从损伤的脊髓或脑组织中多种细胞组分间相互作用的角度看待继发损伤和修复过程（图 33.2，亦见书后彩图）。尽管脊髓组织中的每一种细胞组分都是具有特异表型的细胞群（如胶质细胞、神经元、内皮等），但它们会共用许多相同的生物学应答元件，包括同样的神经递质、细胞因子受体、减少细胞应激的保护性机制和效应器（如谷氨酸和细胞因子的释放）等，因此对损伤过程中的某些特定方面进行靶向定位将非常困难。

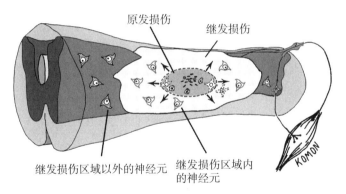

原发损伤　继发损伤

继发损伤区域以外的神经元　继发损伤区域内的神经元

图 33.1　脊髓损伤后继发性损伤过程示意图。对脊髓的机械性冲击能量集中在损伤区域的中心部位，血管和细胞膜立刻遭到破坏。损伤导致的产物包括谷氨酸和胞质可溶性物质，可以引起原发损伤部位周围扩散性的细胞批量死亡。由于受到细胞因子和活性氧的影响，位于不断扩大的损伤部位周边的细胞将面临发生兴奋毒性细胞死亡的危险（见图 33.2 与图注），这也正是通过药物治疗尽可能保留更多正常组织的作用靶点

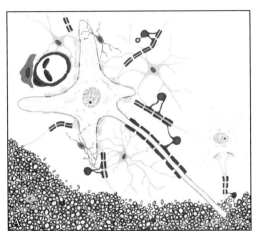
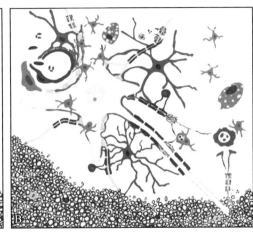

图 33.2　细胞组分在损伤前（A）和损伤后（B）的变化示意图。"神经血管单元"（Neurovascular unit, NVU）在继发损伤反应中的中心地位应加以重视。内皮细胞崩解导致含有纤维蛋白的血液和血浆外渗，引起血管源性和细胞毒性水肿，导致星形胶质细胞肿胀、血液瘀滞和血脑屏障的持续性破坏。这一系列事件可引起小胶质细胞的激活并释放大量细胞因子，包括促炎细胞因子肿瘤坏死因子 - α（Tumor necrosis factor- α，TNF- α）。TNF 可以诱导星形胶质细胞释放谷氨酸，与受损的轴突和神经元释放的谷氨酸共同引起正常神经元的去极化，导致过量的 Ca^{2+} 通过 N- 甲基 -D- 天门冬氨酸（N-methyl-D-aspartate，NMDA）受体内流。过量 TNF 还可以使 Ca^{2+} 通透的 α - 氨基 -3- 羟基 -5- 甲基 -4- 异恶唑丙酸（α -amino-3-hydroxy-5-methyl-4- isoxazoleproprionic acid，AMPA）受体移至神经元表面，增加存活神经元的 Ca^{2+} 负载。由此引起的细胞死亡使胞内分子释放，通过激活嘌呤受体和 Toll 样受体 4 信号途径等引起小胶质细胞和星形胶质细胞的进一步激活。在此过程中产生的氧自由基（Reactive oxygen species，ROS），与细胞因子一起攻击邻近的少突胶质细胞，而后者可以通过 AMPA 受体对谷氨酸产生应答，引起少突胶质细胞的急性和延迟死亡及正常轴突的脱髓鞘。与此同时，胶质细胞对损伤的应答反应则具有保护作用，包括通过星形胶质细胞的谷氨酸转运体将谷氨酸迅速从细胞外间隙移除，由星形胶质细胞和小胶质细胞产生神经营养与神经保护分子等。此外，损伤还将诱导祖细胞的增殖和分化，包括以细胞表面表达蛋白聚糖 NG2 为特征的祖细胞。在损伤发生后时间更长的慢性期，所有以上相互作用将导致胶质瘢痕和细胞外基质分子的沉积，阻碍轴突生长。即使上述罗列的所有事件也只是脊髓实质内发生的损伤应答反应复杂过程的一小部分，其中的每个事件都代表着一个治疗靶点（星形胶质细胞，蓝绿色；凋亡的神经元、变形的轴突和神经末梢，棕色；正常轴突和神经末梢，黄色；内皮细胞和红细胞，红色；小胶质细胞和巨噬细胞，橙色；周细胞，橙色；神经元，灰色；少突胶质细胞，蓝色带有紫红色细胞核和髓鞘；多形核白细胞，白色带有蓝色细胞核）

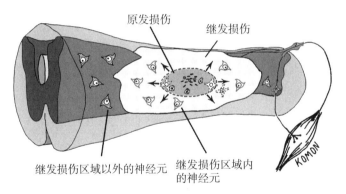

本章将讨论几种新的有前景的治疗策略，从神经元、星形胶质细胞、少突胶质细胞及其前体细胞（OPCs）、小胶质细胞和血管成分之间的相互作用角度对继发损伤进行干预。我们还将讨论如何对它们进行临床转化，用于改变以水肿、兴奋毒性和急性炎症为特征的损伤应答反应。

■ 针对一个靶标的治疗方式可能会影响继发损伤的多个方面

说明这一结论的经典例子即甲强龙（Methylprednisolone，MP）。甲强龙是一种对糖皮质激素受体具有高效激活作用的类固醇，其药理作用的多重机制包括减轻水肿和减少脂质过氧化[6-8]。此外，还有证据表明 MP 能够减少内皮损伤，增加血管稳定性和局部血流量[9, 10]，具有抗炎[8]和减少脊髓损伤后轴突回缩[10]的作用。由于脊髓损伤会影响多种细胞间相互作用，并且许多潜在的治疗靶点为继发性损伤过程中多种成分所共有，必须考虑到有前景的新治疗方式是否会与多种靶点产生相互作用。这是寻找可能最有可能有效减轻继发性损伤的"广谱药物"的策略之一[1]。此外，还应引起注意的是，减轻继发性损伤的药物同时也有可能对脊髓损伤后内源性修复反应产生影响。例如，MP 能够减轻损伤后急性炎症反应，但同时也会减少可能有助于组织修复的神经营养因子的生成和祖细胞增殖[11-13]。尽管 MP 符合"广谱药物"的多项标准，并且有证据支持其在啮齿类动物模型中的疗效[14]，但在啮齿类动物脊髓挫伤模型中始终未能

成功表现疗效的持续性[15]。许多实验室都已经发现，寻找一种能够针对继发性损伤产生持续正面疗效的治疗方式非常困难[16, 17]。这至少部分是因为损伤引起组织破坏的通路过于复杂多样。

■ 血管损伤是第一道防护的靶点之一

图 33.1 显示了创伤后由于血管破裂造成的中心部位出血性损伤。不过，血管损伤似乎不是单一的机械性事件，而是损伤引发的级联反应之一，可能会随着时间的推移逐渐进展。在关于血流与血管状态的早期研究中已经证实了这一点[18, 19]，但最近的研究已将关注点转移至继发性出血的动态扩散。进行性出血性坏死似乎与血管内皮细胞的大量崩解有关，内皮细胞的肿胀和死亡由磺脲类受体 1（Sulfonylurea receptor 1，SUR1）调控的 NC（Ca-ATP）通道和瞬态电位阳离子通道亚家族 M 成员 4（Transient potential cation channel subfamily M member 4，TRPM4）介导，这两类受体的表达均为细胞对损伤和缺氧的反应[20, 21]。脊髓损伤可同时诱导 SUR1 调控通道和 Trpm4 表达的上调。阻断 SUR1 调控通道的表达或利用格列本脲等药物阻断受体，均可引起进行性出血性坏死的显著减少，Trpm4-/- 小鼠发生颈髓挫伤后血管破裂的情况也明显减少[20]。通道表达水平或活性的下降对损伤的发展进程有明显影响，并能够在很大程度上改善预后[20, 21]。预防进行性血管损伤和保护内皮细胞很有可能会削弱所有复杂的下

游反应,包括谷氨酸与三磷腺苷(Adenosine triphosphate,ATP)的生成、小胶质细胞的激活、细胞因子的产生及随之而来的细胞死亡进程(如对少突胶质细胞凋亡的长期效应)等[22, 23]。目前尚不清楚的是,这种内皮细胞损伤进程在以缺血性损伤为主而非机械性损伤的情况下会产生怎样的影响,但已经发现SUR1调控通道也参与缺血性卒中模型中的出血性坏死进程[24]。血脑屏障的破坏与内皮细胞水肿由此产生了关联,"神经血管单元"在继发性损伤过程中的关键地位也得以体现[25]。高张盐水被认为能够通过减轻细胞水肿起到保护内皮细胞的作用[26]。有趣的是,我们在实验室动物研究中发现,应用高张盐水可以减轻颈髓挫伤后8小时内MRI上的水肿和出血征象,其效果与已有报道中阻断SUR1调控的NC-Ca-ATP通道或Trpm4的效果类似。

■ 细胞能量丢失和 ATP 减少可能对于损伤后细胞调节异常非常重要

Trpm4通道调节异常可引起Na^+内流失控,进而引起内皮细胞、星形胶质细胞和神经元的水肿、胀破[20]。死亡细胞释放的ATP转而促使继发性损伤的发生与发展。支持这一理论的新近研究发现,阻断ATP对P2X7受体的激活可以改善脊髓损伤大鼠的预后[28, 29]。Wang等[28]的研究利用由荧光素酶介导且依赖ATP的荧光素降解反应,对脊髓背侧机械性损伤后胞外ATP的释放过程进行了完美的体内成像。

将椎板切除后,在暴露的脊髓表面造成机械性损伤,然后利用电子耦合器(Charge coupled device,CCD)摄像机和体内显微技术显示荧光素酶介导的荧光播散情况,并对ATP浓度进行定量估算。实验结果明确显示,ATP的释放会随着时间延长逐渐增加,再次验证了继发性损伤播散的存在。利用OxATP阻断ATP对P2X7受体的激活后,细胞死亡明显减少,组织修复也得到了促进。对胸髓挫伤大鼠给予这一治疗干预后,TUNEL检测发现细胞凋亡减少;与此同时,损伤后6周时动物的Basso-Beattie-Bresnahan(BBB)运动评分[30]也得到了大幅提高(从9分提高到14分),与非治疗组的后肢仅能负重但无法或很少迈步相比,治疗组能够进行足底着地地连续迈步和连续而协调地行走。

一项随访研究[29]利用了一种新型拮抗剂对P2X7受体进行阻断。这种阻断剂名为亮蓝G(Brilliant blue G,BBG),是食用色素添加剂FD&C蓝色1号的一种考马斯染料类似物,即使大剂量食用也不会产生毒性。文章作者还指出,人们在日常生活中每天都会大量摄入这种食用色素。引人注目的是,这种物质能够明显改善胸髓挫伤大鼠的预后,损伤后6周时BBB运动评分均值从9.4分(非治疗组得分)提高到11.9分(治疗组得分)。与非治疗组的后肢仅能负重但无法或很少迈步相比,治疗组可以足底着地地连续迈步,并表现出欠协调的行走动作。研究者还发现,10 mg/kg或50 mg/kg BBG治疗能够增加损伤部位的组织残留量,更重要的是能够在损伤后早期抑制小胶质细胞的激活

（通过免疫细胞化学和小胶质细胞形态学表现进行评价）。此外，BBG 治疗还能减少巨噬细胞、中性粒细胞和 CD8+ T 细胞的浸润。所有这些研究结果都一致表明，BBG 可以通过 P2X7 受体阻断小胶质细胞的激活，从而发挥有效的抗炎作用。但是，神经元（以及部分星形胶质细胞）也同样表达 P2X7 受体。由于 ATP 可以引起神经元活动和兴奋毒性，BBG 治疗代表的是一种多细胞靶点治疗方式。如果这项研究结果具有可重复性，将有力地推动更多以炎症级联反应早期阶段为靶点的继发性损伤治疗方法的研究。虽然对于抗炎药物（如米诺环素）疗效的阳性结果和阴性结果均有报道，但这项研究仍然为抗炎策略的应用提供了支持依据[17, 31, 32]。

■ ATP 引起的小胶质细胞和神经元活化，以及细胞死亡引起的胞内存储谷氨酸的释放，是引起兴奋毒性的重要因素

　　脊髓损伤发生后数分钟内，谷氨酸浓度即可达到毒性水平[33]，降低谷氨酸受体活性的药物可以引起 Ca^{2+} 内流，因此已经应用于许多继发性神经保护相关研究。不过，即使是其中最有效的药物，包括 MK-801、河豚毒素（Tetrodotoxin，TTX）和其他药物[34-36]等，也均无法应用于临床。最近，具有神经保护作用的抗癫痫药物，包括苯妥英钠和利鲁唑等，正在引起越来越多的关注。这些药物的疗效同样通过多重机制来实现，包括减少配体和电压门控通道的 Na^+ 内流[37]和

减少谷氨酸的释放等。利用癫痫模型进行的研究还发现，这些药物具有减轻细胞损伤和兴奋毒性的作用[38]。此外，已有临床试验对利鲁唑在肌萎缩侧索硬化症（Amyotrophic lateral sclerosis，ALS）中的应用进行了研究，并发现了一定疗效[39, 40]。在大鼠脊髓损伤模型研究中，谷氨酸受体拮抗剂，包括 AMPA/ 红藻氨酸受体拮抗剂 NBQX[34]和 GYKI 52466[41]，均对行为学恢复表现出一定的促进作用（BBB 评分提高约 2 分）。利鲁唑的经典作用是抗惊厥，但同时具有较显著的神经保护作用，在大鼠脊髓钳夹损伤模型中能够减轻神经功能障碍[37]。有趣的是，在同一项研究中，其他几种和利鲁唑具有同样的 Na^+ 通道阻断作用的复合物（如苯妥英钠）并未表现类似的疗效。另一项研究用大鼠建立了比钳夹损伤速度更快的挫伤模型，发现只有在利鲁唑与 MP 联合应用时才具有疗效[42]。利鲁唑的疗效还有可能与其显著减少星形细胞释放谷氨酸的作用有关[43]。目前，利鲁唑在脊髓损伤和 ALS 的临床试验研究中均表现出一定疗效[39, 40]。由于利鲁唑具有减少谷氨酸释放的作用，它将对抑制继发性损伤的多种机制产生影响。不过需要再次说明的是，多靶点药物具有其优越性，但单纯根据作用机制在啮齿类动物模型中进行疗效预测将会非常困难。

　　需要重视的是，谷氨酸可以通过 AMPA 受体介导少突胶质细胞和少突胶质前体细胞的死亡和凋亡，这一作用在继发性损伤中也非常重要[3]。实际上，许多具有一定对抗神经元兴奋毒性作用的药物

也会同时表现出抑制继发性少突胶质细胞死亡和脱髓鞘的作用[32]。

■ 促炎细胞因子在继发性损伤级联反应中发挥重要作用

最后，我们讨论促炎细胞因子在继发性损伤中的作用。四环素的衍生物米诺环素具有抗炎特性，在一项关于减少促炎细胞因子（如在脊髓损伤发生后迅速升高的 TNF-α）产生和释放的研究中，米诺环素已经被尝试用于抑制小胶质细胞的激活[44]。促炎细胞因子能够依次激活小胶质细胞并增加星形胶质细胞的谷氨酸释放[45]。尽管曾经认为神经元和少突胶质细胞的存在会引起直接的"旁观者效应"[46]，我们新近的实验室发现和他人的研究均表明，细胞因子的效应和谷氨酸诱导的兴奋毒性具有相互作用。TNF-α 能够使经纳米注射技术进入脊髓灰质的红藻氨酸引起的兴奋毒性作用进一步加剧[47]。这一作用可以被 AMPA/红藻氨酸受体拮抗剂 6-氰基-7-硝基喹喔啉-2,3-二酮（6-cyano-7-nitroquinoxaline-2,3-drone，CNQX）完全阻断。因此，TNF 可以通过 AMPARs 对谷氨酸信号通路产生放大作用。体外研究发现，产生这一放大作用的原因是由于 TNF-α 能够特异性地将 AMPARs 转运至神经细胞膜表面[48]。这一作用加剧了 AMPAR 介导的细胞死亡效应，而某些药物可以通过降低 PI3K 活性减少 TNF 诱导的转运活动，从而阻断由此引起的细胞死亡[49]。脊髓挫伤同样会引起 GluR2 缺乏型 AMPARs 表面转运的增加[50]。这类

AMPARs 可以允许 Ca^{2+} 通过，在有 GluR2 亚基存在的正常情况下处于阻断状态。在细胞外谷氨酸浓度相同的条件下，细胞表面 GluR1 型受体增多而 GluR2 型受体减少，将引起更严重的兴奋毒性。利用可溶性 TNF 受体蛋白 1（Soluble TNF receptor protein 1，sTNFr1）能够阻断损伤后 TNF 释放引发的一系列效应，从而证实上述观点。这一治疗方式可以下调 GluR2 缺乏型 AMPARs 在细胞表面的表达，减少脊髓损伤后神经细胞死亡[50]。

■ 小结

尽管已有的大量针对 CNS 创伤和卒中后继发性损伤的药物治疗研究均未能发现能够稳定有效地改善预后的方法[1]，但本章回顾的能够选择性改善预后的研究结果仍然令人振奋，说明针对脊髓损伤后继发性损伤的更好治疗方式的研究前景仍然充满希望。随着对在复杂的细胞间相互作用调控下多种破坏性与修复性通路的认识不断深入，为以机制"节点"为靶标的药物起效机制提供了更多见解。此外，就像肿瘤治疗需要针对多重靶点联合用药一样，多种药物联合治疗脊髓损伤的必要性也已经非常明确[1]。现已基本明确，脊髓损伤后不断进展的继发性损伤这一概念能够经得起反复推敲，这些损伤相关事件将在较长的一段时间内不断进展，为治疗干预提供了足够的机会和时间窗。正在进行的药物人体试验（如利鲁唑）最终得出的结果，将有望为向这一遥远目标的艰难迈进创造良好的条件。

要 点

■ 神经系统内的多种神经细胞组分（如胶质细胞、神经元、内皮细胞等）之间的复杂相互作用决定了损伤的预后情况，随之发生的级联反应事件则同时包括降解过程和修复过程。

■ 促炎细胞因子 TNF 在损伤发生后迅速释放，通过增加细胞表面 AMPA 谷氨酸受体的表达，使损伤后谷氨酸释放引起的兴奋性作用进一步加剧。同样的过程也参与突触强度的生理调节活动。因此，损伤可以借助一种正常的生理过程引发损伤后级联反应。

难 点

■ 在继发性损伤级联反应（如炎症）中，不同类型的细胞会以不同方式产生应答，由于降解和修复进程随着时间延长不断变化，实现对继发性损伤的靶向定位仍然困难重重。

（邢华医 译，刘 楠 校）

参考文献

1. Faden AI, Stoica B. Neuroprotection: challenges and opportunities. Arch Neurol 2007;64(6): 794–800

2. Kwon BK, Tetzlaff W, Grauer JN, Beiner J, Vaccaro AR. Pathophysiology and pharmacologic treatment of acute spinal cord injury. Spine J 2004; 4(4):451–464

3. Park E, Velumian AA, Fehlings MG. The role of excitotoxicity in secondary mechanisms of spinal cord injury: a review with an emphasis on the implications for white matter degeneration. J Neurotrauma 2004;21(6):754–774

4. Beattie MS. Inflammation and apoptosis: linked therapeutic targets in spinal cord injury. Trends Mol Med 2004;10(12):580–583

5. Beattie MS, Bresnahan JC. Cell death, repair and recovery of function after spinal cord contusion injuries in rats. In: Kalb R, Strittmatter S, eds. Neurobiology of Spinal Cord Injury. Totowa, NJ: Humana Press; 2000:1–21

6. Bracken MB, Shepard MJ, Collins WF, et al. A randomized, controlled trial of methylprednisolone or naloxone in the treatment of acute spinal-cord injury. Results of the Second National Acute Spinal Cord Injury Study. N Engl J Med 1990;322(20): 1405–1411

7. Braughler JM. Lipid peroxidation-induced inhibition of gamma-aminobutyric acid uptake in rat brain synaptosomes: protection by glucocorticoids. J Neurochem 1985;44(4):1282–1288

8. Hall ED. Neuroprotective actions of glucocorticoid and nonglucocorticoid steroids in acute neuronal injury. Cell Mol Neurobiol 1993;13(4): 415–432

9. Young W, Flamm ES. Effect of high-dose corticosteroid therapy on blood flow, evoked potentials, and extracellular calcium in experimental spinal injury. J Neurosurg 1982; 57(5):667–673

10. Oudega M, Vargas CG, Weber AB, Kleitman

N, Bunge MB. Long-term effects of methylprednisolone following transection of adult rat spinal cord. Eur J Neurosci 1999;11(7):2453–2464

11. Chari DM, Zhao C, Kotter MR, Blakemore WF, Franklin RJM. Corticosteroids delay remyelination of experimental demyelination in the rodent central nervous system. J Neurosci Res 2006;83(4): 594–605

12. Fumagalli F, Madaschi L, Brenna P, et al. Single exposure to erythropoietin modulates Nerve Growth Factor expression in the spinal cord following traumatic injury: comparison with methylprednisolone. Eur J Pharmacol 2008;578(1):19–27

13. Schröter A, Lustenberger RM, Obermair FJ, Thallmair M. High-dose corticosteroids after spinal cord injury reduce neural progenitor cell proliferation. Neuroscience 2009;161(3):753–763

14. Behrmann DL, Bresnahan JC, Beattie MS. Modeling of acute spinal cord injury in the rat: neuroprotection and enhanced recovery with methylprednisolone, U-74006F and YM-14673. Exp Neurol 1994;126(1):61–75

15. Pereira JE, Costa LM, Cabrita AM, et al. Methylprednisolone fails to improve functional and histological outcome following spinal cord injury in rats. Exp Neurol 2009;220(1):71–81

16. Pinzon A, Marcillo A, Pabon D, Bramlett HM, Bunge MB, Dietrich WD. A re-assessment of erythropoietin as a neuroprotective agent following rat spinal cord compression or contusion injury. Exp Neurol 2008;213(1):129–136

17. Pinzon A, Marcillo A, Quintana A, et al. A reassessment of minocycline as a neuroprotective agent in a rat spinal cord contusion model. Brain Res 2008;1243:146–151

18. Tator CH, Fehlings MG. Review of the secondary injury theory of acute spinal cord trauma with emphasis on vascular mechanisms. J Neurosurg 1991;75(1):15–26

19. Tator CH, Koyanagi I. Vascular mechanisms in the pathophysiology of human spinal cord injury. J Neurosurg 1997;86(3):483–492

20. Gerzanich V, Woo SK, Vennekens R, et al. De novo expression of Trpm4 initiates secondary hemorrhage in spinal cord injury. Nat Med 2009; 15(2):185–191

21. Simard JM, Tsymbalyuk O, Ivanov A, et al. Endothelial sulfonylurea receptor 1-regulated NC Ca-ATP channels mediate progressive hemorrhagic necrosis following spinal cord injury. J Clin Invest 2007;117(8):2105–2113

22. Beattie MS, Farooqui AA, Bresnahan JC. Apoptosis and secondary damage after experimental spinal cord injury. Top Spinal Cord Inj Rehabil 2000;6:14–26

23. Beattie MS, Harrington AW, Lee R, et al. ProNGF induces p75-mediated death of oligodendrocytes following spinal cord injury. Neuron 2002; 36(3):375–386

24. Simard JM, Chen M, Tarasov KV, et al. Newly expressed SUR1-regulated NC(Ca-ATP) channel mediates cerebral edema after ischemic stroke. Nat Med 2006;12(4):433–440

25. Iadecola C, Nedergaard M. Glial regulation of the cerebral microvasculature. Nat Neurosci 2007; 10(11):1369–1376

26. Ziai WC, Toung TJ, Bhardwaj A. Hypertonic saline: first-line therapy for cerebral edema? J Neurol Sci 2007;261(1-2):157–166

27. Nout YS, Mihai G, Tovar CA, Schmalbrock P, Bresnahan JC, Beattie MS. Hypertonic saline attenuates cord swelling and edema in experimental spinal cord injury: a study utilizing magnetic resonance imaging. Crit Care Med 2009;37(7):2160–2166

28. Wang X, Arcuino G, Takano T, et al. P2X7 receptor inhibition improves recovery after spinal cord injury. Nat Med 2004;10(8):821–827

29. Peng W, Cotrina ML, Han X, et al. Systemic administration of an antagonist of the ATP-sensitive receptor P2X7 improves recovery after spinal cord injury. Proc Natl Acad Sci USA 2009;106(30): 12489–12493

30. Basso DM, Beattie MS, Bresnahan JC. A sensitive and reliable locomotor rating scale for open field testing in rats. J Neurotrauma 1995;12(1):1–21

31. Teng YD, Choi H, Onario RC, et al. Minocycline inhibits contusion-triggered mictochondrial cytochrome c release and mitigates functional

deficits after spinal cord injury. Proc Natl Acad Sci U S A 2004;101(9):3071–3076

32. Stirling DP, Khodarahmi K, Liu J, et al. Minocycline treatment reduces delayed oligodendrocyte death, attenuates axonal dieback, and improves functional outcome after spinal cord injury. J Neurosci 2004;24(9):2182–2190

33. Panter SS, Yum SW, Faden AI. Alteration in extracellular amino acids after traumatic spinal cord injury. Ann Neurol 1990;27(1):96–99

34. Wrathall JR, Teng YD, Choiniere D. Amelioration of functional deficits from spinal cord trauma with systemically administered NBQX, an antagonist of non-N-methyl-D-aspartate receptors. Exp Neurol 1996;137(1):119–126

35. Rosenberg LJ, Wrathall JR. Time course studies on the effectiveness of tetrodotoxin in reducing consequences of spinal cord contusion. J Neurosci Res 2001;66(2):191–202

36. Rosenberg LJ, Teng YD, Wrathall JR. Effects of the sodium channel blocker tetrodotoxin on acute white matter pathology after experimental contusive spinal cord injury. J Neurosci 1999;19(14): 6122–6133

37. Schwartz G, Fehlings MG. Evaluation of the neuroprotective effects of sodium channel blockers after spinal cord injury: improved behavioral and neuroanatomical recovery with riluzole. J Neurosurg 2001;94(2, Suppl): 245–256

38. Farber NB, Jiang XP, Heinkel C, Nemmers B. Antiepileptic drugs and agents that inhibit voltage-gated sodium channels prevent NMDA antagonist neurotoxicity. Mol Psychiatry 2002;7(7):726–733

39. Wagner ML, Landis BE. Riluzole: a new agent for amyotrophic lateral sclerosis. Ann Pharmacother 1997;31(6):738–744

40. Zoccolella S, Santamato A, Lamberti P. Current and emerging treatments for amyotrophic lateral sclerosis. Neuropsychiatr Dis Treat 2009;5: 577–595

41. Colak A, Soy O, Uzun H, et al. Neuroprotective effects of GYKI 52466 on experimental spinal cord injury in rats. J Neurosurg 2003;98(3, Suppl): 275–281

42. Mu X, Azbill RD, Springer JE. Riluzole and methylprednisolone combined treatment improves functional recovery in traumatic spinal cord injury. J Neurotrauma 2000;17(9):773–780

43. Estevez AG, Stutzmann JM, Barbeito L. Protective effect of riluzole on excitatory amino acid-mediated neurotoxicity in motoneuron-enriched cultures. Eur J Pharmacol 1995; 280(1):47–53

44. Wang CX, Nuttin B, Heremans H, Dom R, Gybels J. Production of tumor necrosis factor in spinal cord following traumatic injury in rats. J Neuroimmunol 1996;69(1-2):151–156

45. Santello M, Volterra A. Synaptic modulation by astrocytes via Ca2+-dependent glutamate release. Neuroscience 2009;158(1):253–259

46. Miller BA, Crum JM, Tovar CA, Ferguson AR, Bresnahan JC, Beattie MS. Activated microglia reduce oligodendrocyte progenitor cell viability but protect mature oligodendrocytes from apoptotic cell death. J Neuroinflammation 2007;4:27

47. Hermann GE, Rogers RC, Bresnahan JC, Beattie MS. Tumor necrosis factor-alpha induces cFOS and strongly potentiates glutamate-mediated cell death in the rat spinal cord. Neurobiol Dis 2001; 8(4):590–599

48. Beattie EC, Stellwagen D, Morishita W, et al. Control of synaptic strength by glial TNFalpha. Science 2002;295(5563):2282–2285

49. Leonoudakis D, Zhao P, Beattie EC. Rapid tumor necrosis factor alpha-induced exocytosis of glutamate receptor 2-lacking AMPA receptors to extrasynaptic plasma membrane potentiates excitotoxicity. J Neurosci 2008;28(9):2119–2130

50. Ferguson AR, Christensen RN, Gensel JC, et al. Cell death after spinal cord injury is exacerbated by rapid TNF alpha-induced trafficking of GluR2-lacking AMPARs to the plasma membrane. J Neurosci 2008;28(44):11391–11400

51. Hawryluk GWJ, Rowland J, Kwon BK, Fehlings MG. Protection and repair of the injured spinal cord: a review of completed, ongoing, and planned clinical trials for acute spinal cord injury.Neurosurg Focus 2008;25(5):E14

第 34 章　脊髓损伤的细胞移植治疗

Wolfram Tetzlaff

本章重点

1. 尽管许多细胞移植研究已经取得了可喜的成果，但与急性损伤后神经保护治疗相比，这一技术在慢性脊髓损伤修复中的真正应用仍然存在着巨大挑战。移植细胞的存活和宿主整合还远远没有达到可能实现的最佳效果，但是可以相信，通过与更好的底物（如生物工程材料和营养因子）结合，可以使移植效果得到优化。仅有少数临床前研究利用颈髓钝性损伤模型进行了观察，相关的损伤慢性期研究也为数不多。

2. 目前对移植细胞发挥其有益作用的真正机制了解甚微。行为学指标的改善可能与其神经保护作用、对宿主神经重塑的调制、促进裸露神经元的髓鞘再生和短距离轴突再生有关，并且不同类型的细胞发挥作用的机制也各不相同。

3. 需要对移植细胞的生产和质量控制进行标准化，以尽量减少不同来源细胞间的差异，特别是对于非商品化的自体移植细胞尤为重要。

细胞移植策略由于有望用于治疗人类脊髓损伤而被大量研究。对某一特定细胞类型进行研究的理论基础，是该细胞可获得，并具有与损伤的脊髓组织整合的能力，能够促进裸露轴突的髓鞘再生，在脊髓损伤部位形成桥接和促进轴突出芽/再生。此外，有研究发现，许多细胞类型还能够调节炎症反应，发挥神经保护作用，促进宿主残存脊髓组织的重塑，部分细胞类型不需要与宿主整合或长期存活即可发挥上述作用。已有的研究报道了多种候选细胞均可以在脊髓损伤动物模型中发挥有益作用，因此难以将所有这些细胞种类都纳入本章讨论的范围。此外，读者还应始终谨记，即使是研究最为成熟的细胞类型，其临床前数据分析在各实验室之间也可能存在巨大差异，因为材料的来源性质（取材来源或前体细胞来源的年龄、性别和物种）、细胞纯度、其他类型细胞污染、培养条件（如传代次数）和培养基等因素千差万别。因此，本章将主要讨论在动物模型中得到较深入研究的细胞类型，并对每种细胞在世界范围内进行临床应用的尝试进行简要介绍，不过这些干预方法均未在对照临床试验中得到验证。表 34.1 总结了现有的细胞移植相关研究（图 34.1，亦见书后彩图）。表 34.2 对不同细胞类型的优缺点进行了对比。

表 34.1　脊髓损伤细胞移植治疗研究概况

细胞类型	动物种类及研究数量	损伤类型	人类细胞相关研究	行为学结果
Schwann 细胞	大鼠 41 项 小鼠 1 项	胸髓：挫伤／钝性伤 14 项 部分或完全 Tx 26 项 颈髓部分 Tx 1 项 颈髓挫伤 1 项	2 项，受体为大鼠	阳性结果 10 项；其中 7 项需要联合其他治疗方式 无明显改善 5 项
OECs	大鼠 26 项	胸髓：挫伤／钝性伤 5 项 胸髓部分或完全 Tx 15 项 颈髓部分 Tx 6 项	1 项，使用来源存在问题的人 OECs（流产胚胎）	性结果 12 项；均需要联合其他治疗方式 无明显改善 5 项
神经干细胞／神经前体细胞	大鼠 22 项 小鼠 8 项 狗 1 项 猫 1 项 狨猴 1 项	胸髓挫伤 18 项 胸髓部分或完全 Tx 8 项 颈髓部分 Tx 5 项 颈髓钝性挫伤 2 项	人来源的细胞系（永生化）5 项 人胚胎原代细胞 1 项 传代细胞 10 项	阳性结果 17 项；其中 5 项需要联合其他治疗方式 无明显改善 3 项
胶质／神经元限制性祖细胞	大鼠 11 项	胸髓挫伤 10 项	0 项	阳性结果 5 项；其中 1 项需要联合其他治疗方式
OPCs 胚胎干细胞来源的 OPCs*	大鼠 3 项	颈髓部分 Tx 3 项 胸髓挫伤 2 项 颈髓挫伤 1 项	人 ESC（H7）来源的 OPCs 3 项	阳性结果 2 项
BMSC	大鼠 38 项 小鼠 2 项 猪 1 项 猴 1 项	胸髓钝性伤 31 项 胸髓完全 Tx 3 项 部分 Tx 1 项 颈髓部分 Tx 7 项	人类 BMSCs 8 项大鼠 6 项，挫伤 4/2	阳性结果 20 项；其中 2 项需要联合其他治疗方式 无明显改善 11 项

缩略词：骨髓来源的基质细胞（Bone marrow–derived stromal cells，BMSCs）；胚胎干细胞（Embryonic stem cell，ESC）；嗅鞘细胞（Olfactory ensheathing cells，OECs）；少突胶质前体细胞（Oligodendrocyte precursor cells，OPCs）；横断（Transection，Tx）

表 34.2　不同细胞类型的优缺点

Schwann 细胞

优点：
• 已经得到广泛研究的一种细胞类型，能够引导轴突生长、髓鞘再生，并提供神经保护作用（亚急性期）
• 已有许多研究者发现能够改善行为学表现，包括对啮齿类动物"慢性"挫伤模型有效
• 可以从患者体内获取，作为自体移植细胞来源，从而解决了排异反应、伦理争议和致肿瘤风险等问题

缺点：
• 在许多研究中发现，可能需要配合应用其他佐剂以提高疗效［如基质胶（BD Bioscience）、咯利普兰（Tocris Bioscience）、cAMP、神经营养因子等］
• 与宿主整合的能力不如神经干细胞
• Schwann 细胞的最佳来源仍有待研究，不同自体细胞移植体系的细胞质量可能存在差异

OECs

优点：
- 研究表明能够实现与宿主脊髓组织的良好整合；在部分或完全横断动物模型中已经多次证实能够引起轴突出芽和再生，可能具有促进髓鞘形成及神经营养作用
- 多项研究表明能够改善行为学表现
- 为自体细胞移植提供了可能

缺点：
- 在中重度胸髓挫伤模型中未能引起明显的行为学改善
- 人类 OEC 培养方法仍有待加以规范和限制，不同自体细胞移植体系的细胞质量可能存在差异
- 多项研究发现，可能需要与其他治疗方式联合应用以提高疗效（如 Schwann 细胞、基质胶、咯利普兰、cAMP、神经营养因子等）

NSPC

优点：
- 能够实现与宿主脊髓组织的良好整合
- 能够分化为少突胶质细胞并形成髓鞘，同时也可能通过其他机制发挥有益作用
- 多数研究（包括人来源的 NSPC）表明能够改善行为学表现

缺点：
- NSPCs 无法为轴突再生提供最佳的桥接作用
- 细胞来源备受挑战。从人类胚胎或成人脑组织中获取 NSPCs 需要面临伦理、安全等问题，并且有可能导致细胞质量的不稳定，因此需要加以限制。这一难题可以通过使用 iPCs 来克服

人胚胎干细胞来源的少突胶质细胞

优点：
- 可以合成髓磷脂，具有神经保护作用，能够调节宿主的内源性髓鞘形成反应
- 杰隆制药（Geron Pharmaceuticals）已经在制备细胞成品
- 1 期临床试验已于 2010 年获得 FDA 批准

缺点：
- 由于可能存在多能干细胞污染，胚胎干细胞来源的 OPCs 有形成肿瘤的风险
- 已经发表的相关临床前研究全部来自同一个研究团队，需要其他团队进行独立重复研究

BMSC

优点：
- 易于获取和进行自体移植，不存在排异反应的问题
- 人类和啮齿类 BMSCs 均在啮齿类脊髓损伤模型中证实有效
- 大型动物及灵长类研究均获得成功，包括慢性挫伤模型（尚未得到独立重复研究的证实）

缺点：
- BMSCs 的细胞群定义尚不够明确，因此细胞质量难以评价，容易存在差异
- 与受损脊髓组织的整合程度有限，以神经保护和营养作用为主
- 尚未证实能够分化成为神经细胞，有研究得出阴性结论

缩略词：BMSCs，骨髓来源的基质细胞（bone marrow–derived stromal cells）；cAMP，单磷酸环腺苷（cyclic adenosine monophosphate）；FDA，美国食品药品监督管理局（US Food and Drug Administration）；iPCs，诱导多能干细胞（induced pluripotent cells）；NSPCs，神经干 / 祖细胞（neural stem/progenitor cells）；OECs，嗅鞘细胞（olfactory ensheathing cells）；OPCs，少突胶质前体细胞（oligodendrocyte precursor cells）；SCI，脊髓损伤（spinal cord injury）

移植的细胞可以分泌某些因子，起到神经保护和促进宿主神经重塑的作用；替代缺失的髓鞘形成细胞，促进髓鞘再生；整合并跨越损伤部位形成桥接，促进轴突再生；替代缺失的神经元

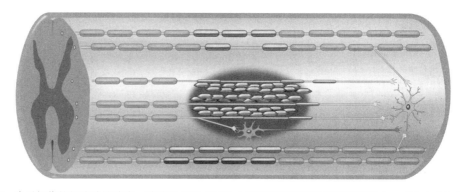

图 34.1　脊髓损伤的细胞移植治疗。移植的细胞（绿色）可以促进裸露轴突的髓鞘再生，（和 / 或）在损伤部位（红色）形成桥接并促进轴突再生，（和 / 或）分化成为中继神经元并与损伤尾端的脊髓内神经元（蓝色）建立连接。此外，移植细胞还可以刺激宿主脊髓组织的重塑，如残存轴突的出芽（黄色）

■ Schwann 细胞

　　Schwann 细 胞（Schwann cells，SCs）是周围神经系统的髓鞘形成细胞，具有形成细胞带（von Buengner）和为神经损伤后的轴突再生提供支持的能力，这一点早在近一个世纪前就已经被人们所认识[1]。SCs 的这一能力及其能够使中枢神经系统轴突髓鞘再生的特点，激发了人们对于SCs 治疗脊髓损伤的探索[2]。超过 30 项临床前研究应用了钝性挫伤 / 压迫伤或完全 / 部分横断损伤大鼠模型，用啮齿类动物神经组织中分离得到的 SCs 进行脊髓损伤治疗研究[3]。在锐器损伤模型中，SCs 需要与基质胶（BD Biosciences，富兰克林湖，纽约）和 / 或导向通道联合应用以提供一定的组织架构。这类模型可以用于研究 SCs 对轴突再生的促进作用。已有确切证据表明，SCs 能够增强后根神经节发出的感觉纤维轴突和损伤邻近部位脊髓固有纤维轴突的再生[2]。不过，单独应用 SCs 对脑—脊髓长投射纤维轴突再生的促进作用十分有限。无论如何，在没有其他附加处理的情况下，向 SC 桥接结构发出的再生轴突从桥接结构的任意端均难以重新进入宿主脊髓组织（这一现象被称为出口匹道现象）。在最为著名的一项脊髓完全横断模型研究中，联合应用 SCs与充填基质胶的聚丙烯腈 / 聚氯乙烯管道，同时在断端注射嗅鞘细胞（Olfactory ensheathing cell，OEC）、硫酸软骨素水解酶和小鼠 IgG，最终引起了行为学表现的改善[4]。经过治疗后，部分大鼠恢复了减重步行的能力。尽管目前还存在一定争议，但这一能力被认为是临床前研究中脊髓完全横断后功能恢复的最有力证据。

　　不过，临床所见的多数损伤为不完全性，最符合实际情况的模型为钝性挫伤模型。Takami 等[5] 报道，在脊髓挫伤后 7天单纯进行 SC 移植，即可在旷场爬行试

验中表现出行为学改善。Barakat 等[6]在伤后 8 周的慢性挫伤模型中进行 SC 移植，也得到了相似的阳性结果（这是 SC 相关文献中唯——项针对损伤慢性期的研究）。在另外的三项研究中，SCs 与咯利普兰（Tocris Bioscience，明尼亚波利斯，明尼苏达）及单磷酸环腺苷（Cyclic adenosine monophosphate，cAMP）联合应用，或与甲强龙、白介素（Interleukin，IL）-10 和 OECs 联合应用，均可带来获益[7]。即使不与其他治疗联合应用，神经组织来源的啮齿类 SCs 移植也能够改善颈髓挫伤模型动物前肢的抓握力量和功能[8]。鉴于大量的脊髓损伤发生于颈段，这一结果令人非常振奋。

仅有两项研究对人来源 SCs 进行了评价，发现能够使胸髓完全横断大鼠的 Basso-Beattie-Bresnahan（BBB）评分及平板测试结果有幅度较小但有统计学意义的改善[9]。目前需要进行更多关于人来源 SCs 在颈胸段脊髓挫伤模型中应用的临床前研究。总之，脊髓损伤 SC 移植的研究结果表明，自体 SCs 移植具有一定的前景和可行性，可以部分解决伦理、细胞污染和免疫排斥反应等值得担忧的问题。不过，进行自体移植会造成额外的周围神经损伤（如切取腓肠神经），会引起新的小范围感觉障碍。最近，新生儿皮肤或成人骨髓作为 SCs 的替代来源已经在胸髓横断伤[10]或挫伤[11]模型中进行了实验性应用测试。两项研究均发现了旷场爬行试验表现有统计学意义的中度改善，表明其他细胞来源作为自体 SCs 的替代来源可以避免周围神经活检造成的损伤。值得关注的是，由皮肤来源的祖细胞分化而来的 SCs 可以形成穿过损伤部位的桥接，迁移进入宿主组织实质内，并在使星形胶质细胞增生保持在最低限度的情况下形成髓磷脂[11]。

人来源 SCs 自体移植的临床试验目前正在推进。伊朗的 Saberi 及其团队[12]最近发表了首次研究结果，对 33 例胸髓损伤患者（病史为 2~6.5 年）中的 4 例进行了自体 SCs 移植。首次接受移植的 4 例患者既未表现出临床获益，也未出现不良事件。不过，Saberi 等[12]的这项研究中，通过 MRI 未能发现 SC 移植物。这一试验符合国际脊髓损伤瘫痪治疗运动（International Campaign for Cures of Spinal Cord Injury Paralysis，ICCP）发布的指南，是迈向 SCs 治疗脊髓损伤人体试验的充满希望的第一步。

■ 嗅鞘细胞

嗅鞘细胞（OECs）见于嗅球的神经纤维层和鼻腔的嗅黏膜。OECs 具有促进嗅觉感受纤维轴突从鼻腔嗅黏膜（周围神经系统）向嗅球（中枢神经系统）生长的能力，因而吸引了研究者的广泛关注[13]。这一能力激发了人们在 OECs 促进轴突再生方面的探索和假设，如在胸髓完全横断损伤中，OECs 有可能促进再生轴突穿过损伤部位，并帮助轴突在宿主—移植物远端界面重新进入宿主脊髓组织，其过程类似嗅球的周围神经系统（Peripheral nerve system，PNS）– 中枢神经系统（Central nerve system，CNS）交界处发生的活动。Ramón-Cueto 等的研究[14]发现皮质脊髓束轴突的显著再生，损伤后 3 个月和 7 个月时的格网爬行试验结果也提示运动功能的改善，因而得到了极大关注。脊髓完全横断后 OEC 移植治疗与跑台训练联合应用可以使大鼠足底触地爬行（而非跖屈拖曳）的能力进一步提高[15]。与之相似的是，在另一项独立研究中，Cao 等[16]向完全横断的脊髓残端分别注射 OECs 和经过基因修饰后过表达胶质来源神经生长因子的 OECs，发现动物的运动功能明显改善。不过，一项与 Ramón-Cueto 等的研究类似的研究将灵长类动物 OECs 移植给裸鼠后，未发现任何皮质脊髓束（Corticospinal tract，CST）再生的迹象，仅有些许 5-HT 纤维再生和暂时的行为学改善[17]。将出现一定行为学改善的动物再次进行脊髓横断后功能未发生改变，表明行为学的改善来自于损伤尾端脊髓的神经重塑而非长轴突的再生。

脊髓不完全横断模型轴突再生的研究结果更加模棱两可。尽管有研究者表示在后索损伤或小的电解损伤后轴突可以成功再生[18]，但其他研究者的结果无法证实轴突生长能够通过损伤局部和损伤以外的部位[3, 19]。造成这些研究结果不同的原因尚不清楚，组织残留、实验偏倚、细胞来源和培养条件的差异、动物和损伤模型体系的差别等，都可能在其中起一定作用。

典型的人类脊髓损伤多为不完全挫伤，但目前所有（共 3 项）对挫伤局部进行 OECs 移植的研究均未发现单独 OECs 移植能够带来任何行为学获益，无论是在亚急性期[5]还是在损伤后 8 周的慢性期[6]。OECs 和 SCs 联合移植似乎可以引起行为

学的明显改善，不过直接比较发现，单独 SCs 移植似乎更为有效[5]。

到目前为止，仅有一项临床前研究报道从人类孕 5~7 个月胎儿嗅球外层获取的 OECs 能够起到一定疗效[20]。尽管这些细胞充其量为 p75[+] "OEC 样"细胞，但从人类鼻黏膜获取"OECs"的技术方法仍在开发过程中，为 OECs 自体移植提供了可能。即使尚未得到人类细胞进行动物移植的确切数据，OECs 已经以某些形式应用于人类，包括黏膜碎片自体移植（OECs 与其他细胞混杂在一起）或流产胚胎嗅球粗消化混合细胞移植等。这些研究报道为非对照试验，并且不符合盲法原则。不过，20 例慢性脊髓损伤（病史超过 18 个月）的患者中有 11 例得到了功能改善，其中 6 例患者的美国脊髓损伤学会损伤分级（American Spinal Injury Association Impairment Scale，AIS）由 A 级上升为 C 级[21]。这一结果仍然令人兴奋，只是不可否认的是，这些患者还同时接受了积极的物理治疗。因此，需要进行更多的基础和临床前研究来深入了解人类 OECs 和混合细胞制剂的生物学特性，从而在临床前研究中取得更好的结果，设计更加良好的对照临床试验，为得到更多的了解充分细胞制剂开展研究。

■ 神经干 / 祖细胞

神经干 / 祖细胞（NPCs）最经典的来源为脑室旁区域和啮齿类胚胎或成体脊髓，可以在表皮生长因子（Epidermal growth factor，EGF）或碱性成纤维细胞

生长因子（Basic fibroblast growth factor, bFGF）存在的条件下经过数次传代而扩增为神经球。神经球内包括神经元、星形胶质和少突胶质细胞等多种细胞的前体，并具有类似干细胞的某些特性，能够自我复制。

成年啮齿类动物的NPCs已经在大小鼠胸髓挫伤或压迫伤模型及大鼠颈段后索横断损伤模型中有所应用[3]。除Karimi-Abdolrezaee等的研究[22]以外，多数研究在损伤后亚急性期进行治疗。尽管有部分研究发现移植后的aNPCs以分化成星形胶质细胞为主[23]，许多研究作者观察到少突胶质细胞标志物的表达阳性率高达60%[3]，而神经元标志物的表达非常少见（0~1%）。关于这些少突胶质细胞是否能够分化成熟并在受损脊髓内合成完整的髓鞘，现有研究结果还存在一些不一致的地方[24, 25]。多数挫伤模型研究发现，大鼠[24-26]和小鼠[27]接受aNPCs移植后旷场运动评分得到了明显改善。不过需要指出的是，此类研究中有部分同时联合了其他治疗方法，包括髓磷脂免疫接种、营养因子鸡尾酒疗法鞘内注射1周等[25]。类似的研究结果是，对于一种慢性钳夹压迫损伤模型，在损伤8周后只有aNPCs与营养因子及软骨素酶ABC联合应用才能够带来一定的功能恢复，这也是这类细胞用于脊髓损伤慢性期治疗唯一一项取得成功的研究报道[22]。不过，获取成体NPCs的流程及其用于脊髓损伤治疗的质量稳定性仍然存在一定困难和问题，因此，胚胎NPCs的应用研究也在同时进行。

胚胎NPCs（Embryonic NPCs, eNPCs）

的应用已经在十余项啮齿类动物压迫伤/挫伤模型以及若干项完全/部分横断中进行过评价[3]。星形胶质细胞、少突胶质细胞及神经元标志物均有不同程度的表达。令人感兴趣的是，大鼠颈髓重物压迫损伤后进行eNPC移植治疗，动物前肢够取食物能力得到了提高。数项胸髓挫伤模型研究表明，eNPC移植治疗后动物的旷场运动评分有明显提高；同时使用诺金（一种骨形态发生蛋白拮抗剂）或表达bFGF的大鼠羊膜上皮细胞进行预处理时，疗效更显著。此外，eNPCs还可以为脊髓锐器损伤模型带来功能获益，包括完全横断模型等。若联合其他治疗方式，疗效将进一步得到加强[3]。

从转化医学的角度来看，将人类胚胎（妊娠8周以内）来源的eNPCs移植到狨猴颈髓挫伤部位后，动物的棍棒抓握力量和自发运动活力等行为学能力得到了提高，这一研究结果显得很有前景[28]。鉴于人类流产胚胎eNPCs的获取存在伦理争议，细胞制剂的物流运输技术方面也存在差异和困难，部分研究者已经开始研究人永生化神经干细胞系（HB1.F3克隆；K048细胞系及c17.2[3]细胞系）或人类神经球长期培养[29]，并将其移植于啮齿类动物体内。尽管某些研究得到了行为学方面的阳性发现[29]，但另一些关于c17.2细胞系的研究结果却是"劳而无获"[30]。这些方法能否成为可以用于临床转化的人类细胞可靠来源仍有待进一步考察。

最近发现的从皮肤成纤维细胞[31, 32]和外周血[33]中获取诱导多能干细胞的方法为NPCs的制备提供了新的替代途径。

导入仅仅4个转录因子（Oct4、Sox2、Klf4及c-Myc）就足以将人类皮肤成纤维细胞转化为多能干细胞，进而可诱导分化为多种类型的细胞，包括NPCs、少突胶质细胞、神经元和SCs等。因此，患者自身的细胞或由此制备出的更加标准化的人白细胞抗原（Human leukocyte antigen，HLA）兼容性细胞系均可用于脊髓损伤后的细胞移植。尽管未分化细胞形成肿瘤的风险（如畸胎瘤）尚未得到充分评估，但随着这一领域内实验技术的迅猛发展，及时消除不必要的多能干细胞是有望实现的。

■ 神经元和胶质限制性前体细胞，包括胚胎干细胞来源的少突胶质前体细胞

神经元限制性前体细胞（Neural restricted precursors，NRPs）和/或胶质限制性前体细胞（Glial restricted precursors，GRPs）是从胚胎组织中获取的分化方向更为单一的eNPCs。尽管单独将NRPs向未受损的脊髓内移植后能够分化为神经元，但在发生脊髓损伤的局部环境中这种分化往往不完全，提示脊髓损伤局部微环境抑制了神经元分化[34]。与之类似，在损伤中心部位，GRPs主要分化为星形胶质细胞，而分化出的另一些表达少突胶质细胞标志物的细胞通常会迁移至残存的正常脊髓组织中[35~37]。在受到挫伤的脊髓组织中，少突胶质细胞的分化仍然受到一定程度的限制。研究还显示，具有脑源性神经生长因子（Brain-derived

neurotrophic factor，BDNF）和神经营养蛋白3（Neurotrophin-3，NT-3）活性的D14A38蛋白能够促进少突胶质细胞分化，从而介导行为学改善。关于其他的多种移植策略，目前仅能推测，它们可能在一定程度上与促进髓鞘形成、神经保护和神经重塑等获益有关。

从细胞移植的角度来看，从流产胚胎组织中获取人类GRPs和NRPs能够符合多数国家的伦理要求和物流运输条件，这也为少突胶质前体细胞的获取提供了替代途径。其中最为著名的是从一个人类胚胎干细胞系中分化而来的少突胶质前体细胞（Oligodendrocyte precursor cells，OPCs），最近已经获准进入1期临床试验（Geron Inc. www.geron.com/grnopc1clearance）。事实上，这些ESC来源的OPCs在脊髓损伤急性期进行移植后能够促进髓鞘再生，发挥神经保护作用，并引起中等程度的运动功能改善，但在脊髓损伤慢性期移植则无法发挥上述作用[39]。这项研究尚未在其他实验室中进行独立重复验证，但在获得美国食品药品监督管理局（US Food and Drug Administration，FDA）批准之前，Geron已经利用超过2 000只大鼠开展了关于其安全性和有效性的大量"内部"研究，研究结果也即将在脊髓损伤学术界公开。但由于颈髓挫伤患者将是细胞移植治疗临床转化的主要目标群体，所以仍需要在颈髓挫伤模型中进行疗效研究。同时，目前尚未见到更大型动物模型的OPC移植治疗研究。由于可能被未分化的干细胞污染，已经有人提出对这一治疗方式引起畸胎瘤

形成风险的担忧。

■ 骨髓来源的基质细胞

骨髓细胞由基质细胞和造血干细胞混合构成。利用二者对塑料培养皿的黏附程度的差异，可以分离间充质骨髓基质细胞（Mesenchymal bone marrow stromal cells，BMSCs）与造血细胞。一篇关于BMSC移植的系统综述（Tetzlaff等[3]）指出，BMSCs可以分化为软骨细胞、成骨细胞和脂肪细胞，因此属于多能前体细胞。不过，对将其移植于受损的脊髓组织中后分化为神经元的能力仍然存在争议。通过塑料黏附法分离得到的BMSCs具有很大的异质性，这也部分解释了不同实验室间关于这类细胞在受损的脊髓组织中存活、整合和分化为神经元能力的研究结果的高度差异。此外，甚至有证据表明，即使非特异性处理也可以诱导神经元标志物的表达，而实际上并不能保证这些细胞是真正的神经元或胶质细胞[40]。

在超过20项关于将啮齿类BMSCs向钝性脊髓损伤模型（多为大鼠胸髓挫伤模型）移植的研究中，多数研究报道了行为学方面的阳性发现，但有4项研究未能发现任何获益[3, 41~43]。多数研究采用的是将细胞直接注射在损伤部位或邻近部位的方法，也有通过鞘内注射、静脉注射（intravenous，IV）获得成功的报道（另有部分采用静脉注射的研究未能成功）。多数研究均在亚急性期或急性期进行细胞移植，但Zurita和Vaquero的研究例外[44]，他们将治疗的时间推迟到T6~8重物砸伤后3个月，并继续观察至损伤后12个月，发现动物运动功能得到了明显改善。目前，亟需对这一研究结果进行独立重复实验。

相对于已经得到多次验证的行为学获益，组织学结果的差异仍然十分惊人，有的研究发现移植的BMSC能够良好存活并分化为神经元，有的研究则发现细胞难以存活且未向神经元分化。通过体外染色（如染色质染料Hoechst[17]）预先标记待移植细胞的方法发现的细胞分化通常并不可信。组织学结果的异质性再次表明，带来行为学获益的机制可能有多个方面，包括神经保护（分泌生长因子和调控炎症反应）、募集内源性细胞（包括干细胞、髓鞘生成细胞、血管内皮细胞）等，从而促进内源性修复和BMSC向神经元分化整合（目前这一结论仍存在高度争议）。有研究报道，经BMSC移植治疗后白质残存量增多，细胞死亡减少，提示这一治疗具有神经保护作用[3, 43]。挫伤模型研究发现的轴突再生应理解为仅限于损伤局部，而非宿主自身脊髓组织中的轴突发生再生，因为残存的轴突与再生的轴突难以区分。这一问题在锐性损伤模型中可以得到更好的解释，有几项脊髓完全横断模型研究发现了行为学上的轻度改善[45]。虽然这一结果可能在一定程度上与轴突再生有关，但其他机制如对损伤平面以下脊髓环路的营养作用等也不可忽视。BMSCs的确能够促进轴突生长，这一作用可能与SCs侵入有关，并且移植的BMSCs引起的营养因子共表达也能起到明显促进轴突生长的作用[46]。

由于人类骨髓的易获得性，已有十余项研究尝试人 BMSCs 移植，并且其中三分之二的研究发现了与移植相关的行为学改善。Deng 等[20]报道，BMSCs 移植与减重步行训练联合应用可以使 BBB 评分达到 13 分，而对照组 BBB 评分仅为 6 分。不过，Kim 等[47]在相对较轻微的挫伤模型中联合应用 BMSCs 与 FGF，得到的获益程度没有如此明显（BBB 评分分别为 13 分与 10 分）。与上述相似的是，Cízková 等[48]在气囊压迫损伤模型中进行人类 BMSC 移植，发现能够带来功能获益；而 Neuhuber 等[49]利用大鼠脊髓半切模型和多种实验方法检测了来自四位不同捐赠者的人 BMSC 的治疗效果，发现结果存在高度差异，提示这些细胞可能存在异质性。因此，我们还需要对 BMSC 细胞群中能够带来获益的细胞类型进行进一步深入研究。

不过，从转化医学的角度来看，BMSCs 是目前研究最为广泛、深入的一类人类细胞，已经在啮齿类、大型哺乳类及灵长类动物中进行了尝试。这一优势和自体骨髓移植的易获得性，可以为若干尚未得到证实的治疗尝试提供便利。不过，这些治疗方式大多应用的是间质细胞与造血干细胞的混合物[50-53]，并非经过塑料黏附法分离培养的 BMSC 细胞群。有若干中心对脊髓损伤慢性期患者常规进行这种自体细胞混合物的移植治疗，花费和手术风险都很高（见 www.xcell-center.com）。不幸的是，目前对这一治疗方式疗效和安全性的评价仅开展过小规模队列研究，并且多为非对照研究，因此难以区分可能与 BMSC 相关的获益与其他混杂效应（安慰剂效应、术中行脊髓减压和移除瘢痕组织）。鉴于人们对于细胞移植的兴趣空前高涨，对这一治疗方式的系统化临床前及临床验证研究还显得相对滞后。

■ 其他细胞

还有若干种其他细胞类型可能有望用于脊髓损伤治疗，由于篇幅所限本章不再赘述。这些细胞包括放射状胶质细胞、羊膜上皮细胞、脐带细胞（间质细胞和造血干细胞）、脂肪来源的间质细胞、毛囊来源的祖细胞、皮肤来源的祖细胞以及其他细胞类型。其中一些细胞类型尚未得到确切的定义，对于它们可能为脊髓损伤带来的治疗获益也罕有独立重复验证研究。不过，由于这些细胞类型易于获取，不需要以破坏人类胚胎为代价，相关的非随机临床应用研究已经开展。对于它们在脊髓损伤后修复中的真正潜力，还需要获取更多的临床前数据才能做出判断。

■ 展望

对本章中讨论的多种细胞类型的研究已经得到了相当鼓舞人心的结果，不过，利用颈髓钝性损伤模型（临床最常见的损伤类型）进行的临床前研究数量之少，脊髓损伤慢性期研究数量之少，以及我们对于细胞移植疗效真正机制的了解之少，也都非常惊人。行为学改善的可能机制包括神经保护作用、对宿主神经重塑的调控、脱髓鞘轴突的髓鞘再生及短距离轴突再生等，不同类型细胞发挥作用的具体机制也各不相同。移植细胞的存活率和整合程度仍然远未达到最佳状态，并且可以通过与更好的底物（如生物工程材料和营养因子等）联合应用而得到进一步优化。另外，迫切需要对细胞制备流程和质量控制进行标准化，以尽量保证细胞的稳定性，这一点对于非商品化自体细胞移植体系尤为重要。最后，同样重要的是，与保护受损急性期的脊髓组织相比，这类治疗方法在慢性期损伤组织修复中的应用仍然是一个巨大的挑战。同时，数以千计的脊髓损伤患者正奔波在世界各地，为尚未得到证实的治疗方法花费大量金钱。这也提示我们，细胞移植是一种合理可行的治疗方式，需要努力填补现有临床前研究结果的空白，以期早日获得FDA的批准开展临床对照试验。GERON公司的人ESC-OPCs临床试验在2011年秋季由于经济原因而被迫暂停，另一项关于人NSPCs临床安全性与可行性的试验研究则于2012年由STEM CELL INC.公司在瑞士启动。

要　点

- "干细胞"可以产生新生细胞替代原有细胞，由此增强多种机制，包括神经保护、受损脊髓神经重塑、髓鞘再生和轴突再生等，因而在促进脊髓损伤后恢复中的应用具有广阔前景。
- 其治疗谱非常广泛。

难　点

- 细胞移植属于有创治疗，并且费用昂贵。
- 用于移植的最佳细胞类型尚未达成共识，对其疗效机制的了解也非常有限。
- 细胞移植可能带来伦理、物流运输、安全性等方面的问题和困难。

（邢华医　译，刘　楠　刘　捷　校）

参考文献

1. Ramon y Cajal S. Degeneration and Regeneration of the Nervous System. May RM, trans. Oxford: Oxford University Press; 1928

2. Oudega M. Schwann cell and olfactory ensheathing cell implantation for repair of the contused spinal cord. Acta Physiol (Oxf) 2007;189(2): 181–189

3. Tetzlaff W, Okon EB, Karimi-Abdolrezaee S, et al. A systematic review of cellular transplantation therapies for spinal cord injury. J Neurotrauma

脊髓损伤精要——从基础研究到临床实践

450

2011;28(8):1611–1682

4. Fouad K, Schnell L, Bunge MB, Schwab ME, Liebscher T, Pearse DD. Combining Schwann cell bridges and olfactory-ensheathing glia grafts with chondroitinase promotes locomotor recovery after complete transection of the spinal cord. J Neurosci 2005;25(5):1169–1178

5. Takami T, Oudega M, Bates ML, Wood PM, Kleitman N, Bunge MB. Schwann cell but not olfactory ensheathing glia transplants improve hindlimb locomotor performance in the moderately contused adult rat thoracic spinal cord. J Neurosci 2002;22(15):6670–6681

6. Barakat DJ, Gaglani SM, Neravetla SR, et al. Survival, integration, and axon growth support of glia transplanted into the chronically contused spinal cord. Cell Transplant 2005;14(4):225–240

7. Pearse DD, Pereira FC, Marcillo AE, et al. cAMP and Schwann cells promote axonal growth and functional recovery after spinal cord injury. Nat Med 2004;10(6):610–616

8. Schaal SM, Kitay BM, Cho KS, et al. Schwann cell transplantation improves reticulospinal axon growth and forelimb strength after severe cervical spinal cord contusion. Cell Transplant 2007; 16(3):207–228

9. Guest JD, Rao A, Olson L, Bunge MB, Bunge RP. The ability of human Schwann cell grafts to promote regeneration in the transected nude rat spinal cord. Exp Neurol 1997b;148(2):502–522

10. Kamada T, Koda M, Dezawa M, et al. Transplantation of bone marrow stromal cell-derived Schwann cells promotes axonal regeneration and functional recovery after complete transection of adult rat spinal cord. J Neuropathol Exp Neurol 2005;64(1): 37–45

11. Biernaskie J, Sparling JS, Liu J, et al. Skin-derived precursors generate myelinating Schwann cells that promote remyelination and functional recovery after contusion spinal cord injury. J Neurosci 2007;27(36):9545–9559

12. Saberi H, Moshayedi P, Aghayan HR, et al. Treatment of chronic thoracic spinal cord injury patients with autologous Schwann cell transplantation: an interim report on safety considerations and possible out-comes. Neurosci Lett 2008;443(1):46–50

13. Doucette R. PNS-CNS transitional zone of the first cranial nerve. J Comp Neurol 1991;312(3): 451–466

14. Ramón-Cueto A, Cordero MI, Santos-Benito FF, Avila J. Functional recovery of paraplegic rats and motor axon regeneration in their spinal cords by olfactory ensheathing glia. Neuron 2000; 25(2):425–435

15. Kubasak MD, Jindrich DL, Zhong H, et al. OEG implantation and step training enhance hindlimbstepping ability in adult spinal transected rats. Brain 2008;131(Pt 1):264–276

16. Cao L, Liu L, Chen ZY, et al. Olfactory ensheathing cells genetically modified to secrete GDNF to promote spinal cord repair. Brain 2004;127(Pt 3):535–549

17. Guest JD, Herrera L, Margitich I, Oliveria M, Marcillo A, Casas CE. Xenografts of expanded primate olfactory ensheathing glia support transient behavioral recovery that is independent of serotonergic or corticospinal axonal regeneration in nude rats following spinal cord transection. Exp Neurol 2008;212(2):261–274

18. Li Y, Field PM, Raisman G. Repair of adult rat corticospinal tract by transplants of olfactory ensheathing cells. Science 1997;277(5334): 2000–2002

19. Bretzner F, Liu J, Currie E, Roskams AJ, Tetzlaff W. Undesired effects of a combinatorial treatment for spinal cord injury–transplantation of olfactory ensheathing cells and BDNF infusion to the red nucleus. Eur J Neurosci 2008;28(9):1795–1807

20. Deng YB, Liu Y, Zhu WB, et al. The co-transplantation of human bone marrow stromal cells and embryo olfactory ensheathing cells as a new approach to treat spinal cord injury in a rat model. Cytotherapy 2008;10(6):551–564

21. Lima C, Escada P, Pratas-Vital J, et al. Olfactory mucosal autografts and rehabilitation for chronic traumatic spinal cord injury. Neurorehabil Neural Repair 2010;24(1):10–22

22. Karimi-Abdolrezaee S, Eftekharpour E, Wang J, Schut D, Fehlings MG. Synergistic effects of transplanted adult neural stem/progenitor cells, chondroitinase, and growth factors promote functional repair and plasticity of the

chronically injured spinal cord. J Neurosci 2010;30(5):1657–1676

23. Cao QL, Zhang YP, Howard RM, Walters WM, Tsoulfas P, Whittemore SR. Pluripotent stem cells engrafted into the normal or lesioned adult rat spinal cord are restricted to a glial lineage. Exp Neurol 2001;167(1):48–58

24. Parr AM, Kulbatski I, Zahir T, et al. Transplanted adult spinal cord-derived neural stem/progenitor cells promote early functional recovery after rat spinal cord injury. Neuroscience 2008;155(3): 760–770

25. Karimi-Abdolrezaee S, Eftekharpour E, Wang J, Morshead CM, Fehlings MG. Delayed transplantation of adult neural precursor cells promotes remyelination and functional neurological recovery after spinal cord injury. J Neurosci 2006; 26(13):3377–3389

26. Hofstetter CP, Holmström NA, Lilja JA, et al. Allodynia limits the usefulness of intraspinal neural stem cell grafts; directed differentiation improves outcome. Nat Neurosci 2005;8(3): 346–353

27. Ziv Y, Avidan H, Pluchino S, Martino G, Schwartz M. Synergy between immune cells and adult neural stem/progenitor cells promotes functional recovery from spinal cord injury. Proc Natl Acad Sci U S A 2006;103(35):13174–13179

28. Iwanami A, Kaneko S, Nakamura M, et al. Transplantation of human neural stem cells for spinal cord injury in primates. J Neurosci Res 2005;80(2):182–190

29. Cummings BJ, Uchida N, Tamaki SJ, et al. Human neural stem cells differentiate and promote locomotor recovery in spinal cord-injured mice. Proc Natl Acad Sci USA 2005; 102(39):14069–14074

30. Macias MY, Syring MB, Pizzi MA, Crowe MJ, Alexanian AR, Kurpad SN. Pain with no gain: allodynia following neural stem cell transplantation in spinal cord injury. Exp Neurol 2006;201(2): 335–348

31. Takahashi K, Yamanaka S. Induction of pluripotent stem cells from mouse embryonic and adult fibroblast cultures by defined factors. Cell 2006;126(4):663–676

32. Takahashi K, Tanabe K, Ohnuki M, et al. Induc-

tion of pluripotent stem cells from adult human fibroblasts by defined factors. Cell 2007;131(5): 861–872

33. Yamanaka S. Patient-specific pluripotent stem cells become even more accessible. Cell Stem Cell 2010;7(1):1–2

34. Cao QL, Howard RM, Dennison JB, Whittemore SR. Differentiation of engrafted neuronal-restricted precursor cells is inhibited in the traumatically injured spinal cord. Exp Neurol 2002;177(2): 349–359

35. Hill CE, Proschel C, Noble M, et al. Acute trans plantation of glial-restricted precursor cells into spinal cord contusion injuries: survival, differentiation, and effects on lesion environment and axonal regeneration. Exp Neurol 2004; 190(2):289–310

36. Enzmann GU, Benton RL, Woock JP, Howard RM, Tsoulfas P, Whittemore SR. Consequences of noggin expression by neural stem, glial, and neuronal precursor cells engrafted into the injured spinal cord. Exp Neurol 2005; 195(2):293–304

37. Han SS, Liu Y, Tyler-Polsz C, Rao MS, Fischer I. Transplantation of glial-restricted precursor cells into the adult spinal cord: survival, glial-specific differentiation, and preferential migration in white matter. Glia 2004;45(1):1–16

38. Cao QL, Xu XM, Devries WH, et al. Functional recovery in traumatic spinal cord injury after transplantation of multineurotrophin-expressing glial-restricted precursor cells. J Neurosci 2005;25(30):6947–6957

39. Keirstead HS, Nistor G, Bernal G, et al. Human embryonic stem cell-derived oligodendrocyte progenitor cell transplants remyelinate and restore locomotion after spinal cord injury. J Neurosci 2005;25(19):4694–4705

40. Lu P, Blesch A, Tuszynski MH. Induction of bone marrow stromal cells to neurons: differentiation, transdifferentiation, or artifact? J Neurosci Res 2004;77(2):174–191

41. Chopp M, Zhang XH, Li Y, et al. Spinal cord injury in rat: treatment with bone marrow stromal cell transplantation. Neuroreport 2000;11(13): 3001–3005

42. Hofstetter CP, Schwarz EJ, Hess D, et al. Marrow

stromal cells form guiding strands in the injured spinal cord and promote recovery. Proc Natl Acad Sci U S A 2002;99(4):2199–2204

43. Ankeny DP, McTigue DM, Jakeman LB. Bone marrow transplants provide tissue protection and directional guidance for axons after contusive spinal cord injury in rats. Exp Neurol 2004; 190(1):17–31

44. Zurita M, Vaquero J. Bone marrow stromal cells can achieve cure of chronic paraplegic rats: functional and morphological outcome one year after transplantation. Neurosci Lett 2006;402(1-2):51–56

45. Koda M, Kamada T, Hashimoto M, et al. Adenovirus vector-mediated ex vivo gene transfer of brain-derived neurotrophic factor to bone marrow stromal cells promotes axonal regeneration after transplantation in completely transected adult rat spinal cord. Eur Spine J 2007;16(12): 2206–2214

46. Lu P, Jones LL, Tuszynski MH. Axon regeneration through scars and into sites of chronic spinal cord injury. Exp Neurol 2007;203(1):8–21

47. Kim KN, Oh SH, Lee KH, Yoon DH. Effect of human mesenchymal stem cell transplantation combined with growth factor infusion in the repair of injured spinal cord. Acta Neurochir Suppl (Wien) 2006;99:133–136

48. Cízková D, Rosocha J, Vanický I, Jergová S, Cízek M. Transplants of human mesenchymal stem cells improve functional recovery after spinal cord injury in the rat. Cell Mol Neurobiol 2006;26(7-8):1167–1180

49. Neuhuber B, Timothy Himes B, Shumsky JS, Gallo G, Fischer I. Axon growth and recovery of function supported by human bone marrow stromal cells in the injured spinal cord exhibit donor variations. Brain Res 2005;1035(1):73–85

50. Yoon SH, Shim YS, Park YH, et al. Complete spinal cord injury treatment using autologous bone marrow cell transplantation and bone marrow stimulation with granulocyte macrophage-colony stimulating factor: phase I/II clinical trial. Stem Cells 2007;25(8):2066–2073

51. Chernykh ER, Stupak VV, Muradov GM, et al. Application of autologous bone marrow stem cells in the therapy of spinal cord injury patients. Bull Exp Biol Med 2007;143(4):543–547

52. Geffner LF, Santacruz P, Izurieta M, et al. Ad ministration of autologous bone marrow stem cells into spinal cord injury patients via multiple routes is safe and improves their quality of life: comprehensive case studies. Cell Transplant 2008;17(12):1277–1293

53. Saito F, Nakatani T, Iwase M, et al. Spinal cord injury treatment with intrathecal autologous bone marrow stromal cell transplantation: the first clinical trial case report. J Trauma 2008; 64(1): 53–59

第 35 章　神经再生途径

Lisa McKerracher，Michael G. Fehlings，Alyson Fournier，Stephan Ong Tone

本章重点

1. CNS 损伤发生后，多种生长抑制因子会被释放出来，阻断神经修复和再生。

2. 这些生长抑制因子中有许多是通过 Nogo 和 Rho 通路起作用，所以阻断这两类通路可以促进功能修复和改善。

3. 动物模型可以为以上述通路为靶点的药物开发提供支持，对调控上述通路的药物的临床前研究也已经得出了很有前景的结果。

在过去的 30 年中，阻碍成人脊髓轴突再生的主要分子组分和信号转导级联反应已经得到较为充分的阐述。多重证据表明，Rho 通路在中枢神经系统（Central nervous system，CNS）损伤后的再生和神经保护过程中发挥同样重要的作用。在已经开始向临床试验进行转化的若干种促进神经修复的策略中，BA-210（商品名为赛生灵，Alseres Pharmaceuticals 公司，霍普金斯，麻省）是第一种以多种抑制性蛋白为靶点，通过阻断 Rho 通路的激活而阻断神经元抑制信号的药物。本章将对中枢神经系统的生长抑制过程和指向 Rho 的多重抑制性信号通路研究证据进行回顾，然后描述将这些发现作为新试验药（Investigational New Drug，IND）向美国食品药品监督管理局（US Food and Drug Administration，FDA）和 / 或加拿大卫生部提出临床试验申请的步骤。

■ 中枢神经系统的生长抑制过程

脊髓损伤后轴突难以再生的原因很大程度上在于成体 CNS 中的生长抑制性环境，在白质中这一特点尤为突出。CNS 再生的抑制因子主要可以分为以下三大类：①损伤后胶质瘢痕形成相关的抑制因子，②髓鞘相关的抑制因子，③"导向型"抑制因子。多种配体—受体复合物负责将多重生长抑制性蛋白产生的信号进行转导（图 35.1，亦见书后彩图）。不过，尽管存在上述多样性，在神经元胞体内，绝大多数甚至全部的抑制性信号转导复合物最

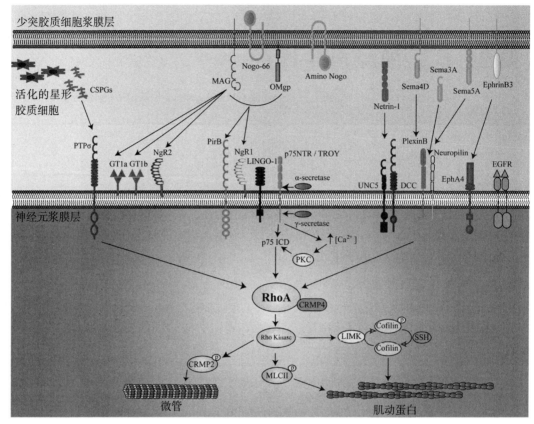

图 35.1　参与中枢神经系统生长抑制性信号转导过程的配体和受体示意图。在神经元内部，生长抑制性信号均指向 Rho，一种调节生长锥细胞骨架运动系统的总开关通路

终都会通过 Rho 通路发挥作用。

胶质瘢痕相关的抑制因子

　　胶质反应通常在 CNS 损伤后立即发生，作为保护性机制可以避免损伤周围正常 CNS 组织受到炎症破坏，并对血脑屏障进行修复[1]。胶质瘢痕既是物理屏障，也是化学屏障，其组成成分包括星形胶质细胞、小胶质细胞、巨噬细胞、少突胶质前体细胞和基底膜组分构成的细胞外基质[1, 2]。星形胶质细胞活化后引起

胶质增生，由其释放的硫酸软骨素蛋白聚糖（Chondroitin sulfate proteoglycans, CSPGs）是决定胶质瘢痕生长抑制属性的主要因素，因为 CSPGs 是轴突生长的强抑制因子[1]。最近的研究发现，CSPG 抑制性信号转导途径的受体为蛋白酪氨酸磷酸酯酶（Protein tyrosine phosphatase, PTPs），而 PTPs 基因破坏则可以促进轴突再生[3, 4]。已知灭活的 Rho 可以抵消 CSPG 底物的生长抑制作用[5]，但完整的信号级联反应仍有待进一步研究。

髓鞘相关的抑制因子

髓鞘抑制因子

髓鞘中存在许多强有力的生长抑制性蛋白，CNS 损伤后局部环境中的髓鞘碎片是抑制再生的一道巨大障碍。目前研究最为深入的髓鞘来源生长抑制性蛋白为髓鞘相关糖蛋白（Myelin-associated glycoprotein，MAG）、Nogo 以及少突胶质细胞髓鞘糖蛋白（Oligodendrocyte myelin glycoprotein，OMgp）[6]。此外，髓鞘中还含有其他抑制因子，如多能聚糖等[7]。MAG 是 Schwab 课题组首次描述 CNS 抑制性活性[10]后发现的第一种髓鞘抑制因子[8, 9]。Nogo 是其后通过 IN-1 抗体识别抗原多肽序列而发现的第二种抑制因子[11-13]。OMgp 是另一种髓鞘来源的抑制因子[14, 15]，可能在抑制侧方出芽和决定郎飞结间距方面发挥一定作用[16]。MAG、Nogo 和 OMgp 均具有与 Nogo 受体复合物相互作用的能力[6]。

Nogo 受体

对多种髓鞘来源生长抑制性蛋白的受体的识别所费时间更长，新的受体还在不断被发现。受体发现的困难之处在于 MAG、Nogo 和 OMgp 的信号转导均通过神经元胞膜受体复合物进行，而不同类型的神经元其胞膜组分千差万别。MAG、Nogo 和 OMgp 需要通过一种由 Nogo-66 受体（Nogo-66 receptor，NgR1）[17]或配对免疫球蛋白样受体 B（Paired immunoglobulin-like receptor B，PirB）[18]、富亮氨酸重复序列与免疫球蛋白结构域蛋白 1（Leucine rich repeat and Ig domain containing 1，LINGO1）[19]、p75 神经营养素受体（p75 neurotrophin receptor，p75NTR）[20]或肿瘤坏死因子受体超家族成员[19]（Tumor necrosis factor receptor superfamily member 19，TROY/TNSRF19）[21, 22]构成的受体复合物进行信号转导。

在多种 CNS 神经元中，NgR1 位于轴膜上，由于其缺乏胞内结构域，在与配体结合后需要由额外的复合受体将信号进一步转导[17]。p75NTR 复合受体可以与 NgR1 进行相互作用而介导胞内信号传递[20]，在部分神经元中则由 TROY 取代 p75NTR 发挥这一作用。p75NTR 直接将信号传递至 Rho[20]，TROY 也是如此[21, 22]。NgR 受体复合物的其他组分包括 LINGO1（一种跨膜蛋白）[19]和 PirB[18]。PirB 表达于脑内某一亚类神经元，通过基因技术或功能阻断抗体干扰 PirB 活性，可以减少由 Nogo-66、MAG、OMgp 和髓鞘引起的神经突起生长抑制作用[18]。

神经节苷脂与 NgR2

其他受体也可能参与介导髓鞘来源抑制因子引起的某些胞外抑制性信号。新发现的两种 NgR1 人同源类似物为 NgR2 和 NgR3[23, 24]。NgR2 的 mRNA 水平已经在成年小鼠的脑—脊髓投射神经元中得到检测[25]。NgR2 和 NgR3 均不与 Nogo-66 结合，但 NgR2 已被发现能够结合 MAG[26]。神经节苷脂 GT1b 与 GD1a 可以作为 MAG 的受体将信号转导至 Rho[20, 26, 27]。不过，尽管目前不认为 MAG 是一种重要的生长抑制性蛋白，但其具有协助轴突抵抗损伤与疾病的重要作用[28]。

导向型生长抑制因子：Eph/Ephrins、Netrins 与 Semaphorins

化学排斥性轴突导向分子被认为在神经系统发育过程中起重要作用。现已明确，许多在发育过程中表达的蛋白都会通过 Rho 信号通路对 CNS 损伤后修复起抑制作用。研究提示，有三类蛋白会抑制神经再生，分别是 Eph/Ephrins 受体、netrins 与 semaphorins。

Ephrins 和 Eph 蛋白是受体酪氨酸激酶家族成员，能够在神经元与少突胶质细胞间进行双向信号转导（图 35.1）。现已发现，Ephs 和 Ephrins 会出现在脊髓损伤后的 CNS 组织中[29, 30]，并且 Ephrin-B3 在少突胶质细胞内持续表达，具有很强的轴突生长抑制活性[31]。基因敲除小鼠研究发现，Ephrin-B3 和 Eph4 在脊髓损伤后表现限制轴突再生和功能恢复的作用[31]，并且 Ephrin 抑制性信号可以激活 Rho 通路[32]。

Netrins 是在脊髓发育过程中起重要作用的蛋白家族，Netrin-1 表达于成人脊髓的神经元和少突胶质细胞[33]。Netrin-1 是一种具有双向功能的配体，根据与其发生相互作用的受体类型不同，既可以作为化学引诱剂也可以作为化学排斥剂。Netrin-1 对轴突生长有抑制作用[34]，并且 Netrins 也可以对 Rho 通路产生影响[35]。

Semaphorin 家族成员包括可溶性蛋白和跨膜结合蛋白，在发育过程中介导排斥反应，当 CNS 发生损伤时可以再次表达[36, 37]。

Sema4D 是一种少突胶质细胞跨膜蛋白，具有抑制轴突生长的作用，CNS 发生损伤后会出现一过性的表达上调[38]。另一种可溶性抑制蛋白 Sema3A 也具有类似的特点[39]。Sema5A 可以诱导生长锥发生瓦解，利用功能阻断抗体阻断 Sema5A 则能够中和这一作用[40]。Semaphorins 通过激活 Rho 通路实现其抑制轴突生长的作用[41, 42]。因此，将 Rho 途径灭活可以有效克服许多导向型轴突生长抑制因子的负面作用。

■ 生长抑制：所有途径均指向 Rho

找到一种能够阻断所有 CNS 生长抑制活动的策略，是转化医学在治疗脊髓损伤方面所面临的巨大挑战。越来越多的证据表明，Rho 途径能够调节神经元对多种生长抑制蛋白的应答活动。因此，Rho 途径是促进脊髓损伤后修复的一个非常有意义的潜在靶点。

Rho 三磷酸鸟苷（Guanidine triphosphate，GTP）（GTP 酶）是由一组高度相关的蛋白组成的，是存在于所有细胞中的重要信号转导开关。GTP 酶具有两种构象：一种为二磷酸鸟苷（Guanidine diphosphate，GDP）结合的失活态，一种为 GTP 结合的激活态。我们首次发现，利用 C3 转移酶处理神经元可以将 Rho 灭活，是一种克服髓鞘生长抑制的有效方法[43]。C3 转移酶是一种由细菌合成的蛋白，可以利用二磷酸腺苷（Adenosine diphosphate，ADP）将 Rho 核糖基化，使其保持在失活态。Rho 激酶可以与 Rho 发生相互作用，而利用 Y–27632 抑制 Rho 激酶活性可以起到与 C3 转移酶类似的作用——C3 转移酶和 Rho 激酶抑制剂在体内及体外实验中均能作用于抑制性底物，起到促进生长的作用[43~57]。此外，这两种物质对克服髓鞘和 CSPGs 造成的生长抑制均有效[5]。更新的证据还表明，多种导向型抑制因子的信号转导均指向 Rho。体外研究取得初步进展后，又进行了多项针对脊髓损伤与再生的动物模型的体内研究（表 35.1）。研究普遍发现，脊髓损伤后灭活 Rho 途径对组织残留和功能恢复均有益。解剖学观察还发现，灭活 Rho 途径可以刺激轴突再生和防止细胞凋亡（表 35.1）。

表 35.1　以 Rho 为脊髓损伤治疗靶点的临床前研究汇总

药物	给药途径	损伤模型	解剖学观察	功能结果	参考文献
Rho 抑制剂					
C3	损伤部位（可吸收明胶海绵，百特，迪尔菲尔德，伊利诺伊州）	大鼠 ON	再生	N/A	Lehmann 等[43]，1999
C3	损伤局部（溶于纤维蛋白内）	小鼠 SC	再生	↑运动功能	Dergham 等[5]，2002
C3–05*	损伤局部（溶于纤维蛋白内）	大鼠 SC 小鼠 SC	神经保护	N/A	Dubreuil 等[50]，2003
C3- 破伤风抗毒素	N/A	体外的受损 SC	N/A	N/A	Monnier 等[51]，2003
C3	鞘内给药	大鼠 SC	瘢痕形成减少	↓运动功能	Fournier 等[46]，2003
C3	腺病毒伴随病毒	大鼠 ON	再生 神经保护	N/A	Fischer 等[52]，2004
C3–05 C3–07*	眼球内给药（延迟治疗）	大鼠 ON	再生 神经保护	N/A	Bertrand 等[47]，2005
C3–07	眼球内给药（多次给药）	大鼠 ON	再生 神经保护	N/A	Bertrand 等[48]，2007
C3–11* + 睫状神经营养因子 / cAMP	眼球内给药（多次给药）	大鼠 ON	再生 神经保护	N/A	Hu 等[53]，2007
BA-210	硬膜外给药（溶于纤维蛋白内）	大鼠 SC/ 小鼠 SC	组织残留	↑运动功能 触诱发痛 NC	Lord-Fontaine 等[45]，2008
Rho 激酶抑制剂					
HA1077	腹腔内给药	大鼠 SC	组织残留	↑运动功能	Hara 等[49]，2000

457

药物	给药途径	损伤模型	解剖学观察	功能结果	参考文献
Y-27632	损伤部位（溶于纤维蛋白内）	小鼠 SC	再生	↑运动功能	Dergham 等[5]，2002
Y-27632/HA1077	口服/腹腔内给药	大鼠 SC	SC 损伤减少	↑运动功能	Sung 等[54]，2003
Y-27632	鞘内给药	大鼠 SC	再生	↑运动功能	Fournier 等[46]，2003
Y-27632	N/A	小鼠 SC	再生	N/A	Borisoff 等[55]，2003
Y-27632	鞘内给药	大鼠 SC	再生	↑运动功能	Chan 等[56]，2005
Rho 激酶突变小鼠	N/A	小鼠 SC	再生	NC 运动功能	Duffy 等[57]，2009

*C3–05、C3–07 和 C3–11 是药物制备过程中产生的 C3 的不同版本

缩略语：cAMP，单磷酸环腺苷，cyclic adenosine monophosphate；N/A，不适用，not applicable；NC，无变化，no change；ON，视神经，optic nerve；SC，脊髓，spinal cord

Rho 作为阻断生长抑制和促进再生的重要治疗靶点，其分子机制已经逐渐被了解。Rho 的激活可以通过向下游效应器传递信号，发挥调节细胞骨架和影响生长锥生物学行为的作用。Rho 激活后，Rho 激酶相应被活化，引起肌球蛋白轻链 Ⅱ 的磷酸化[58, 59]，从而调控细胞运动中肌球蛋白的功能。肌动蛋白解聚因子 / 切丝蛋白家族对生长锥中细胞骨架的重构同样具有重要意义，这类蛋白同样也受到 Rho 的调控[60]。研究表明，脑衰蛋白反应调节蛋白（Collapsing response mediator protein，CRMP）在此信号转导级联反应中可以被髓鞘相关抑制因子和 CSPGs 激活，并与 Rho 进行生物相互作用，从而介导生长抑制[61, 62]。现有的研究发现提示，髓鞘相关抑制因子和 CSPGs 的抑制性信号将在 Rho-CRMP4 汇聚，最终引起细胞骨架的重构。

■ 转化医学

体内外研究均表明 C3 转移酶能够特异性灭活 Rho，克服其生长抑制作用，提示 C3 转移酶可能是一种良好的候选药物。C3 转移酶作为一种生物药物，其降解产物为氨基酸，3 期临床试验由于药物毒性而失败的风险相对较低。从将灭活 Rho 的临床前研究发现向临床试验转化的角度来考虑，以下三点为必须具备的条件：①开发一种能够得到高度纯化且具有活性的蛋白的方法，并能够对不同批次纯化蛋白的酶活性进行标准化；②确定合适的给药途径和有效剂量；③完成概念验证，确保给药途径有效。我们已经制备出一种候选药物，命名为 BA–210，对 C3 转移酶的特性

进行了修饰和改良，使其更容易穿透细胞。BA-210 已经获得了注册商标，商品名为赛生灵（Cethrin，Alseres Pharmaceuticals 公司）。BA-210 进入临床试验所经历的过程步骤见图 35.2。

化学生产和质量控制

对于任何药物，特别是蛋白质药物，至关重要的一步是提高生产和提纯工艺，开发表征纯度、效价和可重复性的测试方法。在此之前，我们通过对 C3 进行工程改造制造出了若干个具有细胞通透性的版本，并比较了它们的生物学活性，从而确保得到最佳候选药物[44]。我们还对药物合成的表达体系和提纯方法进行了优化[45]。

为了进行药物应用临床试验，化学生产和质量控制（Chemistry，manufacture，and control，CMC）必须按照优质生产生产规范（Good manufacturing practice，GMP）进行（图 35.2）。尽管 GMPs 不在本章讨论的范围之内，但仍然需要重点说明的是，生产工艺所需的 GMPs 制定得越早越好，对候选药物尽早进行细致描述和严格界定也应受到高度重视。尽早实施质量控制的原因有很多，具体包括：①杂质可能会产生额外的生物学作用，影响临床前研究结果，如蛋白质药物中的内毒素污

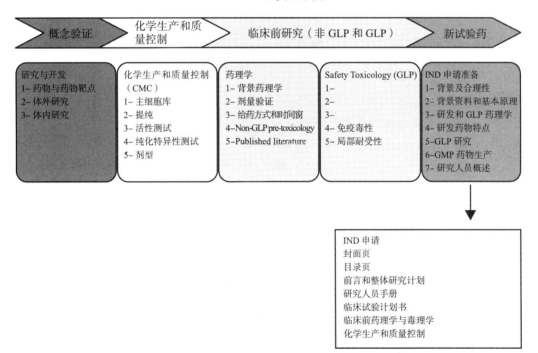

图 35.2 BA-210 从概念验证（Proof-of-concept，POC）研究到新试验药（Investigational new drug，IND）申请的过程。决定将 POC 研究结果进一步延伸后，按照化学生产和质量控制（Chemistry, manufacture, and control，CMC）指南合成 BA-210。将这一得到充分表征的药物进一步进行剂量测试和给药途径研究、符合良好药品实验室研究规范（Good laboratory practice，GLP）的安全性研究，并确定 GLP- 兼容性药物纯度和活性测试方法。最后合成一批符合优质生产规范（Good manufacturing practice，GMP）的药物用于临床试验

染会对炎症反应产生影响，从而引起脊髓损伤实验结果的变异性增加；②监测效价、纯度和可重复性所需的测试方法并非微不足道，需要付出大量精力进行开发；③确定药物剂型也是至关重要的一步，因为这将影响药物的给药方式和储存的稳定性。

在BA-210的研发过程中，我们建立了多种不同的版本（表35.1）[44, 45]。大规模生产的BA-210功能和其前身版本相同，并具有相同或更好的酶活性和生物学活性、更少的杂质和标准化的酶活性。在CMC研发过程中做出改进的一个实例是去掉了蛋白非功能区的一个半胱氨酸。这是在深度纯化过程中发现C3变体有发生聚合的趋势后做出的相应改进[63]。

临床前概念验证和临床前资料包

一项IND申请的临床前资料包主要包括两大部分：①支持临床试验计划的临床前研究数据，②安全性与毒理学资料包。相应资料应按照GLPs准备完全。由于GLP研究的严格性，安全性和毒理学研究应外包给专门进行药物开发的合同研究组织进行，相关内容在此不展开讨论。不过，需要着重强调的是，安全性和毒理学研究是决定一种药物是否能够进入临床试验的关键部分，从这些研究中得到的数据有助于以无明显毒性反应剂量水平为基础确定药物起始剂量。以BA-210为例，一系列不同给药方式的安全性研究已经完成，经过测试的给药方式包括经静脉（单次给药和多次重复给药）、硬膜外和皮下给药。

给药方式

对于临床试验的给药方式，我们选择了一种无创途径，不需要向脊髓或脑脊液中插入针头或导管。选择纤维蛋白为介质的给药方式是因为局部给药能够将全身暴露程度最小化，纤维蛋白制剂在人体中的应用已经获得批准，并已常规用于脊髓损伤后的减压与固定手术。纤维蛋白已经作为给药介质工具应用于脊髓损伤大鼠，起到缓释基质的作用[64]（表35.1）。以猴为实验对象的研究也表明，纤维蛋白密封剂应用于脊髓后在炎症和神经生理反应方面具有足够的安全性[65]。在一项大鼠脊髓损伤模型研究中，用纤维蛋白基质封闭硬膜可以缩小损伤间隙，减少瘢痕形成[66]。因此，临床试验中以纤维蛋白为介质的给药方式在安全性方面具有诸多优势。

C3复合物作用的生化机制在文献中已经有详尽的描述，但如前所述，我们希望对其在脊髓组织中的作用机制有更加全面的了解。我们发现，经硬膜外给药的BA-210对脊髓的透通性要优于缺少转序列的C3和缺乏酶活性的突变C3[45]。我们和其他研究者还发现，脊髓损伤后，白质和灰质中的Rho均被活化，并且活化的Rho在神经元和胶质细胞的胞体与轴突纤维中均存在[67~69]。我们进一步研究发现，BA-210可以进入Rho异常活化的脊髓区域，并且延迟给药同样有效。大鼠脊髓损伤研究表明，经过BA-210治疗后，组织残留增加，运动功能改善。因此，针对BA-210的研究结果，与支持以Rho为再生治疗靶点的大量临床前动物实验结果相吻合（表 35.1）。

治疗剂量

药物开发中至关重要的一点是确定进行测试时给患者的治疗剂量。体内 Rho 的活化程度可以通过一种名为蛋白质沉淀技术的生化方法进行定量分析。大鼠脊髓损伤研究表明，脊髓损伤后 Rho 的活化持续存在，在受损的脊髓局部应用 BA-210 可以逆转 Rho 的活化。这些研究发现对于将 Rho 作为脊髓损伤潜在治疗靶点进行临床转化具有重要意义，因为它们为确定啮齿类脊髓损伤后进行治疗的有效剂量提供了依据。在大鼠中，低剂量（15 μg）BA-210 就可以完全消除脊髓损伤诱导的 Rho 活化[45]。为了进一步研究剂量相关问题，我们观察了 BA-210 对猪脊髓组织的通透性，因为猪的脊髓在体量上与人类脊髓相似。利用大鼠的有效剂量以及大鼠与猪分别对 BA-210 的通透性，我们换算得出，0.5 mg 可能是应用于人类的起效剂量，最佳剂量可能在 1~3 mg。由于临床试验计划书的制定需要确保患者的安全，我们选择 0.3 mg 作为起始剂量，这一剂量远低于无明显毒性反应剂量水平，

同时计划逐渐加量至 6 mg。

赛生灵治疗脊髓损伤的临床研究

临床研究的首要目标是确定 BA-210 与纤维蛋白密封剂联合导入硬脊膜后的安全性和耐受性。次要目标包括：①评价 BA-210 的药代动力学特点；②以美国脊柱损伤协会（American Spinal Injury Association，ASIA）标准评价患者的神经功能状态；③确定 BA-210 在人体应用中的合适剂量范围。

计划进行的临床试验为一项开放标签研究，应用 5 个不同的 BA-210 剂量水平。患者分为两组，第一组为急性胸脊髓损伤（T2~12）患者，第二组为急性颈脊髓损伤（C4~T1）患者。先进行第一组的患者纳入工作，对积累的安全性数据进行充分评价后再决定是否进行第二组患者的纳入。按照这一分层方式纳入患者，直到所有 5 个剂量水平均按先胸髓损伤后颈髓损伤的顺序完成测试。目前患者纳入工作已经完成，数据分析正在进行。研究结果将在未来进行完整的公开报道（Fehlings 等，撰写中）。

要点

- 许多阻断 CNS 损伤后再生和修复的生长抑制性蛋白通过 Rho 途径发挥作用。
- 临床前和临床研究均支持应用 Rho 抑制剂来改善脊髓损伤预后。
- 脊髓损伤动物模型研究结果，支持将 Rho 作为药物开发和临床测试的靶点。临床前研究已经明确 BA-210 的安全性、给药方式、作用机制、活性时间窗和治疗剂量。需要完成目前的临床试验和后续的进一步临床研究，以确定 BA-210（赛生灵）的有效性。到目前为止的研究结果表明，这一药物的应用前景充满希望。

难 点

- CNS 损伤发生后，许多生长抑制蛋白会阻断再生和修复过程。这些抑制因子包括胶质瘢痕相关蛋白、髓鞘相关抑制因子和导向型抑制因子。

- 仅阻断这些蛋白中的一种恐怕难以成功改善损伤预后，因此需要寻找更为广谱的治疗途径，如以 Rho 途径为靶点等。

（邢华医 译，刘 楠 校）

参考文献

1. Fitch MT, Silver J. CNS injury, glial scars, and inflammation: inhibitory extracellular matrices and regeneration failure. Exp Neurol 2008;209(2): 294–301

2. Fawcett JW, Asher RA. The glial scar and central nervous system repair. Brain Res Bull 1999; 49(6):377–391

3. Fry EJ, Chagnon MJ, López-Vales R, Tremblay ML, David S. Corticospinal tract regeneration after spinal cord injury in receptor protein tyrosine phosphatase sigma deficient mice. Glia 2010;58(4): 423–433

4. Shen Y, Tenney AP, Busch SA, et al. PTPsigma is areceptor for chondroitin sulfate proteoglycan, an inhibitor of neural regeneration. Science 2009; 326(5952):592–596

5. Dergham P, Ellezam B, Essagian C, Avedissian H, Lubell WD, McKerracher L. Rho signaling pathway targeted to promote spinal cord repair. J Neurosci 2002;22(15):6570–6577

6. Nash M, Pribiag H, Fournier AE, Jacobson C. Central nervous system regeneration inhibitors and their intracellular substrates. Mol Neurobiol 2009; 40(3):224–235

7. Schweigreiter R, Walmsley AR, Niederöst B, et al. Versican V2 and the central inhibitory domain of Nogo-A inhibit neurite growth via p75NTR/ NgRindependent pathways that converge at RhoA. Mol Cell Neurosci 2004;27(2):163–174

8. McKerracher L, David S, Jackson DL, Kottis V, Dunn RJ, Braun PE. Identification of myelin-associated glycoprotein as a major myelin-derived inhibitor of neurite growth. Neuron 1994;13(4): 805–811

9. Mukhopadhyay G, Doherty P, Walsh FS, Crocker PR, Filbin MT. A novel role for myelin-associated glycoprotein as an inhibitor of axonal regeneration. Neuron 1994;13(3):757–767

10. Caroni P, Schwab ME. Two membrane protein fractions from rat central myelin with inhibitory properties for neurite growth and fibroblast spreading. J Cell Biol 1988;106(4):1281–1288

11. Chen MS, Huber AB, van der Haar ME, et al. Nogo-A is a myelin-associated neurite outgrowth inhibitor and an antigen for monoclonal antibody IN-1. Nature 2000;403(6768):434–439

12. GrandPré T, Nakamura F, Vartanian T, Strittmatter SM. Identification of the Nogo inhibitor of axon regeneration as a Reticulon protein. Nature 2000;403(6768):439–444

13. Prinjha R, Moore SE, Vinson M, et al. Inhibitor of neurite outgrowth in humans. Nature 2000; 403(6768):383–384

14. Kottis V, Thibault P, Mikol D, et al. Oligodendrocyte-myelin glycoprotein (OMgp) is an inhibitor of neurite outgrowth. J Neurochem 2002; 82(6):1566–1569

15. Wang KC, Koprivica V, Kim JA, et al. Oligodendrocyte-myelin glycoprotein is a Nogo receptor ligand that inhibits neurite outgrowth. Nature 2002;417(6892):941–944

16. Huang JK, Phillips GR, Roth AD, et al. Glial membranes at the node of Ranvier prevent neurite outgrowth. Science 2005; 310

(5755):1813–1817

17. Fournier AE, GrandPre T, Strittmatter SM. Identification of a receptor mediating Nogo-66 inhibition of axonal regeneration. Nature 2001; 409(6818):341–346

18. Atwal JK, Pinkston-Gosse J, Syken J, et al. PirB is a functional receptor for myelin inhibitors of axonal regeneration. Science 2008;322(5903): 967–970

19. Mi S, Lee X, Shao Z, et al. LINGO-1 is a component of the Nogo-66 receptor/p75 signaling complex. Nat Neurosci 2004;7(3):221–228

20. Yamashita T, Higuchi H, Tohyama M. The p75 receptor transduces the signal from myelin-associated glycoprotein to Rho. J Cell Biol 2002;157(4): 565–570

21. Park JB, Yiu G, Kaneko S, et al. A TNF receptor family member, TROY, is a coreceptor with Nogo receptor in mediating the inhibitory activity of myelin inhibitors. Neuron 2005; 45(3):345–351

22. Shao Z, Browning JL, Lee X, et al. TAJ/TROY, an orphan TNF receptor family member, binds Nogo-66 receptor 1 and regulates axonal regeneration. Neuron 2005;45(3):353–359

23. Laurén J, Airaksinen MS, Saarma M, Timmusk T. Two novel mammalian Nogo receptor homologsdifferentially expressed in the central and peripheral nervous systems. Mol Cell Neurosci 2003; 24(3):581–594

24. Pignot V, Hein AE, Barske C, et al. Characterization of two novel proteins, NgRH1 and NgRH2, structurally and biochemically homologous to the Nogo-66 receptor. J Neurochem 2003;85(3): 717–728

25. Barrette B, Vallières N, Dubé M, Lacroix S. Expression profile of receptors for myelin-associated inhibitors of axonal regeneration in the intact and injured mouse central nervous system. Mol Cell Neurosci 2007;34(4):519–538

26. Venkatesh K, Chivatakarn O, Lee H, et al. The Nogo-66 receptor homolog NgR2 is a sialic acid-dependent receptor selective for myelin-associated glycoprotein. J Neurosci 2005;25(4):808–822

27. Mehta NR, Lopez PH, Vyas AA, Schnaar RL. Gangliosides and Nogo receptors independently mediate myelin-associated glycoprotein inhibition of neurite outgrowth in different nerve cells. J Biol Chem 2007;282(38):27875–27886

28. Nguyen T, Mehta NR, Conant K, et al. Axonal protective effects of the myelin-associated glycoprotein. J Neurosci 2009;29(3):630–637

29. Miranda JD, White LA, Marcillo AE, Willson CA, Jagid J, Whittemore SR. Induction of Eph B3 after spinal cord injury. Exp Neurol 1999;156(1): 218–222

30. Bundesen LQ, Scheel TA, Bregman BS, Kromer LF. Ephrin-B2 and EphB2 regulation of astrocyte-meningeal fibroblast interactions in response to spinal cord lesions in adult rats. J Neurosci 2003;23(21): 7789–7800

31. Benson MD, Romero MI, Lush ME, Lu QR, Henkemeyer M, Parada LF. Ephrin-B3 is a myelin-based inhibitor of neurite outgrowth. Proc Natl Acad Sci U S A 2005;102(30):10694–10699

32. Wahl S, Barth H, Ciossek T, Aktories K, Mueller BK. Ephrin-A5 induces collapse of growth cones by activating Rho and Rho kinase. J Cell Biol 2000;149(2):263–270

33. Manitt C, Colicos MA, Thompson KM, Rousselle E, Peterson AC, Kennedy TE. Widespread expression of netrin-1 by neurons and oligodendrocytes in the adult mammalian spinal cord. J Neurosci 2001;21(11):3911–3922

34. Löw K, Culbertson M, Bradke F, Tessier-Lavigne M, Tuszynski MH. Netrin-1 is a novel myelin-associated inhibitor to axon growth. J Neurosci 2008; 28(5):1099–1108

35. Moore SW, Correia JP, Lai Wing Sun K, Pool M, Fournier AE, Kennedy TE. Rho inhibition recruits DCC to the neuronal plasma membrane and enhances axon chemoattraction to netrin 1. Development 2008;135(17):2855–2864

36. Luo Y, Raible D, Raper JA. Collapsin: a protein in brain that induces the collapse and paralysis of neuronal growth cones. Cell 1993;75(2):217–227

37. Pasterkamp RJ, Verhaagen J. Semaphorins in axon regeneration: developmental guidance molecules gone wrong? Philos Trans R Soc Lond B Biol Sci 2006;361(1473):1499–1511

38. Moreau-Fauvarque C, Kumanogoh A, Camand E,

et al. The transmembrane semaphorin Sema4D/CD100, an inhibitor of axonal growth, is expressed on oligodendrocytes and upregulated after CNS lesion. J Neurosci 2003;23(27): 9229–9239

39. Pasterkamp RJ, Giger RJ, Ruitenberg MJ, et al. Expression of the gene encoding the chemorepellent semaphorin III is induced in the fibroblast component of neural scar tissue formed following injuries of adult but not neonatal CNS. Mol Cell Neurosci 1999;13(2):143–166

40. Goldberg JL, Vargas ME, Wang JT, et al. An oligodendrocyte lineage-specific semaphorin, Sema5A, inhibits axon growth by retinal ganglion cells. J Neurosci 2004;24(21):4989–4999

41. Aurandt J, Vikis HG, Gutkind JS, Ahn N, Guan K-L. The semaphorin receptor plexin-B1 signals through a direct interaction with the Rho-specific nucleotide exchange factor, LARG. Proc Natl Acad Sci U S A 2002;99(19):12085–12090

42. Swiercz JM, Kuner R, Behrens J, Offermanns S. Plexin-B1 directly interacts with PDZ-RhoGEF/LARG to regulate RhoA and growth cone morphology. Neuron 2002;35(1):51–63

43. Lehmann M, Fournier A, Selles-Navarro I, et al. Inactivation of Rho signaling pathway promotes CNS axon regeneration. J Neurosci 1999;19(17): 7537–7547

44. Winton MJ, Dubreuil CI, Lasko D, Leclerc N, McKerracher L. Characterization of new cell permeable C3-like proteins that inactivate Rho and stimulate neurite outgrowth on inhibitory substrates. J Biol Chem 2002;277(36):32820–32829

45. Lord-Fontaine S, Yang F, Diep Q, et al. Local inhibition of Rho signaling by cell-permeable recombinant protein BA-210 prevents secondary damage and promotes functional recovery following acute spinal cord injury. J Neurotrauma 2008;25(11):1309–1322

46. Fournier AE, Takizawa BT, Strittmatter SM. Rho kinase inhibition enhances axonal regeneration in the injured CNS. J Neurosci 2003;23(4): 1416–1423

47. Bertrand J, Winton MJ, Rodriguez-Hernandez N,

Campenot RB, McKerracher L. Application of Rho antagonist to neuronal cell bodies promotes neurite growth in compartmented cultures and regeneration of retinal ganglion cell axons in the optic nerve of adult rats. J Neurosci 2005;25(5):1113–1121

48. Bertrand J, Di Polo A, McKerracher L. Enhanced survival and regeneration of axotomized retinal neurons by repeated delivery of cell-permeable C3-like Rho antagonists. Neurobiol Dis 2007;25(1):65–72

49. Hara M, Takayasu M, Watanabe K, et al. Protein kinase inhibition by fasudil hydrochloride promotes neurological recovery after spinal cord injury in rats. J Neurosurg 2000;93(1, Suppl):94–101

50. Dubreuil CI, Winton MJ, McKerracher L. Rho activation patterns after spinal cord injury and the role of activated Rho in apoptosis in the central nervous system. J Cell Biol 2003;162(2):233–243

51. Monnier PP, Sierra A, Schwab JM, Henke-Fahle S, Mueller BK. The Rho/ROCK pathway mediates neurite growth-inhibitory activity associated with the chondroitin sulfate proteoglycans of the CNS glial scar. Mol Cell Neurosci 2003;22(3): 319–330

52. Fischer D, Petkova V, Thanos S, Benowitz LI. Switching mature retinal ganglion cells to a robust growth state in vivo: gene expression and synergy with RhoA inactivation. J Neurosci 2004; 24(40):8726–8740

53. Hu Y, Cui Q, Harvey AR. Interactive effects of C3, cyclic AMP and ciliary neurotrophic factor on adult retinal ganglion cell survival and axonal regeneration. Mol Cell Neurosci 2007;34(1):88–98

54. Sung JK, Miao L, Calvert JW, Huang L, Louis Harkey H, Zhang JH. A possible role of RhoA/Rhokinase in experimental spinal cord injury in rat. Brain Res 2003;959(1):29–38

55. Borisoff JF, Chan CCM, Hiebert GW, et al. Suppression of Rho-kinase activity promotes axonal growth on inhibitory CNS substrates. Mol Cell Neurosci 2003;22(3):405–416

56. Chan CCM, Khodarahmi K, Liu J, et al. Dose-dependent beneficial and detrimental effects of

ROCK inhibitor Y27632 on axonal sprouting and functional recovery after rat spinal cord injury. Exp Neurol 2005;196(2):352–364

57. Duffy P, Schmandke A, Schmandke A, et al. Rhoassociated kinase II (ROCKII) limits axonal growth after trauma within the adult mouse spinal cord. J Neurosci 2009;29(48):15266–15276

58. Alabed YZ, Grados-Munro E, Ferraro GB, Hsieh SH-K, Fournier AE. Neuronal responses to myelin are mediated by rho kinase. J Neurochem 2006;96(6):1616–1625

59. Kubo T, Endo M, Hata K, et al. Myosin IIA is required for neurite outgrowth inhibition produced by repulsive guidance molecule. J Neurochem 2008;105(1):113–126

60. Hsieh SH-K, Ferraro GB, Fournier AE. Myelin-associated inhibitors regulate cofilin phosphorylation and neuronal inhibition through LIM kinase and Slingshot phosphatase. J Neurosci 2006;26(3): 1006–1015

61. Mimura F, Yamagishi S, Arimura N, et al. Myelinassociated glycoprotein inhibits microtubule assembly by a Rho-kinase-dependent mechanism. J Biol Chem 2006; 281 (23):15970–15979

62. Alabed YZ, Pool M, Ong Tone S, Fournier AE. Identification of CRMP4 as a convergent regulator of axon outgrowth inhibition. J Neurosci 2007;27(7):1702–1711

63. Lasko D, McKerracher L. Fluorescent assay of ellpermeable C3 transferase activity. Methods Enzymol 2006;406:512–520

64. Guest JD, Hesse D, Schnell L, Schwab ME, Bunge MB, Bunge RP. Influence of IN-1 antibody and acidic FGF-fibrin glue on the response of injured corticospinal tract axons to human Schwann cell grafts. J Neurosci Res 1997;50(5):888–905

65. Kassam A, Nemoto E, Balzer J, et al. Effects of Tisseel fibrin glue on the central nervous system of nonhuman primates. Ear Nose Throat J 2004;83(4):246–248, 250, 252 passim

66. Zhang YP, Iannotti C, Shields LBE, et al. Dural closure, cord approximation, and clot removal: enhancement of tissue sparing in a novel laceration spinal cord injury model. J Neurosurg 2004;100(4, Suppl Spine):343–352

67. McKerracher L, Higuchi H. Targeting Rho to stimulate repair after spinal cord injury. J Neurotrauma 2006;23(3-4):309–317

68. Madura T, Yamashita T, Kubo T, Fujitani M, Hosokawa K, Tohyama M. Activation of Rho in the injured axons following spinal cord injury. EMBO Rep 2004;5(4):412–417

69. Schwab JM, Conrad S, Elbert T, Trautmann K, Meyermann R, Schluesener HJ. Lesional RhoA+ cell numbers are suppressed by anti-inflammatory, cyclooxygenase-inhibiting treatment following subacute spinal cord injury. Glia 2004;47(4): 377–386

第36章 脊髓损伤后神经保护研究

Shelly Wang，Gregory W. J. Hawryluk，Michael G. Fehlings

本章重点

1. 尽管过去已经研究过多种神经保护药物在脊髓损伤后的应用，真正进入临床转化的药物只有 MPSS。

2. 尽管尚未能得出具有临床价值的治疗策略，过去进行的这些试验仍对相关研究的发展起到了推动作用。

3. 现在正在进行的较有前景的试验研究包括力如太、米诺环素、早期手术减压和低温疗法。

4. 这些策略在未来将有可能与神经再生治疗进行联合应用。

在过去的25年中，以保护神经组织为目标的治疗策略已经作为一种有望改善脊髓损伤预后的方法进入人们的视线。这一途径的核心是对"继发性损伤"这一概念的认识和接纳。继发性损伤是指在最初的原发性损伤之后出现的一系列渐进性长期组织损伤（图36.1，亦见书后彩图）。这一迟发损伤过程由多种具有相互作用的病理性细胞事件所导致，包括缺血、兴奋毒性、电解质调节紊乱、自由基生成、线粒体功能障碍以及可以引起细胞死亡的血管源性水肿等。这些病理过程在脊髓损伤后常伴随全身低灌注和低氧状态的出现进一步恶化[1-3]。

在利用动物模型取得临床前研究的成功后，多种神经保护药物已经在临床人体试验中进行了测试。近十年来，新药物的研发与试验方法的完善同时取得了长足的进步。因此，目前正在进行的试验研究将有前景的新药与更加准确敏感的结果评价方法相结合，将有力推动药物的临床转化。

■ 已经完成的脊髓损伤后神经保护药物试验

药 物

已有动物研究表明，有多种药物具有潜在的减轻继发性损伤和改善功能预后的作用。不过，多数药物的人体试验研究结果令人失望，到目前为止，唯一临床转化获得成功的药物是甲强龙琥珀酸钠（Methylprednisolone sodium succinate，MPSS）。然而，了解目前正在进行的临

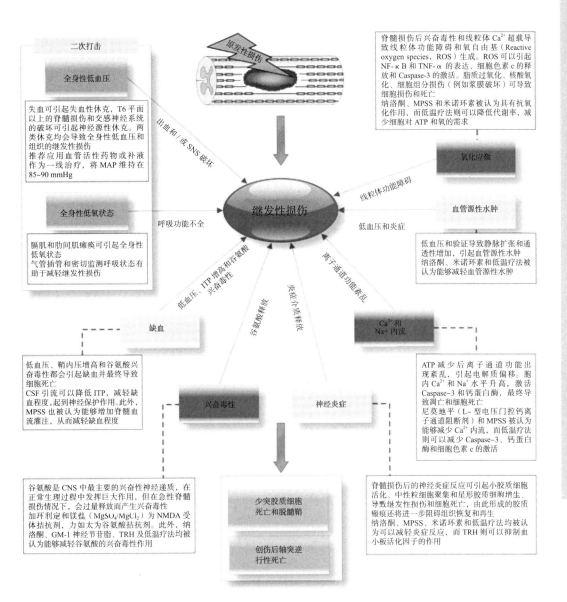

脊髓损伤后兴奋毒性和线粒体 Ca²⁺ 超载导致线粒体功能障碍和氧自由基（Reactive oxygen species, ROS）生成。ROS 可以引起 NF-κB 和 TNF-α 的表达、细胞色素 c 的释放和 Caspase-3 的激活。脂质过氧化、核酸氧化、细胞组分损伤（例如浆膜破坏）可导致细胞损伤和死亡
纳洛酮、MPSS 和米诺环素被认为具有抗氧化作用，而低温疗法则可以降低代谢率，减少细胞对 ATP 和氧的需求

二次打击

全身性低血压

失血可引起失血性休克，T6 平面以上的脊髓损伤和交感神经系统的破坏可引起神经源性休克。两类休克均会导致全身性低血压和组织的继发性损伤
推荐应用血管活性药物或补液作为一线治疗，将 MAP 维持在 85~90 mmHg

全身性低氧状态

膈肌和肋间肌瘫痪可引起全身性低氧状态
气管插管和密切监测呼吸状态有助于减轻继发性损伤

原发性损伤

出血和 / 或 SNS 破坏

继发性损伤

线粒体功能障碍

呼吸功能不全

低血压和炎症

低血压、ITP 增高和谷氨酸

兴奋毒性

谷氨酸释放

炎症介质释放

离子通道功能紊乱

氧化应激

血管源性水肿

低血压和验证导致静脉扩张和通透性增加，引起血管源性水肿
纳洛酮、米诺环素和低温疗法被认为能够减轻血管源性水肿

缺血

低血压、鞘内压增高和谷氨酸兴奋毒性均会引起缺血并最终导致细胞死亡
CSF 引流可以降低 ITP，减轻缺血程度，起到神经保护作用，此外，MPSS 也被认为能够增加脊髓血流灌注，从而减轻缺血程度

兴奋毒性

神经炎症

Ca²⁺ 和 Na⁺ 内流

ATP 减少后离子通道功能出现紊乱，引起电解质偏移。胞内 Ca²⁺ 和 Na⁺ 水平升高，激活 Caspase-3 和钙蛋白酶，最终导致凋亡和细胞死亡
尼莫地平（L- 型电压门控钙离子通道阻断剂）和 MPSS 被认为能够减少 Ca²⁺ 内流，而低温疗法则可以减少 Caspase-3、钙蛋白酶和细胞色素 c 的激活

谷氨酸是 CNS 中最主要的兴奋性神经递质，在正常生理过程中发挥巨大作用，但在急性脊髓损伤情况下，会过量释放而产生兴奋毒性
加环利定和镁盐（MgSO₄/MgCl₂）为 NMDA 受体拮抗剂，力从太为谷氨酸拮抗剂。此外，纳洛酮、GM-1 神经节苷脂、TRH 及低温疗法均被认为能够减轻谷氨酸的兴奋毒性作用

少突胶质细胞死亡和脱髓鞘

创伤后轴突逆行性死亡

脊髓损伤后的神经炎症反应可引起小胶质细胞活化、中性粒细胞聚集和星形胶质细胞增生，导致继发性损伤和细胞死亡，由此形成的胶质瘢痕还将进一步阻碍组织恢复和再生
纳洛酮、MPSS、米诺环素和低温疗法均被认为可以减轻炎症反应，而 TRH 则可以抑制血小板活化因子的作用

图 36.1　急性脊髓损伤后的继发性损伤机制，以及现有研究认为具有神经保护作用、能够减轻这些损伤机制并已计划进入临床试验的药物。此示意图以简化形式展示了急性脊髓损伤后继发性损伤介导物之间复杂相互作用的一部分。ATP，三磷腺苷，adenosine triphosphate；CNS，中枢神经系统，central nervous system；CSF，脑脊液，cerebrospinal fluid；ITP，鞘内压力，intrathecal pressure；MAP，平均动脉压，mean arterial pressure；MPSS，甲强龙琥珀酸钠，methylprednisolone sodium succinate；NF-κB，核因子 -κB，nuclear factor κB；NMDA，N- 甲基 -D- 天门冬氨酸，N-methyl-d-aspartate；ROS，氧自由基，reactive oxygen species；SCI，脊髓损伤，spinal cord injury；SNS，交感神经系统，sympathetic nervous system；TNF-α，肿瘤坏死因子 α，tumor necrosis factor-α；TRH，促甲状腺素释放激素，thyrotropin-releasing hormone

床试验和推动它们进行的大环境因素仍然十分重要。本章将对几项关键的临床试验进行回顾。

加环利定是一种非竞争性 N- 甲基 -d- 天门冬氨酸（N-methyl-d-aspartate, NMDA）受体拮抗剂，能够通过降低谷氨酸依赖的兴奋毒性减轻继发性损伤。1999年，在法国开展了一项 2 期临床试验，用三种不同剂量的加环利定与安慰剂进行了疗效对比[4]。这项研究纳入了完全性和不完全性脊髓损伤患者，共 280 例。应用加环利定后仅在不完全性颈髓损伤患者中观察到了运动功能的轻微改善，差异并无统计学意义。由于该研究的整体结果为阴性，一系列相关临床研究均被终止。目前，加环利定作为治疗创伤性颅脑损伤（Traumatic brain injury, TBI）、有机磷中毒和耳鸣的药物，正在对其进行相关研究，但未再进行在脊髓损伤后应用的探索[3]。

纳洛酮是一种竞争性阿片类受体拮抗剂，被认为能通过拮抗强啡肽 A（脊髓损伤后组织释放的一种有害的内源性阿片类物质）的作用而减轻继发性损伤[5]。它还能够减轻水肿，减少自由基的生成和兴奋毒性氨基酸的释放，抑制小胶质细胞合成超氧化物[6]。经临床前研究显示有效以后，在 1985 年进行了一项纳洛酮的 1 期人体临床试验[7]，这一小规模试验表明纳洛酮的确具有一定疗效。1990 年，设计更为严格的国家急性脊髓损伤研究（National Acute Spinal Cord Injury Study II, NASCIS II）试验将纳洛酮作为干预措施之一（另外两种治疗方式为 MPSS 和安慰剂）[8]。不过，与 MPSS 不同的是，

在该研究中纳洛酮并未显示出对运动或感觉功能的任何改善作用。

尼莫地平是一种二氢吡啶 L 型电压门控钙通道阻断剂，能够降低细胞内钙离子水平，抑制钙蛋白酶和其他破坏性酶类的激活[3]。1996 年开展的一项 3 期随机对照试验（Randomized controlled trial, RCT）纳入了 100 例完全性或不完全性脊髓损伤患者，但未显示这一药物能够带来任何获益[9]。

促甲状腺素释放激素（Thyrotropin-releasing hormone）是一种神经激素，能够通过拮抗兴奋毒性氨基酸、白三烯、内源性阿片类物质和血小板活化因子等起到减轻继发性损伤的作用[2, 10]。临床前动物研究表明，TRH 对脑损伤和脊髓损伤均有效。1995 年，有一项小规模的脊髓损伤患者 2 期临床试验对其进行了研究[11]，尽管结果显示不完全性脊髓损伤患者得到了具有统计学意义的功能改善（完全性损伤患者改善不明显），但患者的脱落和较小的样本含量使这一研究的阳性意义有待谨慎解读[3]。尽管得出了这一阳性发现，但目前尚未见新的临床试验对这一药物进行进一步研究。

GM-1 神经节苷脂（Sygen, Fidia Pharma USA, Inc., 帕西帕尼, 纽约）是神经元中广泛存在的一类复杂的鞘糖脂异质性家族的一员。GM-1 模拟了内源性神经营养因子的结构，能够刺激神经纤维的生长和修复，已经作为多种神经退变性疾病的治疗方法被不断研究[12]。GM-1 能减轻谷氨酸介导的兴奋毒性，并减少由此引起的细胞凋亡[13]。1991 年的一项小

规模 2 期临床试验表明，GM-1 能够改善脊髓损伤后的神经功能恢复[14]。次年，一项更大规模的 3 期 RCT（Sygen 多中心急性脊髓损伤研究）随之启动[15]，结果发现 GM-1 未能带来有统计学意义的获益，只有改良 Benzel 步行量表得分表现出了增高的趋势，但差异无统计学意义。美国神经外科医师协会 / 神经外科医师学会（American Association of Neurological Surgeons/Congress of Neurological Surgeons，AANS/CNS）推荐应用低剂量的 GM-1 神经节苷脂（负荷剂量 300mg，随后改为 100mg/d，连续应用 56 天）作为脊髓损伤的治疗方案选择之一[16]，但由于该药物生产量有限，通常不作为临床常规用药。

甲强龙琥珀酸钠（Methylprednisolone sodium succinate，MPSS）是到目前为止研究最为广泛深入的脊髓损伤药物治疗措施，过去的 25 年中已经进行过 5 项大型人体临床试验。尽管围绕其副作用仍然存在争议，MPSS 依然是脊髓损伤急性期应用最广泛的药物。

作为一种人工合成的糖皮质激素，MPSS 具有抗炎和抗氧化特性，能够减轻氧化应激、钙离子内流和脂质过氧化，从而提高少突胶质细胞存活率，减少急性脊髓损伤引起的创伤后轴突逆行性死亡的发生[3, 17]。在得到了令人充满希望的临床前研究结果后，先后开展了 5 项人体临床试验（表 36.1），对 MPSS 的疗效、安全性和剂量进行了研究。其中影响最为深远的是三次 NASCIS 试验，它们为现行的脊髓损伤治疗规范奠定了基础。

尽管已经进行过大量多中心大样本（纳入患者超过 1 500 例）人体临床试验，专家们对 MPSS 临床应用的意见仍然存在分歧。MPSS 带来的神经功能获益较轻微，结果一致性不佳，并且只有在两两比较时才具有显著性。目前一致认为 MPSS 存在不可忽视的副作用，包括肺部并发症、胃肠道并发症、感染、伤口延迟愈合等，甚至引起患者死亡。本章的责任作者（MGF）和许多临床医生支持 MPSS 的临床应用，因为它的确能够在一定程度上减轻神经功能障碍，并且目前尚无其他替代药物出现[3]，但也有许多临床医生现在已经不再使用 MPSS[26~29]。AANS/CNS 指南推荐将 MPSS 作为可选择的药物之一而非常规用药，因为使用时需要在其带来的轻微获益和严重的副作用之间进行权衡[30]。

■ 正在和即将进行的急性脊髓损伤神经保护途径试验

新开展的试验研究建立在对脊髓损伤更加深入的了解和更加先进的临床试验方法学基础之上。米诺环素和力如太的人体临床试验目前正在进行，镁盐乙二醇（Polyethylene glycol，PEG）溶液的临床前研究也已经取得成功并有望在未来进行临床转化。非药物性神经保护策略，如脑脊液（Cerebrospinal fluid，CSF）引流、早期手术减压、低温疗法等也正在开展人体临床试验。

表 36.1　神经保护治疗措施的人体临床试验

药物种类	试验名称	研究者 / 研究机构	年份	样本量	研究设计	评价工具	结论
药物治疗，历史用药							
促甲状腺素释放激素（TRH）	TRH	Pitts 等[11]	1995（已完成）	20	2 期 RCT—探索性研究	NASCIS 多伦多新宁医院	提示有神经功能改善
纳洛酮	Naloxone	Flamm 等[7]	1985（已完成）	29	1 期 RCT	NASCIS	提示有神经功能改善
	NASCIS II（与 MPSS 对照）	Bracken 等[8]	1990（已完成）	487	3 期 RCT	NASCIS	与 MPSS 不同，纳洛酮未能带来获益
尼莫地平（与 MPSS 对照）	Pointillart 等[9]	Pointillart 等[9]	2000（已完成）	100	3 期 RCT	ASIA	阴性 MPSS 和尼莫地平均未带来获益
加环利定	Gacyclidine	Tadie 等[4]	1999（已完成）	280	2 期 RCT	ASIA	阴性 不完全性颈脊髓伤患者出现一定运动功能改善，但无统计学意义
药物治疗，临床正在应用							
GM-1 神经节苷脂	Maryland	Geisler 等[14]	1991（已完成）	34	2 期 RCT—探索性研究	ASIA	神经功能预后改善
	Sygen 多中心急性脊髓损伤研究	Geisler 等[15]	2001（已完成）	797	3 期 RCT	ASIA 改良 Benzel 分类系统	神经功能预后有改善趋势，但无统计学意义
	NASCIS I	Bracken 等[18]	1984（已完成）	330	3 期 RCT	NASCIS	高剂量组和低剂量组无差异
	NASCIS II	Bracken 等[8]	1990（已完成）	487	3 期 RCT	NASCIS	初步分析结果为阴性 损伤后 8 小时之内开始 MPSS 治疗者运动功能改善
甲强龙琥珀酸钠（MPSS）	NASCIS III	Bracken 等[19]	1997（已完成）	499	3 期 RCT	NASCIS FIM	发生脊髓损伤后 3~8 小时内应用 MPSS 且用药 48 小时者神经功能预后有改善
	Otani 等	Otani 等[20]	1994（已完成）	158	非盲法 RCT	？	感觉功能有改善，运动功能无差异
	Pointillart 等	Pointillart 等[9]	1996（已完成）	100	3 期 RCT	ASIA	阴性 MPSS 和尼莫地平均未带来临床获益

药物种类	试验名称	研究者/研究机构	年份	样本量	研究设计	评价工具	结论
药物治疗，正在或即将进行临床试验							
米诺环素	Minocycline	卡尔加里大学[21]	2009（已完成）	52	1/2期RCT—探索性研究	?	最近报道结果为阴性，尚未公开发表
力如太	Riluzole	多伦多大学，北美临床试验网络[22]	2009（已启动）	36	2期RCT	ASIA SCIM 简明疼痛问卷	正在进行，临床前研究结果显示很有希望
MgSO₄和MgCl₂，聚乙二醇（Polyethylene glycol, PEG）溶液							即将开始，临床前研究结果提示能够带来获益
非药物治疗策略							
脑脊液（CSF）引流	CSF Drainage	Kwor等[23]	2009（已完成）	22	1/2期RCT	ASIA	阴性；研究未能显示神经功能改善；未见与CSF引流相关的副作用
低温疗法	迈阿密奇迹治愈计划	迈阿密大学 Levi等[24]	2009（已完成）	14	1期RCT—探索性研究	n/a	表明低温疗法安全可行
		神经系统急症治疗试验（Neurological Emergencies Treatment Trials, NETT）小组		100（建议样本量）	2期RCT		即将开始 正在等待审批
手术减压时机	STASCIS	脊柱创伤研究小组[25]	2012	313	非随机前瞻性观察性研究	ASIA	正在进行，临床前研究数据提示能够改善神经功能预后并减少与早期减压相关的并发症

缩略语：ASIA，美国脊柱损伤学会，America Spinal Injury Association；FIM，功能独立性评定，Functional Independence Measure；n/a，不适用，not available；NASCIS，国家急性脊髓损伤研究，National American Spinal Cord Injury Study；RCT，随机对照试验，randomized, controlled trial；SCIM，脊髓独立性评定，Spinal Cord Independence Measure；STASCIS，急性脊髓损伤外科治疗研究，Surgical Treatment for Acute Spinal Cord Injury Study

药物治疗

米诺环素是一种人工合成的四环素类抗生素，除了抑菌作用外，还具有抗炎和抗凋亡特性，能够抑制炎性细胞合成细胞因子，抑制小胶质细胞的激活和神经元的死亡[31, 32]。在动物模型研究中，米诺环素能够对多种神经损伤起到治疗作用[33]，特别是能够减少少突胶质细胞的丢失和运动神经元轴突的逆行性死亡，缩小脊髓损伤范围[34]。2004 年，卡尔加里大学启动了一项 1/2 期人体临床试验，对比了米诺环素与安慰剂的疗效差异。这项研究的结果最近已经公开发表。该研究报道，米诺环素治疗是安全和可行的，但并未给患者预后带来有统计学意义的改善，不过部分预后指标表现出了改善的趋势。作者认为，有必要进行 3 期临床试验对这一药物的疗效进行深入研究。

力如太是经过美国食品药品监督管理局（Food and Drug Administration，FDA）批准的一种苯二氮䓬类抗惊厥药物，其经典适应证是肌萎缩侧索硬化（Amyotrophic lateral sclerosis，ALS）[35]，最近也被用于治疗其他神经系统疾病和损伤，包括急性脊髓损伤。力如太能够抑制突触前谷氨酸的释放，促进高亲和力谷氨酸再摄取，从而拮抗谷氨酸的兴奋毒性，减轻其神经毒性[36]。动物研究表明，力如太的确能够发挥良好的疗效，并和 MPSS 具有协同作用[37]，表现为减少神经元死亡和促进感觉神经元的出芽生长[38]。2009 年 8 月，一项关于力如太的人体试验在 Michael Fehlings 医生和北美临床试验网络（North American Clinical Trial Network，NACTN）的带领下正式启动[22]。患者在损伤后 12 小时内被随机分配接受力如太治疗（50 mg，口服，q12 h）或安慰剂。研究采用美国脊柱损伤学会（American Spinal Injury Association，ASIA）量表、脊髓独立性评定（Spinal Cord Independence Measure，SCIM）和简明疼痛问卷作为评价工具。

硫酸镁和氯化镁能够使脊髓损伤后可能降低的内源性 Mg^{2+} 水平得以恢复，从而改善神经功能。镁还被认为能够阻断 NMDA 受体，降低谷氨酸兴奋毒性，减少自由基生成和抑制凋亡[23]。PEG 为一种亲水性多聚物，可作为药物赋形剂，并且本身即具有神经保护特性。在一项啮齿类动物脊髓损伤模型研究中，镁盐与 PEG 联合应用可以改善神经功能预后[39]。最近的一项临床前研究表明，$MgSO_4$ 和 $MgCl_2$ 分别与 PEG 联合使用时对急性脊髓损伤的疗效相当（但 $MgCl_2$ 治疗后出现功能改善的时间更早），损伤后 4 小时内开始用药还能够使脊髓损伤范围明显缩小，神经功能明显改善，差异具有统计学意义[23]。通过人体临床试验，可以对 $MgSO_4/MgCl_2$-PEG 溶液的疗效进行进一步深入研究。

非药物性神经保护策略

手术减压是脊髓损伤后采取的经典策略之一，能够减轻受损脊髓受到的压迫，恢复脊柱的稳定性。关于这一干预措施介入的时机一直存在争议。尽管动物研究强烈提示早期手术减压能够带来神经功能方面的获益，但对于稳定性差的创伤患者，许多临床医生仍然倾向于推迟手术治疗[40]。1999 年的一项多中心回顾性研究发现对进行手术干预的最佳时机难以达成共识，从而明确了针对这一问题进行前瞻性人体试验的需求[41]。2003年，急性脊髓损伤外科治疗研究（Surgical Treatment of Acute Spinal Cord Injury Study，STASCIS）由 Michael Fehlings 医生（多伦多大学）和 Alex Vaccaro 医生（托马斯杰斐逊大学）共同发起。这一前瞻性观察性研究分析了 313 例接受早期（损伤后 24 小时以内）或延迟手术减压的脊髓损伤患者的神经系统及其功能预后。在完成了损伤后 6 个月随访的 222 例患者中，19.8% 的接受早期手术的患者 AIS 分级上升 ≥ 2 级，而延迟减压的患者中这一比例仅为 8.8%[25]。在通过 STASCIS 研究得到了支持早期手术减压的初步证据后，多伦多大学已经建立了临床实践规范，在脊髓损伤发生后立即进行牵引或开放手术减压[3]。

脑脊液（Cerebrospinal fluid，CSF）引流能够降低鞘内压（Intrathecal pressure，ITP），是胸腹主动脉瘤手术中常规进行的处理，用于预防脊髓缺血和肢体瘫痪[42]。在脊髓损伤发生后进行脑脊液引流，也被认为能够提高脊髓灌注压，减轻缺血，从而发挥神经保护作用[43]。最近完成的一项人体临床试验研究了手术减压前后鞘内压的改变，同时对脑脊液引流的安全性、可行性和疗效进行了评价[43]。这项完成于 2009 年的 1/2 期 RCT 研究将 22 例急性脊髓损伤患者随机分为两组，损伤后 72 小时内分别给予或不给予 CSF 引流。结果表明 CSF 引流不会带来额外的副作用，但也未能使神经功能预后得到改善。该研究的局限性在于规模较小，为探索性研究，结论说服力不足。

低温治疗（28~32℃）自 20 世纪 70 年代起就被研究用于多种疾病的治疗，目前已经被写入昏迷和院外心搏骤停的临床治疗指南[44]。低温能够降低代谢率，减轻损伤后神经炎症反应，从而减轻继发性损伤[45]。还有研究表明低温能够稳定细胞膜，抑制 Caspase-3 和钙蛋白酶的活化。

迈阿密瘫痪治愈计划在 2008 年启动了一项前瞻性临床试验，探索全身低温治疗（不同于以往研究中的局部降温）的疗效。脊髓损伤后立即通过静脉输注冷藏生理盐水的方式将核心体温降至 34℃左右。一项完成于 2009 年的 1 期探索性研究纳入了 14 例完全性脊髓损伤患者，评估了通过血管内降温导管进行轻度全身低温（33℃）治疗的安全性和疗效[24]。尽管有患者出现了呼吸系统并发症和心律不齐，但全身低温疗法仍然有望成为一项有潜力的神经保护干预策略。一项有神经系统急症治疗试验（Neurological Emergencies Treatment Trials，NETT）小组参与的更大规模的 2/3 期 RCT 研究正在等待批准，有望更好地描述全身低温疗法的潜在疗效和风险。

■ 小结

许多公认的急性脊髓损伤神经保护治疗措施已经进行过临床试验研究。尽管只有 MPSS 真正实现了临床转化，我们仍然从过去完成的这些试验研究中学到了很多。正在进行的关于早期手术减压、低温疗法及力如太等的人体临床试验具有非常良好的前景，有望进入临床实践得以单独应用，或与其他促进再生或替代丢失细胞的治疗策略联合应用。

要 点

■ 在 NASCIS 试验得出结论后，MPSS 已经成为脊髓钝性损伤后的推荐治疗。损伤后 3 小时以内应按 30 mg/kg 的剂量给予首剂弹丸式用药，随后按 5.4 mg/（kg·h）的速度持续给药 24 小时。对于损伤超过 3 小时但未超过 8 小时者，推荐在首剂用药后持续输注 48 小时。本章责任作者（MGF）倾向于按 NASCIS II 的规定给药 24 小时，以尽量避免伤口延迟愈合、感染等并发症。对于损伤超过 8 小时或锐器伤患者，不推荐使用 MPSS。

难 点

■ 目前对于人类脊髓损伤的低温疗法研究尚欠深入，并且这一疗法存在威胁生命的风险，如心律失常、凝血异常等。此外，低温疗法还可能存在对感染、胰腺炎的易感性增高，住院天数延长等不利因素[38]。

（邢华医 译，刘 楠 校）

参考文献

1. Dumont RJ, Okonkwo DO, Verma S, et al. Acute spinal cord injury, I: Pathophysiologic mechanisms. Clin Neuropharmacol 2001; 24(5):254–264

2. Dumont RJ, Verma S, Okonkwo DO, et al. Acute spinal cord injury, II: Contemporary pharmacotherapy. Clin Neuropharmacol 2001;24(5):265–279

3. Hawryluk GW, Rowland J, Kwon BK, Fehlings MG. Protection and repair of the injured spinal cord: a review of completed, ongoing, and planned clinical trials for acute spinal cord injury. Neurosurg Focus 2008;25(5):E14

4. Tadie M, D'Arbigny P, Mathé J, et al. Acute spinal cord injury: early care and treatment in a multicenter study with gacyclidine. Soc Neurosci 1999;25:1090

5. Long JB, Kinney RC, Malcolm DS, Graeber GM, Holaday JW. Intrathecal dynorphin A1-13 and dynorphin A3-13 reduce rat spinal cord blood flow by non-opioid mechanisms. Brain Res 1987; 436(2):374–379

6. Chang RC, Rota C, Glover RE, Mason RP, Hong JS. A novel effect of an opioid receptor antagonist, naloxone, on the production of reactive oxygen species by microglia: a study by

electron paramagnetic resonance spectroscopy. Brain Res 2000; 854(1-2):224–229

7. Flamm ES, Young W, Collins WF, Piepmeier J, Clifton GL, Fischer B. A phase I trial of naloxone treatment in acute spinal cord injury. J Neurosurg 1985;63(3):390–397

8. Bracken MB, Shepard MJ, Collins WF, et al. A randomized, controlled trial of methylprednisolone or naloxone in the treatment of acute spinalcord injury. Results of the Second National Acute Spinal Cord Injury Study. N Engl J Med 1990; 322(20):1405–1411

9. Pointillart V, Petitjean ME, Wiart L, et al. Pharmacological therapy of spinal cord injury during the acute phase. Spinal Cord 2000;38(2): 71–76

10. Hashimoto T, Fukuda N. Effect of thyrotropin-releasing hormone on the neurologic impairment in rats with spinal cord injury: treatment starting 24 h and 7 days after injury. Eur J Pharmacol 1991;203(1):25–32

11. Pitts LH, Ross A, Chase GA, Faden AI. Treatment with thyrotropin-releasing hormone (TRH) in patients with traumatic spinal cord injuries. J Neurotrauma 1995;12(3):235–243

12. Rabin SJ, Bachis A, Mocchetti I. Gangliosides activate Trk receptors by inducing the release of neurotrophins. J Biol Chem 2002;277(51): 49466–49472

13. Vorwerk CK, Bonheur J, Kreutz MR, Dreyer EB, Laev H. GM1 ganglioside administration protects spinal neurons after glutamate excitotoxicity. Restor Neurol Neurosci 1999; 14(1):47–51

14. Geisler FH, Dorsey FC, Coleman WP. Recovery of motor function after spinal-cord injury—a randomized, placebo-controlled trial with GM-1 ganglioside. N Engl J Med 1991;324(26):1829–1838

15. Geisler FH, Coleman WP, Grieco G, Poonian D; Sygen Study Group. The Sygen multicenter acute spinal cord injury study. Spine 2001;26(24, Suppl):S87–S98

16. Hadley MN, Walters BC, Grabb PA, et al. Guidelines for the management of acute cervical spine and spinal cord injuries. Clin Neurosurg 2002; 49:407–498

17. Oudega M, Vargas CG, Weber AB, Kleitman N,Bunge MB. Long-term effects of methylprednisolone following transection of adult rat spinal cord. Eur J Neurosci 1999;11(7):2453–2464

18. Bracken MB, Collins WF, Freeman DF, Shepard MJ, Wagner FW, Silten RM, et al. Efficacy of methylprednisolone in acute spinal cord injury. JAMA 1984;251(1):45–52

19. Bracken MB, Shepard MJ, Holford TR, Leo-Summers L, Aldrich EF, Fazl M, et al. Administration of methylprednisolone for 24 or 48 hours or tirilazad mesylate for 48 hours in the treatment of acute spinal cord injury. Results of the Third National Acute Spinal Cord Injury Randomized Controlled Trial. JAMA 1997;277(20):1597–1604

20. Otani K, et al. Beneficial effect of methylpre-dnisolone sodium succinate in the treatment of acute spinal cord injury. Sekitsui Sekizui 1994;7:633–647

21. Casha S, Zygun D, McGowan MD, Bains I, Yong VW, John HR. Results of a phase II placebo-controlled randomized trial of mincycline in acute spinal cord injury. Brain 2012;135(4):1224–1236

22. Fehlings MG, Wilson JR, Frankowski RF, Toups EG, Aarabi B, Harrop JS, et al. Riluzole for the treatment of acute traumatic spinal cord injury: rationale for and design of the NACTN Phase I Clinical Trial. Clinical Journal of Neurosurgery: Spine AO Spine Supplement 2012

23. Kwon BK, Roy J, Lee JH, et al. Magnesium chloride in a polyethylene glycol formulation as a neuroprotective therapy for acute spinal cord injury: preclinical refinement and optimization. J Neurotrauma 2009;26(8):1379–1393

24. Levi AD, Green BA, Wang MY, et al. Clinical application of modest hypothermia after spinal cord injury. J Neurotrauma 2009;26(3):407–415

25. Fehlings MG, Vaccaro A, Wilson JR, Singh AW, Cadotte D, Harrop JS, et al. Early versus delayed decompression for traumatic cervical spinal cord injury: results of the Surgical Timing in Acute Spinal Cord Injury Study (STASCIS). PLoS ONE 2012;7(2):e32037

26. Coleman WP, Benzel D, Cahill DW, et al. A

critical appraisal of the reporting of the National Acute Spinal Cord Injury Studies (II and III) of methylprednisolone in acute spinal cord injury. J Spinal Disord 2000;13(3):185–199

27. Hurlbert RJ. The role of steroids in acute spinal cord injury: an evidence-based analysis. Spine 2001;26(24, Suppl):S39–S46

28. Hurlbert RJ, Moulton R. Why do you prescribe methylprednisolone for acute spinal cord injury? A Canadian perspective and a position statement. Can J Neurol Sci 2002;29(3):236–239

29. Nesathurai S. Steroids and spinal cord injury: revisiting the NASCIS 2 and NASCIS 3 trials. J Trauma 1998;45(6):1088–1093

30. AANS/CNS. Pharmacological therapy after acute cervical spinal cord injury. Neurosurgery 2002; 50(3, Suppl):S63–S72

31. Festoff BW, Ameenuddin S, Arnold PM, Wong A, Santacruz KS, Citron BA. Minocycline neuroprotects, reduces microgliosis, and inhibits caspase protease expression early after spinal cord injury. J Neurochem 2006;97(5):1314–1326

32. Tikka TM, Koistinaho JE. Minocycline provides neuroprotection against N-methyl-D-aspartate neurotoxicity by inhibiting microglia. J Immunol 2001;166(12):7527–7533

33. Yong VW, Wells J, Giuliani F, Casha S, Power C, Metz LM. The promise of minocycline in neurology. Lancet Neurol 2004;3(12):744–751

34. Stirling DP, Khodarahmi K, Liu J, et al. Minocycline treatment reduces delayed oligodendrocyte death, attenuates axonal dieback, and improves functional outcome after spinal cord injury. J Neurosci 2004;24(9):2182–2190

35. Bhatt JM, Gordon PH. Current clinical trials in amyotrophic lateral sclerosis. Expert Opin Investig Drugs 2007;16(8):1197–1207

36. Azbill RD, Mu X, Springer JE. Riluzole increases highaffinity glutamate uptake in rat spinal cord synaptosomes. Brain Res 2000;871(2):175–180

37. Mu X, Azbill RD, Springer JE. Riluzole and methylprednisolone combined treatment improves functional recovery in traumatic spinal cord injury. J Neurotrauma 2000;17(9):773–780

38. Shortland PJ, Leinster VH, White W, Robson LG. Riluzole promotes cell survival and neurite outgrowth in rat sensory neurones in vitro. Eur J Neurosci 2006;24(12):3343–3353

39. Ditor DS, John SM, Roy J, Marx JC, Kittmer C, Weaver LC. Effects of polyethylene glycol and magnesium sulfate administration on clinically relevant neurological outcomes after spinal cord injury in the rat. J Neurosci Res 2007;85(7):1458–1467

40. Fehlings MG, Perrin RG. The timing of surgical intervention in the treatment of spinal cord injury: a systematic review of recent clinical evidence. Spine 2006;31(11, Suppl):S28–S35, discussion S36

41. Tator CH, Fehlings MG, Thorpe K, Taylor W. Current use and timing of spinal surgery for management of acute spinal surgery for management of acute spinal cord injury in North America: results of a retrospective multicenter study. J Neurosurg 1999;91(1, Suppl):12–18

42. Estrera AL, Sheinbaum R, Miller CC, et al. Cerebrospinal fluid drainage during thoracic aortic repair: safety and current management. Ann Thorac Surg 2009;88(1):9–15, discussion 15

43. Kwon BK, Curt A, Belanger LM, et al. Intrathecal pressure monitoring and cerebrospinal fluid drainage in acute spinal cord injury: a prospective randomized trial. J Neurosurg Spine 2009; 10(3):181–193

44. Nolan JP, Morley PT, Vanden Hoek TL, et al; International Liaison Committee on Resuscitation. Therapeutic hypothermia after cardiac arrest: an advisory statement by the advanced life support task force of the International Liaison Committee on Resuscitation. Circulation 2003;108(1):118–121

45. Kwon BK, Mann C, Sohn HM, et al; NASS Section on Biologics. Hypothermia for spinal cord injury. Spine J 2008;8(6):859–874

第 37 章　生物材料组织工程途径

Catherine E. Kang，Howard Kim，Violeta Talpag，Molly Sandra Shoichet

本章重点

1. 生物材料的设计与损伤的类型相适应。

2. 生物材料可以是人工合成的，也可以是天然材料。

3. 生物材料架构可以促进宿主组织再生，和／或对细胞移植提供支撑结构。

4. 局部给药的方式可以通过创伤最小的途径直接向 CNS 组织释放生物分子。

■ 神经组织工程中的生物材料

创伤性脊髓损伤后继发性损伤过程复杂，使得试图恢复神经行为功能的临床治疗方案的成功率非常有限。出于这一原因，已有大量实验研究尝试了多种类型的材料，希望能够促进组织残留和损伤后修复。组织工程是指对人体组织或器官的改进、修复或替代，其处理对象是生物组织的三类基本构成要素：细胞、分子信号和细胞外基质（Extracellular matrices，ECMs）。与生物组织相接触，并对机体的这三类基本构成要素成分或功能进行评价、治疗或替代的材料称为生物材料[1]。生物材料包括各种各样的天然材料和人工合成材料，通常按照仿生学进行设计。对所有生物材料的最基本要求是具有良好的生物兼容性——"材料能够在特定的环境中做出恰当反应的能力"[2]。生物材料不能引起局部或全身免疫应答，并且不能具有任何细胞毒性。一种材料在体内应用的安全性高度依赖上述特性，同时还受到材料尺寸、形状、机械性能和降解产物的影响。对于生物材料的选择有重要意义的其他特性还包括降解速率、细胞黏附性、蛋白质或多肽连接的易操作性、是否能够加工成需要的形状、允许细胞浸润，以及大分子弥散的多孔性等。

损伤特异性生物材料设计

脊髓损伤发生后，损伤部位 ECM 的缺乏给细胞迁移带来挑战，损伤后形成的空腔或空隙也难以形成组织桥接。生物材料支架可以为细胞附着和生长提供物理基质，在再生过程中起到替代天然 ECM 的作用。脊髓损伤的类型决定了适合采取组织工程治疗策略的生物材料类型，Nomura 等[3]、Hejcl 等[4] 和 Samadikuchaksaraei[5] 的综述均对上述内容进行了详细讨论。

在完全横断和半切损伤模型中，脊髓被完全或部分切断，这类损伤形式有一个清晰的线形损伤部位，可重复性强，易于进行生物材料支架的置入，因此在临床前研究中应用较多。完全横断损伤模型需要借助物理支持将脊髓的两个断端重新连接，已经在这种模型中应用过的生物材料策略包括导向通道和纤维网络结构，两者为促进组织再生的研究提供了具有指向性的线索。半切模型则多用于促进组织修复的骨架结构置入研究[6~8]，或与药物联合应用以达到更好的疗效[9]。

压迫损伤是人类脊髓损伤最常见的类型，也是最具有临床相关性的治疗学研究损伤模型。不过这种损伤模型由于缺乏清晰而局限的损伤部位，因而难以进行支架置入治疗，需要采取可注射组织工程策略。多数空腔形成性损伤模型研究主要针对的是给药途径与神经保护策略。

生物材料的来源

高分子水凝胶由于具有很高的含水量（与机体组织含水量相近），并且其材料特性具有高度可调节性，容易满足生物学条件，因而是中枢神经系统组织工程最常用的生物材料类型。天然聚合物如多聚糖和原生 ECM 蛋白等，在神经组织中也有重要应用。这类材料通常具有生物可降解性，能够为机体良好耐受。合成材料由于易于进行化学和机械处理，在 CNS 再生中的应用也相当广泛。表 37.1 对脊髓修复策略中常用的生物材料进行了总结。

天然生物材料由生物性材料（哺乳类或非哺乳类动物）纯化而成，因而具有较好的应用前景，包括胶原蛋白、透明质酸、层粘连蛋白、纤维粘连蛋白等。胶原蛋白是一种纤维状蛋白，是机体内多数结缔组织中最主要的结构成分。糖胺聚糖类，如透明质酸、硫酸软骨素、硫酸肝素等，为 CNS 所独有的高度水合分子[10]。其他天然生物材料还包括植物和非哺乳类动物来源的生物材料。壳聚糖是甲壳素多聚糖（真菌和节肢动物外骨骼的主要成分）的一种去乙酰化形式，已经被广泛应用于脊髓再生导向通道的研发[11, 12]。壳聚糖的降解速率、细胞黏附性和轴索伸展量，均可以通过改变其去乙酰化程度来进行调节[13]。其他多聚糖类包括琼脂糖、褐藻胶、甲基纤维素、葡聚糖等，也已经开始作为神经组织工程的生物材料被加以研究（表 37.1）。

人工合成的高分子水凝胶也引起了人们的极大兴趣，因为它们能够批量化生产，并且材料特性更容易进行人为控制。人工合成生物材料的例子包括聚丙烯酸酯和聚丙烯酰胺的衍生物，以及值得注意的聚 2-羟乙基甲基丙烯酸酯（poly 2-hydroxyethyl methacrylate，PHEMA）和聚 N-2- 羟丙基甲基丙烯酰胺［poly [N-（2-hydroxypropyl）methacrylamide]，PHPMA］。后两种材料已经在研究中被用做神经导向通道材料，并对材料结构和孔隙性作了调整[14]。由于通过二次手术将不可降解材料取出并不现实，目前已对数种可吸收合成聚合物作

表 37.1 脊髓损伤研究中常用的生物材料

材料	描述	机械设计
天然材料		
琼脂糖	温控成胶的多聚糖，不具有细胞黏附性，不可降解	水凝胶[27]
褐藻胶	有钙环境中可发生离子交联的多聚糖	水凝胶[57]
胶原蛋白	纤维状细胞黏附性 ECM 蛋白	水凝胶[58]，纤维[22]
壳聚糖	来源于甲壳素降解产物的多聚糖，经过修饰后可以具有细胞黏附性[13]	通道[17]，水凝胶[59]
纤维蛋白	纤维蛋白原的酶聚物，可以由自体产生，不具有细胞黏附性	水凝胶[29]
透明质酸	ECM 糖胺聚糖，可注射，不具有细胞黏附性	水凝胶[26, 56, 60]
基质胶	来源于小鼠肿瘤细胞，临床相关性有限，具有高度细胞黏附性	水凝胶[18]
甲基纤维素	可反复温控成胶、可降解的多聚糖，不具有细胞黏附性	水凝胶[26, 56]
合成材料（可降解）		
PLA/PGA /PLGA	乳酸和乙醇酸的果酸多聚物；可经水解反应降解，成分可调	通道[43]，支架[21]，纤维[61]
PCL	一种可降解的 ε - 己内酯聚酯纤维，可经水解反应降解，但降解速率低于 PLA	通道[62]，纤维[63]
PHB	聚羟丁酸酯是一种具有生物兼容性的多聚酯，能够通过表面腐蚀过程降解，但降解速率低于 PLA	通道[58]，纤维[64]
两亲性肽	可以受控表达的细胞黏附性多肽序列，能够自发聚集进入纳米纤维	纤维[65, 66]
合成材料（不可降解）		
PHEMA/ PHEMA-MMA	多聚甲基丙烯酸羟乙酯及其共聚物为人工合成的水凝胶，其机械特性与脊髓组织相匹配	通道[67]，支架[68]
PHEMA（神经胶，Aqua Gel Technologies）	多孔性交联水凝胶，可用于脊髓和脑组织	水凝胶[69]
PAN/PVC	聚丙烯腈及聚氯乙烯的共聚物，可形成稳定且无毒的通道结构	通道[70]

缩略语：ECM，细胞外基质，extracellular matrix；PAN/PVC，聚丙烯腈 / 聚氯乙烯，poly acrylonitrile-co-vinyl chloride；PGA，聚乙醇酸，poly glycolide；PHEMA/PHEMA-MMA，聚 2- 羟乙基甲基丙烯酸酯 / 聚 2- 羟乙基甲基丙烯酸酯 - 甲基丙烯酸甲酯，poly 2-hydroxyethyl methacrylate–co-methyl methacrylate；PHPMA，聚 N-2- 羟丙基甲基丙烯酰胺，poly [N-(2-hydroxypropyl) methacrylamide]；PLA，聚乳酸，poly lactic acid；PLGA，聚乳酸 - 乙醇酸，poly lactic–co–glycolic acid

为神经导向材料进行研究,包括聚酯纤维、聚碳酸酯、氨纶等。多数用于此类研究目的的合成聚酯纤维均由少量单体聚合而成,可单独应用,也可联合应用,如聚乙醇酸(poly glycolide,PGA)、聚 L- 乳酸交酯(poly L-lactide,PLLA)、聚 D, L- 乳酸交酯(poly D,L-lactide,PDLLA)、聚 ε - 己 内 酯(poly ε -caprolactone,PCL)等。这些材料的机械特性和生物学特性由于共聚物成分和制备方法的不同而表现出很大差异。例如,PGA 或 PGA 与PDLLA/PLLA 共聚物支架的降解时间为2~12 个月,比纯 PLLA 支架或 PLLA/PCL共聚物支架的降解时间(长达 2 年)要短很多。更新一代的生物材料将有助于支配轴突伸展和导向的数种成分、机制整合在一起,包括支架和纤维网络结构提供的物理导向,细胞信号分子提供的化学导向以及细胞—细胞间相互作用等。接下来将介绍一些在这些领域内已经发表的体外和体内研究文献,以及相关材料在神经组织工程策略中的转化应用。

■ 用于神经组织工程的支架

辅助再生的物理导向系统

导向通道由于在治疗周围神经损伤的临床应用中取得了成功而得以推广[15],对其在脊髓损伤修复中的作用也已经进行了广泛研究。通道结构能够为轴突的定向生长提供基底,将局部区域与抑制再生的周围环境隔离开来。导向通道可以由人工合成或天然形成的高分子聚合物制备而成,可降解或不可降解。关于导向通道的早期研究主要关注不可降解材料的应用以保证通道的稳固性,如硅胶、聚丙烯腈 / 聚氯乙烯(poly acrylonitrile-co-vinyl chloride,PAN/PVC)、聚 2- 羟乙基甲基丙烯酸酯 - 甲基丙烯酸甲酯(poly 2-hydroxyethyl methacrylate-co-methyl methacrylate,PHEMA-MMA)等。不过,生物可降解材料在临床转化中更受欢迎,如聚乳酸 - 乙醇酸(poly lactic-co-glycolic acid,PLGA)和壳聚糖等。这类材料的降解周期可以在数月到数年之间进行调整,以便与相对较慢的神经再生过程相适应。以大鼠为对象的动物研究已经发现,早在损伤后 5 周时,壳聚糖导向通道就能够促进损伤头端和尾端之间组织桥接的形成[16],而未接受治疗的动物在损伤后 14周后才形成明显的组织桥接[17]。导向通道内形成的组织桥接结构包含大量轴突,提示宿主的神经再生反应已经被激发。与细胞治疗联合应用时,这类通道还能够明显提高移植细胞的存活率[17]。

已有数个研究团队开展合作,利用复杂的工程设计增加材料的表面积以便组织长入,包括基质填充通道[18, 19]、含有支架的通道[20, 21],以及排列纤维网络结构等[22]。此外,固化生长因子模式[23, 24]和电活性材料[20]作为引导再生的潜在途径也正在研究中。

水凝胶网络结构

水凝胶是一种亲水性高分子交联网络结构,含水量高,非常适合向软组织内移植。水凝胶通常为开放多孔性网络结构,是细胞迁移和组织表面间营养自由交换的理想环境。不过，水凝胶最引人注目的特性是可以注射或能够在原位形成支架，使不规则形状空隙或空腔的填充变得更容易，并且能够将移植操作的侵入性降到最低。图 37.1（亦见书后彩图）为一种利用水凝胶填充脊髓空腔的策略。最常见的生物医学水凝胶有的来源于天然高分子，如壳聚糖、甲基纤维素、胶原蛋白、透明质酸、琼脂糖、褐藻胶、葡聚糖、纤维蛋白等；也有人工合成的，如聚 N-2- 羟丙基甲基丙烯酰胺（poly [N-(2-hydroxypropyl) methacrylamide]，PHPMA，也称神经胶 TM，Aqua Gel Technologies，Inc.，魁北克城，魁北克，加拿大）[25]、PHEMA、聚 N- 异丙基丙烯酰胺（poly N-isopropyl acrylamide，pNiPAAm）及聚乙烯乙二醇（poly ethylene glycol，PEG）等。

水凝胶网络结构通过物理或化学交联方式构成。物理交联凝胶具有氢键或疏水作用，而化学交联凝胶则含有离子键或共价键。生物工程技术人员可以利用这些体系中成键过程的热力学和动力学特点对移植技术进行优化。例如，物理交联水凝胶通常由较弱的键聚合而成，容易被打破和重新形成，因此可以进行注射[26]。其他特性还包括具有环境响应性，可以随温度[27]或 pH[28]的变化而成胶等。化学交联水凝胶可以在移植时或移植前通过化学或光化学交联而在原位成胶。例如，可溶性纤维蛋白原溶液在与凝血酶反应后可以迅速形成支架[29, 30]；具有光聚合特性的聚乙二醇 - 乳酸丙烯酸酯在有紫外光和光引发剂存在的条件下可以在原位发生交联，形成水凝胶支架[31]。

水凝胶易于进行蛋白质或多肽修饰，这些蛋白质或多肽可以调节细胞的增殖、

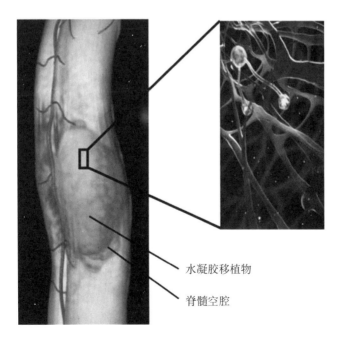

水凝胶移植物

脊髓空腔

图 37.1　一种水凝胶移植入脊髓空腔的策略示意图。可见轴突向支架内伸展（引用此图已得到 Hyun-Joo Lee 的许可）

分化和形态发生等功能。将来自层粘连蛋白或纤维连接蛋白的黏附蛋白和多肽固定于支架表面,是促进细胞黏附的常规方法[32]。类似的方法还可将生长因子进行固化,以引导细胞增殖或分化[33, 34]。所有这些特性提示,水凝胶有望成为细胞移植和局部持续释放治疗因子的理想载体,下面将对这一内容进行更加详细的讨论。

用于细胞移植治疗的生物材料

以细胞为基础的脊髓损伤治疗是一种有望替代缺失或损伤组织的方法。多种类型的细胞均已在脊髓损伤模型中进行过移植并获得了成功[35, 36],富少突胶质祖细胞的人体临床试验也正在进行[37]。这些研究采用的经典方法是将细胞在培养基中制备成混悬液,然后直接注入脊髓,通过这一方法进行移植的细胞存活率往往很低[38-40]。目前认为,在将细胞植入宿主的受损脊髓之前先给予黏附性底物将会大大提高移植细胞的存活率。

在设计作为细胞载体的水凝胶体系时,需要着重考虑的是为感兴趣的细胞类型提供最优的微环境,因为材料的机械特性和化学特性会对细胞行为产生明显影响。此外,孔隙率、细胞黏附性等也对细胞的种植效率和分布产生深远的影响。如果支架的交联形成机制(如加热、紫外线、化学引发剂)不会严重影响细胞活力,也可以在形成支架时将细胞封闭在支架中。

已有数项研究发现以生物材料为载体的细胞移植治疗能够带来获益。例如,在脊髓损伤发生后移植以纤维蛋白基质为载体的骨髓基质细胞,其存活和迁移情况均优于未使用任何载体的对照组[41]。与之类似的是,在移植前将神经干细胞预置于PLGA支架中,可以使脊髓损伤大鼠的功能恢复优于单独进行支架置入或细胞移植的对照组[6]。有几种导向通道策略也能够成功促进移植细胞的存活以及与宿主组织的整合[17, 42-45]。作为细胞载体的生物支持材料不仅能够提高细胞存活率,还能通过对材料的功能设计使研究者更好地控制细胞的其他行为结果,如迁移和分化等。

■ 用于局部给药的生物材料

药物输送策略同时涵盖了CNS创伤性损伤后的神经再生与神经保护途径。限制脊髓损伤后变性过程的主要目的是通过轴突残留和缩小损伤组织体积来保留功能行为。尽管静脉应用甲强龙(一种抗炎类固醇激素)的疗效有限,但仍然是目前临床上唯一可用药物[46, 47]。在过去的20年中,已经开展过一些全身用药的临床试验,但没有一项能够得出成功改善功能恢复的结果。此外,全身用药对于许多治疗措施来说并不合适。由于血脑屏障限制了药物向脊髓的弥散,因而需要较高的剂量,由此带来了不必要的全身性副作用。在这种背景下,最近掀起了一股应用生物材料进行局部持续给药治疗脊髓损伤的研究热潮。

硬膜外给药比全身给药更为局限化,并且创伤相对较小。但药物分子需要依次穿透硬脊膜、蛛网膜、充满液体的鞘内间隙和软脊膜后才能最终到达脊髓,因此会导致大部分药物丢失[48]。这一给药方式已经在以泊洛沙姆凝胶[49]和脂质体进行镇痛给药的研究中进行过尝试和探索[50]。尽管还存在一定局限性，以纤维蛋白胶粘剂为载体的 Rho 抑制剂赛生灵（Alseres Pharmaceuticals，Inc.，霍普星顿，麻省）进行硬膜外给药的临床试验已经开始进行[51]。

鞘内给药需要穿刺硬脊膜和蛛网膜，能够使药物在损伤部位局部释放，药物分子只需穿过软脊膜就能够到达脊髓[52]。微泵 / 导管系统是这一给药途径研究最多的给药方式，出于对感染、慢性炎症、瘢痕、压迫脊髓等风险的考虑，长期留置导管并不可取[53]。利用可注射水凝胶进行鞘内给药（图 37.2，亦见书后采图）可以避免这些风险，目前已经初次尝试过以快

速成胶的胶原蛋白为载体进行表皮生长因子和碱性成纤维细胞生长因子局部给药，显示体内应用具有较好的安全性[54, 55]。甲基纤维素是一种逆向热成胶高分子聚合物，随着温度的升高而凝固，将其与透明质酸结合可以在生理温度下成胶[26]。对脊髓损伤压迫模型动物进行鞘内注射后，这种双重成分的高分子聚合物本身即可抑制炎症反应，与注射人工脑脊液（artificial cerebrospinal fluid，aCSF）的对照组之间有显著差异[26]；与神经保护蛋白促红细胞生成素联合进行局部给药时，还能够缩小空腔面积，轻度增加神经元残留[56]。这些临床相关脊髓损伤模型的研究结果表明，它是一种具有良好前景的局部治疗措施，不难进行脊髓损伤治疗的临床转化。

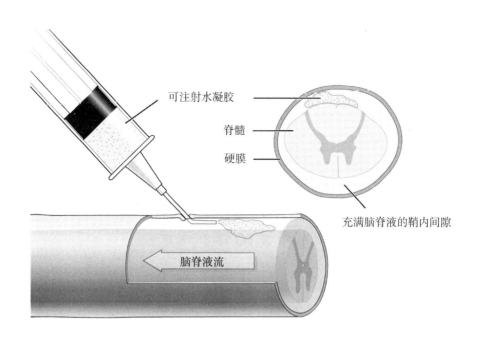

可注射水凝胶

脊髓

硬膜

充满脑脊液的鞘内间隙

脑脊液流

图 37.2　将水凝胶注射入鞘内间隙，以在脊髓损伤发生部位进行局部给药（引用此图已得到 Michael Corrin 的许可）

■ 小结

已在脊髓损伤修复中尝试过多种高分子生物材料策略，从脊髓损伤全切和半切模型中的支架策略，到压迫和／或挫伤模型中进行局部给药的注射策略均有涉及。尽管这些策略各不相同，并且每一种都在神经保护和／或神经再生方面表现出了某些优越性，但生物材料的设计必须具备生物兼容性和细胞兼容性，以便激发人们所需要的细胞应答。因此，生物材料本身在组织再生和残留过程中也发挥着积极作用，如纤维结构提供轴突导向、损伤部位局部注射的高分子水凝胶释放治疗因子等。这些生物工程策略为脊髓损伤的治疗提供了广阔前景，同时在进行临床转化前也需要进行严谨的临床前测试。

要 点

- 生物材料的用途非常广泛，并且能够对其生物学、化学和机械特性进行修饰。
- 生物材料的修饰包括对其强度、孔隙性、黏附性和可降解性的调整。
- 生物材料植入物能够提供临时的支架结构，促进移植细胞的存活。
- 生物材料能够与原生组织进行协同作用，促进细胞整合与组织再生。
- 组织工程结构体能够将细胞物理支持与药物输送相结合，从而克服脊髓损伤的复杂性，实现组织功能的有效改善。

难 点

- 由细胞与生物材料结合构建的组织工程结构体的常规审批周期，通常较一般医疗器械的审批周期更长，这是为了保证进入临床试验的组织工程结构体的工艺稳定性和使用安全性。
- 细胞移植策略要想取得成功，必须首先克服以下挑战：
  - □ 移植非自体来源细胞时的免疫抑制措施。
  - □ 许多生物材料结构体存在血供不足的问题。
- 生物材料策略的临床转化的潜在困难有以下两点：
  - □ 人类脊髓损伤的变异性；临床实际情况不像动物研究中的脊髓损伤那样容易控制。

（邢华医　译，刘　楠　校）

参考文献

1. Williams DF. On the nature of biomaterials. Biomaterials 2009;30(30):5897–5909

2. Williams DF. The Williams' Dictionary of Biomaterials. Liverpool, UK: Liverpool University Press; 1999

3. Nomura H, Tator CH, Shoichet MS. Bioengineered strategies for spinal cord repair. J Neurotrauma 2006;23(3-4):496–507

4. Hejcl A, Lesný P, Prádný M, et al. Biocompatible hydrogels in spinal cord injury repair. Physiol Res 2008;57(Suppl 3):S121–S132

5. Samadikuchaksaraei A. An overview of tissue engineering approaches for management of spinal cord injuries. J Neuroeng Rehabil 2007;4:15

6. Teng YD, Lavik EB, Qu X, et al. Functional recovery following traumatic spinal cord injury mediated by a unique polymer scaffold seeded with neural stem cells. Proc Natl Acad Sci USA 2002; 99(5):3024–3029

7. Xu XM, Zhang SX, Li H, Aebischer P, Bunge MB. Regrowth of axons into the distal spinal cord through a Schwann-cell-seeded mini-channel implanted into hemisected adult rat spinal cord. Eur J Neurosci 1999;11(5):1723–1740

8. Stokols S, Tuszynski MH. Freeze-dried agarose scaffolds with uniaxial channels stimulate and guide linear axonal growth following spinal cord injury. Biomaterials 2006;27(3):443–451

9. Kim YT, Caldwell JM, Bellamkonda RV. Nanoparticle-mediated local delivery of Methylprednisolone after spinal cord injury. Biomaterials 2009; 30(13):2582–2590

10. Novak U, Kaye AH. Extracellular matrix and the brain: components and function. J Clin Neurosci 2000;7(4):280–290

11. Archibald SJ, Shefner J, Krarup C, Madison RD. Monkey median nerve repaired by nerve graft or collagen nerve guide tube. J Neurosci 1995;15(5 Pt 2):4109–4123

12. Liu S, Bodjarian N, Langlois O, et al. Axonal regrowth through a collagen guidance channel bridging spinal cord to the avulsed C6 roots: functional recovery in primates with brachial plexus injury. J Neurosci Res 1998;51(6):723–734

13. Freier T, Koh HS, Kazazian K, Shoichet MS. Controlling cell adhesion and degradation of chitosan films by N-acetylation. Biomaterials 2005;26(29): 5872–5878

14. Dalton PD, Flynn L, Shoichet MS. Manufacture of poly(2-hydroxyethyl methacrylate-co-methyl methacrylate) hydrogel tubes for use as nerve guidance channels. Biomaterials 2002;23(18): 3843–3851

15. Ichihara S, Inada Y, Nakamura T. Artificial nerve tubes and their application for repair of peripheral nerve injury: an update of current concepts. Injury 2008;39(Suppl 4):29–39

16. Zahir T, Nomura H, Guo XD, et al. Bioengineering neural stem/progenitor cell-coated tubes for spinal cord injury repair. Cell Transplant 2008; 17(3):245–254

17. Nomura H, Zahir T, Kim H, et al. Extramedullary chitosan channels promote survival of transplanted neural stem and progenitor cells and create a tissue bridge after complete spinal cord transection. Tissue Eng Part A 2008;14(5):649–665

18. Tsai EC, Dalton PD, Shoichet MS, Tator CH. Matrix inclusion within synthetic hydrogel guidance channels improves specific supraspinal and local axonal regeneration after complete spinal cord transection. Biomaterials 2006;27(3): 519–533

19. Li X, Yang Z, Zhang A, Wang T, Chen W. Repair of thoracic spinal cord injury by chitosan tube implantation in adult rats. Biomaterials 2009; 30(6):1121–1132

20. Li GN, Hoffman-Kim D. Tissue-engineered platforms of axon guidance. Tissue Eng Part B Rev. 2008;14(1):33–51

21. Moore MJ, Friedman JA, Lewellyn EB, et al. Multiple-channel scaffolds to promote spinal cord axon regeneration. Biomaterials 2006;27(3): 419–429

22. Yoshii S, Ito S, Shima M, Taniguchi A, Akagi M. Functional restoration of rabbit spinal cord using collagen-filament scaffold. J Tissue Eng Regen ed 2009;3(1):19–25

23. Luo Y, Shoichet MS. A photolabile hydrogel

for guided three-dimensional cell growth and migration. Nat Mater 2004;3(4):249–253

24. Yu LM, Wosnick JH, Shoichet MS. Miniaturized system of neurotrophin patterning for guided regeneration. J Neurosci Methods 2008; 171(2):253–263

25. Woerly S, Pinet E, de Robertis L, Van Diep D, Bousmina M. Spinal cord repair with PHPMA hydrogel containing RGD peptides (NeuroGel). Biomaterials 2001;22(10):1095–1111

26. Gupta D, Tator CH, Shoichet MS. Fast-gelling injectable blend of hyaluronan and methylcellulose for intrathecal, localized delivery to the injured spinal cord. Biomaterials 2006;27(11): 2370–2379

27. Jain A, Kim YT, McKeon RJ, Bellamkonda RV. In situ gelling hydrogels for conformal repair of spinal cord defects, and local delivery of BDNF after spinal cord injury. Biomaterials 2006;27(3): 497–504

28. Chiu YL, Chen SC, Su CJ, et al. pH-triggered injectable hydrogels prepared from aqueous Npalmitoyl chitosan: in vitro characteristics and in vivo biocompatibility. Biomaterials 2009;30(28): 4877–4888

29. Taylor SJ, Rosenzweig ES, McDonald JW III, Sakiyama-Elbert SE. Delivery of neurotrophin-3 from fibrin enhances neuronal fiber sprouting after spinal cord injury. J Control Release 2006; 113(3):226–235

30. Petter-Puchner AH, Froetscher W, Krametter-Froetscher R, Lorinson D, Redl H, van Griensven M. The long-term neurocompatibility of human fibrin sealant and equine collagen as biomatrices in experimental spinal cord injury. Exp Toxicol Pathol 2007;58(4):237–245

31. Piantino J, Burdick JA, Goldberg D, Langer R, Benowitz LI. An injectable, biodegradable hydrogel for trophic factor delivery enhances axonal rewiring and improves performance after spinal cord injury. Exp Neurol 2006;201(2):359–367

32. Lévesque SG, Shoichet MS. Synthesis of cell-adhesive dextran hydrogels and macroporous scaffolds. Biomaterials 2006;27(30):5277–5285

33. Shen YH, Shoichet MS, Radisic M. Vascular endothelial growth factor immobilized in collagen scaffold promotes penetration and proliferation of endothelial cells. Acta Biomater 2008;4(3): 477–489

34. Leipzig ND, Xu C, Zahir T, Shoichet MS. Functional immobilization of interferon-gamma inducesneuronal differentiation of neural stem cells. J Biomed Mater Res A 2010;93(2):625–633

35. Louro J, Pearse DD. Stem and progenitor cell therapies: recent progress for spinal cord injury repair. Neurol Res 2008;30(1):5–16

36. Eftekharpour E, Karimi-Abdolrezaee S, Fehlings MG. Current status of experimental cell replacement approaches to spinal cord injury. Neurosurg Focus 2008;24(3-4):E19

37. Alper J. Geron gets green light for human trial of ES cell-derived product. Nat Biotechnol 2009;27(3):213–214

38. Parr AM, Kulbatski I, Tator CH. Transplantation of adult rat spinal cord stem/progenitor cells for spinal cord injury. J Neurotrauma 2007;24(5): 835–845

39. Himes BT, Neuhuber B, Coleman C, et al. Recovery of function following grafting of human bone marrow-derived stromal cells into the injured spinal cord. Neurorehabil Neural Repair 2006;20(2):278–296

40. Mothe AJ, Kulbatski I, Parr A, Mohareb M, Tator CH. Adult spinal cord stem/progenitor cells transplanted as neurospheres preferentially differentiate into oligodendrocytes in the adult rat spinal cord. Cell Transplant 2008;17(7):735–751

41. Itosaka H, Kuroda S, Shichinohe H, et al. Fibrin matrix provides a suitable scaffold for bone marrow stromal cells transplanted into injured spinal cord: a novel material for CNS tissue engineering. Neuropathology 2009;29(3):248–257

42. Nomura H, Baladie B, Katayama Y, Morshead CM, Shoichet MS, Tator CH. Delayed implantation of intramedullary chitosan channels containing nerve grafts promotes extensive axonal regeneration after spinal cord injury. Neurosurgery 2008;63(1):127–141, discussion 141–143

43. Oudega M, Gautier SE, Chapon P, et al.

Axonal regeneration into Schwann cell grafts within resorbable poly(alpha-hydroxyacid) guidance channels in the adult rat spinal cord. Biomaterials 2001;22(10):1125–1136

44. Fouad K, Schnell L, Bunge MB, Schwab ME, Liebscher T, Pearse DD. Combining Schwann cell bridges and olfactory-ensheathing glia grafts with chondroitinase promotes locomotor recovery after complete transection of the spinal cord. J Neurosci 2005;25(5):1169–1178

45. Olson HE, Rooney GE, Gross L, et al. Neural stem cell- and Schwann cell-loaded biodegradable polymer scaffolds support axonal regeneration in the transected spinal cord. Tissue Eng Part A 2009; 15(7):1797–1805

46. Bracken MB, Shepard MJ, Collins WF Jr, et al. Methylprednisolone or naloxone treatment after acute spinal cord injury: 1-year follow-up data. Results of the second National Acute Spinal Cord Injury Study. J Neurosurg 1992;76(1): 23–31

47. Bracken MB, Shepard MJ, Holford TR, et al. Methylprednisolone or tirilazad mesylate administration after acute spinal cord injury: 1-year follow up. Results of the third National Acute Spinal Cord Injury randomized controlled trial. J Neurosurg 1998;89(5):699–706

48. Dergham P, Ellezam B, Essagian C, Avedissian H, Lubell WD, McKerracher L. Rho signaling path-way targeted to promote spinal cord repair. J Neurosci 2002;22(15):6570–6577

49. Paavola A, Tarkkila P, Xu M, Wahlström T, Yliruusi J, Rosenberg P. Controlled release gel of ibuprofen and lidocaine in epidural use—analgesia and systemic absorption in pigs. Pharm Res 1998; 15(3):482–487

50. Paavola A, Kilpeläinen I, Yliruusi J, Rosenberg P. Controlled release injectable liposomal gel of ibuprofen for epidural analgesia. Int J Pharm 2000;199(1):85–93

51. Baptiste DC, Tighe A, Fehlings MG. Spinal cord injury and neural repair: focus on neuroregenerative approaches for spinal cord injury. Expert Opin Investig Drugs 2009;18(5):663–673

52. Ethans KD, Schryvers OI, Nance PW, Casey AR. Intrathecal drug therapy using the Codman Model 3000 Constant Flow Implantable Infusion Pumps: experience with 17 cases. Spinal Cord 2005;43(4):214–218

53. Jones LL, Tuszynski MH. Chronic intrathecal infusions after spinal cord injury cause scarring and compression. Microsc Res Tech 2001;54(5): 317–324

54. Jimenez Hamann MC, Tator CH, Shoichet MS. Injectable intrathecal delivery system for localized administration of EGF and FGF-2 to the injured rat spinal cord. Exp Neurol 2005;194(1): 106–119

55. Jimenez Hamann MC, Tsai EC, Tator CH, Shoichet MS. Novel intrathecal delivery system for treatment of spinal cord injury. Exp Neurol 2003; 182(2):300–309

56. Kang CE, Poon PC, Tator CH, Shoichet MS. A new paradigm for local and sustained release of therapeutic molecules to the injured spinal cord for neuroprotection and tissue repair. Tissue Eng Part A 2009;15(3):595–604

57. Prang P, Müller R, Eljaouhari A, et al. The promotion of oriented axonal regrowth in the injured spinal cord by alginate-based anisotropic capillary hydrogels. Biomaterials 2006;27(19): 3560–3569

58. Mitsui T, Shumsky JS, Lepore AC, Murray M, Fischer I. Transplantation of neuronal and glial restricted precursors into contused spinal cord improves bladder and motor functions, decreases thermal hypersensitivity, and modifies intraspinal circuitry. J Neurosci 2005;25(42):9624–9636

59. Crompton KE, Goud JD, Bellamkonda RV, et al. Polylysine-functionalised thermoresponsive chitosan hydrogel for neural tissue engineering. Biomaterials 2007;28(3):441–449

60. Baumann MD, Kang CE, Stanwick JC, et al. An injectable drug delivery platform for sustained combination therapy. J Control Release 2009;138(3):205–213

61. Bini TB, Gao S, Wang S, Ramakrishna S. Development of fibrous biodegradable polymer conduits for guided nerve regeneration. J Mater Sci Mater Med 2005;16(4):367–375

62. Wong DY, Leveque JC, Brumblay H, Krebsbach PH, Hollister SJ, Lamarca F. Macro-architectures in spinal cord scaffold implants influence

regeneration. J Neurotrauma 2008;25(8):1027–1037

63. Nisbet DR, Yu LM, Zahir T, Forsythe JS, Shoichet MS. Characterization of neural stem cells on electrospun poly(epsilon-caprolactone) submicron scaffolds: evaluating their potential in neural tissue engineering. J Biomater Sci Polym Ed 2008;19(5):623–634

64. Novikov LN, Novikova LN, Mosahebi A, Wiberg M, Terenghi G, Kellerth JO. A novel biodegradable implant for neuronal rescue and regeneration after spinal cord injury. Biomaterials 2002;23(16):3369–3376

65. Tysseling-Mattiace VM, Sahni V, Niece KL, et al. Self-assembling nanofibers inhibit glial scar formation and promote axon elongation after spinal cord injury. J Neurosci 2008;28(14):3814–3823

66. Guo J, Su H, Zeng Y, et al. Reknitting the injured spinal cord by self-assembling peptide nanofiber scaffold. Nanomedicine 2007;3(4):311–321

67. Tsai EC, Dalton PD, Shoichet MS, Tator CH. Synthetic hydrogel guidance channels facilitate regeneration of adult rat brainstem motor axons after complete spinal cord transection. J Neurotrauma 2004;21(6):789–804

68. Hejcl A, Lesný P, Prádný M, et al. Macroporous hydrogels based on 2-hydroxyethyl methacrylate. Part 6: 3D hydrogels with positive and negative surface charges and polyelectrolyte complexes in spinal cord injury repair. J Mater Sci Mater Med 2009;20(7):1571–1577

69. Woerly S, Doan VD, Evans-Martin F, Paramore CG, Peduzzi JD. Spinal cord reconstruction using NeuroGel implants and functional recovery after chronic injury. J Neurosci Res 2001;66(6): 1187–1197

70. Guest JD, Rao A, Olson L, Bunge MB, Bunge RP. The ability of human Schwann cell grafts to promote regeneration in the transected nude rat spinal cord. Exp Neurol 1997;148(2):502–522

4

第四篇

神经生理学与影像学

第38章 脊髓损伤的电生理评定

James Xie，Maxwell Boakye

本章重点

1. 运动诱发电位和体感诱发电位是手功能和步行功能的预测指标。纵向研究显示，运动诱发电位的波幅、潜伏期与病情的恢复不相关。

2. 交感皮肤反应能间接评估脊髓上神经通路，反映自主神经通路的完整性。脊髓损伤平面以下交感皮肤反应消失。同时，交感皮肤反应可识别具有自主神经反射亢进（autonomic hyperreflexia，AH）风险的患者。

3. 电刺激感觉检查可能更适合评估脊髓损伤后的感觉生理状态和恢复情况；与皮肤体感诱发电位合用的检查效果，较传统的体感诱发电位更佳。

临床电生理评定在评估脊髓损伤严重程度和结局中的作用越来越受到重视。与定性的临床评定方法相比，电生理评定具有多种优势。首先，电生理评定能提供定量的客观数据，并可用于盲法研究分析[1]。这与以比较功能结局为目的的临床试验的设计密切相关。例如，与依靠人工测量的传统临床检查相比，电生理评定的多次检查间信度及检查者间信度更高。其次，电生理评定方法灵活，无特殊环境要求，对无反应、不合作或昏迷的患者也能进行记录[2]。电生理评定具有高度的可行性和灵活性，使临床医师和研究者能够对以前不能检查的患者进行评定。第三，诱发电位检查结合现有的脊髓损伤评定（如ASIA感觉和运动评分）能对脊髓节段的特殊部分、周围神经束和自主神经系统进行评估，尤其是可以评估损伤平面以下的脊髓节段[3]。最后，多种技术的联合应用能提供与患者相关的详细的定量信息，而这不能通过其他临床检查方法获得。多种检查方法的联合应用可评估脊髓损伤的情况，预测功能转归，为制订治疗计划和评估治疗效果提供依据。

本章将对最常用的电生理检查进行概述，包括：运动诱发电位（motor evoked potential，MEP）、体感诱发电位（somatosensory evoked potential，SSEP 或 SEP）、皮肤体感诱发电位（dermatomal somatosensory evoked potential，dSSEP）、肌电图（electromyography，EMG）、神经传导检查和F波、交感皮肤反应（sympathetic skin response，SSR）、H- 反射、电刺激 感觉阈值（electrical perceptual threshold, EPT）。上述技术的总结见表 38.1 和表 38.2。

表 38.1　脊髓损伤患者进行经颅磁刺激检查可测量的参数[32]

TMS 参数	功能	脊髓损伤患者的主要表现
MEP 波幅	测量大脑皮质兴奋性和皮质脊髓束的完整性	↓↓
MEP 阈值	测量大脑皮质兴奋性	↑↑
MEP 潜伏期	测量总传导时间	↑↑
CCT	测量大脑皮质至运动神经元的传导时间	↑↑
大脑皮质静息期	测量大脑皮质和脊髓的抑制作用	↑↑
SAI	测量感觉运动整合作用	未研究
SICI	测量大脑皮质内的抑制作用	未研究
输入—输出曲线斜率	测量大脑皮质兴奋性和皮质脊髓束的整合作用	未研究
MEP 易化		↓↓

缩略语：CCT，中枢传导时间，central conduction time；MEP，运动诱发电位，motor evoked potential；SAI，短潜伏期传入抑制，short-latency afferent inhibition；SCI，脊髓损伤，spinal cord injury；SICI，短间隔皮质内抑制，short-interval intracortical inhibition；TMS，经颅磁刺激，transcranial magnetic stimulation

表 38.2　脊髓损伤评定相关的电生理检查汇总

电生理检查	重要特点	重要结果及其在脊髓损伤评定中的应用
运动诱发电位（MEPs）	通过向大脑皮质运动中枢给予经颅磁刺激并诱发信号，评估下行皮质脊髓束的功能	MEP 潜伏期在伤后保持不变，提示脊髓损伤患者的功能恢复与脊髓传导性无关 与手功能和步行功能相关 可用于推测损伤平面 消失提示预后不良 波幅增加可能与功能恢复相关
体感诱发电位（SSEPs）	通过刺激周围神经，评估上行脊髓传导束的功能 通过受试者头部表面电极记录躯体感觉皮层的反应	信号波幅与功能结局相关 对于无法进行体格检查的患者，SSEPs 可用于评估损伤平面
皮肤体感诱发电位（dSSEPs）	与 SSEPs 类似，但电刺激部位是皮肤 与电刺激感觉阈值检查的结果相关	dSSEPs 与电刺激感觉阈值检查和电刺激痛觉检查合用，能可靠评估脊髓节段的完整性

电生理检查	重要特点	重要结果及其在脊髓损伤评定中的应用
肌电图（EMG）、F 波、复合肌肉动作电位	评估周围神经损伤和前角损害；F 波由周围神经的极量刺激产生，检查传出运动通路的完整性，同时可能检查运动神经元群的兴奋性	表面 EMG 分析可能有助于发现不完全损伤患者
交感皮肤反应（SSR）	通过脊髓损伤平面以上的电刺激或磁刺激，评估脊髓自主神经的完整性在手掌、足跖皮肤或会阴安置表面 EMG 电极作为记录电极	损伤平面以下 SSR 消失手掌 SSR 消失与自主神经反射异常的发生在 93% 的患者中具有相关性有助于评估损伤平面及损伤的完全性
Hoffmann 反射（H- 反射）	H- 反射由混合性周围神经的亚极量刺激引起运动神经元的兴奋而产生，可以评估脊髓的兴奋性利用表面 EMG 电极作为记录电极	H- 反射波幅脊髓损伤后时间延长而逐渐增高H- 反射可作为评估脊髓兴奋性和可塑性的指标
电刺激感觉阈值（EPTs）	通过对 ASIA 感觉关键点进评皮肤电刺激，评估脊髓损伤后感觉功能损害的平面和程度记录在最低的上行和下行刺激强度下受试者的感觉反应	EPTs 对感觉功能的检查更为客观，与根据 ASIA 分类标准进行的临床评定的准确性一致

■ 运动诱发电位

运动诱发电位由经颅磁刺激（transcranial magnetic stimulation，TMS）诱发。经颅磁刺激诞生于 1985 年[4]，通过磁场诱发沿皮质脊髓束下行的电流，在感兴趣的肌肉利用表面电极记录到 MEP。MEP 的参数（表 38.1）包括产生 MEP 的刺激强度（MEP 阈值）、波幅和潜伏期，波幅—强度曲线图（输入—输出曲线或募集曲线）的斜率[5]（图 38.1）。这些参数能提供关于脊髓损伤后大脑皮质兴奋性的信息。大脑皮质兴奋性越高（如跑台训练后），曲线陡峭部分的斜率越高（图 38.2）[6]。

成对脉冲 TMS 可提供关于感觉运动生理的额外信息。成对脉冲 TMS 是指在第一个阈下或阈上调节刺激脉冲后给予第二个测试脉冲，观察调节脉冲对测试脉冲产生的 MEP 反应大小的影响。当刺激间隔为 1~5 ms 时，阈下调节刺激脉冲将抑制阈上测试脉冲，这种现象称为短间隔皮质内抑制（short-interval intracortical inhibition，SICI）。刺激间隔在 10~25 ms 时出现皮质内易化（intracortical facilitation，ICF）。不同的参数将导致其他的抑制类型。刺激间隔为 50~200 ms 的阈上调节脉冲与阈上测试脉冲导致长间隔皮质内抑制（long-interval intracortical inhibition，LICI）。当刺激间隔分别为 20~30 ms 或 100~200 ms 时，正中神经

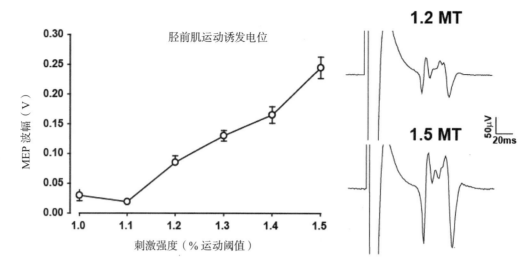

图 38.1　胫前肌静息期输入—输出募集曲线。右侧是刺激强度为 1.2 倍和 1.5 倍运动阈值（motor threshold，MT）时的运动诱发电位

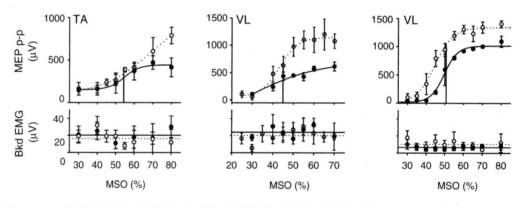

图 38.2　三位受试者在跑台训练前（实线）与训练后（虚线）的募集曲线。上图：胫前肌（TA）和股外侧肌（VL）的募集曲线。三位受试者的训练后募集曲线均高于训练前募集曲线，尤其是当给予中等强度和高等强度刺激时。训练后曲线陡峭部分的斜率也增高。下图：基线 EMG 的平均值在训练前（实线）与训练后（虚线）相近。数据点代表平均值 ± 标准差（引自 Thomas SL, Gorassini MA. Increases in corticospinal tract function by treadmill training after incomplete spinal cord injury. J Neurophysiol 2005;94:2844–2855.）

调节刺激脉冲会抑制测试脉冲的 MEP 反应，这种现象分别称为短潜伏期传入抑制（short-latency afferent inhibition，SAI）和长潜伏期传入抑制（long-latency afferent inhibition，LAI）（图 38.3）。中枢传导时间（central conduction time，CCT）测量大脑皮层与运动神经元群之间的传导时间。静息期是指在肌肉持续收缩时进行 TMS，将导致 MEP 后出现一段肌电图静息期。

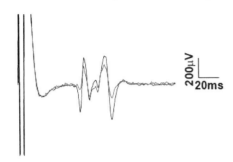

SAI ISI 42ms TA (SSEP 43ms)

200μV
20ms

图 38.3 胫前肌运动诱发电位显示刺激间隔为 42 ms 时，调节脉冲（黑色）导致短潜伏期传入抑制（红色）。体感诱发电位的潜伏期是 43 ms[6]。SAI，短潜伏期传入抑制；ISI，刺激间歇期；TA，胫前肌；SSEP，体感诱发电位

■ 脊髓损伤患者的运动诱发电位

脊髓损伤患者 MEP 检查经常发现波幅或潜伏期异常[7]。此外，脊髓损伤患者常表现出主动收缩时 MEP 的易化作用明显减弱[8]。在一项研究中[9]，MEP 用于推测损伤平面（通常 MEP 不用于此目的）。目前确定损伤平面和损伤严重程度的标准方法是临床体格检查和神经影像学检查。MEP 作为预测工具时，通常用于预测手功能和步行功能。小指外展肌 MEP 与手功能结局密切相关，MEP 消失患者的手功能预后非常差[10]。同样，胫前肌 MEP 预测步行功能与 ASIA 评分的敏感性相似。恢复步行功能的患者有 70% 出现胫前肌 MEP。步行功能完全恢复的患者中，绝大多数 MEP 潜伏期正常，而最初没有 MEP 的患者中只有 20% 能恢复步行功能[10, 11]。

在一项多中心研究中，对代偿、神经可塑性、中枢神经系统修复等功能恢复机制进行了为期一年的研究[12]。AIS D 级四肢瘫患者除了 MEP 波幅有小幅升高，诱发电位潜伏期仍然不变，提示脊髓损伤患者的功能恢复与脊髓传导功能的改善无关。总体而言，脊髓损伤步行指数（Walking Index for Spinal Cord Injury，WISCI）和脊髓独立性评定（Spinal Cord Independence Measure，SCIM）提示的功能改善与诱发电位潜伏期缩短无关。该研究结果支持完全性脊髓损伤（complete spinal cord injury，cSCI）的恢复主要依靠代偿作用，不完全性脊髓损伤（incomplete spinal cord injury，iSCI）的恢复主要依靠神经重塑的易化作用而不是生理修复。另外一项超过 6 个月的纵向研究显示，即使临床检查评分有改善，但是 MEP 潜伏期和阈值不变[13]。至今没有使用其他指标（如 MEP 募集曲线斜率）的纵向研究报道。

肌电图和神经传导检查

肌电图通常与运动神经传导检查合用，对运动神经元群和周围神经系统进行评估。复合神经动作电位可用于区分周围神经和脊髓的病变，评估脊髓前角损害的程度[10]。F 波由周围神经的极量刺激产生，用于对周围神经传出通路进行评估。F 波曾用于评估脊髓运动神经元群的兴奋性[14, 15]。自主活动反应指数（voluntary response index，VRI）是表面 EMG 记录衍生出的一种检查方法，将患者的 EMG 活化模式与来自神经系统正常人群的 EMG 活化模式进行比较。VRI 具有两个组成部分，幅度范围是测量兴奋性的指标，相似性指数是测量兴奋与抑制平衡性的指

标。这两种指标均与 ASIA 评分中度相关。目前脊髓损伤相关的研究有限，需要更多的研究来评价 VRI 在纵向评估功能恢复或治疗性干预效果的应用。亚完全性损伤是指临床检查评定为完全性损伤，但具有残留的神经连接。表面 EMG 模式测量分析也许能够辨别此类患者，因为他们是最适合进行治疗干预的人群[17]。

体感诱发电位

对周围神经 Ia 传入纤维进行电刺激，可记录到 SSEP。通常以正中神经和胫神经为刺激部位，用表面电极记录 SSEP，但刺激尺神经和腓神经也能记录到 SSEP。可测量的 SSEP 参数包括从后索向体感皮层传导通路的兴奋电位峰值波幅和潜伏期。正中神经刺激的重要参数是 N_9、N_{13}、N_{18}、N_{20}、P_{14} 波的波幅和潜伏期，其中 N 表示负向波，P 表示正向波，下标表示潜伏期。目前认为 N_{20} 源于丘脑皮质辐射至体感皮层之间，N_{18} 源于上部脑干，N_{13} 源于后角神经元，P_{14} 源于内侧丘系尾部。刺激胫神经产生的典型波形是 P_{37} 和 N_{34}，分别源于感觉皮质区和脑干。

脊髓损伤患者的 SSEP 通常是病理性的[18]。SSEP 作为预测工具时，对整体功能结局和步行功能结局具有预测价值[18, 19]，但是准确性并不优于传统的临床体格检查[20]。正中神经和尺神经 SSEP 波幅与手功能结局之间具有正相关性，其敏感性与 ASIA 评分相似。胫神经 SSEP 也能够预测步行功能。最初存在胫神经 SSEP

的患者中，至少 80% 在一年后重获部分步行功能[10]，而损伤后早期正中神经、尺神经、胫神经 SSEP 消失的患者通常预后较差[10, 18]。在一项纵向研究中，约 20% 患者出现 SSEP 参数的改善，但是未发现 SSEP 改善与神经恢复直接相关[18]。另一项大规模纵向研究显示 SSEP 随伤后时间推移没有明显变化[12]。

皮肤体感诱发电位

dSSEP 由 ASIA 感觉关键点进行电刺激产生。最初认为与 MEP 相比，dSSEP 在评估颈脊髓损伤平面时的作用有限[9]。但是，目前研究显示，dSSEP 与电刺激感觉阈值和电刺激痛觉检查合用能评估脊髓的节段完整性[21]。上述检查合用能够使脊髓损伤后功能变化监测的敏感性提高。

交感皮肤反应

SSR 是另一种非侵入性电生理检查方法，对脊髓病变以上的节段给予电刺激或磁刺激，利用 EMG 电极在皮肤表面记录信号[10]。生理刺激（声音或深吸气）也能产生 SSR[22]。SSR 可用于评估脊髓交感神经系统和分布于记录部位皮肤的周围交感神经纤维的损害。最常用的检查通路有手掌（图 38.4）（检查脊髓至手部汗腺的通路）、足跖（检查脊髓至足部通路）、会阴（检查脊髓至交感神经节前纤维和交感神经节后纤维的通路）[23]。

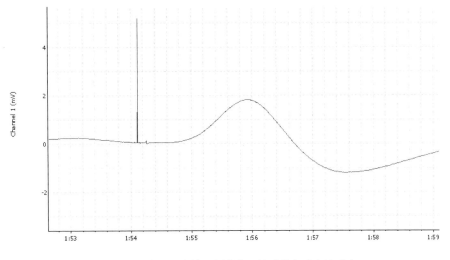

图 38.4　健康人正中神经刺激产生的手掌交感皮肤反应

一般而言，完全性脊髓损伤平面以下的 SSR 消失[10, 23]。T4 以上完全性损伤患者的手掌、足跖、会阴 SSR 消失。T4~T10 完全性损伤患者的足跖和会阴部 SSR 消失。T10~L2 完全性损伤患者仅会阴部 SSR 消失。圆锥或马尾损伤不会影响手掌、足跖、会阴部 SSR。SSR 也有助于评估患者是否有发生自主神经反射异常的风险。1999 年的一项研究显示，手掌 SSR 消失与自主神经反射异常的发生在 93% 的患者中具有相关性[10]。在其他研究中，仅凭临床检查诊断完全性自主神经损伤的漏诊率高达 27%。不完全性脊髓损伤患者是否出现 SSR 取决于脊髓上神经连接的保留程度。通常 SSR 在评估脊髓损伤病变程度中的应用不如躯体检查（如 MEP 和 SSEP）那样常见，但是增加交感神经系统检查能使脊髓损伤的研究更加全面[10, 22]。此外，ASIA 评分不能预测自主神经损伤的严重性或完全性[25]。

Hoffmann 反射

Hoffmann 反射（H- 反射）检查通过电刺激模拟单突触牵张反射。对胫神经或腓总神经等混合性周围神经的传入纤维（Ⅰa 纤维）给予低强度（亚极量）电刺激可产生 H- 反射。传入神经的刺激使 α 运动神经元活化，后者可利用表面 EMG 电极记录。与 F 波不同的是，在脊髓休克期，即使腱反射消失，H- 反射仍存在。脊髓休克期存在 H- 反射提示反射弧正常，即脊髓病变水平以下周围神经正常。脊髓损伤发生一段时间后，H- 反射波幅增加[26]。H- 反射检查的常用参数有 H_{max}：M_{max} 比值、H_{mean}、H- 反射恢复曲线斜率[27]。其中，M_{max} 指运动神经元群的最大运动反应，H_{max} 是刺激诱发的反射性运动神经元群最大反应。痉挛患者的 H_{max}：M_{max} 比值增加。H_{mean} 是特定范围 M- 波波幅内 H- 反射波幅的平均值。在 H- 反射恢复曲线中，测试性刺激的 H- 反射波幅占相同强度的调节性刺激的 H- 反射波幅的比例，可反映调节性刺激和测试性刺激之间的间隔，通常表现为 30~75 ms 和 300~900 ms 的双峰抑制模式。该曲线可用于评估脊髓抑制环路，如回返性抑制和突触前抑制[27]。H- 反射募集曲线是 H- 反射波幅（通常同时记录 M- 波波幅）随刺激强度（x- 轴）变化而变化的坐标图（图 38.5）。总之，H- 反射是运动神经元兴奋性的指标。治疗干预或调节性刺激所致 H- 反射参数的变化，可反映脊髓的兴奋性、病理生理变化和可塑性[28]。

比目鱼肌 H- 反射

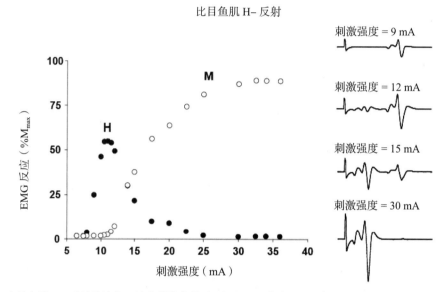

图 38.5　比目鱼肌 H- 反射的输入 – 输出募集曲线（H）和 M- 波（M，以占 M_{max} 的百分比表示）。右侧列出刺激强度为 9 mA、12 mA、15 mA、30 mA 时 H- 反射波形

电刺激感觉阈值

　　EPT 检查是评估脊髓损伤患者的损伤平面和损伤程度的非侵入性定量感觉检查。EPT 检查通过向沿脊髓皮节分布的 ASIA 感觉关键点进行皮肤电刺激，模拟轻触觉或针刺觉检查[29]。已经证实 EPT 检查是一种简易的、可重复的脊髓损伤检查方法[30]。EPT 检查所确定的脊髓损伤平面与依据 ASIA 分级进行的临床检查结果一样准确。而且，EPT 检查的敏感性和分辨率可能较临床检查更高，可作为临床观察研究中对脊髓损伤患者的监测手段。

肠道和膀胱功能的评定

　　阴部 SSEP 可用于评估膀胱功能[10]，能检查尿道外括约肌的躯体神经纤维功能。与上肢和下肢 SSEP 相似，阴部 SSEP 完全消失提示预后不佳，因为阴部 SSEP 完全消失的患者均不能恢复正常功能。除了阴部 SSEP，完整的膀胱功能评定还包括尿动力检查，以评估逼尿肌功能。逼尿肌由盆腔神经的副交感神经纤维支配。尿动力检查还应常规记录直肠 EMG，用于评估肛门外括约肌的功能，判断是否存在大便失禁。

■ 小结

电生理检查在脊髓损伤客观评定中的应用越来越多。电生理检查与临床检查所得 ASIA 评分的预测价值相似，并且电生理检查在神经环路变化方面能提供丰富的定量数据。电生理检查与传统的临床检查合用，可使脊髓损伤的功能评定得以补充和完善。而且，各项电生理检查之间的互补，有助于对脊髓损伤做出更全面的评定。最后，明确这些电生理检查的潜在意义，有助于更好地理解脊髓损伤后神经可塑性、修复、代偿和改善之间的关系。

虽然电生理检查具有上述优点，仍有必要进行标准化和临床实践的验证，这需要进一步的研究探索和制定详细的指南[1]。电生理检查指标的变化与功能恢复评价指标的关系尚未明确，不完全性脊髓损伤和完全性脊髓损伤的恢复机制仍需进一步探索。虽然已经做了大量工作，但是电生理检查与功能恢复的相关性仍不明确。对于电生理检查的深入研究，将有助于更好地理解脊髓损伤恢复的机制，从而使电生理检查具有更佳的预测和评估效力。

要　点

- 最初的脊髓损伤严重性和完全性评定必须包括电生理检查。
- 电生理检查可发现脊髓损伤后神经可塑性的依据。
- 有必要对脊髓损伤患者进行其他电生理检查参数（如 MEP 募集曲线斜率、SSR、EPT）的纵向研究。

难　点

- 不同部位 MEP 和 SSEP 有明显的差异。在解读 MEP 和 SEP 纵向研究时必须考虑这一点，避免将差异归因于治疗。
- 脊髓损伤可能伴随创伤性脑损伤。TMS 可能导致脑损伤患者出现癫痫发作。未发现的脑损伤可能导致 MEP 参数异常。因此，进行 MEP 检查前应该除外脑部损伤和病变。
- 电生理检查可能受年龄等多种因素影响，因此，相关研究应采取年龄匹配对照。因为 SSR 受室温影响，因此，进行 SSR 检查应注意控制温度。

（祁文静　译，邢华医　刘　楠　校）

参考文献

1. Steeves JD, Lammertse D, Curt A, et al; International Campaign for Cures of Spinal Cord Injury Paralysis. Guidelines for the conduct of clinical trials for spinal cord injury (SCI) as developed by the ICCP panel: clinical trial outcome measures. Spinal Cord 2007;45(3):206–221

2. Houlden DA, Schwartz ML, Klettke KA. Neurophysiologic diagnosis in uncooperative trauma patients: confounding factors. J Trauma 1992; 33(2):244–251

3. Fawcett JW, Curt A, Steeves JD, et al. Guidelines for the conduct of clinical trials for spinal cord injury as developed by the ICCP panel: spontaneous recovery after spinal cord injury and statistical power needed for therapeutic clinical trials. Spinal Cord 2007;45(3):190–205

4. Barker AT, Jalinous R, Freeston IL. Non-invasive magnetic stimulation of human motor cortex. Lancet 1985;1(8437):1106–1107

5. Thomas SL, Gorassini MA. Increases in corticospinal tract function by treadmill training after in-complete spinal cord injury. J Neurophysiol 2005; 94(4):2844–2855

6. Sandbrink F. The MEP in clinical neurodiagnosis. In: Wassermann EM, Epstein CM, Ziemann U, Walsh V, Paus T, Lisanby SH, eds. The Oxford Handbook of Transcranial Magnetic Stimulation. Oxford, England: Oxford University Press; 2008:237–283

7. Davey NJ, Smith HC, Savic G, Maskill DW, Ellaway PH, Frankel HL. Comparison of input-output patterns in the corticospinal system of normal subjects and incomplete spinal cord injured patients. Exp Brain Res 1999;127(4):382–390

8. Diehl P, Kliesch U, Dietz V, Curt A. Impaired facilitation of motor evoked potentials in incomplete spinal cord injury. J Neurol 2006;253(1):51–57

9. Shields CB, Ping Zhang Y, Shields LB, Burke DA, Glassman SD. Objective assessment of cervical spinal cord injury levels by transcranial magnetic motor-evoked potentials. Surg Neurol 2006; 66(5):475–483, discussion 483

10. Curt A, Dietz V. Electrophysiological recordings in patients with spinal cord injury: significance for predicting outcome. Spinal Cord 1999; 37(3):157–165

11. Curt A, Keck ME, Dietz V. Functional outcome following spinal cord injury: significance of motorevoked potentials and ASIA scores. Arch Phys Med Rehabil 1998;79(1):81–86

12. Curt A, Van Hedel HJ, Klaus D, Dietz V; EM-SCI Study Group. Recovery from a spinal cord injury: significance of compensation, neural plasticity, and repair. J Neurotrauma 2008;25(6):677–685

13. Smith HC, Savic G, Frankel HL, et al. Corticospinal function studied over time following incomplete spinal cord injury. Spinal Cord 2000;38(5): 292–300

14. Inghilleri M, Lorenzano C, Conte A, Frasca V, Manfredi M, Berardelli A. Effects of transcranial magnetic stimulation on the H reflex and F wave in the hand muscles. Clin Neurophysiol 2003; 114(6):1096–1101

15. Lin JZ, Floeter MK. Do F-wave measurements detect changes in motor neuron excitability? Muscle Nerve 2004;30(3):289–294

16. Lee DC, Lim HK, McKay WB, Priebe MM, Holmes SA, Sherwood AM. Toward an objective interpretation of surface EMG patterns: a voluntary response index (VRI). J Electromyogr Kinesiol 2004; 14(3):379–388

17. McKay WB, Lim HK, Priebe MM, Stokic DS, Sherwood AM. Clinical neurophysiological assessment of residual motor control in post-spinal cord injury paralysis. Neurorehabil Neural Repair 2004;18(3):144–153

18. Spiess M, Schubert M, Kliesch U, Halder P; EM-SCI Study group. Evolution of tibial SSEP after traumatic spinal cord injury: baseline for clinical trials. Clin Neurophysiol 2008;119(5):1051–1061

19. Li C, Houlden DA, Rowed DW. Somatosensory evoked potentials and neurological grades as predictors of outcome in acute spinal cord injury. J Neurosurg 1990;72(4):600–609

20. Jacobs SR, Yeaney NK, Herbison GJ, Ditunno

JF Jr. Future ambulation prognosis as predicted by somatosensory evoked potentials in motor complete and incomplete quadriplegia. Arch Phys Med Rehabil 1995;76(7):635–641

21. Kramer JL, Moss AJ, Taylor P, Curt A. Assessment of posterior spinal cord function with electrical perception threshold in spinal cord injury. J Neurotrauma 2008;25(8):1019–1026

22. Nicotra A, Catley M, Ellaway PH, Mathias CJ. The ability of physiological stimuli to generate the sympathetic skin response in human chronic spinal cord injury. Restor Neurol Neurosci 2005; 23(5-6):331–339

23. Curt A, Weinhardt C, Dietz V. Significance of sympathetic skin response in the assessment of autonomic failure in patients with spinal cord injury. J Auton Nerv Syst 1996;61(2):175–180

24. Curt A, Nitsche B, Rodic B, Schurch B, Dietz V. Assessment of autonomic dysreflexia in patients with spinal cord injury. J Neurol Neurosurg Psychiatry 1997;62(5):473–477

25. Claydon VE, Krassioukov AV. Orthostatic hypotension and autonomic pathways after spinal cord injury. J Neurotrauma 2006; 23(12):1713–1725

26. Hiersemenzel LP, Curt A, Dietz V. From spinal shock to spasticity: neuronal adaptations to a spinal cord injury. Neurology 2000;54(8):1574–1582

27. Mazzini L, Balzarini C. An overview of H-reflex studies in amyotrophic lateral sclerosis. Amyotroph Lateral Scler Other Motor Neuron Disord 2000; 1(5):313–318

28. Knikou M, Taglianetti C. On the methods employed to record and measure the human soleus H-reflex. Somatosens Mot Res 2006;23(1-2): 55–62

29. Davey NJ, Nowicky AV, Zaman R. Somatopy of perceptual threshold to cutaneous electrical stimulation in man. Exp Physiol 2001;86(1):127–130

30. Savic G, Bergström EM, Frankel HL, Jamous MA, Ellaway PH, Davey NJ. Perceptual threshold to cutaneous electrical stimulation in patients with spinal cord injury. Spinal Cord 2006;44(9): 560–566

第39章　感觉、运动、自主神经功能的定量检查

Peter H. Ellaway

本章重点

1. 感觉、运动、自主神经功能的定量、客观的电生理检查，被视为脊髓损伤神经学分类国际标准（International Standards for Neurological Classification of Spinal Cord Injury，ISNSCI）和 ASIA 损伤分级（American Spinal Injury Association Impairment Scale，AIS）神经系统评定的辅助方法。

2. 本章将讨论并比较电刺激感觉检查用于测试皮肤敏感性的优点和皮肤感觉诱发电位的应用。

3. 本章将复习非侵入性肌电图在肌肉功能检查和经颅磁刺激在皮质脊髓束完整性检查中的应用。

4. 交感皮肤反应作为脊髓损伤患者自主神经功能的特殊检查，可能有助于判断脊髓上神经通路至交感神经链的功能状态。

目前关于脊髓损伤修复的临床研究数目有限。还有一些关于新疗法的研究，由于临床前研究的成功而备受瞩目。脊髓损伤临床试验的设计必须考虑的一个方面是明确主要和次要结局评定指标的类型和广度[1]。本章主要讨论几种确定脊髓损伤平面和完全性的新技术。虽然临床试验的目标一般是希望能够改善功能结局，但是实际结局往往不确定，甚至可能与预期的结果相反。因此，生理功能结局评定应该采用对疾病的改善和加重均能评估的方法。此外，结局评定方法应该能够检测局限于单个脊髓节段的微小生理变化。旨在

建立促进脊髓轴突再生的新型疗法的临床前研究提示，轴突再生沿脊髓下降或上升的长度可能仅为数厘米[2]。在人类，这种神经再支配可能导致局限于 1~2 个脊椎节段内的新的或重建的功能联系。目前脊髓损伤临床评定的金标准是 ASIA 损伤分级，是一种包括感觉功能和运动功能检查在内的标准化神经学分级方法。ASIA 损伤分级有一些局限性。首先，每个皮节的感觉评定仅简单分为正常、消失或感觉异常。感觉异常包括异常性疼痛、感觉增强或减弱。第二，运动评定仅限于四肢肌节，不包括躯干肌节。近期的改良提倡分别对

上肢和下肢进行评定[3]。而且，AIS 感觉或运动功能评定尚不能反映临床上的微小差异[4]。脊髓损伤 ASIA 神经学分级标准没有自主神经评定部分，内脏功能也仅参考肛门括约肌自主收缩和直肠感觉。目前公认需要进行膀胱和肠道功能评定，而性功能、心功能、血管运动功能和排汗功能也应该受到重视[5]。

下面将介绍由国际脊髓研究基金会（International Spinal Research Trust，ISRT，http://www.spinal-research.org）资助的临床研究所开发或改进的生理学检查技术[6]。

■ 皮肤感觉功能

患者在进行评定时，脊髓损伤所致残疾可能已经持续数月甚至数年，患者对某个皮节的正常感觉的印象可能已经改变。任何客观、定量、不依赖感觉性质的检查，可能都会比 AIS 感觉分级提供更具体的结果。上述客观、定量的检查方法通常统称为定量感觉检查（quantitative sensory testing，QST）[7]，能对躯体感觉功能进行定量、客观检查的常用电生理技术包括电刺激感觉阈值（electrical perceptual threshold，EPT）、体感诱发电位（somatosensory evoked potential，SEP）。

电刺激感觉阈值

EPT 最初用于评估皮肤的敏感性[8]，后来用于验证 AIS 感觉评定结果[9]。EPT 通过向每个皮节 AIS 感觉关键点施加持续的方波电脉冲，可测量感觉阈值或者最微弱的感觉。由 40 位神经系统正常的受试者测得的数据形成正常参考模板，将脊髓损伤患者的 EPT 结果与之进行对比（图 39.1）。在 AIS 感觉评定得出的损伤平面以下节段，患者的 EPT 数值位于正常范围以外[9]。但是，Savic 等报道，很多患者损伤平面所在节段（即最低的正常皮节）的 EPT 数值也存在异常，这种异常甚至可以出现在损伤平面以上 2~3 个皮节（图 39.1），提示 ASIA 临床评定方法确定的损伤平面过低[9]。这种差异曾经被认为是损伤皮节对皮肤电刺激的感觉适应所致。因此，有人对 EPT 用于脊髓损伤评定的检查者间和检查者内可重复性进行了研究[10]，并对不同的刺激方式进行比较。目前发现，正常对照者 C3、T1、L3、S2 皮节的 EPT 具有良好的检查者内和检查者间信度[11]。

EPT 检查最有可能反映脊髓后柱（背柱）通路的状态。众所周知，施加于皮肤的低幅、短期电脉冲会优先使神经末梢和粗大的 A α β 有髓神经纤维轴突产生兴奋，后者主要传导皮肤非伤害性感觉，这与受试者描述的 EPT 检查脉冲刺激的"轻轻敲打"样的感觉一致。同样支持这种关联的现象是一些不完全性脊髓损伤患者在高强度电流脉冲（>10 mA）刺激时失去痛觉，但是在损伤平面以下的某些皮节的 EPT 数值却正常[12]。同样，一位脊髓前动脉栓塞患者（T2 AIS D）保留轻触觉和本体感觉，但存在针刺觉辨别障碍，符合前索综合征表现，而 EPT 数值在正常范围[11]。

总之，EPT 作为更加定量、客观的检

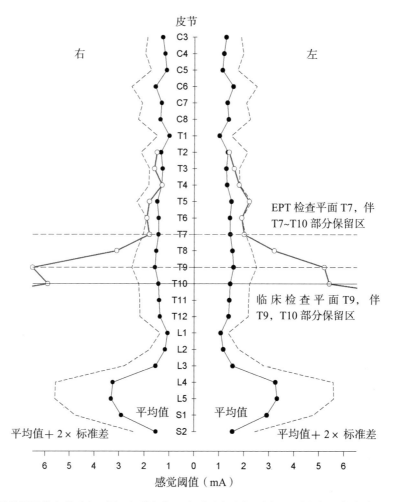

图 39.1　完全性脊髓损伤患者（空心圆、红线）与正常对照者（实心圆、黑线）的电刺激感觉阈值（EPT）检查结果。脊髓损伤平面（AIS 感觉平面）为 T9，伴 T9~T10 部分保留区。EPT 检查显示最低的正常皮节为 T7（引自 Savic G, Bergstrom EMK, Frankel HL, Jamous MA, Ellaway PH, Davey NJ. Perceptual threshold to cutaneous electrical stimulation in patients with spinal cord injury. Spinal Cord 2006;44:560–566.）

查方法，可辅助 AIS 对感觉功能进行评定。EPT 检查具有良好的检查者间和检查者内信度，能反映后柱（背柱）通路的轻触觉和本体感觉功能，而不是脊髓丘脑前束和侧束。

体感诱发电位

　　脊髓损伤的临床神经学检查若采用体感诱发电位（somatosensory evoked potential，SSEP），将有可能提供更精细的评定结果。皮肤感觉通路的神经生理学检查在脊髓损伤平面和程度的评定中具有更高的准确性，而且与功能结局相关[13]。SSEP 检查脊髓后柱（背柱）通路的功能。SSEP 的改良技术是皮肤体感诱发电位（dermatomal somatosensory evoked potential，dSSEP），后者与特定的脊髓节段相关。在 dSSEP 技术中，周围神经刺激电极的安置部位不是神经走行区，而是特定皮节的皮肤。这种诱发电位通常波幅较低，清晰度不及 SSEP（由刺激粗大神经产生）。但是，dSSEP 的优点是能够更精确地判断脊髓病变的平面和程度。

已有研究对 EPT 与 dSSEP 的一致性进行了验证[12]。脊髓病变平面以上的 dSSEP 和 EPT 结果与正常对照者一致。病变平面的 dSSEP 出现潜伏期延长等异常变化，而且 EPT 高于对照者。病变平面以下的 dSSEP 消失，EPT 则更高或无法检测。

总之，可能需要提高 EPT 或 dSSEP 对 AIS 感觉评定的敏感性[1]。EPT 和 / 或 dSSEP 作为 AIS 感觉评定的辅助方法，在检查单个脊髓节段变化时具有足够的敏感性，因此在早期的 1 期或 2 期临床试验中可以提供某种干预措施的安全性和是否有利的定量证据。利用这些技术检查脊髓病变平面以上或以下的皮肤敏感性，也将有助于理解发生变化的机制及其神经生理学基础。干预措施能够通过出芽或再生方式诱发脊髓环路的变化，但是也可能诱发继发性重塑变化。这些变化可能发生于脊髓损伤平面及以下节段，也可能发生于平面以上节段。EPT 和 dSSEP 或许能发现这些变化，并通过揭示功能恢复的基础，使任何用于功能恢复的物理、药物或细胞工程干预方式得以改进[14]。

■ 运动功能

目前，AIS 评定是确定运动功能自主控制能力的金标准方法，对上肢的五组关键肌群和下肢的五组关键肌群进行评定，躯干肌尚未纳入评定内容。而且，上肢和下肢评分相加得到一个总分，但是后者并不能确定损伤的性质和范围。EMG 能对执行骨骼肌自主运动的主要通路（即皮质脊髓束）的完整性进行直接、定量、客观的检查。皮质脊髓束功能 EMG 检查的直接方法是对大脑皮质运动中枢的经颅磁刺激（transcranial magnetic stimulation，TMS）。

经颅磁刺激

关于 TMS 技术及其用于多种神经系统疾病的综述非常多[15]。TMS 已广泛应用于脊髓损伤的运动功能评定[16~19]。已经在脊髓损伤的自然恢复过程中对 TMS 产生的运动诱发电位（MEP）的阈值、潜伏期、波幅进行了纵向测量和研究，这些研究未发现 MEP 参数与功能或临床恢复之间有直接联系[20, 21]。不过，MEP 恢复与脊髓损伤患者进行减重跑台训练达到的功能恢复之间密切相关[22]。不完全性脊髓损伤患者自主运动对 MEP 的易化作用减弱，提示 TMS 技术可能有助于皮质脊髓束功能恢复的评定[23]。TMS 对运动功能评定的另一个重要作用是它可能适用于躯干肌的评定（图 39.2）。目前，可记录腹肌、椎旁肌[24]和呼吸肌[19, 25]的 MEP。而且，该技术能够检查皮质脊髓束同侧投射纤维[26, 27]。

大脑运动控制评定（brain motor control assessment，BMCA）[28]采用自主反应指数（voluntary response index，VRI）对自

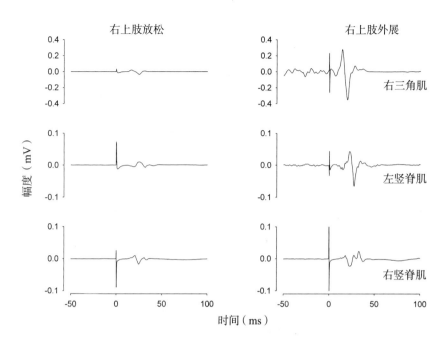

图 39.2　一位正常对照者在进行皮质运动中枢 TMS 时（时刻为 0）于三角肌和竖脊肌处记录的 MEP。左图为双上肢放松时的 MEP，右图为右上肢外展时的 MEP。注意在上肢外展期间，左侧竖脊肌 MEP 的易化作用较右侧竖脊肌 MEP 的易化作用更大。该研究记录为非平均、单点记录（尚未发表）

主运动期间的表面 EMG 进行定量分析。这种方法可能使有限的 AIS 评定肌肉的范围得以扩展，而且符合定量、客观的检查标准。TMS 反映的脊髓损伤患者皮质运动中枢与脊髓运动神经元之间的联系，与 VRI 反映的脊髓损伤后自主运动控制能力有关[29]。

最后，TMS 成为脊髓损伤的定量检查方法是由于它是一项非侵入性技术，能被受试者耐受。关于常规 TMS 相关风险的最新综述称其几乎没有副作用，并给出了安全性方面的指南[30]。

■ 自主神经功能

自主神经系统控制的功能与躯体感觉系统和自主运动控制系统明显不同，但又相互紧密联系。自主神经除了受脑神经支配以外，还会受颈、胸、腰、骶段脊髓损伤的影响。常规测量血压和心率以及膀胱、肠道、性功能相关的检查，都是确定脊髓损伤对自主神经系统影响的重要方法，详细评定可能需要复杂的功能检查和生理学检查。这些检查可能难以重复，而且在临床试验中监测治疗反应的变化时，可能需要进行定量评价。当经济水平、时间、患者的接受度等条件有限时，可考虑交感皮肤反应（sympathetic skin response，SSR）检查。

交感皮肤反应

SSR 是手掌和足跖汗腺受刺激活化后的皮肤电活动记录。四肢瘫或偏瘫患者对恢复泌汗控制能力的诉求通常不是非常高[31]。但是，SSR 能对脊髓上神经通路至交感神经链进行检查。完全性脊髓损伤患者损伤平面以下的汗腺分泌减少或消失（无汗）[32]，T1 以下完全性损伤患者的 SSR 消失[33]。即使向损伤平面以下施加充足的刺激（如神经电刺激）[34]，脊髓与脑干的联系中断后也不能产生 SSR，但阴部神经刺激可能例外[35]。产生手掌 SSR 需要中枢交感下行通路至上胸髓节段（T2~T6）保持完整；虽然传出纤维局限于 T8~T10，但产生足跖 SSR 需要全部胸髓节段功能完整[36]。

正常人 SSR 通常是双相的，首先是一个负向波（手掌面相对于背面，足跖面相对于背面），随后是一个正向波。但是，重复刺激将导致 SSR 波幅下降的适应性变化[37]，并具有反转为单纯负向波的趋势，这是 SSR 的共同特点。从功能角度而言，出现第二个正向波是能够分泌汗液的必备条件[38]。T7 完全性脊髓损伤患者 SSR 记录通常显示，以 1.5 倍运动阈值进行正中神经刺激时，手部 SSR 保留而足部 SSR 消失（图 39.3），这与损伤平面一致。当完全性脊髓损伤的诊断仅依靠 AIS 感觉和运动评定时，可能无法保证损伤平面与 SSR 检查结果必然一致。在一项包括 20 例慢性脊髓损伤患者的研究中，一例 C7 完全性损伤患者表现出手掌和足跖 SSR 保留，一例 T6 完全性损伤患者的足跖（和手掌）SSR 保留[33]。研究结论认为，就下行交感神经控制通路而言，脊髓损伤是不完全的。

因此，SSR 能够对脊髓损伤患者自主神经功能（下行交感神经控制）的主要部分以及损伤平面和完全性进行评定。SSR 是相对容易耐受、直接、非侵入性的电生理检查，而且不耗时。目前正在考虑将其纳入脊髓损伤临床研究的检查方法中，作为 ASIA 临床评定的补充[39]。

■ 小结

本章主要介绍了监测脊髓损伤恢复（或恶化）的最新的和改良的电生理评定方法。这些评定方法最早见于 ISRT 临床研究。进行临床研究的原因是现有评定方法的敏感性不足以检测旨在促进脊髓损伤功能恢复的新疗法所引起的变化。仅采用上述方法中的一种方法进行评定可能是不适宜的。如何选择 AIS 评定的辅助方法由多种因素决定。一种方法可能仅针对感觉、运动或自主神经系统进行检查。脊髓损伤平面和完全性以及对功能改善的期望程度，将进一步影响检查的选择。与损伤类型无关的因素包括受试者的耐受性、卫生和安全问题、检查的时间和价格。最符合上述条件的检查方法是检查非伤害性皮肤感觉的 EPT 和检查交感神经系统功能的 SSR。TMS 和 MEP 记录能够揭示皮质脊髓功能与随意肌之间的联系，但由于敏感性和可行性较检查感觉传入功能的 EPT 更低，因此目前尚未广泛采用。这些新出现的检查工具虽然具有一些缺点，但其以特定系统为检查目标，如果能发现临床中有意义的生理学变化，则应该引起重视。这些检查方法得到的数据可能对于促进脊髓损伤功能恢复策略的改进至关重要。

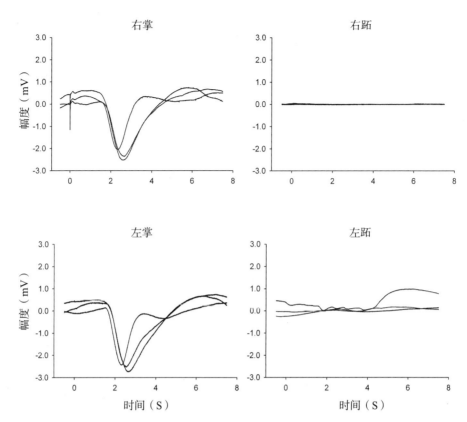

图 39.3　对一位完全性 T7 脊髓损伤患者进行正中神经 1.5 倍运动阈值电刺激产生的手掌和足跖交感皮肤反应。图为三次刺激反应的叠加。在时刻为 0 时给予刺激。注意足跖的反应消失（尚未发表）

要　点

- EPT 检查花费低、技术容易掌握、几乎不需要训练，使脊髓损伤 AIS 感觉功能评定的敏感性得以提高。
- 特定肌肉的 TMS 诱发的 MEP 潜伏期正常，是目前提示脊髓损伤后皮质脊髓束传导功能保留的最可靠标志。

- 交感皮肤反应便于检查临床诊断为颈髓损伤 AIS A 级（完全性运动和感觉损伤）或 B 级（完全性运动损伤、非完全性感觉损伤）的患者是否有自主神经功能保留，从而判断是否为非完全性脊髓损伤。

难点

- EPT 技术需要受试者配合且足够敏感，能够报告感觉阈值电刺激诱发的最微弱感觉。
- 进行 TMS 检查时，脊髓损伤平面以上节段支配的同一肢体邻近肌肉的肌电活动可能干扰被测肌肉的结果，导致损伤平面判断过低。

- 诱发 SSR 所需的感觉刺激应该施加于脊髓损伤平面以上节段的支配区，或通过自主吸气诱发。SSR 的产生需要脊髓上神经结构的整合作用，不能由完全性脊髓损伤平面以下节段的感觉传入刺激诱发。

（祁文静 译，邢华医 刘 楠 校）

参考文献

1. Steeves JD, Lammertse D, Curt A, et al; International Campaign for Cures of Spinal Cord Injury Paralysis. Guidelines for the conduct of clinical trials for spinal cord injury (SCI) as developed by the ICCP panel: clinical trial outcome measures. Spinal Cord 2007;45(3):206–221

2. Verma P, Fawcett J. Spinal cord regeneration. Adv Biochem Eng Biotechnol 2005;94:43–66

3. Graves DE, Frankiewicz RG, Donovan WH. Construct validity and dimensional structure of the ASIA motor scale. J Spinal Cord Med 2006;29(1): 39–45

4. Furlan JC, Fehlings MG. The impact of age on mortality, impairment, and disability among adults with acute traumatic spinal cord injury. J Neurotrauma 2009;26(10):1707–1717

5. Krassioukov AV, Karlsson AK, Wecht JM, Wuermser LA, Mathias CJ, Marino RJ; Joint Committee of American Spinal Injury Association and International Spinal Cord Society. Assessment of autonomic dysfunction following spinal cord injury: rationale for additions to International Standards for Neurological Assessment. J Rehabil Res Dev 2007;44(1):103–112

6. Ellaway PH, Anand P, Bergstrom EM, et al. Towards improved clinical and physiological assessments of recovery in spinal cord injury: a clinical initiative. Spinal Cord 2004;42(6):325–337

7. Savic G, Bergström EM, Davey NJ, et al. Quantitative sensory tests (perceptual thresholds) in patients with spinal cord injury. J Rehabil Res Dev 2007;44(1):77–82

8. Davey NJ, Nowicky AV, Zaman R. Somatopy of perceptual threshold to cutaneous electrical stimulation in man. Exp Physiol 2001;86(1):127–130

9. Savic G, Bergström EM, Frankel HL, Jamous MA, Ellaway PH, Davey NJ. Perceptual threshold to cutaneous electrical stimulation in patients with spinal cord injury. Spinal Cord 2006;44(9):560–566

10. King NK, Savic G, Frankel H, Jamous A, Ellaway PH. Reliability of cutaneous electrical perceptual threshold in the assessment of sensory perception in patients with spinal cord injury. J Neurotrauma 2009;26(7):1061–1068

11. Kramer JK, Taylor P, Steeves JD, Curt A. Dermatomal somatosensory evoked potentials and electrical perception thresholds during recovery from cervical spinal cord injury. Neurorehabil Neural Repair 2010;24(4):309–317

12. Curt A, Dietz V. Electrophysiological recordings in patients with spinal cord injury: significance

for predicting outcome. Spinal Cord 1999;37(3): 157–165

13. Leong GW, Gorrie CA, Ng K, Rutkowski S, Waite PM. Electrical perceptual threshold testing: a validation study. J Spinal Cord Med 2009;32(2): 140–146

14. Fawcett JW, Curt A, Steeves JD, et al. Guidelines for the conduct of clinical trials for spinal cord injury as developed by the ICCP panel: spontaneous recovery after spinal cord injury and statistical power needed for therapeutic clinical trials. Spinal Cord 2007;45(3):190–205

15. Pascual-Leone A, Davey NJ, Rothwell J, Wasserman EM, Puri BK. Handbook of Transcranial Magnetic Stimulation. London: Arnold; 2002

16. Davey NJ, Smith HC, Wells E, et al. Responses of thenar muscles to transcranial magnetic stimulation of the motor cortex in patients with incomplete spinal cord injury. J Neurol Neurosurg Psychiatry 1998;65(1):80–87

17. Calancie B, Alexeeva N, Broton JG, Suys S, Hall A, Klose KJ. Distribution and latency of muscle responses to transcranial magnetic stimulation of motor cortex after spinal cord injury in humans. J Neurotrauma 1999;16(1):49–67

18. Davey NJ, Smith HC, Savic G, Maskill DW, Ellaway PH, Frankel HL. Comparison of input-output patterns in the corticospinal system of normal subjects and incomplete spinal cord injured patients. Exp Brain Res 1999;127(4):382–390

19. Ellaway PH, Catley M, Davey NJ, et al. Review of physiological motor outcome measures in spinal cord injury using transcranial magnetic stimulation and spinal reflexes. J Rehabil Res Dev 2007;44(1):69–76

20. Smith HC, Savic G, Frankel HL, et al. Corticospinal function studied over time following incomplete spinal cord injury. Spinal Cord 2000;38(5): 292–300

21. Curt A, Van Hedel HJ, Klaus D, Dietz V; EM-SCI Study Group. Recovery from a spinal cord injury: significance of compensation, neural plasticity, and repair. J Neurotrauma 2008;25(6):677–685

22. Thomas SL, Gorassini MA. Increases in corticospinal tract function by treadmill training after incomplete spinal cord injury. J Neurophysiol 2005;94(4):2844–2855

23. Diehl P, Kliesch U, Dietz V, Curt A. Impaired facilitation of motor evoked potentials in incomplete spinal cord injury. J Neurol 2006;253(1):51–57

24. Cariga P, Catley M, Nowicky AV, Savic G, Ellaway PH, Davey NJ. Segmental recording of cortical motor evoked potentials from thoracic paravertebral myotomes in complete spinal cord injury. Spine 2002;27(13):1438–1443

25. Lissens MA, Vanderstraeten GG. Motor evoked potentials of the respiratory muscles in tetraplegic patients. Spinal Cord 1996; 34(11):673–678

26. Ferbert A, Caramia D, Priori A, Bertolasi L, Rothwell JC. Cortical projection to erector spinae muscles in man as assessed by focal transcranial magnetic stimulation. Electroencephalogr Clin Neurophysiol 1992;85(6):382–387

27. Kuppuswamy A, Catley M, King NK, Strutton PH, Davey NJ, Ellaway PH. Cortical control of erector spinae muscles during arm abduction in humans. Gait Posture 2008;27(3):478–484

28. Lee DC, Lim HK, McKay WB, Priebe MM, Holmes SA, Sherwood AM. Toward an objective interpretation of surface EMG patterns: a voluntary response index (VRI). J Electromyogr Kinesiol 2004; 14(3):379–388

29. McKay WB, Lee DC, Lim HK, Holmes SA, Sherwood AM. Neurophysiological examination of the corticospinal system and voluntary motor control in motor-incomplete human spinal cord injury. Exp Brain Res 2005;163(3):379–387

30. Rossi S, Hallett M, Rossini PM, Pascual-Leone A; Safety of TMS Consensus Group. Safety, ethical considerations, and application guidelines for the use of transcranial magnetic stimulation in clinical practice and research. Clin Neurophysiol 2009;120(12):2008–2039

31. Anderson KD. Targeting recovery: priorities of the spinal cord-injured population. J Neurotrauma 2004;21(10):1371–1383

32. Mathias CJ, Frankel HL. Autonomic disturbances in spinal cord lesions. In: Mathias CJ, Bannister R, eds. Autonomic Failure. New York: Oxford

University Press; 2002:494–513

33. Nicotra A, Catley M, Ellaway PH, Mathias CJ. The ability of physiological stimuli to generate the sympathetic skin response in human chronic spinal cord injury. Restor Neurol Neurosci 2005;23(5-6):331–339

34. Cariga P, Catley M, Mathias CJ, Savic G, Frankel HL, Ellaway PH. Organisation of the sympathetic skin response in spinal cord injury. J Neurol Neurosurg Psychiatry 2002;72(3):356–360

35. Reitz A, Schmid DM, Curt A, Knapp PA, Schurch B. Sympathetic sudomotor skin activity in human after complete spinal cord injury. Auton Neurosci 2002;102(1-2):78–84

36. Schurch B, Curt A, Rossier AB. The value of sympathetic skin response recordings in the assessment of the vesicourethral autonomic nervous dysfunction in spinal cord injured patients. J Urol 1997;157(6):2230–2233

37. Cariga P, Catley M, Mathias CJ, Ellaway PH. Characteristics of habituation of the sympathetic skin response to repeated electrical stimuli in man. Clin Neurophysiol 2001;112(10):1875–1880

38. Ellaway PH, Kuppuswamy A, Nicotra A, Mathias CJ. Sweat production and the sympathetic skin response: improving the clinical assessment of autonomic function. Auton Neurosci 2010;155(1-2):109–114

39. Alexander MS, Biering-Sorensen F, Bodner D, et al. International standards to document remaining autonomic function after spinal cord injury. Spinal Cord 2009;47(1):36–43

第 40 章 检查脊髓环路的神经生理学基本方法

Rose Katz, Jean-Charles Lamy

本章重点

1. 单突触反射、连续校正 EMG、刺激后时间直方图是检查人类脊髓环路的间接方法。

2. 本章将讨论正常人群和脊髓损伤患者在静息状态和运动活动中运动神经元的折返性抑制、交互抑制和突触前机制。

随着功能磁共振（fMRI）、PET、脑磁图（MEG）、脑电图（EEG）等影像学技术的进步，人类中枢神经系统网络的非侵入性研究得到了发展。上述技术目前主要用于检查大脑的活动，由于脊髓神经网络和运动神经元群的体积较小，难以通过影像学技术进行功能研究。幸运的是，将电极置于肌腹表面的皮肤即可记录到肌纤维的电活动。由于肌纤维电活动主要依赖于运动神经元活动（除罕见病理情况以外），所以肌电图（EMG）是观察运动神经元兴奋性的"窗口"（图 40.1）。

关于动物运动控制的知识是从单突触反射相关研究（其研究技术的原理与目前在人类中应用的技术相同）得来的，单突触反射研究技术的有效性已经由运动神经元电活动的直接记录得到了验证。

尽管在人类应用上述检查方法难以像在动物的应用一样自如，但是对猫进行的对照试验以及采用不同方法得到的结果一致，说明上述检查方法是可靠的。而且，对于以促进脊髓损伤患者中枢神经系统重塑或再生为目标的治疗方法而言，最早检测到治疗效果的方法可能是电生理技术，而临床表现或 MRI 的变化通常会滞后。

■ 方法学概述

单突触反射：H- 反射和 T- 反射

单突触反射弧通路见图 40.2A：来自肌梭初级神经末梢的 Ia 传入纤维与运动神经元之间形成单突触联系，而运动神经元又支配 Ia 传入纤维来源所在的肌肉。Hoffmann 反射（H- 反射）和腱反射（T- 反射）均与该通路有关。

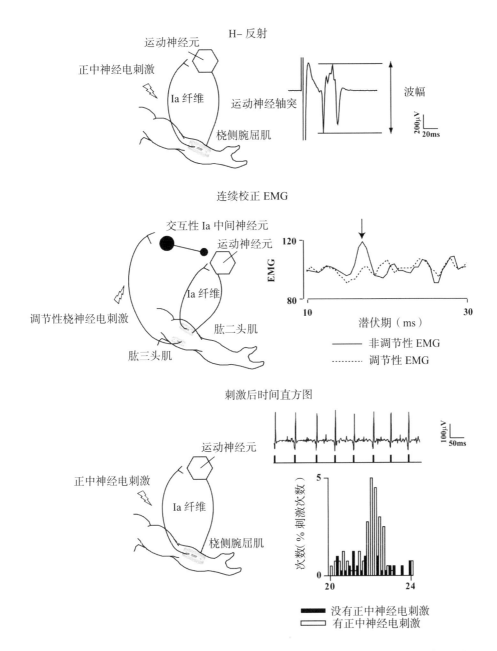

图 40.1　检查人类脊髓环路的常用方法。由上至下：Y 形线代表兴奋性联系，小实心圆代表抑制性联系。H-反射：对周围神经进行经皮电刺激［例如，刺激支配桡侧腕屈肌（FCR）的正中神经］导致肌电图出现 H-反射。H-反射的峰间波幅反映肌牵张反射的兴奋性（详见图 40.2）。连续校正 EMG：在肌肉（如肱二头肌）自主收缩时，连续 EMG 活动被校正并平均（实线代表非调节性 EMG）。施加于拮抗肌支配神经（如支配肱三头肌的桡神经）的电刺激由于交互抑制作用（见图 40.3）导致 EMG（虚线代表调节性 EMG）受抑制（箭头）。刺激后时间直方图（PSTH）：通过比较没有同源神经（如正中神经）电刺激（实心条柱）时和有同源神经电刺激（空心条柱）时运动神经元（MN）电活动发生率的直方图，可以判断在目标肌肉（如桡侧腕屈肌）轻收缩时运动单位自主重复活化概率的变化。由于运动神经元是单突触活化的模式，所以电刺激会导致运动神经元电活动发生率达到最大

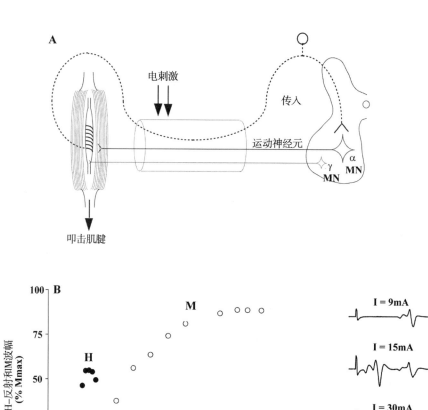

图 40.2　单突触反射和 M 波。（A）单突触反射通路示意图。来自肌梭初级神经末梢的 Ia 传入纤维与运动神经元之间形成单突触联系，而运动神经元又支配 Ia 传入纤维来源所在的肌肉。H- 反射由缠绕肌梭的 Ia 传入纤维的电刺激产生，T- 反射因为使肌梭被牵伸，所以也依赖于 γ 传入。M 波反映运动神经元轴突的直接活化。Y- 形线代表兴奋性联系。（B）比目鱼肌的 H- 反射和 M 波募集曲线。使 Ia 传入纤维活化的弱刺激（9 mA）导致 EMG 出现 H- 反射（实心圆），波幅随刺激强度增加而增高。中等强度刺激（15 mA）导致 H- 反射波幅降低并出现 M 波（空心圆），这是由于达到了运动神经元轴突活化的阈值。强刺激（30 mA）产生最大运动反应（M_{max}），并由于反射活动与运动神经元轴突的逆行性活动之间的冲突使 H- 反射受到抑制

　　人在休息时，周围神经经皮电刺激通常产生比目鱼肌、股四头肌、桡侧腕屈肌、腘绳肌的 H- 反射（腘绳肌的发生率稍低）。比目鱼肌 H- 反射记录及其募集曲线见图 40.2：当电刺激强度逐渐增加时，EMG 出现单突触反射（潜伏期约 30 ms）并且波幅逐渐增高。当达到运动神经元活化的阈值时，EMG 出现直接的运动反应（潜伏期约 10 ms），并随电刺激强度增加而增加，直至达到最大值：最大运动反应（M_{max}）反映该神经全部 α 运动神经元的电活动。近端肌肉（如肱二头肌或肱三头肌）的运

动反应和反射反应是被共同激发并互相重叠的。

也可通过 T- 反射的单突触反射波幅对运动神经元群兴奋性进行评定：由电磁锤产生的一过性机械敲打导致许多肌肉产生腱反射。但是，机械振动不如施加于周围神经的电刺激那样稳定。H- 反射和 T- 反射均是简单、无痛的检查方法，而且仅需要受试者保持安静，没有其他配合要求。兴奋性传入到达运动神经元群（由调节性刺激诱发）将使非调节性单突触反射的波幅增加，而抑制性传入刺激将使波幅降低。单突触反射波幅变化用于评定运动神经元兴奋性的变化具有一些局限性：①单突触反射由 Ia 传入纤维介导，因此需要考虑控制 Ia 传入纤维活动的其他机制，包括突触前 Ia 抑制和活化后抑制（见后述）；②由于运动神经元群的特性及其传入分布不均所致的一些局限性[1]。

总体而言，H- 反射技术仍然是对健康人和中枢神经系统疾病患者脊髓通路的最佳检查方法，不论在休息或运动时，必须考虑以下因素：①非调节性 H- 反射波幅必须在募集曲线的上升部分（图 40.2）；② H- 反射幅度以 M_{max} 的百分比表示；③非调节性 H- 反射应在所有情况下（休息、运动等）保持一致；④调节性反射和非调节性反射应该能任意交替引出。

连续 EMG 的调节

连续 EMG 是原始 EMG 的正向和负向波动叠加并平均的结果。非调节性 EMG 是相对调节性刺激下的 EMG（即调节性 EMG）而言。运动神经元群的兴奋性传入刺激将使连续 EMG 活动被夸大，而抑制性传入刺激将使其受到抑制（图 40.1）。虽然该方法简单易行，但也有一些局限性：①该方法仅适用于能够持续进行 1~2 分钟自主收缩的患者；②该方法的时间分辨率较低，早期易化后 EMG 的变化难以辨别[1]。

单个运动单位电活动的刺激后时间直方图

刺激后时间直方图（poststimulus time histograms，PSTHs）（图 40.1）由轻微自主收缩时单个运动单位电位的记录得到。通过建立重复调节性刺激后运动神经元放电概率的直方图，可判断自主重复活化的运动单位的放电概率变化。该方法的主要优点是能够对单个运动神经元进行检查，因此能消除运动神经元群相关研究的问题（见前述）。但是，由于该检查需要受试者使单个运动单位以稳定频率活化，所以在运动控制障碍患者中的应用受限。

人类运动神经元兴奋性的变化也可通过 F 波、皮层电刺激、EMG/EMG 或 EMG/EEG 信号间一致性分析进行检查（见第 38 章和第 42 章）。

总之，每一种技术均有其优点和不足，这些非侵入性检查是间接的，通过 EMG "窗口" 对脊髓运动神经元的兴奋性进行检查。对健康人静息和各种运动活动期间的脊髓环路进行检查时，多种方法合用可克服其缺点。不论运动控制能力是否受损，利用周围神经传入刺激使运动神经元活化的方法（H- 反射或 T- 反射、F 波）均可用于脊髓损伤患者的评定，而基于运动神经元自主活化的方法则与潜在的运动控制能力有关。

■ 运动神经元的折返性抑制

1941 年，Renshaw[2] 对猫进行的试验显示，沿运动神经元轴突的逆行性兴奋传递会抑制同源性和协同性单突触反射。这种抑制作用是由于轴突侧支使中间神经元（润绍细胞，Renshaw cells）激活，后者又反馈性抑制运动神经元（图 40.3）。

运动神经元折返性抑制是最早发现的中枢神经系统的反馈系统，最早对猫的运动神经元折返性抑制进行了广泛研究[3]。润绍细胞投射至：① α 和 γ 运动神经元，但手指和足趾运动神经元没有折返性抑制；② Ia 抑制性中间神经元；③ 其他润绍细胞；④ 起源于腹侧脊髓小脑束的细胞。

人类同源折返性抑制研究：成对 H- 反射技术

动物试验中能选择性激活润绍细胞是由于背根已经被切断，所以该方法明显不适用于人类试验。在成对 H- 反射中，润绍细胞被调节性单突触反射的电活动活化，当调节性试验间隔大于 10 ms 时，反射的抑制是由于折返性抑制所致[4]。

健康人在肌肉自主收缩和主动维持姿势时折返性抑制的生理学变化

在不同程度的同源性自主强直收缩中，轻收缩时折返性抑制增加，大力收缩时折返性抑制减弱。这种意外的结果使学

者们重新考虑了折返性抑制的作用，并提出它可能在运动神经元群水平具有增益可变的调节作用。在拮抗肌自主收缩时，折返抑制增加可能有助于预防非收缩肌肉的牵张反射；在协同收缩或主动维持姿势时，折返抑制作用增强[5]。

脊髓损伤患者折返性抑制的变化

在研究人类折返性抑制的方法出现以前，折返性抑制减弱曾被认为是导致痉挛的可能机制。事实上有证据表明，静息时脊髓损伤患者的折返性抑制增强。折返性抑制减弱仅见于肌萎缩侧索硬化和遗传性痉挛性截瘫患者。当主动肌或拮抗肌自主收缩和主动维持姿势时，在健康人可观察到调节作用，而多数截瘫患者的调节作用消失[5]。

■ 交互性 Ia 抑制

肌肉收缩时拮抗肌的放松机制，是在动物和人类研究最多的机制之一。交互性 Ia 抑制的通路由单个中间神经元介导（图 40.3）[6]。人类的交互性抑制最早见于胫前肌与比目鱼肌[3]，随后扩展至位于膝、肘、腕关节的其他主动肌与拮抗肌。试验设计很简单：向非调节反射涉及的拮抗肌的支配神经施加调节性电刺激。踝关节和肘关节的交互性抑制通路表现与猫一样的特征；而在腕关节水平，与桡侧腕伸肌相连的润绍细胞的活化不能抑制早期桡神经电刺激诱导的桡侧腕屈肌 H- 反射抑制作用，提示桡侧腕伸肌与桡侧腕屈肌的 Ia 抑制为非交互性[1]。

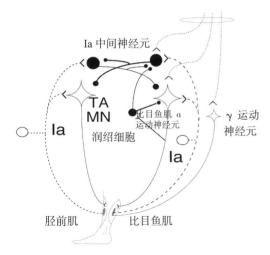

图 40.3 踝关节交互性 Ia 抑制的示意图。Y 形线代表兴奋性联系，实心圆代表抑制性联系。比目鱼肌肌梭初级神经末梢的 Ia 传入纤维与 α 运动神经元形成单突触联系，可激活 Ia 中间神经元，抑制拮抗肌（即胫前肌）的运动神经元；反之亦然。Ia 中间神经元受润绍细胞和"对侧"的 Ia 中间神经元抑制（即比目鱼肌的 Ia 中间神经元抑制胫前肌的 Ia 中间神经元，反之亦然）。α（和 γ）运动神经元及其相应的 Ia 中间神经元受高级中枢下行性传入的调节

健康人在自主收缩和维持姿势时交互性 Ia 抑制的生理学变化

白主收缩时收缩肌肉的交互性 Ia 抑制减弱，而且收缩越强，交互抑制作用越弱。拮抗肌自主收缩时的结果相反。总之，当胫前肌收缩产生的"自然的"胫前肌 Ia 活动与腓总神经电刺激产生的"人工的"胫前肌 Ia 活动之间的相互作用被消除时，会出现交互性抑制作用增加[1]。

脊髓损伤患者交互性 Ia 抑制的变化

已经对脊髓损伤患者在静息和自主收缩时胫前肌与比目鱼肌的交互性 Ia 抑制作用进行了研究。脊髓损伤患者在静息状

态下的研究结果存在不一致，部分原因可能是方法学问题。确实，关于交互性 Ia 抑制的轻度减弱[7]、运动功能受损和痉挛之间的相关性[8]、恢复良好的患者交互抑制作用增强[9]、早期出现的易化作用代替了抑制作用[10]等结果均已经报道。多发性硬化患者的交互性 Ia 抑制作用减弱[11, 12]。

据我们所知，尚未对脊髓损伤患者的腕关节交互性抑制进行研究。

已经对多发性硬化患者在自主收缩时比目鱼肌 H– 反射的交互性 Ia 抑制的变化进行了研究[13]，主要发现是在拮抗肌收缩的初始阶段，交互性 Ia 抑制作用的增强现象消失。

■ Ia 纤维的突触前抑制

1957 年，Frank 和 Fuortes[14] 在猫的试验中发现一种不伴运动神经元膜电位变化的长时间抑制（约 300 ms）现象。随后的研究显示这种抑制作用（称为突触前 Ia 抑制）是由于 Ia 传入纤维在到达脊髓之前受到初级传入去极化（primary afferent depolarization，PAD）作用所致。PAD 中间神经元接受来自周围的控制和中枢下行控制。虽然同时也存在微弱的易化控制，但是下行控制的主要效应是使 PAD 中间神经元兴奋性降低，因而使突触前抑制减弱[15]。

已经有多项技术用于研究人类的突触前 Ia 抑制作用。下面将介绍两种常用技术。

D1 抑制

D1 抑制是交互性抑制后发生的长时间抑制作用（图 40.4）。比目鱼肌[3] 和桡侧腕屈肌 H- 反射均可诱发出这种抑制[16, 17]。采取特定的调节性试验间隔时，刺激拮抗肌的支配神经可以使 H- 反射的波幅降低而不影响运动诱发电位波幅（图 40.4），提示这种抑制作用的起源位于突触前。

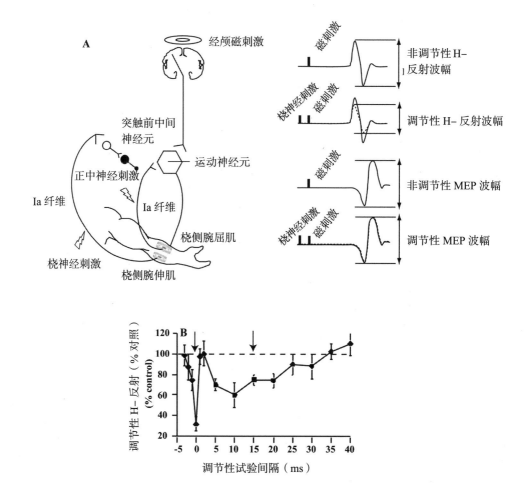

图 40.4　评估人类突触前 Ia 抑制的 D1 抑制方法。（A）一般方法。本例中，正中神经刺激后桡侧腕屈肌出现非调节性 H- 反射（实线）。向支配拮抗肌（即桡侧腕伸肌）的桡神经施加调节性刺激，使 H- 反射波幅降低（虚线代表调节性 H- 反射）。但是，桡侧腕屈肌代表区经颅磁刺激诱发的运动诱发电位不受桡神经刺激的影响（非调节性和调节性运动诱发电位相比），强烈提示桡神经刺激诱发的桡侧腕屈肌 H- 反射抑制发生在 Ia 传入活动到达 α 运动神经元之前（即突触前水平）。（B）桡神经刺激诱发的桡侧腕屈肌 H- 反射抑制的时程图。调节性刺激（桡神经刺激）与非调节性刺激（正中神经刺激）的间隔期在 –5 ms~+40 ms 范围内逐渐变化。正间隔期代表调节性刺激在非调节性刺激之前，负间隔期则与之相反。短间隔（约 0 ms，左侧箭头所示）时桡神经刺激诱发的桡侧腕屈肌 H- 反射抑制是由交互性 Ia 抑制所致，而长间隔（约 4 ms~+35 ms，右侧箭头所示）时则是由突触前 Ia 抑制所致

H– 反射的异源性单突触 Ia 易化

该技术的原理是，持续的调节性刺激会产生运动神经元的兴奋性突触后电位并诱发持续的反射易化，除非突触前 Ia 抑制发生变化[18]。单突触易化的程度可用于评估 Ia 纤维的突触前抑制作用：易化程度越大，突触前 Ia 抑制作用越小。

健康人自主收缩和维持姿势时突触前 Ia 抑制的生理学变化

与早期动物试验的假设相反，对健康人下肢的试验发现根据运动任务可对突触前 Ia 抑制做出准确调整。例如，在下肢肌肉自主收缩初始阶段，收缩肌肉运动神经元的突触前抑制减弱，而投射至协同非收缩肌或拮抗肌运动神经元群的 Ia 纤维突触前抑制增强。在主动维持姿势时，投射至比目鱼肌和股四头肌运动神经元的 Ia 纤维的突触前抑制增加，而投射至胫前肌的 Ia 纤维的突触前抑制不变[1]。

脊髓损伤患者突触前 Ia 抑制的变化

发现长时间振动会抑制健康人的单突触反射而对痉挛患者无效[19]后，学者们对痉挛患者突触前 Ia 抑制的变化进行了研究。该研究思路也与突触前抑制的特异研究方法的出现有关。不论脊髓损伤病变位于何处（创伤性脊髓病变、多发性硬化或肌萎缩侧索硬化），患者踝部的突触前 Ia 抑制均受到抑制。关于上肢突触前 Ia 抑制的研究，已在 2 例四肢瘫患者中发现桡侧腕屈肌 Ia 传入纤维的突触前抑制受到抑制。多发性硬化患者在主动踝背屈起始时，比目鱼肌的突触前 Ia 抑制未增强[1]。

虽然多数研究称痉挛患者的突触前抑制减弱，但是该通路可能不是痉挛病理生理变化的关键：①未发现痉挛严重性与突触前抑制减弱程度相关；②脑卒中[20]或除痉挛以外的其他运动障碍性疾病（如肌张力障碍）[21]患者的未受累侧肢体的突触前抑制也减弱。

■ Ia 传入纤维 α 运动神经元突触活化后抑制

20 世纪 50 年代进行的猫和人类的研究发现，Ia 纤维的重复刺激使单突触反射的幅度显著降低。Kuno[22]发现猫的这种现象可能是由于递质释放概率的变化所致。Hultborn 和 Nielsen[23]则认为人类身上的这种现象起源于突触前。牵张反射或低于运动阈值的神经电刺激可使与 Ia 纤维联系的肌肉活化，通过测量肌肉活化后 H– 反射幅度的变化即可检查是否存在突触的活化后抑制。每 2 秒产生的 H– 反射幅度与每 8 秒产生的 H– 反射幅度的比例，可定量检查活化后抑制的程度[20]。

脊髓损伤患者的活化后抑制

不论病变位于何处，痉挛性脊髓损伤患者的活化后抑制通常减弱。但是，至今尚未发现脊髓病变程度与痉挛的严重性之间显著相关[1]。活化后抑制减弱的程度与脊髓损伤患者痉挛严重性具有良好的相关性（未达到显著性，可能由于患者样本量相对较小），而且与大样本量脑卒中患者的痉挛程度明显相关[20]。虽然相关性不能作为因果关系的证据，但这提示活化后抑制减弱可能是导致痉挛的原因。由此看来，虽然活化后抑制减弱出现在临床上观察到痉挛表现之前，但它可能与弛缓性瘫痪向痉挛性瘫痪的转变有关[24]。

要 点

■ 过去40年间，检查人类脊髓环路的非侵入性、选择性方法主要是EMG和神经电刺激或磁刺激。整体而言，这些方法具有以下优点：
□ 应用于健康人时，不同方法（连续EMG、单突触反射、运动诱发电位、刺激后时间直方图）合用能克服单一方法的缺点。
□ 不论运动能力是否受损，上述多数技术可用于脊髓损伤患者（不包括完全性脊髓损伤患者）。
□ 脊髓损伤患者运动控制神经网络的兴奋性变化可能发生于出现临床表现之前；因此，对神经网络兴奋性的研究可能有助于：①恢复期随访；②在临床表现改善之前检测新的疗法是否有效。

难 点

■ 另一方面，这些技术也有一些缺点：
□ 适用于人类的每一种方法都是间接的，而且具有自身的缺点。
□ 连续EMG和刺激后时间直方图依赖目标肌肉的自主活化，不能用于完全性脊髓损伤患者；同理，运动期间的运动控制神经网络兴奋性变化只能用于检查能够维持明显收缩的患者。
□ 必须记住，虽然脊髓损伤患者的临床症状与神经网络功能障碍明显相关，但这不能证明二者具有因果关系。

（祁文静 译，邢华医 刘 楠 校）

参考文献

1. Pierrot-Deseilligny E, Burke D. The Circuitry of the Human Spinal Cord: Its Role in Motor Control and Movement Disorders. Cambridge: Cambridge University Press; 2005
2. Renshaw B. Influence of discharge of motoneurones upon excitation of neighboring motoneurons. J Neurophysiol 1941;4:167–183
3. Mizuno Y, Tanaka R, Yanagisawa N. Reciprocal group I inhibition on triceps surae motoneurons in man. J Neurophysiol 1971;34(6):1010–1017
4. Bussel B, Pierrot-Deseilligny E. Inhibition of human motoneurons, probably of Renshaw origin,

elicited by an orthodromic motor discharge. J Physiol 1977;269(2):319–339

5. Katz R, Pierrot-Deseilligny E. Recurrent inhibition in humans. Prog Neurobiol 1999;57(3): 325–355

6. Baldissera F, Hultborn H, Illert M. Integration in spinal neuronal systems. In: Brook VB, ed. Handbook of Physiology, Sect. I, The Nervous System, Vol. II Motor Control. Bethesda, MD: American Physiological Society 1981:509–595

7. Perez MA, Field-Fote EC. Impaired posture-dependent modulation of disynaptic reciprocal Ia inhibition in individuals with incomplete spinal cord injury. Neurosci Lett 2003;341(3):225–228

8. Okuma Y, Mizuno Y, Lee RG. Reciprocal Ia inhibition in patients with asymmetric spinal spasticity. Clin Neurophysiol 2002;113(2):292–297

9. Boorman G, Hulliger M, Lee RG, Tako K, Tanaka R. Reciprocal Ia inhibition in patients with spinal spasticity. Neurosci Lett 1991;127(1):57–60

10. Crone C, Johnsen LL, Biering-Sørensen F, Nielsen JB. Appearance of reciprocal facilitation of ankle extensors from ankle flexors in patients with stroke or spinal cord injury. Brain 2003;126(Pt 2):495–507

11. Crone C, Nielsen J, Petersen N, Ballegaard M, Hultborn H. Disynaptic reciprocal inhibition of ankle extensors in spastic patients. Brain 1994;117(Pt 5):1161–1168

12. Ørsnes G, Crone C, Krarup C, Petersen N, Nielsen J. The effect of baclofen on the transmission in spinal pathways in spastic multiple sclerosis patients. Clin Neurophysiol 2000;111(8):1372–1379

13. Morita H, Crone C, Christenhuis D, Petersen NT, Nielsen JB. Modulation of presynaptic inhibition and disynaptic reciprocal Ia inhibition during voluntary movement in spasticity. Brain 2001; 124(Pt 4):826–837

14. Frank K, Fuortes M. Presynaptic and postsynaptic inhibition of monosynaptic reflexes. Fed Proc 1957;16:39–40

15. Rudomin P, Schmidt RF. Presynaptic inhibition in the vertebrate spinal cord revisited. Exp Brain Res 1999;129(1):1–37

16. Day BL, Marsden CD, Obeso JA, Rothwell JC. Reciprocal inhibition between the muscles of the human forearm. J Physiol 1984;349:519–534

17. Berardelli A, Day BL, Marsden CD, Rothwell JC. Evidence favouring presynaptic inhibition between antagonist muscle afferents in the human forearm. J Physiol 1987;391:71–83

18. Hultborn H, Meunier S, Morin C, Pierrot-Deseilligny E. Assessing changes in presynaptic inhibition of I a fibres: a study in man and the cat. J Physiol 1987;389:729–756

19. Delwaide PJ. Human monosynaptic reflexes and presynaptic inhibition. In: Desmedt, JE, ed. New Developments in Electromyography and Clinical Neurophysiology, Vol. 3. Munchen: Karger-Basel 1973:508–522

20. Lamy JC, Wargon I, Mazevet D, Ghanim Z, Pradat-Diehl P, Katz R. Impaired efficacy of spinal presynaptic mechanisms in spastic stroke patients. Brain 2009;132(Pt 3):734–748

21. Nakashima K, Rothwell JC, Day BL, Thompson PD, Shannon K, Marsden CD. Reciprocal inhibition between forearm muscles in patients with writer's cramp and other occupational cramps, symptomatic hemidystonia and hemiparesis due to stroke. Brain 1989;112(Pt 3):681–697

22. Kuno M. Mechanism of Facilitation and Depression of the Excitatory Synaptic Potential in Spinal Motoneurones. J Physiol 1964;175:100–112

23. Hultborn H, Nielsen JB. Modulation of transmitter release from Ia afferents by their preceding activity: a "post-activation depression." In: Rudomin P, Romo R, Mendell L, eds. Presynaptic Inhibition and Neural Control. New York: Oxford University Press; 1998:178–191

24. Schindler-Ivens S, Shields RK. Low frequency depression of H-reflexes in humans with acute and chronic spinal-cord injury. Exp Brain Res 2000;133(2):233–241

第41章 脊髓损伤的神经影像学：利用磁共振评估损伤的严重程度和预后

Maxwell Boakye

本章重点

1. 若MRI检查发现损伤节段出现血肿，通常提示预后极差。

2. 与正常志愿者相比，急性颈髓损伤患者损伤节段的局部各向异性（fractional anisotropy，FA）明显减弱。纤维束成像即将用于显示脊髓损伤后残留的纤维束。

3. 大脑fMRI检查显示脊髓损伤后出现明显的感觉运动皮质重组变化。

磁共振（MRI）在脊髓损伤的评定和治疗中具有重要作用，而且是诊断韧带损伤、血肿、椎间盘压迫、脊髓水肿、脊髓软化的重要影像学方法。本章将复习MRI在评定损伤的严重程度和判断预后中的作用，并寻找代表损伤严重程度的参数。第3章讨论了MRI在判断损伤的性质和类别以及在损伤急救时制订治疗计划中的应用。本章重点是寻找有助于判断预后的MRI特征性表现，并介绍目前尚未常规用于临床实践但可能即将发现其应用价值的MRI新技术。

■ 脊髓损伤的传统MRI成像

MRI有助于评定损伤的严重程度和预后。表41.1列出了经同行评议研究发现的与损伤严重程度和恢复相关的最常用的定性MRI结果[1-4]。Lammertse等[5]在相关的系统综述中认为，出现血肿通常提示预后极差[1, 6-9]。创伤性脊髓血肿在T2加权像图（41.1）或梯度回波序列上显示为局部信号减低。对恢复不利的定量参数是脊髓水肿或异常信号的长度[2, 3]、血肿的范围或体积[1, 4]，以及脊髓受压的程度[3]。脊髓受压的程度可用两种方法计算[10]：最大椎管受压侵（maximal canal compromise，MCC）程度和最大脊髓受压（maximal spinal cord compression，MSCC）程度。可通过下列公式求得[3, 10]：

$$MSCC (\%) = [1 - \frac{di}{(da + db)/2}] \times 100\%$$

522

$$MCC\ (\%) = [1 - \frac{Di}{(Da + Db)/2}] \times 100\%$$

Di 代表最严重损伤水平的椎管前后径，Da 代表损伤部位以上最低正常节段的椎管前后径，Db 代表损伤部位以下最高正常节段的椎管前后径；di 代表最严重损伤水平的脊髓前后径，da 代表损伤部位以上最低正常节段的脊髓前后径，db 代表损伤部位以下最高正常节段的脊髓前后径。MCC 和 MSCC 具有良好的评定者间信度，能够预测损伤的严重程度[3, 10]。图 41.2 是一位 41 岁 C6~7 骨折脱位型脊髓损伤患者的 MRI 扫描图像，可见严重的脊髓受压和损伤节段椎管变窄。

总之，虽然临床体格检查与 AIS 分级和运动评分被认为是神经学恢复的最佳预测指标，但是 MRI 的确提供了很多有价值的辅助信息[7, 11]。MRI 的细节将为同

表 41.1　可能的脊髓损伤预测指标

定性 MRI 预测指标
• 出现血肿 • T2 加权像出现水肿或异常信号 • 脊髓受压 • 脊髓横断
定量 MRI 预测指标
• 最大椎管受压程度 • 最大脊髓受压程度 • 水肿长度 • 血肿长度
其他可能的预测指标
• 弥散张量成像的局部各向异性 • 纤维束成像 • 磁共振波谱成像的 N- 乙酰天冬氨酸及 N- 乙酰天冬氨酸与肌酐之比

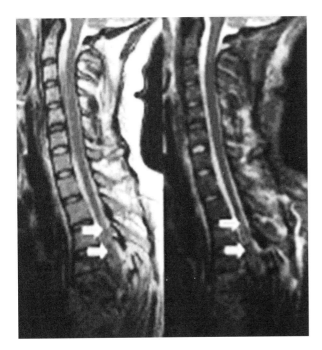

图 41.1　一位 23 岁女性因摩托车事故导致 T3~5 脊髓损伤，矢状位快速自旋回波 T2 加权像（左）和矢状位短 T1 加权反转恢复（STIR）像。脊髓中部的低信号（上面的箭头）为血肿。图中也显示明显水肿（下面的箭头）

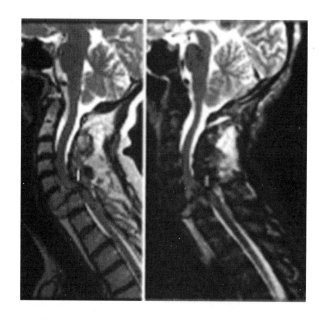

图 41.2 一位 41 岁患者因摩托车事故导致 C6，C7 骨折脱位型脊髓损伤。矢状位快速自旋回波 T2 加权像（左图）和矢状位短 T1 加权反转恢复（STIR）像显示明显的脱位、脊髓受压和严重的 C6-C7 水平椎管变窄（白色条带）

等 AIS 分级或运动评分相同患者的预后提供进一步的信息。MRI 用于脊髓损伤预后评估的主要局限是不能观察残留的白质纤维束，但弥散张量成像（DTI）也许能够克服该缺点。

■ 弥散张量成像

弥散张量成像（DTI）是一种较新的成像技术，通过显示水质子弥散方向的不对称性，从而使白质纤维束显像。DTI 已广泛应用于脑部检查，而且早期研究称其在脊髓损伤和其他疾病的评定中可能也有重要作用。DTI 在脊髓损伤的判定中有两种主要应用。第一是纤维束成像，可观察白质纤维束，并因此有助于检查损伤后残留的白质纤维通路[12]。第二是能够产生具有预后判断价值的定量参数。局部各向异性（fractional anisotropy，FA）是弥散张量特征值衍生的定量参数之一。FA 等定量参数在预测损伤的严重程度和预后中

的作用是目前大量研究的主题。FA 的数值介于 0（各向同性或弥散不限于任何轴向）和 1（弥散局限于单一轴向）之间。它可对白质轴突直径、髓鞘形成、纤维密度进行测量。利用以下公式计算 FA：

$$FA = \frac{\sqrt{3\{(\lambda_1 - \lambda)^2 + (\lambda_2 - \lambda)^2 + (\lambda_3 - \lambda)^2\}}}{\sqrt{2(\lambda_1^2 + \lambda_2^2 + \lambda_3^2)}}$$

其中，$\lambda = \frac{\lambda_1 + \lambda_2 + \lambda_3}{3}$ 和（$\lambda_1, \lambda_2, \lambda_3$）是弥散张量的特征值。

Ellingson 等[13] 对 13 名神经系统正常的受试者和 10 例慢性脊髓损伤患者（病程 > 4 年）进行了 DTI 检查，发现慢性损伤部位的 FA 明显降低，而且其降低程度依赖损伤的完全性。同样，Shanmuganathan 等[14] 发现与正常志愿者相比，20 例急性颈椎创伤患者病变部位的 FA 明显降低。至今尚无关于急性脊髓损伤患者 FA 与临床评分之间关系的研究，所以目前尚不明确 DTI 在判断脊髓损伤的预后中是否具有关键作用。图 41.3（亦见书后彩图）为一名病史为 9 年的 C7 水平

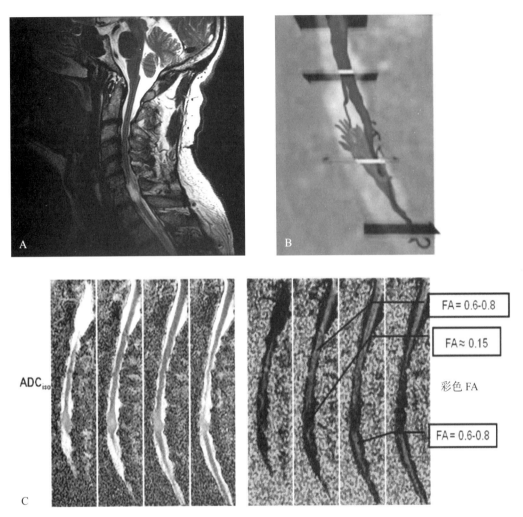

图 41.3　一名 61 岁患者因摩托车事故导致 C7 水平 AIS B 级慢性脊髓损伤。（A）矢状位 T2 加权成像显示 C7 局部信号异常和脊髓软化。（B）纤维束成像显示病变以下纤维几乎消失（红色和蓝色）。弥散张量成像显示 ADC（C 左图）和 FA（C 右图）。C7 损伤部位的 FA 明显降低

AIS B 级慢性脊髓损伤患者的 DTI 影像，显示损伤部位的 FA 明显降低。相应的纤维束成像显示损伤部位以下的纤维几乎消失。最终该患者没有下肢运动功能的恢复。

■ 磁共振波谱成像

　　磁共振波谱成像（magnetic resonance spectroscopy，MRS）是研究大脑细胞及其代谢信息的常用方法，并有助于对颅内病变进行鉴别诊断。具有代表性的波谱峰是 N- 乙酰天冬氨酸（N-acetylaspartate，NAA）、胆碱（Cho）、肌酐（Cr）、乳酸（Lac）[15]。NAA 是神经元密度及其丢失情况的指标。肌酐是能量代谢的指标。肌酐峰值在多种病理情况下较稳定，因此可作为计算代谢物比值（如 Cho∶Cr 和 NAA∶Cr 比值）的内源性参考指标。胆

碱是细胞膜密度和完整性的代谢性指标，受磷脂合成、退化和细胞更新的影响。因缺血而无法进行有氧代谢，只能进行无氧代谢时，乳酸水平明显增高。

近期，Holly 等将 MRS 用于脊髓型颈椎病（cervical spondyloticmyelopathy，CSM）的评定[16]，对 21 例具有脊髓型颈椎病临床和影像学证据的患者进行了 MRS 研究。患者进行了神经系统检查、功能评定、颈椎 MRS。采用 C2 水平的体素对 NAA、Cho、Lac、Cr 的波谱峰进行测量。13 例年龄匹配的健康志愿者作为对照。脊髓型颈椎病患者的 NAA:Cr 比值较对照者明显降低，两组间 Cho:Cr 比值没有明显差异。脊髓型颈椎病患者有 7 例出现 Lac 峰，而对照组均未出现 Lac 峰（$P<0.05$）。研究的结论是 NAA ∶ Cr 比值降低可能是由于轴突和神经元丢失所致，而三分之一的患者出现 Lac 峰则支持脊髓型颈椎病可能与缺血有关。其他研究还发现多发性硬化患者 NAA 浓度降低[17]。MRS 用于判断急性脊髓损伤预后的作用需要进一步研究。

■ 功能磁共振成像

功能磁共振成像（functional magnetic resonance imaging，fMRI）技术能够评估出现运动和感觉活动时脑区域活化的模式和范围。近期有多项关于脊髓的 fMRI 研究报道。对健康志愿者的研究显示活化模式与活化肌节的解剖定位相对应，并且信号强度与活动程度成正比[18~20]。Stroman 等[18]对 27 例颈髓或胸髓损伤患者进行了

脊髓 fMRI 研究，其中 18 例为完全性脊髓损伤，9 例为不完全性脊髓损伤。将 10℃温度刺激分别施加于每一侧下肢的 L4 皮节，并采集整个腰髓的图像。无论患者是否存在感觉功能，温度刺激时均能观察到腰髓相应区域持续存在的神经元活动。完全性脊髓损伤患者的背侧灰质活动消失或降低，而腹侧灰质活动增强，以刺激对侧尤为明显。Kornelsen 和 Stroman[21]对 12 例颈髓或胸髓损伤患者执行主动或被动下肢运动任务时进行了脊髓 fMRI 研究。不论损伤范围大小，所有患者均检测到了脊髓活动。虽然执行被动运动任务时活化体素的数目比执行主动运动任务时少，但在执行主动和被动运动任务时均可看到神经元活动位于病变的尾侧。总之，关于脊髓 fMRI 的临床研究有限，但是 fMRI 技术也许能够用于对脊髓损伤患者进行残留脊髓功能区域的定位和监测。

■ 脊髓损伤后脑 fMRI 及其重塑

脑 fMRI 研究显示感觉运动皮质具有明显的重组变化（表 41.2）。Kokotilo 等对此进行了系统综述[22]。通常能观察到两种活化模式。第一种模式是运动皮质及相关运动区和 / 或新的活化区域的活化体积的变化。该综述[22]中有 5 项研究显示多处运动皮质区域的活化增强。这 5 项研究共同提到的活化区域包括双侧初级运动皮质（primary motor cortex，M1）、辅助运动区（supplementary motor area，SMA）、运动前区、扣带回、对侧初级躯体感觉皮质（primary somatosensory

表 41.2　脊髓损伤患者感觉运动皮质重塑的 fMRI 研究

作者及年代	研究方法概述	结果
Curt 等[29]，2002	对 9 例慢性脊髓损伤（L1~L4）患者进行 fMRI 研究	上肢代表区没有变化；M1、SMA、S1、小脑、顶叶的活化增强
Lotze 等[30]，1999	对 4 例亚急性和慢性脊髓损伤患者进行 fMRI 研究	肘部代表区向头侧转移
Turner 等[34]，2003	对 13 例慢性脊髓损伤（T2~L1）患者进行 fMRI 研究	脊髓损伤组手部运动代表区向后方转移
Mikulis 等[26]，2002	对 9 例慢性脊髓损伤（C4~C7）患者进行 fMRI 研究	舌运动代表区向内上方转移
Alkadhi 等[31]，2005	对 8 例慢性脊髓损伤（T3~L1）患者进行 fMRI 研究	脊髓损伤患者在足部运动想象时活化增强
Cramer 等[23]，2005	对 12 例慢性脊髓损伤（C5~T6）患者进行 fMRI 研究	下肢运动时活化减弱；运动想象时感觉运动皮质活化向后转移
Lotze 等[27]，2006	对 6 例慢性脊髓损伤（T3~T11）患者进行 fMRI 研究	肘部皮质代表区移位进入传入阻滞的胸部代表区域
Jurkiewicz 等[32]，2007	对 6 例急性颈髓损伤（C5~C8）患者进行纵向 fMRI 研究	损伤初期对侧 M1 活化减弱，次级运动皮质的活化增强；恢复期对侧 M1 活化增强，次级运动皮质的活化减弱
Jurkiewicz 等[33]，2009	对 4 例脊髓损伤后持续瘫痪患者进行 fMRI 研究	M1 活化逐渐减弱，相关运动区活化减弱

cortex，S1）。此外，与对照组相比，尚有双侧小脑、丘脑、基底节等区域的活化。3 项研究的活化模式与对照组相似，2 项研究显示上述区域的活化降低。

第二种模式涉及躯体拓扑图的变化，主要有两种形式：运动皮质活化的最大部位向后移至初级躯体感觉皮质[23, 24]；嘴侧肌肉的皮质代表区移位至原本传入阻滞部位的代表区。后者如手部运动引起下肢代表区活化[25]，或舌运动时活化区域向上内转移至手代表区[26]。近期，Lotze 等对 6 例慢性脊髓损伤患者进行研究发现，肱二头肌代表区移位至胸部失传入区，位移达 11.9 mm[27]。与对照组相比，脊髓损伤患者的运动皮质活动发生后移，该结果与 EEG 研究的结果一致[28]。运动皮质活动后移的增加可能与神经病理性疼痛或 S1 向 M1 发出的皮质脊髓束投射增加导致的躯体感觉皮质活化增加有关[22]。总之，重组的机制尚不明确。

许多关于脊髓损伤患者脑 fMRI 研究的结论是相反的。例如，一些研究称运动皮质的活化增加，而其他研究则未发现；一些研究称胸髓损伤患者未受累的上肢运动产生的皮质活化体积增加[25, 29]，其他研究却发现未受累上肢肌肉的活化体积没有增加[30]；一些研究表明下肢受累肌肉的运动想象引起活化增加[31]，但在另一项研究中则表现出活化降低[23]。这些差异可能是由年龄、损伤类型、损伤平面、康复方案不同所致[22]。

活化的量和模式受到损伤完全程度、损伤平面、是否给予康复治疗及其干预时间等因素的影响。Kokotilo 等[22]的系统综述发现，25 例活化区域后移的患者中有 24 例为完全性脊髓损伤，提示在完全性脊髓损伤患者中后移可能比前移更常见。他们也发现活化最大部位后移可能更常见于胸段及以上平面脊髓损伤（70/83 例患者），而活化前移见于较低平面脊髓损伤（24/36 例患者）。Bruehlmeier 等[25]利用 PET［（15O）–H₂O–PET］对截瘫患者的手部运动进行了研究，发现对侧感觉运动皮质、辅助运动区、同侧小脑的活化程度，与中断的脊髓节段数目有关（即胸髓损伤的平面越高，大脑活化的变化越明显）。Curt[29]的研究显示，截瘫患者腕部运动时的活化反应比四肢瘫患者更高，这可能与四肢瘫患者腕部运动损害有关。

神经重组性重塑的程度是随时间变化的动态过程。Jurkiewicz 等对 6 例 C5~C8 脊髓损伤患者进行了纵向研究[32]。3 例患者在损伤后 1、3、6、12 个月时进行研究。2 例患者分别在 0.25、1、3、12 个月和 0.25、3、6 个月时进行随访研究。最后 1 例患者在 6、9、12 个月时进行研究。3 例患者为 AIS A 级损伤，3 例为 AIS B 级损伤。所有患者均进行右腕伸展运动时 fMRI 研究，采用 ASIA 运动评分作为结果判定标准。

该研究发现在最初扫描时，次级感觉运动皮质活化增强，对侧初级运动皮质（M1）的活动最少。在恢复期，表现为任务相关的 M1 活化增加，次级运动区的活化降低。虽然病例数量有限，但是该研究首次表明在创伤性颈髓损伤的恢复过程中，感觉运动皮质重塑是逐渐发展的。随后对 4 例持续性四肢瘫患者的研究发现，M1 的活化明显降低，相关感觉运动区的活化逐渐降低[33]。

■ 训练后大脑 fMRI 的变化

皮质可塑性也受到训练和康复的影响。Winchester 等[34]对 4 例慢性脊髓损伤患者在机器人减重跑台训练前后 12 周分别进行 fMRI 研究。4 例患者训练后均出现感觉运动皮质活化增加，出现小脑局部活化增加的 2 例患者运动能力明显改善。虽然病例数较少，但该研究表明 fMRI 能够显示与训练效果相关的脑活化区域。

■ 小结

本章讨论的多种神经影像学技术可用于脊髓损伤的评定，需要进一步研究这些技术的评定价值是否较 ASIA 临床体格检查更高。这些神经影像学技术将显著提高我们对脊髓损伤进行评定、预测恢复、评估损伤后重塑的能力。

要 点

- 出现血肿或 MRI T2 加权信号的广泛异常通常提示预后差。
- 完全性脊髓损伤通常不会影响进行受累肌肉运动想象时的脑活化能力。未来的技术也许能够利用这种运动皮质活动的保留来实现脑神经假体的活化。
- ASIA 临床检查提示的完全性损伤不能说明白质纤维束的解剖学连续性完全中断。

难 点

- 忽视 MRI 的发现可能会丢失重要的损伤预后信息。
- 纵向的脊髓损伤研究应该控制损伤病程、康复治疗方式、损伤的完全性、损伤平面等影响损伤后重塑的因素。

（祁文静　译，邢华医　刘　楠　校）

参考文献

1. Boldin C, Raith J, Fankhauser F, Haunschmid C, Schwantzer G, Schweighofer F. Predicting neurologic recovery in cervical spinal cord injury with postoperative MR imaging. Spine 2006; 31(5):554–559

2. Flanders AE, Spettell CM, Friedman DP, Marino RJ, Herbison GJ. The relationship between the functional abilities of patients with cervical spinal cord injury and the severity of damage revealed by MR imaging. AJNR Am J Neuroradiol 1999;20(5):926–934

3. Miyanji F, Furlan JC, Aarabi B, Arnold PM, Fehlings MG. Acute cervical traumatic spinal cord injury: MR imaging findings correlated with neurologic outcome—prospective study with 100 consecutive patients. Radiology 2007;243(3):820–827

4. Selden NR, Quint DJ, Patel N, d'Arcy HS, Papadopoulos SM. Emergency magnetic resonance imaging of cervical spinal cord injuries: clinical correlation and prognosis. Neurosurgery 1999;44(4): 785–792, discussion 792–793

5. Lammertse D, Dungan D, Dreisbach J, et al; National Institute on Disability and Rehabilitation. Neuroimaging in traumatic spinal cord injury: an evidencebased review for clinical practice and research. J Spinal Cord Med 2007;30(3):205–214

6. Flanders AE, Spettell CM, Tartaglino LM, Friedman DP, Herbison GJ. Forecasting motor recovery after cervical spinal cord injury: value of MR imaging. Radiology 1996;201(3):649–655

7. Kirshblum SC, O'Connor KC. Predicting neurologic recovery in traumatic cervical spinal cord injury. Arch Phys Med Rehabil 1998;79(11): 1456–1466

8. Marciello MA, Flanders AE, Herbison GJ, Schaefer DM, Friedman DP, Lane JI. Magnetic resonance imaging related to neurologic outcome in cervical spinal cord injury. Arch Phys Med Rehabil 1993;74(9):940–946

9. Ramón S, Domínguez R, Ramírez L, et al. Clinical and magnetic resonance imaging correlation in acute spinal cord injury. Spinal Cord 1997; 35(10):664–673

10. Furlan JC, Fehlings MG, Massicotte EM, et al. A quantitative and reproducible method to assess cord compression and canal stenosis after cervical spine trauma: a study of interrater and intrarater reliability. Spine 2007;32(19):2083–2091

11. Maynard FM Jr, Bracken MB, Creasey G, et al; American Spinal Injury Association. International Standards for Neurological and Functional Classification of Spinal Cord Injury. Spinal Cord 1997;35(5):266–274

12. Thurnher MM, Law M. Diffusion-weighted imaging, diffusion-tensor imaging, and fiber tractography of the spinal cord. Magn Reson Imaging Clin N Am 2009;17(2):225–244

13. Ellingson BM, Ulmer JL, Kurpad SN, Schmit BD. Diffusion tensor MR imaging in chronic spinal cord injury. AJNR Am J Neuroradiol 2008; 29(10):1976–1982

14. Shanmuganathan K, Gullapalli RP, Zhuo J, Mirvis SE. Diffusion tensor MR imaging in cervical spine trauma. AJNR Am J Neuroradiol 2008;29(4): 655–659

15. Soares DP, Law M. Magnetic resonance spectroscopy of the brain: review of metabolites and clinical applications. Clin Radiol 2009;64(1): 12–21

16. Holly LT, Freitas B, McArthur DL, Salamon N. Proton magnetic resonance spectroscopy to evaluate spinal cord axonal injury in cervical spondylotic myelopathy. J Neurosurg Spine 2009;10(3): 194–200

17. Ciccarelli O, Wheeler-Kingshott CA, McLean MA, et al. Spinal cord spectroscopy and diffusion-based tractography to assess acute disability in multiple sclerosis. Brain 2007;130(Pt 8):2220–2231

18. Stroman PW, Kornelsen J, Bergman A, et al. Noninvasive assessment of the injured human spinal cord by means of functional magnetic resonance imaging. Spinal Cord 2004;42(2):59–66

19. Stroman PW. Magnetic resonance imaging of neuronal function in the spinal cord: spinal FMRI. Clin Med Res 2005;3(3):146–156

20. Xie CH, Kong KM, Guan JT, et al. SSFSE sequence functional MRI of the human cervical spinal cord with complex finger tapping. Eur J Radiol 2009; 70(1):1–6

21. Kornelsen J, Stroman PW. fMRI of the lumbar spinal cord during a lower limb motor task. Magn Reson Med 2004;52(2):411–414

22. Kokotilo KJ, Eng JJ, Curt A. Reorganization and preservation of motor control of the brain in spinal cord injury: a systematic review. J Neurotrauma 2009;26(11):2113–2126

23. Cramer SC, Lastra L, Lacourse MG, Cohen MJ. Brain motor system function after chronic, complete spinal cord injury. Brain 2005;128(Pt 12): 2941–2950

24. Turner JA, Lee JS, Schandler SL, Cohen MJ. An fMRI investigation of hand representation in paraple gic humans. Neurorehabil Neural Repair 2003; 17(1):37–47

25. Bruehlmeier M, Dietz V, Leenders KL, Roelcke U, Missimer J, Curt A. How does the human brain deal with a spinal cord injury? Eur J Neurosci 1998;10(12):3918–3922

26. Mikulis DJ, Jurkiewicz MT, McIlroy WE, et al. Adaptation in the motor cortex following cervical spinal cord injury. Neurology 2002;58(5): 794–801

27. Lotze M, Laubis-Herrmann U, Topka H. Combination of TMS and fMRI reveals a specific pattern of reorganization in M1 in patients after complete spinal cord injury. Restor Neurol Neurosci 2006; 24(2):97–107

28. Green JB, Sora E, Bialy Y, Ricamato A, Thatcher RW. Cortical sensorimotor reorganization after spinal cord injury: an electroencephalographic study. Neurology 1998;50(4):1115–1121

29. Curt A, Alkadhi H, Crelier GR, Boendermaker SH, Hepp-Reymond MC, Kollias SS. Changes of nonaffected upper limb cortical representation in paraplegic patients as assessed by fMRI. Brain 2002;125(Pt 11):2567–2578

30. Lotze M, Laubis-Herrmann U, Topka H, Erb M, Grodd W. Reorganization in the primary motor cortex after spinal cord injury: a functional magnetic resonance (fMRI) study. Restor Neurol

Neurosci 1999;14(2-3):183–187

31. Alkadhi H, Brugger P, Boendermaker SH, et al. What disconnection tells about motor imagery: evidence from paraplegic patients. Cereb Cortex 2005;15(2):131–140

32. Jurkiewicz MT, Mikulis DJ, McIlroy WE, Fehlings MG, Verrier MC. Sensorimotor cortical plasticity during recovery following spinal cord injury: a longitudinal fMRI study. Neurorehabil Neural Repair 2007;21(6):527–538

33. Jurkiewicz MT, Mikulis DJ, Fehlings MG, Verrier MC. Sensorimotor cortical activation in patients with cervical spinal cord injury with persisting paralysis. Neurorehabil Neural Repair 2010; 24(2):136–140

34. Winchester P, McColl R, Querry R, et al. Changes in supraspinal activation patterns following robotic locomotor therapy in motor-incomplete spinal cord injury. Neurorehabil Neural Repair 2005; 19(4):313–324

第 42 章 神经生理学在恢复和痉挛研究中的作用

Jens Bo Nielsen

针对中枢神经系统病变制订最佳个体化治疗方案的前提，是对患者受损的神经结构和通路有全面的了解。此外，应该监测治疗期间发生的或治疗所致的重塑变化，以评估治疗的有效性。重塑变化涉及病变以上神经结构、病变以下脊髓神经元环路、脊髓上环路与脊髓环路之间的相互作用等。多数重塑变化没有明显的解剖学变化，因此难以被影像学技术发现。脊髓病变的解剖学范围与功能障碍通常不具有明确的相关性[1]。能够评估特定的脊髓和脊髓上通路传导功能的生理学技术，对于脊髓损伤后重塑变化和功能恢复的潜在机制的研究也极为重要。本章将回顾这些生理学技术的现状并简述其在下列神经系统重塑变化中的评估作用：①脊髓损伤后功能恢复，②痉挛的发展。

■ 皮质脊髓束传导功能评定

经颅磁刺激（TMS）在评估脊髓损伤后残存皮质脊髓束纤维传导功能中的应用详见其他章节。此处需强调的是，静息状态或目标肌肉的静力自主收缩（即正常标准化操作流程）时记录的运动诱发电位（MEP）的潜伏期和波幅，不能完全客观地反映受试者利用残存皮质脊髓束对全范围自主运动的控制能力。需要注意的是，目前的技术条件允许在进行功能性运动任务（如站立[2]、步行[3, 4]，甚至跳跃和单足跳跃[5]）时使用 TMS 技术。在上述运动任务时，TMS 也可使 Hoffmann 反射（H- 反射）出现适应性变化图 42.1（亦见书后彩图），并因此获得与任务相关的皮质脊髓束至脊髓运动神经元特定通路的

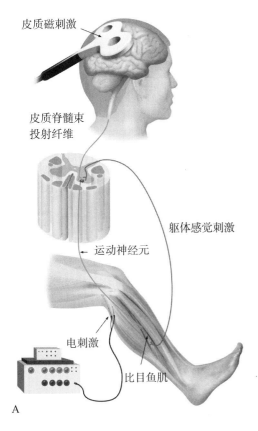

皮质磁刺激

皮质脊髓束
投射纤维

躯体感觉刺激

运动神经元

电刺激

比目鱼肌

A

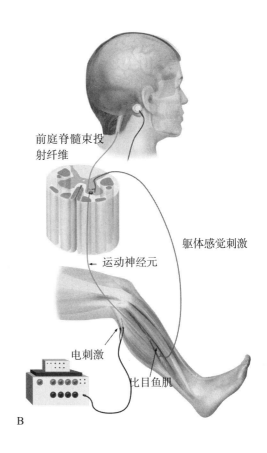

前庭脊髓束投
射纤维

躯体感觉刺激

运动神经元

电刺激

比目鱼肌

B

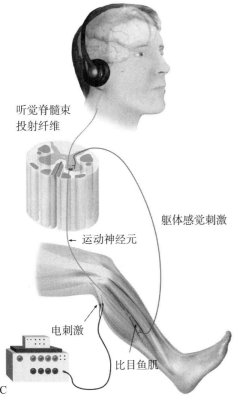

听觉脊髓束
投射纤维

躯体感觉刺激

运动神经元

电刺激

比目鱼肌

C

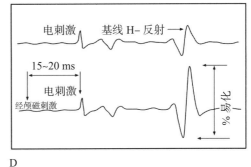

电刺激   基线 H- 反射

15~20 ms

电刺激

经颅磁刺激

% 易化

D

图 42.1 （A）经颅磁刺激、（B）电化学刺激、
（C）听觉脊髓刺激均可通过调节比目鱼肌 H-
反射，（D）分别检查皮质脊髓束、前庭脊髓束、
网状脊髓束的功能

活动变化的特定信息[4]。这种信息能提供关于脊髓损伤后特定任务控制时皮质脊髓通路募集的重塑变化的更具体、客观的提示，并且对于受试者坐位的生理学评估可能较常规MEP更佳。

但是，这种评估方法在普通的医疗机构难以施行，而且TMS的缺点是需要对皮质脊髓束系统进行外部刺激，因此不能反映该通路的（未受扰动的）正常神经活动。EEG和EMG信号的相干性和交叉相关性使其成为评估皮质脊髓束传导功能的另一种技术[6, 7]。采用这些技术可能发现不同生物信号（如EEG或EMG）之间具有时程或相位上的锁定关系。EEG测量的运动皮质活动与EMG测量的自主运动肌肉活动在时间和频率维度上均显示具有耦联性，说明皮质脊髓束使肌肉活化并导致感觉反馈[8]。脑卒中患者的下行和上行通路病变后，皮质与肌肉耦联显著减弱或消失[9]。皮质肌肉耦联的出现也与儿童期皮质脊髓束的发育及其获得对手指精细运动的控制能力密切相关[10]。同一肌肉或协同肌内的不同运动单位群显示时域的短期（持续10~20 ms）耦联，以及自主运动时约10 Hz和15~35 Hz的特征性相干性峰值[11]。我们有理由相信，上述特征与皮质脊髓束神经元通过共同的突触传递通路有关[6, 11]。脊髓损伤和脑卒中患者的时域短期同步化峰值以及15~25 Hz相干性峰值均降低或消失[12, 13]。

交叉相关性和相干性技术的缺点是需要受试者配合，而且若受试者没有残存的自主运动能力则不能应用。但是，该技术仅需要利用成对表面EEG或EMG电极记

录数分钟，非常简单，可在普通医疗机构开展。而且，新的分析技术允许在步行[14]、伸手够物[15]等功能性运动任务时进行评估。已有研究显示，健康人在步行时表现特征性运动单位群耦联的调节，这可能反映下行性兴奋对肌肉活化的作用[14]。步行时脊髓损伤患者和脑卒中患者瘫痪侧肢体均出现耦联明显降低或消失[16, 17]，这与患者的功能缺损具有良好的相关性，而且是脊髓损伤患者步态训练后功能恢复的良好指标[18]。上述特点以及简单易行的优点，使其成为脊髓损伤患者生理学结局评估的最佳方法。

■ 脑干下行运动纤维束传导功能评定

除皮质脊髓束以外的下行运动纤维束对于脊髓损伤后功能恢复的作用经常被忽视，可能主要是由于电生理技术无法对这些传导束进行检查。但是，近年的技术发展，已经能够为前庭脊髓束和网状脊髓束的传导功能提供一些信息。这些信息可能对于理解脊髓损伤后姿势、平衡、步态的恢复机制具有重要意义。电化学刺激（图42.1B）通过向置于双侧乳突的电极施加微小的持续电流（约1 mA），使躯体向阳极侧摆动增强[19]。刺激产生的下肢肌肉反应很可能受前庭脊髓束传导的调节[20]，因此相关检查能提供关于脑卒中[21]和脊髓损伤[22]患者纤维束传导功能变化的有关信息。

听觉刺激或惊跳反应（图42.1C）很可能由脑干网状脊髓束产生[23]。脊髓病

变嘴侧的肌肉表现出高反应性，这可能是对病变以下肌肉控制受损的适应性变化[24]。皮质卒中患者的惊跳反应也会出现放大[25]。大鼠试验表明，听觉惊跳反应可能有助于评估其网状脊髓束病变的范围[23]，但其在人类的应用价值有限，人类惊跳反应极少见于上肢和下肢最远端肌肉。但是，惊跳刺激能激发不同肌肉的模式运动，包括站立时下肢肌肉[26]。这些反应很可能也受网状脊髓束调节，因此有望用于评估网状脊髓束越过脊髓损伤部位进行传导的功能。应该注意，惊跳反应也可能见于与功能性运动任务有关的下肢肌肉[27]。TMS、电化学刺激、听觉脊髓刺激对 H- 反射的调节（图 42.1D），分别是研究皮质脊髓束、前庭脊髓束、网状脊髓束传导功能的方法。

■ 痉挛相关脊髓神经通路传导功能评定

自 20 世纪 70 年代初，许多研究发现下行运动神经通路病变后出现脊髓神经元通路传导功能的变化[28, 29]。多数研究的焦点是抑制性脊髓机制的变化对痉挛发生的可能作用，并希望找到治疗的靶点[30]。目前已发现多种脊髓控制机制的变化，包括突触前抑制[31, 32]、活化后抑制[32]、双突触交互式抑制[33, 34]、运动神经元持续性内向电流等[35]。研究表明，痉挛的发生与不止一种机制有关，而是可能涉及包括多种神经通路在内的多种互相依赖的机制的变化。不同机制的相对变化依赖多种因素，这些因素在受试者之间各不相同，并决定着与受试者功能相关的痉挛的严重性。痉挛应该被视为对继发于下行通路病变以及残存下行运动传导束和感觉传入活动模式变化的脊髓神经元环路活动变化所产生的重塑适应过程。痉挛相关机制的短期和长期重塑变化表明与制动[36]以及训练的程度和类型[37]有关。由于痉挛的机制具有一定的可控性，所以可能有望找到有助于保留下行运动传导束功能的治疗方法，使残存的脊髓神经元环路发挥更多作用，从而促进功能恢复。人们已经逐渐认同轻中度痉挛可能不是"坏"事，它常有助于患者进行自主运动[18]。"抗痉挛"治疗的目标不是简单地消除痉挛，对于许多患者而言应该是努力帮助患者（及其残留的下行传导束）重新利用异常的脊髓环路。关于异常的脊髓环路如何促进自发性功能恢复，和不同治疗方法如何利用异常的脊髓环路并诱发脊髓环路及其下行控制变化的研究，已经在步态训练方面进行了探索[39, 40]。当该方法的潜力被广泛认同以后，必然会涌现出更多的研究。

要　点

- 电生理技术能提供关于功能传导、适应性变化、特定的脊髓上和脊髓神经通路重组的信息，而且上述信息通过其他技术无法获取。

- 生物信号的相干性和交叉相关性分析能提供关于自然运动时功能重组和未受损神经网络重组的信息。

难　点

- 多数神经电生理技术需要复杂的设备和充足的专业人员，在普通的医疗机构可能难以实现。
- 关于电生理参数和功能结果评估之间

关系的知识仍然不足。评估脊髓损伤后功能恢复的许多参数的价值仍然不明确，需要继续研究。

（祁文静　译，邢华医　刘　楠　校）

参考文献

1. Nidecker A, Kocher M, Maeder M, et al. MR-imaging of chronic spinal cord injury. Association with neurologic function. Neurosurg Rev 1991; 14(3):169–179

2. Petersen TH, Rosenberg K, Petersen NC, Nielsen JB. Cortical involvement in anticipatory postural reactions in man. Exp Brain Res 2009;193(2): 161–171

3. Schubert M, Curt A, Jensen L, Dietz V. Corticospinal input in human gait: modulation of magnetically evoked motor responses. Exp Brain Res 1997;115(2):234–246

4. Petersen N, Christensen LO, Nielsen J. The effect of transcranial magnetic stimulation on the soleus H reflex during human walking. J Physiol 1998; 513(Pt 2):599–610

5. Taube W, Leukel C, Schubert M, Gruber M, Rantalainen T, Gollhofer A. Differential modulation of spinal and corticospinal excitability during drop jumps. J Neurophysiol 2008; 99(3):1243–1252

6. Farmer SF. Rhythmicity, synchronization and binding in human and primate motor systems. J Physiol 1998;509(Pt 1):3–14

7. Halliday DM, Rosenberg JR, Amjad AM, Breeze P, Conway BA, Farmer SF. A framework for the analysis of mixed time series/point process data—theory and application to the study of physiological tremor, single motor unit discharges and electromyograms. Prog Biophys Mol Biol 1995;64(2-3): 237–278

8. Conway BA, Halliday DM, Farmer SF, et al. Synchronization between motor cortex and spinal motoneuronal pool during the performance of a maintained motor task in man. J Physiol 1995; 489(Pt 3):917–924

9. Mima T, Toma K, Koshy B, Hallett M. Coherence between cortical and muscular activities after subcortical stroke. Stroke 2001;32(11):2597–2601

10. James LM, Halliday DM, Stephens JA, Farmer SF. On the development of human corticospinal oscillations: age-related changes in EEG-EMG coherence and cumulant. Eur J Neurosci 2008;27(12): 3369–3379

11. Datta AK, Farmer SF, Stephens JA. Central nervous pathways underlying synchronization of human motor unit firing studied during voluntary contractions. J Physiol 1991;432:401–425

12. Farmer SF, Swash M, Ingram DA, Stephens JA. Changes in motor unit synchronization following central nervous lesions in man. J Physiol 1993; 463:83–105

13. Davey NJ, Ellaway PH, Friedland CL, Short DJ. Motor unit discharge characteristics and short term synchrony in paraplegic humans. J Neurol Neurosurg Psychiatry 1990;53(9):764–769

14. Halliday DM, Conway BA, Christensen LO, Hansen NL, Petersen NP, Nielsen JB. Functional coupling of motor units is modulated during walking in human subjects. J Neurophysiol 2003;89(2): 960–968

15. Fang Y, Daly JJ, Sun J, et al. Functional corticomuscular connection during reaching is weakened following stroke. Clin Neurophysiol 2009; 120(5):994–1002

16. Hansen NL, Conway BA, Halliday DM, et al. Reduction of common synaptic drive to ankle dorsiflexor motoneurons during walking in patients with spinal cord lesion. J Neurophysiol 2005;94(2): 934–942

17. Nielsen JB, Brittain JS, Halliday DM, Marchand-Pauvert V, Mazevet D, Conway BA. Reduction of common motoneuronal drive on the affected side during walking in hemiplegic stroke patients. Clin Neurophysiol 2008;119(12):2813–2818

18. Norton JA, Gorassini MA. Changes in cortically related intermuscular coherence accompanying improvements in locomotor skills in incomplete spinal cord injury. J Neurophysiol 2006; 95(4):2580–2589

19. Britton TC, Day BL, Brown P, Rothwell JC, Thompson PD, Marsden CD. Postural electromyographic responses in the arm and leg following galvanic vestibular stimulation in man. Exp Brain Res 1993; 94(1):143–151

20. Fitzpatrick RC, Day BL. Probing the human vestibular system with galvanic stimulation. J Appl Physiol 2004;96(6):2301–2316

21. Marsden JF, Playford DE, Day BL. The vestibular control of balance after stroke. J Neurol Neurosurg Psychiatry 2005;76(5):670–678

22. Iles JF, Ali AS, Savic G. Vestibular-evoked muscle responses in patients with spinal cord injury. Brain 2004;127(Pt 7):1584–1592

23. Gruner JA, Kersun JM. Assessment of functional recovery after spinal cord injury in rats by reticulospinal-mediated motor evoked responses. Electroencephalogr Clin Neurophysiol Suppl 1991; 43:297–311

24. Kumru H, Vidal J, Kofler M, Benito J, Garcia A, Valls-Solé J. Exaggerated auditory startle responses in patients with spinal cord injury. J Neurol 2008;255(5):703–709

25. Jankelowitz SK, Colebatch JG. The acoustic startle reflex in ischemic stroke. Neurology 2004;62(1): 114–116

26. Valls-Solé J, Rothwell JC, Goulart F, Cossu G, Muñoz E. Patterned ballistic movements triggered by a startle in healthy humans. J Physiol 1999; 516(Pt 3):931–938

27. Nieuwenhuijzen PH, Horstink MW, Bloem BR, Duysens J. Startle responses in Parkinson patients during human gait. Exp Brain Res 2006;171(2): 215–224

28. Ashby P, Verrier M. Neurophysiological changes following spinal cord lesions in man. Can J Neurol Sci 1975;2(2):91–100

29. Morin C, Pierrot-Deseilligny E, Bussel B. Role of muscular afferents in the inhibition of the antagonist motor nucleus during a voluntary contraction in man. Brain Res 1976;103(2):373–376

30. Nielsen JB, Crone C, Hultborn H. The spinal pathophysiology of spasticity—from a basic science point of view. Acta Physiol (Oxf) 2007; 189(2):171–180

31. Faist M, Mazevet D, Dietz V, Pierrot-Deseilligny E. A quantitative assessment of presynaptic inhibition of Ia afferents in spastics: differences in hemiplegics and paraplegics. Brain 1994;117(Pt 6):1449–1455

32. Nielsen J, Petersen N, Crone C. Changes in transmission across synapses of Ia afferents in spastic patients. Brain 1995;118(Pt 4):995–1004

33. Yanagisawa N, Tanaka R, Ito Z. Reciprocal Ia inhibition in spastic hemiplegia of man. Brain 1976;99(3):555–574

34. Crone C, Nielsen J, Petersen N, Ballegaard M, Hultborn H. Disynaptic reciprocal inhibition of ankle extensors in spastic patients. Brain 1994;117(Pt 5):1161–1168

35. Gorassini MA, Knash ME, Harvey PJ, Bennett DJ, Yang JF. Role of motoneurons in the generation of muscle spasms after spinal cord injury. Brain 2004;127(Pt 10):2247–2258

36. Lundbye-Jensen J, Nielsen JB. Immobilization induces changes in presynaptic control of group Ia afferents in healthy humans. J Physiol 2008; 586(Pt 17):4121–4135

37. Perez MA, Lundbye-Jensen J, Nielsen JB. Task-specific depression of the soleus H-reflex after cocontraction training of antagonistic ankle muscles. J Neurophysiol 2007;98(6):3677–3687

38. Dietz V, Sinkjaer T. Spastic movement disorder: impaired reflex function and altered muscle mechanics. Lancet Neurol 2007;6(8):725–733

39. Dietz V, Wirz M, Curt A, Colombo G. Locomotor

537

pattern in paraplegic patients: training effects and recovery of spinal cord function. Spinal Cord 1998; 36(6):380–390

40. Barbeau H, Ladouceur M, Mirbagheri MM, Kearney RE. The effect of locomotor training combined with functional electrical stimulation in chronic spinal cord injured subjects: walking and reflex studies. Brain Res Brain Res Rev 2002;40(1-3):274–291

5

第 五 篇

重塑与恢复

第 43 章　脊髓损伤后脊髓和脊髓上结构的重塑

Serge Rossignol, Alain Frigon

本章重点

1. 脊髓损伤后运动功能的恢复依赖神经重塑，这种改变发生在中枢神经系统多个水平，包括脊髓本身。

2. 大量动物实验证据表明，脊髓完全离断后运动功能（如步行功能）可以恢复；也有证据表明脊髓部分损伤后，脊髓发生改变并参与运动功能恢复。

3. 反射通路上有许多可以改变（信号）

传递的位点。脊髓损伤可能移除了控制替代性脊髓通路的重要的下行传入。

4. 神经重塑可能不仅包括损伤的下行（传导）通路的再生，也包括脊髓细胞多种膜特性的改变。

5. 神经重塑作为功能恢复的主要部分，证明通过增强感觉传入可促进恢复。

本章将讨论脊髓损伤（SCI）后神经重塑的多项研究结果和可能的机制。尽管重塑是本书数个章节的主题，但把部分神经重塑内容与第一章介绍的解剖和生理学知识进行整合是很重要的。虽然一些研究来源于动物实验，但目的在于强调临床实践中应该考虑的一些机制（即临床处理原则的证据）。多种动物（包括人类）很可能保留了感觉运动功能恢复的潜在机制。转化研究是指从一种动物中得到的概念可以简单地挪用到另一种动物中，类似物体在物理空间的移动。从语言学角度来讲，转化意味着一种语言表达的概念被另一种语言通过其符号表达出来。我们应该将这

里提出的一些概念从动物转化到人类，当然也要考虑不同种属的特异性（如双足站立行走等）。

■ 脊髓完全离断后脊髓的重塑

运动的恢复

尽管最初的主要研究对象是幼猫[1,2]，但是后续研究发现，成年猫[3]、成年小鼠[4]、成年大鼠[5,6]在完全性脊髓损伤后经过充足的刺激（如运动训练、药物），其后肢运动功能的恢复同样显著。猫低位胸髓完全性损伤数天后，其前肢站在固定的平台上，后肢站在跑台的传送带上，刺

激会阴部可诱发后肢（尤其是髋部）小幅度的交替运动。在这个阶段，猫不能很好地将爪子保持背侧朝上，也不能承重。经过持续2~3周的跑台训练（每日15~30分钟）之后，猫在后肢部分减重情况下能恢复后肢行走，同时能进行足底触地，产生更大的步幅。图43.1（亦见书后彩图）比较了猫脊髓横断前和脊髓横断后40天的后肢运动模式。尽管这两种模式之间有一些不同，但考虑到损伤后与大脑的所有传入和传出联系都已消失，它们的相似之处还是明显的。因此可以认为，脊髓本身能够产生后肢的基本运动模式。正如第一章所述，脊髓中存在能表现这种节律的脊髓环路，甚至在非常原始的脊椎动物（如七鳃鳗）中也存在[7]。哺乳动物产生这种运动模式所必需的神经基础尚不清楚，但是，在完全性脊髓损伤后能出现步行运动，证明此种运动模式是存在的。

最显著的脊髓运动功能障碍是随意运动缺失、严重的平衡功能障碍、后肢的支撑作用减弱、步长减小、摆动相初始有一定程度的足部拖曳。体重支撑作用的减弱可能是由网状脊髓通路和前庭脊髓通路缺失引起的，因为在部分脊髓损伤——腹侧和腹外侧脊髓通路损伤时，可以观察到类似现象。同样，髋屈肌和踝屈肌的同时活化可能导致足部拖曳，类似人类的足下垂。后肢屈曲时发生的这种功能障碍可能是由皮质脊髓束通路的损伤所致，因为在猫的背外侧脊髓损伤后也观察到了这种现象[8]。

脊髓中枢模式发生器（central pattern generator，CPG）的概念在临床中比较重要，因为脊髓环路可能有助于运动恢复（见第44，45章）。关于产生人类自主节律性活动的脊髓中枢模式发生器存在与否，目前仍有争论。然而，部分研究[9-11]显示，完全性和不完全性脊髓损伤患者表现不自主的、有节律的下肢运动（常被称为肌阵挛）。尽管完全性脊髓损伤患者的部分肌肉（甚至是拮抗肌）能够产生同步活动，但其他肌肉可能发生异相收缩[12]，如行走时屈肌和伸肌之间通常为异相收缩。这样的观察结果并不令人惊奇，因为已有关于战争所致的完全性脊髓损伤患者下肢不自主运动的明确描述[12]。正如第12章中所述，部分完全性胸髓损伤患者的下肢不得不被绑在床上，因为其下肢各关节都存在不可控制的大幅度节律性运动。

今后，脊髓中枢模式发生器的重要性将会更加凸显，因为有证据表明，中枢模式发生器在完全性或部分性猫脊髓损伤后的步行运动中可能发挥重要作用。第44和45章将对这一问题进行更为详尽的介绍。

反射的恢复

正如第一章所述，刺激外周感受器或传入纤维能诱发脊髓反射，通过在肌肉内或皮肤表面记录某一肌肉的活动，为脊髓损伤患者在休息和运动时感觉运动通路兴奋性的改变提供评价方法。反射的兴奋性受许多因素影响，重要的是将脊髓损伤后感觉运动通路所有可能改变的部分（包括外周感受器、初级传入纤维、突触、运动神经元和肌肉的特性）均纳入考虑（见第1章图1.4）。

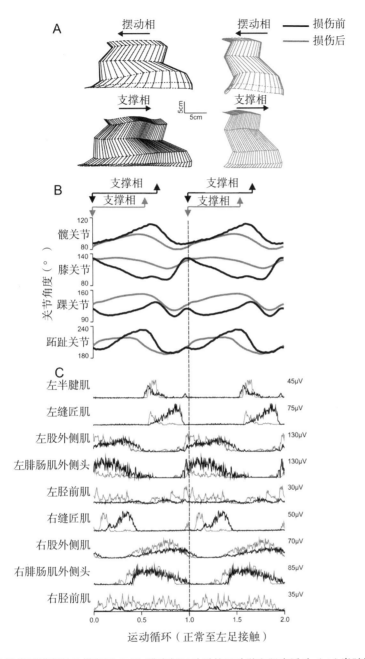

图43.1　完全性脊髓横断前和横断后40天，猫步行运动时的运动学和肌肉活动。(A)脊髓横断前(黑)后(蓝)，猫的摆动相和站立相的棒状图。此棒状图由固定在明显的骨性标志上的标志物重建而成，这些骨性标志包括髂嵴、大粗隆、外上髁、外踝、跖趾（metatarsophalangeal，MTP）关节和第四足趾尖。（B）步行运动时，左足与髋、膝、踝和跖趾关节的相对角度。每条线由约20个运动周期的平均值得到。（C）同一只猫脊髓横断前后，运动时由肌肉内丝状电极记录到的肌电图爆发活动。每个波形代表约20个运动周期的平均值。周期的时长分别是：脊髓横断前，1 079 ms；脊髓横断后，684 ms

脊髓损伤对感受器和轴索的形态和功能特性似乎没有很大的影响[13]。另一方面，一旦传入信号到达脊髓，这些传入信号的处理方式和反射兴奋性都会有相当大的改变[14, 15]。反射兴奋性依赖靶运动神经元群的基线活动，在双突触、三突触和多突触通路中，反射兴奋性还依赖中间神经元的活动。脊髓损伤后一段时间内，运动神经元兴奋性降低是因为持续内向电流（persistent inward currents，PICs）的缺失，持续的去极化电流能够大大增强运动神经元对传入信号的兴奋性[16]。运动神经元兴奋性和持续的内向电流在很大程度上由来自脑干的下行单胺能神经通路所调控，而此通路在脊髓损伤后被中断或被完全摧毁。类似情况可能导致神经元之间的活动也减弱。因此，在脊髓损伤后的一段时间内，脊髓反射的兴奋性减弱。但是，经过一段时间后，持续的内向电流恢复，随着运动神经元兴奋性的恢复，脊髓反射也随之恢复。然而，由于下行通路在关闭持续内向电流中起重要作用，当该通路受损时这种对神经元兴奋性的控制发生异常，导致部分反射增强。换句话说，一个给定的刺激引发了过大的持续反应，因为脊髓环路的兴奋性不再像脊髓损伤前那样受到严格控制[16]。在人类和动物模型中，部分由于运动神经元兴奋性的改变，脊髓损伤后肌肉也发生了相当大的改变[17]。例如，脊髓损伤后，动物后肢肌纤维大量萎缩，久而久之，纤维类型也会发生转变。肌纤维大小、数量和成分的改变，反过来不仅影响肌肉的生物力学反应，而且影响肌肉内和肌肉表面记录的信号（即肌电图），

从而影响反射兴奋性的测量结果。

脊髓反射通路的兴奋性还受各种不同因素之间的直接和间接的相互作用所控制。例如，脊髓上结构对一些反射通路施加强有力的影响，而其他反射通路在某些节段水平[18]发挥作用（见第1章图1.4）。因此，探索这些相互作用受到的调控，对更好地理解脊髓损伤的病理生理学很重要。例如，SCI后，一些通路似乎比其他的通路受到的影响更大，如交互抑制。正如第一章所述，在神经未受损的人类受试者中，牵拉某一肌肉，通过单突触兴奋性反射通路引起原动肌收缩，通过双突触抑制性反射通路导致拮抗肌松弛（即交互抑制）。但是，人类在SCI后，通过刺激腓总神经引出比目鱼肌H-反射的方法可以发现交互抑制作用减弱，某些情况下则会出现交互易化而不是抑制。交互易化作用可以在某一个关节活动时引起原动肌和拮抗肌的同时活化[19]。图43.2（亦见书后彩图）由第1章图1.4衍生而来，解释了SCI后这种相互作用的改变是怎样发生的。

原动肌和拮抗肌的耦联（如踝背屈和跖屈）对运动的控制有重要作用，扰乱这种协同作用会削弱对运动的控制。SCI后，H-反射减弱，但会随时间而恢复，而且H-反射可用来检测受SCI影响的其他通路（如突触前通路、折返性通路和交互抑制通路）的兴奋性[14]。

刺激皮肤或皮神经可诱发皮肤反射，SCI后皮肤反射也会发生变化[14]。例如，一种临床常用的检查方法就是巴宾斯基征或跖反射，通过用钝器缓慢划过足底的外侧缘来诱发[20]。在中枢神经系统损伤（如

脊髓损伤前

脊髓上、脊髓内、CPG、其他反射通路？

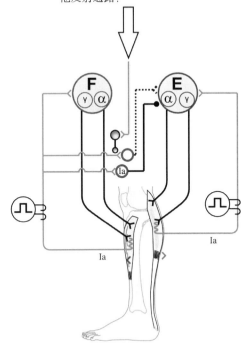

脊髓损伤后

脊髓上、脊髓内、CPG、其他反射通路？

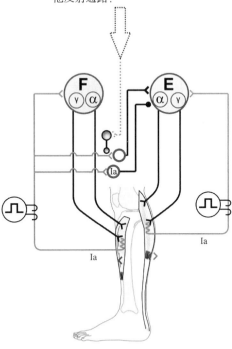

图 43.2　SCI 后交互易化示意图。由牵伸或 H- 反射通路介导的拮抗肌之间正常的交互抑制遭到破坏，并可能导致交互易化，在某一关节活动时产生同步收缩[19, 56]。图中表示的是 SCI 后，由于损伤脊髓中兴奋和抑制的平衡关系发生改变，推测可能的替代反射通路激活。在神经通路未受损的情况下（左图），由于尚不清楚的某些机制，介导交互易化的通路通常被抑制；但是在 SCI 后（右图），该通路被激活并产生交互易化。虚线表示下行通路的改变

SCI）后或皮质脊髓束未成熟的婴儿，巴彬斯基征表现为第一足趾背屈，其他足趾呈扇形展开。需要强调的是，SCI 很可能没有改变脊髓环路，而是某一个可能的替代通路产生了偏差。发生改变的是脊髓上结构对这条通路的控制和对汇聚在跖反射通路的中间神经元上的其他脊髓通路的控制。因此，SCI 后反射本身不是病理性的，但对反射的控制是病理性的，这个现象可见于多数经过验证的反射通路。图 43.3（亦见书后彩图）解释了 SCI 后皮肤通路是怎样引起抑制性反应或兴奋性反应的。

评估 SCI 后反射通路的改变相当重要，因为 SCI 患者进行跑台训练的原理是：提供与步行一致的感觉刺激会诱导脊髓运动环路的有益重塑[21]。因此，当患者"重新学习"步行时，活动依赖性过程会诱导脊髓环路发生改变，并改变其与残存的下行通路和外周感觉反馈相互作用的方式。我们认为，SCI 后这些相互作用的改变对优化残留的运动功能非常关键。反射通路的改变可能先于运动恢复出现，因为部分研究已经表明休息时诱发的长潜伏期反射与人类和成年大鼠步行的发育有关[22, 23]。

脊髓损伤前

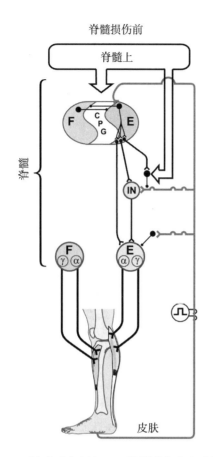

脊髓损伤后

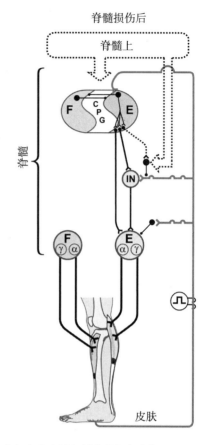

图 43.3　不完全或完全性 SCI 后短潜伏期兴奋示意图。在行走的支撑相刺激猫的皮肤传入纤维，诱发踝伸肌（E）的短潜伏期抑制。完全性[57]或不完全性 SCI 后，给予同样的传入刺激，能观察到短潜伏期兴奋性反应。最有可能的解释是脊髓损伤后由于兴奋和抑制的平衡关系发生改变，某个替代反射通路被激活。短潜伏期兴奋的机制可能是通过脊髓运动 CPG 发挥作用，或脊髓上结构的下行纤维与兴奋性皮肤通路的中间神经元之间的联系被切断。虚线表示下行通路中的改变或脊髓 CPG 的改变

这些长潜伏期反应被认为是脊髓运动环路的组成部分[11]。另一种解释是，由于神经元运动环路兴奋性的恢复，来自外周的感觉反馈重新获得激活脊髓 CPG 的关键组分的能力。

■ 触发或调节运动功能的药物干预

正如其他章节所述，在脊髓损伤后的康复中，药物可能变得越来越重要。其基本作用途径可能包括：①替代神经递质，如去甲肾上腺素和 5- 羟色胺，二者通常在脑干合成，脊髓损伤后大量消失；②抵消因神经递质减少而引起的神经递质受体兴奋性的改变（即上调）；③在残存的下行传入纤维释放的神经递质和脊髓局部产生的神经递质之间形成新的平衡。药物能暂时提高脊髓环路的兴奋性（即改善瘫痪症状），或者降低可能干扰基本运

动模式表达的其他环路的兴奋性（即减轻痉挛）[24]。

由早期研究结果演变而来的步行运动CPG这一概念显示，去甲肾上腺素的前体左旋多巴可诱发急性脊髓损伤（箭毒所致）猫的瘫痪后肢的神经节律性放电模式[25]。这种"虚拟"的步行运动类似屈肌和伸肌交替及两侧后肢交替形成的正常步行运动。去甲肾上腺素能激动剂如可乐宁（α2-去甲肾上腺素能受体激动剂）也能诱发脊髓损伤猫的后肢步行运动[26]。对于脊髓未损伤、完全损伤或部分损伤的猫，去甲肾上腺素能激动剂（可乐宁）或拮抗剂（育亨宾）的作用是不同的。对腹侧或腹外侧严重损伤猫鞘内注射可乐宁，能完全抑制四肢自发性运动[27]。因此，脊髓损伤类型不同，受体的敏感性和存在于多种神经环路中的突触前和突触后受体也不同，从而影响多种药物的效能。当评估某一特定药物对人的疗效时，这是一个重要的原则。因为损伤的程度很难量化，受体的状态也完全未知[28]。

虽然5-HT能激动剂（如喹哌嗪，5-O-DMT）[29]不能诱发脊髓损伤猫的运动，但其能增强后肢肌肉（尤其是伸肌）和核心肌肉的活动。5-HT激动剂能够改善腹外侧脊髓损伤猫对体重的支持和长时间不间断步行的能力[27]。此外，当胚胎中缝细胞被移植到完全性脊髓损伤的损伤部位以下或给予激动剂时，5-HT能诱发运动[6]。在人类中，5-HT拮抗剂（如赛庚啶）能抑制运动或减轻可能阻碍运动的痉挛[30]。最近，对猫脊髓损伤的研究表明，5-HT能受体可被结构性激活（即激活不

需要激动剂刺激）。这项研究很好地证实了进一步理解脊髓损伤后神经化学改变的重要性。这可能是痉挛发展甚至部分运动恢复的基础[31]。

由于篇幅有限，所以不能详细讨论可能在脊髓损伤后发挥重要作用的其他神经递质系统，如作用于兴奋性谷氨酸受体的氨基酸或作用于 γ-氨基丁酸（gamma-aminobutyric acid，GABA）能神经元受体的抑制性受体。在后一种情况下，可通过鞘内泵入 GABA 能激动剂（如巴氯芬）缓解痉挛。

■ 部分性脊髓损伤动物模型的脊髓和脊髓上结构重塑

绝大多数人类脊髓损伤是由车祸或坠落伤导致的不完全性损伤，上下行通路的损伤程度不同。因而损伤部位较局限的动物手术模型和其他模拟人类脊髓损伤的模型（如钳夹或重物坠落所致的脊髓挤压伤）的不足之处应该受到重视。

腹侧或背侧传导束离断

尽管可以观察到脊髓上结构的控制中断所导致的严重和特殊的功能障碍[26]，猫脊髓的任何区域，或者说任何下行通路均不具有独立产生基本步行运动的功能。

腹外侧通路

通常认为步行运动的起始环节是中脑步行运动区（mesencephalic locomotor region，MLR）的激活[32]，然后激活网状脊髓束并投射到脊髓中枢模式发生器。

网状结构在步行运动和相关姿势的控制中也发挥了主要作用[33]。因此，损伤网状脊髓通路会对步行运动产生很大的影响[27, 34]。虽然很难完全切断网状脊髓通路，但是可以通过制造腹侧或腹外侧脊髓损伤来观察这些通路受到严重损伤后的情况。受到这种损伤的猫能够恢复自主性四肢步行运动，但是支撑体重的功能和协调前后肢运动的功能下降。类似情况可见于因顽固性疼痛而行手术切断腹侧通路的人群，这类人群的步行功能可以得到保留[35]。

背外侧通路

脊髓背外侧区域受到大范围损伤后[3]，猫仍然能在地面行走。脊髓腹侧损伤后，猫尚能维持协调的肢体步行周期。与腹侧损伤相反，猫脊髓背外侧损伤后出现屈肌募集障碍，导致步行摆动相开始时出现明显的足拖曳，类似人类的足下垂。

那么步行运动的恢复是如何实现的呢？残存的网状脊髓束和红核脊髓束细胞参与步行运动的恢复（即功能代偿）。其他研究表明，脊髓固有神经元可能也参与了这一功能代偿过程[36, 37]。此外，如其他章节所述，皮质脊髓通路可能有助于步行运动的恢复。

脊髓半切

脊髓半切是指在某个特定的节段手术切断一半脊髓，可分为三类（背侧、腹侧和侧方损伤）。人类的侧方脊髓半切也称为脊髓半切综合征（Brown-Séquard 综合征），特点是损伤同侧的感觉运动功能丧失，对侧温度觉消失。脊髓半切综合征最常见于脊髓的肿瘤、穿刺伤（如枪伤或刺伤）、局部缺血或椎间盘突出。与压迫性损伤相比，它在人类脊髓损伤中是一种较为少见的形式。

脊髓侧方半切损伤后，损伤程度和运动训练是影响步行恢复的重要因素。如果受到继发性损伤并导致更大范围的损伤，可引起完全性瘫痪。多数情况下，患者损伤平面以下的部分感觉运动功能可以恢复。在实验模型中，侧方半切是指手术切断脊髓的左侧半或右侧半，导致脊髓一侧所有的腹侧和背侧、下行和上行通路损伤。不同种类的动物遭受这种损伤后，根据损伤的严重程度，可在几天或几周内恢复跑台运动或正常行走功能[3]。

很难进行一个"完美"的脊髓半切手术，不过不论损伤范围大或小，动物都对训练反应良好。损伤较小的动物通常恢复更快，随着时间的推移维持了更好的运动功能[38, 39]。猫脊髓半切后的最初几天，损伤同侧肢体通常呈弛缓性瘫痪，在跑台上呈拖曳和"三足"步态。一段时间后，受累的肢体恢复体重支撑和恰当的足部姿势以及充分的步行运动。尽管自主的四足运动已恢复，但一些缺陷还会持续存在。例如，大范围损伤可能破坏前后肢之间的耦联运动（即肢体间的协调），导致前肢的步伐节奏明显快于后肢。这可能是一种策略，即通过颈段和腰骶段CPGs之间的脊髓固有连接储备为后肢提供更强的兴奋性。

侧方半切术也为评估脊髓和脊髓上结构的重塑提供了一个有用的模型。例如，猫接受脊髓半切术后，损伤对侧后肢的支撑相在整个步行周期中占较大比例[40]，导致受累肢体与地面接触的时间缩短，直到其恢复足够的兴奋性。随时间推移，不对称减轻或消失。然而，如果半切术后紧跟着进行脊髓完全横断术，不对称会发生逆转，即病变同侧后肢的支撑相在步行周期中所占比例更大。更重要的是，在脊髓完全横断 24 小时后，动物就可以恢复行走；而直接进行了脊髓横断的动物，通常需要 2~3 周的跑台训练后才能够恢复行走。脊髓横断后步行运动功能立即恢复，说明脊髓发生了明显的重塑变化，而随后的功能逆转说明进行脊髓横断前的对称性恢复是由脊髓上通路完成的。

　　与跑台或正常步行运动相比，下行运动通路对于伸出前肢 / 抓取和熟练行走（如走水平梯或绳索）等技巧性动作也很重要。对成年大鼠 C5 节段行侧方半切术后，损伤同侧前肢伸出 / 抓取能力出现明显的缺陷[41]。技巧性动作部分恢复的大鼠保留了更多的皮质脊髓束。此外，有证据表明，脊髓侧方半切后保留的下行通路如网状脊髓束发生了形态改变（如侧支出芽），并且这种重塑和步行运动恢复有关[42]。因此，脊髓侧方半切后的运动适应在脊髓和脊髓上结构中广泛发生。关于重塑的程度（不论功能上还是形态上）和特定结构在运动恢复中所起的作用，仍有许多细节有待进一步明确。

压缩性损伤

　　实验造成压缩性损伤通常有两种方法。第一种方法是用一把有刻度的钳子钳夹脊髓一段时间，第二种方法是重物从特定的高度坠落到暴露的脊髓上。两种方法中，损伤的程度可以通过改变钳夹脊髓的时间或改变重物坠落的高度来控制。不同于脊髓的手术离断，压缩性损伤范围更加弥散，并会产生由残存白质包围着的空洞（即继发性损伤）。继发性损伤的重要性在于它在最终损伤程度中占很大的比例。一般来说，空洞的体积和损伤的程度对步行运动恢复程度有重要影响。此外，成年大鼠发生压缩性脊髓损伤后，与灰质残存的范围相比，白质残存的范围与运动功能的恢复的关系更加密切[43]，表明下行运动通路和上行感觉通路的完整性对步行运动的适应非常关键。比较成年大鼠 T13~L2 节段与 L3~4 节段相同类型的压缩性损伤可以发现，前者引起更加严重的步行运动障碍[43]。T13~L2 损伤可能损伤了脊髓 CPG 的关键部分，因为一般认为该结构位于上腰髓水平[44]。

　　脊髓压缩性损伤后步行运动障碍及其恢复程度与其他类型的损伤相似。一段时间后，后肢步行运动通常能恢复，并且运动训练对促进步行的恢复有效。更严重的压缩性损伤会导致前、后肢之间协调性的永久丧失。脊髓压缩性损伤后，外周的传入信号似乎也参与了步行运动的恢复。例如，T9 压缩性损伤后，游泳对改善成年大鼠的步行功能有效[45]。此外，在游泳训练中给予足部皮肤反馈进一步促进了步行运动的恢复，这与鸡脊髓侧方半切术后的发现一致[46]。不同类型脊髓损伤的步行运动恢复过程或许极其相似。也就是说，残存的通路 / 结构和损伤的范围在很大程度上决定了残存的感觉运动功能，而训练的数量／质量和药物治疗通过对轴索不同控制水平之间的相互作用进行调整，达到促进功能恢复的目的。

但是，即使轻微的压缩性脊髓损伤也能彻底破坏皮质脊髓束，从而对技巧性动作产生严重的影响[47, 48]。另一方面，红核脊髓束和前庭脊髓束通路仅有部分损伤。压缩性脊髓损伤后运动技巧的恢复可能是通过功能替代来完成，即一些下行通路替代了通常由其他结构完成的功能。如果皮质脊髓束还有部分轴突残存，运动训练可以增强其效力。例如，脊髓损伤受试者接受数周的跑台训练后，其腿部某些肌肉会显示出更大的经颅磁刺激运动诱发电位[49]。最近的研究表明，新生大鼠在完全性脊髓损伤后进行跑台运动诱发了明显的皮质重塑[50]。皮质重塑也发生在不完全性脊髓损伤后，可能使残存的皮质脊髓束轴突在激活脊髓神经元方面更加有效。

人类的相关研究

虽然脊髓损伤动物模型的研究结论不能直接应用于人类脊髓损伤患者，但是动物研究有助于为人类脊髓损伤的治疗原则提供依据。一些综述很好地将动物研究和临床情况联系起来[21, 24, 51, 52]。

需要提出的第一个问题是人类是否也有CPG。虽然没有直接的证据，但部分研究提示可能确实如此。例如，战争所致的脊髓完全离断伤者的腿部能产生自发的节律运动[12]。脊髓损伤患者也可能产生这类自发的运动，硬膜外电刺激可诱发有节律的运动[53]。

脊髓部分损伤患者可以步行，虽然会存在一些功能缺陷[54, 55]。动物和人的实验研究提示，在脊髓／脑干水平可能产生非随意的节律活动，从而促进减重跑台步行训练、机器人训练或者肌肉刺激的应用并有望取得显著的效果（见第45章）。

要 点

- 完全性脊髓损伤后，部分动物存在能产生有序运动模式（中枢模式发生器）的脊髓环路，提示人类可能也有类似的能力。
- 对反射的研究显示，在生理和病理生理条件下能使反射偏向某一条替代通路。这些反射通路参与功能恢复。

- 脊髓损伤后会发生重塑改变，可能包括环路和细胞膜特性的改变。
- 药物能够促进或减弱脊髓的内在改变。
- 脊髓部分损伤的研究显示，CPG可能也参与脊髓损伤后步行运动功能的恢复，并证明在脊髓损伤后基本的步行运动训练是有效的。

难　点

- 神经重塑也可能是非适应性的，所以神经元的兴奋性过高或过低都可能干扰功能的恢复。例如，部分神经递质的受体高度敏感和活跃，不仅导致肌张力增加，而且导致不必要的过度紧张（如痉挛）。它在某种程度上就是非适应性的。

- 虽然"异常或病理性"反射可能是实用的临床指征，但它们反映的不一定是异常反射通路的出现，而是现有替代反射通路的偏差。

- 通常认为神经重塑是环路形态改变的结果。虽然可能确实发生了一些解剖学改变，但现存的脊髓或脊髓上环路传递效率的生理学改变也很显著。

- 脊髓损伤后，通常认为主要的神经重塑机制发生在脊髓上结构。然而，重要的神经学改变也发生在脊髓损伤平面以下的部分。

（卢　瑶　祁文静　译，邢华医　刘　楠　校）

参考文献

1. Forssberg H, Grillner S, Halbertsma J, Rossignol S. The locomotion of the low spinal cat, II: Interlimb coordination. Acta Physiol Scand 1980; 108(3):283–295

2. Forssberg H, Grillner S, Halbertsma J. The locomotion of the low spinal cat, I: Coordination within a hindlimb. Acta Physiol Scand 1980;108(3): 269–281

3. Rossignol S, Barrière G, Alluin O, Frigon A. Re-expression of locomotor function after partial spinal cord injury. Physiology (Bethesda) 2009;24: 127–139

4. Leblond H, L'Esperance M, Orsal D, Rossignol S. Treadmill locomotion in the intact and spinal mouse. J Neurosci 2003;23(36):11411–11419

5. Ribotta MG, Provencher J, Feraboli-Lohnherr D, Rossignol S, Privat A, Orsal D. Activation of locomotion in adult chronic spinal rats is achieved by transplantation of embryonic raphe cells reinnervating a precise lumbar level. J Neurosci 2000;20(13):5144–5152

6. Courtine G, Gerasimenko Y, van den Brand R, et al. Transformation of nonfunctional spinal circuits into functional states after the loss of brain input. Nat Neurosci 2009;12(10):1333–1342

7. Grillner S, Wallén P, Saitoh K, Kozlov A, Robertson B. Neural bases of goal-directed locomotion in vertebrates—an overview. Brain Res Brain Res Rev 2008;57(1):2–12

8. Jiang W, Drew T. Effects of bilateral lesions of the dorsolateral funiculi and dorsal columns at the level of the low thoracic spinal cord on the control of locomotion in the adult cat, I: Treadmill walking. J Neurophysiol 1996;76(2):849–866

9. Calancie B. Spinal myoclonus after spinal cord injury. J Spinal Cord Med 2006;29(4):413–424

10. Calancie B, Needham-Shropshire B, Jacobs P, Willer K, Zych G, Green BA. Involuntary stepping after chronic spinal cord injury: evidence for a central rhythm generator for locomotion in man. Brain 1994;117(Pt 5):1143–1159

11. Bussel B, Roby-Brami A, Azouvi P. Organization of reflexes elicited by flexor reflex afferents in paraplegic man: evidence for a stepping generator. In: Jami L, Pierrot-Deseilligny E, Zytnicki D, eds. Muscle Afferents and Spinal Control of Movement. Oxford: Pergamon; 1992:427–432

12. Nadeau S, Jacquemin G, Fournier C, Lamarre Y,

Rossignol S. Spontaneous motor rhythms of the back and legs in a patient with a complete spinal cord transection. Neurorehabil Neural Repair 2010;24(4):377–383

13. Thomas CK, Westling G. Tactile unit properties after human cervical spinal cord injury. Brain 1995;118(Pt 6):1547–1556

14. Frigon A, Rossignol S. Functional plasticity following spinal cord lesions. Prog Brain Res 2006; 157(16):231–260

15. Rossignol S, Frigon A. Recovery of locomotion after spinal cord injury: some facts and mechanisms. Annu Rev Neurosci 2011;34:413–440

16. Heckmann CJ, Gorassini MA, Bennett DJ. Persistent inward currents in motoneuron dendrites: implications for motor output. Muscle Nerve 2005; 31(2):135–156

17. Biering-Sørensen B, Kristensen IB, Kjaer M, Biering-Sørensen F. Muscle after spinal cord injury. Muscle Nerve 2009;40(4):499–519

18. Nielsen JB, Crone C, Hultborn H. The spinal pathophysiology of spasticity—from a basic science point of view. Acta Physiol (Oxf) 2007;189(2): 171–180

19. Crone C, Johnsen LL, Biering-Sørensen F, Nielsen JB. Appearance of reciprocal facilitation of ankle extensors from ankle flexors in patients with stroke or spinal cord injury. Brain 2003;126(Pt 2): 495–507

20. Babinski J. Sur le reflexe cutané plantaire dans certaines affections organiques du système nerveux central. C R Soc Biol 1896;48:207–208

21. Harkema SJ. Neural plasticity after human spinal cord injury: application of locomotor training to the rehabilitation of walking. Neuroscientist 2001;7(5):455–468

22. Dietz V, Grillner S, Trepp A, Hubli M, Bolliger M. Changes in spinal reflex and locomotor activity after a complete spinal cord injury: a common mechanism? Brain 2009;132(Pt 8):2196–2205

23. Lavrov I, Gerasimenko YP, Ichiyama RM, et al. Plasticity of spinal cord reflexes after a complete transection in adult rats: relationship to stepping ability. J Neurophysiol 2006;96(4):1699–1710

24. Barbeau H, Rossignol S. Enhancement of locomotor recovery following spinal cord injury. Curr Opin Neurol 1994;7(6):517–524

25. Rossignol S. Neural control of stereotypic limb movements. In: Rowell LB, Sheperd JT, eds. Handbook of Physiology, Section 12. Exercise: Regulation and Integration of Multiple Systems. New York: Oxford University Press; 1996:173–216

26. Rossignol S. Plasticity of connections underlying locomotor recovery after central and/or peripheral lesions in the adult mammals. Philos Trans R Soc Lond B Biol Sci 2006;361(1473):1647–1671

27. Brustein E, Rossignol S. Recovery of locomotion after ventral and ventrolateral spinal lesions in the cat. II. Effects of noradrenergic and serotoninergic drugs. J Neurophysiol 1999; 81(4): 1513–1530

28. Giroux N, Rossignol S, Reader TΛ. Autoradiographic study of alpha1- and alpha2-noradrenergic and serotonin1A receptors in the spinal cord of normal and chronically transected cats. J Comp Neurol 1999;406(3):402–414

29. Barbeau H, Rossignol S. The effects of serotonergic drugs on the locomotor pattern and on cutaneous reflexes of the adult chronic spinal cat. Brain Res 1990;514(1):55–67

30. Norman KE, Barbeau H. Comparison of cyproheptadine, clonidine and baclofen on the modulation of gait pattern in subjects with spinal cord injury. In: Thilmann A, Burke D, Rymer Z, eds. Spasticity. New York: Springer-Verlag; 1992:410–425

31. Murray KC, Nakae A, Stephens MJ, et al. Recovery of motoneuron and locomotor function after spinal cord injury depends on constitutive activity in 5-HT2C receptors. Nat Med 2010;16(6): 694–700

32. Orlovsky GN, Shik ML. Control of locomotion: a neurophysiological analysis of the cat locomotor system. In: Porter R, ed. International Review of Physiology. Neurophysiology II. Baltimore, MD: University Park Press; 1976:281–309

33. Drew T, Prentice S, Schepens B. Cortical and brainstem control of locomotion. Prog Brain Res 2004;143:251–261

34. Brustein E, Rossignol S. Recovery of locomotion after ventral and ventrolateral spinal lesions in the cat, I: Deficits and adaptive mechanisms. J

Neurophysiol 1998;80(3):1245–1267

35. Nathan PW. Effects on movement of surgical incisions into the human spinal cord. Brain 1994;117(Pt 2):337–346

36. Jordan LM, Schmidt BJ. Propriospinal neurons involved in the control of locomotion: potential targets for repair strategies? Prog Brain Res 2002; 137:125–139

37. Bareyre FM, Kerschensteiner M, Raineteau O, Mettenleiter TC, Weinmann O, Schwab ME. The injured spinal cord spontaneously forms a new intraspinal circuit in adult rats. Nat Neurosci 2004; 7(3):269–277

38. Barrière G, Leblond H, Provencher J, Rossignol S. Prominent role of the spinal central pattern generator in the recovery of locomotion after partial spinal cord injuries. J Neurosci 2008;28(15): 3976–3987

39. Barrière G, Frigon A, Leblond H, Provencher J, Rossignol S. Dual spinal lesion paradigm in the cat: evolution of the kinematic locomotor pattern. J Neurophysiol 2010;104(2):1119–1133

40. Frigon A, Barrière G, Leblond H, Rossignol S. Asymmetric changes in cutaneous reflexes after a partial spinal lesion and retention following spinalization during locomotion in the cat. J Neurophysiol 2009;102(5):2667–2680

41. Anderson KD, Gunawan A, Steward O. Quantitative assessment of forelimb motor function after cervical spinal cord injury in rats: relationship to the corticospinal tract. Exp Neurol 2005;194(1): 161–174

42. Ballermann M, Fouad K. Spontaneous locomotor recovery in spinal cord injured rats is accompanied by anatomical plasticity of reticulospinal fibers. Eur J Neurosci 2006; 23(8):1988–1996

43. Magnuson DS, Lovett R, Coffee C, et al. Functional consequences of lumbar spinal cord contusion injuries in the adult rat. J Neurotrauma 2005;22(5):529–543

44. Bertrand S, Cazalets JR. The respective contribution of lumbar segments to the generation of locomotion in the isolated spinal cord of newborn rat. Eur J Neurosci 2002; 16(9):1741–1750

45. Smith RR, Shum-Siu A, Baltzley R, et al. Effects of swimming on functional recovery after incomplete spinal cord injury in rats. J Neurotrauma 2006;23(6):908–919

46. Muir GD, Steeves JD. Phasic cutaneous input facilitates locomotor recovery after incomplete spinal injury in the chick. J Neurophysiol 1995;74(1):358–368

47. Conta AC, Stelzner DJ. Differential vulnerability of propriospinal tract neurons to spinal cord contusion injury. J Comp Neurol 2004;479(4): 347–359

48. Anderson KD, Sharp KG, Steward O. Bilateral cervical contusion spinal cord injury in rats. Exp Neurol 2009;220(1):9–22

49. Thomas SL, Gorassini MA. Increases in corticospinal tract function by treadmill training after incomplete spinal cord injury. J Neurophysiol 2005; 94(4):2844–2855

50. Kao T, Shumsky JS, Murray M, Moxon KA. Exercise induces cortical plasticity after neonatal spinal cord injury in the rat. J Neurosci 2009;29(23): 7549–7557

51. Dietz V, Harkema SJ. Locomotor activity in spinal cord-injured persons. J Appl Physiol 2004;96(5): 1954–1960

52. Rossignol S. Locomotion and its recovery after spinal injury. Curr Opin Neurobiol 2000;10(6): 708–716

53. Dimitrijevic MR, Gerasimenko Y, Pinter MM. Evidence for a spinal central pattern generator in humans. Ann N Y Acad Sci 1998;860:360–376

54. Pépin A, Ladouceur M, Barbeau H. Treadmill walking in incomplete spinal-cord-injured subjects: 2. Factors limiting the maximal speed. Spinal Cord 2003;41(5):271–279

55. Pépin A, Norman KE, Barbeau H. Treadmill walking in incomplete spinal-cord-injured subjects, I: Adaptation to changes in speed. Spinal Cord 2003;41(5):257–270

56. Xia R, Rymer WZ. Reflex reciprocal facilitation of antagonist muscles in spinal cord injury. Spinal Cord 2005;43(1):14–21

57. Frigon A, Rossignol S. Adaptive changes of the locomotor pattern and cutaneous reflexes during locomotion studied in the same cats before and after spinalization. J Physiol 2008;586(Pt 12): 2927–2945

第 44 章　人类中枢模式发生器及其在脊髓损伤恢复中的作用

Volker Dietz

本章重点

1. 有证据表明，人类存在与步行运动相关的脊髓中枢模式发生器。

2. 人类的双足步行运动需要四肢协调完成。

3. 如果给予适当的传入信息，对完全性脊髓损伤患者可诱导和训练步行运动模式。

哺乳动物的步行运动主要依赖于中枢模式发生器（central pattern generator, CPG），即脊髓内的神经元回路（中间神经元网络）。中枢模式发生器的定义是能产生自我维持的行为模式，不依赖感觉传入的神经回路[1]。对中枢模式发生器基本功能的认识，来自对无脊椎动物和原始鱼类如七鳃鳗的研究[2]。目前尚无哺乳动物尤其是人类的类似研究，我们对此的认识仅来源于一些间接证据。

出于临床医疗的需要，我们对人类步行运动的神经元控制也很感兴趣。典型的步行运动障碍常是运动系统中枢性病变的首发症状。对运动控制的进一步理解使我们能更准确地界定运动障碍患者的康复需求。本章主要关注人类步行运动时，CPG的作用及其与本体感觉的相互作用。一般意义上的步行运动是运动控制的典型代表。它是一种潜意识的、高度重复的日常运动，能自然地适应外界条件（如地面不平整）并且安全系数很高。

不同传入信息的选择及其相互作用是与运动任务相关的。一般认为局部运动的控制主要与简单的牵张反射有关。至于更复杂的运动行为如步行运动，与负重和髋关节姿势有关的本体感觉传入信号则可能是形成腿部肌肉活化模式的重要部分。越来越多的证据表明，脊髓损伤后的运动障碍和传入信号的利用障碍与继发性代偿过程相关，提示治疗应该强调利用中枢神经系统的重塑。

■ 中枢模式发生

脊髓步行模式发生：动物试验证据

目前认为，多数四足哺乳动物步行运动的神经控制基础是脊髓CPG[3]。此网络可产生节律并形成运动神经元的爆发性放电模式[4]。猫的每个肢体有至少一个CPG，并且这些CPG主要位于胸腰段脊髓[3]。支配后肢的脊髓节段产生节律的能力从头端向尾端大幅度降低，因此腰段脊髓不能产生节律[5, 6]。

与特定感觉信息相互作用的脊髓神经元回路（中间神经元网络）和非灵长类哺乳动物的步行运动相关[1]。这些脊髓神经元回路被称为CPG，能够在没有脊髓上结构传入信号和周围传入信号的情况下产生自发的步行运动样神经活动[7]。

实验表明，即使通过抑制运动的药物阻遏运动相关的传入信号，仍然能产生节律性传出活动，说明脊髓的神经元网络能产生这种节律性传出活动[8]。在猫脊髓损伤模型后肢[9]和前肢[10]肌肉神经传出活动时记录的节律性传出活动，与原动肌和拮抗肌交替收缩产生的节律性周期活动（即虚拟的步行运动）相似。不仅猫存在CPG，这种虚拟步行运动也见于多种无脊椎动物和脊椎动物[11]。

脊髓步行模式发生：临床试验证据

从无脊椎动物、大鼠和猫等动物试验获得的丰富数据提示，步行运动的中枢控制的基础可能是CPG。与之相比，我们尚不知道人类是否存在类似CPG的脊髓神经元网络。但部分研究表明，人类步行运动的神经控制也以脊髓CPG活动为基础[3]。

因为需要通过完全性脊髓损伤和阻滞传入神经后观察神经元网络震荡活动才能进行解剖学证实，所以很难证明人类存在CPG。虽然如此，部分人类研究已经证实，存在一类震荡神经元网络，在检测不到或只能检测到部分脊髓上功能性传入的情况下能够与外周传入信号发生相互作用。屈肌反射传入纤维电刺激显示人类神经网络的特征[12]与动物的CPG相似。此外，有报道称一例临床诊断为完全性脊髓损伤患者存在躯干和下肢伸肌节律性收缩[13]。屈肌反射传入纤维刺激可诱发、停止和调节这种节律性活动[14]。另有一例慢性不完全性颈髓损伤患者在损伤数年后出现受感觉传入调节的不自主迈步样运动[15]。

模式发生与传入信息的相互作用

模式发生通常是先天存在的。人类的迈步样运动与生俱来，可能自发出现或被外周刺激诱发出现。肌电图爆发活动早于机械动作的发生，提示这种运动具有中枢性起源[16]。中枢处理可受感觉传入影响[17]，婴儿迈步动作再次证明了这一点。虽然有节律的双腿交替运动受到CPG调控，但婴儿却不能维持身体平衡。婴儿不能将适当的传入信息整合为程序化的腿部肌肉电活动模式。为了实现身体平衡，来自视觉、前庭和本体感觉系统的各种传入信息都被CPG用于适应实际步行需求（图44.1）。

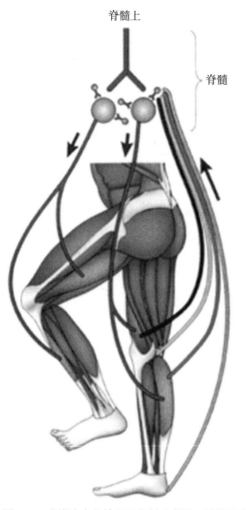

脊髓上

脊髓

图 44.1　人类步态的神经元机制示意图。腿部肌肉被脊髓神经元回路产生的程序化模式激活（蓝色和绿色通路）。这种模式受多种感觉传入的调节，从而使这种模式符合当前步行需求。程序化模式和反射机制都受脊髓上结构的控制。此外，腿部伸肌和屈肌受不同的神经元控制。伸肌主要被本体感觉反馈激活，而屈肌主要受中枢控制[65]

脊髓反射通路和下行通路汇聚于脊髓中间神经元，可能具有整合作用[18]，这种现象与猫类似[19]。例如，视觉前馈信息能够减少肌肉长度传感器（即肌梭）的活动。而且，在各种步行活动时，腿部本体感觉反馈量决定了前庭脊髓束传入对肢

体动作稳定性的影响[20]。反之，躯体感觉缺失会提高前庭脊髓束的敏感性[21]。

选择合适的步行模式决定了肌肉协同组织模式是否能满足不同的站立和步态需要[22, 23]。传入信息影响中枢（脊髓）模式，而 CPG 根据外界需要选择合适的传入信息[1, 24]。CPG 和将传入刺激介导至脊髓的反射都受脑干控制[25]。本体感觉、前庭和视觉等来源的传入信号对平衡控制所起的作用大小具有环境依赖性，并能对中枢程序产生重要的调节作用[23]。

此外，本体感觉信息是身体空间自知力的基础，传入神经阻滞者的空间自知力受到干扰[26]。而且，人类[27]和其他哺乳动物[28]的步行运动受与时相关联的皮质脊髓束控制。自主命令需要与脊髓步行发生器相互作用，从而改变迈步方向或躲避障碍物[29]。

脊髓反射使预设的程序化腿部肌肉运动模式得以适应不同的地形[30]。而这种神经元机制解释了当步行遇到障碍物时，需要快速的单侧腿部伸肌反射活动以及更复杂的双下肢肌肉协调活动来维持身体平衡。不论处于何种站姿和步态，在特定情况下诱发的神经元模式总是使身体的重心位于支持物上。因此，中枢机制对传入信息的筛选必须符合身体稳定的需求。

四足动物与双足动物步行运动对比

前肢与后肢节律性协调活动是四足动物步行运动的主要特征[31]。位于尾端脊髓的特异神经回路（即 CPG）控制后肢的步行活动，而头端脊髓的特异神经回路控制前肢的运动[3]。两个神经回路的协调

由具有长轴突的、连接颈膨大和腰膨大的脊髓固有神经元介导[32]。

根据近年对人类的观察发现，双足动物和四足动物的步行运动具有共同的脊髓神经元控制机制。与四足动物一样，人类的长投射脊髓固有神经元连接颈膨大和腰膨大[33]。此外，婴幼儿[34]、成人[29]和四足动物[1]步行时肢体运动的协调相似。

但是，二者之间仍存在差异。因为灵长类动物的上肢已经特化出技巧性的手部运动。直立和行走的进化与手部运动的分化是人类文明发展的基本要求[35]。然而，种系的进化不影响人类作为双足动物在步行时仍然使用四足协调模式[20]。最近的研究表明，人类步行运动时肢体间协调组织方式与猫类似[18]。因此，在步行运动时，皮质脊髓束兴奋上肢运动神经元是间接通

过颈髓的脊髓固有神经元介导的。人类在步行活动时，颈部和胸腰部脊髓固有神经元回路通过任务依赖性神经元连接控制下肢和上肢的运动（图44.2）。

根据最近的功能磁共振研究[36]，辅助运动区可能参与脊髓上结构对上、下肢运动偶联的控制。

人类进行各种步行活动时，上下肢肌肉受到神经元偶联作用[37]。在这种情况下，上肢和下肢的运动以固定的频率关系锁定。这种协调的特征性频率关系与已经发现的由偶联振子组成的生物系统中观察到的频率关系一致[38]。步行时双臂摆动有助于调节身体的扭转（能抵消躯干的扭转运动）。

上述研究提示，上肢和下肢之间存在灵活的、任务依赖的神经元偶联。步行时上肢和下肢运动偶联的通路可能受到CPG

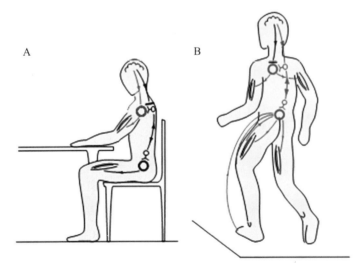

图44.2　不同运动任务的运动控制。根据本文所引用的研究，上肢运动的神经元控制具有任务依赖性。（A）在技巧性手部运动时，主要是强烈的、直接的皮质运动神经元兴奋（红线），颈髓固有神经元受到抑制。（B）步行运动时，大脑的命令可能主要由中间神经元介导。颈部和胸腰部脊髓固有神经元系统偶联并协调上肢和下肢的运动（红线）［引自 Dietz V. Do human bipeds use quadrupedal coordination? Trends in neurosciences 2002;25(9):462–467.］

的门控作用。下肢屈肌对肢体间协调的影响更大，与此一致的是越来越多的证据表明，动物[39]和人类的下肢屈肌和伸肌是被分别控制的[22, 27]。

■ 脊髓损伤后的中枢模式发生

脊髓损伤后的肢体间偶联

上肢和下肢之间神经元偶联的证据来源于颈脊髓损伤患者的研究。踝部胫神经电刺激可诱导上肢远端肌肉产生短潜伏期的所谓的肢体间反射应答[40]。这些反射联系可能反映了脊髓上抑制作用的缺失或上行脊髓固有系统出芽占据了退化的下行联系的突触位置。

此外，已有证据表明脊髓损伤越靠近头端，则完全性截瘫或四肢瘫病人的诱导步行运动模式越"正常"[5]。这一结果说明人类步行"模式发生"的神经元回路不限于任何单一脊髓节段，产生双足步行的复杂神经元网络从胸腰段脊髓一直延伸到颈部水平。

脊髓损伤后的神经元重塑：动物模型

脊髓损伤动物模型研究表明，脊髓神经元回路的功能依赖性重塑能够改变成年哺乳动物腰骶部脊髓的感觉运动功能[41]。成年猫脊髓完全性横断后进行规律训练，可促进后肢功能恢复。例如，经过针对迈步和站立的特别练习，猫的腰骶部脊髓执行迈步和站立功能的可能性更大。如果仅进行站立练习，则迈步功能会削弱[41]。对猫脊髓损伤模型的研究也表明，如果某

项运动任务的训练被中断，则这项运动的表现会变差[42]。这些结果表明重复运动训练能为特定的神经通路提供充足的刺激，从而促进脊髓功能重组，改善运动传出。此外，训练时合适的感觉传入对于到达脊髓神经元回路的最佳运动传出非常重要[43]。所以，如果功能依赖性概念被应用于临床，可能会有助于获得更大程度的功能恢复。

人类脊髓固有的步行运动能力

"步行运动样模式"这一概念也适用于人类。对完全性脊髓横断患者的观察研究发现，猫和人类的脊髓步行运动回路基本相似。电刺激这些患者的屈肌反射传入纤维（flexor reflex afferents，FRAs），显示其神经元网络特征与猫类似[12, 44]。对完全性截瘫患者产生的不自主迈步运动的最初描述见于 Lhermitte[45] 和 Kuhn[46] 的研究。随后，在一位完全性脊髓损伤患者中发现躯干和下肢伸肌的节律性收缩[13, 47]，而且完全性脊髓损伤患者在脊髓电刺激后出现类似"迈步运动"的双侧肢体对称肌肉的交互、有序的肌电活动[48]。不完全性和完全性截瘫患者在减重跑台上可诱发步行运动，支持脊髓损伤患者存在脊髓步行运动 CPG 这一观点[49]。

存在脊髓 CPG 的间接证据是完全性截瘫患者站在移动的减重跑台上能诱发步行运动[49-51]。这些试验表明，步行运动模式的程度取决于脊髓损伤的水平（即损伤水平越高，步行模式越"正常"）[5]。这意味着高至颈部水平的神经元回路都参与了步行运动的产生，与美洲蟑螂的研究

结果一致[39]。这种步行运动时腿部肌肉激活的模式与在健康猫或健康人身上观察到的模式在许多方面都相同。但是，临床诊断为完全性脊髓损伤患者的腿部肌肉肌电活动波幅低于健康人，而且腿部肌肉激活不能产生独立的腿部运动[52]。

人类脊髓损伤后的神经元重塑

猫、大鼠或人类脊髓损伤后，损伤水平以下的神经元核团显示能被特定训练开发的可塑性。人类步态协调的控制方式与其他哺乳动物非常类似[18]。因此，完全性或不完全性截瘫患者能像猫一样被诱发步行运动肌电活动并对其加以训练也就不足为奇了，可通过使病人站在移动跑台上并部分减重（高达80%）来实现[29, 50, 52-54]。严重功能障碍患者的下肢运动常需要外界辅助，尤其是支撑相向摆动相的过渡。一般认为，使肢体在接近生理状态的轨迹运动，能够提供适当的传入信息（如负重、髋关节活动等传入信息），激活脊髓神经元回路。在这种情况下记录的腿部肌肉肌电活动模式的时长与健康人类似，但腿部肌肉 EMG 波幅明显降低且调幅不良，说明步行运动训练需要在减重情况下进行。

对完全性截瘫患者步行运动模式的分析表明，这可能不是由于腿部肌肉节律性伸展所致，因为健康人下肢肌肉伸长和缩短时肌电活动是均匀分布的[50]。另外，近期研究表明，患者在完全不负重的情况下进行被动步行运动不能引起腿部肌肉激活[43]。这意味着这些患者腿部肌肉 EMG 活动产生于脊髓水平，而不是由牵张反射产生的。

不完全性脊髓损伤患者经过步行运动训练后通常能改善地面行走能力。负重或髋关节相关的传入信息对于步行运动模式的产生和训练的效果非常重要。但是，严重脊髓损伤后步行运动模式的产生可能需要几种关键的传入信息。部分脊髓神经递质系统参与步行运动模式的产生及对重复使用的适应变化。猫脊髓损伤后，5-羟色胺受体激动剂对已建立的步行运动模式具有调节作用，而拮抗剂则使步行运动模式变差[55]。

使用驱动步态矫形器（driven gait orthosis，DGO）可以研究完全性截瘫患者的髋关节在步行运动中的作用[43]，当患者膝关节运动受到抑制时，腿部肌肉激活模式几乎没有改变。此外，单独的踝关节运动仅诱发局部反应，这表明在脱离脊髓上结构调控的情况下，髋关节位置相关的传入信息在脊髓对腿部肌肉的激活过程中具有重要作用。

在日常步行运动训练的过程中，支撑相下肢伸肌 EMG 波幅增高，不恰当的下肢屈肌活动减少。完全性和不完全性截瘫患者均可见到上述训练效果[50, 52]，这些训练效果导致伸肌的负重功能增加，表明人类脊髓不仅能独立产生步行运动模式，而且显示了一定的可塑性。然而，只有不完全性截瘫患者能够从这种训练中获益并学会在坚实的地面上进行独立的迈步运动[50, 52]。完全性截瘫患者在训练停止后，腿部肌肉激活的训练效果会逐渐消失[56]。

几项关于步行运动训练对不完全性截瘫患者的益处的报道称[55, 57]，与未受训练的对照者相比，经过步行运动训练的患者活动能力更佳[58]。步态支撑相期间触压觉感受器发出的传入信息对于截瘫患者脊髓步行运动中心的激活[43, 51]和取得训练效果[50, 52]是非常重要的。此外，髋关节相关的传入信息对于产生步行运动模式亦是必要的[43]。

脊髓功能的自然恢复也可以导致步行运动的改善[59]。然而，最近的研究表明，不完全性和完全性截瘫患者下肢伸肌EMG活动增加与脊髓功能的自然恢复无关[53, 54, 59]。

有报道称，严重的慢性完全性或不完全性脊髓损伤患者在辅助步行运动时出现下肢肌肉活动衰竭[60]，推测可能是脊髓神经元回路退化并失去脊髓上传入所致，并且无法被训练逆转。这种步行运动衰竭与脊髓反射活动早期部分的减少和晚期部分的增加有关[61]。

负重感受器传入信息对脊髓损伤患者训练效果的意义

负重对于站立和步态调节的意义已经在健康人群中进行了研究[22]。来自伸肌和足底机械感受器的本体感觉传入提供了负重相关的传入信息。传入信息可能与多突触脊髓反射通路整合，使程序化的步行运动模式可以适应实际的地面情况。传入活动对节律性步行运动模式的作用包括参与模式形成，控制位相转换以及促进持续活动[62]。

负重相关的传入信息对脊髓损伤患者步行运动模式的诱导和训练有重要作用。然而，完全性截瘫患者的训练效果会随着

时间而消失[56]。这些结果表明，依赖特定传入信息的离断脊髓存在着训练诱发的神经元中心的重塑，这可能与将来的干预治疗（训练和再生诱导剂联合治疗）相关。当步行运动由可以诱发迈步运动的驱动步态矫形器协助甚至100%减重时，生理性步行样运动不会单独导致腿部肌肉激活[43]。无论是健康人还是完全性截瘫或四肢瘫患者，只有同时腿部负重才会出现肌肉激活。

健康人和脊髓损伤患者腿部肌肉活化的波幅与迈步时腿部的负重水平直接相关[51]。因此，减重和再负重对截瘫患者取得步行训练的成功具有重要作用。但是，仅由伸直侧下肢进行适当的节律性负重，而另一侧下肢进行迈步运动，不一定能充分激活伸直侧下肢肌肉[43]。这表明实现步行样运动的下肢肌肉激活需要不同传入信息的组合。

髋关节传入信息对脊髓损伤患者训练效果的意义

来自髋关节的传入信息对哺乳动物步行运动时的肌肉激活很重要，主要是因为它启动了支撑相到摆动相的转换。髋部运动在人类步行运动时能够调节肌肉的活化[43]。当膝关节运动受到抑制，同时生理性髋部运动受到诱导时，下肢肌肉的激活模式变化不大。此外，单独的踝关节运动（模拟步行，伴或不伴足底负重）仅引起局部反应，这与早期的报道一致[22, 63]。这些结果提示，人类脊髓发生功能性离断后，髋关节传入信息对下肢肌肉激活有重要作用。

■ 小结

越来越多的证据表明，典型的运动障碍性疾病（如不完全性脊髓损伤后痉挛）涉及传入信息的利用障碍和继发性代偿过程。此外，以猫为研究对象的试验表明，产生运动模式的神经元网络在中枢神经损伤后有高度可变性[64]，这对治疗有提示作用。康复治疗旨在利用神经元中心的重塑而改善功能，不应该把注意力集中在改善各种孤立的临床症状，如反射兴奋性。监测预后和评价干预性治疗的效果时，应该使用标准化功能测试。

对许多不完全性脊髓损伤患者而言，步行训练是促进步行功能恢复的有效方法。但是，严重脊髓损伤患者通常不能获得步行运动的完全恢复。展望未来，探索能进一步增强步行运动输出的联合策略是很重要的，如药物治疗、脊髓电刺激和功能性电刺激。此外，康复治疗应该注重利用中枢神经系统的可塑性和人类脊髓神经元的固有特性[65]。然而，最具希望的方法可能是诱导脊髓中皮质脊髓束轴突的部分再生[66]。将来，利用脊髓神经网络和关键感觉传入信息进行适当的神经系统再训练，从而提高神经元可塑性和促进再生的方法，有望使完全性或接近完全性脊髓损伤患者获益。

要 点

■ 脊髓损伤后神经元可塑性的开发和利用需要合适的传入刺激。

■ 髋关节相关的传入信息和负重感受器传入信息对诱发步行运动和取得良好的训练效果是必不可少的。

■ 完全性截瘫患者经过训练可出现步行运动，但无法获得步行能力。

■ 不能移动的严重脊髓损伤患者在损伤后可能逐渐出现神经元功能障碍，从而使神经再生诱导治疗的成功率降低。

难 点

■ 转化医学的问题包括神经再生诱导治疗（如嗅鞘细胞），还未成功应用于脊髓损伤患者。

■ 用于转化医学研究的脊髓损伤动物模型尚未完全建立。

■ 慢性严重脊髓损伤患者神经元功能障碍的机制尚未完全清楚。

■ 尚未找到合适的慢性脊髓损伤模型。

（卢　瑶　祁文静　译，邢华医　刘　楠　校）

参考文献

1. Grillner S. Interaction between sensory signals and the central networks controlling locomotion in lamprey, dogfish and cat. In: Grillner S, Stein PSG, Stuart DG, Fossberg F, Herman RM, eds. Neurobiology of Vertebrate Locomotion. Wenner Gren International Symposium Series, Vol. 45. London: Macmillan; 1986:505–512

2. Marder E. From biophysics to models of network function. Annu Rev Neurosci 1998;21: 25–45

3. Duysens J. Neural control of locomotion: the central pattern generator from cats to humans. Gait Posture 1998;7(2):131–141

4. Grillner S, Deliagina T, Ekeberg O, et al. Neural networks that co-ordinate locomotion and body orientation in lamprey. Trends Neurosci 1995; 18(6):270–279

5. Dietz V, Nakazawa K, Wirz M, Erni T. Level of spinal cord lesion determines locomotor activity in spinal man. Exp Brain Res 1999;128(3):405–409

6. Lev-Tov A, Delvolvé I. Pattern generation in nonlimb moving segments of the mammalian spinal cord. Brain Res Bull 2000;53(5):671–675

7. Grillner S, Zangger P. How detailed is the central pattern generation for locomotion? Brain Res 1975; 88(2):367–371

8. Perret C, Cabelguen JM. Main characteristics of the hindlimb locomotor cycle in the decorticate cat with special reference to bifunctional muscles. Brain Res 1980;187(2):333–352

9. Floeter MK, Sholomenko GN, Gossard JP, Burke RE. Disynaptic excitation from the medial longitudinal fasciculus to lumbosacral motoneurons: modulation by repetitive activation, descending pathways, and locomotion. Exp Brain Res 1993;92(3): 407–419

10. Yamaguchi T. Muscle activity during forelimb stepping in decerebrate cats. Jpn J Physiol 1992; 42(3):489–499

11. Rossignol S. Neuronal control of stereotypic limb movements. In: Rowell LB, Sheperd JT, eds. Exercise: Regulation and Integration of Multiple Systems. Handbook of Physiology, section 112. Bethesda, MD: American Physiological Society; 1996:173–216

12. Roby-Brami A, Bussel B. Long-latency spinal reflex in man after flexor reflex afferent stimulation. Brain 1987;110(Pt 3):707–725

13. Bussel B, Roby-Brami A, Azouvi P, Biraben A, Yakovleff A, Held JP. Myoclonus in a patient with spinal cord transection: possible involvement of the spinal stepping generator. Brain 1988;111(Pt 5):1235–1245

14. Bussel B, Roby-Brami A, Yakovleff A, Bennis N. Late flexion reflex in paraplegic patients: evidence for a spinal stepping generator. Brain Res Bull 1989;22(1):53–56

15. Calancie B, Needham-Shropshire B, Jacobs P, Willer K, Zych G, Green BA. Involuntary stepping after chronic spinal cord injury: evidence for a central rhythm generator for locomotion in man. Brain 1994;117(Pt 5):1143–1159

16. Forssberg H. A developmental model of human locomotion. In: Grillner S, Stein PSG, Stuart DG, Fossberg F, Herman RM, eds. Neurobiology of Vertebrate Locomotion. Wenner Gren International Symposium Series, 45. London: Macmillan; 1986;485–501

17. Brooks V. Motor programs revisited. In: Talbott RE, Humphrey DR, eds. Posture and Movement. New York, NY: Raven Press; 1979:13–49

18. Dietz V. Do human bipeds use quadrupedal coordination? Trends Neurosci 2002;25(9):462–467

19. Schomburg ED. Spinal sensorimotor systems and their supraspinal control. Neurosci Res 1990;7(4):265–340

20. Dietz V, Fouad K, Bastiaanse CM. Neuronal coordination of arm and leg movements during human locomotion. Eur J Neurosci 2001;14(11):1906–1914

21. Horak FB, Hlavacka F. Somatosensory loss increases vestibulospinal sensitivity. J Neurophysiol 2001;86(2):575–585

22. Dietz V. Human neuronal control of automatic functional movements: interaction between central programs and afferent input. Physiol Rev 1992; 72(1):33–69

23. MacKay-Lyons M. Central pattern generation of

locomotion: a review of the evidence. Phys Ther 2002;82(1):69–83

24. Mulder T, Duysens J. Neural control of locomotion: sensory control of the central pattern generator and its relation to treadmill training. Gait Posture 1998;7(3):251–263

25. Jankowska E, Lundberg A. Interneurones in the spinal cord. Trends Neurosci 1981;(4):230–233

26. Sanes JN, Mauritz KH, Dalakas MC, Evarts EV. Motor control in humans with large-fiber sensory neuropathy. Hum Neurobiol 1985;4(2): 101–114

27. Schubert M, Curt A, Jensen L, Dietz V. Corticospinal input in human gait: modulation of magnetically evoked motor responses. Exp Brain Res 1997;115(2):234–246

28. Leblond H, Ménard A, Gossard JP. Corticospinal control of locomotor pathways generating extensor activities in the cat. Exp Brain Res 2001;138(2): 173–184

29. Dietz V. Neurophysiology of gait disorders: present and future applications. Electroencephalogr Clin Neurophysiol 1997; 103(3):333–355

30. Dietz V, Quintern J, Sillem M. Stumbling reactions in man: significance of proprioceptive and pre-programmed mechanisms. J Physiol 1987; 386:149–163

31. Gans C, Gaunt AS, Webb PS, et al. Vertebrate locomotion. In: Terjung R, ed. Handbook of Physiology, Vol. 13: Comparative Physiology. New York: Wiley-Blackwell; 1997:55–213

32. Cazalets JR, Bertrand S. Coupling between lumbar and sacral motor networks in the neonatal rat spinal cord. Eur J Neurosci 2000;12(8): 2993–3002

33. Nathan PW, Smith M, Deacon P. Vestibulospinal, reticulospinal and descending propriospinal nerve fibres in man. Brain 1996;119(Pt 6): 1809–1833

34. Pang MY, Yang JF. The initiation of the swing phase in human infant stepping: importance of hip position and leg loading. J Physiol 2000;528(Pt 2):389–404

35. Herder J. Ideen zur Philosophie der Geschichte der Menschheit. Hartknoch, Bd 1. Leipzig: 1785

36. Debaere F, Swinnen SP, Béatse E, Sunaert S, Van Hecke P, Duysens J. Brain areas involved in interlimb coordination: a distributed network. Neuroimage 2001;14(5):947–958

37. Wannier T, Bastiaanse C, Colombo G, Dietz V. Arm to leg coordination in humans during walking, creeping and swimming activities. Exp Brain Res 2001;141(3):375–379

38. Bartos M, Manor Y, Nadim F, Marder E, Nusbaum MP. Coordination of fast and slow rhythmic neuronal circuits. J Neurosci 1999; 19(15): 6650–6660

39. Cheng J, Stein RB, Jovanović K, Yoshida K, Bennett DJ, Han Y. Identification, localization, and modulation of neural networks for walking in the mudpuppy (Necturus maculatus) spinal cord. J Neurosci 1998;18(11):4295–4304

40. Calancie B, Lutton S, Broton JG. Central nervous system plasticity after spinal cord injury in man: interlimb reflexes and the influence of cutaneous stimulation. Electroencephalogr Clin Neurophysiol 1996;101(4):304–315

41. De Leon RD, Hodgson JA, Roy RR, Edgerton VR. Retention of hindlimb stepping ability in adult spinal cats after the cessation of step training. J Neurophysiol 1999;81(1):85–94

42. Edgerton VR, de Leon RD, Tillakaratne N, Recktenwald MR, Hodgson JA, Roy RR. Use-dependent plasticity in spinal stepping and standing. Adv Neurol 1997;72:233–247

43. Dietz V, Müller R, Colombo G. Locomotor activity in spinal man: significance of afferent input from joint and load receptors. Brain 2002;125(Pt 12):2626–2634

44. Roby-Brami A, Bussel B. Effects of flexor reflex afferent stimulation on the soleus H reflex in patients with a complete spinal cord lesion: evidence for presynaptic inhibition of Ia transmission. Exp Brain Res 1990;81(3):593–601

45. L'Hermite J. La section totale de la moelle dorsal. Bourges, Tardy-Pigelet; 1919

46. Kuhn RA. Functional capacity of the isolated human spinal cord. Brain 1950;73(1):1–51

47. Bussel B, Roby-Brami A, Néris OR, Yakovleff A. Evidence for a spinal stepping generator in man: electrophysiological study. Acta Neurobiol Exp (Warsz) 1996;56(1):465–468

48. Rosenfeld J, Sherwood A, Halter J, Dimitrijevic M. Evidence of a pattern generator in paralyzed subjects with spinal cord stimulation. Soc Neurosci 1995;21:688

49. Dobkin BH, Harkema S, Requejo P, Edgerton VR. Modulation of locomotor-like EMG activity in subjects with complete and incomplete spinal cord injury. J Neurol Rehabil 1995;9(4):183–190

50. Dietz V, Colombo G, Jensen L, Baumgartner L. Locomotor capacity of spinal cord in paraplegic patients. Ann Neurol 1995;37(5):574–582

51. Harkema SJ, Hurley SL, Patel UK, Requejo PS, Dobkin BH, Edgerton VR. Human lumbosacral spinal cord interprets loading during stepping. J Neurophysiol 1997;77(2):797–811

52. Dietz V, Colombo G, Jensen L. Locomotor activity in spinal man. Lancet 1994;344(8932):1260–1263

53. Dietz V, Wirz M, Colombo G, Curt A. Locomotor capacity and recovery of spinal cord function in paraplegic patients: a clinical and electrophysiological evaluation. Electroencephalogr Clin Neurophysiol 1998;109(2):140–153

54. Dietz V, Wirz M, Curt A, Colombo G. Locomotor pattern in paraplegic patients: training effects and recovery of spinal cord function. Spinal Cord 1998;36(6):380–390

55. Barbeau H, Rossignol S. Enhancement of locomotor recovery following spinal cord injury. Curr Opin Neurol 1994;7(6):517–524

56. Wirz M, Colombo G, Dietz V. Long term effects of locomotor training in spinal humans. J Neurol Neurosurg Psychiatry 2001;71(1):93–96

57. Wernig A, Müller S. Laufband locomotion with body weight support improved walking in persons with severe spinal cord injuries. Paraplegia 1992;30(4):229–238

58. Wernig A, Müller S, Nanassy A, Cagol E. Laufband therapy based on 'rules of spinal locomotion' is effective in spinal cord injured persons. Eur J Neurosci 1995;7(4):823–829

59. Curt A, Keck ME, Dietz V. Functional outcome following spinal cord injury: significance of motorevoked potentials and ASIA scores. Arch Phys Med Rehabil 1998;79(1):81–86

60. Dietz V, Müller R. Degradation of neuronal function following a spinal cord injury: mechanisms and countermeasures. Brain 2004;127(Pt 10):2221–2231

61. Dietz V, Grillner S, Trepp A, Hubli M, Bolliger M. Changes in spinal reflex and locomotor activity after a complete spinal cord injury: a common mechanism? Brain 2009;132(Pt 8):2196–2205

62. Whelan PJ, Pearson KG. Plasticity in reflex pathways controlling stepping in the cat. J Neurophysiol 1997;78(3):1643–1650

63. Sinkjaer T, Andersen JB, Larsen B. Soleus stretch reflex modulation during gait in humans. J Neurophysiol 1996;76(2):1112–1120

64. Pearson KG. Neural adaptation in the generation of rhythmic behavior. Annu Rev Physiol 2000;62: 723–753

65. Dietz V. Proprioception and locomotor disorders. Nat Rev Neurosci 2002;3(10):781–790

66. Schwab ME, Bartholdi D. Degeneration and regeneration of axons in the lesioned spinal cord. Physiol Rev 1996;76(2):319–370

第 45 章 下肢运动恢复的电生理预测指标：康复视角

Jessica Hillyer，Susan Harkema

本章重点

1. 脊髓损伤临床研究的最佳结局评定饱受争议。尽管多数 SCI 文献聚焦于神经学状态、运动和感觉功能以及功能能力，但是电生理评定能够客观敏感地检测神经系统功能的亚临床改变。

2. 本章推荐两种电生理评定工具。电刺激感觉阈值能够测量最小的可检测的感觉，并且可接受性高。与 ASIA 损伤分级（American Spinal Injury Association Impairment Scale，AIS）感觉检查相比，这种方法所需时间少，能对脊髓损伤的感觉损伤平面和程度进行简单、可重复、定量的评定。脑运动控制评定利用肌电图（EMG）分析节段性运动的节段上控制。该方案是定量的、客观的，可针对每一种运动任务的神经组分提供可测量的参数。

3. SCI 文献反映了一个日渐统一的观点，即当前广泛应用的 SCI 后恢复结局评定是不充分的。多数研究人员认同应用电生理检查可以使评定达到最优化，特别是与 AIS 合用时；然而，在数据采集和分析标准化方面还有待改进，否则检查的临床适用性将受到限制。

人们对脊髓损伤及其后果的认识正在逐渐增多。目前，美国脊髓损伤患病率约为 127 万人，每年有 11 000 个新增病例[1]。脊髓损伤导致的损害包括运动和感觉障碍，可从完全性瘫痪到步态或平衡轻度异常；自主神经功能障碍包括心血管和呼吸功能紊乱；肠道、膀胱和性功能障碍；以及很多继发性并发症，如压疮、骨质疏松和抑郁[2]。幸运的是，脊髓损伤的实验性治疗正在加速进展[3, 4]。神经保护、再生和康复的发展，表明该领域具有乐观的前景且有望实现治愈。虽然验证治疗策略在 SCI 动物模型中的有效性是非常关键的步骤，但也未必能将研究结果转化为临床上可行的治疗措施。

■ 脊髓损伤研究的转化

医学领域的任何研究结果转化到临床实践都是很困难的任务。首先，当一种治疗方法被转化时，实验动物模型与人类在解剖、生理和个体大小上的差异均会导致疗效的极大差别[5]。在治疗方法被成功转化之前，医学委员会需要通过严格的测试和可靠的前期研究成果来解释这种预期的差异。因此，多数临床治疗是安全、可靠、有效的，但是创新非常困难。脊髓损伤治疗方面的临床试验相关问题已有详细报道[2, 5~7]。简言之，将一种治疗方法从基础研究转化到临床应用，研究者必须：①确认其在动物模型中的疗效；②克服模型与模型之间的障碍，如个体大小和解剖学差异；③尽管有各种影响因素，仍需保证安全性和潜在获益；④招募适当样本量的人类受试者，使损伤的变异性减到最小，但又不能过于特殊而导致其结果不能推广至大多数脊髓损伤患者；⑤证实该治疗方法是有效的[5, 7]。本章内容仅限于这个严格过程的最后一步，即概括结局评定的相关问题，解释目前可用的 SCI 评定方法的不充分之处，为其提出改进建议，特别是鼓励电生理评定方法的完善和广泛应用，如电刺激感知阈值和脑运动控制评定（brain motor control assessment，BMCA）方案。

结局评定

临床研究的客观有效实施以及治疗方法和康复计划的有效选择，均需要开发合适的检查和评定工具[6, 8]。然而，对任何行为进行有效可靠的测量都是困难的，因为基线、恢复和混杂因素的差异会导致独特的活动模式[9]。神经元功能评定存在更多挑战：神经系统具有复杂性、组织性、分布的广泛性，几乎不可能直接从解剖映射到功能[2, 6]。脊髓功能评定常需要分析步行运动行为，这又增加了另一种复杂性层面，因为步行运动是一种多层面的行为，涉及多种不同的功能和生理系统[10]。尤其具有挑战性的是 SCI 后即刻的可靠基线评定，因为 SCI 常是由创伤引起的，患者最初合并其他损伤，而且在损伤后相当长时间内常没有意识或反应，只能由医学人士进行主观评估。所以考虑到感觉和自主行为受限的原因，最初的评定通常具有误导性或是错误的。

因此，SCI 治疗策略临床试验的理想结局指标仍然是一个有争议的不确定问题[7]。研究者和临床医师在哪些类型的行为比较重要或与分析目的最相关等问题上常有争议。SCI 涉及各种损伤之间的复杂相互作用，包括神经系统损害、自主神经功能障碍、生活质量和社会参与的改变、疼痛、痉挛、感觉运动缺失，这些方面未必沿同样的轨迹恢复[2, 6, 11]。理想情况下，个体结局经过标准化和统计学有效性的证实后，还需在细胞学、生理学、行为学水平对这些行为进行评定[6, 7, 10]；但是在实际应用中，还应确认各项评定的适用性，克服在临床上难以将其全部应用于患者等现实问题[12]。

围绕结局评价的另一个有分歧的问题是何谓"有临床意义的改变"[6, 13]。多数研究者认为不应低估微小的神经学改变，因为亚临床功能的保留可能提示相应功能更易恢复[14]。然而，微小的效应在高度变化的受试者群体中可能导致结果无统计学意义和试验"失败"[15]。虽然多数广泛使用的 SCI 结局评定具有被认可的有临床意义的阈值，但这些指南对于判断全部患者的治疗获益方面并没有明显作用。例如，多数研究者知道 Berg 平衡量表（Berg Balance Scale，BBS）能够体现随时间发生的改变，增加 5~7 分（BBS 包括 14 种不同的动作，共 56 分）代表临床意义上的改善[16]。步行速度和耐力测试［如 10 米步行测试（10 meter walk test，10MWT）和 6 分钟步行测试（6 minute walk test，6MWT）］也被认为能检测随着时间推移发生的改变，但具有明显的地板和天花板效应，并且未考虑辅助器具[10]。Ditunno 等报道由于瘫痪程度严重，124 位参与者中只有 14 人能完成 6 分钟步行测试[16]。速度小于 0.8m/s 的受试者被视为"慢"步行者，步行速度快于 0.8 m/s 则常提示功能健全[17]。还有人认为，这些测试与实际生活状况无关，也不能反映个体的真实能力。总之，除非明显妨碍临床实践，否则制定一个临床相关的包罗万象的指南可能完全没有必要。即使步行速度增加 0.01 m/s，或者能在创伤性小的辅助装置的协助下步行，对一个不能行走的人而言也有重要意义；而步行速度增加 0.5 m/s，对于一个步行速度已经比"功能健全的" 0.8 m/s 还快的人而言则意义很小。临床意义是一个必须谨慎考虑的概念，尤其是对象是能力水平和功能能力差异很大的 SCI 患者时。总之，研究人员认为针对某些功能具有较高灵敏度的仪器是最理想的。优质结局评定方法的标准化将会导致所需的样本量减少，阳性结果增加，能更精准地预测何时以及哪些患者更易于从治疗中获益，最终减少花费[5]。

■ 常用的 SCI 结局评定

常用于记录 SCI 后功能缺失和恢复的结局评定工具与它们试图分析的脊髓损伤后遗症一样具有多变的特点。近期的一篇综述中，Alexander 概括了几类常用的 SCI 评定方法，具体包括：神经学方面，通过行为评定来评估损伤的严重程度以及预后；神经影像学方面，利用磁共振成像来获取神经学信息；感觉运动功能方面，利用多种技术评估运动和感觉能力；功能潜力方面，通过自评量表和客观测试监测日常生活活动；肢体功能方面，通过手或足功能测试来评估执行复杂任务时的运动和感觉损害；步行检查，监测步行速度、耐力和功能；自主神经功能方面，常规监测血压、心率及其体位调节；结直肠功能方面，常通过生理功能检查或主观症状进行评定；下尿路功能主要是尿动力学检查；性功能；疼痛；痉挛，通常用肌电图评估；抑郁，生活质量；社会参与[6]。上述检查工具中有许多最初是为其他疾病研制的，因此，目前还未在 SCI 患者人群中进行过标准化或统计学测试[6, 18]。许多 SCI 文献仅关注其中三个方面：神经学状态、运动和感觉功能、功能能力。本章不仅仅是为了揭示这些不足（如很多人已经注意到，虽然 SCI 患者常见的死亡原因多与自主功能紊乱相关，但仍鲜有自主神经功能结局评定方法，尤其是排汗、体温调节及呼吸功能[6, 8, 12]），而是强调这些不足，表明目前可用的常见的结局评定是不充分的（表 45.1）。

表 45.1　常用结局评定工具的优势和局限性

结局评定工具：电生理方法	优势	局限性
反射检查	• 统计学效度和信度好 • 对于各个节段及不同严重程度的 SCI 患者均有较高的灵敏度和适用性 • 可以提供客观、定量的数据 • 与痉挛的相关性好 • 能够反映神经系统短期及长期重塑情况	• 评定过程耗时，需要专门的设备和经过培训的人员 • 需要对操作流程和数据管理进行标准化 • 数据容易受到外界噪声因素的干扰，可能导致对结果的误读
感觉诱发电位	• 统计学效度和信度好 • 对于各个节段和不同严重程度的 SCI 患者均有较高的灵敏度和适用性，只能在意识清醒的患者中进行 • 可以提供客观、定量的数据	• 评定过程耗时，需要专门的设备和经过培训的人员 • 需要对操作流程和数据管理进行标准化 • 评定范围仅限于快速传导束 • 仅能检测某些特定通路
运动诱发电位	• 统计学效度和信度好 • 对于各个节段和不同严重程度的 SCI 患者均有较高的灵敏度和适用性，只能在意识清醒的患者中进行 • 可以提供客观、定量的数据	• 评定过程耗时，需要专门的设备和经过培训的人员 • 需要对操作流程和数据管理进行标准化 • 评定范围仅限于快速传导束 • 仅能检测某些特定通路
电刺激感觉阈值（Electrical perceptual threshold，EPT）	• 统计学效度和信度好 • 对于各个节段和不同严重程度的 SCI 患者均有较高的灵敏度和适用性 • 可以提供客观、定量的数据 • 对快速和慢速传导束均能进行评定 • 可以通过数据整合提供完整的感觉运动分析结果	• 评定过程耗时，需要专门的设备和经过培训的人员 • 需要对操作流程和数据管理进行标准化 • 只能在意识清醒的患者中进行
脑运动控制评定（Brain motor control assessment，BMCA）	• 统计学效度和信度好 • 对于各个节段和不同严重程度的 SCI 患者均有较高的灵敏度和适用性 • 可以提供客观、定量的数据 • 对快速和慢速传导束均能进行评定 • 可以通过数据整合提供完整的感觉运动分析结果	• 评定过程耗时，需要专门的设备和经过培训的人员 • 需要对操作流程和数据管理进行标准化 • 只能在意识清醒的患者中进行

临床神经学评定

诊断为 SCI 的病人应尽快（当病情稳定且意识清楚时）按 AIS 进行评定[5, 6]。AIS 是一种以临床神经学检查为基础的指标，可对多种神经学损害（神经平面、感觉平面和运动损伤平面）进行评定[20]。AIS 的可靠性和有效性已经被多次证明，虽然已被广泛接受和用做 SCI 结局评定的金标准，但多数研究者和临床医师认识到AIS 具有局限性，在敏感性方面尤为明显[6, 12]。AIS 敏感性差的两个主要原因：一是不能检查胸部运动功能，而胸髓支配的肌肉运动是最有可能恢复的部分；二是 AIS 将感觉功能粗略分为正常、缺失、异常三类[12]。简言之，AIS 作为损伤分类工具是有效的，但是不能用于结局评定[21]。与 AIS 相比，下面讨论的很多结局评定方法的有效性更佳。

功能、运动和感觉评定

目前已有许多为 SCI 专门开发的方法或者由其他疾病评定方法改良而来的工具用于评定功能、运动、感觉损害或者三者的组合。这些结局评定方法通常为功能评定（检查患者完成多种任务的能力）或者电生理评定（常指神经学功能评定方法）。

神经功能评定

功能独立性评定

功能独立性评定量表（Functional Independence Measure，FIM）可能是世界范围内最常用的神经系统疾病结局评定量表，它对功能性日常活动能力进行评定，注重对依赖程度、护理负担的评估。虽然 FIM 需要培训才能正确掌握，但研究表明它信度较好，且具有较高的预测效度，尤其在生活满意度和护理负担方面。FIM 最初开发时并不针对 SCI，虽然它包含了各种水平的活动受限评价，但是其广泛性使其在 SCI 评定中存在若干问题。首先，由于病情不稳定、意识丧失或其他损伤等原因，部分 SCI 病人在损伤 72 小时内完全不能完成 FIM 任务[13]。更重要的是，FIM 对损伤较轻的不需要辅助设施的 SCI 患者的功能障碍非常不敏感[10]。简言之，FIM 对于 SCI 恢复评定的实际使用价值不大。

脊髓独立性评定

遇到前述的 FIM 相关问题后，研究者特地设计了对 SCI 患者进行综合功能测试的脊髓独立性评定（Spinal Cord Independence Measure，SCIM）[6, 13]。SCIM 由三个分量表组成，测试 SCI 患者完成相关日常活动的能力和对辅助的需求程度[5, 13]。该评定工具得到了广泛使用，尤其是作为 AIS 的补充，比 AIS 和 FIM 更加敏感，特别是在运动、膀胱、肠道和呼吸功能方面[13]。心理测量学研究分析证实 SCIM 具有良好的效度和信度，且预测效率较好，因此能够用于康复计划的制订。不过迄今为止，虽然 SCIM 比一般的残疾评定方法更敏感，但它不能够检测亚临床改变、残疾谱两端的改善或运动行为，如步态、平衡和现实生活活动（如在不平坦的路面行走）的轻微变化[13]。

脊髓损伤步行指数

脊髓损伤步行指数（Walking Index for SCI，WISCI）在标准条件下对步行能力以及对支撑、助行装置和人工辅助的依赖程度进行评估。评分与患者对辅助的依赖程度相关，所以其包含的内容比较广泛，但是不包括速度、步态质量或者由坐到站的能力[10]。心理测量学研究通过分析该评定方法与 AIS 下肢运动评分、FIM 与平衡、速度和距离的相关性，显示这项测试具有良好的效度和信度[6, 10, 16]。但是，该评定方法在残疾谱的两端、慢性损伤和亚临床改变方面缺乏敏感性[10]。

10 米步行测试与 6 分钟步行测试

测定一段特定距离的步行速度或者在一段特定的时间内的步行距离是对步行能力的综合评定，对独立步行具有预测价值[10, 17]。10 米步行测试和 6 分钟步行测试的最初开发和标准化是为了检测其他神经系统疾病的功能能力，因为步态力学、力量和本体感觉都与步行速度有直接关系[10, 22]。心理测量学研究显示，至少在已经具有步行能力的不完全性 SCI 患者中，这两种方法比定性功能评定具有更好的效度、信度和敏感度[10, 23]。考虑到部分患者完全不能进行这些测试而另一些患者毫不费力地就能完成，因此这两项测试会产生明显的地板效应和天花板效应[10]。其他方法学问题包括重测信度较低、环境因素的影响（如在一次测试的转弯次数）、检查者效应（如给予鼓励的形式和次数）[10]、代偿（如辅助装置）的使用等。

神经功能的电生理评定

评定 SCI 结局的另一种方法是电生理检查（详见第 38 章）。这些非侵入性的精确测试可能成为损伤后早期预测结局的工具[8, 24-27]。感觉和运动诱发电位以及反射检查能够提供比临床检查更多的信息，而且能够在脊髓损伤患者中进行，有助于更完整地描述损伤的性质并监测病情变化，使治疗计划得以及时调整[8, 26, 28]。电生理评定能够检测神经功能亚临床改变，因为它是客观的，而且比 AIS 或功能测试更敏感[6, 8, 12, 14, 15, 27, 29-31]。这项测试不仅能够敏感地监测运动和感觉功能以及痉挛的恢复，也能够明确损伤的基线情况[32, 33]。一项研究显示，41% 的受试者感觉功能电生理评定测得的损伤严重程度比 AIS 更轻[31]。因此，多数研究者认为电生理评定不仅能监测结局，与 AIS 合用能使评定更加完整和完善，还将提高临床医生确定脊髓损伤平面和"损伤完全性"的能力[8, 15]。心理测量学研究显示，电生理评定是敏感、可靠、有效的，因为它直接反映实际的神经功能[29, 33]，而且这些测量方法很快将成为检测损伤后神经元功能的最佳工具[6, 30, 31]。

电生理检查的基本原理是：如果肌肉的自主收缩或反射性激活有保留或恢复，或者对感觉刺激有感知，则意味着神经功能是完整的、未受损的或已经恢复的。感觉诱发电位表明感觉冲动传导通路是完整的，未受脊髓休克影响，可对无意识的患者进行检查；而运动诱发电位表明运动神经元通路的完整性，可对意识清楚的患者进行无痛检查，作为临床检查的补充，用于评价损伤性质和损伤程度[8, 26]。周围神经检测如 EMG 和反射检查用于区分周围神经损伤，评价运动神经元功能和检测神经病变（如痉挛）的进展[8, 26, 34]。电生理检查有许多不同的方法，但有相同的基本原则。对感觉皮节（通常采用 AIS 的感觉关键点）或肌肉给予电刺激，传出反应以患者报告或 EMG 形式记录[27, 31]。反应潜伏期缩短提示神经传导功能改善和神经的部分恢复[12, 35, 36]。这些检查已经成功用于证实药物干预后神经传导的改善[36]、移植治疗（尽管移植物再生失败）后突触活动的重建[37, 38]以及区分不同性功能损伤患者获得或维持勃起的能力[39]。部分研究还声称这些检查具有判断预后的价值，尤其是在交感神经衰竭、自主神经反射亢进[8, 39]、膀胱功能和未来步行能力等方面[8]。

电刺激感觉阈值

电刺激感知阈值（electrical perceptual threshold，EPT）是一种检查感觉的定量方法，由 Belci 等开发[40]，用于皮肤敏感性的评估并已经过 AIS 验证[12]（详见第 39 章）。EPT 已通过检查者间和检查者内试验证实具有可重复性[29]。简言之，EPT 将一次性负极电极粘贴于 AIS 感觉关键点，给予 3 Hz 恒流方波脉冲（0.5 毫秒），测量感觉阈值或者可检测的最微弱感觉；一个更大的惰性正极粘贴于远端皮肤。采用限制法确定阈值，增加刺激强度直到刺激部位出现感觉，而降低刺激强度后感觉又消失。该测试在每个皮节重复 3 次，将阈值的平均值作为 EPT。这种方法易于被患者接受，比 AIS 感觉检查花费的时间更少，但总费用相对较高。

皮肤电刺激感知阈值技术是在神经系统正常人群中开发的。不同皮节（$n=7$，C3~L5）的阈值不同，但左侧和右侧等位皮节的相关性已经明确。女性比男性的 EPT 稍低，但仅在腰椎（L3、L5）皮节有显著差异，而其他皮节（C3、C4、C5、C6、T8）没有。这项技术已经应用于任何损伤平面和任何损伤级别 SCI 患者的评估[31]。首先，通过对 30 名正常对照全部皮节（C3~S2）进行检查，对 EPT 正常值进行全面评估。结果证实并扩展了关于 EPT 在不同皮节的变化以及左侧和右侧之间良好相关性的早期研究。数据提供了 SCI 患者需要评估的项目模板。对 45 例患者临床确定的损伤平面及以上、以下的 AIS 感觉关键点进行 EPT 检查。AIS 测定的损伤平面与 EPT 读数确定的损伤平面的符合率为 48%。41% 的患者 EPT 结果比临床确定的损伤平面更高，仅 11% 的 EPT 结果更低。EPT 也揭示了感觉的不对称性，后者在 AIS 分级检查中并不明显，尤其在部分保留区。对于轻触觉受损（AIS 感觉评分为 1 分）和针刺觉消失（AIS 感觉评分为 0 分）的皮节，EPT 是可测出的，但比正常对照值更高。这初步证实了 EPT 反映的是后索而非脊髓丘脑束的传导。最新未发表的研究已经有更多的证据支持这种相关性（图 45.1，亦见书后彩图）。结论是 EPT 能对 SCI 的损伤平面和程度进行简单、可重复的定量感觉评估。EPT 提高了 AIS 临床分级的敏感性和分辨率：①利用机器而非人为提供刺激，从而提高了客观性；②对感觉敏感性进行了连续数值测量，而非不连续的顺序测量，有助于揭示不对称性（左右之间）和随时间或恢复出现的轻微变化，而 AIS 并不能显示这些变化；③ EPT 能够揭示 AIS 感觉评分无法检测到的感觉障碍[即 AIS 轻触觉和针刺觉评分为 2 分（正常）但 EPT 增高][29]。

最新发表的关于在临床不完全性 SCI（ $n=2$ ，慢性，损伤 >20 个月；$n=10$ ，亚急性，损伤 <9 个月）和非损伤个体（ $n=12$ ）皮肤 EPT 感觉评估的信度研究显示，临床不完全性 SCI 患者在损伤平面（AIS 感觉平面）、以上或以下的检查者内或检查者间 EPT 平均值均无明显差异[29]。检查者内的组内相关系数（intraclass correlation coefficient，ICC）为 0.56~0.80，检查者间为 0.52~0.91，根据检查的神经平面不同而异。此外，应用两种不同类型的刺激器评估非损伤个体 4 个不同皮节的 EPT 之间有

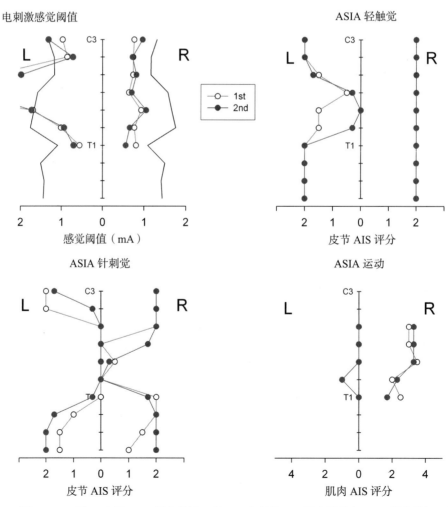

图 45.1　一例 C4 水平 ASIA 损伤分级 D 级 SCI 患者的 EPT 检查结果和 ASIA 损伤分级

明显的相关性（Pearson 系数 r=0.93）。因此，EPT 能对皮肤感觉功能进行客观和定量的测量，具有较好的检查者内和检查者间信度，可使用不同的刺激器进行评估。这个结论被 Leong 等的一项可重复性研究证实[41]，进一步的研究已经证实 SCI 患者 EPT 与皮肤体感诱发电位的相关性[42]。

脑运动控制评估

脑运动控制评估（Brain Motor Control Assessment，BMCA）是一项已得到深入研究的用于运动功能评估的电生理方案，是用于描述神经功能障碍患者运动神经功能损伤特征的神经生理学方法[30, 32, 43]。该检查使用 EMG 对节段性运动的节段上控制进行客观、可重复的评估[14, 30]。在脑运动控制评估中，多个肌肉记录的复合运动单位活动被用于反映与检查方案中的运动任务相关的脊髓运动兴奋性[30, 44]。因此，BMCA 测定的是在标准化自主运动、被动运动和反射性活动时多个肌肉 EMG 的波幅、持续时间和达峰时间。

BMCA 最初设计用于识别和描述严重 SCI 后残留的脊髓上中枢神经系统对运动传出的影响，其有效性已经在运动完全性损伤 SCI 患者（AIS A、B 级）中得到证实[32, 43, 45]。Sherwood 等通过 BMCA 研究发现，在 88 例运动完全性损伤 SCI 患者中，有 84% 存在损伤平面以上结构对强化动作、震动反应和 / 或躲避反射抑制的影响。最近的重复性研究发现，在一组 67 例运动完全性损伤 SCI 患者中，有 64% 出现了这些神经生理学指标的变化[32, 45]。这些标志物使研究者能区分 AIS 分级不同的

SCI 患者[14]。利用神经生理学区分运动完全性损伤（有部分反射活动，对侧活动和强直活动缺失）、假完全性损伤（有节段功能、无自主运动）、不完全性损伤（保留节段功能和自主控制）比 AIS 分类更加敏感，并能够对患者功能能力做出更加精确的描述[14]。

为了开发标准运动中肌电图评估的方案并确定适当的刺激模式，需要对神经系统正常人群 BMCA 的自主控制模式进行评估[30, 45]。在初步研究中，对每一种运动建立一条基线，以便将来的评估能够针对每种运动的改变，而不是受试者之间的波幅差异[30]。由此产生的自主反应指数（voluntary response index，VRI）是 SCI 患者 EMG 反应与正常受试者数据库（测量值）的比较，能够反映功能的恢复[30, 44, 46]。VRI 与皮质脊髓束的状况有关，并允许对皮质脊髓束完整性所对应的自主控制能力进行量化分析[45]。它由 EMG 反应波幅和相似性指数（similarity index，SI）两部分构成。研究显示，神经系统正常人群的自主反应指数是恒定的，它能可靠区分 SCI 患者和非 SCI 个体，并区分不同类型的 SCI 患者[46]。

Lee 等在 69 例 SCI 患者（34 例 AIS C 级，35 例 AIS D 级）中使用三组重复测试来检测自主反应指数的可靠性，每组 10 个自主运动任务[30]。69 例患者中有 6 例（3 例 AIS C 级，3 例 AIS D 级）在一周后重复进行检查。通过组内相关系数（intraclass correlation coeffcient，ICC）、方差分析、方差系数和 Pearson 相关分析评估信度和效度。研究发现三组重复测

试（同日内）的波幅（ICC=0.71~0.99，Pearson r=0.77~0.99）和相似性指数（ICC=0.65~0.96，Pearson r=0.72~0.93）具有较好的可靠性，相似性指数较波幅的变化更小（$P<0.001$），各任务之间的波幅和相似性指数无明显差异。同时，相似性指数在临床上可用于区分运动不完全性损伤 SCI 患者的自主运动功能减弱与痉挛，并显示与经颅运动皮质磁刺激产生的运动诱发电位具有明显的相关性[36]。

BMCA 保持了 AIS 以关键运动代表特定神经节段的优势。BMCA 的特殊优势在于反应是可量化的，不依赖于检查者的主观性，能对运动任务相关的神经成分进行测量。目前可用的 BMCA 方案的局限性是它仅限于腰骶段脊髓。因此，当前的目标是将 BMCA 扩展到颈髓和胸髓（图 45.2）。不论 SCI 的损伤平面如何，我们

都将脑神经支配的肌肉作为 SCI 病变以上节段的对照肌肉。该方案包含 17 个神经节段，比目前 AIS 检查额外增加了 4 个颈椎节段和 4 个胸椎节段。图 45.2 列出了各节段支配肌肉的相关动作。BMCA 扩展至这些节段，使我们能够对 SCI 患者的运动恢复做出更加精确、敏感、可靠的评估。我们已经开始收集和分析非损伤个体以及已经参与颈髓和胸髓试行方案的 SCI 患者数据，并且初步结果显示该方案是可行的[47]。因此，我们可以预见，BMCA 比 AIS 能进行更加精确的功能分析。我们记录了一例 C4 创伤性 SCI 患者在损伤后数天、数周、数月的 EMG 爆发活动（图 45.3）。下一步研究将进行标准化评估和分析，进行信度和效度研究，开发损伤后第一周内具有临床可行性的方案。此外，EPT 结合 BMCA 将对神经功能做出更加

脊神经根	肌肉	动作	AIS 动作
副神经、C1–C2	胸锁乳突肌(C1-3)	耸肩	
C3	斜方肌上部(C3-4)	耸肩	
C4	前锯肌(C4-8)	深吸气	
C5	肱二头肌	屈肘	屈肘
C6	桡侧腕伸肌(C6-7)	伸腕	伸腕
	桡侧腕屈肌(C6-7)	屈腕	
C7	指总伸肌(C7-8)	伸指	
	肱三头肌(C7-8)	伸肘	
C8	指深屈肌(C8-T1)	屈指	屈指
T1	拇短展肌(C8-T1)	拇指外展	拇指外展
	小指展肌(C8-T1)	小指外展	小指外展
T2~T5	肋间肌(C6-T10)	躯干前屈 深吸气与呼气	
T6~T9	腹直肌(T6-12)	躯干前屈 深吸气与呼气	
T10~12	竖脊肌	躯干后伸	
L1	脊旁肌、腰骶肌(L1-S1)	伸髋	
L2	股直肌(L2-4)	屈髋	屈髋
L3	股外侧肌(L2-4)	伸膝	伸膝
L4	胫前肌(L2-5)	踝背屈	踝背屈
L5	趾长伸肌(L5-S1) 蹞长伸肌(L5-S1)	伸趾	伸趾
S1	腓肠肌(L5-S2)	踝跖屈	踝跖屈

图 45.2 BMCA 扩展方案

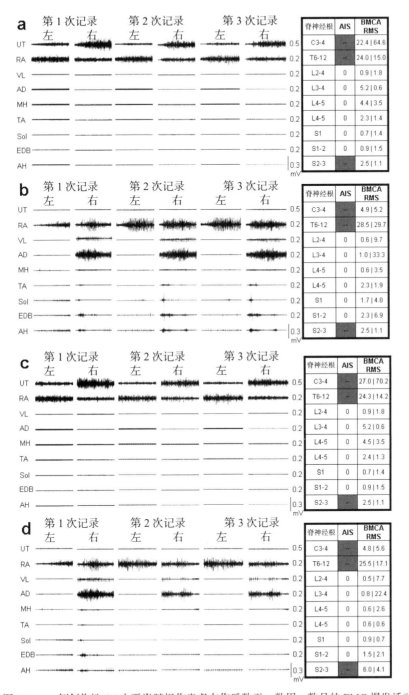

图 45.3　一例创伤性 C4 水平脊髓损伤患者在伤后数天、数周、数月的 EMG 爆发活动

全面的评估。

SCI 相关文献反映了一个日渐达成的共识：目前的 SCI 后恢复结局评定是不充分的。多数研究者认为电生理检查是优化评估的最佳方法，尤其是与 AIS 合用时[15]。此外，感觉运动整合对于正常运动是必不可少的，但目前可用的所有方法均不能检查感觉运动整合功能。研究显示，除特殊感觉外，站立平衡是通过本体感觉、肢体皮肤反馈以及下肢和躯干肌肉自主驱动的整合来实现的[48]。与控制良好的步行运动一样[50]，判断举起某个重物所需力量的能力依赖于躯体感觉的传入[49]。操纵物体的精细运动需要感觉运动整合（在运动评分足够高的情况下）；然而，感觉严重受损的患者将不能有效完成运动任务，最终导致日常生活活动受限。采用 BMCA 和 EPT 等感觉运动神经评定方法具有以下优势：①在标准化和有对照的条件下，能对神经肌肉激活和感觉反应做出定量检查；②能够检查多个不同的脊髓运动节段和皮节，包括一些当前尚不能评估的节段和皮节；③可以进行早期和晚期恢复评定，从损伤第一天至损伤后数年；④经过多个临床机构研究证实具有可重复性和可靠性；⑤比当前应用的神经运动、感觉平面和功能评定方法更敏感。

虽然这些检查相对简单，但电生理评定和结果的解释需要专门的设备、受过训练的工作人员及检查和分析的时间[26, 26, 51]。由于在数据获取和分析的标准化方面还需要很多工作，这些检查的临床可行性有一定程度受限。而且，当这三种测试方案（上肢、下肢和躯干）合用时，肌肉测试的数目和完成方案需要的时间可能在临床上不可行。因此，需要开发特定损伤水平的针对性方案。基于本实验室关于三个方案初步数据的分析，我们建议可通过加入与损伤平面、平面以上 3 个节段、以下 3 个节段及最头端和最尾端肌肉相关的运动任务，来获得神经生理学功能的关键信息。该方案与 EPT 方案所需时间和复杂程度大致相当。

总之，这些检查是客观、可靠、精确的；然而，也有一些关于电极放置位置变化、基于病人主观性的评分差异和来自异常激活（肌痉挛）的混杂电噪音干扰等问题的报道[6, 30, 31]。对于 BMCA，由于 EMG 激活程度非常低，AIS 分级 A 级患者存在轻度的地板效应，导致有效性降低[44]。最显著的局限性在于一些检查（如诱发电位潜伏期）与观察到的功能改善无关[24]，而另一些检查（如 H- 反射敏感性）在功能改善平台期仍继续恢复[52]。虽然这样的报道似乎限制了电生理方法的应用，但存在这样的差异也正是需要进一步研究和改进的原因。不同的方案结合神经、功能和传导性检查结果，对于区分代偿、重塑和修复过程是至关重要的[24]。SCI 后功能恢复是一个多层面的问题，需要多学科模式和多种可能相互独立的功能恢复方面的结局评估。

■ 小结

未来我们工作的目的是整合 BMCA 和 EPT，包括：①硬件、软件、方案的标准化，从而在多临床中心产生可靠、有效的结果；②对 SCI 患者在损伤后一周至损伤后一年和运动疗法前后进行 BMCA 和 EPT 评估；③定量检查与每个患者功能结局的关系。方案及检查实施的标准化将使其能在多中心临床试验中应用。

找到一种有效治疗神经功能障碍性疾病的方法是极其困难的任务。首先，神经系统是复杂的、脆弱的，并且尚未完全研究清楚。第二，神经系统损伤造成的影响十分广泛且相互关联，其中任何一个问题都需要多系统评估和多种干预措施。第三，即使是最好的实验模型也难以实现临床转化，说明在实验和临床方法之间有一定的差异。对于复杂行为（如自主功能和步行运动），设计敏感、有效、可靠的结局评定方法及其成功的标准化和执行是具有挑战性的，使得该任务更加艰巨。然而，临床试验的资助取决于研究者证实某项治疗效率的能力，而后者则依赖于所用的结局评定方法的效率。这需要一种联合方法，所以我们需要能够检测 SCI 后早期神经平面渐进性改善的可行的结局评定方法。因此，在寻求 SCI 治愈方法的过程中，长期持续的基础研究、不够完美的实验模型、不合适的临床试验设计都是迫切需要解决的问题，而缺乏有效的结局评定将破坏这些努力。未来的工作目标需要集中在用于临床试验的定量敏感的结局评定方法的开发、可靠性和有效性的评估与标准化。电生理方法的扩展（如 BMCA、EPT）将促进这一领域的进步，不仅可改进评估方法，而且有助于实现治愈的终极目标。

要　点

- 电生理评定，如 BMCA 和 EPT，能提供客观、定量的数据，对于所有 SCI 患者在损伤后任何时间点都是有用的。
- BMCA 与 EPT 合用将提供感觉运动功能的检查，这是目前所用的检查方法都做不到的。因此，通过更灵敏地监测多个脊髓节段和皮节可改善目前的评定方法。
- 这些检查在统计学上是有效、可靠、敏感的，能够深入了解神经损伤的机制。

难　点

- BMCA 和 EPT 评估需要花费大量的时间、深入的培训及专业的设备。
- 数据的采集及分析必须进行标准化，以提高临床实用性。此外，可能需要开发针对性方案，因为三种方案（上肢、下肢和躯干）合用可能在临床上并不可行。
- 电极放置位置变化、痉挛产生的电噪音和 AIS A 级患者的地板效应等混杂因素将限制这些检查的效率，为了提高其应用性，还有很多工作要做。

（卢　瑶　祁文静　译，邢华医　刘　楠　校）

参考文献

1. Gibson C, Turner S, Donnelly M. One Degree of Separation: Paralysis and Spinal Cord Injury in the United States. Short Hills, NJ: Christopher and Dana Reeve Foundation; 2009

2. Alexander MS, Biering-Sorensen F, Bodner D, et al. International standards to document remaining autonomic function after spinal cord injury. Spinal Cord 2009;47(1):36–43

3. Courtine G, Gerasimenko Y, van den Brand R, et al. Transformation of nonfunctional spinal circuits into functional states after the loss of brain input. Nat Neurosci 2009;12(10):1333–1342

4. Onose G, Anghelescu A, Muresanu DF, et al. A review of published reports on neuroprotection in spinal cord injury. Spinal Cord 2009;47(10): 716–726

5. Steeves JD, Lammertse D, Curt A, et al; International Campaign for Cures of Spinal Cord Injury Paralysis. Guidelines for the conduct of clinical trials for spinal cord injury (SCI) as developed by the ICCP panel: clinical trial outcome measures. Spinal Cord 2007;45(3):206–221

6. Alexander MS, Anderson KD, Biering-Sorensen F, et al. Outcome measures in spinal cord injury: recent assessments and recommendations for future directions. Spinal Cord 2009;47(8):582–591

7. Anderson DK, Beattie M, Blesch A, et al. Recommended guidelines for studies of human subjects with spinal cord injury. Spinal Cord 2005;43(8): 453–458

8. Curt A, Dietz V. Electrophysiological recordings in patients with spinal cord injury: significance for predicting outcome. Spinal Cord 1999; 37(3):157–165

9. Dobkin B, Barbeau H, Deforge D, et al; Spinal Cord Injury Locomotor Trial Group. The evolution of walking-related outcomes over the first 12 weeks of rehabilitation for incomplete traumatic spinal cord injury: the multicenter randomized Spinal Cord Injury Locomotor Trial. Neurorehabil Neural Repair 2007;21(1):25–35

10. Jackson AB, Carnel CT, Ditunno JF, et al; Gait nd Ambulation Subcommittee. Outcome measures for gait and ambulation in the spinal cord injury population. J Spinal Cord Med 2008;31(5): 487–499

11. Bowden MG, Hannold EM, Nair PM, Fuller LB, Behrman AL. Beyond gait speed: a case report of a multidimensional approach to locomotor rehabilitation outcomes in incomplete spinal cord injury. J Neurol Phys Ther 2008;32(3):129–138

12. Ellaway PH, Anand P, Bergstrom EM, et al. Towards improved clinical and physiological assessments of recovery in spinal cord injury: a clinical initiative. Spinal Cord 2004;42(6):325–337

13. Anderson K, Aito S, Atkins M, et al; Functional Recovery Outcome Measures Work Group. Functional recovery measures for spinal cord injury: an evidence-based review for clinical practice and research. J Spinal Cord Med 2008;31(2):133–144

14. Dimitrijevic MR, Hsu CY, McKay WB. Neurophysiological assessment of spinal cord and head injury. J Neurotrauma 1992;9(Suppl 1):S293–S300

15. Kramer JK, Taylor P, Steeves JD, Curt A. Dermatomal somatosensory evoked potentials and electri cal perception thresholds during recovery from cervical spinal cord injury. Neurorehabil Neural Repair 2010;24(4):309–317

16. Ditunno JF Jr, Barbeau H, Dobkin BH, et al; Spinal Cord Injury Locomotor Trial Group. Validity of the walking scale for spinal cord injury and other domains of function in a multicenter clinical trial. Neurorehabil Neural Repair 2007;21(6): 539–550

17. Barbeau H, Elashoff R, Deforge D, Ditunno J, Saulino M, Dobkin BH. Comparison of speeds used for the 15.2-meter and 6-minute walks over the year after an incomplete spinal cord injury: the SCILT Trial. Neurorehabil Neural Repair 2007;21(4): 302–306

18. Dawson J, Shamley D, Jamous MA. A structured review of outcome measures used for the assessment of rehabilitation interventions

for spinal cord injury. Spinal Cord 2008; 46(12):768–780

19. Krassioukov A. Autonomic function following cervical spinal cord injury. Respir Physiol Neurobiol 2009;169(2):157–164

20. Marino RJ, Barros T, Biering-Sorensen F, et al; ASIA Neurological Standards Committee 2002. International standards for neurological classification of spinal cord injury. J Spinal Cord Med 2003;26(Suppl 1):S50–S56

21. Graves DE, Frankiewicz RG, Donovan WH. Construct validity and dimensional structure of the ASIA motor scale. J Spinal Cord Med 2006;29(1):39–45

22. Winchester P, Smith P, Foreman N, et al. A prediction model for determining over ground walking speed after locomotor training in persons with motor incomplete spinal cord injury. J Spinal Cord Med 2009;32(1):63–71

23. van Hedel HJ, Wirz M, Curt A. Improving walking assessment in subjects with an incomplete spinal cord injury: responsiveness. Spinal Cord 2006;44(6):352–356

24. Curt A, Van Hedel HJ, Klaus D, Dietz V; EM-SCI Study Group. Recovery from a spinal cord injury: significance of compensation, neural plasticity, and repair. J Neurotrauma 2008;25(6):677–685

25. Ellaway PH, Kuppuswamy A, Balasubramaniam AV, et al. Development of quantitative and sensitive assessments of physiological and functional outcome during recovery from spinal cord injury: a clinical initiative. Brain Res Bull 2011;84(4-5): 343–357

26. Grundy BL, Friedman W. Electrophysiological evaluation of the patient with acute spinal cord injury. Crit Care Clin 1987;3(3):519–548

27. Xie J, Boakye M. Electrophysiological outcomes after spinal cord injury. Neurosurg Focus 2008;25(5):E11

28. Phadke CP, Flynn SM, Thompson FJ, Behrman AL, Trimble MH, Kukulka CG. Comparison of single bout effects of bicycle training versus locomotor training on paired reflex depression of the soleus H-reflex after motor incomplete spinal cord injury. Arch Phys Med Rehabil 2009;90(7):1218–1228

29. King NK, Savic G, Frankel H, Jamous A, Ellaway PH. Reliability of cutaneous electrical perceptual threshold in the assessment of sensory perception in patients with spinal cord injury. J Neurotrauma 2009;26(7):1061–1068

30. Lee DC, Lim HK, McKay WB, Priebe MM, Holmes SA, Sherwood AM. Toward an objective interpretation of surface EMG patterns: a voluntary response index (VRI). J Electromyogr Kinesiol 2004; 14(3):379–388

31. Savic G, Bergström EM, Frankel HL, Jamous MA, Ellaway PH, Davey NJ. Perceptual threshold to cutaneous electrical stimulation in patients with spinal cord injury. Spinal Cord 2006;44(9):560–566

32. McKay WB, Lim HK, Priebe MM, Stokic DS, Sherwood AM. Clinical neurophysiological assessment of residual motor control in post-spinal cord injury paralysis. Neurorehabil Neural Repair 2004;18(3):144–153

33. Sherwood AM, Graves DE, Priebe MM. Altered motor control and spasticity after spinal cord injury: subjective and objective assessment. J Rehabil Res Dev 2000;37(1):41–52

34. Benito Penalva J, Opisso E, Medina J, et al. H reflex modulation by transcranial magnetic stimulation in spinal cord injury subjects after gait training with electromechanical systems. Spinal Cord 2010;48(5):400–406

35. Ellaway PH, Catley M, Davey NJ, et al. Review of physiological motor outcome measures in spinal cord injury using transcranial magnetic stimulation and spinal reflexes. J Rehabil Res Dev 2007;44(1):69–76

36. McKay WB, Stokic DS, Dimitrijevic MR. Assessment of corticospinal function in spinal cord injury using transcranial motor cortex stimulation: a review. J Neurotrauma 1997;14(8):539–548

37. Skinner RD, Houle JD, Reese NB, Garcia-Rill EE. Electrophysiological investigations of neurotransplant-mediated recovery after spinal cord injury. Adv Neurol 1997;72:277–290

38. Toft A, Scott DT, Barnett SC, Riddell JS. Electrophysiological evidence that olfactory cell transplants improve function after spinal cord injury. Brain 2007;130(Pt 4):970–984

39. Schmid DM, Curt A, Hauri D, Schurch B. Clinical value of combined electrophysiological and urodynamic recordings to assess sexual disorders in spinal cord injured men. Neurourol Urodyn 2003;22(4):314–321

40. Belci M, Catley M, Husain M, Frankel HL, Davey NJ. Magnetic brain stimulation can improve clinical outcome in incomplete spinal cord injured patients. Spinal Cord 2004;42(7):417–419

41. Leong GW, Gorrie CA, Ng K, Rutkowski S, Waite PM. Electrical perceptual threshold testing: a validation study. J Spinal Cord Med 2009;32(2): 140–146

42. Kramer JL, Moss AJ, Taylor P, Curt A. Assessment of posterior spinal cord function with electrical perception threshold in spinal cord injury. J Neurotrauma 2008;25(8):1019–1026

43. Sherwood AM, McKay WB, Dimitrijević MR. Motor control after spinal cord injury: assessment using surface EMG. Muscle Nerve 1996;19(8): 966–979

44. Lim HK, Sherwood AM. Reliability of surface electromyographic measurements from subjects with spinal cord injury during voluntary motor tasks. J Rehabil Res Dev 2005;42(4):413–422

45. McKay WB, Lee DC, Lim HK, Holmes SA, Sherwood AM. Neurophysiological examination of the corticospinal system and voluntary motor control in motor-incomplete human spinal cord injury. Exp Brain Res 2005;163(3):379–387

46. Lim HK, Lee DC, McKay WB, et al. Analysis of sEMG during voluntary movement, II: Voluntary response index sensitivity. IEEE Trans Neural Syst Rehabil Eng 2004;12(4):416–421

47. McKay WB, Ovechkin AV, Vitaz TW, Terson de Paleville DG, Harkema SJ. Long-lasting involuntary motor activity after spinal cord injury. Spinal Cord 2011;49(1):87–93

48. Maurer C, Mergner T, Peterka RJ. Multisensory control of human upright stance. Exp Brain Res 2006;171(2):231–250

49. Miall RC, Ingram HA, Cole JD, Gauthier GM. Weight estimation in a "deafferented" man and in control subjects: are judgements influenced by peripheral or central signals? Exp Brain Res 2000; 133(4):491–500

50. Pearson KG, Misiaszek JE, Hulliger M. Chemical ablation of sensory afferents in the walking system of the cat abolishes the capacity for functional recovery after peripheral nerve lesions. Exp Brain Res 2003;150(1):50–60

51. Savic G, Bergström EM, Davey NJ, et al. Quantitative sensory tests (perceptual thresholds) in patients with spinal cord injury. J Rehabil Res Dev 2007;44(1):77–82

52. Lee JK, Emch GS, Johnson CS, Wrathall JR. Effect of spinal cord injury severity on alterations of the Hreflex. Exp Neurol 2005;196(2):430–440

第46章 脊髓损伤后躯体感觉功能和恢复：节段性感觉功能评定

John L. Kipling Kramer, John D. Steeves, Armin Curt

本章重点

1. 临床轻触觉和针刺觉检查揭示的感觉变化只能部分显示感觉传导通路的生理改变。

2. 定量感觉检查通过提高感觉通路评定的敏感性和反应性，从而弥补感觉查体的不足。

3. 节段性感觉诱发电位能够显示临床查体不能鉴别的粗纤维和细纤维神经通路传导的改变。

　　SCI后躯体感觉障碍的评定是临床检查的重要组成部分。不同感觉类型（如本体感觉、轻触觉和温度觉）的损伤可能因受到破坏的脊髓上行纤维而不同，从感觉减弱、消失到复杂的感觉过敏或痛觉过敏均有可能，并且在神经自发恢复或神经继发性损害（即脊髓空洞症）过程中可能发生变化。SCI后感觉保留也被认为是在康复过程中能获得满意的运动功能恢复的必要条件，并且与将来的日常生活活动（activity of daily living，ADL）、生活质量（quality of life，QoL）和功能独立性的预后相关。此外，躯体感觉系统的重塑可能是康复以及促进修复和再生治疗策略的神经靶点，但其也可能导致有害的异常神经出芽和潜在的神经病理性疼痛。考虑到脊髓损伤后密切监测感觉功能对于诊断、

预后和（自发的或治疗引起的）恢复的重要性，临床医生和研究者须优先开发和实施对传入神经生理学轻微改变敏感的、与功能结局相关的有效、可靠的感觉检查。

　　本章主要介绍脊髓损伤后躯体感觉功能临床评定的三大支柱：①美国脊柱损伤学会（ASIA）损伤分级（AIS）；②定量感觉检查（quantitative sensory testing，QST）；③电生理检查。本章将在稳定的神经学状态（慢性脊髓损伤）和自发性神经恢复过程（脊髓损伤急性期到慢性期的过渡）中，讨论这些检查发现脊髓丘脑束和后索病变的信度、效度和反应度；同时，也将讨论感觉检查结果在SCI临床试验中评估治疗措施的有效性和潜在副作用等方面。

581

■ AIS 感觉检查

已经在心理测量属性[1-11]和自发神经恢复反应性[12-17]方面对 SCI 的 AIS 分级进行了多年的深入研究。AIS 已经被世界范围的临床机构和研究机构用做 SCI 后基本运动和感觉功能的简易检查方法，也是至今全部 SCI 随机临床试验的分层工具和主要的结局评定方法[18, 19]。AIS 感觉评定的理论框架是外周的界限明确的皮节代表各个脊髓节段，后者形成粗纤维（轻触觉）和细纤维（针刺觉），进而分别沿

后索和脊髓丘脑束上行（图 46.1）。这些传入纤维在腹外侧脊髓丘脑束（细纤维进入脊髓节段后）和后索（粗纤维进入脑干核团后）的交叉是造成 SCI 后轻触觉和针刺觉分离的关键解剖学部位。感觉检查结果最初用于诊断和预测远期严重程度（即 S4, S5 感觉保留）、神经平面、SCI 相关功能障碍，后来也被用于制订合适的康复计划。

AIS 感觉检查结果的可靠性已经得到若干有良好统计学分析的大规模研究支持。稳定的慢性期 SCI 患者轻触觉和针刺觉评分的重测信度（即检查者内信度）和检查者间信度的研究显示，检查者内相关

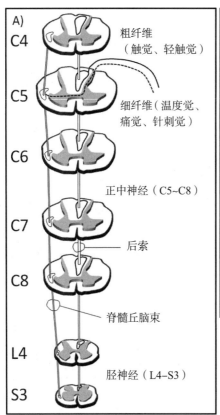

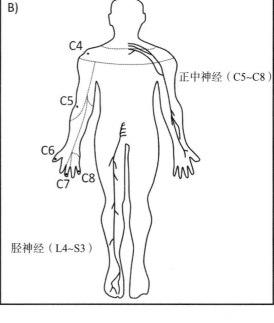

图 46.1 （A）脊髓上行通路的纵向节段性解剖学结构。（B）上肢 AIS 感觉关键点分布，可用于 SCI 后轻触觉和针刺觉的检查。图中也显示了可通过传统的感觉诱发电位进行检查的正中神经(上肢)和胫神经(下肢)

性超过临床标准的最低要求，检查者间一致性也很明显。但是，轻触觉和针刺觉的可靠性可能受 SCI 后检查时间、被检查者特征（如年龄）、SCI 严重程度、检查者的正规培训情况等多种因素影响。

AIS 感觉评定的两项主要结果（损伤的完整性、轻触觉和针刺觉累计得分）在自发性神经恢复过程中均易于改变。首先，肛周感觉（S4、S5 节段）的恢复标志着一个重要的临床事件——患者从完全性 SCI（AIS A）自发转化为不完全性 SCI（AIS B–D）。所谓的"AIS 等级转换"最常见于 SCI 后第一年内[13, 15, 19, 20]，在损伤后 1~5 年间则不常见[21]。接近损伤平面的皮节的感觉恢复可能也使神经平面向尾端移动，从而以节段的形式改善功能。不幸的是，在自发情况下或者治疗后很少发生从完全性脊髓损伤到不完全性脊髓损伤的转化，感觉评分（轻触觉和针刺觉）自发恢复程度也很小。应该谨慎地将这些结果理解为等级评定量表无法发现的损伤皮节的改变（即敏感性过高或过低），而不是 SCI 后感觉障碍未发生改变。

■ 定量感觉检查

定量感觉检查（QST）作为感觉功能标准化检查的辅助项目，主要目标是改善脊髓损伤后感觉结局评定的总体敏感性和临床意义。具体而言，QST 方法试图：①检测感觉"正常"皮节的潜在障碍，②区分感觉受损皮节的差异。QST 方法仍需要受试者向检查者报告感觉，但与 AIS 不同的是，它允许连续测量并确定不同感觉的阈值（如知觉和痛觉）。

几种不同的 QST 方法已经用于 SCI 患者的检查（表 46.1）[22~28]。一般从基线按固定速率增加刺激强度，直到患者报告有感觉改变即达到阈值（局限法）。QST 结果与电生理结果和 AIS 检查相关，对 SCI 神经平面头端感觉障碍似乎更加敏感。然而，多数 QST 检查并没有被临床医生采用，部分原因是实施受限（需要花费时间和昂贵的设备），并且缺乏充足数据证明其在感觉明确受损（即高敏或低敏）的皮节分辨差异的可靠性，以及在自发恢复过程中发现感觉障碍改变的敏感性[29]。

为了解决目前 QST 检查的诸多问题，电刺激感觉阈值（electrical perception threshold，EPT）检查在 2006 年被应用于 SCI 患者，并对慢性 SCI 患者和对照组的心理测量属性进行了研究。这项评定技术的方法是在每一个皮节关键点放置表面电极，逐渐增加电刺激强度直至受试者有感觉并报告。该技术不需要过多的经验，使用相对廉价的设备，对 SCI 后不同程度感觉障碍都比较敏感。一个独立团队已经证实该检查在慢性期 SCI 患者中的可靠性，急性期 SCI 患者的反应性研究也正在进行。EPT 作为脊髓后索功能的检查方法[29]，主要缺点是刺激不是生理性的；相反，它能广泛激活外周的细纤维和粗纤维。

■ 感觉功能的神经生理记录

电生理检查在很大程度上被认为是对 SCI 的 AIS 分级的补充，它是一种标准的检查方法，能对脊髓功能进行更加敏

表 46.1　QST 检查在 SCI 患者中应用的信度研究

研究作者（时间）	研究描述	QST 刺激方式	ICC 结果	解释
Krassioukov 等，1999[26]	• 不完全性 SCI 患者为研究对象（n=21），检查损伤后慢性期（平均 6 年）损伤平面以下皮节 • 检查者内（实际值范围）	温 冷 冷痛 震动	0.23~0.69 0.45~0.81 0.65~0.89 0.76~0.90	• 与刺激的皮节和所使用的刺激方式有关 • SCI 患者的每日评定结果差异比未损伤对照组更高
Felix，Widerström-Noga，2009[22]	• 完全性和不完全性 SCI 伴慢性神经病理性疼痛的患者（平均伤后 6 年）为研究对象（n=10），检查损伤平面及平面以下的皮节 • 检查者内（95% 可信区间）	*机械刺激 震动 凉 温 冷痛 热痛	0.84(0.75~0.90) 0.90(0.84~0.94) 0.90(0.83~0.94) 0.95(0.91-0.97) 0.50(0.28~0.67) 0.50(0.28~0.66)	• 低至中度信度，与未损伤组结果相当 • 刺激方式无害，可以在一次检查中完成多种类型的刺激（无须重复检查）
King 等，2009[24]	• 不完全性 SCI 患者作为研究对象（n=12）；检查慢性期（>20 个月）和亚急性期（<9 个月）所有 ASIA 感觉关键点 • 检查者间和检查者内信度（实测值范围）	电刺激 检查者内 检查者间	0.56~0.80 0.52~0.91	• 检测皮肤感觉功能的检查者内和检查者间信度均良好 • 刺激不同皮节时结果有差异
Kramer 等，2009[25]	• 不完全性 SCI 患者为研究对象（n=18），在伤后第一年自发恢复过程中检查未受累皮节（根据 dSSEP 结果确定） • 检查者内（所有皮节的总体 ICC）	电刺激	0.24	• 恢复期未受累皮节的测试信度良好（测试阈值无明显变化） • 超急性期 SCI（伤后 9 天）的 ICC 可能比之前报道的数值（King 等，2009[24]）偏低

* 单丝

缩写：ASIA，美国脊髓损伤协会；dSSEP，皮区感觉诱发电位；ICC，组内相关系数；QST，定量感觉测试；SCI，脊髓损伤感和客观的检查。传统的体感诱发电位（somatosensory evoked potential，SSEP）检查（即波幅和潜伏期）常采用方波电脉冲刺激上肢和下肢的周围混合性神经，记录后索的功能。图 46.2A 显示正中神经和胫神经电刺激（上图和下图）后，头皮电极记录的 SSEP 波形特征。与正常人（灰线）相比，不完全性脊髓损伤（黑线）患者负性和正性峰电位（N20，正中神经；P40，胫神经）潜伏期延长和波幅降低的程度均很明显。总之，电生理评定能改进 AIS 仅以 S4~5 感觉保留做出的长期功能结局预测[30]，在临床上可检查意识丧失患者是否存在 SCI。

理论上，在脊髓损伤后第一年内进行电生理检查也有助于对自发恢复机制（即髓鞘再生和 / 或神经再生）的理解。然而，直到近期才对 SCI 患者群体自发恢复时传统 SSEP 的反应性进行了经过可靠统计学分析的大规模的研究[13, 17]。总之，虽然严重的 SSEP 潜伏期延长和波幅降低等可能出现轻微恢复，但这些变化与自发恢复获得的功能改善程度并不一致。

使用与传统 SSEP 相同的脑电图方法学原则和方案进行单个皮节电刺激，能提供更加精确的脊髓后侧传入神经（背根入髓区和后索上行传导）的节段性神经生理学评定。该方法称为皮节 SSEP（dermatomal SSEP，dSSEP），具有 AIS 检查能在损伤水平及以上、以下分节段进行感觉检查的优点，也保留了传统的电生理技术能相对独立于检查者或受试者的解释和偏倚而对感觉功能进行评定的优势（图 46.2B）。图 46.2B 显示在 SCI 患者（损伤平面以上）和正常人均记录到 dSSEP 的正常 N1 及潜伏期。当刺激部位向尾端移动时（从 C4 至 C8），dSSEP 记录的 SCI 患者 N1 潜伏期比正常人增加了 2 倍标准差，提示损伤平面及以下的脊髓传导受损。颈髓 dSSEP 的可靠性已经在正常人和稳定的慢性 SCI 患者中均得到证实[25, 29]。

目前的电生理检查结果只能提供关于在后索上行的粗纤维的传导信息。若检查由脊髓丘脑束病变引起的感觉受损，必须采用其他的细纤维刺激模式。到目前为止，关于脊髓丘脑束传导功能的多数研究使用的方法是超极量 CO_2 激光脉冲照射受细纤维神经病变累及的特定皮肤区域[31]。疼痛反应和激光诱发电位（laser evoked potential，LEP）潜伏期较长的特点与已知的在脊髓丘脑束上行的细纤维和无髓鞘纤维（分别是 A δ 纤维和 C 纤维）的激活和传导属性相符。

为了解决在临床机构进行激光诱发电位（LEP）检查的操作局限性（即皮肤灼伤和安全性防范），接触热刺激作为细纤维传导功能的电生理评定方法之一，其最新技术已可以实现安全、持续的表面接触以及皮肤表面快速升温和降温（70℃ /s，高达 55℃）。接触热的另外一个优势是刺激的生理相关性，即少量重复刺激（低于 20 次）可产生高波幅、长潜伏期诱发电位。在无神经损伤对照者的颈段和胸段皮节表面测定的接触热诱发电位（contact heat evoked potential，CHEP，图 46.2C）具有良好的检查者内信度，并能在 SCI 患者损伤平面及以下的温度觉受损皮节记录到潜伏期延长和波幅降低[32, 33]。

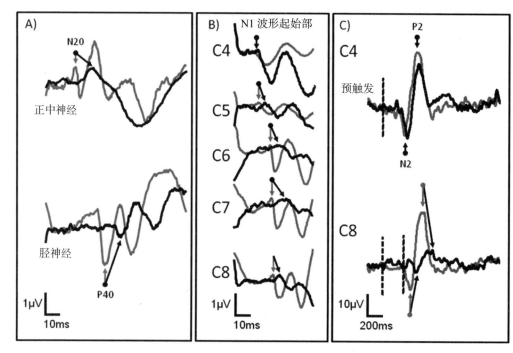

图 46.2 （A）传统的混合神经体感诱发电位（SSEP）。（B）颈部（C4~8）皮节 SSEP（dSSEP）。（C）正常对照者（灰色）和不完全性 SCI 患者（黑色）的颈部接触热诱发电位（CHEP），箭头示最明显、可靠的波形部分。SEP 潜伏期延长和波幅降低提示 SCI 后脊髓传导功能障碍。分节段的检查方式有助于发现损伤平面及以上、以下不同水平的变化

初步证据表明，SCI 后第一年内，与传统的纵向方法（即正中神经或胫神经刺激，图 46.3）相比，dSSEP 对自发恢复更敏感。在一项对完全性和不完全性颈部 SCI 患者 dSSEP 最初和随访研究中：①潜伏期最初未受影响的皮节经随访仍维持稳定（信度好），②潜伏期延长者经随访仍维持稳定或向正常潜伏期接近（反应度好），③无法记录者经随访发现潜伏期延长（反应度好）[25]。虽然消失的 dSSEP 的再次出现与感觉恢复有关，但最初潜伏期延长者的 EPT 检查仍未达到能够引起感觉功能明显改变的阈值。这篇研究的重要发现是传统的 SSEP 和 S4-5 残留检查法可能会忽略在完全性和不完全性 SCI 患者中发现的 dSSEP 反应。

在此介绍的节段性电生理联合方法可能能够测定损伤平面附近的脊髓传入通路传导功能的重要改变，以及阐明功能性感觉障碍和恢复的相关机制。在损伤平面以上的未受损皮节获得的额外信息，作为同一个受试者内部对照，能够解释在一个纵向设计研究中条件设置和记录的变化，并监测和预测感觉的有害改变（即安全性）。技术要求（即培训和昂贵的设备）和实际操作问题（即时间要求）是限制 EEG 等电生理检查临床应用的最常见原因。传入通路的电生理改变的意义不总是清晰的，需要考虑躯体感觉轴多个区域的变化。例如，尽管波幅增加可能表示躯体感觉皮质

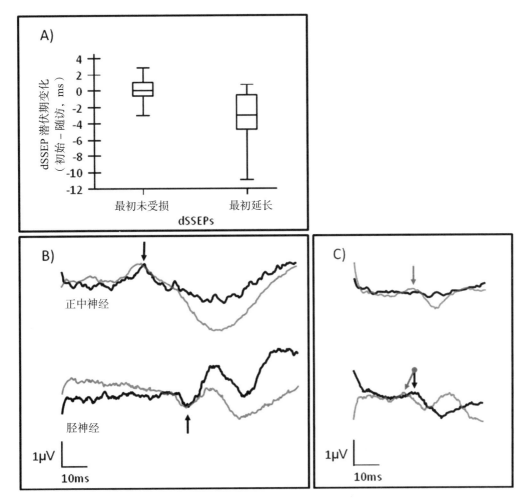

图 46.3（A）四肢瘫患者在自发恢复期的颈部皮节体感诱发电位（dSSEP）N1/ 初始潜伏期。（B）分别为正中神经和胫神经。（C）SCI 急性期（SCI 后 1 个月内，黑色）和一年后随访（灰色）的 dSSEP（A 图 引 自 Kramer JK, Taylor P, SteevesJD, Curt A. Dermatomal somatosensory evoked potentials and electrical perception thresholds during recovery from cervical spinal cord injury. Neurorehabil Neural Repair 2010;24:309–317.）

的神经重塑，但诱发电位潜伏期缩短可能是由损伤区域的修复机制（即髓鞘再生）引起的[34, 35]。

■ 小结

除了 AIS 感觉检查（采用等级变量分级，对病情变化不敏感）及本章介绍的高级电生理学方法（费用昂贵和耗时）的局限性之外，脊髓损伤后感觉功能评定还有很多局限性。在临床试验中，电生理检查不能独立证实治疗的效果，仅能作为改善的标志（即机制的证据）。此外，在这些结果中，最小临床显著性差异（minimal clinically important difference，MCID）的改变仍然未知且需要进一步研究。另一个担心是在脊髓损伤急性期处理持续性继发性并发症（如疼痛）的情况下采用 QST 进行检查，可能会影响患者对检查刺激的注意力，关系到能否建立可靠的基线值从而测定恢复期的改变。将来应该研究在脊髓损伤不同时期的检查可靠性。

脊髓损伤后感觉检查的目的是测定脊髓损伤的严重程度和水平，用于明确诊断和判断预后。随着康复治疗和细胞水平治疗的出现，对这些临床试验不同阶段的初步安全性、机制证据和效率的判断，对最初感觉障碍的了解，发现从损伤后早期（数天至数周）至慢性期（数月至数年）的感觉变化的能力是必需的。感觉检查工具的一个重要部分是检查在脊髓损伤平面及以上、以下不同脊髓节段对应皮节的感觉。虽然 AIS 感觉检查可能是目前接受最广泛的方法，但该方法的局限性提示可能需要增加 QST 和电生理方法，以获得脊髓损伤后躯体感觉功能和恢复的全面了解。

要 点

■ 轻触觉和针刺觉检查可用于脊髓损伤的诊断（即损伤水平）和预后判断（即损伤严重程度）。
■ QST 和电生理检查可提供关于脊髓损伤后感觉损伤的更详细的信息。
■ 细纤维（脊髓丘脑束）和粗纤维（后索）通路传导功能可使用相似的电生理检查方法（分别为 CHEP 和 SSEP）进行评定，揭示脊髓不同区域的损伤程度。
■ 皮节电生理方法可敏感检测自发恢复期内在损伤平面附近的脊髓节段的微小变化。

难 点

■ 对"受损"感觉的变化不敏感的等级量表，使临床感觉检查具有一定局限性。
■ 与标准的临床感觉检查技术相比，SSEP 和 CHEP 更加昂贵、费时。
■ 在临床试验中，电生理检查仅作为替代和补充的功能测定方法。

（卢　瑶　祁文静　译，邢华医　刘　楠　校）

参考文献

1. Cohen ME, Ditunno JF Jr, Donovan WH, Maynard FM Jr. A test of the 1992 International Standards for Neurological and Functional Classification of Spinal Cord Injury. Spinal Cord 1998;36(8):554–560

2. Marino RJ, Jones L, Kirshblum S, Tal J, Dasgupta A. Reliability and repeatability of the motor and sensory examination of the international standards for neurological classification of spinal cord injury. J Spinal Cord Med 2008;31(2):166–170

3. Mulcahey MJ, Gaughan J, Betz RR, Johansen KJ. The International Standards for Neurological Classification of Spinal Cord Injury: reliability of data when applied to children and youths. Spinal Cord 2007a;45(6):452–459

4. Mulcahey MJ, Gaughan J, Betz RR, Vogel LC. Rater agreement on the ISCSCI motor and sensory scores obtained before and after formal training in testing technique. J Spinal Cord Med 2007b; 30(Suppl 1):S146–S149

5. Mulcahey MJ, Gaughan J, Betz RR. Agreement of repeated motor and sensory scores at individual myotomes and dermatomes in young persons with complete spinal cord injury. Spinal Cord 2009; 47(1):56–61

6. Savic G, Bergström EM, Frankel HL, Jamous MA, Jones PW. Inter-rater reliability of motor and sensory examinations performed according to American Spinal Injury Association standards. Spinal Cord 2007;45(6):444–451

7. Curt A, Dietz V. Ambulatory capacity in spinal cord injury: significance of somatosensory evoked potentials and ASIA protocol in predicting outcome. Arch Phys Med Rehabil 1997a; 78(1):39–43

8. Curt A, Rodic B, Schurch B, Dietz V. Recovery of bladder function in patients with acute spinal cord injury: significance of ASIA scores and somatosensory evoked potentials. Spinal Cord 1997b;35(6): 368–373

9. Curt A, Keck ME, Dietz V. Functional outcome following spinal cord injury: significance of motorevoked potentials and ASIA scores. Arch Phys Med Rehabil 1998;79(1):81–86

10. Marino RJ, Graves DE. Metric properties of the ASIA motor score: subscales improve correlation with functional activities. Arch Phys Med Rehabil 2004;85(11):1804–1810

11. van Hedel HJ, Curt A. Fighting for each segment: estimating the clinical value of cervical and thoracic segments in SCI. J Neurotrauma 2006; 23(11):1621–1631

12. Bracken MB, Holford TR. Neurological and functional status 1 year after acute spinal cord injury: estimates of functional recovery in National Acute Spinal Cord Injury Study II from results modeled in National Acute Spinal Cord Injury Study III. J Neurosurg 2002;96(3, Suppl):259–266

13. Curt A, Van Hedel HJ, Klaus D, Dietz V; EM-SCI Study Group. Recovery from a spinal cord injury: significance of compensation, neural plasticity, and repair. J Neurotrauma 2008;25(6):677–685

14. Ditunno JF Jr, Cohen ME, Hauck WW, Jackson AB, Sipski ML. Recovery of upper-extremity strength in complete and incomplete tetraplegia: a multicenter study. Arch Phys Med Rehabil 2000;81(4): 389–393

15. Fawcett JW, Curt A, Steeves JD, et al. Guidelines for the conduct of clinical trials for spinal cord injury as developed by the ICCP panel: spontaneous recovery after spinal cord injury and statistical power needed for therapeutic clinical trials. Spinal Cord 2007;45(3):190–205

16. Marino RJ, Ditunno JF Jr, Donovan WH, Maynard F Jr. Neurologic recovery after traumatic spinal cord injury: data from the Model Spinal Cord Injury Systems. Arch Phys Med Rehabil 1999;80(11): 1391–1396

17. Spiess M, Schubert M, Kliesch U, Halder P; EM-SCI Study group. Evolution of tibial SSEP after traumat-ic spinal cord injury: baseline for clinical trials. Clin Neurophysiol 2008;119(5):1051–1061

18. Furlan JC, Fehlings MG, Tator CH, Davis AM. Motor and sensory assessment of patients in clinical trials for pharmacological therapy of acute spinal cord injury: psychometric properties of the ASIA Standards. J Neurotrauma

2008;25(11):1273–1301

19. Steeves JD, Lammertse D, Curt A, et al; International Campaign for Cures of Spinal Cord Injury Paralysis. Guidelines for the conduct of clinical trials for spinal cord injury (SCI) as developed by the ICCP panel: clinical trial outcome measures. Spinal Cord 2007;45(3):206–221

20. Spiess MR, Müller RM, Rupp R, Schuld C, van Hedel HJ; EM-SCI Study Group. Conversion in ASIA impairment scale during the first year after traumatic spinal cord injury. J Neurotrauma 2009;26(11):2027–2036

21. Kirshblum S, Millis S, McKinley W, Tulsky D. Late neurologic recovery after traumatic spinal cord injury. Arch Phys Med Rehabil 2004;85(11): 1811–1817

22. Felix ER, Widerström-Noga EG. Reliability and validity of quantitative sensory testing in persons with spinal cord injury and neuropathic pain. J Rehabil Res Dev 2009;46(1):69–83

23. Hayes KC, Wolfe DL, Hsieh JT, Potter PJ, Krassioukov A, Durham CE. Clinical and electrophysiologic correlates of quantitative sensory testing in patients with incomplete spinal cord injury. Arch Phys Med Rehabil 2002;83(11):1612–1619

24. King NK, Savic G, Frankel H, Jamous A, Ellaway PH. Reliability of cutaneous electrical perceptual threshold in the assessment of sensory perception in patients with spinal cord injury. J Neurotrauma 2009;26(7):1061–1068

25. Kramer JK, Taylor P, Steeves JD, Curt A. Dermatomal somatosensory evoked potentials and electrical perception thresholds during recovery from cervical spinal cord injury. Neurorehabil Neural Repair 2010;24(4):309–317

26. Krassioukov A, Wolfe DL, Hsieh JT, Hayes KC, Durham CE. Quantitative sensory testing in patients with incomplete spinal cord injury. Arch

Phys Med Rehabil 1999;80(10):1258–1263

27. Nicotra A, Ellaway PH. Thermal perception thresholds: assessing the level of human spinal cord injury. Spinal Cord 2006;44(10):617–624

28. Savic G, Bergström EM, Frankel HL, Jamous MA, Ellaway PH, Davey NJ. Perceptual threshold to cutaneous electrical stimulation in patients with spinal cord injury. Spinal Cord 2006;44(9):560–566

29. Kramer JL, Moss AJ, Taylor P, Curt A. Assessment of posterior spinal cord function with electrical perception threshold in spinal cord injury. J Neurotrauma 2008;25(8):1019–1026

30. Curt A, Dietz V. Electrophysiological recordings in patients with spinal cord injury: significance for predicting outcome. Spinal Cord 1999;37(3): 157–165

31. Treede RD, Lorenz J, Baumgärtner U. Clinical usefulness of laser-evoked potentials. Neurophysiol Clin 2003;33(6):303–314

32. Wydenkeller S, Wirz R, Halder P. Spinothalamic tract conduction velocity estimated using contact heat evoked potentials: what needs to be considered. Clin Neurophysiol 2008;119(4):812–821

33. Wydenkeller S, Maurizio S, Dietz V, Halder P. Neuropathic pain in spinal cord injury: significance of clinical and electrophysiological measures. Eur J Neurosci 2009;30(1):91–99

34. Jurkiewicz MT, Mikulis DJ, McIlroy WE, Fehlings MG, Verrier MC. Sensorimotor cortical plasticity during recovery following spinal cord injury: a longitudinal fMRI study. Neurorehabil Neural Repair 2007;21(6):527–538

35. Kaas JH, Qi HX, Burish MJ, Gharbawie OA, Onifer SM, Massey JM. Cortical and subcortical plasticity in the brains of humans, primates, and rats after damage to sensory afferents in the dorsal columns of the spinal cord. Exp Neurol 2008;209(2): 407–416

第 47 章 脊髓损伤后的电刺激治疗

Graham H. Creasey

本章重点

1. 电刺激能够激活 SCI 后存活的周围神经并安全应用多年。
2. 传出神经电刺激能够产生肌肉收缩，使膈肌、膀胱、肠道、肢体等发挥功能，以及产生射精。
3. 传入神经电刺激能够调整反射活动和疼痛。
4. 起搏器等植入设备能促进功能的长期恢复。
5. 内置设备如起搏器等的使用，有助于功能的长期恢复。

脊髓损伤后，中枢和周围神经系统残留神经的电刺激可用于多种不同的目的，诊断性电刺激可用于评估上、下运动神经元的损伤程度。治疗性电刺激能够提供训练，通过抑制或增强反射而调整已有的功能、减轻疼痛，该过程也称为神经调节[1]。通过神经假肢设备进行下运动神经元电刺激，即功能性电刺激（functional electrical stimulation，FES），可使瘫痪肌肉恢复部分功能性运动[2]。

下运动神经元未受损的肌肉可能出现失用性萎缩，但仍保留对直接施加于肌肉细胞或运动神经的电刺激的反应性。SCI 多年后，电刺激仍能产生肌肉收缩，逆转失用性萎缩，恢复功能。失神经支配的肌肉则出现进行性萎缩，电刺激不能阻止其进展。

目前的主要需求是开发安全有效的、设备价格可接受的、可长期使用的刺激模式。多个领域具有上述需求。

■ 技术

侵入性最小的电刺激技术使用皮肤表面电极，适用于诊断和治疗目的。若用于功能性电刺激，则其选择性或可重复性不足；其电极、导线、刺激器的维护也不便于长期使用。

皮下针电极和细线电极广泛用于诊断性电刺激；还有一些能够安全留置数月或数年的电极（如经皮电极），可用于研究目的。它允许进行特定的可重复刺激模式和使用体外刺激器进行评估，但需要对电极插入部位和外部导线给予一定保护。

若为长期应用的功能性电刺激，最好将刺激器完全置入体内，通过置入电池供能。虽然已经开发出置入型可充电电池，但目前仍需要每隔数年进行一次翻修手术来更换电池。或者，置入物可通过体外控制器的无线电频传递供能，这种控制器便于重新编程和替换。

所有置入部件必须对组织无害，不论是电、化学或机械性损害，并且能够抵抗体液或运动造成的损伤。理想的置入物应该比使用者的寿命更长，但是万一出现错误或需要改进的情况，应该提前准备好用于修复或替代的备用设备。

■ 治疗效果

训练

电刺激能够增加 SCI 患者瘫痪下肢的肌肉力量[3]；长期的有氧训练也能够增加肌肉耐力[4, 5]；心血管系统也有获益[6]，如提高高密度脂蛋白水平[7]，改善胰岛素敏感性[8]，联合应用上肢功率计（arm cycle ergometry，ACE）和电刺激下肢功率自行车（leg cycle ergometry，LCE）可能增加心血管系统获益。长期电刺激 LCE 可能增加下肢骨密度，或至少减缓下肢骨量减少的进展[11-13]；但是当 FES 训练终止时，下肢骨密度将降至最初水平。

神经调节

目前已有多项关于肢体、后索或骶神经电刺激治疗痉挛的效果的报道[14~17]，但尚未广泛用于 SCI 后痉挛的控制。通过刺激背侧生殖神经或阴部神经产生的神经调节作用能够抑制膀胱反射亢进，尤其是当检测到膀胱收缩时[18]。

电刺激对 SCI 后神经病理性疼痛或伤害感受性疼痛有一定效果，详见第 17 章。

■ 功能的恢复

呼吸功能

吸气肌起搏

对保留双侧膈神经功能的四肢瘫患者进行膈神经电刺激可诱发膈肌收缩，因此，患者不再需要机械通气。激活膈肌的传统方法是胸腔内置入双侧膈神经电极并连接置入型接收器，后者有外部供能和信号发射装置。在过去的 30 年里，该系统已经置入超过 1 000 例病人体内。目前有 3 种商业化设备[19]。该方法需要住院进行胸廓切开术，费用高昂。此外，该方案需要游离膈神经并将电极直接置于神经表面，因此存在膈神经损伤的风险。这些缺点限制了愿意接受膈肌起搏器置入的患者数量。

目前处于研究阶段的一个替代方法是将电极置于膈神经进入膈肌处附近的膈肌肌肉组织中[20]。该方法可在腹腔镜下进行，并且能够在门诊完成。膈神经电极置于膈肌的优点是膈神经损伤风险降低以及总体花费减少。术中检查表明，当置于运动点附近时，膈肌肌肉内电刺激与膈神经直接电刺激产生的吸气量相当。

呼气肌和咳嗽

用力呼气和咳嗽会使下部肋间肌和腹肌激活。已发现利用皮肤电极进行腹肌电刺激产生的咳嗽与治疗师手动辅助的作用相当[21]。通过下胸髓电极可进行呼气肌电刺激。

膀胱、肠道、性功能

保留脊髓圆锥和骶神经功能的患者可通过骶神经或神经根电刺激改善排便，减少二便失禁，改善勃起功能。部分国家自1982年开始已有能够改善膀胱、肠道、勃起功能的商业化置入型刺激器，并已在数千名SCI患者中成功置入（图47.1）。

排便

骶神经运动前根电刺激引起膀胱和肠道下部的收缩以及肛门外括约肌收缩，这可能与预期治疗效果相反，甚至是有害的。然而，间歇性刺激可使膀胱或肠道平滑肌持续收缩，在刺激间歇期则括约肌松弛，从而完成排尿或排便。通过刺激排尿保持较少的残余尿量，可使尿路感染明显减少[23, 24]。

尿便控制

骶神经后根分离手术通常在骶神经前根刺激器置入后进行，能明显减少反射性失禁，并能减轻肾脏损害，降低自主神经反射异常的风险。然而，它也破坏了反射性勃起和射精等必要的功能。虽然还有恢复功能的其他方法，但必须权衡其获益和危害。

上述恢复排便和控制功能的技术，可减少抗生素、抗胆碱能药物和辅助器具的使用并减少就医次数，从而减少每年膀胱和肠道相关的治疗费用。欧洲和美国的研究表明，5~8年内节省的费用将足够支付装置置入和使用的费用[25, 26]。

目前的研究重点是寻找减轻逼尿肌和括约肌反射亢进的神经根切除术的替代疗法，如阻滞和抑制肌肉收缩的电疗法。多种途径的骶神经电刺激可抑制膀胱反射亢进性收缩，包括将电极置于骶髓皮节、肛门和阴道、骶前孔、背侧生殖神经甚至胫

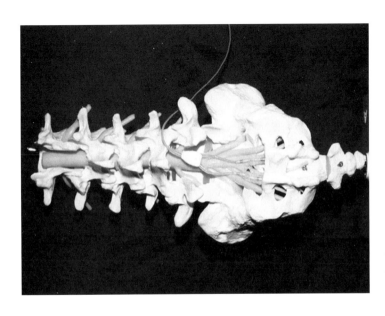

图47.1 双侧S3和S4神经硬膜外电极置入部位，以及L1水平硬膜内骶神经后根切除术部位

后神经，但是并未证明这些技术能有效减轻 SCI 后反射性失禁，因而并未广泛应用于临床。

勃起

正常 S2 副交感传出纤维电刺激能够产生勃起，且持续时间与电刺激的持续时间相同。用于勃起的刺激电极常与前述的恢复膀胱和肠道功能的刺激电极同时置入[27]。

射精

多数 SCI 患者通过将电极暂时插入直肠进行"电刺激射精"可实现射精[28]。

上肢功能

对于支配上肢肌肉的下运动神经元有部分保留的四肢瘫患者，通过将电极置入前臂和手部肌肉并连接到置入型刺激器能够恢复部分重要功能。肌腱移植常能改善置入系统的功能。反过来，保留神经支配的瘫痪肌肉的电刺激能够增加适合肌腱移植患者的数量。

手指和拇指的屈肌和伸肌、拇收肌、拇对掌肌以及腕部肌肉电刺激，能够引起对大物体的抓握和松开动作以及对小物体的捏持动作。肌腱移植用于稳定拇指，改善手指的协同运动，代偿部分失神经支配的肌肉功能。

使用 8 个电极的第一代置入系统已经在至少 8 个国家、35 个中心、超过 200 例 C5 或 C6 水平四肢瘫患者中应用[29]。设备使用训练结束至少 6 个月后的用户满意度调查发现，使用者对适应性装置和他人

辅助的需求减少；他们使用置入系统的频率为每周平均 5 天，近半数人每天都使用。大部分患者对该系统非常满意，80% 的患者表示会向他人推荐该系统[30]。

带有 12 个刺激通道和 2 个肌电信号传入通道的第二代设备正在研发，它能改善对手固有肌、腕部平衡、旋前旋后、肘部和肩部姿势的控制[31]，对肱三头肌的控制可以使肘部伸展并实现举手高过头顶。

关于四肢瘫患者瘫痪肩部的控制，研究也取得了进展。这种控制是复杂的，因为关节有许多潜在的运动，而四肢瘫患者控制刺激器诱发的自主运动是有限的。目前正在研究直接与大脑皮质建立电信号联系作为控制接口[32]。

下肢功能

表面电极和经皮电极系统

电刺激能使胸段或下颈段 SCI 患者进行运动训练、站立、转移和简单迈步。通过激活双侧股四头肌能够实现站立，激活一侧股四头肌而另一侧下肢屈膝伸髋能实现跨步。部分神经学不完全性 SCI、保留部分运动和感觉功能的患者已经能够恢复日常活动或社会活动[33]。

电刺激与矫形器结合的集成系统适用于完全性或不完全性胸段或下颈段 SCI 患者。操纵集成系统运行所需要的能量低于单独使用支具所需的能量，但是由于人体前行时对手臂和躯干肌肉运动的依赖增加，故耗能随步行速度增加而快速增加[34]。

完全置入的电极系统

对于长期的临床应用，置入系统比表

面电极和经皮刺激更具优势，包括更加方便、美观、可靠。已有报道使用经过改造的 22 通道置入系统可实现运动训练和站立[35]，用于激活 L2~S2 运动神经根的 12 通道系统已经应用于少数志愿者[36]。

将电极置入肌肉内或肌肉表面的 8 通道刺激器已经在小部分受试者中进行了临床试验[37]。受试者平均能够负重 85% 站立超过 10 分钟。部分受试者能够以摆至步进行短距离行走。通过增加了屈髋肌和踝背屈肌刺激的 16 通道置入型刺激器，可实现交替迈步[38]。

所有用于站立和步行的神经假肢均需要辅助装置，如拐杖、助行器或额外的支撑物，但这也限制了神经假肢应用的活动和环境。目前的实验性下肢 FES 系统能使一些简单的运动相关任务变得更容易，使截瘫患者能克服生理障碍、建筑障碍，用轮椅进行取物和部分操作。

未来趋势

临床

小鼠慢性 SCI 后下肢电刺激训练已经显示能够促进神经细胞的新生和存活[39]。

这证实 FES 能够增强成年小鼠中枢神经系统损伤后细胞再生，神经系统电刺激具有促进神经系统损伤后自发性再生和功能恢复的可能性。

技术

神经假肢的设计和安装具有从手术向微创技术转变的趋势。如心脏起搏器一样，许多电极和导线可经皮置入并穿过皮下组织连接于皮下的刺激器。

其他进展包括开发了允许多个部件在体内以有线或无线网络相互连接的技术标准。这样仅通过微创手术即可实现系统的安装和升级；它也允许采用不同制造商生产的兼容部件，从而实现大规模生产，降低成本，提高可安装系统的选择灵活性。这将进一步改进功能恢复与时间、精力和金钱投入的平衡。

最终，对 SCI 患者医疗的改善并不主要依赖新技术的发展，而是依赖临床医师和资助机构对新技术的传播。这需要我们共同将研究转化为临床应用，并使医疗基金的投资者认识到其投资的回报是使中枢神经系统损伤患者恢复功能。

要 点

- 置入型骶神经或神经根刺激器能够明显改善 SCI 后膀胱、肠道的功能与性功能。
- 利用置入型周围神经和肌肉电刺激器能使四肢瘫患者部分恢复手的抓握功能。
- 呼气肌电刺激能够明显改善四肢瘫和高位截瘫患者的咳嗽功能，从而减少呼吸系统并发症。

难 点

- 电刺激仅能应用于SCI后周围神经（即SCI神经平面以下的下运动神经元）完整的患者。
- 痉挛和挛缩可能会限制电刺激带来的

功能恢复作用。
- 相对较低的SCI发生率使电刺激装置的市场商业化发展受限。

（卢　瑶　祁文静　译，邢华医　刘　楠　校）

参考文献

1. Craggs M, McFarlane J. Neuromodulation of the lower urinary tract. Exp Physiol 1999;84(1): 149–160

2. Creasey GH, Ho CH, Triolo RJ, et al. Clinical applications of electrical stimulation after spinal cord injury. J Spinal Cord Med 2004;27(4):365–375

3. Rodgers MM, Glaser RM, Figoni SF, et al. Musculoskeletal responses of spinal cord injured individuals to functional neuromuscular stimulation-induced knee extension exercise training. J Rehabil Res Dev 1991;28(4):19–26

4. Hooker SP, Figoni SF, Rodgers MM, et al. Physiologic effects of electrical stimulation leg cycle exercise training in spinal cord injured persons. Arch Phys Med Rehabil 1992b; 73(5):470–476

5. Ragnarsson KT, Pollack S, O'Daniel W Jr, Edgar R, Petrofsky J, Nash MS. Clinical evaluation of computerized functional electrical stimulation after spinal cord injury: a multicenter pilot study. Arch Phys Med Rehabil 1988;69(9):672–677

6. Hooker SP, Figoni SF, Rodgers MM, et al. Physiologic effects of electrical stimulation leg cycle exercise training in spinal cord injured persons. Arch Phys Med Rehabil 1992b; 73(5):470–476

7. Bauman WA, Alexander LR, Zhong Y-G, Spungen AM. Stimulated leg ergometry training improves body composition and HDL-cholesterol values. J Am Paraplegia Soc 1994a;17(4):201

8. Mohr T, Dela F, Handberg A, Biering-Sørensen F, Galbo H, Kjaer M. Insulin action and long-term

electrically induced training in individuals with spinal cord injuries. Med Sci Sports Exerc 2001; 33(8):1247–1252

9. Figoni SF. Exercise responses and quadriplegia. Med Sci Sports Exerc 1993;25(4):433–441

10. Glaser RM. Functional neuromuscular stimulation: exercise conditioning of spinal cord injured patients. Int J Sports Med 1994; 15(3):142–148

11. Bloomfield SA, Mysiw WJ, Jackson RD. Bone mass and endocrine adaptations to training in spinal cord injured individuals. Bone 1996;19(1): 61–68

12. Hangartner TN, Rodgers MM, Glaser RM, Barre PS. Tibial bone density loss in spinal cord injured patients: effects of FES exercise. J Rehabil Res Dev 1994;31(1):50–61

13. Mohr T, Podenphant J, Biering-Sorensen F, Galbo H, Thamsborg G, Kjaer M. Increased bone mineral density after prolonged electrically induced cycle training of paralyzed limbs in spinal cord injured man. Calcif Tissue Int 1997;61(1):22–25

14. Mirbagheri MM, Ladouceur M, Barbeau H, Kearney RE. The effects of long-term FES-assisted walking on intrinsic and reflex dynamic stiffness in spastic spinal-cord-injured subjects. IEEE Trans Neural Syst Rehabil Eng 2002;10(4):280–289

15. Seib TP, Price R, Reyes MR, Lehmann JF. The quantitative measurement of spasticity: effect of cutaneous electrical stimulation. Arch Phys Med Rehabil 1994;75(7):746–750

16. Pinter MM, Gerstenbrand F, Dimitrijevic MR. Epidural electrical stimulation of posterior structures of the human lumbosacral cord, III: Control Of spasticity. Spinal Cord 2000;38(9):524–531

17. Biering-Sørensen F, Laeessøe L, Sønksen J, Bagi P, Nielsen JB, Kristensen JK. The effect of penile vibratory stimulation on male fertility potential, spasticity and neurogenic detrusor overactivity in spinal cord lesioned individuals. Acta Neurochir Suppl (Wien) 2005;93:159–163

18. Kirkham AP, Shah NC, Knight SL, Shah PJ, Craggs MD. The acute effects of continuous and condition al neuromodulation on the bladder in spinal cord injury. Spinal Cord 2001;39(8):420–428

19. Creasey G, Elefteriades J, DiMarco A, et al. Electrical stimulation to restore respiration. J Rehabil Res Dev 1996;33(2):123–132

20. DiMarco AF, Onders RP, Kowalski KE, Miller ME, Ferek S, Mortimer JT. Phrenic nerve pacing in a tetraplegic patient via intramuscular diaphragm electrodes. Am J Respir Crit Care Med 2002; 166(12 Pt 1):1604–1606

21. Jaeger RJ, Turba RM, Yarkony GM, Roth EJ. Cough in spinal cord injured patients: comparison of three methods to produce cough. Arch Phys Med Rehabil 1993;74(12):1358–1361

22. DiMarco AF, Romaniuk JR, Kowalski KE, Supinski G. Pattern of expiratory muscle activation during lower thoracic spinal cord stimulation. J Appl Physiol 1999;86(6):1881–1889

23. Schurch B, Rodic B, Jeanmonod D. Posterior sacral rhizotomy and intradural anterior sacral root stimulation for treatment of the spastic bladder in spinal cord injured patients. J Urol 1997;157(2): 610–614

24. van der Aa HE, Alleman E, Nene A, Snoek G. Sacral anterior root stimulation for bladder control: clinical results. Arch Physiol Biochem 1999;107(3):248–256

25. Wielink G, Essink-Bot ML, van Kerrebroeck PEV, Rutten FFH; Dutch Study Group on Sacral Anterior Root Stimulation. Sacral rhizotomies and electrical bladder stimulation in spinal cord injury, II: Cost-effectiveness and quality of life analysis. Eur Urol 1997;31(4):441–446

26. Creasey G, Dahlberg J. Economic consequences of an implanted neural prosthesis for bladder and bowel management. Arch Phys Med Rehab 2001;82:1520–1525

27. Brindley GS. Neuroprostheses used to restore male sexual or reproductive function. Baillieres Clin Neurol 1995;4(1):15–20

28. Kafetsoulis A, Brackett NL, Ibrahim E, Attia GR, Lynne CM. Current trends in the treatment of infertility in men with spinal cord injury. Fertil Steril 2006;86(4):781–789

29. Keith MW. Neuroprostheses for the upper extremity. Microsurgery 2001;21(6):256–263

30. Wuolle KS, Bryden AM, Peckham PH, Murray PK, Keith M. Satisfaction with upper-extremity surgery in individuals with tetraplegia. Arch Phys Med Rehabil 2003;84(8):1145–1149

31. Smith B, Tang Z, Johnson MW, et al. An externally powered, multichannel, implantable stimulatortelemeter for control of paralyzed muscle. IEEE Trans Biomed Eng 1998;45(4):463–475

32. Santhanam G, Ryu SI, Yu BM, Afshar A, Shenoy KV. A high-performance brain-computer interface. Nature 2006;442(7099):195–198

33. Graupe D, Cerrel-Bazo H, Kern H, Carraro U. Walking performance, medical outcomes and patient training in FES of innervated muscles for ambulation by thoracic-level complete paraplegics. Neurol Res 2008;30(2):123–130

34. Kobetic R, To CS, Schnellenberger JR, et al. Development of hybrid orthosis for standing, walking, and stair climbing after spinal cord injury. J Rehabil Res Dev 2009;46(3):447–462

35. Davis R, Eckhouse R, Patrick JF, Delehanty A. Computer-controlled 22-channel stimulator for limb movement. Acta Neurochir Suppl (Wien) 1987;39:117–120

36. Rushton DN, Perkins TA, Donaldson N, et al. LARSI: How to obtain favorable muscle contractions. In: Popovic D, ed. Proceedings of the Second Annual IFESS Conference (IFESS '97) and Neural Prosthesis: Motor Systems 5 (NP '97), Burnaby, British Columbia, Canada; The International Functional Electrical Stimulation Society. 16–21 August, 1997:163–164

37. Davis JA Jr, Triolo RJ, Uhlir JP, et al. Preliminary performance of a surgically implanted neuroprosthesis for standing and transfers—where do we stand? J Rehabil Res Dev 2001;38(6):609–617

38. Sharma M, Marsolais EB, Polando G, et al. Implantation of a 16-channel functional electrical stimulation walking system. Clin Orthop Relat Res 1998; (347):236–242

39. Becker D, Gary DS, Rosenzweig ES, Grill WM, McDonald JW. Functional electrical stimulation helps replenish progenitor cells in the injured spinal cord of adult rats. Exp Neurol 2010;222(2): 211–218

第 48 章　改善脊髓损伤后运动功能的脊髓反射操作性调节

Aiko K. Thompson，Jonathan R. Wolpaw

本章重点

1. 在发育早期和整个生命过程中的活动依赖性重塑能够塑造脊髓功能。

2. 脊髓损伤（spinal cord injury，SCI）常导致异常的脊髓反射，从而导致运动控制受损。

3. 诱导和改善脊髓通路重塑可能是一种有潜力的新的治疗方法。

4. 脊髓反射操作性调节能够诱导中枢神经系统多位点重塑，并能改善部分性 SCI 动物的步态。

5. 脊髓反射操作性调节可能在人类实现，并且可能改善慢性不完全性 SCI 患者的步态。

脊髓神经回路能不依赖于大脑传入而产生运动（如反射和节律性运动），并且在一生中都具有可塑性[1]。直到最近，人们才对脊髓的长期活动依赖性重塑能力有了正确认识[2, 3]。诱发和引导脊髓重塑的方法有助于 SCI 或其他慢性中枢神经系统损伤、疾病后运动功能的恢复[3]。脊髓反射操作性调节方案可使特定的脊髓反射通路发生改变，因而也可能有助于功能的恢复。

■ 活动依赖性脊髓重塑

脊髓在一生中需要持续不断地接收下行传入和周围传入信息。短期内这些传入

产生合适的运动（如随意肌活动[4, 5]、反射调节[6~8]等），而长期将使脊髓通路逐步建立和维持 ·种支持所有运动行为的状态[9, 10]。在发育早期和整个生命过程中，由下行和周围传入活动诱发的循序渐进的活动依赖性重塑能够塑造脊髓的功能[11]。

■ 脊髓发育性重塑

发育性重塑使正常成人脊髓具有特征性成人反射模式，并支持姿势、步行运动、跳舞和演奏乐器等运动技巧，而下行传入和周围传入对于发育性重塑具有重要作用。生命早期下行活动受到干扰可导致成人脊髓功能异常。皮质脊髓束对运动控制

和技巧学习十分重要[12, 13]，其主要支配对侧肢体的正常模式出现于生命早期[14]。然而，围产期脊髓上结构损伤（如脑瘫）会阻碍这些通路的正常发育，异常的脊髓双侧投射会持续到成年期。脊髓本体感觉反射是正常运动行为的前提[17, 18]，围产期下行活动的破坏也会阻碍脊髓本体感觉反射的正常发育[15, 16]，最终导致成年期运动障碍。同样，躲避有害刺激的屈肌回避反射的正常功能依赖发育早期适当的下行和外周传入活动[19, 20]，而且下行活动对正常排尿功能的发育至关重要[21]。

外周和下行传入活动是正常成人脊髓发育所必需的。这些传入活动将在成年期继续调节脊髓通路。SCI 会干扰下行和外周传入活动，从而导致运动功能障碍和脊髓反射异常。

■ 脊髓损伤后运动功能障碍患者的异常脊髓反射

正常情况下，脊髓反射因不同的运动状态而受到相应调节。例如，比目鱼肌霍夫曼反射（Hoffmann reflex，H-reflex）在站立时增强，行走时明显减弱，跑步时更弱[22]。这种任务依赖性 H- 反射增强的调节能阻止运动传出和反射反馈回路的饱和。主要起源于高尔基腱器官的非交互式抑制在站立时出现，在步行的某些时相消失或活化[23-25]。步行时，负重肢体的伸肌必须活化从而支撑体重，高尔基腱器官的正反馈具有维持伸肌活动的作用[25-29]。总之，不同运动任务的反射调节有助于运动任务的有效执行[25-27]。

神经系统损伤常导致脊髓反射功能异常。部分不完全性 SCI 患者比目鱼肌 H-反射的任务依赖性调节会明显减弱或消失（甚至出现反向调节）[30, 31]，可能是由突触前抑制作用减少所致[32]。SCI 后，由内侧腓肠神经刺激引起的比目鱼肌非交互式 Ib 抑制消失[33]，而比目鱼肌回返性抑制增强[34]。这种反射调节的消失可导致运动功能障碍。

SCI 后步态的脊髓上控制已经减弱，而脊髓反射异常可能会产生进一步影响[30, 31, 35~37]。足下垂（步态周期摆动相时足下垂或拖曳）是不完全性 SCI 后最常见的问题之一，可能是由于脊髓和脊髓上通路改变所致。正常情况下皮质脊髓束产生步行摆动相的踝背屈动作，SCI 后皮质脊髓束受到破坏，导致背屈减弱[4, 5, 38]。由于小腿三头肌牵张反射增强，所以残留的背屈运动常会进一步减弱[31, 39]。背屈减弱则导致足下垂。

人类步行时的反射因步态周期的时相而异[22, 40, 41]。但是 SCI 后，不仅任务依赖性反射调节（见前述）[37, 42]明显减弱或消失，时相依赖性反射调节也极大地减弱或消失[30, 31, 39]。此外，踝跖屈肌和背屈肌的异常交互抑制可能导致牵张反射增强或足下垂[35, 37, 42, 43]（也可能存在导致这种痉挛性运动障碍的其他机制[44]）。图 48.1 展示了正常人和不完全性 SCI 患者步行时的比目鱼肌 H-反射、比目鱼肌和胫前肌 EMG。正常人（图48.1A）H- 反射在整个步态周期中受到明显大调节：从站立相开始逐渐增加，站立相结束时达到顶峰（即与比目鱼肌

EMG 活动峰值约同时出现），然后迅速下降，在整个摆动相处于较低水平或消失。相反，图 48.1B 中，比目鱼肌 H- 反射在提踵后受到抑制（理应如此），但它恢复得过快（在摆动相中期），而且在整个站立相中期都处于高位。这可能导致从摆动相末期到站立相早期的第二个胫前肌爆发活动减弱，从而导致摆动相末期足尖落地。

另外，站立相早期 H- 反射异常增强可能是该患者（以及许多 SCI 患者）在站立相早中期比目鱼肌 EMG 阵挛活动的原因。这种异常的 EMG 活动可导致站立—摆动相转换期和站立相早期足部着地不稳[31, 39]。另一个常见的步行运动反射异常是步行周期中反射调节缺失（图中未显示）[30]，提示反射回路饱和[31]。

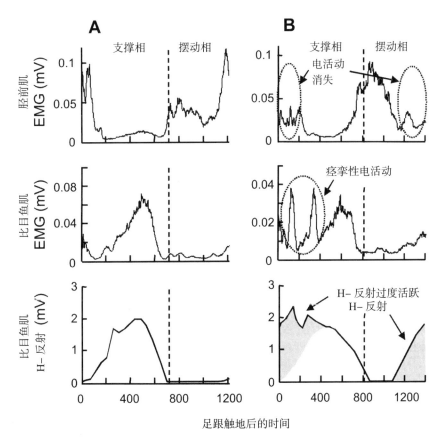

图 48.1 步行周期中比目鱼肌和胫前肌 EMG 活动以及比目鱼肌 H- 反射，B 图中阴影部分表示反射异常增强。（A）正常受试者通常在摆动相和早期站立相出现两阵明显的胫前肌 EMG 爆发活动：一阵从站立相末期到摆动相早期，另一阵在摆动—站立相转换期间。从足跟触地至提踵，比目鱼肌 EMG 活动逐渐增强，然后降至接近零位，在整个摆动相中维持低位。比目鱼肌 H- 反射调节模式与比目鱼肌 EMG 模式类似。（B）慢性 SCI 受试者的 H- 反射调节受损。提踵后（即站立相末期）H- 反射受到抑制，但在摆动相中期恢复并维持异常高位。这种比目鱼肌反射增强可能导致摆动相末期到站立相早期的胫前肌活动异常降低。此外，在站立相早期反射异常增强时，足跟触地并足背屈，使比目鱼肌受到牵伸，触发阵挛（虚线所示）并产生不稳定性

利用操作性调节诱发和引导脊髓反射重塑的潜在疗效

慢性不完全性 SCI 患者的 H- 反射调节常受损，这种异常的 H- 反射可能影响步行运动的 EMG 活动[30, 45, 46]。如图 48.1B 所示，从摆动相到站立相早期，未受抑制的伸肌反射活动可能抵消踝背屈并导致足下垂，在摆动相—站立相转换时的反射增强可能导致阵挛和踝关节不稳定。因此，使伸肌反射增强减轻或恢复其时相依赖性调节，可能改善步行运动。跑台训练使部分 SCI 猫的步行运动得到改善，其 I 类通路的兴奋和抑制作用也发生了相应改变[47]。这表明脊髓反射通路的正常化传输与步行运动的改善之间存在联系。因此，脊髓反射的操作性调节可能是实现治疗目标的一种新方法。接下来的部分将回顾反射调节的方法学、其对正常动物和人类的影响，以及在不完全性 SCI 动物和患者中的早期应用。

■ 正常动物和人类脊髓反射的操作性条件反射

实验动物脊髓反射的操作性调节

脊髓反射操作性调节的标准方案最初在猴类中发现[48, 49]，在大鼠中得到广泛的改良和运用[50]，最近又在小鼠中进行了验证[51]。尽管该方案最初应用于脊髓牵张反射[49]，但随后的工作都集中于 H-反射（和交互抑制）[48, 50, 52, 54]。这里介绍大鼠 H- 反射调节方案[50, 52]，猴和小鼠的方案均与之非常相似[48, 51]。

在大鼠的比目鱼肌内置入细线 EMG 电极，在胫后神经置入一个刺激器。置入的电极通过头戴式显示器、柔软的细线和整流器连接到 EMG 放大器和神经刺激器，对自由活动的动物持续（24 h/d）监测比目鱼肌 EMG。每当比目鱼肌 EMG 绝对值处于一个特定范围并维持 2.3~2.7 秒，将通过神经刺激器给予一个 M 波阈上刺激，从而引出 M 波和 H- 反射。在正常活动的情况下，动物通常每天出现 2 500~8 000 次 H- 反射。在最初的 10 天，动物处于对照模式，即不给予奖励，仅测量 H- 反射的基线（即对照）数值。随后的 50 天中，大鼠处于调节增强（HRup）或调节减弱（HRdown）模式，即当 H- 反射高于或低于标准值时给予食物奖励。在整个过程中，背景 EMG 和 M 波波幅维持不变。

图 48.2 显示大鼠、猴和小鼠的操作性调节结果。每种动物长期暴露于调节增强或减弱模式将使反射的幅度逐渐向相应的方向改变。75%~80% 的动物出现成功的调节，即向预期的方向改变 >20%[50, 55]。其余动物反射变化程度在参考值的 20% 以内。

正常人比目鱼肌 H- 反射的操作性调节

人类脊髓反射调节的方案与动物相似。该方案最初用于人类肱二头肌牵张反射[56, 57]，最近已经用于人类比目鱼肌 H- 反射[58]。唯一与动物明显不同的是人类的试验次数很少（只有 2%~5%），而且试验时间限于每次 1 小时，每周 3 次。虽然如此，人类结果与动物结果在反射的逐

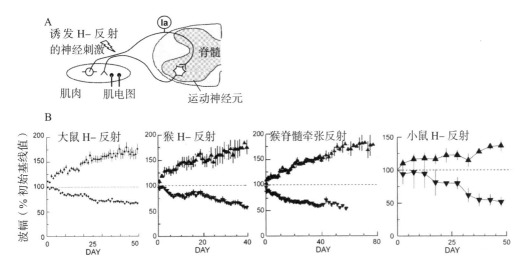

A
诱发 H- 反射
的神经刺激
肌肉　肌电图
Ia
脊髓
运动神经元

B
大鼠 H- 反射　　猴 H- 反射　　猴脊髓牵张反射　　小鼠 H- 反射
波幅（% 初始基线值）

图 48.2　（A）脊髓牵张反射（spinal stretch reflex，SSR）的主要通路及其模拟电流活动——H- 反射。Ia 类肌梭传入纤维（也可能是大的 Ⅱ 类传入纤维）[90, 91] 的兴奋使支配相同肌肉和协同肌的运动神经元激活，这种活动主要是单突触联系的。如果传入兴奋由肌肉牵张引起，则产生 SSR。如果传入兴奋由电刺激引起，则产生 H- 反射。尽管该通路全部位于脊髓，但还是明显受到大脑的下行控制。（B）不同模型脊髓反射的操作性调节增强和调节减弱。从左至右依次为大鼠比目鱼肌 H- 反射、猴小腿三头肌 H- 反射、猴肱二头肌 SSR、小鼠小腿三头肌 H- 反射。通常，不同物种和肌肉的变化时间和幅度类似[51-53]〔引自 Wolpaw JR. The complex structure of a simple memory. Trends Neurosci 1997;20(12):588–594; Chen XY, et al. Reflex conditioning: a new strategy for improving motor function after spinal cord injury. Ann N Y AcadSci2010;1198(Suppl 1):E12–21; Carp JS, Tennissen AM, Chen XY, Wolpaw JR. H-reflex operant conditioning inmice. J Neurophysiol 2006;96(4):1718–1727.〕

步变化和最终变化幅度方面均类似。最新的比目鱼肌 H- 反射方案包括 6 个基线周期和 24 个调节周期（频率为每周 3 个周期），以及 3 个月后的 4 个随访周期。所有周期均在测试日的同一时刻进行，以控制反射的昼夜变化[59]。在每个周期中，在受试者维持自然站立姿势并且比目鱼肌背景 EMG 稳定在特定的稳定水平时引发比目鱼肌 H- 反射。M 波波幅在各周期内和各周期间保持恒定。每个基线周期产生 3 组、每组分别 75 个对照 H- 反射（即一共 225 个 H- 反射）。每个调节周期或随访周期引发与基线周期一样的 20 个对照 H- 反射，然后引发 3 组各 75 个（即一共

225 个）H- 反射调节。在 H- 反射调节试验中，要求受试者进行增强（HRup 模式）或减弱（HRdown 模式）H- 反射，并在每次刺激后给予视觉反馈，提示产生的 H- 反射比标准值增大（HRup）还是减小（HRdown）。产生良好的反射波幅改变者可获得额外的金钱奖励。在数据采集过程中背景 EMG 和 M 波幅度保持稳定。

图 48.3（亦见书后彩图）总结了人类比目鱼肌 H- 反射调节的结果。在 24 个调节周期中，8 名 HRup 受试者中，6 人 H- 反射幅度逐渐增大；9 名 HRdown 受试者中，8 人 H- 反射幅度逐渐减小；导致最终幅度分别是基线的 140% ± 12%（SEM）

第 5 篇 重塑与恢复

第 5 篇　重塑与恢复

和 69±6%。这些受试者最终的 H- 反射变化是周期内变化（即任务相关的适应性变化）和周期间变化（即长期变化）的总和。任务相关的适应性变化在 4~6 个周期后出现并持续存在，而长期变化在 10~12 个周期后开始出现并逐渐增加（关于任务相关的适应性变化和长期变化的完整介绍和讨论参见其他文献[58]）。

研究显示，每天仅 225 个反射调节试验、每周 3 天的人类，与 20~50 倍试验次

数的动物在反射变化趋势上相似且波幅相等。这表明人类可出现 H- 反射调节，而且不像动物一样需要每天完成数千次试验（或许动物也不需要这么多次试验，有待确认），82% 的成功率（17 名受试者中有 14 人 H- 反射波幅向预期的方向显著改变）也与动物相似[48, 50, 52, 58]。此外，研究还显示，接受 H- 反射操作性调节训练数月后，脊髓反射通路产生了短期适应和长期重塑。长期重塑是反射调节以外的

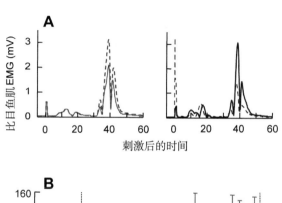

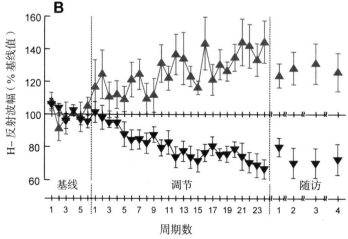

图 48.3 操作性调节方案能够使人类受试者学会改变 H- 反射波幅。（A）两位受试者在基线周期（实线）和最后一个调节周期（虚线）的 H- 反射平均值。在 24 个调节周期后，调节增强（HRup）受试者（左）H- 反射波幅增大，调节减弱（HRdown）受试者（右）H- 反射波幅减小。（B）6 名 HRup 和 8 名 HRdown 受试者在基线周期、调节周期和随访周期（调节结束后 12、30、60 和 90 天）的 H- 反射平均值（±SEM）。与动物一样，在研究过程中 HRup 组（向上的三角）H- 反射波幅逐渐增大，HRdown 组（向下的三角）H- 反射波幅逐渐减小［引自 Thompson AK, Chen XY, Wolpaw JR. Acquisition of a simple motor skill: task-dependent adaptation plus long-term change in the human soleus H-reflex. J Neurosci 2009;29(18):5784–5792.］

反射通路的持久改变，并在中断反射调节后维持至少数月[58]。这提示可利用 H-反射操作性调节方案引导长期重塑，本质上是对功能异常的脊髓反射通路进行再训练，从而缓解部分性 SCI 相关的运动障碍（图 48.1）。近期一项关于 SCI 大鼠的研究支持了这种可能性[60]。

当前对反射调节的脊髓和脊髓上机制的认识

脊髓反射通常在复杂行为中发挥部分作用，如步行运动[6-8, 41, 61~64]。同时，脊髓反射本身是简单行为，其操作性调节本质上是简单技能（即"通过练习获得的适应性行为"，引自《简明牛津英语词典》，1993）。因此，脊髓反射的操作性调节是运动技能学习相关的神经重塑的极好的研究模型[11, 12, 52, 65]。一系列生理学和解剖学研究开始揭示 H-反射调节背后复杂的脊髓和脊髓上重塑模式[11, 12, 52]。运动神经元电位阈值的正向移动（可能与激活 Na^+ 通道的电压阈值发生改变有关）可以较好地解释 H-反射下调[52]。H-反射下调也与前角 γ-氨基丁酸（gamma aminobutyric acid，GABA）能中间神经元和比目鱼肌运动神经元的 GABA 能运动终板的显著增加有关[65]。也有证据表明，运动神经元的其他突触群、运动单位的性质，其他脊髓中间神经元甚至对侧脊髓均发生变化[52]。H-反射上调和下调的机制似乎不同，它们之间不是镜像关系。上调可能是由于脊髓中间神经元重塑所致[65]。

皮质脊髓束是对 H-反射调节至关重要的主要下行传导束[66-68]，因此很可能是皮质脊髓束的活动使脊髓发生改变。此外，小脑—皮质连接对建立和维持脊髓上重塑至关重要，脊髓上结构的变化又引起和维持脊髓重塑，而脊髓重塑是 H-反射改变的直接原因[69, 70]。总之，研究数据表明，H-反射的调节依赖大脑重塑诱导脊髓重塑的体系[58, 67, 71]。脊髓反射操作性调节产生了超越反射通路本身的多位点重塑，因此能够对运动功能产生复杂影响。

■ 脊髓损伤后脊髓反射的操作性调节

操作性调节是诱导特定脊髓通路改变的有力手段。因为脊髓反射功能异常是造成运动障碍的原因之一（图 48.1），所以减少反射异常的方法也能减少运动障碍。Segal 和 Wolf 的[57]研究表明，在不完全性 SCI 患者可实现对肱二头肌牵张反射的操作性调节（图 48.4A），但该研究没有探索这种调节是否具有治疗作用。Chen 等[60]最近的研究显示，不完全性 SCI 大鼠比目鱼肌 H-反射上调能改善步行运动（图 48.4B）。中胸段脊髓右侧索半切术使右侧站立相缩短，并因此产生不对称的步行运动。如图 48.4B 所示，H-反射上调使站立相比目鱼肌暴发活动增强，上述不对称性消失。该研究提示反射调节方案可能能够改善部分性 SCI 患者的运动功能。

不完全性脊髓损伤后比目鱼肌 H-反射的操作性调节

正常人比目鱼肌 H-反射调节的最初研究显示，每周进行 3 次操作性调节方案，

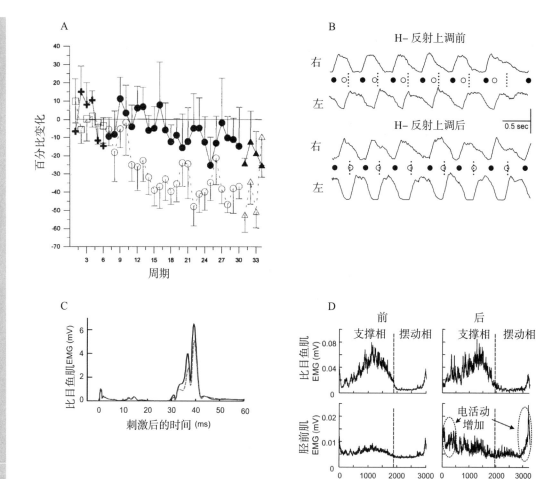

图 48.4 （A）进行下调方案（□ / ○）/ 不进行下调方案（+ / ●）（即对照组）的不完全性 SCI 患者 34 个周期（即 6 个基线周期、24 个调节周期、4 个随访周期）肱二头肌脊髓牵张反射平均值（±SEM）。下调组的脊髓牵张反射（spinal stretch reflex，SSR）幅度在整个调节阶段稳步下降，并在随访周期中保持低位。与此相反，对照组 SSR 下降不明显。（B）中胸段脊髓右侧索横切术后大鼠 H- 反射上调对步行运动的影响。跑台步行运动时右侧和左侧比目鱼肌 EMG 爆发活动描记显示，H- 反射上调后（下图）右侧比目鱼肌 H- 反射幅度比上调前（上图）增加。中间部分提示步行运动假定开始于右侧（●）和左侧（○）站立相。短竖直虚线表示 2 次右侧爆发活动之间的中点，也应该是左侧爆发活动的起始。在 H- 反射上调前，左侧爆发活动开始过早，步态不对称。H- 反射上调使右侧比目鱼肌 EMG 爆发活动增强，左侧爆发活动起始时间被纠正，从而减轻步态的不对称性。水平标尺：0.5 秒；垂直标尺：右侧和左侧 EMG 爆发活动分别为 100 和 150μV。（C）一位 SCI 受试者基线周期（实线）和最后一个调节周期（虚线）的 H- 反射平均值（每一条线由所有 225 次试验平均得到）。最后的 H- 反射比基线 H- 反射显著减弱，而背景 EMG 和 M 波幅度没有改变。（D）比目鱼肌 H- 反射下调前后，同一受试者步行时比目鱼肌和胫前肌 EMG 活动。H- 反射下调前，在整个步行周期中几乎没有胫前肌 EMG 活动。下调后，比目鱼肌 EMG 活动几乎不变，但胫前肌 EMG 活动增强，尤其在摆动相末期至支撑相早期之间。此时胫前肌活动增强将减轻足下垂［A 图引自 Segal RL, Wolf SL. Operant conditioning of spinal stretch reflexes in patients with spinal cordinjuries. ExpNeurol 1994;130(2):202–213. B 图引自 Chen Y, Chen XY, Jakeman LB, Chen L, Stokes BT, Wolpaw JR. Operant conditioning of H-reflex can correct a locomotor abnormality after spinal cord injury in rats. J Neurosci 2006;26(48):12537–12543.］

数月后可诱发反射的短期适应和长期重塑（见前述）[58]。如果在不完全性 SCI 患者也可实现这种调节作用，则可用于引导长期重塑，从而减轻特定的运动障碍。为了评估这种方法的治疗作用，我们已将比目鱼肌 H- 反射下调方案应用于因不完全性 SCI 而导致痉挛步态的患者[72]。

最初的受试者是存在踝跖屈肌痉挛和足下垂的成年慢性（损伤后 0.7~9 年）不完全性 SCI 患者。全部患者均病情稳定，能够步行。除了调节周期的数量从 24 增至 30，方案与正常人一样[58]。6 个基线周期和 30 个下调周期分配至每周 3 个周期，共 12 周。在整个研究中，比目鱼肌和胫前肌背景 EMG 及比目鱼肌 M 波波幅维持在恒定水平。

初步研究表明，SCI 患者可实现比目鱼肌 H- 反射的操作性下调。迄今为止，该研究中 4 名受试者中有 3 人在 H- 反射下调后波幅显著减小。图 48.4C 显示了其中 1 名受试者下调前后的结果。Chen 等[73, 74] 发现，SCI 大鼠反射调节的成功率与损伤的严重程度呈负相关，皮质脊髓束对大鼠的反射调节至关重要[67, 68]，来自脑卒中患者的初步研究结果提示皮质脊髓束可能对人类的反射调节也很重要[75]。因此，累及皮质脊髓束的不完全性 SCI 可能损害反射调节作用。不过，Segal 和 Wolf[57] 的研究以及最新的研究结果提示，反射调节在许多 SCI 患者中是可能实现的，尽管可能需要更长的时间。

部分受试者在成功下调比目鱼肌 H- 反射后出现步行运动时 EMG 活动的改变。图 48.4D 显示 1 名痉挛患者在比目鱼肌 H- 反射下调前后的比目鱼肌和胫前肌步行运动 EMG。调节前，比目鱼肌 EMG 与正常受试者相似（图 48.1），但胫前肌活动比正常受试者明显降低，因而导致足下垂。调节后，比目鱼肌爆发活动没有明显变化，但胫前肌 EMG 增加，尤其在摆动—支撑相转换时（即摆动相的胫前肌第二个爆发活动，与图 48.1 中正常受试者相比）。胫前肌 EMG 活动增加可减轻足下垂程度，尽管尚不足以完全消除。该受试者还出现步行速度增加（即 10 米步行时间由 54 秒减至 24 秒）。另外 2 名经过反射调节的受试者也显示步行速度的提高（10 米步行时间减少 15%~55%）。这种改变是否是调节成功（和特定调节方向）的特异表现，这种变化与步态动力学的改变、步行周期的反射调节以及痉挛的其他评定方法等的相关性仍有待研究。

■ 反射调节的临床应用

脊髓反射调节方案可能是一种新的康复方法。因为脊髓反射调节方案能针对特定的反射通路，所以能个体化治疗特定的运动障碍。可以设计反射调节方案并作为现有治疗方法的补充，如跑台训练[76-79] 和强制诱导的运动治疗等[80-82]，使有实际意义的运动功能的恢复最大化。而且，当 CNS 再生得以实现时，脊髓反射调节方法对新生神经连接的再学习和有效功能的维持十分重要[80-82]。没有合适的反射调节方案诱发和引导的活动依赖性重塑，再生的神经连接可能出现婴儿样弥散性反应和功能异常的运动传出活动。同时，这些方案必将产生远超目标反射通路的复杂的重塑模式[2, 12, 54, 65]。因此，适合每个患者的反射调节方案的设计原则还需要仔细研究。

这种新的治疗方法也有局限性。目前，脊髓反射调节受试者的成功率为75%~80%，而不是100%。此成功率可能较低，在皮质脊髓束损伤（如不完全性SCI）患者中的治疗效果可能有所不同，因为迄今为止的研究表明，皮质脊髓束对于反射调节的成功是必需的[67, 68]。此外，当前方案的有效应用需要由训练有素的、具有充足的神经生理学相关知识的研究人员或治疗人员来进行。但是，如果将来能开发用于进行反射调节的半自动硬件/软件系统，这种需求或许会不再那么重要。

■ 其他操作性调节方案的发展

本章节描述的操作性反射调节方案主要用于H-反射和脊髓牵张反射，实际上还有其他方案可能用于其他反射。对交互抑制的操作性调节已有报道[54]。在其他反射通路（如其他本体感觉或皮肤反射、反射相关的膀胱或直肠功能）中的扩展应用可能会发现更多的治疗作用。此外，可通过将调节方案融入复杂的运动技能（如步行运动），使反射调节的重点进一步集中。例如，可以在步态周期的特定时相进行H-反射调节试验。通过重点关注反射异常增强的确切时刻，该方案可能有助于恢复步行时功能适宜的时相依赖性反射调节。

以皮质脊髓连接为靶点的操作性调节方案可能也终将显示治疗价值。SCI后经颅磁刺激（TMS）产生的运动诱发电位（MEP）减少[83]，最近的研究提示功能性恢复伴随MEP增加[84]。我们最初的研究结果表明，经颅磁刺激产生的胫前肌MEP的操作性上调可能加强SCI后皮质脊髓束的连通性[85]，从而改善对踝背屈肌的控制[85, 86]。最后，操作性调节方案可能也有助于调节感觉运动皮层EEG活动，以改善皮层对运动功能的控制。

■ 小结

SCI常导致异常脊髓反射[30, 31, 35~37]，而异常反射又是造成运动障碍的部分原因[45, 46, 88, 89]。因此，适当调节反射通路的方法可能有助于恢复更多有用的运动动能。无论在正常人还是不完全性SCI患者，操作性调节方案都能调节特定的脊髓反射[56~58]。最近已经开始探索这种新的康复方法对不完全性SCI患者的治疗潜力，最初的研究结果令人鼓舞。此外，研究人员有可能找到类似的调节方案用于调节其他脊髓反射、皮质脊髓束或皮层活动，可能也能够促进功能恢复。

致谢

作者的实验室工作受美国国立卫生研究院（NIH）（NS22189，HD36020，NS061823）和纽约州脊髓损伤研究基金（C023685）的支持。

（卢　瑶　祁文静　译，
邢华医　刘　楠　校）

参考文献

1. Stein RB. The plasticity of the adult spinal cord continues to surprise. J Physiol 2008;586(Pt 12): 2823

2. Wolpaw JR, Carp JS. Plasticity from muscle to brain. Prog Neurobiol 2006;78(3-5):233–263

3. Wolpaw JR. The education and re-education of the spinal cord. Prog Brain Res 2006;157: 261–280

4. Capaday C, Lavoie BA, Barbeau H, Schneider C, Bonnard M. Studies on the corticospinal control of human walking, I: Responses to focal transcranial magnetic stimulation of the motor cortex. J Neurophysiol 1999;81(1):129–139

5. Schubert M, Curt A, Jensen L, Dietz V. Corticospinal input in human gait: modulation of magnetically evoked motor responses. Exp Brain Res 1997;115(2):234–246

6. Zehr EP, Stein RB. What functions do reflexes serve during human locomotion? Prog Neurobiol 1999;58(2):185–205

7. Stein RB. Presynaptic inhibition in humans. Prog Neurobiol 1995;47(6):533–544

8. Brooke JD, Cheng J, Collins DF, McIlroy WE, Misiaszek JE, Staines WR. Sensori-sensory afferent conditioning with leg movement: gain control in spinal reflex and ascending paths. Prog Neurobiol 1997;51(4):393–421

9. Nielsen J, Crone C, Hultborn H. H-reflexes are smaller in dancers from The Royal Danish Ballet than in well-trained athletes. Eur J Appl Physiol Occup Physiol 1993;66(2):116–121

10. Schneider C, Capaday C. Progressive adaptation of the soleus H-reflex with daily training at walking backward. J Neurophysiol 2003;89(2):648–656

11. Wolpaw JR, Tennissen AM. Activity-dependent spinal cord plasticity in health and disease. Annu Rev Neurosci 2001;24:807–843

12. Wolpaw JR. Spinal cord plasticity in acquisition and maintenance of motor skills. Acta Physiol (Oxf) 2007;189(2):155–169

13. Adkins DL, Boychuk J, Remple MS, Kleim JA. Motor training induces experience-specific patterns of plasticity across motor cortex and spinal cord. J Appl Physiol 2006;101(6):1776–1782

14. Eyre JA. Developmental plasticity of the corticospinal system. In: Boniface S, Ziemann U, eds. Plasticity in the Human Nervous System: Investigations with Transcranial Magnetic Stimulation. Cambridge: Cambridge University Press; 2003:62–89

15. Myklebust BM, Gottlieb GL, Agarwal GC. Stretch reflexes of the normal infant. Dev Med Child Neurol 1986;28(4):440–449

16. O'Sullivan MC, Miller S, Ramesh V, et al. Abnormal development of biceps brachii phasic stretch reflex and persistence of short latency heteronymous reflexes from biceps to triceps brachii in spastic cerebral palsy. Brain 1998;121(Pt 12): 2381–2395

17. Dietz V. Proprioception and locomotor disorders. Nat Rev Neurosci 2002;3(10):781–790

18. Dietz V, Müller R, Colombo G. Locomotor activity in spinal man: significance of afferent input from joint and load receptors. Brain 2002;125(Pt 12):2626–2634

19. Waldenström A, Thelin J, Thimansson E, Levinsson A, Schouenborg J. Developmental learning in a painrelated system: evidence for a cross-modality mechanism. J Neurosci 2003;23(20):7719–7725

20. Levinsson A, Luo XL, Holmberg H, Schouenborg J. Developmental tuning in a spinal nociceptive system: effects of neonatal spinalization. J Neurosci 1999;19(23):10397–10403

21. de Groat WC. Plasticity of bladder reflex pathways during postnatal development. Physiol Behav 2002;77(4-5):689–692

22. Stein RB, Capaday C. The modulation of human reflexes during functional motor tasks. Trends Neurosci 1988;11(7):328–332

23. Pearson KG, Collins DF. Reversal of the influence of group Ib afferents from plantaris on activity in medial gastrocnemius muscle during locomotor activity. J Neurophysiol 1993;70(3):1009–1017

24. Stephens MJ, Yang JF. Short latency, non-eciprocal group I inhibition is reduced during the stance phase of walking in humans. Brain Res 1996;743(1-2):24–31

25. Pearson KG. Proprioceptive regulation

609

of locomotion. Curr Opin Neurobiol 1995;5(6):786–791

26. Dietz V, Duysens J. Significance of load receptor input during locomotion: a review. Gait Posture 2000;11(2):102–110

27. Duysens J, Clarac F, Cruse H. Load-regulating mechanisms in gait and posture: comparative aspects. Physiol Rev 2000;80(1):83–133

28. Hiebert GW, Whelan PJ, Prochazka A, Pearson KG. Contribution of hind limb flexor muscle afferents to the timing of phase transitions in the cat step cycle. J Neurophysiol 1996;75(3):1126–1137

29. Whelan PJ, Hiebert GW, Pearson KG. Stimulation of the group I extensor afferents prolongs the stance phase in walking cats. Exp Brain Res 1995;103(1):20–30

30. Stein RB, Yang JF, Bélanger M, Pearson KG. Modification of reflexes in normal and abnormal movements. Prog Brain Res 1993;97:189–196

31. Yang JF, Fung J, Edamura M, Blunt R, Stein RB, Barbeau H. H-reflex modulation during walking in spastic paretic subjects. Can J Neurol Sci 1991;18(4): 443–452

32. Yang JF, Whelan PJ. Neural mechanisms that contribute to cyclical modulation of the soleus H-reflex in walking in humans. Exp Brain Res 1993;95(3): 547–556

33. Morita H, Shindo M, Momoi H, Yanagawa S, Ikeda S, Yanagisawa N. Lack of modulation of Ib inhibition during antagonist contraction in spasticity. Neurology 2006;67(1):52–56

34. Shefner JM, Berman SA, Sarkarati M, Young RR. Recurrent inhibition is increased in patients with spinal cord injury. Neurology 1992;42(11): 2162–2168

35. Crone C, Johnsen LL, Biering-Sørensen F, Nielsen JB. Appearance of reciprocal facilitation of ankle extensors from ankle flexors in patients with stroke or spinal cord injury. Brain 2003;126(Pt 2):495–507

36. Hiersemenzel LP, Curt A, Dietz V. From spinal shock to spasticity: neuronal adaptations to a spinal cord injury. Neurology 2000;54(8):1574–1582

37. Thompson AK, Estabrooks KL, Chong S, Stein RB. Spinal reflexes in ankle flexor and extensor muscles after chronic central nervous system lesions and functional electrical stimulation. Neurorehabil Neural Repair 2009;23(2):133–142

38. Petersen NT, Butler JE, Marchand-Pauvert V, et al. Suppression of EMG activity by transcranial magnetic stimulation in human subjects during walking. J Physiol 2001;537(Pt 2):651–656

39. Fung J, Barbeau H. Effects of conditioning cutaneomuscular stimulation on the soleus H-reflex in normal and spastic paretic subjects during walking and standing. J Neurophysiol 1994;72(5): 2090–2104

40. Schneider C, Lavoie BA, Capaday C. On the origin of the soleus H-reflex modulation pattern during human walking and its task-dependent differences. J Neurophysiol 2000;83(5):2881–2890

41. Sinkjaer T, Andersen JB, Larsen B. Soleus stretch reflex modulation during gait in humans. J Neurophysiol 1996;76(2):1112–1120

42. Boorman GI, Lee RG, Becker WJ, Windhorst UR. Impaired "natural reciprocal inhibition" in patients with spasticity due to incomplete spinal cord injury. Electroencephalogr Clin Neurophysiol 1996;101(2):84–92

43. Ashby P, Wiens M. Reciprocal inhibition following lesions of the spinal cord in man. J Physiol 1989;414:145–157

44. Aymard C, Katz R, Lafitte C, et al. Presynaptic inhibition and homosynaptic depression: a comparison between lower and upper limbs in normal human subjects and patients with hemiplegia.Brain 2000;123(Pt 8):1688–1702

45. Burne JA, Carleton VL, O'Dwyer NJ. The spasticity paradox: movement disorder or disorder of resting limbs? J Neurol Neurosurg Psychiatry 2005;76(1): 47–54

46. Dietz V, Sinkjaer T. Spastic movement disorder: impaired reflex function and altered muscle mechanics. Lancet Neurol 2007;6(8):725–733

47. Côté MP, Ménard A, Gossard JP. Spinal cats on the treadmill: changes in load pathways. J Neurosci 2003;23(7):2789–2796

48. Wolpaw JR. Operant conditioning of primate spinal reflexes: the H-reflex. J Neurophysiol 1987; 57(2):443–459

脊髓损伤精要——从基础研究到临床实践

49. Wolpaw JR, O'Keefe JA. Adaptive plasticity in the primate spinal stretch reflex: evidence for a two-phase process. J Neurosci 1984;4(11):2718–2724

50. Chen XY, Wolpaw JR. Operant conditioning of H-reflex in freely moving rats. J Neurophysiol 1995;73(1):411–415

51. Carp JS, Tennissen AM, Chen XY, Wolpaw JR. H-reflex operant conditioning in mice. J Neurophysiol 2006;96(4):1718–1727

52. Chen XY, Chen Y, Wang Y, et al. Reflex conditioning: a new strategy for improving motor function after spinal cord injury. Ann NY Acad Sci 2010;1198(Suppl 1):E12–21

53. Wolpaw JR. The complex structure of a simple memory. Trends Neurosci 1997;20(12):588–594

54. Chen XY, Chen L, Chen Y, Wolpaw JR. Operant conditioning of reciprocal inhibition in rat soleus muscle. J Neurophysiol 2006;96(4):2144–2150

55. Wolpaw JR, Herchenroder PA, Carp JS. Operant conditioning of the primate H-reflex: factors affecting the magnitude of change. Exp Brain Res 1993;97(1):31–39

56. Wolf SL, Segal RL. Reducing human biceps brachii spinal stretch reflex magnitude. J Neurophysiol 1996;75(4):1637–1646

57. Segal RL, Wolf SL. Operant conditioning of spinal stretch reflexes in patients with spinal cord injuries. Exp Neurol 1994;130(2):202–213

58. Thompson AK, Chen XY, Wolpaw JR. Acquisition of a simple motor skill: task-dependent adaptation plus long-term change in the human soleus H-reflex. J Neurosci 2009;29(18):5784–5792

59. Lagerquist O, Zehr EP, Baldwin ER, Klakowicz PM, Collins DF. Diurnal changes in the amplitude of the Hoffmann reflex in the human soleus but not in the flexor carpi radialis muscle. Exp Brain Res 2006;170(1):1–6

60. Chen Y, Chen XY, Jakeman LB, Chen L, Stokes BT, Wolpaw JR. Operant conditioning of H-reflex can correct a locomotor abnormality after spinal cord injury in rats. J Neurosci 2006;26(48): 12537–12543

61. Yang JF, Stein RB. Phase-dependent reflex reversal in human leg muscles during walking. J Neurophysiol 1990;63(5):1109–1117

62. Mazzaro N, Grey MJ, Sinkjaer T. Contribution of afferent feedback to the soleus muscle activity during human locomotion. J Neurophysiol 2005;93(1): 167–177

63. Grey MJ, van Doornik J, Sinkjaer T. Plantar flexor stretch reflex responses to whole body loading/ unloading during human walking. Eur J Neurosci 2002;16(10):2001–2007

64. Sinkjaer T, Andersen JB, Ladouceur M, Christensen LO, Nielsen JB. Major role for sensory feedback in soleus EMG activity in the stance phase of walking in man. J Physiol 2000;523(Pt 3):817–827

65. Wolpaw JR. What can the spinal cord teach us about learning and memory? Neuroscientist 2010;16(5):532–549

66. Chen XY, Chen Y, Chen L, Tennissen AM, Wolpaw JR. Corticospinal tract transection permanently abolishes H-reflex down-conditioning in rats. J Neurotrauma 2006;23(11):1705–1712

67. Chen XY, Carp JS, Chen L, Wolpaw JR. Corticospinal tract transection prevents operantly conditioned H-reflex increase in rats. Exp Brain Res 2002;144(1):88–94

68. Chen XY, Wolpaw JR. Probable corticospinal tract control of spinal cord plasticity in the rat. J Neurophysiol 2002;87(2):645–652

69. Wolpaw JR, Chen XY. The cerebellum in maintenance of a motor skill: a hierarchy of brain and spinal cord plasticity underlies H-reflex conditioning. Learn Mem 2006;13(2):208–215

70. Chen XY, Wolpaw JR. Ablation of cerebellar nuclei prevents H-reflex down-conditioning in rats. Learn Mem 2005;12(3):248–254

71. Chen XY, Carp JS, Chen L, Wolpaw JR. Sensorimotor cortex ablation prevents H-reflex upconditioning and causes a paradoxical response to down-conditioning in rats. J Neurophysiol 2006;96(1):119–127

72. Pomerantz F, Wolpaw JR, Lichtman SW, DeFrancesco E, Thompson AK. Operant conditioning of the soleus H-reflex in spastic subjects after incomplete spinal cord injury. In: Society for Neuroscience 39th Annual Meeting 2009;79.9

73. Chen XY, Wolpaw JR, Jakeman LB, Stokes

BT. Operant conditioning of H-reflex increase in spinal cord—injured rats. J Neurotrauma 1999;16(2):175–186

74. Chen XY, Wolpaw JR, Jakeman LB, Stokes BT. Operant conditioning of H-reflex in spinal cord-injured rats. J Neurotrauma 1996;13(12):755–766

75. Segal RL, Catlin PA, Cooke R, et al. Preliminary studies of modifications of hyperactive spinal stretch reflexes in stroke patients. In: Society for Neuroscience 1989;363.317

76. Edgerton VR, Courtine G, Gerasimenko YP, et al. Training locomotor networks. Brain Res Brain Res Rev 2008;57(1):241–254

77. Harkema SJ, Hurley SL, Patel UK, Requejo PS, Dobkin BH, Edgerton VR. Human lumbosacral spinal cord interprets loading during stepping. J Neurophysiol 1997;77(2):797–811

78. Maegele M, Müller S, Wernig A, Edgerton VR, Harkema SJ. Recruitment of spinal motor pools during voluntary movements versus stepping after human spinal cord injury. J Neurotrauma 2002;19(10):1217–1229

79. Wernig A, Nanassy A, Müller S. Laufband (LB) therapy in spinal cord lesioned persons. Prog Brain Res 2000;128:89–97

80. Wolf SL, Winstein CJ, Miller JP, et al; EXCITE Investigators. Effect of constraint-induced movement therapy on upper extremity function 3 to 9 months after stroke: the EXCITE randomized clinical trial. JAMA 2006;296(17):2095–2104

81. Taub E, Uswatte G. Constraint-induced movement therapy: bridging from the primate laboratory to the stroke rehabilitation laboratory. J Rehabil Med 2003 May;(41 Suppl):34–40

82. Taub E, Uswatte G, Pidikiti R. Constraint-Induced Movement Therapy: a new family of techniques with broad application to physical rehabilitation—a clinical review. J Rehabil Res Dev 1999;36(3):237–251

83. Davey NJ, Smith HC, Savic G, Maskill DW, Ellaway PH, Frankel HL. Comparison of inputoutput patterns in the corticospinal system of normal subjects and incomplete spinal cord injured patients. Exp Brain Res 1999;127(4): 382–390

84. Thomas SL, Gorassini MA. Increases in corticospinal tract function by treadmill training after incomplete spinal cord injury. J Neurophysiol 2005;94(4):2844–2855

85. Thompson AK, DeFrancesco E, Lichtman SW, Pomerantz F. Operant conditioning of motor evoked potentials to transcranial magnetic stimulation in people with chronic incomplete spinal cord injury. In: Society for Neuroscience 39th Annual Meeting 2009;79.10

86. Everaert DG, Thompson AK, Chong SL, Stein RB. Does functional electrical stimulation for foot drop strengthen corticospinal connections? Neurorehabil Neural Repair 2010;24(2):168–177

87. Daly JJ, Wolpaw JR. Brain-computer interfaces in neurological rehabilitation. Lancet Neurol 2008;7(11):1032–1043

88. Hultborn H. Changes in neuronal properties and spinal reflexes during development of spasticity following spinal cord lesions and stroke: studies in animal models and patients. J Rehabil Med 2003 May;(41 Suppl):46–55

89. Nielsen JB, Crone C, Hultborn H. The spinal pathophysiology of spasticity—from a basic science point of view. Acta Physiol (Oxf) 2007;189(2): 171–180

90. Zehr EP. Considerations for use of the Hoffmann reflex in exercise studies. Eur J Appl Physiol 2002;86(6):455–468

91. Magladery JW, Porter WE, Park AM, Teasdall RD. Electrophysiological studies of nerve and reflex activity in normal man, IV: The two-neurone reflex and identification of certain action potentials from spinal roots and cord. Bull Johns Hopkins Hosp 1951;88(6):499–519

第49章 通过机器人技术达到的功能恢复

Martin Baggenstos, Geoffrey Ling, James M. Ecklund

本章重点

1. 神经假肢装置有助于那些由老化、疾病或损伤引起的运动和感觉功能缺失的恢复。它们作为神经系统功能元件与存在功能障碍的肢体、假肢装置、损伤的神经或感觉器官之间的桥梁发挥作用。

2. 功能电刺激和脑—机接口通过与神经假肢或机器人装置相连接，促进受损的神经功能的恢复，改善生活质量，使个体重获部分失去的功能。

3. 靶向神经移植技术与功能电刺激相比能更自然地控制假肢，并能够避免脑—机接口相关的机体自然免疫应答退化的问题。该技术可提供运动控制和感觉反馈，还可与新的机器人假肢或现有的价格可接受的肌电假肢（如电动腕或肘）相配合。

机器人与机器人控制技术的发展为残疾人的功能恢复提供了极好的机会。在过去的几十年里，神经科学和工程学的研究以及这两个领域的融合使之成为可能。工程学方面，卓越的肢端设备，如假手，是新材料、新设计和机载微处理器良好应用的直接结果。神经科学方面，关于接受刺激后大脑皮层如何提取并解码中枢和周围神经系统来源的信号，并对运动功能和感知觉进行控制，新的见解正在不断产生。总之，这些成就使革命性的方式——将使用者的意图转化为使用者的动作——成为可能。

残疾人并不少见。目前，残疾的主要原因是年老虚弱。运动或感觉功能障碍也可能是由外伤性脑和脊髓损伤、截肢、脑卒中所致。目前在美国有超过 200 000 例患者是由外伤性脊髓损伤导致的，其中近一半为颈部以下瘫痪。在美国还有超过 5 000 000 名脑卒中幸存者和 400 000 名截肢者[1]。利用神经控制［如脑—机接口（brain–machine interfaces，BMIs）］与机器人装置（如外骨骼支架或假肢）的新兴技术，使个体功能恢复比此前预想得更好。

神经假肢领域关注通过神经控制达到功能恢复的技术。这是神经假肢的关键特征，也是它与传统假肢最明显的区别。神经假肢是通过让患者自然地想某个动作，然后驱动假肢做出这个特定动作（如想摆动一根手指，然后机械手指摆动；或想向左移动计算机光标，然后光标移向左侧）。这与利用肌电方法控制传统假肢（图49.1）的方式不同，肌电控制是利用残存的肌肉控制仿造的肢端装置。为了完成预想的动作，患者必须用间接思考的方式驱动装置。例如，由肱二头肌控制的人工钩手，需要患者想象屈曲前臂并打开钩手的动作才能抓住一支铅笔。这显然与只想着张开手是不同的。这种间接的想法使更复杂的动作（如敲击键盘打字）极难实现。因此，利用患者自然意图的神经假肢所能实现的功能水平比传统假肢更高，甚至达到与自身肢体相同的功能水平。

为了发挥直接的神经控制作用，神经假肢必须与患者的神经系统发生直接的相互作用。相互作用的位点取决于损伤的部位，并且要在损伤水平以上。神经假肢能衔接在从大脑皮层到脊髓前角、到周围神经、到神经肌肉接头、到肌肉的任何水平，方法多种多样，包括周围神经途径［如功能性电刺激（functional electrical stimulation，FES）］和靶向神经移植，以及中枢神经途径［如皮层电极和皮层电图（electrocorticography，ECoG）］。它们在侵入性方面也不同。表面肌电图（EMG）和脑电图（EEG）设备几乎无创，而皮层电极需要开颅手术，是有创的。

最近，在发展闭合环路系统（即交互的运动传出和感觉传入组件）方面的努力已初显成效。真正的闭合环路控制的神经假肢将提供最高水平的自然功能。神经假肢技术促进功能恢复的进一步发展仍需要工程学和神经科学的合作以及医学的进步，以便这些非凡的设备能用于临床实践并为患者接受。

■ 神经假肢的类型

神经假肢由周围神经或肌肉电刺激设备发展而来，最初将表面电极放置在肌肉

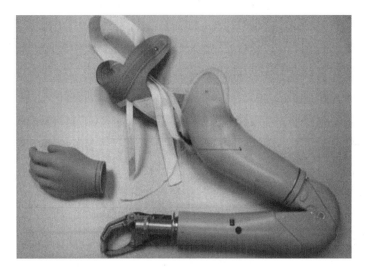

图49.1 传统上肢假肢需要通过残存肌肉的驱动，实现对设备的基本控制以及有限的捏持和屈肘功能

上（表面肌电图）或运动神经附近（表面神经电图），最终发展到一些神经假肢直接通过大脑皮质发挥作用。

最初人们提出的设想是在残存的皮质或皮质下运动中枢与人造驱动器之间直接建立联系，从而绕过损伤的脊髓。这项研究导致了 BMI 的出现[2]。BMI 是与大脑直接进行信息交换而发挥作用的设备。用于驱动假肢的电信号来源于 EEG、ECoG 或皮质内电极。电极为单独或呈矩阵放置的微电极。犹他电极矩阵（Utah Electrode Array，UEA）是一种常用的设备，因由来自犹他州大学和密歇根大学的人员发明而得名[3]。UEA 由 4 mm×4 mm 硅芯片和 100 个 1.5 mm 长的微电极构成，直接置于大脑表面；微电极穿入大脑实质中，也可将其放置于周围神经上。最初的研究聚焦于运动假肢的控制，但随着研究

的持续进展，感觉假体设备也得以发展。感觉假体记录并处理来自环境的输入信息，并将这些信息传至相应的大脑感觉皮层。最著名的感觉假体实例包括修复视力的视网膜置入物和修复听力的耳蜗置入物。

运动假肢

对促进运动功能康复的置入型神经假肢的探索始于 20 世纪 60 年代。运动假肢可对肌肉或运动神经进行直接电刺激。早期技术几乎全部以 FES 为基础，将其作为一种传出途径。然而，随着机器人假肢变得越来越精细（图 49.2），其他组件技术的发展使运动假肢的完整性得以提高，传入途径也被纳入假肢的设计范围内，如利用生物传感器探测使用者的感觉神经、肌肉或关节信号。这些信息被传送到位于设

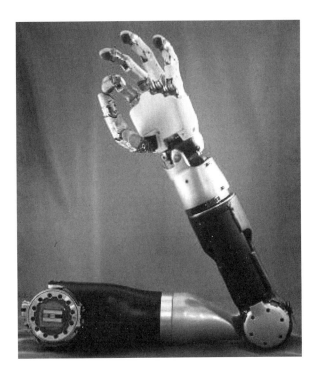

图 49.2 约翰·霍普金斯高等物理实验室研制的新一代机器人手臂。目前该手臂可接受外部间接控制。以直接神经控制为最终目标的脑—机接口技术的开发工作仍在进行

备内部的控制器，与来自肢体或执行器的反馈一起，更加高效和精确地调节动作。目前，皮质内 BMI 已实现终端设备与感觉皮层和丘脑的连接。

因为开发 BMI 系统非常复杂和耗时，2000 年初，纽约州卫生署 Wadsworth 中心的脑—机接口 R&D 项目开发了 BMI 研究的通用目标系统用于 BMI 的研究，该系统被称为 BCI 2000[4]。BCI 2000 工程促进了数据获取、刺激呈现和大脑监测应用领域的研究和发展。BCI 2000 的愿景是成为多种实时生物信号处理领域中广泛使用的软件工具。当前，BCI 2000 可免费用于非营利性研究和教育用途，并且已经为全世界超过 400 个实验室提供服务。

功能性电刺激

功能性电刺激（FES）通过电刺激使支配瘫痪肢体的神经激活，从而实现周围神经与肌肉之间的信号传递。关于电刺激促进瘫痪四肢运动功能恢复的最初研究可追溯到 20 世纪中期[5]。第一台真正意义上的现代化 FES 设备产生于 1961 年。这种早期设备通过表面电极激活腓神经，从而治疗足下垂[6]。十年之后，出现了可治疗偏瘫患者足下垂的置入型腓神经刺激器[7, 8]。20 世纪 60 年代，还将无线电频控制的膀胱逼尿肌刺激器置入部分尿失禁患者体内[9, 10]。1979 年，Brindley 等将骶神经前根刺激器置入 5 例截瘫患者体内，给予刺激后所有人都能排空膀胱[11]。20 世纪 80 年代进行了更大规模的临床试验，将由体外传感器控制的类似设备置入骶神经节。这些设备可以传送间歇性刺激，

从而改善膀胱排空功能，也有助于恢复排便和男性患者维持完全勃起的能力。

1991 年，仿生学神经元（BIOnic Neurons，BIONs）问世。这些单通道微模块置入物只有米粒大小。电源和数字指令信号来自置入物附近或附着于置入物的感应线圈[12]。临床上将 BIONs 用于治疗性肌肉电刺激，即通过刺激瘫痪无力的肌肉，预防或逆转失用性萎缩。BIONs 已历经四代更新，均用于刺激周围神经的有髓感觉或运动轴突。BION1 和 BION2 需要一个体外无线电频驱动的传输线圈用于供电和编程。BION2 的优势之一是通过双向遥测技术实现了双向信号传输（刺激和记录）。BION3 注重消除置入物对体外供电和控制线圈的依赖，仍旧需要体外传输线圈进行编程和充电；但是，已经载入的刺激范例可自动执行并通过集成的可充电电池供电。BION4 包含与 BION3 类似的蓄电池电源，但拥有一个高速率的通信协议，允许置入物之间自由交换大量信息，并有一个体外控制器[13]。

1986 年，Case Western 大学 Cleveland FES 中心研制出神经控制自由手刺激器（Neurocontrol Freehand Stimulator，NFS），一种通过手术置入的 FES 设备。这是一种无线电频驱动的神经假肢，利用低水平电流对支配前臂和手部肌肉的周围神经进行刺激，实现功能性手抓握模式。NFS 可将多达 8 个电极置入前臂和手部肌肉中：通常将 NFS 置入肱桡肌和桡侧腕伸肌，实现自主伸腕，置入三角肌后群及肱三头肌以实现伸肘。电极导线沿手臂上行至位于胸部皮下的控制盒中，并将一个

外置运动探测器置于对侧肩部。对侧肩部运动被传送到程控的控制盒，使电极的活动得到协调整合，从而引起手的张开和闭合。该设备于 1997 年获得了美国食品药品监督管理局（FDA）的认可，此后至今已成功应用于超过 250 例 C5 和 C6 水平的四肢瘫患者[14, 15]。

FES 的设计改进一直在进行，目标是利用置入式可充电电源和无线遥测技术实现微调运动[16]。FES 设备的局限性在于它依靠间接控制，即由非瘫痪侧身体的肌肉运动触发向瘫痪侧肢体肌肉发出的协调性电刺激。

脑机接口

在 20 世纪 70 年代，早期的脑—机接口（BMI）研究工作开始于加州大学洛杉矶分校（University of California, Los Angeles, UCLA）[17]，该项目受到美国国家科学基金会和国防部高级研究计划署（Defense Advanced Research Projects Agency, DARPA）资助。BMI 是能从大脑皮质活动解码人类意图的设备。它为严重运动功能障碍患者建立了一个替代的交流通道。20 世纪 60 年代的研究就已证明，通过操作性条件反射，非人类灵长类动物可学会自主控制初级运动皮质神经元的放电速率[18-20]。其算法是利用运动皮质电信号开发的，可将运动皮质神经元的活动转化成运动意图。20 世纪 80 年代，约翰·霍普金斯大学的 Georgopoulos 及其研究团队发现了恒河猴单个运动皮质神经元的电反应与其移动手臂的方向之间存在一种数学关系。该研究团队也证明了分散在大脑不同区域的神经元群共同控制着运动功能。然而，由于设备等技术限制，他们每次只能记录一个区域的神经元放电[21]。此后相关科技发生了飞速发展，许多研究团队能够从多组神经元群捕获复杂的大脑运动信号来控制体外设备[22]。

对于 BMI 的神经记录方法（如微电极、局部场电位、磁共振成像、ECoG）已经进行了大量、广泛的研究[23-25]。已经证明非人类灵长类动物可通过皮质控制技术实现对机器人手臂的控制。杜克大学 Nicolelis 发现，在皮质置入微丝电极的猴子可利用皮层控制技术对电脑光标进行控制。他随后证实这些猴子能控制机器人手臂将物体在一块平板上移动[26, 27]。匹兹堡大学的 Schwartz 发现皮质置入 UEAs 的非人类灵长类动物可利用皮质控制神经假臂假肢抓取奖赏的食物并进食[28]。加州理工学院的 Hwang 和 Andersen 证实，利用后顶叶皮质信号可对神经假肢几乎实时地进行控制[29]。罗彻斯特大学的 Schieber 已经证明，猴子可通过皮质控制神经假肢的单根手指运动[30]。上述研究人员都展示了直接皮质控制技术能完成部分活动。

无创脑机接口

最初，对 BMI 的研究依靠头皮脑电图（EEG），因为其无创且应用简单[23]。这些以 EEG 为基础的系统可以作为交流的辅助手段，如移动电脑光标或键盘输入等，但仅限于这些应用类型[31, 32]。头皮脑电图记录缺乏时空分辨率。因为需要反映广泛分布于皮层的数百万神经元的电活动，时空分辨率对实时、灵活地控制机械手臂是必需的。尽管这些设备容易穿戴，但由于颅骨的阻碍，信号无法达到最佳。为了提高空间分辨率，研究人员开发了脑磁图和功能磁共振成像（fMRI），但其需要特殊的设备，无法实现普遍使用[25, 33]。

20 世纪 80 年代，一款以 EEG 为基础的 BMI 问世。它利用 P300 脑电波反应，让受试者与一台能够通过语言合成器将数据转换为语言的电脑进行单词、字母和简单指令的交流[34]。20 世纪 90 年代，德国图宾根大学 Birbaumer 利用 EEG 描记皮质电位，使瘫痪病人对电脑光标做出一定的控制。10 例患者经过训练能够利用这些信号移动电脑光标。缺点在于训练过程耗时长达数月；而且，即使能熟练使用该系统，患者也需要一个多小时才能拼出 100 个字符。1999 年，凯斯西储大学的 Peckham 及其团队利用 64 导联头皮 EEG 技术使一位四肢瘫患者获得一定的手部运动。研究人员命令患者 Jatich 先生将注意力集中于简单而相反的概念，如上和下，同时分析其 EEG 的 β 节律活动。确认其基本模式后，就可用于控制开关，使患者能控制电脑光标，再通过光标驱动置入其手中的神经控制器，从而恢复部分运动功能。与之前一样，通过这种方法获得的有限数据意味着患者经过大量训练仅能获得最基本的功能。由于无创 BMI 具有上述局限性，后续的研究推动了半有创 BMI 的发展。

半有创脑—机接口

为了改进 EEG 的不足，研究人员对脑皮层电图（ECoG）进行了研究。ECoG 网状电极被放置到硬膜下间隙，以减少颅骨所致的信号衰减。研究人员发现神经元电信号的确显著增强。遗憾的是在早期研究中，尽管有更大的数据流，患者还是不能灵活地控制机器人假肢[24]。但是，与无创 BMI 相比，ECoG 的信号分辨率更高，且形成胶质瘢痕组织的风险比完全有创 BMI 明显降低。2004 年，圣路易斯华盛顿大学的 Leuthardt 和 Moran 首次在成年人类受试者中尝试 ECoG 技术。2006 年，一位患有癫痫的 14 岁男孩被置入 ECoG 网状电极，用于定位致痫灶。ECoG 网状电极连接到一台运行以 BCI 2000 为基础的程序的计算机，该程序中包含视频游戏太空——侵入者（Space Invaders）。随后令男孩完成不同的运动和言语任务，同时记录 ECoG。研究人员找出特定的大脑激活信号与特定运动之间的对应关系，并将其与特定的大脑区域配对。然后令男孩通过移动舌头和手，完成一项简单的二维游戏——太空侵入者。移动舌头和手的 ECoG 信号与游戏光标的移动相对应，从而使他仅通过移动舌头和手也能够玩游戏。下一个任务是想象同样的运动，而不用手和舌头实际运动。结果是男孩通过思维活动就能完成视频游戏。该研究和类似的研究结果与完全有创 BMI 的发展，为意识控制神经假肢的实现带来希望。

有创脑—机接口

有创 BMI 技术是将设备直接置入大脑灰质。脑深部电刺激（Deep brain stimulation）用于帕金森病、癫痫、某些疼痛性疾病和强迫性精神障碍的治疗。在所有 BMI 设备中，有创 BMI 设备的信号质量最高。缺点是容易导致脑部胶质瘢痕形成，而胶质瘢痕会减弱信号[35]。Wessberg 团队首次使用这种技术证明通过置入电极的皮质信号，灵长类动物可控制机器人假肢进行一维和三维空间运动[36]。1998 年，埃默里大学 Kennedy 和 Bakay 为 Ray 先生置入一个皮质神经假肢。Ray 先生在 1997 年由于脑干卒中出现闭锁综合征。通过这种神经假肢，他获得了控制电脑光标和拼写单词的能力[37]。2003 年，来自布朗大学和 Cyberkinetics 公司的 Donohue 开发了 96 导电极阵列，称为 BrainGate。2005 年，有 C3 脊髓损伤的 Nagle 先生接受了 BrainGate 置入后，能够控制电脑光标拼写单词、画画和更换电视频道，也能张开和关闭假手，还可以通过皮质信号控制多关节机器人执行基本动作[38]。目前，正在对 BrainGate2 进行安全性和有效性研究，以判断是否能使用该系统进行通过大脑皮质控制电脑和其他辅助设备的大样本队列研究。克服有创 BMI 缺陷（最显著的是胶质细胞增生）的工作仍在继续，另一方面，靶向肌肉神经移植也成为一种实用的但局限性更明显的替代方法。

靶向肌肉神经移植技术

西北大学的 Kuiken 等发明了靶向肌肉神经移植技术（Targeted muscle reinnervation，TMR），便对上肢假肢的控制更佳，并恢复上肢 / 手截肢患者的部分感觉反馈[39~41]。TMR 是可替代肌群

（非生物力学关键肌群）失神经支配后，由断肢残存的神经恢复其神经支配的一种方法。这会导致原本对缺失肢体发出的运动指令，引起目标肌肉的收缩。来自这些肌肉的 EMG 信号可驱动假肢。传统方法采用肌电控制原理，肘以上截肢患者需要依赖躯体驱动技术，通过自行车电缆胸部和肩部肌肉所需的传递能量，用于控制假肢。改进后的方法是利用残存肌群的 EMG 信号控制假肢。该方法可实现单关节控制和间接控制（如残存的肱二头肌和肱三头肌可控制假肢的钩手和手腕）。TMR 能部分克服这些局限性。TMR 假肢控制对于患者是直观的，因为 EMG 信号由转移的残肢神经产生，而传统肌电假肢的 EMG 信号由肌肉产生，通常不涉及上肢或腕部的功能。将曾经支配手臂的断肢上肢神经移植至邻近的无功能肌肉，检测新的 EMG 信号可用于改善肌电假肢的控制。例如，通过将正中神经和桡神经远端移植到支配胸肌区域无功能肌肉的神经，未受损的肌皮神经（肱二头肌）和近端桡神经（肱三头肌）信号就可以按照这一新的方向进行传导，然后通过捕获胸肌区域的 EMG 信号控制假肢肘部屈伸。多神经成功移植后产生的 EMG 信号也可用于控制假手的张开和闭合[26]。置入的 BMI 设备的功能通常会随时间延长而衰退，因为神经元信号会被机体对外来异物的组织免疫反应削减[35]。TMR 无须置入外来物，因此没有这种异物反应的问题。TMR 可产生多个相互独立的 EMG 信号，使假肢可以同时发挥多种功能[42]。在实用性方面，这项技术可以应用于所有现有的商品

化肌电假肢（如电动腕或肘）。所以，患者无须购买新的假肢[40]。未来的研究会更加注重拇指控制的改良和下肢截肢的治疗。能使我们看到希望的是神经可能被进一步分离，从而产生更独立的信号，以实现更自由地同时控制更多功能的目标。

感觉假肢

靶向神经移植

完全自然地控制假肢所面临的挑战之一，是假肢无法为使用者提供任何直接感觉反馈。靶向感觉神经移植是指当目标肌肉表面皮肤或邻近皮肤失神经支配时，改由残存的手部神经传入纤维重新支配[39, 43]。当这块重新受到神经支配的皮肤被触摸时，会使截肢患者有一种缺失的上肢或手被触摸的感觉[44, 45]。这种感觉反馈还未在任何其他形式的假肢中实现。神经假肢进一步发展的目标是使运动和感觉功能尽量接近疾病或损伤发生之前的状态。

其他感觉假肢

增强假肢感觉方面的研究已有重大进展。这些置入物已经超出了本章关注的脊髓损伤的范围，但是它们表明了为神经和大脑提供更直接的感觉反馈的可能性。它们包括人工耳蜗、能刺激蜗神经核或下丘的脑干听觉假体，以及能够刺激视网膜、视神经、内侧膝状神经节或视皮层的视觉假体。

■ 未来的技术

未来有一些令人兴奋的研究方向。随着这个领域的成熟，脊髓损伤患者很可能能够利用神经元信号控制外骨骼支具进行步行，或瘫痪肢体可被神经控制的假肢取代。除脊髓损伤以外，其他令人兴奋的领域包括：不能发声的患者利用具有单词特异性的神经信号可实现发声交流，使用神经假体弥补海马的损伤可恢复记忆功能。

我们用更具有生物相容性的材料设计新一代 BMI 电极芯片，从而避免机体的免疫反应，使置入的设备能使用数十年[46, 47]。无线神经假肢装置的发展将会更加方便使用者。

免责声明

本章所表达的观点仅代表作者个人，与健康科学统一服务大学、国防部高级研究计划署、沃尔特·里德陆军医疗中心、（美国）陆军部或其他任何（美国）政府部门无关。

要　点

- 神经假肢设备通过减少损伤或疾病对身体和心理的影响，显著提高残疾人的生活质量。
- 随着未来的机器人假肢与间接和直接控制机制相结合的技术发展，功能恢复程度有可能超越目前标准的生物学修复技术所能达到的预期。
- 通过机器人实现的功能恢复，有可能增强和提高人类的功能能力。

难　点

- FES 设备的局限性在于它依赖非瘫痪部位的肌肉活动或外部设备来触发对瘫痪肢体或器官肌肉的协同电刺激。
- 侵入性 BMI 设备导致机体发生异物反应，易引起瘢痕组织的形成，可能导致信号变弱或丢失。
- 目前的上肢神经假肢技术仅限于对肢体的间接控制。

（卢　瑶　祁文静　译，邢华医　刘　楠　校）

参考文献

1. Kim HK, Park S, Srinivasan MA. Developments in brain-machine interfaces from the perspective of robotics. Hum Mov Sci 2009;28(2):191–203

2. Schmidt EM. Single neuron recording from motor cortex as a possible source of signals for control of external devices. Ann Biomed Eng 1980;8(4-6):339–349

3. Jones KE, Campbell PK, Normann RA. A glass/silicon composite intracortical electrode array. Ann Biomed Eng 1992;20(4):423–437

4. Krusienski DJ, Wolpaw JR. Brain-computer interface research at the Wadsworth Center developments in noninvasive communication and control. Int Rev Neurobiol 2009;86:147–157

5. Prochazka A, Mushahwar VK, McCreery DB. Neural prostheses. J Physiol 2001;533(Pt 1): 99–109

6. Liberson WT, Holmquest HJ, Scot D, Dow M. Functional electrotherapy: stimulation of the peroneal nerve synchronized with the swing phase of the gait of hemiplegic patients. Arch Phys Med Rehabil 1961;42:101–105

7. Waters RL, McNeal D, Perry J. Experimental correction of footdrop by electrical stimulation of the peroneal nerve. J Bone Joint Surg Am 1975;57(8):1047–1054

8. Strojnik P, Acimovic R, Vavken E, Simic V, Stanic U. Treatment of drop foot using an implantable peroneal underknee stimulator. Scand J Rehabil Med 1987;19(1):37–43

9. Bradley WE, Chou SN, French LA. Further experience with the radio transmitter receiver unit for the neurogenic bladder. J Neurosurg 1963;20:953–960

10. Stenberg CC, Burnette HW, Bunts RC. Electrical stimulation of human neurogenic bladders: experience with 4 patients. J Urol 1967;97(1):79–84

11. Brindley GS, Polkey CE, Rushton DN. Sacral anterior root stimulators for bladder control in paraplegia. Paraplegia 1982;20(6):365–381

12. Loeb GE, Zamin CJ, Schulman JH, Troyk PR. Injectable microstimulator for functional electrical stimulation. Med Biol Eng Comput 1991;29(6): NS13–NS19

13. Loeb GE, Richmond FJ, Baker LL. The BION devices: injectable interfaces with peripheral nerves and muscles. Neurosurg Focus 2006; 20(5):E2

14. Hobby J, Taylor PN, Esnouf J. Restoration of tetraplegic hand function by use of the neurocontrol freehand system. J Hand Surg [Br] 2001;26(5): 459–464

15. Peckham PH, Keith MW, Kilgore KL, et al; Implantable Neuroprosthesis Research Group. Efficacy of an implanted neuroprosthesis for restoring hand grasp in tetraplegia: a multicenter study. Arch Phys Med Rehabil 2001; 82(10):1380–1388

16. Pancrazio JJ, Peckham PH. Neuroprosthetic devices: how far are we from recovering movement in paralyzed patients? Expert Rev Neurother 2009;9(4):427–430

17. Vidal JJ. Toward direct brain-computer communication. Annu Rev Biophys Bioeng 1973;2: 157–180

18. Schmidt EM, McIntosh JS, Durelli L, Bak MJ. Fine control of operantly conditioned firing patterns of cortical neurons. Exp Neurol 1978;61(2): 349–369

19. Fetz EE. Operant conditioning of cortical unit activity. Science 1969;163(3870):955–958

20. Fetz EE, Baker MA. Operantly conditioned patterns on precentral unit activity and correlated responses in adjacent cells and contralateral muscles. J Neurophysiol 1973;36(2):179–204

21. Georgopoulos AP, Lurito JT, Petrides M, Schwartz AB, Massey JT. Mental rotation of the neuronal population vector. Science 1989;243(4888): 234–236

22. Lebedev MA, Nicolelis MA. Brain-machine interfaces: past, present and future. Trends Neurosci 2006;29(9):536–546

23. Wolpaw JR, McFarland DJ, Neat GW, Forneris CA. An EEG-based brain-computer interface for cur-sor control. Electroencephalogr Clin Neurophysiol 1991;78(3):252–259

24. Leuthardt EC, Schalk G, Wolpaw JR, Ojemann JG, Moran DW. A brain-computer interface using electrocorticographic signals in humans. J Neural Eng 2004;1(2):63–71

25. Kamitani Y, Tong F. Decoding the visual and subjective contents of the human brain. Nat Neurosci 2005;8(5):679–685

26. Dumanian GA, Ko JH, O'Shaughnessy KD, Kim PS, Wilson CJ, Kuiken TA. Targeted reinnervation for transhumeral amputees: current surgical technique and update on results. Plast Reconstr Surg 2009;124(3):863–869

27. Brijesh R, Ravindran G. A spiking neural network of the CA3 of the hippocampus can be a neural prosthesis for lost cognitive functions. Conf Proc IEEE Eng Med Biol Soc 2007; 2007:4755–4758

28. Velliste M, Perel S, Spalding MC, Whitford AS, Schwartz AB. Cortical control of a prosthetic arm for self-feeding. Nature 2008;453(7198): 1098–1101

29. Hwang EJ, Andersen RA. Brain control of movement execution onset using local field potentials in posterior parietal cortex. J Neurosci 2009;29(45):14363–14370

30. Mollazadeh M, Aggarwal V, Singhal G, et al.

Spectral modulation of LFP activity in M1 during dexterous finger movements. Conf Proc IEEE Eng Med Biol Soc 2008;2008:5314–5317

31. Wolpaw JR, Birbaumer N, McFarland DJ, Pfurtscheller G, Vaughan TM. Brain-computer interfaces for communication and control. Clin Neurophysiol 2002;113(6):767–791

32. Obermaier B, Müller GR, Pfurtscheller G. "Virtual keyboard" controlled by spontaneous EEG activity. IEEE Trans Neural Syst Rehabil Eng 2003;11(4):422–426

33. Mellinger J, Schalk G, Braun C, et al. An MEGbased brain-computer interface (BCI). Neuroimage 2007;36(3):581–593

34. Farwell LA, Donchin E. Talking off the top of your head: toward a mental prosthesis utilizing eventrelated brain potentials. Electroencephalogr Clin Neurophysiol 1988;70(6):510–523

35. Polikov VS, Tresco PA, Reichert WM. Response of brain tissue to chronically implanted neural electrodes. J Neurosci Methods 2005;148(1): 1–18

36. Wessberg J, Stambaugh CR, Kralik JD, et al. Real-time prediction of hand trajectory by ensembles of cortical neurons in primates. Nature 2000;408(6810):361–365

37. Kennedy PR, Bakay RA. Restoration of neural output from a paralyzed patient by a direct brain connection. Neuroreport 1998;9(8):1707–1711

38. Hochberg LR, Serruya MD, Friehs GM, et al. Neuronal ensemble control of prosthetic devices by a human with tetraplegia. Nature 2006;442(7099): 164–171

39. Kuiken TA, Miller LA, Lipschutz RD, et al. Targeted reinnervation for enhanced prosthetic arm function in a woman with a proximal amputation: a case study. Lancet 2007; 369(9559):371–380

40. Kuiken T. Targeted reinnervation for improved prosthetic function. Phys Med Rehabil Clin N Am 2006;17(1):1–13

41. Kuiken TA, Li G, Lock BA, et al. Targeted muscle reinnervation for real-time myoelectric control of multifunction artificial arms. JAMA 2009; 301(6):619–628

42. Kuiken T, Miller L, Lipschutz R, Stubblefield K, Dumanian G. Prosthetic command signals

following targeted hyper-reinnervation nerve transfer surgery. Conf Proc IEEE Eng Med Biol Soc 2005;7: 7652–7655

43. Marasco PD, Schultz AE, Kuiken TA. Sensory capacity of reinnervated skin after redirection of amputated upper limb nerves to the chest. Brain 2009;132(Pt 6):1441–1448

44. Kuiken TA, Marasco PD, Lock BA, Harden RN, Dewald JP. Redirection of cutaneous sensation from the hand to the chest skin of human amputees with targeted reinnervation. Proc Natl Acad Sci U S A 2007;104(50):20061–20066

45. Kuiken TA, Dumanian GA, Lipschutz RD, Miller LA, Stubblefield KA. The use of targeted muscle reinnervation for improved myoelectric prosthesis control in a bilateral shoulder disarticulation amputee. Prosthet Orthot Int 2004;28(3):245–253

46. He W, Bellamkonda RV. Nanoscale neuro-integrative coatings for neural implants. Biomaterials 2005;26(16):2983–2990

47. He W, McConnell GC, Bellamkonda RV. Nanoscale laminin coating modulates cortical scarring response around implanted silicon microelectrode arrays. J Neural Eng 2006;3(4):316–326

48. Harrison RR, Kier RJ, Chestek CA, et al. Wireless neural recording with single low-power integrated circuit. IEEE Trans Neural Syst Rehabil Eng 2009;17(4):322–329

49. Song YK, Borton DA, Park S, et al. Active microelectronic neurosensor arrays for implantable brain communication interfaces. IEEE Trans Neural Syst Rehabil Eng 2009;17(4):339–345

第50章 脊髓损伤后周围神经移植和轴索环路修复

H. Francis Farhadi, Allan D. Levi

本章重点

1. 施万细胞或周围神经移植能够部分减轻继发性损伤，并促进损伤部位远端的髓鞘形成和再髓鞘化。

2. 联合策略已经实现使某些关键的脑干神经束在施万细胞或周围神经移植物中生长并促进步行运动恢复。

3. 目前，能够促进皮质脊髓束纤维功能恢复以改善控制精细运动的神经保护和再生策略尚有待确定。

成年哺乳动物脊髓创伤可导致运动、感觉和自主神经系统的神经元、胶质细胞进行性死亡、轴突变性以及功能丧失。脊髓内源性修复能力是有限的，实现功能恢复的策略包括：①神经保护治疗以减少继发性组织丢失以及相关功能障碍；②能够替代丢失组织，或促进轴突再生与再连接从而恢复功能的分子、细胞和药物治疗。

SCI后通过多种神经胶质细胞、免疫细胞或未分化的干细胞移植修复可抑制进行性组织丢失[1]，延缓轴突死亡，促进感觉、脊髓内及脊髓上轴突再生[2-5]，促进髓鞘生成[3,6,7]，改善功能结局[3,4,8,9]。总之，这些研究证实多种细胞移植有助于克服实验性SCI遇到的许多重要问题，使之成为修复治疗的理想选择。

施万细胞是周围神经系统的髓鞘形成细胞，在周围神经损伤后能促进轴索再生；同时，无论是通过周围神经移植还是纯化的液态移植方式，施万细胞都能促进中枢神经系统轴索生长[10-12]。施万细胞对于体内的轴索生长提供多重支持。它引导轴索平行排列，能够合成多种具有生长促进作用的神经营养因子[13,14]、细胞黏附分子（如N-CAM和L115）、细胞外基质成分（如层粘连蛋白、胶原蛋白和硫酸乙酰肝素蛋白多糖等），这些物质为轴索提供附着点，并且是生长和再生所需的支持性底物。最后，一旦建立稳定的相互作用，施万细胞将对再生轴索进行包裹并形成髓鞘。

本章主要分析实验性脊髓挫伤、粉碎

性损伤、完全性横断或半切损伤后，单独应用施万细胞移植、周围神经移植或与神经保护和再生策略联合用于增强轴索再生和功能恢复的动物研究。到目前为止，此类研究多涉及啮齿类动物，功能恢复的评定使用皮质引发的简单步行运动的标准化评定[16]。虽然这种方案具有良好的前景，但其最终是否能够促进复杂的自发行为（如人类的伸手够物和抓握）的恢复仍有待确定。

■ 历史回顾

20世纪初，Santiago Ramón y Cajal 的学生 Jorge Francisco Tello y Muñóz 首次检测到了周围神经组织促进中枢神经系统再生的能力。他将退化的周围神经切片放置在损伤的兔大脑皮质中[17]。组织学检查发现皮质的新生神经纤维向移植的周围神经切片聚集。该发现使 Ramón y Cajal 推断：在合适的微环境中，中枢神经元的轴索能够再生。

直到20世纪80年代，Aguayo 等进行了一项重大研究，上述发现才最终被证实[10, 18]。该团队研究显示，将一段脊髓移除并将周围神经切片放置于脊髓的空隙中，发现有轴突投射至移植的周围神经。通过解剖学追踪，确定这些投射来自邻近的残存中枢神经元，主要是邻近的脊髓感觉神经元和脊髓固有神经元以及部分脑干脊髓束轴突[10, 19]。因此可以确定的是，周围神经组织本质上有益于中枢神经系统轴突的再生。最终，该研究结果使人们发现施万细胞是发挥这种有益作用的重要组

分[20]，从而为脊髓损伤后的施万细胞移植奠定了基础。

然而，即使在早期 Ramón y Cajal 就已经认识到，为了实现 CNS 的有效修复，生存支持（生长因子）和特定的导向物质是两个必须兼备的要素[17]。在过去的二十余年里，已经逐渐阐明了导致脊髓组织进行性破坏（主要是神经元和少突胶质细胞凋亡）的多种继发性损伤过程。同时，研究也逐渐开始关注克服这些分子和细胞障碍的联合策略。

■ 脊髓损伤动物模型的移植策略

可模拟人类 SCI 的标准化啮齿类动物损伤模型以及功能恢复评估方法的出现，使多种治疗措施研究得以实践。已经建立的良好 SCI 模型，不论是不同程度的挫伤还是压迫损伤，均可通过调整作用力的大小来实现[21~24]。例如，脊髓挫伤（临床中最常见的 SCI 类型）数周内，大鼠和人类均形成液性囊腔，导致损伤部位缺乏结构的支撑和轴突的生长。在损伤边缘，损伤的轴突止于营养不良的末端，提示轴突再生失败。

完全性横断 / 施万细胞桥模型

在这个模型中，将含有黏性介质并填充了施万细胞的管状多聚物置于脊髓的头侧断端或两断端之间[5, 12]。由于损伤是完全性的，所以不会混淆残留纤维和新生纤维，能够明确分辨再生轴突。已经证实轴突能够穿过横断的脊髓[28, 29]。尽管从

脊髓断端延伸至施万细胞桥的初级感觉神经轴突和脊髓固有神经轴突均能被施万细胞包裹甚至形成髓鞘（~10%），但再生反应在若干方面仍存在缺陷。例如，只进行周围神经移植时，表现的缺陷包括脊髓断面瘢痕形成（涉及硫酸软骨素蛋白聚糖的聚积[31]）、脑干神经元反应微弱、轴突不能穿过施万细胞桥进入远端脊髓等。由于当周围神经放置的位置接近神经元胞体（而非放置于胸髓内远离胞体的位置[30]）时，脑干轴突可进入远端的脊髓[10]，因此，成功的轴突再生似乎有赖于与神经元胞体和移植物之间的距离，而非脑干轴突对施万细胞移植物的反应。

因此，已经通过使用完全性横断模型对几种联合策略进行评估，其中包括施万细胞联合甲强龙[32]，施万细胞联合脑源性神经营养因子（brain-derived neurotrophic factor，BDNF）与神经营养因子–3（neurotrophin-3，NT–3）[33]，分泌脑源性神经营养因子的转化施万细胞植入损伤部位及其尾端[34]，施万细胞联合嗅鞘细胞[35]，施万细胞联合嗅鞘细胞与软骨素酶[36]。与单独移植施万细胞相比，每一种联合策略的观察指标都在一定程度上表现出了有统计学意义的改善，包括施万细胞桥上的有髓轴突数目增加，脑干神经元再生轴突的数目增加以及再生轴突穿过施万细胞桥进入脊髓的数目增加。然而，上述变化仅在少数策略中转化为步行运动功能的改善[36]。

此外，使用周围神经移植物连接两断端具有几个相对的潜在优势，包括为施万细胞管内再生轴突髓鞘的形成提供合适的微环境，以适当大小的移植物克服断端之间相对较长的距离，以及使轴突向特定区域靶向生长的能力。Cheng等首次报道，切除T8~9椎板、长5mm脊髓节段，然后将多根肋间神经白质植入脊髓灰质并向移植区域注入含有酸性成纤维细胞生长因子（acidic fibroblast growth factor，aFGF）的纤维蛋白胶，可以使动物后肢功能部分恢复（图50.1）[37, 38]。对接受神经移植和酸性成纤维细胞生长因子处理的大鼠在损伤后3个月和4个月时进行精细的步态分析显示，后肢协调募集形式逐步改善，最终有25%~30%的运动可以看到后肢的部分参与[37]。

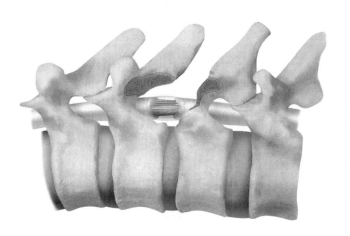

图50.1 Cheng等描述其去掉5 mm脊髓节段并将多根肋间神经白质植入脊髓作为灰质桥的研究示意图［引自Cheng H, Cao Y, Olson L. Spinal cord repair in adult paraplegic rats: partial restoration of hind limb function. Science 1996;273(5274):510–513.］

使用该方法的进一步研究发现，有神经丝阳性轴突穿过移植区域，利用 5- 羟色胺标记和顺行标记发现损伤部位以下存在皮质脊髓束轴突，逆行标记则提示有轴突到达若干脊髓上神经核（包括网状脊束核、前庭脊束核、中缝核、红核）。这些核团的激活程度一般被认为与完全性脊髓横断后的目标导向性步行运动的恢复程度成正比[38-41]。需要注意的是，虽然 5-羟色胺能纤维再生速度相对较慢，但它在生理条件下能直接激活脊髓步行运动回路[42]。证实传导感觉和运动的神经纤维均能穿过横断部位的电生理学证据也支持周围神经移植介导的神经再生[40]。最后，联合治疗与星形胶质瘢痕形成减少、激活的巨噬细胞迁移减少以及蛋白多糖沉积受抑制有关[43]，上述变化均有益于促进CNS 再生。

最初的周围神经移植修复策略由Cheng 等报道，用白质作为灰质的桥接以避免白质对轴突再生的抑制作用。然而，在完全横断后直接将脊髓断端对合，在背侧和腹侧放置周围神经移植物，同时给予aFGF，可产生相似程度的脊髓上轴突再生、腰段运动电位出现及步行运动功能的部分恢复[44]。在这项研究中，白质到灰质的复杂桥接对于步行功能恢复似乎不是必需的，在脊髓上神经核仅能观察到中度的轴突再生。该研究中，功能恢复仅与尾端灰质的皮质脊髓纤维密度相关，这至少部分是由于脊髓整体实现了一定程度的再生。最后，长束再生是直接还是通过局部神经元回路刺激改善功能仍有待确定。鉴于不论周围神经移植修复的类型如何，再

生纤维主要位于灰质，因此认为可能是局部中间神经元或运动神经元被直接刺激，从而产生中枢模式发生器介导的步行运动[44]。

部分横断 / 施万细胞桥模型

脊髓部分横断后，功能的恢复与病变头端皮质脊髓束和红核脊髓束的重塑相关[45, 46]。由于多数人类脊髓损伤是部分性的，有残留组织的，所以令人感兴趣的是施万细胞或周围神经移植在不完全性SCI 中的作用。与脊髓完全横断一样，施万细胞移植也能促进感觉神经和脊髓固有神经的轴突再生和髓鞘形成[47,48]。事实上，SCI 大鼠最早于伤后 2 天就可以观察轴突在施万细胞形成的"半通道"中延伸；少数轴突可以延伸到移植物尾端与宿主脊髓断端的交界面。与完全横断不同的是，损伤 2 或 3 个月后部分轴突甚至可以到达尾端脊髓[48]。虽然残留组织的存在使轴突再生明显增加，如在仅含基质胶的细胞桥(BD Biosciences，)和部分脑干纤维(如中缝脊髓束、蓝斑脊髓束、红核脊髓束)甚至在脊髓半切后移植物中发现纤维增加[48]，但残留纤维出芽所起的作用仍不清楚。

对于将啮齿类动物研究数据在人类中进行转化应用，最亟待解决的问题之一是明确再生是否仅影响啮齿类动物固有的相对简单的中枢模式发生器，或者是否能够对更加复杂的行为活动产生积极影响。由皮质驱动的自发运动任务的检测在啮齿类动物中受到限制，因此，对非人类灵长动物的检测能够确定移植是否能够促进够物

和抓握等复杂自发行为的恢复。

重要的是，周围神经移植物或其组分是否能在更加复杂的灵长类动物CNS中，引起与啮齿类动物相同的神经再生潜能，目前还不可知。Levi等的一项研究对猴进行了T11椎板切除及长度为1 cm的脊髓半侧切除[49]。实验组采用肋间神经和含酸性成纤维细胞生长因子的纤维蛋白胶进行移植，移植后4个月观察到近端脊髓轴突向周围神经移植物内的再生现象。该研究证实了啮齿类动物SCI后神经再生基本原则之一也适用于灵长类动物，即在适宜的环境中，CNS轴突再生是可能的。然而与啮齿类动物不同的是，即使在脊髓半切区域观察到再生的有髓纤维轴突增多，移植物也不能促进损伤部位以外的神经再生。同样，虽然不能恢复技巧性的后肢功能，但出现步行运动的部分改善（通过能完成的最大跑台速度进行评定），这可能是营养作用、局部出芽或中枢模式发生器增强所致。因此，目前主要的挑战仍然是诱导移植后再生纤维进入损伤的脊髓以及使再生纤维有助于实现更加复杂的行为（如精细运动）。

挫伤/移植模型

施万细胞移植已经应用于多项中重度胸髓挫伤的啮齿类动物研究。与仅注射细胞培养基的对照组大鼠相比，施万细胞移植大鼠的施万细胞髓鞘再生增加了2.4倍[11]，表明其作用已经超过了迁移到损伤部位的内源性施万细胞。脊髓挫伤后植入施万细胞和内源性施万细胞存活、进入损伤区域以及形成髓鞘的比例，与脊髓横断后的情况相似[50-53]。

施万细胞移植通过改善神经元存活以及在多数研究中增加白质保留，从而特异性地减少脊髓空洞的形成，这也是逆行标记的脊髓固有神经元和网状脊髓神经元数目增加的原因[11, 50, 53, 54]。移植的施万细胞也能够促进轴突向挫伤区域生长，与脊髓横断后的情况类似。轴突向损伤区域生长主要见于局部的脊髓固有神经元和感觉神经元，来自脊髓上神经轴突的生长罕见[11, 50, 53, 54]。

因此，部分研究已经证实Basso、Beattle、Bresnahan（BBB）评分或前肢和抓握力量评定等功能结局评定指标仅轻度改善，主要见于白质残存增加时[11, 54]。因此，白质残留可能是一个关键因素，因为那些未能证实功能结局改善的研究也发现了轴突向施万细胞移植物内的延伸[3, 50]。

周围神经移植也用于促进急性或慢性脊髓挫伤的恢复[55]。单侧颈髓挫伤模型在损伤7天或28天后，将退化的腓神经片段置于损伤头端囊壁，可以导致脑干和脊髓固有神经元再生增强，并且仅到达周围神经移植物而不越过移植物—尾端脊髓接触面。同时，吸除囊腔内的细胞碎片和凝块不会对功能结局产生负面影响，表明在移植前先对创伤空洞进行处理可能是临床上可行的治疗方法。然而，该模型在不给予任何额外干预时，除了随时间推移的自发恢复以外，功能恢复没有明显的变化[55]。

■ 目前存在的问题以及前景展望

总之，脊髓损伤后施万细胞和周围神

经移植显示了多种获益，包括增加白质保留、感觉和脊髓固有轴突长入移植区域、使内生的轴突形成髓鞘以及重建轴突传导等。然而，其并不足以使大量脊髓上感觉、运动或自主神经轴突内生或从移植区域进入脊髓。因此，功能恢复尤其是步行运动功能的恢复仍然不足。

这种现象的部分原因可能是施万细胞进入损伤部位时受到限制，以及不能进入和迁移到损伤部位尾端富含星形胶质细胞的环境[52, 56]。评价施万细胞是否存活有困难，因为缺乏能够长期在体内追踪植入细胞的标志物。施万细胞在急性期移植比损伤后1周移植的存活率更低[52]。此外，仅当与合成的基质或周围神经移植物一起植入时，施万细胞才能充满较大的囊腔[36, 57, 58]。

虽然动物研究常常评估白质保留的程度，但具体而言，神经束完整性和一致性的保留或恢复与功能结局的相关性更为密切[59-61]。本章后面将会详细介绍目前的主要联合策略已经实现的重要脑干神经束（包括网状脊髓束、蓝斑脊髓束、下行性脊髓固有神经束）向施万细胞移植物中生长的初步效果。相反，参与更多精细运动控制的红核脊髓束和皮质脊髓束被证实对目前的联合策略的反应不佳[62]。

施万细胞的替代资源

传统方法是将施万细胞从周围神经分离并在体外诱导增殖，以获得大量的高纯度的细胞群。现在已经有获得人类施万细胞的相似流程，包括可从SCI患者周围神经获得施万细胞。该过程并发症风险极低，并可以避免移植后进行免疫抑制治疗[63-65]。

然而，最近的一些报道提示，从成人周围神经获取施万细胞存在局限性，可通过从替代资源获得施万细胞而加以克服。与施万细胞表型相似的细胞已经可以由骨髓基质细胞（bone marrow stromal cell，BMSC）和皮肤来源前体细胞（skin-derived precursor，SKP）在体外分化得到，并已经在完全性脊髓横断或挫伤模型中进行了移植研究[66, 67]。这些非周围神经来源的施万细胞均能促进下行性脑干纤维轴突的再生，也能产生适当的功能改善；骨髓基质细胞—施万细胞桥能够改善脊髓完全横断动物的后肢非负重运动，而皮肤来源前体细胞—施万细胞可以使能够表现前肢—后肢协调运动的动物数量增加约46%。皮肤来源前体细胞—施万细胞特别具有潜力的原因是其不仅能够填充囊性病变，使中枢和周围神经轴突髓鞘再生，还能在抑制性的宿主环境中表现出良好的整合和迁移能力，也可通过减少反应性胶质细胞增生和改变生长因子表达来改变邻近组织[66]。

不同细胞类型的联合移植

一些研究人员也在寻找与其他类型细胞的联合治疗策略，探索可能的叠加或协同效应。嗅鞘细胞（olfactory ensheathing cell，OEC）具有某些施万细胞样性质，在体外和体内试验中也具有与星形胶质细胞混合的独特性质[68, 69]。因此，嗅鞘细胞联合移植很可能是通过使施万细胞—星形胶质细胞交界面进行的，更利于轴突通过而促进轴突穿过施万细胞桥，进入尾端脊髓[35]。在移植区域中，嗅鞘细胞发挥主要支持作用，因其本身并不发挥髓鞘生成作用，而是为施万细胞提供结构框架，从而促进髓鞘形成[70, 71]。不过关于增加嗅鞘细胞比施万细胞单独移植能在多大程度上促进轴突再生和功能恢复，目前还存在争议[56]。因为在有髓轴突的计数以及脑干神经元群的反应等方面，不同研究得出了互相矛盾的结论[1, 11]。在多种潜在的混杂因素中，需要进一步确定这些细胞的理想来源和最佳的损伤后移植时间。

神经保护和再生策略

急性、亚急性、慢性 SCI 进行施万细胞移植后，多数施万细胞会坏死[51, 53]。已经发现甲强龙、单唾液酸神经节苷脂、环磷腺苷（cAMP）等药物能减少 SCI 后退变[72]。有趣的是，这些药物（尤其是cAMP）单独应用也能促进轴突再生[73]。脊髓挫伤后，短期和长期应用咯利普兰（磷酸二酯酶 -4 抑制剂，Sigma Chemicals Co.，圣路易斯，密苏里）能显著增加损伤部位白质保留和施万细胞髓鞘化的轴突数量，也能改善多项功能结局[3]。施万细胞和 cAMP 联合应用时，整体 BBB 评分显著提高。cAMP 是否直接促进移植细胞的存活和髓鞘形成，以及是否同时促进内源性施万细胞的募集还有待确认。总之，大量数据以及 cAMP 相关研究表明，甲强龙能够促进移植细胞的存活以及脑干 / 脊髓固有神经 / 感觉神经轴突再生并进入施万细胞桥[32, 74]，提示施万细胞移植时应考虑额外给予神经保护药物。

神经营养因子被公认为能够促进轴突再生 / 出芽和神经元存活，甚至在抑制性基质中也能发挥作用，因而是联合治疗的首选。尽管一些轴突对某些因子单独应用或联合应用的反应不尽相同，SCI 后给予神经营养因子治疗能促进轴突再生并进入施万细胞或周围神经移植物[33]。虽然在给予胶质源性神经营养因子、NT-3 或 BDNF 后，脊髓固有神经元轴突可以延伸至施万细胞或周围神经移植物中，但是感觉神经元似乎对神经生长因子和 BDNF 具有更特异的敏感性[7, 33, 34, 75, 76]。在完全性胸髓横断损伤后，酸性成纤维细胞生长因子能够抑制皮质脊髓束的枯死现象，并能够借助施万细胞引导通道或周围神经移植物，促进出芽和再生的轴突穿过损伤区域[77]。尽管作用位点与脑干神经元胞体相距甚远，但经过施万细胞或周围神经移植联合神经营养因子治疗后，部分脑干神经元也会产生反应[33, 34]。最终，神经营养因子会影响移植施万细胞的存活和增殖，因为移植物表达 D15A（一种模拟脑源性神经营养因子和 NT-3 活性的嵌合蛋白）或神经生长因子[7, 50]比对照组更多，而且这与轴突的内向生长增强有关。

促进轴突进入宿主脊髓和延伸的策略

大量细胞外基质分子与反应性星形胶质共同在损伤区域形成致密瘢痕，后者成为轴突再生的障碍[78]。因此，需要额外的干预措施促进再生的轴突进入宿主脊髓。一个很有前景的方法是控制性应用软骨素酶 ABC（Chondroitinase ABC），它在施万细胞移植和周围神经移植模型中均已显示疗效[36, 39]。颈髓半切损伤后，软骨素酶 ABC 促进轴突向尾端脊髓再生约 1.2 mm，再生的纤维有明显的分支和终末端膨大，再生的范围与功能结局有良好的相关性[79]。正如预期一样，从施万细胞—嗅鞘细胞—软骨素酶 ABC 移植物穿出的再生轴突主要由局部的脊髓固有神经元发出，但有趣的是头端水平（包括中缝核、前庭核和网状核）也有轴突发出[36]。

考虑到中枢神经系统髓鞘及其蛋白成分对轴突延长具有明确的抑制作用，旨在直接抵消宿主脊髓抑制作用的联合策略似乎特别有吸引力，但尚需全面探究。BDNF 或 NT–3 除了具有前述的促进远距离轴突再生进入施万细胞移植物的作用，若将其单独注入施万细胞桥尾侧，也能吸引脊髓固有神经元轴突越过移植物并进入尾端脊髓组织数毫米[75]。尽管其潜在机制还有待阐明，但这些神经营养因子促进轴突生长并突破宿主抑制性环境的作用很可能是通过依赖 cAMP 的机制[3]。

其他选择包括髓鞘抑制剂阻滞治疗（如 Nogo–A）[81] 或通过 Rho 激酶抑制剂广泛激活 Rho 通路[82]。

■ 小结

尽管干细胞移植和周围神经移植仍然是 SCI 后促进功能恢复的有潜力的方法，但目前显而易见的是，需要将其作为最佳的综合治疗策略的一部分。利用其他来源的施万细胞、联合其他细胞类型（如嗅鞘细胞），以及与神经营养因子、胶质瘢痕重塑或髓鞘抑制因子阻滞剂联合应用，可能会促进神经纤维进入宿主脊髓并易化下行轴突的生长。同样，需要通过联合策略进行周围神经移植试验，促进再生的轴突进入移植物、穿出并向着靶向突触方向延伸。未来的研究将聚焦于促进移植物存活、宿主组织保留、轴突越过移植物—宿主交界面并继续生长等方面。

要 点

- SCI 后一系列继发性损伤过程共同导致进行性细胞死亡、变性以及重要纤维束的功能丧失。细胞移植被证实能够抵消多种继发性损伤。
- 施万细胞或周围神经单独移植会引起髓鞘形成甚至损伤部位远端的髓鞘形成，但是仍然缺乏多种再生反应。部分原因是与宿主脊髓交界面的瘢痕形成以及重要脑干神经元亚群的反应不佳。
- 动物模型研究显示，多种联合策略能够进一步增强再生反应和改善功能结局，包括不同类型细胞联合移植，以及抑制性细胞外环境调节剂和神经营养因子的应用。

难 点

■ 目前，啮齿类动物 SCI 研究已经使用简单的皮质驱动步行运动任务的标准化评定作为结局测量方法。细胞移植是否能最终促进复杂自主行为（如人类的够物和抓握）的恢复仍有待确定。

■ 在体内准确识别和追踪移植细胞的方法仍然欠缺，因此，这些细胞促进恢复的精确机制及其最佳联合治疗策略仍未完全明确。

（卢 瑶 祁文静 译，邢华医 刘 楠 校）

参考文献

1. Pearse DD, Marcillo AE, Oudega M, Lynch MP, Wood PM, Bunge MB. Transplantation of Schwann cells and olfactory ensheathing glia after spinal cord injury: does pretreatment with methylprednisolone and interleukin-10 enhance recovery? J Neurotrauma 2004;21(9):1223–1239

2. Li Y, Field PM, Raisman G. Repair of adult rat corticospinal tract by transplants of olfactory ensheathing cells. Science 1997;277(5334):2000–2002

3. Pearse DD, Pereira FC, Marcillo AE, et al. cAMP and Schwann cells promote axonal growth and functional recovery after spinal cord injury. Nat Med 2004;10(6):610–616

4. Ramón-Cueto A, Cordero MI, Santos-Benito FF, Avila J. Functional recovery of paraplegic rats and motor axon regeneration in their spinal cords by olfactory ensheathing glia. Neuron 2000;25(2):425–435

5. Xu XM, Chen A, Guénard V, Kleitman N, Bunge MB. Bridging Schwann cell transplants promote axonal regeneration from both the rostral and caudal stumps of transected adult rat spinal cord. J Neurocytol 1997;26(1):1–16

6. Lankford KL, Imaizumi T, Honmou O, Kocsis JD. A quantitative morphometric analysis of rat spinal cord remyelination following transplantation of allogenic Schwann cells. J Comp Neurol 2002;443(3):259–274

7. Weidner N, Blesch A, Grill RJ, Tuszynski MH. erve growth factor-hypersecreting Schwann cell grafts augment and guide spinal cord axonal growth and remyelinate central nervous system axons in a phenotypically appropriate manner that correlates with expression of L1. J Comp Neurol 1999;413(4):495–506

8. Li Y, Decherchi P, Raisman G. Transplantation of olfactory ensheathing cells into spinal cord lesions restores breathing and climbing. J Neurosci 2003;23(3):727–731

9. Rapalino O, Lazarov-Spiegler O, Agranov E, et al. Implantation of stimulated homologous macrophages results in partial recovery of paraplegic rats. Nat Med 1998;4(7):814–821

10. David S, Aguayo AJ. Axonal elongation into peripheral nervous system "bridges" after central nervous system injury in adult rats. Science 1981;214(4523):931–933

11. Takami T, Oudega M, Bates ML, Wood PM, Kleitman N, Bunge MB. Schwann cell but not olfactory ensheathing glia transplants improve hindlimb locomotor performance in the moderately contused adult rat thoracic spinal cord. J Neurosci 2002;22(15):6670–6681

12. Xu XM, Guénard V, Kleitman N, Bunge MB. Axonal regeneration into Schwann cell-seeded guidance channels grafted into transected adult rat spinal cord. J Comp Neurol 1995;351(1):145–160

13. Acheson A, Barker PA, Alderson RF, Miller FD, Murphy RA. Detection of brain-derived neurotrophic factor-like activity in fibroblasts

and Schwann cells: inhibition by antibodies to NGF. Neuron 1991;7(2):265–275

14. Rende M, Muir D, Ruoslahti E, Hagg T, Varon S, Manthorpe M. Immunolocalization of ciliary neuronotrophic factor in adult rat sciatic nerve. Glia 1992;5(1):25–32

15. Chernousov MA, Yu WM, Chen ZL, Carey DJ, Strickland S. Regulation of Schwann cell function by the extracellular matrix. Glia 2008;56(14):1498– 1507

16. Zörner B, Filli L, Starkey ML, et al. Profiling locomotor recovery: comprehensive quantification of inhibiimpairments after CNS damage in rodents. Nat Methods 2010;7(9):701– 708

17. Ramon y Cajal S. Study of regenerative processes of the cerebrum. In: May RM De Felipe J, Jones EG, eds. Cajal's Degeneration and Regeneration of the Nervous System. New York: Oxford University Press; 1991:734–750

18. Richardson PM, McGuinness UM, Aguayo AJ. Axons from CNS neurons regenerate into PNS grafts. Nature 1980;284(5753):264–265

19. Richardson PM, McGuinness UM, Aguayo AJ. Peripheral nerve autografts to the rat spinal cord: studies with axonal tracing methods. Brain Res 1982;237(1):147–162

20. Enver MK, Hall SM. Are Schwann cells essential for axonal regeneration into muscle autografts? Neuropathol Appl Neurobiol 1994;20(6): 587– 598

21. Basso DM, Beattie MS, Bresnahan JC. Graded histological and locomotor outcomes after spinal cord contusion using the NYU weight-drop device versus transection. Exp Neurol 1996;139(2): 244–256

22. Behrmann DL, Bresnahan JC, Beattie MS, Shah BR. Spinal cord injury produced by consistent mechanical displacement of the cord in rats: behavioral and histologic analysis. J Neurotrauma 1992;9(3):197–217

23. Fehlings MG, Tator CH. The relationships among the severity of spinal cord injury, residual neurological function, axon counts, and counts of retrogradely labeled neurons after experimental spinal cord injury. Exp Neurol 1995;132(2):220–228

24. Scheff SW, Rabchevsky AG, Fugaccia I, Main JA, Lumpp JE Jr. Experimental modeling of spinal cord injury: characterization of a force-defined injury device. J Neurotrauma 2003;20(2):179–193

25. Guizar-Sahagun G, Grijalva I, Madrazo I, et al. Development of post-traumatic cysts in the spinal cord of rats-subjected to severe spinal cord contusion. Surg Neurol 1994;41(3):241–249

26. Stokes BT, Jakeman LB. Experimental modelling of human spinal cord injury: a model that crosses the species barrier and mimics the spectrum of human cytopathology. Spinal Cord 2002;40(3): 101–109

27. Bunge RP, Puckett WR, Becerra JL, Marcillo A, Quencer RM. Observations on the pathology of human spinal cord injury: a review and classification of 22 new cases with details from a case of chronic cord compression with extensive focal demyelination. Adv Neurol 1993;59:75–89

28. Imaizumi T, Lankford KL, Kocsis JD. Transplantation of olfactory ensheathing cells or Schwann cells restores rapid and secure conduction across the transected spinal cord. Brain Res 2000;854(1-2):70–78

29. Pinzon A, Calancie B, Oudega M, Noga BR. Conduction of impulses by axons regenerated in a Schwann cell graft in the transected adult rat thoracic spinal cord. J Neurosci Res 2001;64(5).533–541

30. Richardson PM, Issa VM, Aguayo AJ. Regeneration of long spinal axons in the rat. J Neurocytol 1984;13(1):165–182

31. Plant GW, Bates ML, Bunge MB. Inhibitory proteoglycan immunoreactivity is higher at the caudal than the rostral Schwann cell graft-tran sected spinal cord interface. Mol Cell Neurosci 2001;17(3):471–487

32. Chen A, Xu XM, Kleitman N, Bunge MB. Methylprednisolone administration improves axonal regeneration into Schwann cell grafts in transected adult rat thoracic spinal cord. Exp Neurol 1996;138(2):261–276

33. Xu XM, Guénard V, Kleitman N, Aebischer P, Bunge MB. A combination of BDNF and NT-3 promotes supraspinal axonal regeneration into

Schwann cell grafts in adult rat thoracic spinal cord. Exp Neurol 1995;134(2):261–272

34. Menei P, Montero-Menei C, Whittemore SR, Bunge RP, Bunge MB. Schwann cells genetically modified to secrete human BDNF promote enhanced axonal regrowth across transected adult rat spinal cord. Eur J Neurosci 1998;10(2):607–621

35. Ramón-Cueto A, Plant GW, Avila J, Bunge MB. Long-distance axonal regeneration in the transected adult rat spinal cord is promoted by olfactory ensheathing glia transplants. J Neurosci 1998;18(10):3803–3815

36. Fouad K, Schnell L, Bunge MB, Schwab ME, Liebscher T, Pearse DD. Combining Schwann cell bridges and olfactory-ensheathing glia grafts with chondroitinase promotes locomotor recovery after complete transection of the spinal cord. J Neurosci 2005;25(5):1169–1178

37. Cheng H, Almström S, Giménez-Llort L, et al. Gait analysis of adult paraplegic rats after spinal cord repair. Exp Neurol 1997;148(2):544–557

38. Cheng H, Cao Y, Olson L. Spinal cord repair in adult paraplegic rats: partial restoration of hind limb function. Science 1996;273(5274):510–513

39. Hase T, Kawaguchi S, Hayashi H, Nishio T, Mizoguchi A, Nakamura T. Spinal cord repair in neonatal rats: a correlation between axonal regeneration and functional recovery. Eur J Neurosci 2002;15(6):969–974

40. Lee YS, Hsiao I, Lin VW. Peripheral nerve grafts and aFGF restore partial hindlimb function in adult paraplegic rats. J Neurotrauma 2002;19(10): 1203–1216

41. Lee YS, Lin CY, Robertson RT, Hsiao I, Lin VW. Motor recovery and anatomical evidence of axonal regrowth in spinal cord-repaired adult rats. J Neuropathol Exp Neurol 2004;63(3):233–245

42. Ribotta MG, Provencher J, Feraboli-Lohnherr D, Rossignol S, Privat A, Orsal D. Activation of locomotion in adult chronic spinal rats is achieved by transplantation of embryonic raphe cells reinnervating a precise lumbar level. J Neurosci 2000;20(13):5144–5152

43. Lee MJ, Chen CJ, Cheng CH, et al. Combined treatment using peripheral nerve graft and FGF-1: changes to the glial environment and differential macrophage reaction in a complete transected spinal cord. Neurosci Lett 2008;433(3):163–169

44. Tsai EC, Krassioukov AV, Tator CH. Corticospinal regeneration into lumbar grey matter correlates with locomotor recovery after complete spinal cord transection and repair with peripheral nerve grafts, fibroblast growth factor 1, fibrin glue, and spinal fusion. J Neuropathol Exp Neurol 2005;64(3):230–244

45. Thallmair M, Metz GA, Z'Graggen WJ, Raineteau O, Kartje GL, Schwab ME. Neurite growth inhibitors restrict plasticity and functional recovery following corticospinal tract lesions. Nat Neurosci 1998;1(2):124–131

46. Z'Graggen WJ, Metz GA, Kartje GL, Thallmair M, Schwab ME. Functional recovery and enhanced corticofugal plasticity after unilateral pyramidal tract lesion and blockade of myelin-associated neurite growth inhibitors in adult rats. J Neurosci 1998;18(12):4744–4757

47. Hsu JY, Xu XM. Early profiles of axonal growth and astroglial response after spinal cord hemisection and implantation of Schwann cell-seeded guidance channels in adult rats. J Neurosci Res 2005;82(4):472–483

48. Xu XM, Zhang SX, Li H, Aebischer P, Bunge MB. Regrowth of axons into the distal spinal cord through a Schwann-cell-seeded mini-channel implanted into hemisected adult rat spinal cord. Eur J Neurosci 1999;11(5):1723–1740

49. Levi AD, Dancausse H, Li X, Duncan S, Horkey L, Oliviera M. Peripheral nerve grafts promoting central nervous system regeneration after spinal cord injury in the primate. J Neurosurg 2002;96(2, Suppl):197–205

50. Golden KL, Pearse DD, Blits B, et al. Transduced Schwann cells promote axon growth and myelination after spinal cord injury. Exp Neurol 2007;207(2):203–217

51. Hill CE, Hurtado A, Blits B, et al. Early necrosis and apoptosis of Schwann cells transplanted into the injured rat spinal cord. Eur J Neurosci 2007;26(6):1433–1445

52. Hill CE, Moon LD, Wood PM, Bunge MB.

Labeled Schwann cell transplantation: cell loss, host Schwann cell replacement, and strategies to enhance survival. Glia 2006;53(3):338–343

53. Pearse DD, Sanchez AR, Pereira FC, et al. Transplantation of Schwann cells and/or olfactory ensheathing glia into the contused spinal cord: survival, migration, axon association, and functional recovery. Glia 2007; 55(9):976–1000

54. Schaal SM, Kitay BM, Cho KS, et al. Schwann cell transplantation improves reticulospinal axon growth and forelimb strength after severe cervical spinal cord contusion. Cell Transplant 2007;16(3): 207–228

55. Sandrow HR, Shumsky JS, Amin A, Houle JD. Aspiration of a cervical spinal contusion injury in preparation for delayed peripheral nerve grafting does not impair forelimb behavior or axon regeneration. Exp Neurol 2008;210(2):489–500

56. Raisman G, Li Y. Repair of neural pathways by olfactory ensheathing cells. Nat Rev Neurosci 2007;8(4):312–319

57. Martin D, Robe P, Franzen R, et al. Effects of Schwann cell transplantation in a contusion model of rat spinal cord injury. J Neurosci Res 1996;45(5):588–597

58. Nomura H, Tator CH, Shoichet MS. Bioengineered strategies for spinal cord repair. J Neurotrauma 2006;23(3-4):496–507

59. Arvanian VL, Schnell L, Lou L, et al. Chronic spinal hemisection in rats induces a progressive decline in transmission in uninjured fibers to motoneurons. Exp Neurol 2009;216(2):471–480

60. Takeoka A, Kubasak MD, Zhong H, Kaplan J, Roy RR, Phelps PE. Noradrenergic innervation of the rat spinal cord caudal to a complete spinal cord transection: effects of olfactory ensheathing glia. Exp Neurol 2010;222(1):59–69

61. Takeoka A, Kubasak MD, Zhong H, Roy RR, Phelps PE. Serotonergic innervation of the caudal spinal stump in rats after complete spinal transection: effect of olfactory ensheathing glia. J Comp Neurol 2009;515(6):664–676

62. Fortun J, Hill CE, Bunge MB. Combinatorial strategies with Schwann cell transplantation to improve repair of the injured spinal cord.

Neurosci Lett 2009;456(3):124–132

63. Casella GT, Bunge RP, Wood PM. Improved method for harvesting human Schwann cells from mature peripheral nerve and expansion in vitro. Glia 1996;17(4):327–338

64. Levi AD, Bunge RP. Studies of myelin formation after transplantation of human Schwann cells into the severe combined immunodeficient mouse. Exp Neurol 1994;130(1):41–52

65. Morrissey TK, Kleitman N, Bunge RP. Isolation and functional characterization of Schwann cells derived from adult peripheral nerve. J Neurosci 1991;11(8):2433–2442

66. Biernaskie J, Sparling JS, Liu J, et al. Skin-derived precursors generate myelinating Schwann cells that promote remyelination and functional recovery after contusion spinal cord injury. J Neurosci 2007;27(36):9545–9559

67. Kamada T, Koda M, Dezawa M, et al. Transplantation of bone marrow stromal cell-derived Schwann cells promotes axonal regeneration and functional recovery after complete transection of adult rat spinal cord. J Neuropathol Exp Neurol 2005;64(1): 37–45

68. Lakatos A, Barnett SC, Franklin RJ. Olfactory ensheathing cells induce less host astrocyte response and chondroitin sulphate proteoglycan expression than Schwann cells following transplantation into adult CNS white matter. Exp Neurol 2003;184(1):237–246

69. Santos-Silva A, Fairless R, Frame MC, et al. FGF/ heparin differentially regulates Schwann cell and olfactory ensheathing cell interactions with astrocytes: a role in astrocytosis. J Neurosci 2007; 27(27):7154–7167

70. Boyd JG, Jahed A, McDonald TG, et al. Proteomic evaluation reveals that olfactory ensheathing cells but not Schwann cells express calponin. Glia 2006;53(4):434–440

71. Boyd JG, Lee J, Skihar V, Doucette R, Kawaja MD. LacZ-expressing olfactory ensheathing cells do not associate with myelinated axons after implantation into the compressed spinal cord. Proc Natl Acad Sci USA 2004; 101(7):2162–2166

72. Hall ED, Springer JE. Neuroprotection and acute spinal cord injury: a reappraisal. NeuroRx 2004;

1(1):80–100

73. Hannila SS, Filbin MT. The role of cyclic AMP signaling in promoting axonal regeneration after spinal cord injury. Exp Neurol 2008;209(2): 321–332

74. Guest JD, Rao A, Olson L, Bunge MB, Bunge RP. The ability of human Schwann cell grafts to promote regeneration in the transected nude rat spinal cord. Exp Neurol 1997;148(2):502–522

75. Bamber NI, Li H, Lu X, Oudega M, Aebischer P, Xu XM. Neurotrophins BDNF and NT-3 promote axonal re-entry into the distal host spinal cord through Schwann cell-seeded mini-channels. Eur J Neurosci 2001;13(2):257–268

76. Iannotti C, Li H, Yan P, Lu X, Wirthlin L, Xu XM. Glial cell line-derived neurotrophic factor-enriched bridging transplants promote propriospinal axonal regeneration and enhance myelination after spinal cord injury. Exp Neurol 2003;183(2):379–393

77. Bregman BS, Coumans JV, Dai HN, et al. Transplants and neurotrophic factors increase regeneration and recovery of function after spinal cord injury. Prog Brain Res 2002; 137: 257–273

78. Silver J, Miller JH. Regeneration beyond the glial scar. Nat Rev Neurosci 2004;5(2):146–156

79. Houle JD, Tom VJ, Mayes D, Wagoner G, Phillips N, Silver J. Combining an autologous peripheral nervous system "bridge" and matrix modification by chondroitinase allows robust, functional regeneration beyond a hemisection lesion of the adult rat spinal cord. J Neurosci 2006;26(28): 7405–7415

80. Brösamle C, Huber AB, Fiedler M, Skerra A, Schwab ME. Regeneration of lesioned corticospinal tract fibers in the adult rat induced by a recombinant, humanized IN-1 antibody fragment. J Neurosci 2000;20(21):8061–8068

81. Maier IC, Ichiyama RM, Courtine G, et al. Differential effects of anti-Nogo-A antibody treatment and treadmill training in rats with ncomplete spinal cord injury. Brain 2009;132(Pt 6): 1426–1440

82. McKerracher L, Higuchi H. Targeting Rho to stimulate repair after spinal cord injury. J Neurotrauma 2006;23(3-4):309–317

资　源

第51章　基于人口的脊髓损伤登记：潜在的影响与挑战

Marcel F. Dvorak，Catherine A. McGuinness，Michael G. Fehlings，Vanessa K. Noonan

本章重点

1. 前瞻性数据登记提供了一种追踪结局与进行流行病学研究的有效方法，可用于采集有价值的观察性数据，这些数据可对临床实践产生影响。

2. 登记应重点关注关键数据元素。

3. 为确保数据采集保持重点突出，在开始登记前应明确特定的研究问题。

4. 进行这类登记所面临的挑战包括与采集患者数据相关的隐私问题，这进一步反映了提前明确重点关注的研究问题的重要性，使那些对此存在顾虑者清楚这些数据的价值及预期用途。

由于研究经费的不足，临床研究活动的重点和实际影响正受到经费来源机构越来越严格的审查[1]。政府资助机构、行业及非营利性基金会更关注他们所支持研究的产出和成果，更愿意考虑资助那些以任务为驱动、以临床需求为重点并且受到严格管理的研究，而不是更具有探索性的项目。在这种环境下，基于人群的观察性研究更难以获得财政上和观念上的支持，而这通常是由患者登记所得到的成果。因此，进行患者登记研究必须对产出和成果十分明确。

急性创伤性脊髓损伤治疗的进展意味着那些发生脊髓损伤的患者现在有望得以存活，并且许多患者可以从损伤中恢复[2]。Rick Hansen 脊髓损伤登记（Rick Hansen Spinal Cord Injury Registry，RHSCIR）是一项开始于 2002 年的泛加拿大患者登记。本章描述了登记的重要性，RHSCIR 可以为改善患者治疗做出的独特贡献，建立 RHSCIR 所面临的一些挑战，尤其是新的隐私立法对登记的影响及其对所获得数据数量和质量的影响，以及 RHSCIR 是如何处理这些问题的。RHSCIR 将被用来作为基于人群的前瞻性数据采集项目的一个例子；然而，我们也承认其他一些组织，如北美临床研究网络（North American Clinical Trials Network，NACTN）及欧洲多中心脊髓损伤研究（European Multicentre Study about Spinal

Cord Injury，EMSCI）也在建立相似的数据库。

■ 建立脊髓损伤登记的重要性

患者登记被定义为"一个利用观察性研究方法采集统一数据（临床或其他）以评估存在特定疾病、状况或暴露人群的特定结局的有组织的系统，该系统服务于预定的科学、临床或政策目标"，并且"患者登记数据库所描述的是从登记中获取的文件"[2]。登记的作用是发现并鼓励那些有效的治疗和技术的应用，同时最大限度减少那些无效治疗技术的使用。在这样一个成本缩紧且技术能力快速发展的环境中，我们对于明确哪些急性治疗、康复及出院后社区治疗性干预手段将改善患者的长期预后，以及对于通过长期随访采集基于人口的观察性数据使得这些问题得到明确，均有着强烈的需求。急性手术治疗及院内康复治疗的花费，加上患者获取医疗资源所受到的限制，使这一问题变得至关重要。

结合过去半个世纪医疗和手术治疗技术的进步，观察性数据的采集和报道使得急性脊髓损伤患者的治疗出现显著改善[3]。对患者产生影响的治疗改善包括脊髓损伤治疗专科中心的出现[4, 5]，麻醉[6]、血流动力学监测[7]和预防血栓形成[8, 9]的新技术，手术器械的发展，以及使安全、早期、可靠的手术减压和内固定得以实现的技术进步[10, 11]。

登记为长期观察性研究的数据采集提供了便利，以明确脊髓损伤患者治疗和护理的最佳循证实践。尽管随机对照研究被认为是疗效评价的金标准，但通过对研究的各个方面进行标准化来创造"理想条件"的随机对照研究方法可能并不总是具有必要性、恰当性、可行性，也并不足以评估治疗和疗法，尤其是对于与其他疾病或损伤情况相比患者数量相对较少的脊髓损伤而言[12-15]。在临床上，很难建立对照组，尤其是在研究侵入性干预或手术治疗时。一项设计良好的观察性研究可以通过控制混杂因素对临床上常用的干预和实践进行评估[16, 17]。如果一项登记采集的是基于人群的样本（或者至少能够代表某些地理区域内整个人群的样本），则数据的现实意义和普适性会大大增加；登记的数据则代表的是日常临床条件下的真实环境。

我们只需关注几项大型临床研究对脊髓损伤的影响，对它们是否对患者的治疗和结局产生任何积极影响提出疑问[18-22]。事实上，关于甲强龙使用的多项临床研究所得到的结果，如果有的话，也仅仅是在患者、医生和法律界的不确定性，同时关于有效性的问题也在很大程度上仍未得到解答[19, 23, 24]。与此同时，大规模的观察性研究在关于预防血栓形成的相关治疗的有效性[8, 9]、脊髓损伤的手术时机[25]，以及其他脊柱情况[26-28]等问题的解答上，已得到实质性进展。有人可能会说，大部分患者治疗的实质性进展都是临床与技术进步的结果，临床与技术的进展最初都是以小型病例系列进行报道的，尽管只有低质量的文献支持这些实践改变，但它们仍渐渐得到了接受。

■ RHSCIR 可以为患者的治疗做出什么特殊贡献?

发起 RHSCIR 的目标是创建一个国家级急性创伤性脊髓损伤患者登记,以实现转化医学研究,倡导最佳临床实践,利于脊髓损伤治疗性干预措施的转变,并促进脊髓损伤患者生活质量的提高。RHSCIR 引领并支持观察性数据的采集与分析,其目的是为了进行大规模的观察性研究,以促进对医疗服务过程和患者结局之间潜在联系的研究。RHSCIR 转化研究模型不仅包括"将通过基础科学研究所产生的思路、见解和发现应用于疾病或损伤的治疗和预防的过程",而且还要考虑另一个方向的信息流,即由患者反馈给研究人员的信息。登记充实了经济学和商业的病例模型,由此为研究人员增加一个透明问责的维度,并对医疗保健政策产生影响。

将患者从一个治疗阶段到下一个治疗阶段(院前阶段—急性期—康复期—回归社区阶段)的数据进行整合,使医疗服务提供者可以获得脊髓损伤患者的长期结局信息。对最终结局产生深远影响的通常是受伤后第一时间使用或未使用的干预(如正确的制动、及时的影像学检查或减压等)。报道一项亚急性期康复干预而不对可能影响最终结局的急性期干预措施进行控制或描述,则会留下明显的偏倚。了解患者如何受到不同治疗的影响,可促进现有最佳实践的确定,并将鼓励外科医师和康复专科医师为其他患者做出最佳实践治

疗决定。此外,这将有可能对临床医生遵循循证指南的程度进行评估,并将提供一种改善医疗服务质量的机制。

国家级登记的存在确保了采集的全部数据都有标准化的定义,并且患者登记数据库与原始数据源相连,从而简化了数据采集过程,消除了重复的数据采集步骤,确保了全部患者采集的数据集均保持一致,这就包括了从患者第一次接触医疗系统,到康复以及融入社会,再到定期更新的信息。从提供卫生服务的角度来看,这种数据流的连续性是十分重要的。

观察性研究与随机对照试验在评估患者护理及治疗的证据方面具有互补作用,登记可为这两种类型的研究提供可能。RHSCIR 的发展一直以来都是一个长期工程,需要相当大的努力来建立国家基础设施。目前我们应用 RHSCIR 进行观察性研究,并准备开始利用 RHSCIR 程序及配套技术支撑来管理多项临床研究的数据采集。

国家级登记确保了研究数据的质量和一致性。目前,具有研究意识的医疗保健专业人员缺少一个地方来集中存放数据,他们通常利用各自独立的个人数据库对治疗进行追踪。许多这些数据库之间没有相连,以至于患者从治疗的一个阶段到另一个阶段的信息不连续,患者可能在不同的数据库被输入多次,当患者进入另一阶段的治疗或搬到另一社区时会发生失访,非标准化格式的数据采集导致无法进行站点间的比较。此外,这些基于单个医师或单一站点的数据库还可能使用未经心理测量学验证的特殊结局评定工具。使用非标准

化及未经验证的结局评定工具会使不同站点间的分析进一步复杂化。常用的术语与标准化的数据采集过程，使用唯一的患者识别号从一个地理位置或一个治疗阶段到下一个位置或阶段对患者进行追踪，使用详尽的程序以确保数据质量，以及使用先进技术在一个位置集中进行数据存储，这些都是 RHSCIR 的关键组成部分。我们发现，通过培训与站点访问以及强制使用标准化的运动评分评定和记录，在某些站点施行标准化数据采集程序已使得这些站点的脊髓损伤评定及记录产生实质性的改变。仅仅是简单建立一个神经功能障碍的测量与记录流程，就可以使一个机构的神经功能评估技术得到实质性的改善。

登记的最后一项获益是它可以为患者提供的价值。在提前同意的条件下，登记可以使患者接受不间断的治疗和创新的疗法等。如果一种新的治疗方法被开发，符合条件的患者可被迅速识别并接触新的研究或治疗。RHSCIR 网站最终可以向感兴趣的患者提供新技术和新服务措施的信息。由于登记成为患者和研究者之间

的唯一接触点，使得患者和卫生服务提供者的负担得以减轻。这个唯一接触点可以帮助患者回答或解决关于登记的问题，还可以协助将患者向支持服务机构进行恰当的转介。登记还对研究者 / 临床医师进行告知和教育，使得更多的数据在临床实践过程中进行采集，而不需要通过与患者进行单独会见来获得；这也可以提高数据的一致性，并促进循证实践。最后，作为 Rick Hansen 研究所（http://www.rickhanseninstitute.org）的一部分，RHSCIR 将患者与一个全国性网络相连接，致力于降低永久性瘫痪的发生率，减少与脊髓损伤相关的继发性并发症，并改善预后及生活质量。这些获益在表 51.1 中列出。

■ RHSCIR 的功能方面

RHSCIR 是一项泛加拿大倡议，迄今为止由位于加拿大的 8 个省的 13 个地方机构成员组成的网络对数据进行采集（图 51.1 和表 51.2）。RHSCIR 采集的数据包括创伤性脊髓损伤病例的详细信息，

表 51.1 参与登记的患者获益

• 患者可以有机会了解新的治疗措施。网站可以提供关于新技术和新服务措施的信息
• 登记作为患者和研究者间的唯一接触点，可减轻患者和卫生服务提供者的负担
• 这个唯一接触点可以帮助患者回答或解决关于登记的问题，还可以协助将患者向支持服务进行恰当的转介
• 研究者 / 临床医师接受告知和教育，使得更多的数据在临床实践过程中进行采集而不是从患者处获取，同时也提高了数据的一致性
• 全部的登记同意书和信息都由一个封装包提供，使得信息的整合和解释无缝化
• 通过其他与 Rick Hansen 研究所相关的活动，患者可以与那些致力于降低创伤性脊髓损伤发生率、改善结局并提高生活质量的人群进行联系

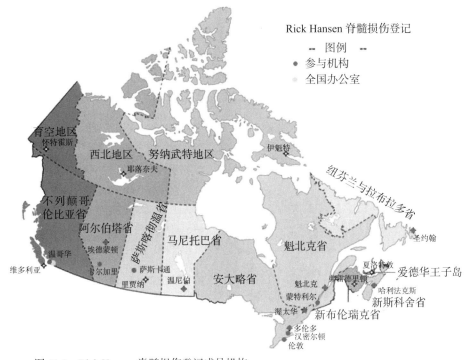

图 51.1　Rick Hansen 脊髓损伤登记成员机构

ASIA 残损分级 A、B、C、D 和马尾损伤，并与国际脊髓损伤数据库保持一致[29]。数据包括社会人口统计学、病史、诊断、干预、手术以及并发症等。在急性期、康复期，直到回归社会均进行数据采集，损伤后 1 年、2 年及之后每隔 5 年一次直至死亡，由患者报告结局指标。鉴于登记的潜在长期影响将使全部脊髓损伤患者获益，纳入标准预计在未来会扩展到非创伤性脊髓损伤患者，并将纳入脊髓损伤后长期生存的患者。

急性创伤性脊髓损伤登记所面临的一个关键挑战是获得患者的知情同意。损伤程度很轻的患者往往在进行个人信息保护和电子文件法（Personal Information Protection and Electronic Documents Act，PIPEDA）所要求的关于参与登记或研究

的知情同意过程之前就已经出院。为此，RHSCIR 开发了多种策略，包括对于有应答和无应答的患者均进行数据采集。患者会得到一份知情同意包，其中包含RHSCIR 隐私政策，使他们得以了解数据的用途。协调员的作用是对知情同意进行解释并从有应答的患者处获得同意，这一过程通常需要反复探访，以确保患者有机会进行提问并在签署知情同意之前充分知情。无应答的患者，包括那些因出院所致或选择不参与者，被纳入登记仅采集简明核心数据集，即包含了极少的关于损伤类型的去标识化数据，以确保登记采集的是基于人口的信息而不存在选择偏倚。在核心数据集水平参与登记并不需要登记工作人员与患者进行直接的个人接触，因为这些数据可以作为常规医疗程序的一部分被

643

采集，或者可以从病历中进行提取。这种水平的数据采集不需要未进行知情同意的患者的直接参与。参与完整的登记需要直接接触患者，经患者同意后获取准确的社会人口学和社会经济学数据，还需要在社区中与患者进行后续接触，在定期随访过程中完成由患者报告的结局评定。

一旦数据被采集，将创建一份关于医疗管理过程的全面资料，包括患者的特点、全部的治疗及护理过程，以及患者结局。对数据进行多因素分析以确定特殊的患者干预措施和治疗间的差异是否会导致不同的结局，我们希望由此发展出最佳循证医学实践。登记数据还可以用来识别那些可能从新的疗法或创新性治疗中获益的患者，为临床研究提供潜在的受试对象。登记数据还可用于质量改进，以明确每个站点机构是否正在施行最佳实践，并确保同质量治疗在全加拿大范围内得以开展。

■ 隐私保护法的挑战与影响

新隐私保护法的施行使登记研究的开展面临重大挑战。鉴于已经认识到需要承担的道德和法律义务，RHSCIR决定通过采取最高标准进行数据的采集、管理、使用与储存、隐私与安全、运行管理、质量保证与质量体系管理来应对这些挑战。需要对过程和结局进行强制性的信息采集，作为脊髓损伤患者医疗服务的有机组成部分。

在近期评论中，新隐私保护法对观察性研究加以限制，导致了研究参与人数的减少和选择偏倚[30~34]。加拿大PIPEDA

要求研究对象提供知情同意；虽然机构审查委员会可以在非常特殊的情况下放弃这一要求，但这似乎很少发生[32]。

RHSCIR起初也像多中心临床研究一样，这意味着在每一个站点都要获得机构审查委员会/研究伦理委员会（institutional review board/research ethics board，IRB/REB）的批准，从而允许RHSCIR在全加拿大所有的地方站点机构进行数据采集。自登记建立以来，国家级和省级均有新的隐私权保护法出台。这涉及了省级隐私权保护法的实施，不同省份之间有所不同，表51.2对其进行了描述。不仅是不同省份之间的立法存在差异，省内的隐私专员与机构及卫生局水平的隐私权官员之间对立法的解释也有所不同。类似的变化还存在于不同机构间伦理委员会内部关于地方所采集数据的所有权、使用及转让问题，以及对国家一级网络进行访问的问题。不同机构间对这些立法解释的差异对登记的标准化政策及流程造成了挑战。此外，许多省还有新的法律在出台，这意味着监管环境将继续改变与发展，要求登记不断适应这些改变。

■ RHSCIR 提供的解决方案：隐私权及更多

为应对隐私权保护法所造成的挑战，以及这些隐私标准可预期的未来变化，RHSCIR选择遵从隐私权和质量管理的最高标准。登记正在建立一个符合人用药物注册技术要求国际协调会议（International Conference on Harmonization

表 51.2　截至本书出版时已经建立的登记机构和影响登记的隐私保护法

登记站点的省份及数量	每年预计纳入量	影响登记的隐私保护法
不列颠哥伦比亚省 2 个站点	150	信息自由与隐私保护法案（Freedom of Information and Protection of Privacy Act，FOIPPA） 个人信息保护法案（Personal Information Protection Act，PIPA） 公民法修正法案第 24 号
阿尔伯塔省 5 个站点	160	健康信息法案 PIPA FOIPPA
萨斯喀彻温省 2 个站点	25	FOIPPA 个人信息保护和电子文件法案（Personal Information Protection and Electronic Documents Act，PIPEDA） 健康信息法案 地方性信息自由与隐私保护法案
马尼托巴省 2 个站点	50	FOIPPA PIPEDA 健康信息法案
安大略省 预计 11 个站点	440	FOIPPA PIPEDA 个人健康信息保护法案 市级信息自由与隐私保护法案
魁北克省 5 个站点	150	私立机构个人信息保护法案 访问政府机构所有文件及个人信息保护法案
爱德华王子岛 *		FOIPPA PIPEDA
纽芬兰省 2 个站点	20	FOIPPA PIPEDA
新斯科舍省 2 个站点	30	FOIPPA PIPEDA
新布伦瑞克省 2 个站点		FOIPPA PIPEDA
育空地区 *		FOIPPA PIPEDA
西北地区 *		FOIPPA PIPEDA
努纳武特地区 *		FOIPPA PIPEDA
共 33 个站点	1 028	

* 星号表明截至本书出版时该省没有 Rick Hansen 脊髓损伤登记站点

of Technical Requirements for Registration of Pharmaceuticals for Human Use，ICH）标准的数据采集与存储质量体系。ICH 是一家为整合技术指南与要求的解释及应用提供建议的国际机构，能够让人类资源、动物资源和材料资源得到更高效、更经济的利用，同时保持对质量、安全性和有效性的保障，以及对公众健康的监管义务。这一标准有望在未来被加拿大卫生局用于监督患者登记。做出按这一标准进行操作的决定，意味着 RHSCIR 选择遵循隐私及道德的国际标准，这将使登记可以与全球范围内的其他倡议一起协同工作，以更好地造福脊髓损伤人群。

登记质量体系的实施、维护和监督是昂贵的。质量体系包括与安全、教育和培训相关的政策与标准化操作规程，知情同意、数据及记录的管理和储存，文档管理，纠正与预防措施（corrective and preventative action，CAPA），持续性质量改进，内部与外部的审计与监控，供应商资格，以及系统维护和变更控制。尽管建立质量体系的许多费用将在一开始就产生，但质量体系将确保登记研究高效运行且符合成本效益，并符合现行的最高标准以达到全部隐私权法的要求。因此，虽然这一系统十分昂贵，我们仍然预计那些在脊髓损伤患者治疗及护理中可能取得的进步，将从长远的角度证明这些花费的合理性。

RHSCIR 的数据维护由 Rick Hansen 研究所（Rick Hansen Institute，RHI）负责，它将对数据的采集、存储及使用进行监督与管理。一个由临床医生、研究者及脊髓损伤患者组成的执行科学委员会，将

确保数据访问符合学术诚信及伦理原则。RHI 旨在最大限度地减少脊髓损伤患者的失能，最大限度地提高他们的生活质量，并通过在许多为脊髓损伤患者提供服务的组织中进行无缝整合来改善健康、社会及经济结局。

尽管我们已经解决了登记所面临的许多隐私和数据挑战，但预计随着工作的进展将会有其他挑战出现，如目前与地方站点机构正在进行的数据共享协议及服务协议的谈判。我们打算通过对隐私以及我们每一个行动对患者的影响进行仔细评估，并采取恰当的措施来应对每一个挑战。

■ 小结

创建一项患者登记研究的获益包括开发临床研究的基础设施，为卫生保健专业人员、政策制定者及消费者提供识别、验证及转化最佳实践的机制，以及促进科学研究[36]。登记的一个首要的关键问题是保护参与者的隐私权和数据的保密性。RHSCIR 必须确保隐私政策和多层次安全防护就位，以满足隐私权官员提出的要求。

值得一提的是在公共卫生系统中的患者知情同意问题。加拿大存在一个公共卫生系统，在这里提供给所有患者（包括脊髓损伤患者）的医疗服务均是由政府提供的。我们相信在像加拿大这样的公共资助卫生体系中，通过社会契约机制，患者有义务提供对他们的医疗保健信息的访问许可，以促进系统运作的高效性和有效性。这就引出了一个问题，即这种"运作性"数据采集何时结束以及纯研究数据的采集

何时开始；或者换句话说，患者必须对其数据的记录提供知情同意的时间节点该如何确定。对患者知情同意的要求在各省之间有所不同。不管如何认识为患者提供信息的义务，最重要的是，数据的采集、储存及应用都妥善进行，以确保数据准确、高质，并且患者的隐私权受到尊重。

尽管在登记试点阶段的实施过程中许多挑战已被克服，但由于立法环境的变化，导致其他问题仍然存在。研究界需要注意公众对隐私问题认识的提高，并对关于个人信息使用的知情要求做出回应。未来可能会通过向登记为预期登记人提供隐私保护政策并采集知情同意与摘要数据，或通过采用"选择退出"策略（即除非患者明示选择"退出"，否则均被纳入登记）来保持一种平衡。

致谢

感谢来自 Anzen 咨询的 Sylvia Kingsmill 以及 Chrystal Palaty 为本文撰写提供的帮助。

要 点

- 前瞻性数据登记是追踪结局和其他关键性流行病学数据的有效途径。

- 强烈建议数据采集重点关注关键数据元素。

难 点

- 建立一个前瞻性数据库最常见的错误是采集过多的信息。如果数据域过多，将会对采集到的数据质量造成影响，并且许多采集到的元素可能永远不会真正地被分析或应用。这可以通过以严格的方式识别数据元素，或者通过将数据采集建立在先前验证过的研究问题上来避免。

（刘小燮 译，邢华医 刘 楠 校）

参考文献

1. Campbell EG. The future of research funding in academic medicine. N Engl J Med 2009;360(15): 1482–1483

2. Gliklich RE, Dreyer NA, eds. Registries for evaluating patient outcomes: a user's guide. 2nd ed. Outcome DECIDE Center, contract no. HHSA-290200500351TO3. AHRQ publication no. 10-EHC049. Rockville, MD: Agency for Healthcare Research and Quality, September 2010

3. Fisher CG, Noonan VK, Dvorak MF. Changing face of spine trauma care in North America. Spine (Phila Pa 1976) 2006;31(11, Suppl):S2–S8, discussion S36

4. Bagnall AM, Jones L, Richardson G, Duffy S, Riemsma R. Effectiveness and cost-effectiveness of acute hospital-based spinal cord injuries services: systematic review. Health Technol

Assess 2003;7(19):iii, 1–92

5. Jones L, Bagnall A. Spinal injuries centres (SICs) for acute traumatic spinal cord injury. Cochrane Database Syst Rev 2004;(4):CD004442

6. Babinski MF. Anesthetic considerations in the patient with acute spinal cord injury. Crit Care Clin 1987;3(3):619–636

7. Stene JK, Grande CM. General anesthesia: management considerations in the trauma patient. Crit Care Clin 1990;6(1):73–84

8. Deep K, Jigajinni MV, McLean AN, Fraser MH. Prophylaxis of thromboembolism in spinal injuries—results of enoxaparin used in 276 patients. Spinal Cord 2001;39(2):88–91

9. Jones T, Ugalde V, Franks P, Zhou H, White RH. Venous thromboembolism after spinal cord injury: incidence, time course, and associated risk factors in 16,240 adults and children. Arch Phys Med Rehabil 2005;86(12):2240–2247

10. Bagnall AM, Jones L, Duffy S, Riemsma RP. Spinal fixation surgery for acute traumatic spin ord injury. Cochrane Database Syst Rev 2008;(1):CD004725

11. Fehlings MG, Tator CH. An evidence-based review of decompressive surgery in acute spinal cord injury: rationale, indications, and timing based on experimental and clinical studies. J Neurosurg 1999;91(1, Suppl):1–11

12. Horn SD, DeJong G, Ryser DK, Veazie PJ, Teraoka J. Another look at observational studies in rehabilitation research: going beyond the holy grail of the randomized controlled trial. Arch Phys Med Rehabil 2005;86(12, Suppl 2):S8–S15

13. Leurs LJ, Buth J, Harris PL, Blankensteijn JD. Impact of study design on outcome after endovascular abdominal aortic aneurysm repair: a comparison between the randomized controlled DREAM-trial and the observational EUROSTAR-registry. Eur J Vasc Endovasc Surg 2007;33(2):172–176

14. Pibouleau L, Boutron I, Reeves BC, Nizard R, Ravaud P. Applicability and generalisability of published results of randomised controlled trials and non-randomised studies evaluating four orthopaedic procedures: methodological systematic review. BMJ 2009;339:b4538 10.1136/bmj. b4538.:b4538

15. Röder C, Müller U, Aebi M. The rationale for a spine registry. Eur Spine J 2006;15(Suppl 1): S52–S56

16. Black N. Why we need observational studies to evaluate the effectiveness of health care. BMJ 1996;312(7040):1215–1218

17. Black N. What observational studies can offer decision makers. Horm Res 1999;51(Suppl 1): 44–49

18. Bracken MB. Methylprednisolone and acute spinal cord injury: an update of the randomized evidence. Spine (Phila Pa 1976) 2001;26(24, Suppl):S47–S54

19. Bracken MB, Aldrich EF, Herr DL, et al. Clinical measurement, statistical analysis, and risk-benefit: controversies from trials of spinal injury. J Trauma 2000;48(3):558–561

20. Bracken MB, Shepard MJ, Collins WF, et al. A randomized, controlled trial of methylprednisolone or naloxone in the treatment of acute spinal-cord injury: results of the Second National Acute Spinal Cord Injury Study. N Engl J Med 1990;322(20):1405–1411

21. Geisler FH, Coleman WP, Grieco G, Poonian D; Sygen Study Group. The Sygen multicenter acute spinal cord injury study. Spine (Phila Pa 1976) 2001;26(24, Suppl):S87–S98

22. Geisler FH, Dorsey FC, Coleman WP. Recovery of motor function after spinal-cord injury—a randomized, placebo-controlled trial with GM-1 ganglioside. N Engl J Med 1991;324(26):1829–1838

23. Coleman WP, Benzel D, Cahill DW, et al. A critical appraisal of the reporting of the National Acute Spinal Cord Injury Studies (II and III) of methylprednisolone in acute spinal cord injury. J Spinal Disord 2000;13(3):185–199

24. Hurlbert RJ. Methylprednisolone for acute spinal cord injury: an inappropriate standard of care. J Neurosurg 2000;93(1, Suppl):1–7

25. Baptiste DC, Fehlings MG. Update on the treatment of spinal cord injury. Prog Brain Res 2007;161:217–233

26. Atlas SJ, Keller RB, Wu YA, Deyo RA, Singer DE. Long-term outcomes of surgical and nonsurgical management of lumbar spinal stenosis: 8 to 10 year results from the Maine

lumbar spine study. Spine (Phila Pa 1976) 2005;30(8):936–943

27. Park DK, An HS, Lurie JD, et al. Does multilevel lumbar stenosis lead to poorer outcomes?: a subanalysis of the Spine Patient Outcomes Research Trial (SPORT) lumbar stenosis study. Spine (Phila Pa 1976) 2010;35(4):439–446

28. Weinstein JN, Lurie JD, Tosteson TD, et al. Surgical compared with nonoperative treatment for lumbar degenerative spondylolisthesis. four-year results in the Spine Patient Outcomes Research Trial (SPORT) randomized and observational cohorts. J Bone Joint Surg Am 2009;91(6):1295–1304

29. DeVivo M, Biering-Sørensen F, Charlifue S, et al; Executive Committee for the International SCI Data Sets Committees. International Spinal Cord Injury Core Data Set. Spinal Cord 2006;44(9): 535–540

30. Gershon AS, Tu JV. The effect of privacy legislation on observational research. CMAJ 2008; 178(7):871–873

31. Silver FL, Kapral MK, Lindsay MP, Tu JV, Richards JA; Registry of the Canadian Stroke Network. International experience in stroke registries: lessons learned in establishing the Registry of the Canadian Stroke Network. Am J Prev Med 2006;31(6, Suppl 2):S235–S237

32. Thompson J. Ethical challenges of informed consent in prehospital research. CJEM 2003; 5(2):108–114

33. Tu JV, Willison DJ, Silver FL, et al; Investigators in the Registry of the Canadian Stroke Network. Impracticability of informed consent in the Registry of the Canadian Stroke Network. N Engl J Med 2004;350(14):1414–1421

34. Willison D. Privacy and the secondary use of data for health research: experience in Canada and suggested directions forward. J Health Serv Res Policy 2003;8(Suppl 1):S1, 17–23

35. Melloh M, Staub L, Aghayev E, et al. The international spine registry SPINE TANGO: status quo and first results. Eur Spine J 2008; 17(9):1201–1209

36. Wyndaele M, Wyndaele JJ. Incidence, prevalence and epidemiology of spinal cord injury: what learns a worldwide literature survey? Spinal Cord 2006;44(9):523–529

第52章 赋予及扩展脊髓损伤患者机遇的资源

Kay Harris Kreigsman, Sara Palmer, Jeffrey B. Palmer

本章重点

1. 脊髓损伤患者在拥有更多支持和辅助的情况下，可以继续参与有意义的社会活动。

2. 医疗卫生人员认识到脊髓损伤患者的各种潜力和可能性，就可以更好地提高他们的社会参与度和生活质量。

3. 医疗卫生人员可以为脊髓损伤患者及其家庭介绍恰当的资源，使他们建立有意义的人际关系，探索他们的兴趣，并确立自己的目标。

脊髓损伤有时被认为会缩小患者的活动范围。人们通常会主观地做出推测：因为脊髓损伤患者在身体上无法完成日常生活中的许多活动，所以他们对休闲娱乐、社会及职业追求的参与也就此结束了。观察者可能将损伤理解为对患者发生残疾前生活的改变和破坏，并可能无法想象他们未来有机会得到良好的生活质量。

部分医疗卫生人员，包括医生、护士以及其他临床卫生专业人员，对脊髓损伤后的生活存在类似的错误观点。这是不幸的。如果医疗团队将脊髓损伤视为一个人充分参与生活活动的终结，那么这种偏见就可能被他们的患者进行内化，并成为现实。事实上，对于脊髓损伤患者和其他残疾患者而言，目前可以通过多种途径进行有意义而又快乐的活动。重要的是，临床医生应了解那些可以使脊髓损伤患者的生活变得更有意义、更令人满意且更富有创造性的资源，并指导他们的患者去获得这些资源。

本章所列的资源使医疗专业人员能够帮助他们的患者进行转介推荐。这一列表不仅包括了医疗和康复资源，还包括了那些解决脊髓损伤患者的社会参与、兴趣爱好、就业、家庭、体育运动、设备与技术、性以及旅行问题的资源。医疗专业人员将这些信息与他们的脊髓损伤患者进行分享，这些患者就可以利用他们所学的内容去实现他们自己的人生目标。

本章选择列出以下资源的主要理由是它们对脊髓损伤患者及其家庭有帮助，具有适用性，并且可以通过公开发行的出版物或通过计算机网站获取。其中部分资源的公众认可度要高于其他。首先列出的是一般信息资源，随后是按主题进行分组的各类资源。

■ 一般信息

包括关于脊髓损伤的图书及资源指南，脊髓损伤患者的回忆录与故事，以及提供给脊髓损伤患者的杂志、期刊、网站及组织。

■ 图书

- 《An Introduction to Spinal Cord Injury: Understanding the Changes》（第 4 版）. Washington, DC: Paralyzed Veterans of America; 2001. 可从美国伤残退伍军人协会（801 Eighteenth Street NW, Washington, DC 20006）获得。电子版可在 www.pva.org 免费获得。
- Burns，SP，Hammond MC 主编. 《Yes You Can! A Guide to Self-Care for Persons with Spinal Cord Injury》（第 4 版）. Washington, DC: Paralyzed Veterans of America; 2009. 可从美国伤残退伍军人协会（801 Eighteenth Street NW, Washington, DC 20006）获得。图书可在美国伤残退伍军人协会网站免费下载。
- Karp G.《Life on Wheels: The ABC Guide for Living Fully with Mobility Issues》（第 2 版）. New York: Demos Medical Publishing; 2009。
- Maddox S.《Paralysis Resource Guide》（第 2 版）. Springfield, NJ: Christopher & Dana Reeve Paralysis Resource Center; 2007。
- 《New Mobility Magazine's Spinal Network: The Total Wheelchair Resource Book》（第 4 版）. Horsham: PA: No Limits Communications. 也可在 www.spinalnetwork.net 获得。
- Palmer S, Kriegsman KH, Palmer JB. 《Spinal Cord Injury: A Guide for Living》（第 2 版）. Baltimore, MD: Johns Hopkins University Press; 2008。

■ 脊髓损伤患者的回忆录与个人故事

- Cole，J.《Still Lives: Narratives of Spinal Cord Injury》. Cambridge, MA: MIT Press; 2004。
- Hockenberry J.《Moving Violations: War Zones, Wheelchairs, and Declarations of Independence》. New York: Hyperion; 1995。
- Holicky R.《Roll Models: People Who Live Successfully following Spinal Cord Injury and How They Do It》. Victoria, BC: Trafford; 2004. 也可通过美国伤残退伍军人协会获得，具体地址详见下文组织类资源列表。
- Karp G, Klein SD 主编.《From There to Here. Horsham》. PA: No Limits Communications; 2004。

651

■ Reeve C.《Still Me》. New York: Random House; 1998。

■ 杂志与期刊

■ 《Ability》（双月刊）. C. R. Cooper Publishing, 地址：1682 Langley Avenue, Irvine, CA 2714. 广泛涵盖各种残疾患者感兴趣的医疗、社会以及生活方式话题。网站：（www.abilitymagazinne.com）。

■ 《Action》. 脊柱联合学会, 地址：75-20 Astoria Boulevard, Jackson Heights, New York, NY 11370. 电话：800-404-2898。网站：（www.unitedspinal.org），按要求可提供音频格式。

■ 《Enabled Online.com》, 一本为残疾人群提供信息和资源的在线杂志。网站：（www.enabledonline.com）。

■ 《New Mobility: Disability Culture and Lifestyles》. Miramar Communications Inc., 地址：23815 Stuart Ranch Road, PO Box 8987, Malibu, CA 90265. 网站：（www.newmobility.com）。

■ 《Paraplegia News》. 美国伤残退伍军人协会, 地址：2111 East Highland Street, Suite 180, Phoenix, AZ 85016-4702. 网站：（www.pvamagazines .com/pnnews）。

■ 《The Ragged Edge》, 由 Avocado Press, Inc. 出版的在线杂志。地址：Box 145, Louisville, KY 40201. 网站：（www.ragged-edge-mag.com）。

■ 《SCI Life Newspaper》. 国家脊髓损伤学会, 地址：6701 Democracy Boulevard, Suite 300-9, Bethesda, MD. 电话：800-962-9629。

■ 视频

■ 西北地区脊髓损伤系统网站提供文本和视频资源。网站：（www.sci.washington.edu）。视频包括《关于脊髓损伤患者生活的对话》（Conversations About Living with Spinal Cord Injury），《看护人员》（Personal Caregivers），以及《在脊髓损伤后寻回你的生活：通过志愿活动、学校及工作发现意义》（Getting Your Life Back after Spinal Cord Injury: Finding Meaning through Volunteering, School and Work）。其他视频则关注于社会保险及补充性社会保障收入、脊髓损伤中的骨质疏松、自主神经反射异常、疼痛的催眠治疗以及其他话题。

■ 网站

■ （www.disaboom.com）一个连接各种残疾组织的网站。

■ （www.mobilewomen.org）解决女性的轮椅使用需求。

■ （www.ninds.nih.gov/disorders/sci/sci.htm）该网站是美国国立神经疾病与卒中研究所的一部分, 提供脊髓损伤治疗、研究和资源的信息。

■ （www.spinalcordcentral.org）一个为脊髓损伤患者提供信息的网站, 由脊髓联合协会及美国脊髓损伤协会联合运营。

■ 组织

- 美国残疾人联合会（American Paralysis Association），地址：Morris Avenue, Springfield, NJ 07081。电话：800-225-0292 网站：（www.apacure.com）。

- 克里斯托弗与达娜里夫瘫痪资源中心（Christopher and Dana Reeve Paralysis Resource Center），地址：636 Morris Turnpike, Suite 3A, Short Hills, NJ 07078. 电话：800-225-0292。网站：（www.paralysis.org）。

- 国家脊髓损伤学会（National Spinal Cord Injury Association），地址：6701 Democracy Boulevard, Suite 300–9, Bethesda, MD。电话：800-962-9629。网站：（www.spinalcord.org）。

- 美国伤残退伍军人协会（Paralyzed Veterans of America），地址：801 Eighteenth Street, NW, Washington, DC 20006。电话：800-795-4327 TTD。网站：（www.pva.org）。

- 国际脊髓损伤网络（Spinal Cord Injury Network International）地址：3911 Princeton Drive, Santa Rosa, CA 95405。电话：800-548-CORD（548-2673）。网站：（www.spinal@sonic.net）。

- 脊髓损伤信息网阿拉巴马大学伯明翰分校（UAB）模型脊髓损伤系统研究服务办公室（Spinal Cord Injury Information Network, UAB Model SCI System, Office of Research Services），地址：619 19th Street, Birmingham, AL 35249–7330。

电话：205-934-3283。网站：（www.spinalcord.uab.edu）。

- 脊柱联合学会（United Spinal Association），地址：75–20 Astoria Boulevard, Jackson Heights, New York, NY 11370。电话：718-803-3782。网站：（www.unitedspinal.org）。

■ 无障碍设计

无障碍设计指的是无论是否有残疾，任何人都可以使用的家庭和建筑物设计。无障碍设计安全且无障碍。

- 《Accessible Home Design: Architectural Solutions for the Wheelchair User》（第 2 版），美国伤残退伍军人协会出版，具体地址详见下文组织类资源列表。

- Amherst Homes, Inc. 地址：7378 Charter Cup Lane, Westchester, OH 45069。电话：513-891-3303。

- 通用设计中心（The Center for Universal Design），地址：North Carolina State University, Box 8613, Raleigh, NC 27695–8613。电话：800-647-6777。网站：（www.design ncsu.edu）。

- Concrete Change，地址：600 Dancing Fox Road, Decatur, GA 30032。电话：404-378-7455。任务是让每个家庭变得"可以访问"。网站：（http://concretechange.home.mindspring.com/）。

- Lifease, Inc. 地址：2451 Fifteenth Street, NW, New Brighton, MN 55112。电话：612-636-6869。网站：（www.lifease.com）。

■ 网站

- www.disabilityinfo.gov
- www.universaldesignonline.com/index.html

■ 美国残疾人法案（ADA），残疾人权利与倡议

美国残疾人法案于 1990 年立法。它禁止在就业、交通、公共设施、通信及政府活动方面对残疾人群的歧视。由于面临法律的挑战，对美国残疾人法案的解释还在继续发生变化。熟悉 ADA 的最新应用可以帮助脊髓损伤患者了解他们的法律权利。该部分其他资源解决的则是住房及无障碍设施等特定领域的法律权利。

- 美国残疾人法案信息，电话：800-466-4ADA。网站：（www.ada.gov。）
- 残疾人权利教育和防御基金（Disability Rights Education and Defense Fund），地址：2212 Sixth Street, Berkeley, CA 94710。电话：415-644-2555。提供残疾人权利的法律和政策信息。出版一份免费的时事通讯《Disability Rights News》。
- 《Fair Housing: How to Make the Law Work for You》，Washington, DC. 电子版可从美国伤残退伍军人协会网站（www.pva.org）获得。
- 美国残疾人管理委员会协会 (National Association of Governors' Committees on People with Disabilities)，电话：916-654-1764，网站：（www.nagcpd.com）。促进残疾人平等就业，平等获得资助项目及服务。每月对以下信息和资源进行更新：补助金、奖学金、实习及其他资助机会；出版物、媒体资源及发布；会议、活动、聚会及课程；关注残疾人主题及问题的网站，包括无障碍生活、倡议、法律、教育、就业、资助、政府、残疾人招聘网、政策相关信息、体育运动和休闲娱乐、统计、交通、旅游、退伍军人、女性及青年人；以及正在解决的问题。

- 美国无障碍委员会（United States Access Board），网站：（www.access-board.gov）。一家联邦机构，首要任务是为残疾人无障碍环境提供技术支持。
- 美国住房及城市发展部公平住房与机会平等办公室（US Department of Housing and Urban Development, Office of Fair Housing and Equal Opportunity），地址：451 Seventh Street, SW, Washington, DC 20410。为残疾人及那些在住房中遭遇歧视的人提供住房权利及资源的信息。电话：202-708-1112。网站：（www.hud.gov）。

■ 艺术

残疾人可以参与多种视觉及表演艺术。为了使重度脊髓损伤患者可以更容易地享有这种经历，可能需要适当的技术或援助。富有表现力的艺术是快乐、创造力和修养的源泉。

- Mouth and Foot Painting Artists，地址：2070 Peachtree Court, Suite 101, Atlanta, GA 30341。电话：770-986-7764。网站：

（www.mfpusa.com）。

■ That Uppity Theater Company，地址：4466 West Pine Blvd., Suite 13C, St. Louis, MO 63108。电话：314-995-4600。网站：（www.uppityco.com）。一家既有残疾演员也有非残疾演员的戏剧公司。

■ VSA Arts，地址：818 Connecticut Avenue NW, Suite 600, Washington, DC 20006。电话：800-933-8721。网站：（www.vsarts.org）。这家非营利性组织为残疾人提供机会，使他们可以了解、参与并享受视觉及表演艺术。

■ 驾驶

交通是残疾人群面临的一个主要问题。根据损伤水平，许多脊髓损伤患者可以继续驾驶经过改装的轿车或厢式货车。例如，装有手动控制器，有轮椅存放或锁定装置，或有内置坡道。许多康复中心都有残疾人驾驶培训项目。许多汽车制造商有帮助患者进行改造的折扣优惠方案。

■ 《Adaptive Automotive Equipment: A Consumer's Guide》，一本由脊柱联合学会出版的手册，可通过他们的网站（www.unitedspinal.org/pdf/ahc.pdf）获取。

■ 驾驶康复专家协会（Association for Driver Rehabilitation Specialists），地址：Edgerton, WI 53534。电话：608-884-8833。网站：（www.drivered.org; www.aded.net）。

■ 美国国家公路交通安全管理局（National Highway Traffic Safety Administration），

为残疾人调试机动车。在其网站（www.nhtsa.gov/cars/rules/adaptive/ brochure/brochure.html）上提供手册。

■ Family Village，自适应驾驶与车辆调试资料。网站：（www.familyvillage.wisc.edu/at/ driving.htm）。

■ 设备与技术

技术设备与辅助设备是脊髓损伤患者生活的重要组成部分。消费者并不总是知道可以获得什么以及可以从哪里得到他们需要的东西，搜索可能是耗时且令人沮丧的。以下是一些资源，可以使其变得更加容易。

■ Abledata，地址：8455 Colesville Road, Suite 935, Silver Spring, MD 20910。电话：800-227-0216。网站：（www.abledata.com）。该机构负责维护一个数据库，其中拥有超过 15 000 个全部残疾的自适应设备列表。

■ Assistive Technology News，网站：（www.atechnews.com）。发表关于新技术的专题文章。

■ 《The First Whole Rehab Catalog: A Comprehensive Guide to Products and Services for the Physically Disadvantaged》，Crozet, VA: Betterway Publications; 1990. 可由 Betterway 出版社获取，地址：Box 219, Crozet, VA 22932。

■ Karp G.《Choosing a Wheelchair: A Guide for Optimal Independence》，Sebastopol, CA: O'Reilly and Associates; 1998。

■ Sammons Preston and Enrichments，地址：PO Box 5071, Bolingbrook, IL 60440–5071。电话：800-323-5547。传真：800-547-4333。一个无障碍辅助设备的邮购商品目录。

■ 家庭与看护人员的资源

脊髓损伤不仅会影响患者，还会对其家庭产生影响。即使是在短期内，治疗和康复期间家庭角色也可能会发生改变。对于脊髓损伤患者及其家庭成员而言，当他们面临职责、独立性、依赖及照顾等问题时，改变是一切的关键。推荐适当的支持资源可帮助家庭进行调整并适应新的现实，而开放进行学习对于成功来说是必要的。

■ 家庭看护人员联盟（Family Caregiver Alliance），地址：180 Montgomery Street, Suite 1100,San Francisco,CA 94104。电话：800-445-8106。网站：（www.caregiver.org）。

■ Holicky, Richard.《Taking Care of Yourself while Providing Care: A Guide for Those Who Assist and Care for Their Spouses, Children, Parents and Other Loved Ones Who Have Spinal Cord Injuries》. Englewood, CO: Craig Hospital; 2000。

■ Kriegsman KH, Zaslow EL, 和 D'zmura-Rechsteiner J.《Taking Charge: Teenagers Talk about Life and Physical Disabilities》. Rockville, MD: Woodbine House; 1992。

■ 美国国家家庭看护人员协会（National Family Care Givers Association），地址：10605 Concord Street, Suite 501, Kensington, MD 20895–2504。电话：800-896-3650。网站：（www.nfcacares.org）。

■ Palmer S, Kriegsman KH, Palmer JB.《Spinal Cord Injury: A Guide for Living》. Baltimore, MD: Johns Hopkins University Press; 2008。

■ 美国国家残疾人家长资源中心（Through the Looking Glass: National Resource Center for Parents with Disabilities），地址：2198 Sixth Street, #100, Berkeley, CA 94710–2204。网站：（www. lookingglass.org）。

■ 保险与财务信息

许多脊髓损伤患者都依靠私人医疗保险与伤残险、残疾人社会保障或医疗保险来支付他们超高的医疗花销；如果无法进行工作，还可以为他们提供收入。然而，这些项目可能会令人困惑且十分复杂。脊髓损伤对患者及其家庭的经济影响十分严重且持续存在，了解如何能获得财政补助和福利是至关重要的。

■ 美国卫生与公共服务部医疗保险与医疗补助服务中心［Centers for Medicare and Medicaid Services（CMS），US Department of Health and Human Services］，网站：（www.cms.hhs.gov）。

有关医疗保险与医疗补助金及项目、医疗补助减免及其他由政府医疗保险项目提供的项目及服务的信息。

- 《Mercer's 2010 Guide to Social Security》（第 38 版）. Louisville, KY: Mercer; 2010. 可从（www.mercer.com）在线获取。

- 《Mercer's 2010 Medicare Booklet》（第 27 版）. Louisville, KY: Mercer; 2010. 可从（www.mercer.com）在线获取。

- Medicare information. Phone: 800- MEDICARE. Web site:（www.medicare.gov）。

- 《On the Move: A Financial Guide for People with Spinal Cord Injury》，可从美国伤残退伍军人协会或美国国家脊髓损伤学会获得，见"组织"下方列表。

- 社会保障管理局（Social Security Administration），有关残疾人社会保障和退休福利、申请流程及当地社会保障局定位信息。网站：（www.ssa.gov）。

- 《What You Should Know about Health Insurance: Guidelines for Persons Living with SCI》，可从美国国家脊髓损伤协会获得，具体地址详见下文组织类资源列表。

心理卫生服务与朋辈支持

对一些人来说，无论是在脊髓损伤刚刚发生时还是在之后的生活中，接受脊髓损伤为个人生活与个人形象的一部分都可能是十分艰巨的。有一些支持性资源可提供给那些正受抑郁、愤怒及焦虑等情绪问题困扰的患者，这可能会对一个人身体、精神及心理的改善产生影响。给予适当的推荐能够让人回到正轨。

- 美国婚姻与家庭治疗协会（American Association of Marriage and Family Therapists），地址：112 South Alfred Street, Alexandria, VA 22314–3061。电话：703-838-9808。提供治疗师定位服务，帮助在本地区寻找合格的婚姻顾问。网站：（www.therapistlocator.net）。

- 美国精神病学协会（American Psychiatric Association），地址：1000 Wilson Boulevard, Suite 1825, Arlington, VA 22209。电话：800-35-PSYCH。网站：（www.psych.org）。

- 美国心理学协会（American Psychological Association），地址：750 First Street, NE, Washington, DC 20002。电话：800-374-2721。网站：（www.apa.org）。

- Determined 2 Heal，地址：8112 River Falls Drive, Potomac, MD 20854。电话：703-795-5711。网站：（www.determined2heal.org）。提供心理社会方面恢复、支持、研究及预防的信息。

- 美国国家社会工作者协会（National Association of Social Workers），地址：750 First Street, NE, Suite 700, Washington, DC 20002。电话：202-408-8600。网站：（www.socialworkers.org）。

- 脊髓联合学会朋辈指导计划（United Spinal Association's Peer-Mentoring Program），将新受伤的患者与已经有脊髓损伤生活经历的患者联系起来，为他们提供角色榜样与支持。联系人 Jerome Kleckley, LMSW, 脊髓联合协会社会服务部主任，电话：718-803-3782，分机 267。

■ 研究

对干细胞与神经再生以及脊髓损伤治疗康复新技术的研究正在进行中，其中包括许多很有前景的方法。紧跟最新研究成果，可以帮助患者了解新的治疗方法，与他们的医生讨论风险和获益，决定是否参加研究。

■ 克里斯托弗丽夫瘫痪基金会（Christopher Reeve Paralysis Foundation），地址：636 Morris Turnpike, Suite 3A, Short Hills, NJ 07078。电话: 800- 225-0292。网站:（www. christopher reeve.org）。

■ 肯尼迪克里格研究所国际脊髓损伤中心（The International Center for Spinal Cord Injury, Kennedy Krieger Institute），地址：707 N. Broadway, Baltimore, MD 21205。电话: 888-923-9222。网站:（www. spinalcordrecovery.org）。

■ 迈阿密大学医学院迈阿密瘫痪治愈计划（Miami Project to Cure Paralysis, University of Miami School of Medicine），地址：1600 NW Tenth Avenue, R-48, Miami, FL 33136。 电话：800-782- 6387。 网站:（www. miamiproject .miami.edu）。

■ 美国国家残疾人研究传播中心（National Center for the Dissemination of Disability Research），网站:（www.neddr.org）。向公众提供来自（美国）国家残疾与康复研究所（National Institute of Disability and Rehabilitation Research，NIDRR）的研究信息。主题包括辅助技术、就业

及女性残疾。包括脊髓损伤模型系统列表，残疾统计，其他 NIDRR 网站链接。

■ 美国国家康复信息中心（National Rehabilitation Information Center），网站:（www.naric.com/ naric）。关于残疾研究的研究结果、音像及出版物。可获得的出版物包括一般的美国残疾人法案指南以及国家信息资源目录。

■ 性、生育及妊娠

一个人发生脊髓损伤后往往问的第一个问题是"我能活下去吗？"通常，下一个问题就是"我还能有性生活吗？"脊髓损伤患者对了解损伤对包括性、生育以及妊娠在内的亲密关系的影响十分感兴趣。以下是可以在这一方面帮助脊髓损伤患者及其家庭的部分资源信息。

■ 美国性教育者、咨询师及治疗师协会（American Association of Sexuality Educators, Counselors and Therapists），信箱地址：PO Box 1960, Ashland, VA 23005–1960。电话: 804-752-0026。网站:（www.aasect.org）。

■ 美国生殖医学学会（American Society of Reproductive Medicine），地址：1209 Montgomery Highway, Birmingham, AL 35216–2809。电话: 205-978-5000。网站:（www.asrm.org）。

■ Baer J. Is Fred.《Dead: A Manual on Sexuality for Men with Spinal Cord Injuries》。Pittsburgh, PA: Dorrance Publishing; 2004。

■ Ducharme SH, Gill KM.《Sexuality

after Spinal Cord Injury: Answers to Your Questions》. Baltimore, MD: Paul Brookes; 1997。

- 脊髓损伤 C 级男性生育能力指南及资源目录：一个迈阿密项目资源，网站：（www.themiamiproject.org）。

- Guter B,Killacky JR. 《Queer Crips: Disabled Gay Men and Their Stories》. New York: Harrington Park Press; 2004。

- Rogers J. 《The Disabled Woman's Guide to Pregnancy and Birth》（第 2 版）. New York: Demos Medical Publishing; 2006。

- 《Sexuality Reborn》（视频，48 分钟），由 Kessler 康复研究所制作。地址：1199 Pleasant Valley Way, West Orange, NJ 07052。电话：800-248-3321，分机 6977。这一视频探索了四对夫妻的关系和性生活，其中每对夫妻中至少有一人存在残疾。他们展示并分享了他们在自尊、性功能及性交方面的经验。

- （www.sexualhealth.com），有关性生活信息的网站，有残疾与慢性病部分。

■ 运动、健身与户外娱乐

　　许多脊髓损伤患者在损伤前都十分活跃，爱好运动。这些资源向他们表明那种生活并没有结束；事实上，通过辅助装置、经过改装的设备以及经过调整的比赛，可以使他们能够参与团队与个人体育运动以及活跃的户外娱乐活动。

- 美国独木舟协会（American Canoe Association）， 地 址：7432 Alban Station Blvd., Suite B-226, Springfield, VA 22159-2311。

- 巴克马斯特斯美洲鹿基金会（Buckmasters American Deer Foundation）， 网 站：（www.badf.org/ Disabled_Hunters/ adaptiveEquip.html）残疾猎人网站。

- 《Easy Access to National Parks》. San Francisco: Sierra Club; 1998. 一 本 国家公园内无障碍场所的导游手册。可从 Sierra 图书俱乐部获得，地点：100 Bush Street, San Francisco, CA 94101。

- 国际残疾人潜水协会（Handicapped Scuba Association International）， 地址：1104 El Prado, San Clemente, CA 92672–4637。独立的潜水员培训及认证机构，提供潜水陪伴项目。

- 《轮椅上的竞技（Murderball）》（电影，可在 DVD 或视频上观看），由 Henry Alex Rubin 与 Dana Adam Shapiro 联合执导，Jeffrey Mandell 与 Dana Alex Shapiro 制片。这是一部关于轮椅橄榄球，以及美国轮椅橄榄球队奥运会之旅的纪录片。更多关于这项运动的信息，包括队伍地点，可通过（www.quadrugby. com）联系美国轮椅橄榄球协会。

- 国家能力中心（National Ability Center），地址：Parks City, UT。电话：435-694-3991。 网站：（www.nac1985.org）。专业从事无障碍休闲、体育及娱乐活动。

- 美国国家残疾人户外运动员协会有限责任公司（National Association of Handicapped Outdoor Sportsmen, Inc.），地址：RR 6, Box 25, Centralia, IL 62801。

- 美国国家体育活动与残疾中心

（National Center on Physical Activity and Disability），网站：（www.ncpad.org）。电话：800-900-8086。

■ 国家轮椅网球基金会（National Foundation of Wheelchair Tennis），地址：940 Calle Amanecer, Suite B, San Clemente, CA 92672。

■ 国家公园服务处（National Park Service），地址：1849 C Street NW, Mail stop 7253 MIB, Washington, DC 20240。提供有无障碍露营区域的国家公园列表，并且为存在永久性视力或躯体残疾的个人提供黄金出入护照（Golden Access Passport）。

■ 美国国家轮椅篮球协会（National Wheelchair Basketball Association），地址：110 Seaton Building, University of Kentucky, Lexington, KY 40506。网站：（www.nwba.org）。

■ 北美残疾人骑马协会有限责任公司（North American Riding for the Handicapped Association, Inc.），通讯地址：PO Box 33150, Denver, CO 80238。网站：（www.narha.org）。

■ Shake-a-Leg, Inc.，地址：76 Dorrance Street, Suite 300, Providence, RI 02903。电话：401-421-1111。网站：（www.shake@shakealeg.org）。为残疾人提供治疗和娱乐服务，着重于独立生活与休闲/健身；适应性航行计划；以及为7~14岁残疾儿童设计的夏令营计划。

■ 《Sports 'N' Spokes 杂志》，地址：Paralyzed Veterans of America, 2111 East Highland Street, Suite 180, Phoenix, AZ 85016–4702。电话：602-224-0500。

■ 美国高尔夫球协会（United States Golf Association），通讯地址：PO Box 708, Far Hills, NJ 07931。为残疾人高尔夫球手调整比赛规则。

■ 美国手骑自行车联合会（United States Handcycling Federation），通讯地址：PO Box 2245, Evergreen, CO 80437。

■ 美国轮椅橄榄球协会（United States Quad Rugby Association），地址：5821 White Cypress Drive, Lake Worth, FL 22467–6230。

■ 美国轮椅体育（Wheelchair Sports USA），地址：10 Lake Circle, Suite G19, Colorado Springs, CO 80906。提供射箭、射击、游泳、乒乓球、举重、田径，以及地方赛事详情信息。

■ Wilderness Inquiry, Inc.，地址：1313 Fifth Street, PO Box 84, Minneapolis, MN 55414。电话：800-728-0719。网站：（www.wildernessinquiry.org）。为残疾人及非残疾人提供原野（陆路及水路）远足咨询。

■ 轮椅上的原野基金会（Wilderness on Wheels Foundation），地址：7125 WJefferson Ave., No. 155, Lakewood, CO 80235。无障碍露营、远足及钓鱼。

■ 交通与旅行

乘火车或飞机旅行，对于脊髓损伤患者进行商务活动或看望家人可能是必需的。作为一个旅行者，到遥远的城市或自然环境去旅行是许多人快乐的来源。尽管需要进行规划并提前做功课，脊髓损伤患者及其家庭乘坐汽车、飞机、火车或船舶旅行是非常常见的。

- 无障碍旅行资源（Access-Able Travel Source），通讯地址 PO Box 1796, Wheat Ridge, CO 80034。网站：（www.access-able.com）。

- 无障碍欧洲（Accessible Europe），电话：011-39-011-30-1888。意大利的一家旅行社，专业提供无障碍旅游服务。网站：（www.accessibleeurope.com）。

- 无障碍旅行（Accessible Journeys），电话：800-846-4537。网站：（www.disability travel.com）。组织团体或个人的轮椅旅行，包括游轮。

- 《The Air Carrier Access Act: Make It Work for You》，Washington, DC. 可从美国残疾退伍军人协会获取；见组织下方列表。

- 新视野（Emerging Horizons），通讯地址：PO Box 278, Ripon, CA 95366。

- 国际旅行者医疗援助协会（International Association for Medical Assistance to Travelers），电话：716-754-4883。网站：（www.iamat.org）。该组织为在国外旅行的以英语为母语的旅行者提供同语种医疗服务。

- 默西河小屋（Mersey River Chalets），地址：Nova Scotia, Canada。网站：（www.merseyriver challets.ns.ca）。无障碍住宿及自然活动。

- 《New Horizons: Information for the Air Traveler with a Disability》，Washington, DC: US Department of Transportation。

可从美国交通运输部航空消费者保护分部获取。地址：C-75, 400 Seventh Street, SW, Washington, DC 20590。网站：（www.gov/ airconsumer/horizons.htm）。网站有该文档全文。

- 残疾人旅游发展协会（Society for the Advancement of Travel for the Handicapped），地址：347 Fifth Avenue, Suite 610, New York, NY 10016。

- 旅行对话网（Travelin' Talk Network），地址：130 Hillcrest Plaza, Suite 102, PO Box 3534, Clarksville, TN 37043。电话：615-552-6670。网站：（www.travelintalk.net）。一个拥有超过 1 000 人为残疾人旅行者提供帮助和服务的网络。会员福利包括各种旅馆的折扣。

■ 教育、职业康复与就业

脊髓损伤可破坏一个人的教育及职业轨迹。如果患者无法回到他原来的工作岗位，在一个不同类型的新岗位进行再培训和就业或许是有可能的。这些资源提供关于如何获得教育、职业培训及就业方面援助的信息。

- 州立职业康复（State Vocational Rehabilitation）。在康复法案的规定下，各州政府提供职业康复服务，以帮助残疾人获得教育及职业培训并重返有报酬的就业岗位。州立职业康复机构名单可在线获得。网站：（www.workworld.org/wwwebhelp/state_vocational_rehabilitation_vr_ agencies.htm）。

- 《Working!》（季刊）. Goodwill Industries International Inc., 地址：9200 Rockville Pike, Bethesda, MD 20814。可在线获取。网站：（www.goodwill.org）。

网站

- （www.dol.gov/odep）。美国劳工部残疾人就业政策办公室网站，为残疾人提供技术援助及信息。

- （www.jobaccess.org）。一个残疾人可投递简历并与雇主联系进行求职的网站。

（刘小燮　译，邢华医　刘　楠　校）

7

第七篇

已经取得的成绩

第 53 章 研究神经损伤的神经基因组学和神经蛋白质组学方法

Joy D. Guingab-Cagmat, Firas H. Kobeissy, Mary V. Ratliff, Peng Shi, Zhiqun Zhang, Kevin K. W. Wang

本章重点

1. 由于多种原因，神经基因组学与神经蛋白质组学领域仍然处于发展阶段。该领域的潜能仍需探索，终将揭示与损伤严重程度相关的信号分子（即生物标志物）、细胞机制以及与各类脑部疾病具有特异相关性的生物网络。

2. 中枢神经系统（central nervous system, CNS）的复杂性及相关脑部疾病使

CNS 损伤实验动物模型的出现和使用成为必需，因为动物模型能模拟人类的脊髓损伤或脑损伤。

3. 引入多种高级分析技术（如多维分离技术、神经蛋白质组学、神经基因组学、生物化学试验）将有助于识别关键的生物靶点［蛋白质和（或）基因］，从而揭示神经损伤相关的潜在机制。

创伤性脑损伤（Traumatic brain injury，TBI）是施加于头部的机械作用力所致的神经创伤[1]。美国每年发生约 200 万起创伤性脑损伤事故，其中约 10 万人死亡，50 万伤者需要住院，另有大量患者受到短期和长期的影响[2]。创伤性脑损伤患者的医疗费用非常高昂，而且脑损伤受害者造成的生产力损失也极高。虽然创伤性脑损伤是美国的高发病之一，但是目前尚没有美国食品药品监督管理局（FDA）批准的治疗措施。在世界范围内，脊髓损伤是致死和致残的最常见原因之一。据估计，在美国仅脊髓损伤的发病率就高达每

年 1.1 万人，影响共计 18.3 万 ~23 万人[3]。在全部人群中，每 100 万人中有 900~1 000 例脊髓损伤患者[4]。

由于神经元不具有再生能力，所以创伤性脑损伤和脊髓损伤通常导致持久的神经系统损害。损伤发生初始，很多破坏性过程会产生继发性损伤，如水肿、颅内出血，导致更多细胞和组织死亡。许多研究致力于寻找增强神经保护的措施和促进神经细胞再生的机制[5, 6]。研究表明，轻至中度低体温对创伤性脑损伤和脊髓损伤动物有益[7]。基于干细胞的治疗已应用于实验性脊髓损伤模型并显示出治疗价值[8]。

基因组学和蛋白质组学非常有助于识别与创伤性脑损伤和脊髓损伤者神经再生相关的特定蛋白。基因组学和蛋白质组学是强大的补充性工具，在神经损伤的研究中具有重要作用。近年来，神经蛋白质组学和神经基因组学领域的进展发现了许多有助于寻找脑损伤机制的生物标志物。这些生物标志物在诊断脑损伤方面的经济和时间花费比现有技术（如 MRI 和 CT 扫描）可能更为高效。日趋扩大的神经蛋白质组学领域将更全面地展现创伤性脑损伤和脊髓损伤的蛋白质动态变化。多项研究表明，蛋白质组学[1, 9]和基因组学[10, 11]对于观察创伤性脑损伤后特定蛋白质的变化、修饰、功能具有重要作用。蛋白质组学方法已经应用于大鼠脊髓损伤后的新蛋白质的研究中[11, 12]。Kunz 等的一项研究就是利用蛋白质组学方法寻找与脊髓损伤慢性疼痛相关的新蛋白质[13]。多项研究以脊髓损伤后细胞再生的机制为目标[9, 14]。基因组学研究可以利用微阵列技术探索脊髓损伤大鼠模型的基因组表达简况[15]。Ottens 和 Wang 共同编写的书籍[16]介绍了多种神经蛋白质组学方法和程序，包括利用二维（2-D）凝胶电泳蛋白质组学方法研究大鼠脊髓挫裂伤后 24 小时脊髓病变中心的蛋白质组和磷酸化蛋白质组[17]。

■ 实验性创伤性脊髓损伤基因表达简况

脊髓损伤会产生复杂的破坏性和神经保护性细胞级联反应。脊髓损伤后的分子转录变化是级联反应的关键。近年来的技术发展能够实现对同一组织样本中数十至数千个基因的表达变化进行分析。这是找出脊髓损伤系统的特有基因表达模式并将其与一般的中枢神经系统损伤联系起来的一种独特方法。

目前有多种技术可用于同时研究多重基因表达，包括 DNA 微阵列、基因表达连续分析、Northern 印迹、核酸酶保护分析（nuclease protection assay，NPA）、消减杂交（subtractive hybridization）、实时反转录—聚合酶链反应（real-time reverse transcriptase-polymerase chain reaction，RT-PCR）[18]。

近期，脊髓损伤后 mRNA 的差异表达被广泛研究，以便更好地理解脊髓损伤的病理生理变化并寻找合理的脊髓损伤治疗方法[19]。不过脊髓损伤试验的设计不尽相同，如脊髓损伤方式、动物品系，并且在损伤程度、部位和数据分析方法上存在差异，因此当我们试图全面揭示脊髓损伤后转录调节作用时，对不同组间结果的直接比较仍应谨慎[20]。

脊髓损伤研究中最常用的动物模型是脊髓挫裂伤。研究者们已经对损伤后不同时期（从损伤后数小时至数月不等）的转录变化进行了探索（表 53.1）。考虑到啮齿动物与人类的生存期不同，我们将数据分为三类：脊髓损伤急性期、亚急性期、慢性期。

炎症、免疫细胞募集、渗出的相关基因在损伤急性期大量上调。炎症相关分子［如环氧化酶 2（COX_2）］的转录变化、促炎细胞因子［如白介素（IL-1a、IL-1b、IL-4R、IL-2Ra）和肿瘤坏死因子

表 53.1　试验性创伤性脊髓损伤微阵列研究的损伤类型、损伤平面、使用的动物模型及其性别、观察区域、分析的时间点

损伤类型	损伤平面	动物种系	动物性别	观察区域	时间点	参考文献
OSU 挫裂伤	T8	大鼠（Fisher）	雌	中心、头端、尾端	3h、24h、7d、35d	Aimone 等[11]，2004
重物砸伤	T10-11	大鼠（SD）	雄	中心、头端、尾端	4 h、24 h、7 d	De Biase 等[20]，2005
MASCIS	C4-5	大鼠（SD）	雌	中心	1、3、10、30、90 d	Velardo 等[22]，2004
MASCIS	T9	大鼠	雌	中心	3 h、24 h	Song 等[18]，2001
MASCIS	T9-10	大鼠（Long-Evans）	雌 / 雄	中心、尾端	3 h、24 h	Carnel 等[57]，2001
重物砸伤	T8-9	大鼠（SD）	雄	中心	0.5 h、4 h、24 h、7 d	Di Giovanni 等[58]，2003

缩略语：MASCIS，多中心动物脊髓损伤研究，Multicenter Animal Spinal Cord Injury Study；OSU，俄亥俄州立大学，Ohio State University；SD：Sprague-Dawley

（TNF）– α ］的水平在脊髓损伤早期（30 min~6 h）增高。随后导致间质细胞黏附分子（interstitial cell adhesion molecule，ICAM）和 e- 选择素、p- 选择素的表达，后者进一步将炎症细胞募集至损伤部位，并启动次级细胞因子和炎症信号转导，如 IL-6 Fcg 受体（FcgR II、III）和经典补体（C1qb）途径。立早基因和细胞周期基因（周期素 D1、gadd45、krox24、NGF1-B）、Scya2 或单核细胞趋化物蛋白 -1（MCP-1）、转录因子（尤其是细胞损害和死亡涉及的转录因子，如 NF-κ B、c-jun）、细胞因子信号转导抑制因子 3（suppressor of cytokine signaling 3，SOCS-3）、hsp70、Bax 在组织标本的脊髓损伤中心部位均上调。而且，Janus 激酶（Janus kinase，JAK）、信号转导子和转录激活子（signal transducer and activator

of transcription，STAT）的高度活化可能是脊髓损伤修复和再生的早期征象[20~22]。

脊髓损伤早期的另一种常见转录变化是离子通道和细胞兴奋相关转运体的下调，如 N- 甲酰 –D- 天冬氨酸（NMDA）受体、谷氨酸转运体、钾离子通道。随后细胞骨架蛋白丢失，如神经丝 L（neurofilament L，NFL）、神经丝 H（NFH）、tau 蛋白、微管相关蛋白 2（microtubule associated protein 2，MAP-2）。上述基因表达谱的变化反映了脊髓损伤初期的组织丢失[23]。

损伤发生 24 小时后，生长相关分子和生长因子开始表达，预示损伤的中枢神经系统开始再生。损伤 24 小时时，一些蛋白表达出现上调，包括神经生长因子（nerve growth factor，NGF）、脑源性神经营养因子（brain-derived neurotrophic factor，BDNF）、血小板源性生长因子（platelet-derived growth factor，PDGF）、成骨蛋白（bone-morphogentic proteins，BMP）、运动神经元生存因子和成纤维细胞生长因子（fibroblast-growth-factor，FGF）受体1、胰岛素样生长因子（IGF-I和IGF-II）及受体、可能与神经突形成相关的分子（动力素和吸引素）、血管黏附分子（vascular adhesion molecules，VCAM）[24]。

在损伤亚急性期，基因表达模式发生了巨大的变化，由损伤主导的转录型变为细胞增生和迁移相关的主动修复型，包括细胞周期基因（周期素A2、周期素G1、细胞分裂周期G25、癌基因）与相关的细胞骨架和信号转录子。C-myc、v-jun、c-fos等促进生长的转录子是细胞周期活动和蛋白质合成的起始因子，随后在第3天出现细胞分裂的转录子编码和转录装置的明显增加。胰岛素样生长因子、激活素、卵泡抑素、甲状腺激素和类固醇激素、转化生长因子b（TGFb）等生长因子基因家族及生长因子信号转导的下游部分在脊髓损伤后显著增加。神经递质受体、转运体和突触分子［如NMDA受体（NMDAR）、谷氨酸受体、rab3、SNAP-25A］继续下调，并参与继发性组织损伤过程[22, 24~26]。

多项研究对脊髓损伤慢性期的基因表达变化进行了探索。损伤后7天表达的基因家族与组织修复和神经损伤部分恢复有关。根据脊髓损伤后分子功能状态将其分为两类。一组基因在损伤慢性期上调。这些基因参与组织修复相关的转录表达，包括基质和血管重塑、抗氧化作用、血—脊髓屏障的重建。与血管生成和紧密连接形成相关的基因家族（包括ICAM、P-选择素、VCAM-1、整合素β-4、磷脂酰肌醇聚糖-3、玻连蛋白、F-脊椎蛋白、硫酸肝素蛋白聚糖核心蛋白、tenasinx、载脂蛋白-E、血管生成素-2）在脊髓损伤后上调。血管生成素、多效生长因子、IGF、BMP4和BMP6等其他转录子也出现上调[22, 27]。

谷胱甘肽S-转移酶是一种已知的血—脊髓屏障标志物，胶质纤维酸性蛋白（glial fibrillary acidic protein，GFAP）在损伤42天内持续增高，提示血—脊髓屏障重建。活性氧（reactive oxygen species，ROS）清除剂金属硫蛋白I、II（MTI、MTII）及诱导MTI、MTII的通路相关基因在损伤3小时、7天、35天的损伤中心部位标本中明显上调[28, 29]。结构蛋白波形蛋白、血红素代谢HO-1/HSP32、分子伴侣HSP27、转录静息因子-B、EGR1（Krox-24）、骨桥蛋白在损伤急性期和伤后42天出现上调[30]。

在损伤后35天甚至42天，损伤中心的组织蛋白酶B、C、D、K、L表达上调[30, 31]。相反，有报道称组织蛋白酶B、D与血清淀粉样蛋白A的降解有关，后者可形成Alzheimer病的淀粉样蛋白斑。组织蛋白酶的编码基因表达长期增加可能与神经退变有关[32]。

损伤30~90天出现神经退变相关转录子（如突触核蛋白、朊蛋白、淀粉样蛋白前体蛋白结合蛋白-1、神经退变相关蛋白-1）的上调，强烈提示在脊髓损伤慢性期出现神经退变[22, 32]。

在慢性期发生变化的另一组基因是损伤后立即出现表达减少并随后缓慢恢复至正常转录水平的基因家族。这一组基因编码的蛋白质包括神经递质受体（NMDAR、谷氨酸受体）、转运体［甘氨酸转运体1、γ氨基丁酸（GABA）转运蛋白］、离子泵（Ca^{2+}-ATP 酶、Na^+/K^+-ATP 酶）、突触蛋白（突触蛋白 I、突触蛋白 II、突触融合蛋白2、突触泡蛋白2、突触结合蛋白、突触素、SNAP25A）[31, 32]。

最新的技术（如 microRNA 阵列）能揭示脊髓损伤后基因调节水平而非转录水平的变化[33]。MicroRNA（miRNA）是近期发现的一类广泛存在于多种基因调节机制中的小 RNA 分子。Liu 等发现了脊髓挫裂伤后一过性蛋白表达相关的三组 miRNA[34]。

总之，基因芯片技术的发展能提供丰富的信息并揭示脊髓损伤的机制，从而有助于减轻继发性损害、促进再生，最终改善功能结局。

■ 基于质谱法的蛋白质组学

基于质谱法（mass spectrometry，MS）的蛋白质组学适用于任何生物样本（无论采集于人类、动物或细胞培养模型），其流程可归纳为三个阶段：蛋白质分离、蛋白质识别和定量分析、生物信息分析。基于质谱法的蛋白质组学用于研究脊髓损伤后蛋白质表达变化的研究论文近期已经发表[11, 12, 14, 35]。

二维聚丙烯酰胺凝胶电泳（Two-dimensional polyacrylamide gelelectrophoresis，2–D PAGE）是对包括数以千计蛋白质的复杂混合物进行分离、观察、分析的经典方法。第一维涉及等电聚焦，使蛋白质根据等电点（isoelectric point，pI）的 pH 梯度带进行分离，第二维利用多聚丙烯酰胺凝胶使蛋白质按照分子量进行分解，通常采用 Coomassie 染色法或银染法进行染色。虽然 2–D PAGE 具有极佳的分离能力，但是也有一些局限，包括敏感性低、重复性差、不能分离膜蛋白等。这是因为膜蛋白丰度低、pI 高，并且不溶于等电聚焦使用的缓冲溶液。另一种分离技术依赖蛋白质的疏水性或电荷，后者可进行重复分馏并最终从复杂的蛋白质混合物中浓缩得到目标蛋白质。这是我们实验室发明的方法，称为阴阳离子交换聚丙烯酰胺凝胶电泳（cation anion exchange/polyacrylamide gel electrophoresis，CAX–PAGE），可联合离子交换色谱分析法或 1–D 凝胶电泳，用于蛋白质分馏或蛋白质分离，随后进行质谱分析（如前述）[36~38]。

质谱法的原理是利用序列特异性蛋白酶（如胰蛋白酶）将凝胶分离的蛋白质分解为多肽。液相色谱—串联质谱法（liquid chromatography-tandem MS，LC–MSMS）是用于蛋白质组学分析的主要质谱技术。串联质谱较其他蛋白质组学技术的主要优点是能够提供多肽的氨基酸序列信息，这更加有利于识别蛋白质。可利用生物信息软件在蛋白质数据库中对串联质谱数据进行检索。将多肽与数据库的理论多肽进行匹配，得出两者匹配程度的分数。数据库检索输出一系列与多肽相关的已知蛋白质。图 53.1 显示从一例创伤性脑损伤标本

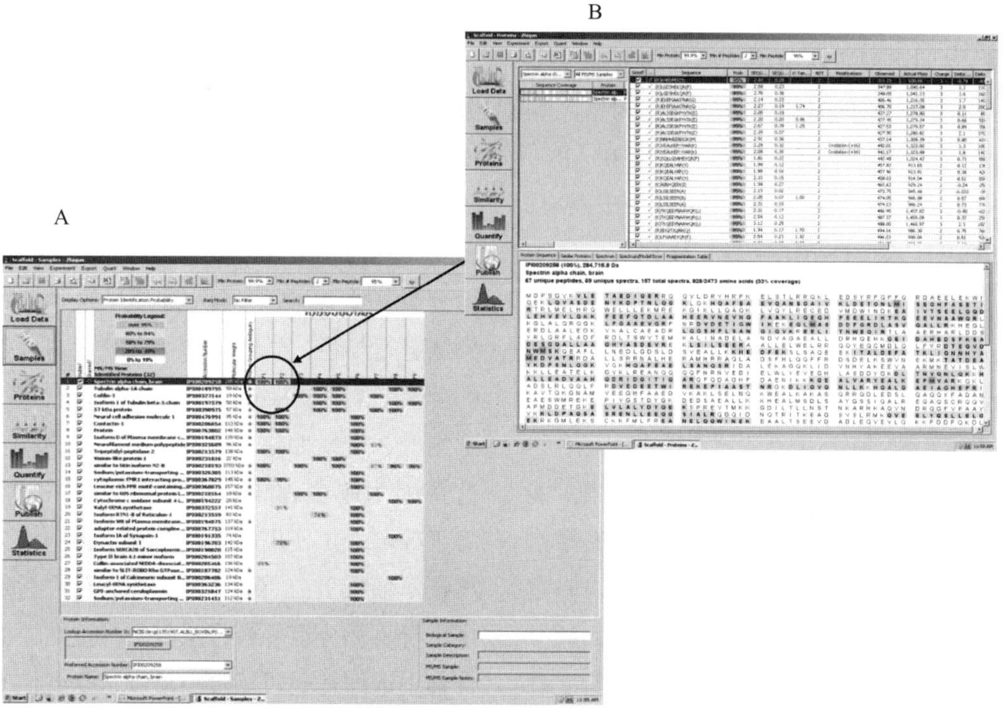

图 53.1　将凝胶条带的胰蛋白酶分解物进行串联质谱分析（MSMS）的生物信息输出报告示例。（A）以设定的标准（蛋白质概率 >99.9%，多肽概率 >95%）自每一样本（条带）识别多种蛋白质。（B）多肽的串联质谱分析提示样本 F1 出现 α - 血影蛋白

中分离得到的条带的数据库检索报告。该示例表明，即使在利用 CAX-PAGE 等多维方法进行蛋白质分离后，单一的凝胶条带仍然可能包括多种蛋白质。正确识别蛋白质依赖正确识别多肽。另一种蛋白质组学方法是定量蛋白质组学。定量蛋白质组学能够精确描绘蛋白质的动态变化，采用稳定同位素标记法，或在无标记法时进行蛋白质定量分析。研究者们对无标记法定量蛋白质组学的兴趣日益增高。稳定同位素标记法是定量蛋白质组学的金标准。它利用质量位移原理，仅一次分析便可从不同样本中分离出同一种多肽。用稳定同位素标记多肽或蛋白质的替代方法已经出现。主要的标记方法之一是将同位素标记于细胞培

养基的代谢前体。用于生物标志物识别的蛋白质组学技术的多重应用，是对复杂样本进行高效定量分析的理想方法。

■ 脊髓损伤和脑损伤的神经蛋白质组学分析

神经创伤领域的多项神经蛋白质组学研究已经开展，其目的是阐明中枢神经系统损伤的特异且敏感的生物标志物（详见后述）。由于脊髓损伤与创伤性脑损伤相比更加局限和集中，所以脊髓损伤领域的多数研究采用脊髓组织来评估损伤区域整体发生变化的蛋白质[12, 14, 35, 39]。Kang 等采用显微手术剪将大鼠脊髓于 T9 与

T10 之间切断，建立脊髓损伤模型[12]。待 24 小时后采集受损伤的脊髓组织，利用 2-DE 基质辅助激光解吸 / 电离 - 飞行时间质谱（matrix-assisted laser desorption/ionization-time of flight mass spectrometry, MALDI-TOF MS）分析整体的蛋白质变化，比较正常组织和创伤性脊髓损伤组织蛋白质表达的差异。损伤的脊髓组织显示 39 种蛋白质表达上调，包括神经丝轻链、膜联蛋白 5、热休克蛋白、微管蛋白 b、外周蛋白、胶质纤维酸性蛋白 δ、过氧化物酶 2、载脂蛋白 A 等；另有 21 种蛋白质出现表达下调。蛋白质的变化可用免疫组化和 Western 印迹技术验证。受损脊髓组织中受到调节的蛋白质大多属于以下主要类别：转运体、信号转导蛋白、蛋白质合成和处理、代谢、血管生成和（或）循环系统、细胞凋亡、细胞黏附和迁移、细胞周期、神经功能、致癌物特异蛋白、DNA 结合蛋白。受损脊髓组织中神经特异性蛋白上调，包括神经丝、胶质纤维酸性蛋白、微管蛋白 a、神经丝 3、微管蛋白 b、外周蛋白等。神经特异性蛋白的变化很可能与神经生成和胶质形成伴随的创伤—愈合反应有关。虽然有上述重大发现，但研究者未提出将任何蛋白作为可能的脊髓损伤标记。

在另一项研究中，Ding 等将大鼠胸脊髓横断伤模型与胸椎椎板切除大鼠（作为假手术对照）进行比较，观察脊髓损伤 5 天后的整体蛋白质变化[11]。研究者以两种不同缓冲剂（水溶性和非水溶性）连续萃取，将待分析的组织溶解；这种分馏法可以促进不溶性和低丰度蛋白质的分离，并用于 2-D 模式对比分析。对比分析采用 2-DE-MALDI-TOF MS/nano-ESI-MS/MS。有趣的是，识别的蛋白质（共计 30 个蛋白质斑点）均出现上调。识别蛋白质斑点的临界值设置为 1.5 倍。识别的蛋白质根据功能分为多组，如应激反应和代谢变化、脂质和蛋白质再生等。Singh 等在近期的研究中，将大鼠周围神经损伤模型用于研究脊髓后角突触小体相关蛋白的整体表达变化，这一变化可能反映了脊髓损伤后神经病理性疼痛的潜在机制[35]。与其他研究相似，采用 2DE-MALDI-TOF MS 研究蛋白质的变化，在脊髓损伤 14 天后采集样本并进行蛋白质组学分析。2-DE-MS 分析显示对照样本与损伤样本之间存在 27 种蛋白质表达差异。这些蛋白质涉及的功能包括传导、细胞代谢、膜受体运输、氧化应激、细胞凋亡和退变。有趣的是，Western 印迹证实蛋白质在后角细胞的亚细胞分部有差异，反映了损伤神经元不同亚细胞部位的动态变化。最后，Tsai 等评估了大鼠脊髓损伤后酸性成纤维细胞生长因子（acidic fibroblast growth factor, aFGF）的作用，表明它是一种有效的神经营养因子[14]。蛋白质组学和生物信息学方法用于研究脊髓损伤 24 小时内喂食或未喂食 aFGF 的大鼠损伤组织的蛋白质变化。喂食 aFGF 之后，脊髓损伤大鼠出现明显的功能和（或）行为恢复，伴有继发性损伤相关蛋白的下调，如与星形细胞活化（胶质纤维酸性蛋白）、炎症（S100B）、瘢痕形成（硫酸角质素、蛋白多糖、基膜聚糖）等阻碍神经再生相关的蛋白。这些数据已采用 RT-PCR 进行证实，后者观察脊髓损伤后蛋白质组学的变化具有高度可信性。总之，这些蛋白质组学研究能够评估损伤部位的蛋白质变化。不同时间点（损伤 24 小时、5 天、14 天、28 天）的蛋白质分析以及不同的脊髓损伤模型（重物坠落造成的脊髓横断伤）则使不同研究之间的蛋白质组学分析比较难以实现。

另一方面，关于创伤性脑损伤的研究，除损伤组织以外，还在体液（如血液或血清）尝试寻找与损伤严重程度相关的临床标志物。Burgess 等通过联合应用免疫亲合法去除脑脊液蛋白、off-gel 电泳、SDS-PAGE 及 LC-MSMS 蛋白质识别技术的改良蛋白质组学方法，评估了正常人死亡后脑脊液（CSF）特异蛋白质的变化[40]。死亡后 CSF 标本曾用于模拟脑创伤或神经退变后发生的蛋白水解性损害。已识别的 229 种蛋白质中，共计 172 种未曾被描述。该研究结果表明，利用死亡后 CSF（非脑损伤标本）评估蛋白质水平变化，能够模拟创伤后脑部蛋白质的变化。而且，在 CSF 中检测到细胞来源的特异蛋白质，证实了脑损伤后存在蛋白质向 CSF 的渗漏[41, 42]。因此，这种蛋白质检测方法可能是识别体液中有助于判断脑损伤范围和严重程度的生物标志物的理想方法。

在另一项研究中，Siman 等对轻或中度创伤性脑损伤大鼠模型 CSF 蛋白质进行了研究。试验发现，相对分子量分别为 17 k 和 150 k 的蛋白碎片与血影蛋白分解产物（spectrin breakdown product of 150 kDa，SBDP150）、脑衰反应调节蛋白 -4（collapsing response-mediator protein-4）的释放是对脑损伤做出的常规反应。生长相关蛋白 -43（growth associate protein-43，GAP-43）、14-3-3z 等其他蛋白质提示坏死性神经退变，而相对分子量 120 k 的血影蛋白分解产物（SBDP120）等蛋白质提示细胞凋亡。通过 2-D-PAGE 及 MALDI-TOF MS 分析可识别前述的轻或中度试验性脑损伤 CSF 蛋白。已识别的脑损伤后释放入 CSF 的蛋白质可能成为候选生物标志物，而且可能有助于判断脑损伤严重程度[43]。

最后，我们实验室的一项创伤性脑损伤研究使用 1-D 差异凝胶电泳（difference in gel electrophoresis，DIGE）蛋白质分离和反相色谱串联质谱多肽分析技术，研究了大鼠模型的创伤性脑损伤生物标志物[36]。虽然我们的蛋白质靶点较广泛（创伤性脑损伤有 57 种蛋白质下调，74 种上调），但是有限的蛋白质分离使结果产生了混淆。因此，我们实验室引入了一种线下多维分离平台，称为阴阳离子交换色谱分析—聚丙烯酰胺凝胶电泳 / 反相液相色谱—串联质谱分析（CAX-PAGE/RPLC-MSMS），采用串联离子交换分馏结合 1-D-PAGE 的分离方法，成为识别生物标志物和蛋白质分解产物（降解组）的新方法（图 53.2）[44, 45]。我们的平台由 9 个部分组成，理论基础是线下分离有助于发现特异的蛋白质标志物并避免传统的 2-D-PAGE 的一些局限性，包括分辨率、质量范围、重复性等方面的局限性[44, 45]。我们将 CAX/ 神经蛋白质组学分析用于控制性皮质撞击损伤（controlled cortical

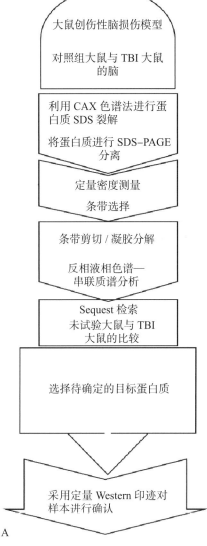

图 53.2 阴阳离子交换色谱——一维色谱分析（CAX-PAGE）平台是一种新型多维蛋白质分离技术，随后可进行液相色谱—反相串联质谱分析（LC-MSMS）。（A）CAX-PAGE 用于处理创伤性脑损伤标本的操作步骤。（B）1-D-PAGE 显示对照组大鼠样本和脑损伤大鼠样本的条带是并列的。（C）采用免疫印迹方法验证目标蛋白质

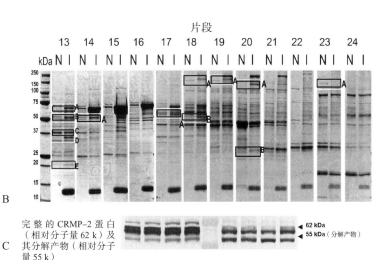

完整的 CRMP-2 蛋白（相对分子量 62 k）及其分解产物（相对分子量 55 k）

impact，CCI）所致的创伤性脑损伤（损伤后 48 h）大鼠的皮质标本。有趣的是，我们的神经蛋白质组学分析发现了 59 种不同的蛋白质成分，其中 21 种蛋白质在创伤性脑损伤后减少，38 种蛋白质增多。下调的蛋白质有 CRMP-2、GAPDH、MAP-2A/2B、己糖激酶。相反，C 反应蛋白和转铁蛋白出现上调。该技术的主要优势是能阐明不同蛋白酶系统的降解底物，因此我们的数据发现创伤性脑损伤后多种蛋白质分解产物的水平增高，包括 CRMP-2、突触结合蛋白、血影蛋白（详见图 53.2）。该结果发现了新的蛋白酶底物，如 CRMP-2、突触结合蛋白、血影蛋白，可以用于观察创伤性脑损伤的蛋白质降解途径[45]。

■ 基于抗体的脑损伤蛋白质组学

作为对基于质谱法的蛋白质组学方法的补充，新的基于抗体的蛋白质组学技术已于近期被引入。这些技术具有多种优势，其探针具有：①高度的特异性和选择性子，②与复杂的高蛋白含量样本（例如血浆）的兼容性更佳，③对可识别靶点的识别迅速。另一方面，基于抗体的蛋白质组学方法的主要缺点是不能识别阵列以外的新型生物标志物。一种应用是高通量免疫印迹（high-throughput immunoblotting，HTPI）技术及抗体包被平板 / 阵列，后者已用于创伤性脑损伤研究。HTPI 是具有 40 条可用通道的复合式免疫印迹系统，能够使非标记样本在各条通道中进行 PAGE

分离[46]。我们实验室的一项研究利用 HTPI 识别了一组复杂的蛋白酶底物（钙蛋白酶、caspase-3 的底物），并与实验性创伤性脑损伤进行了比较[39]。我们的研究选取作用于人类和大鼠蛋白质的 1 000 种单克隆抗体，比较 4 个不同治疗组的大鼠海马溶解产物，这 4 个治疗组分别是：①未试验大鼠，②创伤性脑损伤（控制性皮质撞击损伤后 48 小时），③在体钙蛋白酶分解，④在体 caspase-3 分解。我们发现了 92 种令人感兴趣的蛋白质，其中 54 种是对钙蛋白酶 -2 分解作用敏感的底物，38 种是对 caspase-3 分解作用敏感的底物。此外，48 种蛋白质靶点下调，仅 9 种蛋白质在创伤性脑损伤后上调。研究也发现部分新蛋白质，如 b- 血影蛋白、突触结合蛋白 -1、纹蛋白、突触伸蛋白 -1，在创伤性脑损伤后容易发生蛋白水解作用。上述结果提示有必要继续研究这些蛋白质作为创伤性脑损伤的生物标志物的可能性。

■ 神经系统生物学分析和中枢神经系统损伤领域

神经系统生物学作为将系统生物学应用于神经科学的学科已经为人熟知。神经系统生物学是一种能够预测在正常或异常情况下复杂系统的结构或功能变化的数学模型。就这一点而言，神经蛋白质组学是神经系统生物学的一个关键部分。它讨论了神经系统损害涉及的整体变化，并将最终结果整合为整体功能网络图[47, 48]。Choudhary 和 Grant 认为，神经系统生物学包括基因组、转录组、蛋白质组、细胞器和亚细胞结构、突触、细胞、环路、脑、行为等部分（图 53.3）[49]。神经系统生物学在中枢神经系统损伤领域的应用仍未成熟。目前已经开始研究破译特定脑区的蛋白质和多肽的动态变化，并定量检测其亚细胞水平的变化。在一项利用 nanoLC ESI-Q-TOF MS 技术的研究中发现，多肽表达以其独特的形式分布于不同脑区，并达到其标准化空间分布[50, 51]。多项突触研究（突触小体、突触质膜、突触囊泡、突触后致密物）对突触生理学中特定功能类型的蛋白质进行了识别。研究发现，其中部分蛋白质可能具有新的功能，另一些蛋白质则被发现并不具有已知的功能。这些研究将有助于研究者评估与突触病理学

相关的生物标志物，特别是神经损伤的突触前终板和突触后致密物部分。在识别生物标志物的背景下，多项研究将基因组学和神经蛋白质组学视为全面理解在正常与疾病情况下神经系统如何运转的一种手段[52~56]。

■ 小结

神经损伤，包括脊髓损伤和脑损伤，是一个重要的医学问题，目前尚无通过美国 FDA 批准的治疗方法。近期出现的神经蛋白质组学和神经基因组学已经在神经创伤研究领域取得重要进展，多种候选标志物已被发现，并正在评估其作为生物标志物及用于明确神经损伤潜在机制的效

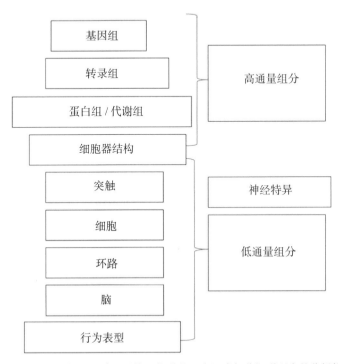

图 53.3　神经系统生物学的组成部分。神经系统生物学的八个组成部分阐明现有的分析技术：前四个部分是其他系统生物学的常用方法，后五个部分是神经系统特有的方法（引自 Choudhary 和 Grant，2004）[49]

675

果。神经蛋白质组学和（或）神经基因组学的应用已经使蛋白和（或）基因的动态变化特征研究出现革命性进步，有助于更好地理解损伤后的生物化学变化。基因组学和蛋白质组学作为补充性方法，通过生物信息技术使不同基因组和蛋白质组试验数据集进行整合，将产生有用的数据库，有助于研究者理解神经损伤的机制。

要 点

- 模拟人类神经损伤（脊髓或脑损伤）的实验性神经损伤动物模型的设计，仍然是促进神经蛋白质组学领域进步的重要步骤。
- 脑蛋白质组的复杂性和神经蛋白质组—脑损伤相关研究的局限性，促进了更高级分析工具（多维分离技术、蛋白质组学技术、基因组学技术、生物化学试验）的应用，可用于寻找神经损伤领域的重大突破。
- 对于神经基因组学领域的认识仍处于发展阶段，该领域的潜力仍有待于探索，并将揭示不同神经系统疾病中基因动态变化的分子和细胞机制。

难 点

- 目前缺乏评估脊髓损伤严重程度的敏感工具，解决办法之一是利用神经蛋白质组学和神经基因组学识别一组用于脊髓损伤精确诊断和预后判断的生物标志物。
- 神经蛋白质组学和（或）神经基因组学方法足以发现神经损伤的标志物。神经系统生物学的应用将有助于整合蛋白质组和基因组数据，使某些神经生物实体(如受体、突触、细胞器结构)得到全面认识和理解。
- 神经损伤领域并不局限于脑科学，也包括其他领域，如生物信息学、数学及其他基础科学；这些科学领域有助于建立不同的高通量(蛋白质组学和基因组学)数据的综合性功能关系图，后者将是建立神经系统生物学的第一步。

（祁文静 译，邢华医 刘 楠 校）

参考文献

1. Denslow N, Michel ME, Temple MD, Hsu CY, Saatman K, Hayes RL. Application of proteomics technology to the field of neurotrauma. J Neurotrauma 2003;20(5):401–407

2. Pineda JA, Wang KK, Hayes RL. Biomarkers of proteolytic damage following traumatic brain injury. Brain Pathol 2004;14(2):202–209

3. Ehde DM, Gibbons LE, Chwastiak L, Bombardier CH, Sullivan MD, Kraft GH. Chronic pain in a large community sample of persons with multiple sclerosis. Mult Scler 2003;9(6):605–611

4. Ravenscroft A, Ahmed YS, Burnside IG. Chronic pain after SCI. A patient survey. Spinal Cord 2000; 38(10):611–614

5. Tederko P, Krasuski M, Kiwerski J, Nyka I, Bia oszewski D. Repair therapies in spinal cord injuries. Ortop Traumatol Rehabil 2009;11(3): 199–208

6. Tederko P, Krasuski M, Kiwerski J, Nyka I, Bia oszewski D. Strategies for neuroprotection following spinal cord injury. Ortop Traumatol Rehabil 2009;11(2):103–110

7. Dietrich WD, Bullock MR, Kochanek PM. Hypothermic therapies targeting brain and spinal cord injury. Introduction. J Neurotrauma 2009; 26(3):297–298

8. Ao Q, Wang AJ, Chen GQ, Wang SJ, Zuo HC, Zhang XF. Combined transplantation of neural stem cells and olfactory ensheathing cells for the repair of spinal cord injuries. Med Hypotheses 2007; 69(6):1234–1237

9. Katano T, Mabuchi T, Okuda-Ashitaka E, Inagaki N, Kinumi T, Ito S. Proteomic identification of a novel isoform of collapsin response mediator protein-2 in spinal nerves peripheral to dorsal root ganglia. Proteomics 2006;6(22):6085–6094

10. Redell JB, Liu Y, Dash PK. Traumatic brain injury alters expression of hippocampal microRNAs: potential regulators of multiple pathophysiological processes. J Neurosci Res 2009;87(6): 1435–1448

11. Ding Q, Wu Z, Guo Y, et al. Proteome analysis of up-regulated proteins in the rat spinal cord induced by transection injury. Proteomics 2006;6(2):505–518

12. Kang SK, So HH, Moon YS, Kim CH. Proteomic analysis of injured spinal cord tissue proteins using 2-DE and MALDI-TOF MS. Proteomics 2006;6(9):2797–2812

13. Kunz S, Tegeder I, Coste O, et al. Comparative proteomic analysis of the rat spinal cord in inflammatory and neuropathic pain models. Neurosci Lett 2005;381(3):289–293

14. Tsai MC, Shen LF, Kuo HS, Cheng H, Chak KF. Involvement of acidic fibroblast growth factor in spinal cord injury repair processes revealed by a proteomics approach. Mol Cell Proteomics 2008;7(9):1668–1687

15. Malaspina A, Jokic N, Huang WL, Priestley JV. Comparative analysis of the time-dependent functional and molecular changes in spinal cord degeneration induced by the G93A SOD1 gene mutation and by mechanical compression. BMC Genomics 2008;9:500

16. Ottens AW, Wang KW, eds. Neuroproteomic Methods and Protocols. Methods in Molecular Biology, Vol 566. Dordrecht: Humana Press; 2009

17. Chen A, Springer JE. Neuroproteomic methods in spinal cord injury. Methods Mol Biol 2009; 566:57–67

18. Song G, Cechvala C, Resnick DK, Dempsey RJ, Rao VL. GeneChip analysis after acute spinal cord injury in rat. J Neurochem 2001;79(4):804–815

19. Bauchet L, Lonjon N, Perrin FE, Gilbert C, Privat A, Fattal C. Strategies for spinal cord repair after injury: a review of the literature and information. Ann Phys Rehabil Med 2009;52(4):330–351

20. De Biase A, Knoblach SM, Di Giovanni S, et al. Gene expression profiling of experimental traumatic spinal cord injury as a function of distance from impact site and injury severity. Physiol Genomics 2005;22(3):368–381

21. Tseng LH, Chen I, Lin YH, Liang CC, Lloyd LK. Genome-based expression profiling study following spinal cord injury in the rat: An array of 48-gene model. Neurourol Urodyn 2010;29(8): 1439–1443

22. Velardo MJ, Burger C, Williams PR, et al. Patterns of gene expression reveal a temporally orchestrated wound healing response in the injured spinal cord. J Neurosci 2004; 24(39):8562–8576

23. Zhang SX, Underwood M, Landfield A, Huang FF, Gison S, Geddes JW. Cytoskeletal disruption following contusion injury to the rat spinal cord. J Neuropathol Exp Neurol 2000;59(4):287–296

24. Lacroix-Fralish ML, Tawfik VL, Tanga FY, Spratt KF, DeLeo JA. Differential spinal cord gene expression in rodent models of radicular and neuropathic pain. Anesthesiology 2006;104(6):1283–1292

25. Nesic O, Svrakic NM, Xu GY, et al. DNA microarray analysis of the contused spinal cord: effect of NMDA receptor inhibition. J Neurosci Res 2002;68(4):406–423

26. Yang Y, Xie Y, Chai H, et al. Microarray analysis of gene expression patterns in adult spinal motoneurons after different types of axonal injuries. Brain Res 2006;1075(1):1–12

27. Benton MG, Glasser NR, Palecek SP. Deletion of MAG1 and MRE11 enhances the sensitivity of the Saccharomyces cerevisiae HUG1P-GFP promoterreporter construct to genotoxicity. Biosens Bioelectron 2008;24(4):736–741

28. Urso ML, Chen YW, Scrimgeour AG, Lee PC, Lee KF, Clarkson PM. Alterations in mRNA expression and protein products following spinal cord injury in humans. J Physiol 2007;579(Pt 3):877–892

29. Hashimoto M, Koda M, Ino H, et al. Gene expression profiling of cathepsin D, metallothioneins-1 and -2, osteopontin, and tenascin-C in a mouse spinal corinjury model by cDNA microarray analysis. Acta Neuropathol 2005;109(2):165–180

30. Resnick DK, Schmitt C, Miranpuri GS, Dhodda VK, Isaacson J, Vemuganti R. Molecular evidence of repair and plasticity following spinal cord injury. Neuroreport 2004;15(5):837–839

31. Aimone JB, Leasure JL, Perreau VM, Thallmair M; Christopher Reeve Paralysis Foundation Research Consortium. Spatial and temporal gene expression profiling of the contused rat spinal cord. Exp Neurol 2004;189(2):204–221

32. Bareyre FM, Schwab ME. Inflammation, degeneration and regeneration in the injured spinal cord: insights from DNA microarrays. Trends Neurosci 2003;26(10):555–563

33. Nakanishi K, Nakasa T, Tanaka N, et al. Responses of microRNAs 124a and 223 following spinal cord injury in mice. Spinal Cord 2010;48(3): 192–196

34. Liu NK, Wang XF, Lu QB, Xu XM. Altered microRNA expression following traumatic spinal cord injury. Exp Neurol 2009;219(2):424–429

35. Singh OV, Yaster M, Xu JT, et al. Proteome of synaptosome-associated proteins in spinal cord dorsal horn after peripheral nerve injury. Proteomics 2009;9(5):1241–1253

36. Haskins WE, Kobeissy FH, Wolper RA, et al. Rapid discovery of putative protein biomarkers of traumatic brain injury by SDS-PAGE-capillary liquid chromatography-tandem mass spectrometry. J Neurotrauma 2005;22(6):629–644

37. Ottens AK, Kobeissy FH, Wolper RA, et al. A multidimensional differential proteomic platform using dual-phase ion-exchange chromatography-polyacrylamide gel electrophoresis/reversed-phase liquid chromatography tandem mass spectrometry. Anal Chem 2005;77(15):4836–4845

38. Wang KK, Ottens A, Haskins W, et al. Proteomics studies of traumatic brain injury. Int Rev Neurobiol 2004;61:215–240

39. Abdi F, Quinn JF, Jankovic J, et al. Detection of biomarkers with a multiplex quantitative proteomic platform in cerebrospinal fluid of patients with neurodegenerative disorders. J Alzheimers Dis 2006;9(3):293–348

40. Burgess JA, Lescuyer P, Hainard A, et al. Identification of brain cell death associated proteins in human post-mortem cerebrospinal fluid. J Proteome Res 2006;5(7):1674–1681

41. Dumont D, Noben JP, Raus J, Stinissen P, Robben J. Proteomic analysis of cerebrospinal fluid from multiple sclerosis patients. Proteomics 2004;4(7):2117–2124

42. Hammack BN, Fung KY, Hunsucker SW, et al. Proteomic analysis of multiple sclerosis

cerebrospinal fluid. Mult Scler 2004;10(3):245–260

43. Siman R, McIntosh TK, Soltesz KM, Chen Z, Neumar RW, Roberts VL. Proteins released from degenerating neurons are surrogate markers for acute brain damage. Neurobiol Dis 2004;16(2): 311–320

44. Svetlov SI, Xiang Y, Oli MW, et al. Identification and preliminary validation of novel biomarkers of acute hepatic ischaemia/reperfusion injury using dual-platform proteomic/degradomic approaches. Biomarkers 2006;11(4):355–369

45. Kobeissy FH, Ottens AK, Zhang Z, et al. Novel differential neuroproteomics analysis of traumatic brain injury in rats. Mol Cell Proteomics 2006;5(10):1887–1898

46. Ananiadou S, Kell DB, Tsujii J. Text mining and its potential applications in systems biology. Trends Biotechnol 2006;24(12):571–579

47. Grant SG. Systems biology in neuroscience: bridging genes to cognition. Curr Opin Neurobiol 2003;13(5):577–582

48. Grant SG, Blackstock WP. Proteomics in neuroscience: from protein to network. J Neurosci 2001;21(21):8315–8318

49. Choudhary J, Grant SG. Proteomics in postgenomic neuroscience: the end of the beginning. Nat Neurosci 2004;7(5):440–445

50. Svensson M, Sköld K, Svenningsson P, Andren PE. Peptidomics-based discovery of novel neuropeptides. J Proteome Res 2003;2(2):213 219

51. Sköld K, Svensson M, Kaplan A, Björkesten

L, Aström J, Andren PE. A neuroproteomic approach to targeting neuropeptides in the brain. Proteomics 2002;2(4):447–454

52. Fornage M, Swank MW, Boerwinkle E, Doris PA. Gene expression profiling and functional proteomic analysis reveal perturbed kinase-mediated signaling in genetic stroke susceptibility. Physiol Genomics 2003;15(1):75–83

53. Lipsky RH, Goldman D. Genomics and variation of ionotropic glutamate receptors. Ann N Y Acad Sci 2003;1003:22–35

54. Lipsky RH, Jiang X, Xu K, et al. Genomics and variation of ionotropic glutamate receptors: implications for neuroplasticity. Amino Acids 2005; 28(2):169–175

55. Rosen MR, Binah O, Marom S. Cardiac memory and cortical memory: do learning patterns in neural networks impact on cardiac arrhythmias? Circulation 2003;108(15):1784–1789

56. Ruff S, Marie N, Celsis P, Cardebat D, Démonet JF. Neural substrates of impaired categorical perception of phonemes in adult dyslexics: an fMRI study. Brain Cogn 2003;53(2):331–334

57. Carmel JB, Galante A, Soteropoulos P, Tolias P, Reece M, Young W, et al. Gene expression profiling of acute spinal cord injury reveals spreading inflammatory signals and neuron loss. Physiol Genomics 2001;7(2):201–213

58. Di Giovanni S, Knoblach SM, Brandoli C, Aden SA, Hoffman EP, Faden AI. Gene profiling in spinal cord injury shows role of cell cycle in neuron death. Ann Neurol 2003;53(4):454–468

第54章 最近20年的突破

Kevin Chao，Terry C. Burns，Maxwell Boakye，Michael G. Fehlings

在过去的20年间，脊髓损伤评定和治疗领域出现了许多突破。本章将讨论近20年间的10项重大突破（图54.1）。这10项进展涉及7个重要领域，其中干细胞是目前最受关注的研究领域（图54.2）。也可将这10个领域分为4个主题：修复、神经恢复、药物治疗、手术治疗（图54.3）。以下10项突破不以重要性排序，多数突破已经在本书的多个章节进行了详细介绍，此处的出现是为了强调其重要性并以独立段落进行概述。建议读者可至相应章节获取进一步信息。

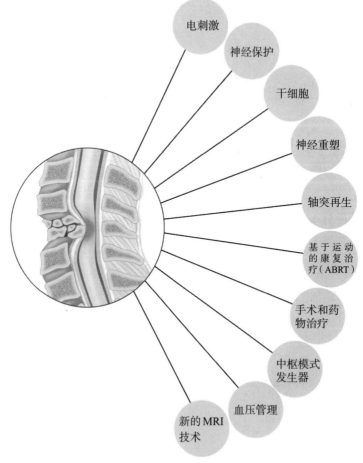

图54.1 过去20年间脊髓损伤研究和治疗领域的十大突破

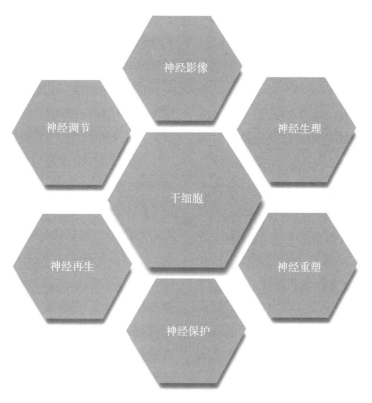

图 54.2　10 项突破涉及 7 个重要研究领域：神经影像、神经生理、神经调节、神经重塑、神经再生、神经保护、干细胞。其中，干细胞是目前的研究焦点

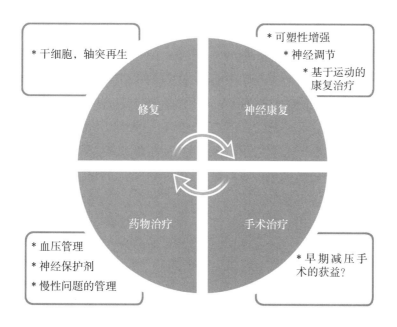

图 54.3　近 20 年间脊髓损伤研究和治疗领域发生的 10 项重大突破，涉及 7 个主要研究领域（神经影像、神经生理、神经调节、神经重塑、神经再生、神经保护、干细胞。其中，干细胞是目前的研究焦点）。这 10 项突破可分为 4 个主题领域：修复、神经恢复、药物治疗、手术治疗

681

■ 神经保护

每个神经元平均会与另外 5 000 个神经元建立突触连接。近年来人们非常关注神经再生（包括细胞替代和轴突再生）领域，但也不能轻视"再连接"方面的挑战。使脊髓损伤功能结局达到最佳的首要任务是保留现存的神经环路。幸运的是，多数脊髓损伤为挫伤而非横断伤，并且损伤多由继发性细胞死亡所致，这些都是进行有效治疗的机会。为了这个目标，近 20 年间在炎症、兴奋性毒性、自由基作用以及细胞凋亡和神经营养通路的理解方面取得了巨大进展（关于病理生理的讨论详见第 4 章）。

米诺环素是一种四环素类似物，研究发现它能够减轻脊髓损伤动物模型的损伤。米诺环素的作用机制可能是使多种炎症介质和小胶质细胞活化下调，同时通过抑制线粒体细胞色素 c 而阻断细胞凋亡[1,2]。多项实验室和多物种脊髓损伤临床前研究发现了由其带来的功能结局改善[1,3]，促生了 2004 年在卡尔加里进行的一项前瞻性随机 1/2 期试验（2010 年完成）。另一项采用米诺环素和免疫抑制剂他克莫司的试验正在沙特阿拉伯进行[3]。

利鲁唑是一种钠通道阻滞剂，此外还可抑制突触前钙通道，因而能阻断中枢神经系统损伤后谷氨酸介导的兴奋性毒性。该药自 1997 年开始用于肌萎缩侧索硬化（amyotrophic lateral sclerosis，ALS），近期的 Cochrane Meta 分析显示利鲁唑能使患者生存期延长 2~3 个月[4]。1996 年开始有研究在脊髓损伤动物模型中观察到利鲁唑有助于相关功能恢复[3]。北美临床试验网络（North American Clinical Trials Network，NACTN）正在进行一项急性脊髓损伤 1 期临床试验。根据该研究结果，计划进行利鲁唑的 2/3 期随机对照试验。

其他可能的神经保护剂的临床试验也在进行中，包括 GM-1、TRH、加环利定、尼莫地平、纳洛酮。但是，由于常常动力支持不足的临床研究无法达到初级终点，所以这些药物不再用于脊髓损伤治疗的开发[3]。这些试验的教训（充足的支持和选择适宜的结果测量方法比其他的试验设计细节更重要）将有助于提高正在进行和即将进行的试验的质量。目前已涌现出一系列表现出对脊髓损伤动物模型有益的候选神经保护剂，包括 VEGF、GDNF、神经生长因子（nerve growth factor，NGF）、EPO、脑源性神经营养因子（brain-derived neurotrophic factor，BDNF）、神经营养因子-3（neurotrophin-3，NT-3）等各种多功能细胞因子。这些神经保护剂以及促进髓鞘再生、神经突起生长和突触重塑的策略，均具有改善脊髓损伤相关功能障碍的希望[5~7]。众所周知，以退变和再生过程的多个通路为靶点的多重模式治疗，将使功能恢复的可能性达到最大。抑制单一细胞凋亡通路的药物治疗可能导致细胞易于通过其他凋亡或非凋亡途径死亡。相反，调节炎性环境、提供营养支持、增强自由基的清除、促进血管再生的治疗措施，将使神经元和纤维束得到最大限度的保留并有助于随后的髓鞘再生和生长。

■ 轴突再生

某些鱼类和两栖类动物的中枢神经系统神经元能够再生。但是，成年哺乳动物的轴突再生仅限于周围神经系统。20世纪20年代，Ramon y Cajal 观察到啮齿类动物中枢神经系统具有一定的轴突出芽现象，并且该过程可以因周围神经移植而易化[8]。但直到1980年，Richardson 等发现被标记的脊髓轴突穿过了长达10mm的坐骨神经移植物，人们才意识到至少部分中枢神经系统的轴突能够再生。由此开始寻找中枢神经元在体内环境难以再生的可能原因。Caroni 等在80年代末发现少突胶质细胞鞘膜对轴突生长有抑制作用[10, 11]并制备出能在体外阻断髓鞘抑制作用片段的单克隆抗体[12]。将这种抗体注入脊髓损伤啮齿类动物的体内可使其功能表现得到改善[13]。最终，利用该抗体对其靶抗原进行了分离和测序，并将靶抗原称为 Nogo-A[14]。有趣的是，与野生型动物给予 Nogo 抗体治疗相比，Nogo-A 敲除动物的再生持续时间更短，这表明抑制作用可能通过代偿性通路得到了增强[15]。其他髓鞘相关因子以及损伤后胶质瘢痕的组成部分也不断被发现，每一种均表现出在体外抑制神经元生长的作用，如硫酸软骨素蛋白多糖（chondroitin sulfate proteoglycans，CSPGs，一组胶质瘢痕抑制性分子）、髓鞘相关糖蛋白（myelin-associated glycoprotein，MAG）、少突胶质细胞髓鞘糖蛋白（oligodendrocyte myelin glycoprotein，OMG）[16]。利用软骨素酶 ABC 使 CSPG 酶解能够减轻对生长锥的抑制作用，虽然阻断 CSPG 合成未能产生相似的结果，但提示被裂解的糖胺聚糖（glycoaminoglycans，GAGs）可能促进神经突起生长并与软骨素酶 ABC 产生的改善作用相关[15]。2006年，诺华公司开启了一项关于鞘内注射不同剂量ATI355（人源化 Nogo 抗体）的多中心开放性1期临床试验。预计51例患者的试验结果将于2010年末完成，但是截至目前仍未公布。

生长锥抑制复合体信号转导通路的分析显示，全部已发现的复合体均通过使鸟苷三磷酸酶 Rho 活化而发挥作用，鸟苷三磷酸酶 Rho 由 Rho 激酶（Rho kinase，ROCK）激活并与之结合[16]。ROCK 调节肌动蛋白骨架，因而可调节生长锥的动态变化。McKerracher 和 Higuchi 发现了肉毒杆菌产生的一种特异性 Rho 抑制剂，称为 C3 转移酶，作用于生长锥调节作用的最终通路[17]，并促进脊髓损伤大鼠的轴突再生和功能恢复[18]。采用 BA-210（即膜通透性改善的重组型 C3 转移酶）进行 BioAxone 疗法的临床试验已经开始。在损伤7天内进行脊柱稳定手术是将 BA-210（Cethrin，Alseres Pharmaceuticals, Inc., Hopkinton，MA）连同作为载体的纤维蛋白黏合剂进行鞘外注射。开放性1/2期试验发现 ASIA A 级患者中有27%转变为 B、C 或 D 级，这促使该试验转化为2/3期随机对照试验[3]。

成人神经突起的内源性生长水平较低似乎代表一种在更高级器官中保留复杂环路的机制，因此这种稳定性的逆转可能对感觉运动功能的恢复产生意外的效应。而且，关于生长锥促生疗法的最佳时间以及任何新突触连接的功能性、活动依赖性、稳固性仍需继续研究[19]。不论如何，有充分证据显示轴突再生可能是脊髓损伤后功能重建的重要因素，并可能为神经重塑提供重要基础，包括中枢模式发生器（central pattern generators，CPGs）的调节等。

■ 干细胞治疗和细胞移植

虽然人们对干细胞治疗的殷切期望主要源于媒体宣传而非科学数据，但是干细胞治疗对于脊髓损伤而言仍然是最多能、最具治疗潜力的方法之一。由胚胎干细胞和神经干细胞（neural stem cells，NSCs）分化出的神经元能在体内存活并形成突触连接[20, 21]，所以脊髓损伤后进行神经干细胞、间充质干细胞和其他干细胞或祖细胞移植的功能获益可能在很大程度上归因于其支持作用。CNS 和骨髓源性干细胞可能迁移至损伤区域，调节炎症，促进血管生成和神经突起生长，提高突触的可塑性[22]。这些作用的潜在机制尚未完全明确，但是已经观察到多种神经保护性物质的分泌。

已知神经干细胞在海马和前脑的室下区终生存在。但是，许多研究报道在脊髓中也能分离出神经干细胞。这种神经干细胞的确切起源仍有争议。一些人认为潜在的室下区神经干细胞群存在于整个神经轴[23]，但少突胶质细胞祖细胞在体外环境去分化为神经干细胞的试验结果却对神经干细胞必然存在于脊髓的假设提出了

质疑[24]。多项措施通过基因操作和细胞因子输注可以调动内源性干细胞或祖细胞[25]；但是，神经系统的反应通常很微弱，而且功能结局的改善很可能归功于植入的外源性细胞本身而非产生了新神经元[26]。内源性骨髓单核细胞（包括巨噬细胞）迁移至中枢神经损伤部位并导致自发性恢复[27]。通过应用粒细胞集落刺激因子[28]或自体巨噬细胞移植使反应扩大，也能产生明显获益。Procord 已在一项开放性 1 期临床实验中对行脊柱稳定手术时进行自体巨噬细胞移植进行了研究[29]。纳入研究的 16 例患者中有 5 例出现 ASIA 评分改善，并已经开始进行 2 期临床试验。巨噬细胞移植的获益可能归因于存活后细胞因子的分泌和对可能有害的损伤相关碎片的胞吞作用增强。T 细胞免疫接种的原理与之类似，即随时间推移去除有害降解产物并提供生长因子[30]。Procord 的 2 期临床试验由于赞助商的财政危机而被迫终止。

脊髓损伤后继发性神经元死亡，可能部分是由脱髓鞘所致。源于人类胚胎干细胞的少突胶质前体细胞（Oligodendrocyte precursor cells，OPCs）植入先天性髓鞘缺陷大鼠后，表现出自发性髓鞘再生。脊髓损伤大鼠在接受人类胚胎干细胞源性少突胶质前体细胞移植后的功能恢复较明显。FDA 于 2009 年初批准了 Geron 公司的一项临床试验[31]，目前研究已经纳入了第一批患者。由于胚胎干细胞具有形成畸胎瘤的可能性，所以应该仔细考虑临床前安全性研究。该试验目前因正在对后期时间点在受体动物身上发现的小囊肿进行研究，故处于暂停状态。干细胞与其他试

验联合应用可能带来重要的功能获益。近期 Moviglia 的一项慢性脊髓损伤开放性临床试验采用经动脉给予骨髓单核细胞以促进血管生成，随后进行 T 细胞治疗，最终给予自体神经干细胞输注的序贯方法。试验发现接受治疗的 8 例患者中有 5 例从 ASIA A 级演变为 D 级并重获部分步行功能，但是该研究结果仍需其他研究进行重复或通过随机双盲安慰剂对照试验进行验证[31]。

■ 神经重塑

这一突破是指实现了脊髓损伤后发生于神经轴的明显重塑和重构。经颅磁刺激和 fMRI 研究给出了脊髓损伤后感觉运动皮质明显重塑的证据（详见第 46 章），涉及新皮质区的活化和最大活化区的替代。这种重塑是动态变化的，并随时间而进展。也有证据表明训练和康复治疗常伴随明显的重塑[32, 33]。神经重塑的临床意义目前尚不明确，但是重塑的范围和模式可作为潜在的恢复标志物。已发现在不完全性损伤后有明显的环路重新连接。由于存在一定程度的轴突再生和环路重新连接，因此皮质能通过不同环路（网状脊髓束或脊髓固有环路）与脊髓相连。在这种背景下，脊髓固有通路的意义较为重要[34-36]。

重塑研究领域中的另一个重要方向是尝试通过调节脊髓的可塑性促进功能恢复。该研究领域处于初期，涉及 Hoffmann 反射（H- 反射）和其他脊髓反射（如交互式抑制）的调节，从而促进恢复[37-39]。

有助于更好地认识和增强重塑的新技术的出现（如成对协同刺激、延长的躯体感觉刺激、θ 爆发刺激、经颅直流电刺激和重复经颅电刺激），是可能实现使重塑明显增强及深入理解重塑和功能恢复之间关系的重大突破。

■ 中枢模式发生器

这是指在脊髓损伤后神经系统恢复中确立中枢模式发生器作用的一项突破。中枢模式发生器的概念特指脊髓环路本身产生有组织的节律性活动的能力（当然一般会受到下行通路和周围传入神经的控制）[49]。中枢模式发生器的活动具有节律性、自主性，并且受神经递质或本体感觉信息（例如运动训练）的活化而产生，也可被药物或电刺激激活。中枢模式发生器受脊髓上结构的控制，经过训练可发生重塑。已有证据提示中枢模式发生器与脊髓损伤后运动功能的恢复有关[50, 51]。越来越多的证据支持人类具有中枢模式发生器的观点[52-56]。关于人类中枢模式发生器在脊髓损伤中的作用详见第 49 章。

■ 基于运动的康复治疗

这一突破是指越来越多的证据支持通过专门的运动治疗可获得功能恢复以及脊髓环路的可塑性具有活动依赖性的观点。这对于以前的注重代偿策略的康复理论而言是一个重大转折。利用任务特异性感觉传入的重复训练可调动重要的脊髓局部运动网络，从而促进功能恢复[57]。可能的机制包括基因表达增加、突触形成、重构的增加、神经轴的修复、中枢模式发生器的参与等。生理获益包括心血管功能的优化和肌肉骨骼的恢复（包括骨密度、肌力、肌张力的增加）[58]。运动治疗是为人熟知的基于运动的治疗方法，能够促进脊髓上结构的重塑[32, 33]。有研究观察到，完全性脊髓横断的猫经过密集的部分减重跑台训练和步态周期辅助优化训练后恢复了踏步反应的现象。研究者由此对人类运动系统的研究产生了极大的兴趣，随后对多项运动训练方案进行了研究，包括手动和机器人减重跑台训练（body weight support treadmill training，BWSTT）、功能性电刺激辅助的功率自行车等训练方法。康复治疗的作用详见重塑和康复治疗部分（第48、49、50章）。

■ 血压管理

这一突破是指人们已经认识到脊髓损伤后血管变化所致的血管自动调节功能丧失和缺血的重要性[59]。这一基础科学知识已经转化为血压管理对于预防急性脊髓损伤后继发性损伤的重要性的临床共识。已有明确证据支持严重损伤后密切监测血压并将血压维持于正常范围是大有裨益的[60~62]。一项基于广泛证据的指南推荐在脊髓损伤7天内应避免收缩压<90 mmHg，如果发生则应尽快纠正，同时维持平均动脉压于85~90 mmHg[63, 64]。缺乏直接测量脊髓血流的技术仍然是一个持续存在的挑战与创新机遇。相关讨论详见第9章。

■ 弥散张量成像

这一突破是指出现了能够观察脊髓损伤后白质通路保留情况的影像学技术。这将可能导致脊髓损伤分类的革命性变化，即通过直接观察纤维束进行分类。ASIA分级和运动评分以及MRI参数（如出现血肿）有助于预测恢复。但是，ASIA分级和MRI均不能识别具有抢救价值的白质纤维束。弥散张量成像（diffusion tensor imaging，DTI）能够克服此缺点。弥散张量成像也可作为损伤的定量指标（如部分各向异性和表观弥散系数），并可能成为反映恢复情况的重要候选指标（详见第46章）。

■ 功能性电刺激

虽然我们对神经再生过程的理解有了重大进展，但是有效的脊髓损伤再生治疗仍未实现。事实上，得益于脊髓损伤专业医疗护理和综合康复治疗，脊髓损伤患者的生活质量、功能、生存期均已得到明显改善。许多脊髓损伤相关的并发症可以得到预防或更加高效的管理，如血栓性疾病、压疮、呼吸功能不全、男性性功能障碍、便秘、肾功能不全等。在找到治愈脊髓损伤的方法之前，我们已经找到克服脊髓损伤所致特定功能障碍的方法——功能性电刺激（functional electrical stimulation，FES），即是这种努力的典型实例。

FES曾经只是一个科学幻想，如今已经在电子学、微信息处理、神经科学和康复医学领域得以实现。FES系统可使部分脊髓损伤患者重获手的功能性活动、站立甚至迈步功能。部分患者重获了对排尿和排便的控制能力[65]，其他患者有可能克服男性功能障碍。除恢复特定的运动功能以外，FES还有助于增加肌肉容量，改善心血管功能，预防压疮，治疗骨质疏松和挛缩，控制痉挛，改善抑郁情绪[66, 67]。

多数FES系统的运作通过刺激周围神经实现。通过直接刺激肌纤维使肌肉收缩所需的能量大约是神经电刺激的100倍，这是极其不安全的，不能多次应用。FES系统的主要组成部分基本一致，即电源、任务处理器、刺激器、导线、电极、感受器。刺激通过用导线连接的多个表面电极、经皮电极或埋藏电极进行传递。外置控制单位通常内含电源（电池），可以接收由使用者和感受器发出的信息并将信息转换为指令发送至刺激器，最终产生特定的运动效应。在开放性环路控制中，一种刺激导致特定的功能（如伸膝运动），而且无法根据感觉信息反馈进行自动修正。闭合性环路则结合来自感受器的肌肉力量和关节运动信息，对传出的刺激进行修正，因而产生更复杂的功能（如迈台阶）。

表面电极系统价格便宜，临床应用安全，但是难以精确放置，而且刺激常缺乏特异性，可能导致疼痛，不美观，最适用于诊断和短期治疗。经皮置入导线电极通常临时应用于肌肉的调节，与表面电极相比，易于精确放置，但是长期使用具有感染和形成肉芽肿的风险。埋藏式FES系统采用内置的电极、导线、刺激器以及外置的控制单位和电池，二者之间通过无线电频遥测技术进行信息交换。遗憾的是，目前尚无满足多通道FES系统能源需求的埋藏式电池。

当然，FES系统正常运转的前提之一是下运动神经元（lower motor neuron, LMN）完整无损。其他前提条件还包括：①肌肉收缩必须有力、可控、可重复，②电刺激不能损伤神经结构，③施加电刺激的方法必须易于被患者接受，不产生剧烈疼痛。目前已有多个FES系统通过了美国FDA的批准，还有个别系统仅见于欧洲或日本。

有C7和C8或更高节段功能保留的颈髓损伤患者，能够重获手的抓握、持物、松手等功能，从上肢FES系统得到的获益最大。严重的痉挛或关节挛缩则难以实现手或上肢的功能活动。目前的FES系统可使部分病人能够完成较大物品（如瓶、罐）的抓握和松开，甚至能够使用钥匙等小物品。

关于下肢功能方面，FES目前可使脊髓损伤患者实现站立和部分转移功能，但不能实现功能性步行。运动功能在许多方面远比表面看起来要复杂得多——多数脊髓损伤患者除了失去下肢主要肌肉的运动功能，还丧失了本体感觉反馈以及用于维持直立姿势和平衡的躯干肌肉控制。技术限制包括能量消耗大（由于协同肌肉的有效活动不足）、电池重量大、硬件不可靠，以及对视觉反馈的依赖。可以预见的是，FES系统难以取代轮椅成为脊髓损伤患者的主要运动工具。

颈部或胸部膈神经直接刺激［即膈 神 经 电 刺 激 式 呼 吸（electrophrenic

respiration，EPR ）] 使部分高节段颈髓损伤患者能够摆脱机械辅助通气[68]。由于有些患者可能在损伤一年后才出现膈肌功能的自发性恢复，所以通常直到损伤 4~6 个月后才考虑 EPR 治疗。由于膈肌常会出现失用性萎缩，因此在完全脱离辅助通气设备后通常需要为期 2~3 个月的膈肌修复。经过充分的教育、修复、支持，EPR 的呼吸系统并发症与目前的传统治疗方法相同，而且能使患者的生活质量得到极大改善。

常规留置导尿管已极大减少了脊髓损伤患者因尿潴留致死和致残的发生。自 20 世纪 70 年代起，骶神经前根电刺激开始用于膀胱功能的控制。这种方法的改良促使 Finetech-Brindley 膀胱系统（以前在美国的商品名为 Vovare）的出现并已经使部分脊髓损伤患者可以进行膀胱排空与控制。该技术的最大缺点是需要进行 S2-4 神经背根切断术，以避免两次刺激之间发生失禁并减少逼尿肌和括约肌协同失调，但这种手术可导致勃起和射精反射的不可逆性的丧失。研究显示，80%~90% 的使用者能够按需排尿且残余尿量少于 50 mL；超过 85% 的使用者在两次刺激之间不会出现失禁。关于排便功能的研究结果与之类似但证据不够充分。在男性性功能障碍方面，完整的骶神经前根（尤其是 S2）FES 可产生刺激期间的持续勃起。同样，通过骶前交感神经丛电刺激可产生射精。但是，由于存在产生勃起和射精的其他方法，通常 FES 系统不会单纯用于治疗男性性功能障碍。

微电子学、计算机技术、神经生理学

的进展促进了 FES 系统的创立。随着系统组成部分的体积缩小以及我们对肌肉电生理的理解的加深，FES 系统必将在功能性和可及性方面得到提高。近期的人机对话研究显示，四肢瘫患者能够通过思维指令完成运动任务，因此我们有理由对脊髓损伤患者的未来持乐观态度[69]（详见第 52、54 章）。

■ 脊髓损伤的早期治疗：脊髓损伤急性期的类固醇激素治疗和减压手术

数十年来，关于脊髓损伤的主流观点是中枢神经系统的损害均是在受伤当时发生，而且损害是不可逆转的。以前认为保持创伤患者的血流动力学稳定是最重要的，因为结局完全取决于最初损伤的程度，几乎没有人关注损伤急救（如药物或减压手术）对脊髓损伤"自然病程"的作用。目前认为，脊髓损伤后脊髓退变在很大程度上是由多种原因造成的继发性损伤所导致的，后者可能在损伤后数分钟、数小时或数天内发生。例如，活性氧诱发的脂质过氧化（lipid peroxidation，LP）在该过程中具有重要作用。甲泼尼龙（糖皮质类固醇）能够使脊髓损伤动物模型的脂质过氧化受到抑制。在人类群体中也进行了重要的临床试验，其结果成为几乎持续了 20 年的争论焦点[70-74]。但是，由于存在对国家急性脊髓损伤研究 2（National Acute SpinalCord Injury Study 2，NASCIS-2）和 NASCIS-3 的研究样本量相对较小的担忧，以及免疫抑制治疗对伤口愈合和机体抵抗力的副作用，许多临床医师对在创伤性脊髓损伤急性期常规应用类固醇有质疑。目前，多个循证指南不认为类固醇是标准治疗方法[70, 75~78]。AANS/CNS 脊柱和周围神经疾病联合小组指南委员会的结论是：在成人急性脊髓损伤的治疗中，甲强龙只能作为一种"治疗选择"而非标准治疗方法[75]。关于类固醇治疗的争议详见第 11 章。

脊髓损伤急性期手术减压是另一个有争议的领域，近期的研究似乎指出了一个新方向。目前认为脊髓损伤减压手术能够预防或减轻继发性损伤。关于纯种狗的研究支持该理论[79, 80]，研究发现损伤 6 小时内进行早期减压手术后后肢运动功能出现时间依赖性的获益。Rabinowitz 等[79]进一步研究显示这种效应与应用甲强龙无关。

虽然在脊髓损伤患者中已广泛开展手术治疗，但是其应用方式差异很大。许多Ⅲ类及部分Ⅱ类研究给出了关于治疗时间窗及其持续时间的建议[81~83]。1992 年 AANS/CNS 神经创伤与急救联合小组脊髓损伤委员会开展了急性脊髓损伤手术治疗研究（Surgical Treatment for Acute Spinal Cord Injury Study，STASCIS），目的是进行前瞻性对照试验以观察急性脊髓损伤后减压手术的作用和时机[74, 84]。损伤后 6 个月完成随访的 222 例患者，其中进行早期手术的患者有 19.8%AIS 分级改善了 2 级，而晚期手术组患者的相应比例仅为 8.8%（OR=2.57，95%CI：1.11，5.97）。在对术前神经学状态和类固醇治疗进行校正后的多因素分析中，早期手术组 AIS 分级改善 2 级及以上的比例较晚期手术组高 2.8 倍（OR=2.83，95%CI：1.10，7.28）。结论是"脊髓损伤 24 小时内进行减压手术是安全的，而且与神经学结局改善（定义为经过 6 个月的随访期，AIS 分级改善 2 级及以上）相关。"[85]

需要注意的是，STASCIS 研究仅纳入了枢椎以下的颈髓损伤患者。在新的治疗指南推出以前，我们对研究的结果和结论必须进行仔细分析，但阳性的结果可能使治疗原则倾向于针对脊髓受压更为积极地进行紧急治疗（详见第 27 章）。值得注意的是，脊柱损伤研究小组推荐对创伤性脊髓损伤患者进行早期手术干预，而且近期发表的一项国际研究表明，多数临床医师都对此表示赞同[86, 87]。

（祁文静 译，邢华医 刘 楠 校）

参考文献

1. Teng YD, Choi H, Onario RC, et al. Minocycline inhibits contusion-triggered mitochondrial cytochrome c release and mitigates functional deficits after spinal cord injury. Proc Natl Acad Sci USA 2004;101(9):3071–3076

2. Wells JE, Hurlbert RJ, Fehlings MG, Yong VW. Neuroprotection by minocycline facilitates significant recovery from spinal cord injury in mice. Brain 2003;126(Pt 7):1628–1637

3. Hawryluk GW, Rowland J, Kwon BK, Fehlings MG. Protection and repair of the injured spinal cord: a review of completed, ongoing, and planned clinical trials for acute spinal cord injury. Neurosurg Focus 2008;25(5):E14

4. Miller RG, Mitchell JD, Lyon M, Moore DH. Riluzole for amyotrophic lateral sclerosis (ALS)/ motor neuron disease (MND). Cochrane Database Syst Rev 2007;(1):CD001447

5. Lu P, Tuszynski MH. Growth factors and

combinatorial therapies for CNS regeneration. Exp Neurol 2008;209(2):313–320

6. Onose G, Anghelescu A, Muresanu DF, et al. A review of published reports on neuroprotection in spinal cord injury. Spinal Cord 2009;47(10): 716–726

7. White RE, Jakeman LB. Don't fence me in: harnessing the beneficial roles of astrocytes for spinal cord repair. Restor Neurol Neurosci 2008;26(2-3): 197–214

8. Ramon y Cajal S. Degeneration and Regeneration of the Nervous System. Vol 2. Haffner Publishing; 1928

9. Richardson PM, McGuinness UM, Aguayo AJ. Axons from CNS neurons regenerate into PNS grafts. Nature 1980;284(5753):264–265

10. Caroni P, Savio T, Schwab ME. Central nervous system regeneration: oligodendrocytes and myelin as non-permissive substrates for neurite growth. Prog Brain Res 1988;78:363–370

11. Caroni P, Schwab ME. Two membrane protein fractions from rat central myelin with inhibitory properties for neurite growth and fibroblast spreading. J Cell Biol 1988;106(4):1281–1288

12. Caroni P, Schwab ME. Antibody against myelinassociated inhibitor of neurite growth neutralizes nonpermissive substrate properties of CNS white matter. Neuron 1988;1(1):85–96

13. Bregman BS, Kunkel-Bagden E, Schnell L, Dai HN, Gao D, Schwab ME. Recovery from spinal cord injury mediated by antibodies to neurite growth inhibitors. Nature 1995;378(6556): 498–501

14. Chen MS, Huber AB, van der Haar ME, et al. Nogo-A is a myelin-associated neurite outgrowth inhibitor and an antigen for monoclonal antibody IN-1. Nature 2000;403(6768):434–439

15. Rolls A, Shechter R, Schwartz M. The bright side of the glial scar in CNS repair. Nat Rev Neurosci 2009;10(3):235–241

16. Yiu G, He Z. Glial inhibition of CNS axon regeneration. Nat Rev Neurosci 2006;7(8):617–627

17. McKerracher L, Higuchi H. Targeting Rho to stimulate repair after spinal cord injury. J Neurotrauma 2006;23(3-4):309–317

18. Dergham P, Ellezam B, Essagian C, Avedissian H, Lubell WD, McKerracher L. Rho signaling pathway targeted to promote spinal cord repair. J Neurosci 2002;22(15):6570–6577

19. Maier IC, Ichiyama RM, Courtine G, et al. Differential effects of anti-Nogo-A antibody treatment and treadmill training in rats with incomplete spinal cord injury. Brain 2009;132(Pt 6): 1426–1440

20. Cizkova D, Kakinohana O, Kucharova K, et al. Functional recovery in rats with ischemic paraplegia after spinal grafting of human spinal stem cells. Neuroscience 2007;147(2):546–560

21. Yan J, Xu L, Welsh AM, et al. Extensive neuronal differentiation of human neural stem cell grafts in adult rat spinal cord. PLoS Med 2007;4(2): e39

22. Xu XM, Onifer SM. Transplantation-mediated strategies to promote axonal regeneration following spinal cord injury. Respir Physiol Neurobiol 2009;169(2):171–182

23. Horner PJ, Power AE, Kempermann G, et al. Proliferation and differentiation of progenitor cells throughout the intact adult rat spinal cord. J Neurosci 2000;20(6):2218–2228

24. Kondo T, Raff M. Chromatin remodeling and histone modification in the conversion of oligodendrocyte precursors to neural stem cells. Genes Dev 2004;18(23):2963–2972

25. Carlén M, Meletis K, Barnabé-Heider F, Frisén J. Genetic visualization of neurogenesis. Exp Cell Res 2006;312(15):2851–2859

26. Ohori Y, Yamamoto S, Nagao M, et al. Growth factor treatment and genetic manipulation stimulate neurogenesis and oligodendrogenesis by endogenous neural progenitors in the injured adult spinal cord. J Neurosci 2006;26(46):11948–11960

27. Shechter R, London A, Varol C, et al. Infiltrating blood-derived macrophages are vital cells playing an anti-inflammatory role in recovery from spinal cord injury in mice. PLoS Med 2009;6(7):e1000113

28. Luo J, Zhang HT, Jiang XD, Xue S, Ke YQ. Combination of bone marrow stromal cell transplantation with mobilization by granulocyte-colony stimulating factor promotes functional recovery after spinal cord transection.

Acta Neurochir (Wien) 2009;151(11):1483–1492

29. Knoller N, Auerbach G, Fulga V, et al. Clinical experience using incubated autologous macrophages as a treatment for complete spinal cord injury: phase I study results. J Neurosurg Spine 2005;3(3):173–181

30. Ziv Y, Avidan H, Pluchino S, Martino G, Schwartz M. Synergy between immune cells and adult neural stem/progenitor cells promotes functional recovery from spinal cord injury. Proc Natl Acad Sci U S A 2006;103(35):13174–13179

31. Moviglia GA, Varela G, Brizuela JA, et al. Case report on the clinical results of a combined cellular therapy for chronic spinal cord injured patients. Spinal Cord 2009;47(6):499–503

32. Thomas SL, Gorassini MA. Increases in corticospinal tract function by treadmill training after incomplete spinal cord injury. J Neurophysiol 2005;94(4):2844–2855

33. Winchester P, McColl R, Querry R, et al. Changes in supraspinal activation patterns following robotic locomotor therapy in motor-incomplete spinal cord injury. Neurorehabil Neural Repair 2005;19(4):313–324

34. Zaporozhets E, Cowley KC, Schmidt BJ. Propriospinal neurons contribute to bulbospinal transmission of the locomotor command signal in the neonatal rat spinal cord. J Physiol 2006;572(Pt 2):443–458

35. Courtine G, Song B, Roy RR, et al. Recovery of supraspinal control of stepping via indirect propriospinal relay connections after spinal cord injury. Nat Med 2008;14(1):69–74

36. Cowley KC, Zaporozhets E, Schmidt BJ. Propriospinal neurons are sufficient for bulbospinal transmission of the locomotor command signal in the neonatal rat spinal cord. J Physiol 2008;586(6): 1623–1635

37. Perez MA, Field-Fote EC, Floeter MK. Patterned sensory stimulation induces plasticity in reciprocal Ia inhibition in humans. J Neurosci 2003;23(6):2014–2018

38. Thompson AK, Chen XY, Wolpaw JR. Acquisition of a simple motor skill: task-dependent adaptation plus long-term change in the human soleus H-reflex. J Neurosci 2009;29(18):5784–5792

39. Wolpaw JR. Spinal cord plasticity in acquisition and maintenance of motor skills. Acta Physiol (Oxf) 2007;189(2):155–169

40. Beekhuizen KS, Field-Fote EC. Massed practice versus massed practice with stimulation: effects on upper extremity function and cortical plasticity in individuals with incomplete cervical spinal cord injury. Neurorehabil Neural Repair 2005;19(1):33–45

41. Belci M, Catley M, Husain M, Frankel HL, Davey NJ. Magnetic brain stimulation can improve clinical outcome in incomplete spinal cord injured patients. Spinal Cord 2004;42(7):417–419

42. Fregni F, Boggio PS, Lima MC, et al. A sham-controlled, phase II trial of transcranial direct current stimulation for the treatment of central pain in traumatic spinal cord injury. Pain 2006;122(1-2):197–209

43. Fregni F, Pascual-Leone A. Technology insight: noninvasive brain stimulation in neurology-perspectives on the therapeutic potential of rTMS and tDCS. Nat Clin Pract Neurol 2007;3(7):383–393

44. Huang YZ, Edwards MJ, Rounis E, Bhatia KP, Rothwell JC. Theta burst stimulation of the human motor cortex. Neuron 2005;45(2):201–206

45. Stefan K, Kunesch E, Cohen LG, Benecke R, Classen J. Induction of plasticity in the human motor cortex by paired associative stimulation. Brain 2000;123(Pt 3):572–584

46. Talelli P, Greenwood RJ, Rothwell JC. Exploring Theta Burst Stimulation as an intervention to improve motor recovery in chronic stroke. Clin Neurophysiol 2007;118(2):333–342

47. Valero-Cabré A, Pascual-Leone A. Impact of TMS on the primary motor cortex and associated spinal systems. IEEE Eng Med Biol Mag 2005;24(1):29–35

48. Valle AC, Dionisio K, Pitskel NB, et al. Low and high frequency repetitive transcranial magnetic stimulation for the treatment of spasticity. Dev Med Child Neurol 2007;49(7):534–538

49. Grillner S, McClellan A, Sigvardt K, Wallén P. On the spinal generation of locomotion, with

particular reference to a simple vertebrate: the lamprey. Birth Defects Orig Artic Ser 1983;19(4):347–356

50. Barrière G, Leblond H, Provencher J, Rossignol S. Prominent role of the spinal central pattern generator in the recovery of locomotion after partial spinal cord injuries. J Neurosci 2008;28(15): 3976–3987

51. Rossignol S, Barrière G, Alluin O, Frigon A. Reexpression of locomotor function after partial spinal cord injury. Physiology (Bethesda) 2009; 24:127–139

52. Nadeau S, Jacquemin G, Fournier C, Lamarre Y, Rossignol S. Spontaneous motor rhythms of the back and legs in a patient with a complete spinal cord transection. Neurorehabil Neural Repair 2010;24(4):377–383

53. Minassian K, Persy I, Rattay F, Pinter MM, Kern H, Dimitrijevic MR. Human lumbar cord circuitries can be activated by extrinsic tonic input to generate locomotor-like activity. Hum Mov Sci 2007;26(2):275–295

54. Dietz V. Spinal cord pattern generators for locomotion. Clin Neurophysiol 2003;114(8): 1379–1389 in National Acute Spinal Cord Injury Study III. J Neurosurg 2002; 96(3, Suppl)259–266

55. Dimitrijevic MR, Gerasimenko Y, Pinter MM. Evidence for a spinal central pattern generator in humans. Ann N Y Acad Sci 1998;860:360–376

56. Calancie B. Spinal myoclonus after spinal cord injury. J Spinal Cord Med 2006;29(4):413–424

57. Behrman AL, Nair PM, Bowden MG, et al. Locomotor training restores walking in a nonambulatory child with chronic, severe, incomplete cervical spinal cord injury. Phys Ther 2008;88(5):580–590

58. Sadowsky CL, McDonald JW. Activity-based restorative therapies: concepts and applications in spinal cord injury-related neurorehabilitation. Dev Disabil Res Rev 2009;15(2):112–116

59. Tator CH, Fehlings MG. Review of the secondary injury theory of acute spinal cord trauma with emphasis on vascular mechanisms. J Neurosurg 1991;75(1):15–26

60. Vale FL, Burns J, Jackson AB, Hadley MN. Combined medical and surgical treatment after acute spinal cord injury: results of a prospective pilot study to assess the merits of aggressive medical resuscitation and blood pressure management. J Neurosurg 1997;87(2):239–246

61. Ploumis A, Yadlapalli N, Fehlings MG, Kwon BK, Vaccaro AR. A systematic review of the evidence supporting a role for vasopressor support in acute SCI. Spinal Cord 2010; 48(5):356–362

62. Ahn H, Fehlings MG. Prevention, identification, and treatment of perioperative spinal cord injury. Neurosurg Focus 2008;25(5):E15

63. Management of acute central cervical spinal cord injuries. Neurosurgery 2002;50(3, Suppl): S166–S172

64. Blood pressure management after acute spinal cord injury. Neurosurgery 2002;50(3, Suppl): S58–S62

65. Creasey GH, Grill JH, Korsten M, et al; Implanted Neuroprosthesis Research Group. An implantable neuroprosthesis for restoring bladder and bowel control to patients with spinal cord injuries: a multicenter trial. Arch Phys Med Rehabil 2001;82(11):1512–1519

66. Hamid S, Hayek R. Role of electrical stimulation for rehabilitation and regeneration after spinal cord injury: an overview. Eur Spine J 2008;17(9):1256–1269

67. Ragnarsson KT. Functional electrical stimulation after spinal cord injury: current use, therapeutic effects and future directions. Spinal Cord 2008;46(4):255–274

68. Glenn WW, Brouillette RT, Dentz B, et al. Fundamental considerations in pacing of the diaphragm for chronic ventilatory insufficiency: a multi-center study. Pacing Clin Electrophysiol 1988;11(11 Pt 2):2121–2127

69. Hochberg LR, Serruya MD, Friehs GM, et al. Neuronal ensemble control of prosthetic devices by a human with tetraplegia. Nature 2006;442(7099):164–171

70. Fehlings MG; Spine Focus Panel. Summary statement: the use of methylprednisolone in acute spinal cord injury. Spine (Phila Pa 1976) 2001;26(24,Suppl):S55

71. Bracken MB, Holford TR. Neurological and functional status 1 year after acute spinal cord

injury: estimates of functional recovery in National Acute Spinal Cord Injury Study II from results modeled

72. Bracken MB, Shepard MJ, Collins WF Jr, et al. Methylprednisolone or naloxone treatment after acute spinal cord injury: 1-year follow-up data: results of the Second National Acute Spinal Cord Injury Study. J Neurosurg 1992;76(1):23–31

73. Bracken MB, Shepard MJ, Collins WF, et al. A randomized, controlled trial of methylprednisolone or naloxone in the treatment of acute spinal-cord injury: results of the Second National Acute Spinal Cord Injury Study. N Engl J Med 1990;322(20):1405–1411

74. Baptiste DC, Fehlings MG. Update on the treatment of spinal cord injury. Prog Brain Res 2007;161:217–233

75. Pharmacological therapy after acute cervical spinal cord injury. Neurosurgery 2002;50(3, Suppl):S63–S72

76. Hugenholtz H. Methylprednisolone for acute spinal cord injury: not a standard of care. CMAJ 2003;168(9):1145–1146

77. Hurlbert RJ. Methylprednisolone for acute spinal cord injury: an inappropriate standard of care. J Neurosurg 2000;93(1, Suppl):1–7

78. Sayer FT, Kronvall E, Nilsson OG. Methylprednisolone treatment in acute spinal cord injury: the myth challenged through a structured analysis of published literature. Spine J 2006;6(3):335–343

79. Rabinowitz RS, Eck JC, Harper CM Jr, et al. Urgent surgical decompression compared to methylprednisolone for the treatment of acute spinal cord injury: a randomized prospective study in beagle dogs. Spine (Phila Pa 1976) 2008;33(21):2260–2268

80. Delamarter RB, Sherman J, Carr JB. Pathophysiology of spinal cord injury: recovery after immediate and delayed decompression. J Bone Joint Surg Am 1995;77(7):1042–1049

81. Fehlings MG, Perrin RG. The role and timing of early decompression for cervical spinal cord injury: update with a review of recent clinical evidence. Injury 2005;36(Suppl 2):B13–B26

82. Fehlings MG, Perrin RG. The timing of surgical intervention in the treatment of spinal cord injury: a systematic review of recent clinical evidence. Spine (Phila Pa 1976) 2006;31(11, Suppl):S28–S35, discussion S36

83. Fehlings MG, Tator CH. An evidence-based review of decompressive surgery in acute spinal cord injury: rationale, indications, and timing based on experimental and clinical studies. J Neurosurg 1999;91(1, Suppl):1–11

84. Ng WP, Fehlings MG, Cuddy B, et al. Surgical Treatment for Acute Spinal Cord Injury Study pilot study #2: evaluation of protocol for decompressive surgery within 8 hours of injury. Neurosurg Focus 1999;6(1):e3

85. Fehlings MG, Vacarro A, Wilson JR, Singh A, Cadotte D, Harrop JS, et al. Early versus delayed decompression for traumatic cervical spinal cord injury: results of the Surgical Timing in Acute Spinal Cord Injury Study (STASCIS). PLoS ONE 2012;7(2):e32037

86. Fehlings MG, Wilson JR. Timing of surgical intervention in spinal trauma: what does the evidence indicate? Spine (Phila Pa 1976) 2010;35(21, Suppl):S159–S160

87. Fehlings MG, Rabin D, Sears W, Cadotte DW, Aarabi B. Current practice in the timing of surgical intervention in spinal cord injury. Spine (Phila Pa 1976) 2010;35(21, Suppl):S166–S173

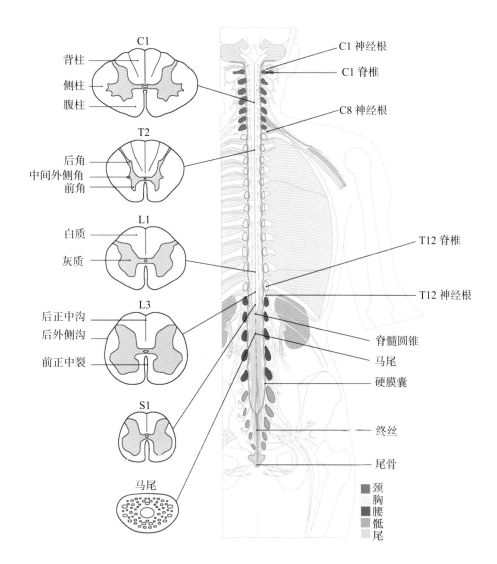

图 1.1　脊髓的大体解剖，显示骨性结构和身体其他部分的关系。左侧的脊髓轴位断面显示不同脊髓节段白质和灰质的分布。右侧的椎体按颜色标记，帮助识别不同的节段（此图受 Netter[2] 启发 ）

1

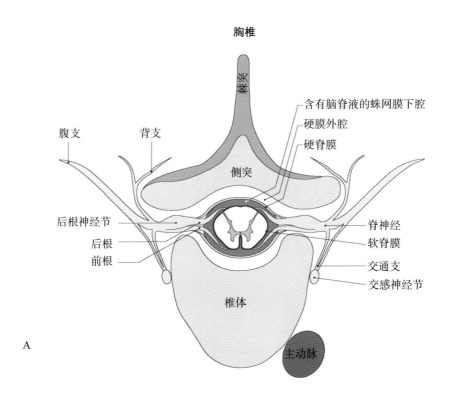

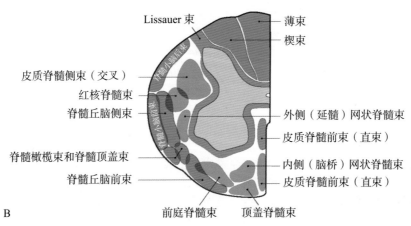

图1.2 节段解剖。A.典型胸椎的脊髓节段、脊膜、后根、前根和骨性结构之间的主要解剖关系。B.具有代表性的上行和下行传导束。感觉通路为蓝色，运动通路为红色。所有的通路显示在脊髓一侧，以表明脊髓损伤通常累及感觉和下行运动通路。脊髓的另一侧存在同样的传导束，但没有在图中显示（此图受 Netter[2]启发）

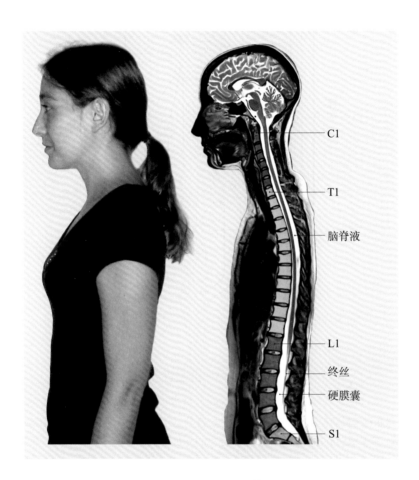

图 1.3 磁共振成像（MRI）T2 加权像。此图显示一位女性及其对应的 MRI 图像，使用 3.0T 快速自旋回波 T2 加权序列（TR/TE =3500/111 ms，平面分辨率为 0.68 mm^2 × 0.68 mm^2）获得。在这一解剖 MRI 上，我们可以清晰识别脊柱的各个节段：颈椎（蓝色）、胸椎（绿色）、腰椎（红色）和大部分骶椎（青靛色）。由于弛豫特性的不同, 脑和脊髓呈深灰色,脑脊液呈高亮信号。MRI 对描绘脊髓内及其周围组织的形态非常有用。与其他类型的影像学技术不同，脑脊液和脊髓之间可见相对的高对比度（此图像由 Dr. Julien Cohen-Adad 在蒙特利尔老年医学研究所研究中心的功能性神经影像单元获得。我们还要感谢同意作为受试者的 Claudine Gauthier）

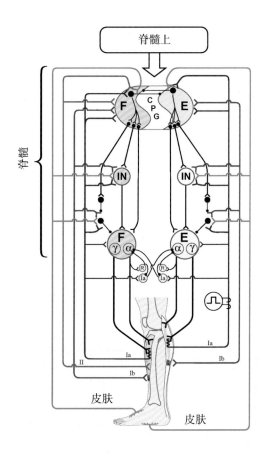

图 1.4 反射通路和脊髓运动控制线路图。此图分为三部分。脊髓上水平包括多种源自端脑和脑干的下行传导束，具有激活、抑制或调节脊髓运动中枢模式发生器（central pattern generator，CPG）的特性。尽管此图显示的脊髓上通路仅作用于 CPG，但这些结构也对中间神经元（IN）和运动神经元（FG 和 E）起作用，并且对运动神经元和运动神经元前（突触前和 / 或神经元间）水平反射通路中的兴奋传递起作用。标记于脊髓上水平的较大箭头包括了所有这些功能，其中的部分细节在正文中有所讨论。脊髓水平包括通过抑制性中间神经元在屈肌（F）和伸肌（E）通常呈交互活动的 CPG。这两个 CPG 环路的拮抗周期是分离的，表明每个部分都会对其他脊髓机制（由 CPG 每部分发出的 3 个输出神经元表示）起作用，并且与其他部分（F 和 E 之间的抑制性连接）相互作用。中间神经元由两个较大的粉色和蓝色中间神经元（IN）表示，介于传入神经和运动神经元之间的双突触传导通路（Ia IN），以及代表双突触抑制性传导通路（如 Ib 抑制性 IN）的其他更特异的抑制性中间神经元（黑色）之间。这些抑制性中间神经元在特定的任务中（如运动）也可被其他中间神经元所抑制。最后，运动神经元池包括投射至梭外肌纤维的 α 运动神经元和投射至梭内肌纤维的 γ 运动神经元。通过润绍细胞的返回抑制作用对 α 运动神经元（显示）和 γ 运动神经元（未显示）产生抑制，Ia 中间神经元负责 α 运动神经元间的交互抑制。在外周部分，显示的踝关节屈肌（粉色）和伸肌（蓝色）均呈梭形。Ia 和 II 表示源自肌梭的感觉纤维，分别负责传导肌肉伸展的速度和程度信息。源自伸肌的 Ia 纤维兴奋符号表示在进行 H– 反射检查中对 Ia 传入纤维的直接刺激。Ib 纤维源自高尔基腱器，可衡量肌肉产生的肌力。图中所示的源自足背侧和跖侧的皮肤感觉传入，投射至屈肌和伸肌运动神经元。各种传入纤维之间的连接仅显示了一部分，并且在很大程度上基于已发表的文献[17]。本图描绘的环路呈现多种备选的反应方式，可解释生理或病理生理情况下不同反应之间的动态改变

4

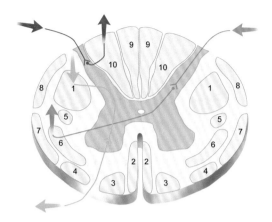

图2.1 脊髓横断面,示:①皮质脊髓侧束,②皮质脊髓前束,③前庭脊髓内侧束、网状脊髓束、顶盖脊髓束、④前庭脊髓外侧束,⑤红核脊髓束,⑥脊髓丘脑前外侧束,⑦脊髓小脑前束,⑧脊髓小脑后束,⑨薄束,⑩楔束

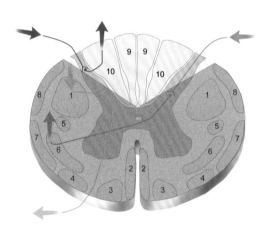

图2.2 脊髓前索综合征

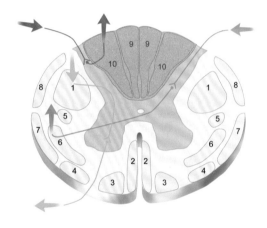

图2.3 脊髓后索综合征

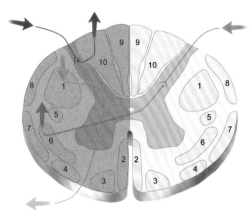

图2.4 脊髓半切综合征

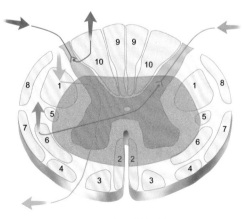

图2.5 中央索综合征

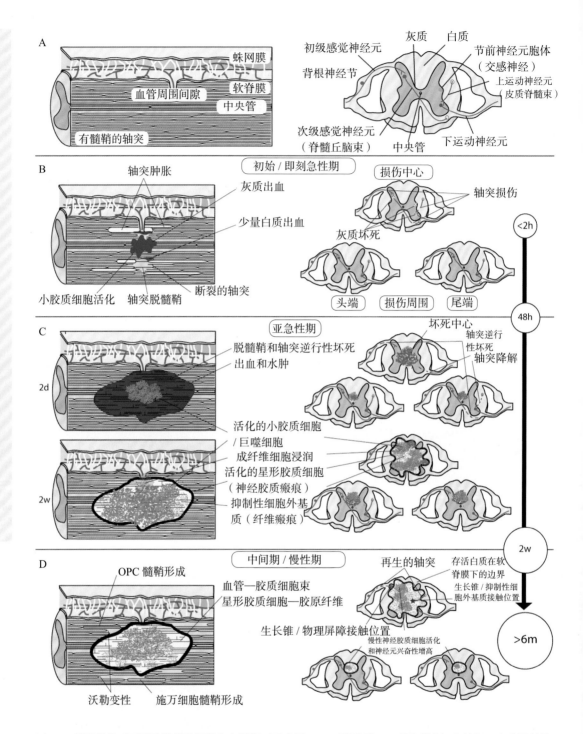

图 4.1　脊髓损伤后不同阶段的脊髓纵向和横断面示意图。A. 正常脊髓。B. 损伤即刻/急性期。本阶段的特征为由原发损伤所致的损伤中心轴突断裂和脱髓鞘。灰质出血和少量白质出血常见。灰质神经胶质和感觉（红色）、自主神经（绿色）和运动神经元（蓝色）发生坏死，并伴有轴突肿胀和 A-β 蛋白聚集（提示轴突运输障碍）。小胶质细胞被坏死副产物激活，并分泌炎症因子和一氧化氮，进一步对组织造成损伤并募集全身炎症细胞。交感节前神经元（绿色）的坏死导致自主神经功能障碍。C. 损伤亚急性期。继续出现出血和水肿，导致灌注不足/缺血区扩大（红色区域），使坏死继续进展并开始出现细胞凋亡。巨噬细胞（绿色）浸润，

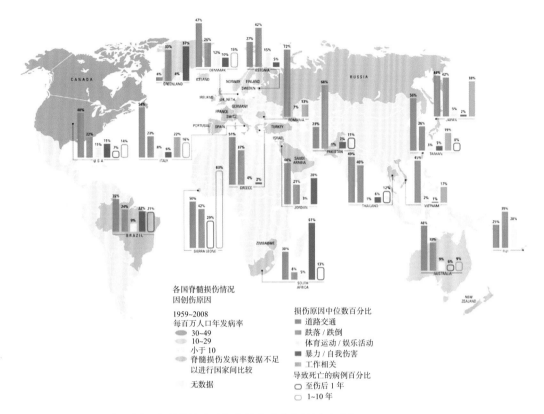

图 5.2　1959~2008 年不同国家创伤性脊髓损伤的全球分布绘图（引自 Cripps RA, Lee BB, Wing P, Weerts E, Mackay J, Brown D. A global map for traumatic spinal cord injury epidemiology: towards a living data repository for injury prevention. Spinal Cord 2011; 49:493-501）

（接上页图下宁）

导致局部损害。在损伤中心，下运动神经元胞体的急性坏死导致残余轴突降解（蓝色虚线）。初级感觉神经轴突断裂引起朝向胞体（背根神经节，dorsal root ganglion，DRG）的逆行性坏死。损伤中心上运动神经元轴突断裂引起远端末端降解（尾侧横断面中的蓝色虚线）。在损伤中心，感觉纤维的断裂引起损伤部位尾端的轴突逆行性坏死（尾侧断面中的红色虚线）。随着损伤在数周内的进展，出血和水肿消退，小胶质细胞 / 巨噬细胞吞噬细胞和出血组织碎片。少突胶质细胞由于炎症和白质兴奋毒性造成的脱髓鞘而出现细胞凋亡。根据脊膜损伤的程度，成纤维细胞（橙色）增殖并浸润脊髓，造成细胞外基质重塑。对损伤起封闭作用的星形胶质细胞增殖，形成神经胶质瘢痕（黑色腔隙轮廓）。巨噬细胞继续浸润并吞噬组织碎片。在损伤平面，多数感觉和运动神经元损坏。断裂的运动、感觉和自主神经元轴突向损伤部位上方和下方移动，其远端（相对于胞体）发生降解，近端回缩。还可出现血管发生（未显示）。D. 中间期 / 慢性期。剩余的组织碎片从损伤部位被清除，小胶质细胞 / 巨噬细胞仍保持活化，引起神经病理性疼痛。再生感觉和运动神经元（虚线）的生长锥接触神经胶质瘢痕中的物理屏障或纤维瘢痕中的抑制性化学信号（由于硫酸软骨素蛋白多糖和髓鞘相关蛋白质所致）。注意以不同脱髓鞘状态存在的存活组织在软脊膜下形成边界，有可能成为新的治疗靶点。在损伤部位，可以发现巨噬细胞、血管—神经胶质细胞束和星形胶质细胞、胶原纤维。髓鞘再生可能由施万细胞或少突胶质前体细胞完成。上述时间窗在很大程度上是基于啮齿类动物模型中的临床前研究。据估计，人类损伤的急性期持续至 2 周，亚急性期从 2 周至 6 个月，损伤慢性期为 6 个月以后

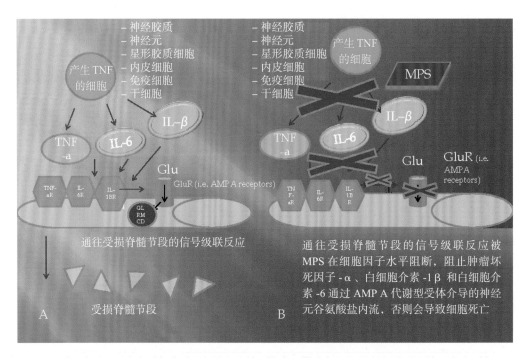

图 10.1　甲泼尼龙（MPS）在受损脊髓组织的细胞外环境中，借助产生 TNF 的细胞（即神经胶质、神经元、星形细胞、内皮细胞、免疫细胞）对细胞因子（肿瘤坏死因子 –α、白细胞介素 –6、白细胞介素 –1β）的形成和释放发挥潜在作用。（A）在脊髓损伤急性期，产生 TNF 的细胞释放 TNF–α、IL–6 和 IL–1β，这些细胞因子在神经元细胞膜与其各自的受体（TNF–α 受体、IL–6 受体和 IL–1 受体）相结合。随后，发出信号开放促代谢性谷氨酸受体（即 AMPA 受体），导致由细胞外向细胞内的谷氨酸盐内流，促进了谷氨酸受体介导的细胞死亡（glutamate receptor–mediated cell death，GLRMCD）。（B）损伤后最初的 8 小时内给予甲泼尼龙（最好在最初的 4 小时内），可以抑制细胞外环境中细胞因子的形成，从而阻断 GLRMCD 的进程

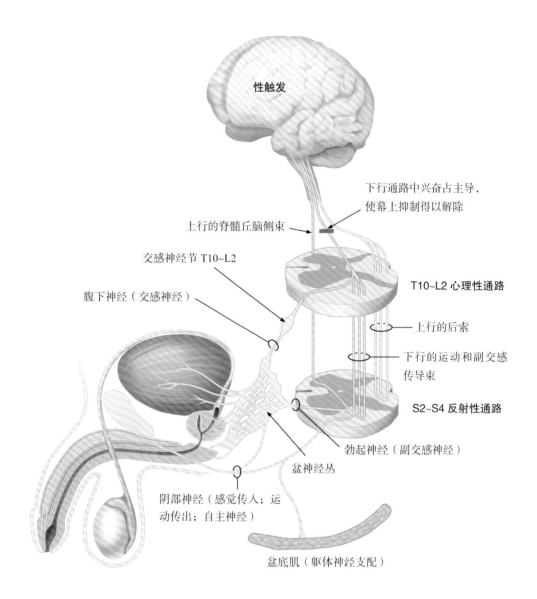

性触发

下行通路中兴奋占主导，
使幕上抑制得以解除

上行的脊髓丘脑侧束

交感神经节 T10~L2

T10~L2 心理性通路

腹下神经（交感神经）

上行的后索

下行的运动和副交感
传导束

S2~S4 反射性通路

勃起神经（副交感神经）

盆神经丛

阴部神经（感觉传入；运
动传出；自主神经）

盆底肌（躯体神经支配）

图 14.1　尽管脑部发出的兴奋性和抑制性下行信号并存，但只有在兴奋性信号占主导时才能解除幕上结构对脊髓性反射的抑制。这类信号可通过两种通路向生殖器官传导：起自脊髓 T10~L2 节段交感中枢的"心理性通路"和自 S2~S4 节段中间外侧核发出勃起神经的"反射性通路"。交感神经（腹下神经及神经丛）和副交感神经在盆神经丛汇合。盆神经丛包含副交感神经、交感神经及躯体传出纤维。男性的海绵体神经是由盆神经丛发出的最大的神经。勃起的实现需要副交感神经兴奋在阴茎组织水平占主导，从而通过释放一氧化氮促进平滑肌舒张。脊髓损伤后，如果心理性通路受损，反射性通路可以提供副交感神经支配。从心理性中枢发出的交感神经纤维（走行于腹下神经中）在正常情况下负责传导引起平滑肌收缩的信号（主要递质为去甲肾上腺素）。但已有研究显示，骶髓受损的脊髓损伤患者仍保留部分勃起功能，说明这些交感神经纤维中同样包含促勃起纤维。脊髓内的中间神经元负责心理性和反射性通路间的强化联系。当中间神经元受损时，即使两条通路均保持完好，勃起质量也可能受到影响。起自 S2~S4 的阴部神经同时包含运动传出纤维（神经元胞体位于 Onuf 核）和感觉传入纤维。反射性通路的反射弧由两部分组成：由生殖器通过阴部神经进入骶髓的感觉传入纤维，以及发送副交感信号（勃起神经）和躯体信号（阴部神经）的传出纤维。其中，躯体传出信号负责支配盆底及会阴部横纹肌的收缩，包括坐骨海绵体肌和球海绵体肌

9

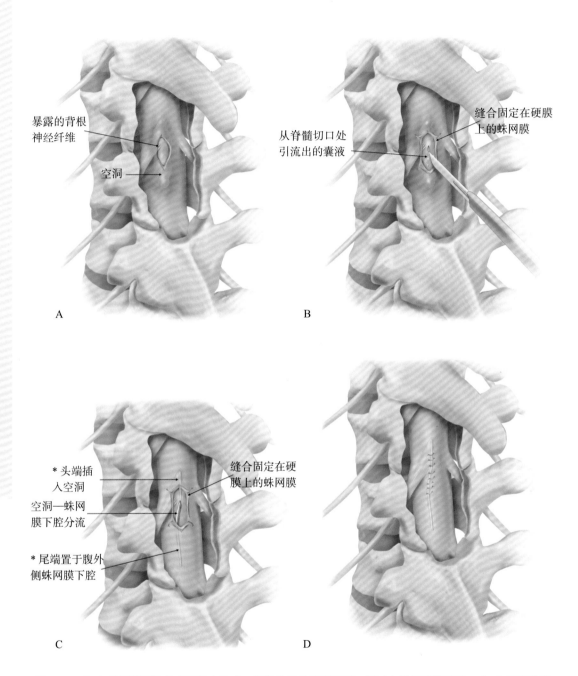

图 20.3 （A）蛛网膜下腔分离器置入技术。切除椎板暴露硬脑膜，沿正中线切开硬脑膜。（B）切开软脑膜并翻转缝合以维持开口，沿正中线切开脊髓进入空洞。（C）分流器按从足端向头端的方向插入空洞，远端置于邻近的蛛网膜下腔。（D）定位满意、空洞减压充分后，严密缝合硬膜以免引起脑脊液漏。对于空洞—胸腔分流或腹腔分流（此图未显示），则将分流器远端经皮下隧道分别置于胸腔或腹腔

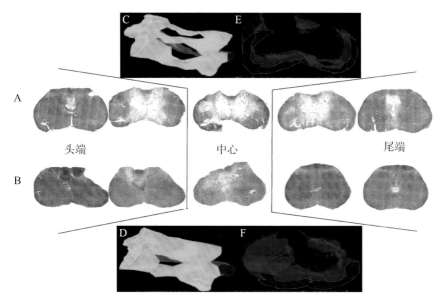

图 24.1　冠状位切片提示低温后组织保留增加，三维模型显示了保留的灰质和白质体积。脊髓损伤后 10 周分别对（A）常温组及（B）低温组在损伤中心以及头端和尾端各 900 mm 和 1 500 mm 处的脊髓进行层厚 10 mm 的横切片苏木精—伊红染色及勒克司坚牢蓝染色。低温治疗组可见组织损伤的横向和纵向扩展均显著减少。应用 Neuroleucida 软件分别对常温治疗和低温治疗的正常外观灰质（C，D）和白质（E，F）进行组织体积三维重建，发现脊髓损伤后应用轻度全身低温治疗后灰质的组织保留更多。比例尺 =1 mm（感谢 Damien Pearse，PhD，University of Miami，迈阿密瘫痪治愈计划）

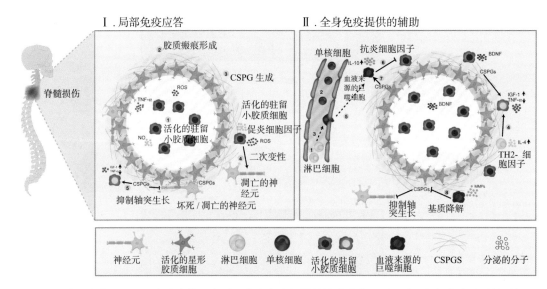

Ⅰ.局部免疫应答　　　　　　　　　Ⅱ.全身免疫提供的辅助

脊髓损伤

胶质瘢痕形成②
③CSPG 生成
ROS
TNF-α
NO
活化的驻留小胶质细胞
活化的驻留小胶质细胞
促炎细胞因子
④二次变性
⑤
抑制轴突生长
坏死/凋亡的神经元
凋亡的神经元

单核细胞　抗炎细胞因子⑥　BDNF
IL-10↑
血液来源的噬细胞
⑦　CSPGs
⑤
②
③
①
淋巴细胞
BDNF
IGF-1↑
TNF-α↓
IL-4↑
TH2-细胞因子
抑制轴突生长　CSPGs⑧　基质降解　MMPs

神经元　活化的星形胶质细胞　淋巴细胞　单核细胞　活化的驻留小胶质细胞　血液来源的巨噬细胞　CSPGS　分泌的分子

图 32.1　脊髓损伤发生后的免疫应答示意图。全身免疫提供的辅助非常重要。（Ⅰ）损伤发生后的局部即刻反应。中枢神经系统损伤后可立即激活组织局部小胶质细胞（1）和星形胶质细胞。这类活化的细胞将形成一种致密的结构，称为胶质瘢痕（2）。胶质瘢痕中最主要的基质组分为硫酸软骨素蛋白聚糖（Chondroitin sulfate proteoglycan，CSPG）。CSPG 主要由活化的星形胶质细胞分泌，在损伤部位的边缘聚集（3）。在恢复早期，CSPG 作为物理屏障可以限制损伤的播散。活化的小胶质细胞具有巨噬细胞功能，对于损伤组织碎片的清除十分重要；但是，这些细胞也将同时分泌毒性物质，包括促炎性细胞因子如白介素（Interleukin，IL）-1、肿瘤坏死因子（Tumor necrosis factor，TNF）-α、IL-6、活性氧自由基（Reactive oxygen species，ROS）及一氧化氮（Nitric oxide，NO）等。因此，如果小胶质细胞活化反应未受控或时程延长，将导致周围神经元的死亡，这一过程称为二次变性（4）。CSPG 有助于将小胶质细胞活化引起的剧烈反应限制在较为温和的有益水平，同时伴有胰岛素样生长因子（Insulin-like growth factor，IGF-1）水平增高和 TNF-α 水平降低（5）。（Ⅱ）全身免疫提供的辅助。获得性免疫（淋巴细胞，1）和自然免疫（单核细胞，2）均参与损伤后免疫应答。淋巴细胞特别是辅助 T 细胞能够促进血液中的单核细胞向 CNS 的募集（3），并通过分泌 Th-2 细胞因子调控小胶质细胞表型（4），在损伤后免疫应答中发挥重要作用。血液中的单核细胞浸润受损的组织实质中，在局部分化为巨噬细胞（5）。这些血液来源的巨噬细胞在局部表现出抗炎功能，能够分泌 IL-10 并调控小胶质细胞的活动（6）。血液来源的巨噬细胞这一关键的调控作用高度依赖其与 CSPG 的相互作用（7）。血液来源的巨噬细胞能够将这种具有生长抑制作用的基质及时依次降解（8），从而促进神经组织再生

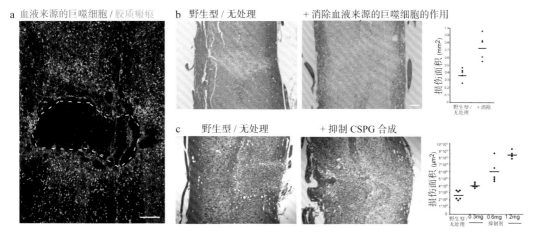

图 32.2　胶质瘢痕和血液来源的巨噬细胞为急性脊髓损伤后修复所必需的。（A）胶质瘢痕与血液来源的巨噬细胞在空间上的相关性。其中胶质瘢痕以活化的星形胶质细胞为标记（红色），在骨髓特异性启动子序列后携带绿色荧光蛋白（Green fluorescent protein，GFP）标签的 [Cx3cr1^{GFP}>wt] 骨髓嵌合体小鼠体内，血液来源的巨噬细胞为绿色。条件性消除血液来源的巨噬细胞的作用（B）或抑制胶质瘢痕基质（CSPG）形成均会引起损伤范围的播散［引自 From Shechter R, London A, Varol C, et al. Infiltrating blood-derived macrophages are vital cells playing an anti-inflammatory role in recovery from spinal cord injury in mice. PLoS Med 2009;6(7):e1000113; Rolls A, Shechter R, London A, et al. Faces of chondroitin sulfate proteoglycan in spinal cord repair: a role in microglia/macrophage activation. PLoS Med 2008;5(8):e171.］

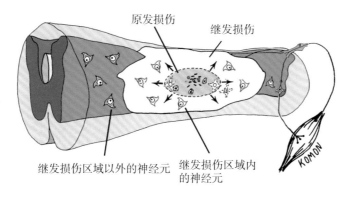

图 33.1　脊髓损伤后继发性损伤过程示意图。对脊髓的机械性冲击能量集中在损伤区域的中心部位，血管和细胞膜立刻遭到破坏。损伤导致的产物包括谷氨酸和胞质可溶性物质，可以引起原发损伤部位周围扩散性的细胞批量死亡。由于受到细胞因子和活性氧的影响，位于不断扩大的损伤部位周边的细胞将面临发生兴奋毒性细胞死亡的危险（见图 33.2 与图注），这也正是通过药物治疗尽可能保留更多正常组织的作用靶点

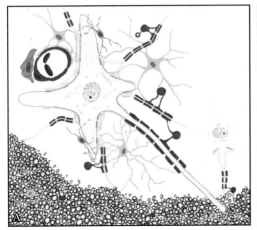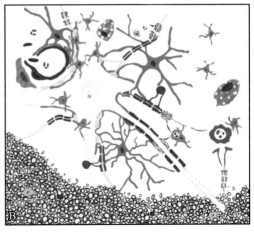

图 33.2　细胞组分在损伤前（A）和损伤后（B）的变化示意图。"神经血管单元"（Neurovascular unit，NVU）在继发损伤反应中的中心地位应加以重视。内皮细胞崩解导致含有纤维蛋白的血液和血浆外渗，引起血管源性和细胞毒性水肿，导致星形胶质细胞肿胀、血液瘀滞和血脑屏障的持续性破坏。这一系列事件可引起小胶质细胞的激活并释放大量细胞因子，包括促炎细胞因子肿瘤坏死因子 - α（Tumor necrosis factor-α，TNF-α）。TNF 可以诱导星形胶质细胞释放谷氨酸，与受损的轴突和神经元释放的谷氨酸共同引起正常神经元的去极化，导致过量的 Ca^{2+} 通过 N- 甲基 -D- 天门冬氨酸（N-methyl-D-aspartate，NMDA）受体内流。过量 TNF 还可以使 Ca^{2+} 通透的 α - 氨基 -3- 羟基 -5- 甲基 -4- 异恶唑丙酸（α-amino-3-hydroxy-5-methyl-4- isoxazoleproprionic acid，AMPA）受体移至神经元表面，增加存活神经元的 Ca^{2+} 负载。由此引起的细胞死亡使胞内分子释放，通过激活嘌呤受体和 Toll 样受体 4 信号途径等引起小胶质细胞和星形胶质细胞的进一步激活。在此过程中产生的氧自由基（Reactive oxygen species，ROS），与细胞因子一起攻击邻近的少突胶质细胞，而后者可以通过 AMPA 受体对谷氨酸产生应答，引起少突胶质细胞的急性和延迟死亡及正常轴突的脱髓鞘。与此同时，胶质细胞对损伤的应答反应则具有保护作用，包括通过星形胶质细胞的谷氨酸转运体将谷氨酸迅速从细胞外间隙移除，由星形胶质细胞和小胶质细胞产生神经营养与神经保护分子等。此外，损伤还将诱导祖细胞的增殖和分化，包括以细胞表面表达蛋白聚糖 NG2 为特征的祖细胞。在损伤发生后时间更长的慢性期，所有以上相互作用将导致胶质瘢痕和细胞外基质分子的沉积，阻碍轴突生长。即使上述罗列的所有事件也只是脊髓实质内发生的损伤应答反应复杂过程的一小部分，其中的每个事件都代表着一个治疗靶点（星形胶质细胞，蓝绿色；凋亡的神经元、变形的轴突和神经末梢，棕色；正常轴突和神经末梢，黄色；内皮细胞和红细胞，红色；小胶质细胞和巨噬细胞，橙色；周细胞，橙色；神经元，灰色；少突胶质细胞，蓝色带有紫红色细胞核和髓鞘；多形核白细胞，白色带有蓝色细胞核）

移植的细胞可以分泌某些因子，起到神经保护和促进宿主神经重塑的作用；替代缺
失的髓鞘形成细胞，促进髓鞘再生；整合并跨越损伤部位形成桥接，促进轴突再生；
替代缺失的神经元

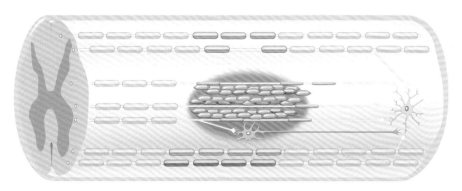

图 34.1　脊髓损伤的细胞移植治疗。移植的细胞（绿色）可以促进裸露轴突的髓鞘再生，（和/或）在损伤
部位（红色）形成桥接并促进轴突再生，（和/或）分化成为中继神经元并与损伤尾端的脊髓内神经元（蓝
色）建立连接。此外，移植细胞还可以刺激宿主脊髓组织的重塑，如残存轴突的出芽（黄色）

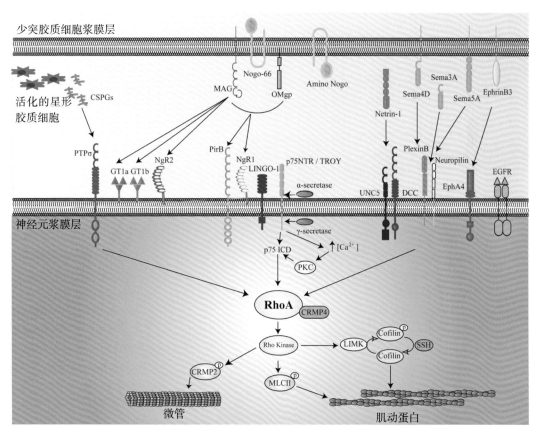

图 35.1　参与中枢神经系统生长抑制性信号转导过程的配体和受体示意图。在神经元内部，生长抑制性信号
均指向 Rho，一种调节生长锥细胞骨架运动系统的总开关通路

15

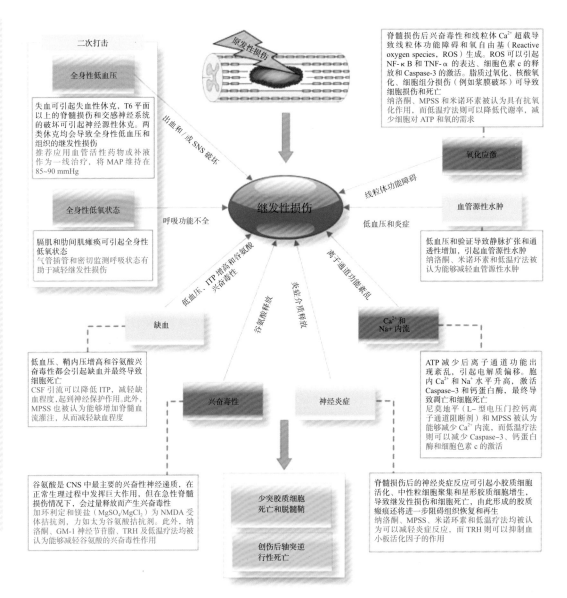

图 36.1 急性脊髓损伤后的继发性损伤机制，以及现有研究认为具有神经保护作用、能够减轻这些损伤机制并已计划进入临床试验的药物。此示意图以简化形式展示了急性脊髓损伤后继发性损伤介导物之间复杂相互作用的一部分。ATP，三磷腺苷，adenosine triphosphate；CNS，中枢神经系统，central nervous system；CSF，脑脊液，cerebrospinal fluid；ITP，鞘内压力，intrathecal pressure；MAP，平均动脉压，mean arterial pressure；MPSS，甲强龙琥珀酸钠，methylprednisolone sodium succinate；NF-κB，核因子-κB，nuclear factor κB；NMDA，N-甲基-D-天门冬氨酸，N-methyl-d-aspartate；ROS，氧自由基，reactive oxygen species；SCI，脊髓损伤，spinal cord injury；SNS，交感神经系统，sympathetic nervous system；TNF-α，肿瘤坏死因子α，tumor necrosis factor-α；TRH，促甲状腺素释放激素，thyrotropin-releasing hormone

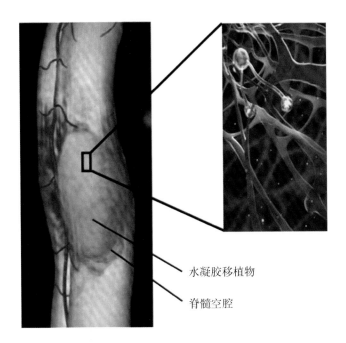

水凝胶移植物

脊髓空腔

图 37.1　一种水凝胶移植入脊髓空腔的策略示意图。可见轴突向支架内伸展（引用此图已得到 Hyun-Joo Lee 的许可）

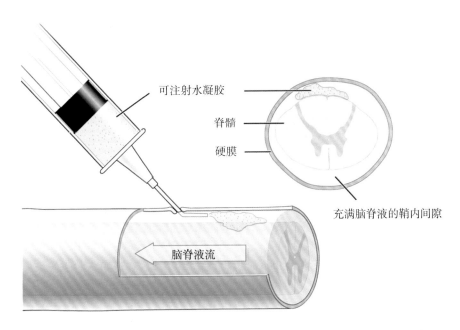

可注射水凝胶

脊髓

硬膜

充满脑脊液的鞘内间隙

脑脊液流

图 37.2　将水凝胶注射入鞘内间隙，以在脊髓损伤发生部位进行局部给药（引用此图已得到 Michael Corrin 的许可）

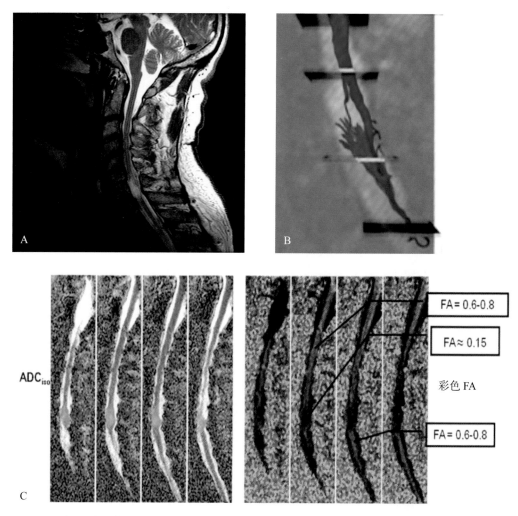

图 41.3 一名 61 岁患者因摩托车事故导致 C7 水平 AIS B 级慢性脊髓损伤。（A）矢状位 T2 加权成像显示 C7 局部信号异常和脊髓软化。（B）纤维束成像显示病变以下纤维几乎消失（红色和蓝色）。弥散张量成像显示 ADC（C 左图）和 FA（C 右图）。C7 损伤部位的 FA 明显降低

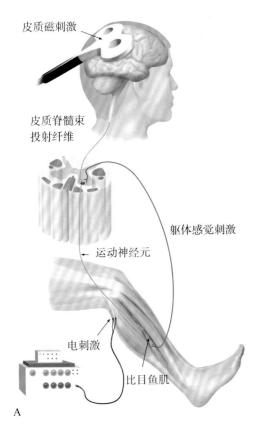

皮质磁刺激

皮质脊髓束
投射纤维

躯体感觉刺激

运动神经元

电刺激

比目鱼肌

A

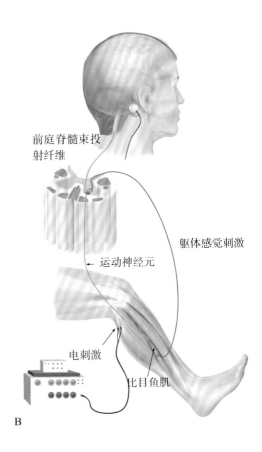

前庭脊髓束投
射纤维

躯体感觉刺激

运动神经元

电刺激

比目鱼肌

B

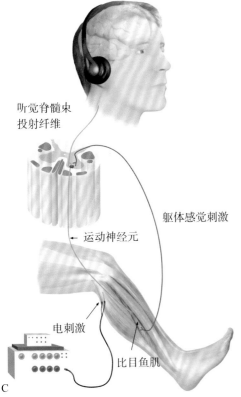

听觉脊髓束
投射纤维

躯体感觉刺激

运动神经元

电刺激

比目鱼肌

C

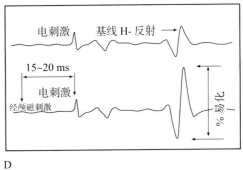

电刺激   基线 H- 反射

15~20 ms

电刺激

经颅磁刺激   %易化

D

图 42.1 （A）经颅磁刺激、（B）电化学刺激、
（C）听觉脊髓刺激均可通过调节比目鱼肌 H-
反射，（D）分别检查皮质脊髓束、前庭脊髓束、
网状脊髓束的功能

19

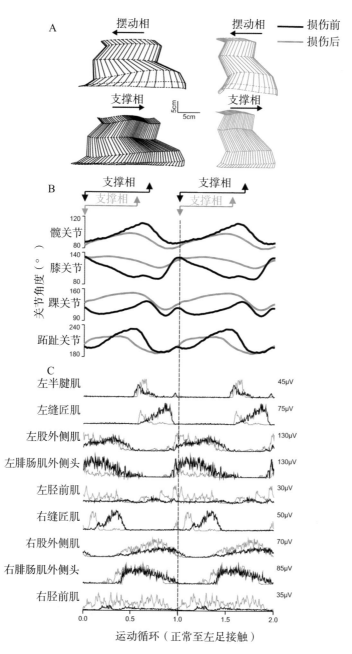

图 43.1　完全性脊髓横断前和横断后40天，猫步行运动时的运动学和肌肉活动。（A）脊髓横断前（黑）后（蓝），猫的摆动相和站立相的棒状图。此棒状图由固定在明显的骨性标志上的标志物重建而成，这些骨性标志包括髂嵴、大粗隆、外上髁、外踝、跖趾（metatarsophalangeal，MTP）关节和第四足趾尖。（B）步行运动时，左足与髋、膝、踝和跖趾关节的相对角度。每条线由约20个运动周期的平均值得到。（C）同一只猫脊髓横断前后，运动时由肌肉内丝状电极记录到的肌电图爆发活动。每个波形代表约20个运动周期的平均值。周期的时长分别是：脊髓横断前，1 079 ms；脊髓横断后，684 ms

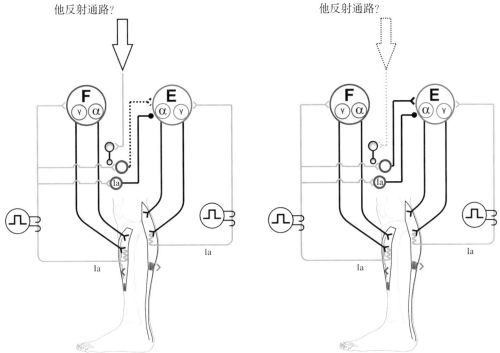

脊髓损伤前

脊髓上、脊髓内、CPG、其他反射通路?

脊髓损伤后

脊髓上、脊髓内、CPG、其他反射通路?

图 43.2　SCI 后交互易化示意图。由牵伸或 H- 反射通路介导的拮抗肌之间正常的交互抑制遭到破坏，并可能导致交互易化，在某一关节活动时产生同步收缩[19, 56]。图中表示的是 SCI 后，由于损伤脊髓中兴奋和抑制的平衡关系发生改变，推测可能的替代反射通路激活。在神经通路未受损的情况下（左图），由于尚不清楚的某些机制，介导交互易化的通路通常被抑制；但是在 SCI 后（右图），该通路被激活并产生交互易化。虚线表示下行通路的改变

21

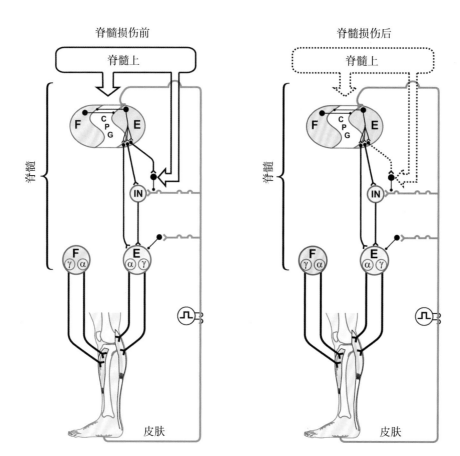

图 43.3　不完全或完全性 SCI 后短潜伏期兴奋示意图。在行走的支撑相刺激猫的皮肤传入纤维，诱发踝伸肌
（E）的短潜伏期抑制。完全性[57]或不完全性 SCI 后，给予同样的传入刺激，能观察到短潜伏期兴奋性反应。
最有可能的解释是脊髓损伤后由于兴奋和抑制的平衡关系发生改变，某个替代反射通路被激活。短潜伏期兴
奋的机制可能是通过脊髓运动 CPG 发挥作用，或脊髓上结构的下行纤维与兴奋性皮肤通路的中间神经元之
间的联系被切断。虚线表示下行通路中的改变或脊髓 CPG 的改变

不完全性 SCI 患者 C4，AIS D 级

电刺激感觉阈值

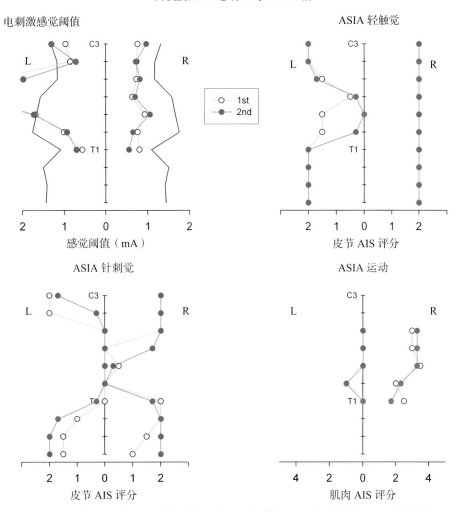

ASIA 轻触觉

ASIA 针刺觉

ASIA 运动

图 45.1　一例 C4 水平 ASIA 损伤分级 D 级 SCI 患者的 EPT 检查结果和 ASIA 损伤分级

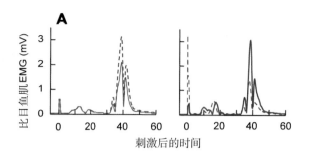

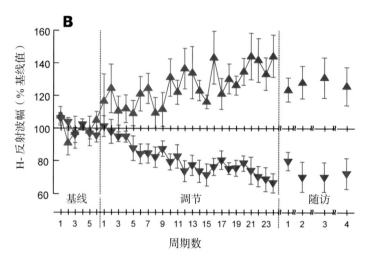

图 48.3 操作性调节方案能够使人类受试者学会改变 H- 反射波幅。（A）两位受试者在基线周期（实线）和最后一个调节周期（虚线）的 H- 反射平均值。在 24 个调节周期后，调节增强（HRup）受试者（左）H- 反射波幅增大，调节减弱（HRdown）受试者（右）H- 反射波幅减小。（B）6 名 HRup 和 8 名 HRdown 受试者在基线周期、调节周期和随访周期（调节结束后 12、30、60 和 90 天）的 H- 反射平均值（±SEM）。与动物一样，在研究过程中 HRup 组（向上的三角）H- 反射波幅逐渐增大，HRdown 组（向下的三角）H- 反射波幅逐渐减小 [引自 Thompson AK, Chen XY, Wolpaw JR. Acquisition of a simple motor skill: task-dependent adaptation plus long-term change in the human soleus H-reflex. J Neurosci 2009;29(18):5784–5792.]